The Oncology Volume

Interpretation
of Clinical Pathway

2018年版

临床路径释义
INTERPRETATION OF CLINICAL PATHWAY

肿瘤疾病分册（下）

石远凯 顾 晋 主编

中国协和医科大学出版社

图书在版编目（CIP）数据

临床路径释义·肿瘤疾病分册（下）/石远凯，顾晋主编. —北京：中国协和医科大学出版社，2018.8

ISBN 978-7-5679-1125-3

Ⅰ. ①临… Ⅱ. ①石… ②顾… Ⅲ. ①临床医学-技术操作规程 ②肿瘤-诊疗-技术操作规程 Ⅳ. ①R4-65

中国版本图书馆 CIP 数据核字（2018）第 139334 号

临床路径释义·肿瘤疾病分册（下）

主　　编：石远凯　顾　晋
责 任 编 辑：许进力　王朝霞
丛书总策划：林丽开
本 书 策 划：宋少华　许进力

出 版 发 行：**中国协和医科大学出版社**
　　　　　　（北京东单三条九号　邮编 100730　电话 65260431）
网　　　址：www. pumcp. com
经　　　销：新华书店总店北京发行所
印　　　刷：北京文昌阁彩色印刷有限责任公司

开　　　本：787×1092　1/16 开
印　　　张：52.25
字　　　数：1000 千字
版　　　次：2018 年 8 月第 1 版
版　　　次：2018 年 8 月第 1 次印刷
定　　　价：262.00 元

ISBN 978-7-5679-1125-3

《临床路径释义》丛书指导委员会名单

主任委员　王贺胜

副主任委员（按姓氏笔画排序）

王　辰	刘志红	孙颖浩	吴孟超	邱贵兴	陈香美	陈赛娟	郎景和
赵玉沛	赵继宗	郝希山	胡盛寿	钟南山	高润霖	曹雪涛	葛均波
韩德民	曾益新	詹启敏	樊代明			

委　　员（按姓氏笔画排序）

丁燕生	于　波	马　丁	马芙蓉	马晓伟	王　兴	王　杉	王　群
王大勇	王天有	王宁利	王伊龙	王行环	王拥军	王宝玺	王建祥
王春生	支修益	牛晓辉	文卫平	方贻儒	方唯一	巴　一	石远凯
申昆玲	田　伟	田光磊	代华平	冯华	冯　涛	宁　光	母义明
邢小平	吕传真	吕朝晖	朱　兰	朱　军	向　阳	庄　建	刘　波
刘又宁	刘玉兰	刘宏伟	刘俊涛	刘洪生	刘惠亮	刘婷婷	刘潮中
闫永建	那彦群	孙　琳	杜立中	李　明	李立明	李仲智	李单青
李树强	李晓明	李陵江	李景南	杨爱明	杨慧霞	励建安	肖　毅
吴新宝	吴德沛	邹和建	沈　铿	沈　颖	宋宏程	张　伟	张力伟
张为远	张在强	张学军	张宗久	张星虎	张振忠	陆　林	岳　林
岳寿伟	金　力	金润铭	周　兵	周一新	周利群	周宗玫	郑　捷
郑忠伟	单忠艳	房居高	房静远	赵　平	赵　岩	赵金垣	赵性泉
胡　豫	胡大一	侯晓华	俞光岩	施慎逊	姜可伟	姜保国	洪天配
晋红中	夏丽华	夏维波	顾　晋	钱家鸣	倪　鑫	徐一峰	徐建明
徐保平	殷善开	黄晓军	葛立宏	董念国	曾小峰	蔡广研	黎晓新
霍　勇						

指导委员会办公室

主　任　王海涛

秘　书　张　萌

《临床路径释义·肿瘤疾病分册（下）》编审专家名单

编写指导专家委员会（按姓氏笔画排序）

石远凯	国家癌症中心/国家肿瘤临床医学研究中心/中国医学科学院北京协和医学院肿瘤医院
孙　燕	国家癌症中心/国家肿瘤临床医学研究中心/中国医学科学院北京协和医学院肿瘤医院
赵　平	国家癌症中心/国家肿瘤临床医学研究中心/中国医学科学院北京协和医学院肿瘤医院
姜文奇	中山大学附属肿瘤医院
顾　晋	北京大学肿瘤医院
	北京大学首钢医院
唐平章	国家癌症中心/国家肿瘤临床医学研究中心/中国医学科学院北京协和医学院肿瘤医院
董恒磊	天津医科大学附属肿瘤医院
蒋国梁	复旦大学附属肿瘤医院
赫　捷	国家癌症中心/国家肿瘤临床医学研究中心/中国医学科学院北京协和医学院肿瘤医院
樊　嘉	复旦大学附属中山医院

主　编

石远凯　顾　晋

副主编

巴　一　周宗玫　李　明　徐建明

编　委（按姓氏笔画排序）

于　昕	中国医学科学院北京协和医院
于　磊	首都医科大学附属北京同仁医院
于会明	北京大学肿瘤医院
马　兰	国家癌症中心/国家肿瘤临床医学研究中心/中国医学科学院北京协和医学院肿瘤医院
马建民	首都医科大学附属北京同仁医院
王　杉	北京大学人民医院
王　昱	北京大学人民医院
王　俊	北京大学人民医院
王　洋	北京大学口腔医学院
王　殊	北京大学人民医院
王　翔	国家癌症中心/国家肿瘤临床医学研究中心/中国医学科学院北京协和医学院肿瘤医院
王　镇	国家癌症中心/国家肿瘤临床医学研究中心/中国医学科学院北京协和医学院肿瘤医院
王　鑫	国家癌症中心/国家肿瘤临床医学研究中心/中国医学科学院北京协和医学院肿瘤医院
王一澎	国家癌症中心/国家肿瘤临床医学研究中心/中国医学科学院北京协和医学院肿瘤医院
王宁利	首都医科大学附属北京同仁医院
王行环	武汉大学中南医院

王建祥　中国医学科学院血液学研究所血液病医院
王淑莲　国家癌症中心/国家肿瘤临床医学研究中心/中国医学科学院北京协和医学院肿瘤医院
王雅棣　中国人民解放军陆军总医院
车卫国　四川大学华西医院
毛丽丽　北京大学肿瘤医院
介建政　中日友好医院
孔垂泽　中国医科大学附属第一医院
巴　一　天津医科大学肿瘤医院
邓志平　北京积水潭医院
厉红元　重庆医科大学附属第一医院
石远凯　国家癌症中心/国家肿瘤临床医学研究中心/中国医学科学院北京协和医学院肿瘤医院
卢介珍　厦门大学附属第一医院
叶盛威　湖北省肿瘤医院
田　文　中国人民解放军总医院
田　文　北京积水潭医院
田　伟　北京积水潭医院
田　野　首都医科大学附属北京友谊医院
邢金春　厦门大学附属第一医院
成宁海　中国医学科学院北京协和医院
朱　军　北京大学肿瘤医院
朱彦君　中国人民解放军空军总医院
乔学英　河北医科大学第四医院
任国胜　重庆医科大学附属第一医院
刘　鹏　国家癌症中心/国家肿瘤临床医学研究中心/中国医学科学院北京协和医学院肿瘤医院
刘文胜　国家癌症中心/国家肿瘤临床医学研究中心/中国医学科学院北京协和医学院肿瘤医院
刘玉兰　北京大学人民医院
刘志东　首都医科大学附属北京胸科医院
刘连新　哈尔滨医科大学附属第一医院
刘春晓　南方医科大学珠江医院
刘彦国　北京大学人民医院
刘爱民　中国医学科学院北京协和医院
刘海元　中国医学科学院北京协和医院
刘跃平　国家癌症中心/国家肿瘤临床医学研究中心/中国医学科学院北京协和医学院肿瘤医院
刘颖斌　上海交通大学医学院附属新华医院
刘德若　中日友好医院
许传亮　第二军医大学附属长海医院
孙　扬　北京积水潭医院
孙　辉　吉林大学中日联谊医院
孙　燕　国家癌症中心/国家肿瘤临床医学研究中心/中国医学科学院北京协和医学院肿瘤医院
孙永琨　国家癌症中心/国家肿瘤临床医学研究中心/中国医学科学院北京协和医学院肿瘤医院
孙军辉　浙江大学医学院附属第一医院
杜向慧　浙江省肿瘤医院

杜晓辉　中国人民解放军总医院
李　远　北京积水潭医院
李　肖　国家癌症中心/国家肿瘤临床医学研究中心/中国医学科学院北京协和医学院肿瘤医院
李　青　国家癌症中心/国家肿瘤临床医学研究中心/中国医学科学院北京协和医学院肿瘤医院
李　明　北京大学肿瘤医院
李　辉　首都医科大学附属北京朝阳医院
李书梅　河北医科大学第四医院
李正江　国家癌症中心/国家肿瘤临床医学研究中心/中国医学科学院北京协和医学院肿瘤医院
李汉忠　中国医学科学院北京协和医院
李单青　中国医学科学院北京协和医院
李学松　北京大学第一医院
李建勇　江苏省人民医院
李高峰　北京医院
杨　林　国家癌症中心/国家肿瘤临床医学研究中心/中国医学科学院北京协和医学院肿瘤医院
杨　晟　国家癌症中心/国家肿瘤临床医学研究中心/中国医学科学院北京协和医学院肿瘤医院
杨　跃　北京大学肿瘤医院
杨佳欣　中国医学科学院北京协和医院
杨建良　国家癌症中心/国家肿瘤临床医学研究中心/中国医学科学院北京协和医学院肿瘤医院
杨爱明　中国医学科学院北京协和医院
杨新吉　武警总医院
肖　刚　北京医院/国家老年医学中心
肖文彪　福建医科大学附属协和医院
肖泽芬　国家癌症中心/国家肿瘤临床医学研究中心/中国医学科学院北京协和医学院肿瘤医院
吴　晰　中国医学科学院北京协和医院
吴德沛　苏州大学附属第一医院
冷金花　中国医学科学院北京协和医院
沈　琳　北京大学肿瘤医院
沈　铿　中国医学科学院北京协和医院
沈靖南　广州中山大学附属第一医院
宋　岩　国家癌症中心/国家肿瘤临床医学研究中心/中国医学科学院北京协和医学院肿瘤医院
宋永文　国家癌症中心/国家肿瘤临床医学研究中心/中国医学科学院北京协和医学院肿瘤医院
张　俊　上海交通大学医学院附属瑞金医院
张　益　北京大学口腔医学院
张　彬　北京大学肿瘤医院
张　雯　国家癌症中心/国家肿瘤临床医学研究中心/中国医学科学院北京协和医学院肿瘤医院
张　毅　首都医科大学宣武医院
张艳君　中国人民解放军总医院
张福泉　中国医学科学院北京协和医院
陈晓巍　中国医学科学院北京协和医院
陈舒兰　国家癌症中心/国家肿瘤临床医学研究中心/中国医学科学院北京协和医学院肿瘤医院
武爱文　北京大学肿瘤医院
林岩松　中国医学科学院北京协和医院

易传军	北京积水潭医院
易俊林	国家癌症中心/国家肿瘤临床医学研究中心/中国医学科学院北京协和医学院肿瘤医院
岳　林	中华口腔医学会
金　洁	浙江大学医学院附属第一医院
周　兵	首都医科大学附属北京同仁医院
周　俭	复旦大学附属中山医院
周永建	福建医科大学附属协和医院
周丽雅	北京大学第三医院
周利群	北京大学第一医院
周宗玫	国家癌症中心/国家肿瘤临床医学研究中心/中国医学科学院北京协和医学院肿瘤医院
周爱萍	国家癌症中心/国家肿瘤临床医学研究中心/中国医学科学院北京协和医学院肿瘤医院
周道斌	中国医学科学院北京协和医院
周福祥	武汉大学中南医院
鱼　锋	北京积水潭医院
郑　捷	上海交通大学医学院附属瑞金医院
房居高	首都医科大学附属北京同仁医院
赵　珩	上海交通大学附属胸科医院
赵　琳	首都医科大学宣武医院
胡　豫	华中科技大学同济医学院附属协和医院
侯　健	上海交通大学医学院附属仁济医院
律　方	国家癌症中心/国家肿瘤临床医学研究中心/中国医学科学院北京协和医学院肿瘤医院
姜志超	国家癌症中心/国家肿瘤临床医学研究中心/中国医学科学院北京协和医学院肿瘤医院
宫可同	天津市天津医院
姚　力	中日友好医院
姚宏伟	首都医科大学附属北京友谊医院
秦安京	首都医科大学附属复兴医院
秦应之	中国医学科学院北京协和医院
晋红中	中国医学科学院北京协和医院
钱家鸣	中国医学科学院北京协和医院
高　黎	国家癌症中心/国家肿瘤临床医学研究中心/中国医学科学院北京协和医学院肿瘤医院
高树庚	国家癌症中心/国家肿瘤临床医学研究中心/中国医学科学院北京协和医学院肿瘤医院
高禹舜	国家癌症中心/国家肿瘤临床医学研究中心/中国医学科学院北京协和医学院肿瘤医院
郭　军	北京大学肿瘤医院
郭　阳	北京积水潭医院
郎景和	中国医学科学院北京协和医院
陶　娟	华中科技大学同济医学院附属协和医院
黄　真	北京积水潭医院
黄　健	中山大学附属第二医院
黄晓军	北京大学人民医院
黄鼎智	天津医科大学肿瘤医院
曹冬焱	中国医学科学院北京协和医院
龚　珉	首都医科大学附属北京友谊医院

梁炳生　山西医科大学附属第二医院

彭　歆　北京大学口腔医学院

彭亦凡　北京肿瘤医院

葛立宏　北京大学口腔医学院

董　扬　上海市第六人民医院

蒋宁一　中山大学附属第七医院

蒋宏传　首都医科大学附属北京朝阳医院

韩德民　首都医科大学附属北京同仁医院

喻风雷　中南大学湘雅二医院

谢丛华　武汉大学中南医院

蔡红兵　武汉大学中南医院

谭　建　天津医科大学总医院

谭先杰　中国医学科学院北京协和医院

熊　斌　武汉大学中南医院

樊　英　国家癌症中心/国家肿瘤临床医学研究中心/中国医学科学院北京协和医学院肿瘤医院

樊　嘉　复旦大学附属中山医院

樊庆泊　中国医学科学院北京协和医院

潘凌亚　中国医学科学院北京协和医院

魏　强　四川大学华西医院

总　序

  作为公立医院改革试点工作的重要任务之一，实施临床路径管理对于促进医疗服务管理向科学化、规范化、专业化、精细化发展，落实国家基本药物制度，降低不合理医药费用，和谐医患关系，保障医疗质量和医疗安全等都具有十分重要的意义，是继医院评审、"以患者为中心"医院改革之后第三次医院管理的新发展。

  临床路径是应用循证医学证据，综合多学科、多专业主要临床干预措施所形成的"疾病医疗服务计划标准"，是医院管理深入到病种管理的体现，主要功能是规范医疗行为、增强治疗行为和时间计划、提高医疗质量和控制不合理治疗费用，具有很强的技术指导性。它既包含了循证医学和"以患者为中心"等现代医疗质量管理概念，也具有重要的卫生经济学意义。临床路径管理起源于西方发达国家，至今已有30余年的发展历史。美国、德国等发达国家以及我国台湾、香港地区都已经应用了大量常见病、多发病的临床路径，并取得了一些成功的经验。20世纪90年代中期以来，我国北京、江苏、浙江和山东等部分医院也进行了很多有益的尝试和探索。截至目前，全国8400余家公立医院开展了临床路径管理工作，临床路径管理范围进一步扩大；临床路径累计印发数量达到1212个，涵盖30余个临床专业，基本实现临床常见、多发疾病全覆盖，基本满足临床诊疗需要。国内外的实践证明，实施临床路径管理，对于规范医疗服务行为，促进医疗质量管理从粗放式的质量管理，进一步向专业化、精细化的全程质量管理转变具有十分重要的作用。

  经过一段时间临床路径试点与推广工作，对适合我国国情的临床路径管理制度、工作模式、运行机制以及质量评估和持续改进体系进行了探索。希望通过《临床路径释义》一书，对临床路径相关内容进行答疑解惑及补充说明，帮助医护人员和管理人员准确地理解、把握和正确运用临床路径，起到一定的作用。

马晓伟

中华医学会　会长

序 言

李克强总理提出，"十二五"期间，我国地市级城市要开展建立肿瘤防治机构，全面开展普查肿瘤早期诊断是未来的发展方向。我坚信，经过社会各界和肿瘤学专家付出极大的努力和积极治理，我国在 2020 年后将能"让肿瘤低头"，实现肿瘤发病率、死亡率双下降的目标，因为统计资料表明我国癌症死亡率在 2000~2011 年已经持平，发病率的上升已经趋缓。现在我国十几个肿瘤综合防治医疗机构的治愈率高于全国水平，肿瘤治愈率已与国际水平接近或一致。"不少早期患肺癌、乳腺癌的医护人员都治愈了，一是相关知识较多，二是注重定期查体，早期肿瘤发现率高，治愈率也就会相应提高。"

然而，我国恶性肿瘤发病形势依旧严峻，恶性肿瘤在消耗了大量的医疗、社会资源，给社会经济带来巨大压力的同时，也给患者本人和家庭带来沉重的经济负担。对于广大肿瘤患者来说，规范医疗行为、提高医疗质量、保障医疗安全和降低医疗费用等问题至关重要。而当前公认的途径是：根据所了解的病因开展有效的预防；早期发现早期治疗和提供最新、最好诊疗选择的规范。

国家卫生和计划生育委员会（原卫生部）于 2013 年 9 月 16 日公布的《国家卫生计生委办公厅　关于切实做好临床路径管理工作的通知》中对临床路径管理工作提出以下要求："一、加大工作力度，扩大临床路径管理覆盖面；二、完善相关制度规范，提高临床路径管理水平和工作质量；三、做好数据上报、分析工作，加强临床路径管理信息化建设。"所谓临床路径即为"同病同治"，临床路径管理能够通过循证医学研究建立医学共识，以共识规范医疗行为，从而达到整合资源、节省成本、避免不必要检查与药物应用、建立较好医疗组合、减少文书作业、减少人为疏失、提高医疗服务质量等诸多方面的目标。因此，实施临床路径管理既是医疗质量管理的重要工作，也在医药卫生体制改革中扮演着重要角色。

因此，受国家卫生和计划生育委员会委托，由中国医学科学院、中国协和医科大学出版社及石远凯、顾晋教授等多位国内权威肿瘤疾病专家精心策划并编著的《临床路径释义肿瘤疾病分册》具有重要的意义。这样有可能使我们的诊疗更规范化，从而使医疗水平一下子提高到接近国际高水平。

真诚希望各位医护人员和卫生管理人员依据此书，能更准确地理解把握和运用临床路径，从而结合本院实际情况合理配置医疗资源，规范医疗行为，提高医疗质量，保证医疗安全。对于本书存在的不足之处，也深望指出，以便下一版修订时参考。

2018 年 1 月

前　言

开展临床路径工作是我国医药卫生改革的重要举措。临床路径在医疗机构中的实施为医院管理提供标准和依据，是医院管理的抓手，是实实在在的医院内涵建设的基础，是一场重要的医院管理革命。

为更好地贯彻国务院办公厅医疗卫生体制改革的有关精神，帮助各级医疗机构开展临床路径管理，保证临床路径试点工作顺利进行，自2011年起，受国家卫生和计划生育委员会委托，中国医学科学院承担了组织编写《临床路径释义》的工作。

在医院管理实践中，提高医疗质量、降低医疗费用、防止过度医疗是世界各国都在努力解决的问题。重点在于规范医疗行为，抑制成本增长与有效利用资源。研究与实践证实，临床路径管理是解决上述问题的有效途径，尤其在整合优化资源、节省成本、避免不必要检查与药物应用、建立较好医疗组合、提高患者满意度、减少文书作业、减少人为疏失等诸多方面优势明显。因此，临床路径管理在医改中扮演着重要角色。2016年11月，中共中央办公厅、国务院办公厅转发《国务院深化医药卫生体制改革领导小组关于进一步推广深化医药卫生体制改革经验的若干意见》，提出加强公立医院精细化管理，将推进临床路径管理作为一项重要的经验和任务予以强调。国家卫生和计划生育委员会也提出了临床路径管理"四个结合"的要求，即：临床路径管理与医疗质量控制和绩效考核相结合、与医疗服务费用调整相结合、与支付方式改革相结合、与医疗机构信息化建设相结合。

到目前为止，临床路径管理工作对绝大多数医院而言，是一项有挑战性的工作，不可避免地会遇到若干问题，既有临床方面的问题，也有管理方面的问题，最主要是对临床路径的理解一致性问题。这就需要统一思想，在实践中探索解决问题的最佳方案。《临床路径释义》是对临床路径的答疑解惑及补充说明，通过解读每一个具体操作流程，提高医疗机构和医务人员对临床路径管理工作的认识，帮助相关人员准确地理解、把握和正确运用临床路径，合理配置医疗资源，规范医疗行为，提高医疗质量，保证医疗安全。

本书由石远凯、顾晋教授等数位知名专家亲自编写审定。编写前，各位专家认真研讨了临床路径在试行过程中各级医院所遇到的有普遍性的问题，在专业与管理两个层面，从医师、药师、护士、患者多个角度进行了释义和补充，供临床路径管理者和实践者参考。

对于每个病种，我们补充了"疾病编码"和"检索方法"两个项目，将临床路径表单细化为"医师表单""护士表单"和"患者表单"，并对临床路径及释义中涉及的"给药方案"进行了详细地解读，细化为"给药流程图""用药选择""药学提示""注意事项"，并附以参考文献。同时，为帮助实现临床路径病案质量的全程监控，我们在附录中增设

"病案质量监控表单"，作为医务人员书写病案时的参考，同时作为病案质控人员在监控及评估时评定标准的指导。

疾病编码可以看作适用对象的释义，兼具标准化意义，使全国各医疗机构能够有统一标准，明确进入临床路径的范围。对于临床路径公布时个别不准确的编码我们也给予了修正和补充。增加"检索方法"是为了使医院运用信息化工具管理临床路径时，可以全面考虑所有因素，避免漏检、误检数据。这样医院检索获取的数据能更完整，也有助于卫生行政部门的统计和考核。

依国际惯例，临床路径表单细化为"医师表单""护士表单"和"患者表单"，责权分明，便于使用。这些仅为专家的建议方案，具体施行起来，各医疗单位还需根据实际情况修改。

根据最新公布的《医疗机构抗菌药物管理办法》，2009 年路径中涉及的抗菌药物均应按照要求进行调整。

实施临床路径管理意义重大，但也艰巨而复杂。在组织编写这套释义的过程中，我们对此深有体会，本书附录对制定/修订《临床路径释义》的基本方法与程序进行了详细的描述。因时间和条件限制，书中不足之处难免，欢迎同行诸君批评指正。

编 者
2018 年 1 月

目 录

第一章

结肠癌根治切除手术临床路径释义

一、结肠癌根治切除手术编码

疾病名称及编码：结肠癌（ICD-10：C18）

手术操作名称及编码：结肠癌根治手术（ICD-9-CM-3：45.73-45.79，45.8）

二、临床路径检索方法

C18 伴（45.73-45.79/45.8）

三、结肠癌根治切除手术临床路径标准住院流程

（一）适用对象

1. 第一诊断为结肠癌（ICD-10：C18），行结肠癌根治切除手术（ICD-9-CM-3：45.73-45.79，45.8）。

2. 可 R0 切除的结肠癌（Ⅰ期、Ⅱ期和部分Ⅲ期）。

3. 对诊断为多原发并多部位的结肠癌（ICD-10：C18），结肠息肉病（如 FAP、HNPCC）和炎性肠病合并癌变的患者，直肠无病变者，可考虑行全结肠切除术。

> **释义**
>
> ■ 本路径适用于经外科手术治疗的结肠癌患者，根治性结肠切除+区域性淋巴结清扫是目前结肠癌治疗的主要手段。
>
> ■ 对于根治性术后患者，需要与病理科医师共同讨论确定最终病理分期，根据病理分期结果决定术后是否行辅助化疗以及化疗方案的选择。
>
> ■ 以下情况均不纳入本路径：采用内镜下 EMR 或 ESD 患者、以化疗作为主要治疗方式的患者、无法耐受手术或不愿接受手术治疗的患者、Ⅳ期或局部晚期无法行根治性手术的患者。

（二）诊断依据

根据原卫生部《结直肠癌诊疗规范（2010 年）》和 NCCN《结肠癌临床实践指南中国版（2011 年）》等。

1. 症状：便血、脓血便、排便习惯改变、腹痛、贫血、腹部肿块等。

2. 体格检查：

（1）一般情况评价：体力状况评分、是否有贫血、全身浅表淋巴结肿大。

（2）腹部检查：是否看到肠型及肠蠕动波、触及肿块、叩及鼓音、听到高调肠鸣音或金属音。

（3）直肠指诊：是否有指套血染。

3. 实验室检查：大便常规+隐血；血清肿瘤标志物 CEA 和 CA19-9，必要时可查 CA242、CA72-4、AFP 和 CA125。

4. 辅助检查：术前肿瘤定性及 TNM 分期，指导选择正确的术式。

（1）结肠镜取活检，病理检查明确肿瘤组织类型（腺癌、黏液腺癌、印戒细胞癌）和分化程度（高、中、低）；排除同时性结直肠多原发癌。必要时全结肠直肠气钡双重造影，确定肿瘤位置。

（2）胸部 X 线检查或胸部平扫 CT 排除肿瘤肺转移。全腹部强化 CT 或超声，排除其他脏器转移。

5. 鉴别诊断：与胃肠道间质瘤（GIST）、炎性肠疾病、淋巴瘤、肠结核、阑尾炎、寄生虫感染、息肉等常见的结肠疾病，以及腹腔其他脏器疾病累及结肠等鉴别。

> **释义**
>
> ■ 早期结肠癌无明显症状，癌瘤生长到一定程度依据其生长部位不同临床表现亦有不同。
>
> ■ 右半结肠癌的临床表现：腹痛，多为隐痛，约占 70%～80%；贫血，多为癌瘤坏死、脱落引起；腹部肿块亦是右半结肠常见症状。
>
> ■ 左半结肠癌的临床表现：便血、黏液血便，70% 以上患者会出现；腹痛，多为隐痛；腹部肿块，约 40% 患者腹壁可触及肿块。
>
> ■ 大便常规+隐血：可作为结肠癌筛查的最简单、经济的手段，最少 3 次隐血检查为宜，隐血试验阳性的患者建议进一步行纤维结肠镜检查。
>
> ■ CEA 和 CA19-9 对结肠癌的诊断及术后监测具有重要意义，但作为早期诊断敏感度差；CEA 的阳性率与结肠癌 TNM 分期呈正相关。CA72-4 及 CA125 增高提示腹膜转移可能。
>
> ■ 影像学检查主要用于评估术前分期及手术可切除性，为治疗方案及手术方式的选择提供依据。
>
> ■ 诊断金标准：纤维结肠镜检查及活检，对于疑难病例可行免疫组化检查。
>
> ■ 目前结肠癌分期主要依据国际抗癌联盟及美国肿瘤联合会 TNM 分期标准（第七版），2018 年 1 月 1 日起将施行第八版分期标准。准确的术前分期对治疗方案的选择及手术方式的确定具有重要意义，准确的术后分期可指导术后辅助治疗。

（三）治疗方案的选择

根据原卫生部《结直肠癌诊疗规范（2010 年）》和 NCCN《结肠癌临床实践指南（中国版，2011 年）》等。

1. 结肠癌根治切除手术。

2. 抗菌药物使用按照《抗菌药物临床应用指导原则》（卫医发〔2004〕285 号）执行。

> **释义**
>
> ■ 应按照原卫生部《结直肠癌诊疗规范（2015 年）》和 NCCN《结肠癌临床实践指南（中国版，2017 年）》规范诊疗行为。
>
> ■ 抗菌药物使用原则应严格按照《抗菌药物临床应用指导原则》（卫医发〔2004〕285 号）的修订版《抗菌药物临床应用指导原则（2015 年版）》规范抗菌药物使用，防止抗菌药物滥用。

（四）标准住院日 14~16 天

> **释义**
>
> ■ 住院日包括：术前检查及准备、手术过程、术后恢复，总住院时间不应该超过 16 天。

（五）进入路径标准

1. 第一诊断必须符合 ICD-10：C18 结肠癌疾病编码。
2. 可 R0 切除的结肠癌（Ⅰ期、Ⅱ期和部分Ⅲ期）。
3. 有手术适应证，无绝对禁忌证。
4. 当患者合并其他疾病，但住院期间不需要特殊处理也不影响第一诊断的临床路径流程实施时，可以进入路径。

> **释义**
>
> ■ 进入本路径的患者第一诊断必须为结肠癌，且为可根治性切除的结肠癌，分期为Ⅰ期、Ⅱ期和Ⅲ期。
>
> ■ 合并有其他疾病，但不影响手术方式及术后恢复的结肠癌患者可进入本路径。
>
> ■ 术前检查发现以往未发现的疾病或既往基础疾病（如高血压、心脏病、糖尿病等），经相关科室会诊后，如对手术及术后无明显影响可进入本路径；若延长住院时间及提高治疗费用，需在临床路径中特殊说明。

（六）术前准备（术前评估）≤3 天

1. 必需的检查：
(1) 血常规、尿常规、大便常规+隐血。
(2) 凝血功能、肝功能、肾功能、电解质、血糖、血清肿瘤标志物、血型、感染性疾病筛查、心电图检查。
(3) 结肠镜。
(4) 胸部 X 线检查或胸部平扫 CT，必要时强化。
(5) 全腹部强化 CT 或超声。
2. 根据患者病情可选择的检查：
(1) 高龄、危重患者应行血气分析、肺功能及超声心动图检查。
(2) 肿瘤定位不准确时可行全结肠直肠气钡双重造影。
(3) 疑似骨转移者应行全身 ECT 进行筛查。
(4) 合并其他疾病应行相关检查，如心肌酶、血糖等。
3. 肠道准备：
(1) 无肠梗阻病例：于术前 12~24 小时开始口服泻药，2~3 小时内服完。
(2) 不完全性肠梗阻病例：于入院当日起每日口服 2 次小剂量泻药。
(3) 完全性肠梗阻病例：禁忌任何方式的肠道准备。

4. 签署手术及其他相关同意书。

> **释义**
>
> ■ 血常规、尿常规、大便常规+隐血、凝血功能、肝功能、肾功能、电解质、血糖为入院时基础检查，评估患者一般情况；血清肿瘤标志物检查协助结肠癌诊断；血型、感染性疾病筛查确保医疗安全及为手术及输血做准备。
>
> ■ 心电图、胸部 X 线检查或胸部平扫 CT，评估重要脏器功能及有无远端转移。
>
> ■ 全腹部强化 CT 或 MRI，可评估肝脏、胆囊、胰腺、脾脏、肾、输尿管、膀胱、子宫、附件等重要器官转移情况，同时可评估腹膜后、腹腔淋巴结的转移情况。对怀疑有肾、输尿管、膀胱、子宫、附件等侵犯者，应请相应科室会诊。疑似骨及全身转移者应行全身 ECT 或 PET-CT 进行筛查。
>
> ■ 年龄较大、长期吸烟、饮酒史以及伴有心脑肺等基础疾病患者，可行心肌酶、超声心动、肺功能、脑血流图及颈部血管超声等检查，充分评估重要脏器功能，发现严重病变者，可退出本路径。
>
> ■ 术前肠道准备：无肠梗阻病例可选择聚乙二醇电解质，不完全性肠梗阻病例可选用甘油乳果糖、甘露醇，完全性肠梗阻病例禁忌肠道准备；不推荐机械性灌肠作为肠道准备。

（七）预防性抗菌药物选择与使用时机

按照《抗菌药物临床应用指导原则》（卫医发〔2004〕285 号）执行，并根据患者的病情决定抗菌药物的选择与使用时间。建议使用第二代头孢菌素或头孢曲松或头孢噻肟，可加用甲硝唑。

预防性应用抗菌药物：术前 0.5~2 小时或麻醉开始时静脉给药，手术超过 3 小时可再给第二剂。

> **释义**
>
> ■ 结肠癌根治切除手术为清洁-污染手术（Ⅱ类切口），手术部位存在大量人体寄殖菌群，手术时可能污染手术部位引致感染，故此类手术通常需预防用抗菌药物。
>
> ■ 预防性抗菌药物选择：第二代头孢菌素或第三代头孢菌素头孢曲松、头孢噻肟等，可加用甲硝唑。
>
> ■ 给药方法：给药途径多为静脉输注。静脉输注时间应在皮肤、黏膜切开前 0.5~2 小时内或麻醉开始时给药，在输注完毕后开始手术；如手术时间超过 3 小时或超过所用药物半衰期的 2 倍以上，或成人出血量超过 1500ml，术中应追加 1 次。结肠癌根治切除手术预防用药时间为 24 小时，延长用药时间并不能进一步提高预防效果，且预防用药时间超过 48 小时，耐药菌感染机会增加。
>
> ■ 治疗性抗菌药物使用：患者术前发热，结肠肿瘤存在出血、坏死、穿孔或可疑合并感染，应在术前抽血行血细菌培养，根据病原菌种类和药敏结果选用治疗性抗菌药物；术后发生腹腔、泌尿生殖系统、呼吸道等感染应请相应科室会诊，选用合理的治疗性抗菌药物；治疗性抗菌药物时程应根据患者的症状、体温、血常规等检查综合判断。

（八）手术日为入院第 4 天

1. 麻醉方式：全身麻醉或静脉复合连续硬膜外麻醉。
2. 手术方式：结肠癌根治切除。
3. 手术内固定物：部分患者可能使用肠道吻合器等。
4. 术中用药：麻醉常规用药。
5. 输血：根据术中情况而定。
6. 病理：术前病理诊断不明确者术中应行快速组织活检；术后切除标本全部送病理。病理报告必须符合原卫生部《结直肠癌诊疗规范（2010 年)》中病理评估的要求。

> **释义**
>
> ■ 术前不常规放置胃管；术前 6 小时可进食，2 小时可进水；术前放置导尿管，术后清醒后可拔除。
>
> ■ 结肠癌根治切除手术目前多采用腹腔镜，手术时间较长、术野暴露较大、出血风险较高，建议全身麻醉手术；若患者心肺功能不能耐受全身麻醉手术，可采用静脉复合连续硬膜外麻醉。
>
> ■ 结肠癌根治切除手术，除保证癌瘤两端 10cm 的手术切缘，还需根据术前淋巴结评估情况行相应淋巴结清扫。
>
> ■ 术中可根据实际情况使用合适的肠道吻合器，建议薄弱部位可浆肌层间断缝合加固吻合口。
>
> ■ 术中除麻醉药、常规补液外，对于存在高血压病、心脏病、慢性支气管炎等基础病的患者，应根据术中情况给予相应药物；术中出血较多的患者可酌情给予止血药物；术中粘连严重，可酌情放置防粘连材料。
>
> ■ 结肠癌根治切除术中不常规输血，对于出血量较大，为保证术中循环稳定和术后恢复，可根据出血量及术中检查血红蛋白的水平决定输血量，提倡成分输血。
>
> ■ 术中必要时可送快速冷冻病理检查；术中切除的所有标本均要在术后进行常规石蜡切片组织学检查；所有临床研究行标本取材应术前取得患者同意，且在病理科医师的指导下取材，不可影响病理结果的判读。
>
> ■ 不常规推荐放置引流管，若渗出较多、出血风险大，可经腹壁放置引流管。

（九）入院后第 5~13 天（术后 1~9 天）治疗

1. 维持水电解质平衡，酌情给予肠外营养治疗。
2. 鼓励术后早期下床活动，排气后可酌情进食流质或半流质。
3. 术后隔日腹部切口换药；切口感染时应及时局部拆线，引流。
4. 术后第 1 天、3 天和 5 天复查血常规、电解质等，根据检查结果调整抗菌药物和肠外营养治疗。
5. 术后第 9 天腹部切口拆线。

> **释义**
>
> ■ 术后严密监测患者血常规、电解质等，及时发现贫血、电解质紊乱等常见术后并发症，及时对症处理；出现水电解质紊乱，及时考虑使用复方（糖）电解质注

射液，如醋酸钠林格注射液等用于液体补充治疗。除常规检查项目外，可根据病情增加相应检查：如怀疑下肢深静脉血栓形成需要进行凝血功能、下肢静脉彩超等检查；怀疑肺栓塞患者应行血气分析、胸部X线或胸部增强CT等检查；怀疑心脏病应行心肌酶学、心电图、超声心动等检查；怀疑肠梗阻患者行立位腹平片或腹部CT检查；怀疑吻合口出血或瘘，行腹部CT或结肠镜检查等。

■术后密切观察患者生命体征、出入量及脏器功能恢复情况，尤其关注吻合口及胃肠功能恢复情况；鼓励患者尽早离床活动，术后12小时无出血倾向的患者皮下注射低分子量肝素可预防下肢深静脉血栓形成；早期肠内营养支持，尽量减少输液量，维持出入量平衡；若放置引流管，拔除时机应根据术后引流液的形状和量决定。

■导尿管术后应及早拔除，减少导管相关性感染；若有明显前列腺增生伴尿潴留患者，可服用抗前列腺增生药物，并适当延长导尿管放置时间。

■术后无感染证据，预防性抗菌药物使用不应超过24小时。

■术后关注切口愈合情况，及时发现有无红、肿、热、痛及波动等情况，发现积液或感染及时引流，术后根据切口愈合情况，7~9天给拆线，若减张缝合可14天拆线。

（十）出院标准

1. 患者一般情况良好，基本恢复正常饮食和肠道功能。
2. 体温正常，腹部检查无阳性体征，相关实验室检查结果基本正常。
3. 腹部切口Ⅱ/甲愈合。

释义

■患者出院时应当生命体征平稳，无发热，胃肠功能恢复，能够经口进流质或半流质饮食，无吻合口瘘发生，实验室检查无严重贫血、电解质紊乱、酸碱平衡紊乱等。

■切口愈合良好，无红肿、渗出、脂肪液化、感染等可出院。

■术后恢复良好，无严重手术并发症，或术后出现并发症无需继续住院治疗的患者。

■术后告知患者或家属如有以下情况需后续辅助化疗：有淋巴结转移者；无淋巴结转移，但存在高危因素的Ⅱ期患者。

（十一）变异及原因分析

1. 有影响手术的合并症，需要进行相关的诊断和治疗。
2. 对于完全肠梗阻患者，可一期行横结肠或末端回肠双腔造口术，缓解梗阻症状后可行化疗。
3. 围术期并发症可能造成住院日延长或费用超出参考标准。
4. 医师认为的变异原因。
5. 结肠癌肝转移切除术者，酌情处理。

6. 患者其他原因的变异。

释义

■ 变异是指医疗不能按照预定的路径进行或不能达到预期的医疗目标。

■ 微小变异是指由于某种原因，表单中的检查或操作提前或延后进行，但不影响总体治疗进程和康复，或者整体住院日有小的出入，不影响纳入路径。

■ 重大变异是指入选临床路径的患者未能按照路径流程完成医疗行为或未达到预期的医疗治疗控制目标，需要终止执行路径；或者是因严重合并症或并发症导致治疗时间延长、治疗费用增加而无法按照规定完成路径。对这些患者，主管医师可决定患者退出临床路径，并进行变异原因分析，且需要在临床路径的表单中予以明确说明变异原因。这包含有以下情况：

（1）术前检查发现严重合并症，如血栓栓塞性疾病需要抗凝治疗，放置下腔静脉滤网等；严重感染需要抗感染治疗；无法控制的活动性出血需要介入治疗；合并未控制的高血压病、糖尿病等需要治疗而影响住院时间和产生额外治疗费用等。

（2）术中发现术前检查未能发现的病变，导致无法按照术前计划实施结肠癌切除术。如：严重的盆腹腔粘连无法完成手术；腹膜后淋巴结广泛转移或无法行根治性切除（可根据具体情况仅行腹膜后淋巴结清扫）；发现合并其他恶性肿瘤如妇科恶性肿瘤等需要改变手术范围及术后治疗方案等。

（3）术中、术后出现严重并发症需要进行相应诊断和治疗，导致住院时间明显延长和费用明显增加。如：肠梗阻患者需要手术治疗或肠外营养支持治疗；术中、术后因严重贫血、感染、肺栓塞等需要转重症监护病房治疗；术中、术后发生肠瘘、泌尿系瘘等并发症等需要进一步治疗等。

（4）因患者主观原因，如：放弃手术治疗改为放疗等，导致本路径无法实施，也需要主管医师在表单中予以说明。

（十二）费用参考标准

4万~6万元。

四、结肠癌根治切除手术给药方案

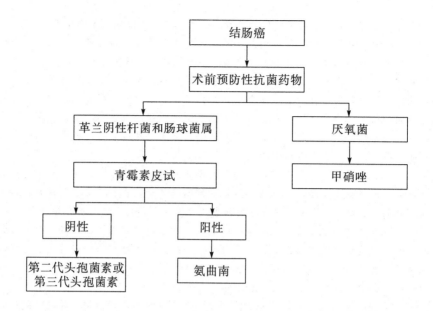

【用药选择】

1. 预防手术部位感染或全身性感染，需依据手术野污染或可能的污染菌种类选用；结肠手术前应选用对大肠埃希菌、脆弱拟杆菌及厌氧菌等有效的抗菌药物。

2. 第二代头孢菌素可选用头孢呋辛或头孢替安等；第三代头孢菌素可选用头孢曲松或头孢噻肟等；可加用甲硝唑。对青霉素皮试阳性者，可使用氨曲南。

【药学提示】

1. 给药途径多为静脉输注。静脉输注时间应在皮肤、黏膜切开前 0.5~2 小时内或麻醉开始时给药，在输注完毕后开始手术。

2. 如手术时间超过 3 小时或超过所用药物半衰期的 2 倍以上，或成人出血量超过 1500ml，术中应追加 1 次。

3. 结肠癌根治切除手术预防用药时间为 24 小时，延长用药时间并不能进一步提高预防效果，且预防用药时间超过 48 小时，耐药菌感染机会增加。

【注意事项】

1. 用药前需仔细询问药物过敏史，尤其是否对青霉素及头孢菌素过敏。

2. 如果肿瘤已经存在出血、坏死、穿孔或合并其他感染者，应当术前行血培养及相应感染部位细菌培养；术中取相应腹水、脓液等送细菌培养；根据病原菌及药敏试验结果选择合理抗菌药物。

3. 手术中若发生手术部位污染者应按照治疗性选择抗菌药物。

4. 治疗性抗菌药物使用时限应根据患者症状、体征、血常规及相应病原学检查等综合因素决定。

五、推荐表单

（一）医师表单

结肠癌根治切除手术临床路径医师表单

适用对象：（1）第一诊断为结肠癌（ICD-10：C18），行结肠癌根治切除手术（ICD-9-CM-3：45.73-45.79，45.8）。（2）可 R0 切除的结肠癌（Ⅰ期、Ⅱ期和部分Ⅲ期）。（3）对诊断为多原发并多部位的结肠癌（ICD-10：C18），结肠息肉病（如 FAP、HNPCC）和炎性肠病合并癌变的患者，直肠无病变者，可考虑行全结肠切除术

患者姓名：	性别： 年龄： 门诊号：	住院号：
住院日期： 年 月 日	出院日期： 年 月 日	标准住院日：14~16 天

时间	住院第 1 天（术前 3 天）	住院第 2 天（术前 2 天）	住院第 3 天（术前 1 天）
主要诊疗工作	□ 完成询问病史和体格检查，按要求完成病历书写 □ 二级医师查房，完成查房记录 □ 安排完善常规术前检查 □ 对患者进行健康宣教	□ 三级医师查房，完成查房记录 □ 术前讨论，分析检查结果，制订治疗方案 □ 完成相关科室会诊 □ 开始术前肠道准备	□ 向患者及家属交代病情，充分交代围术期的风险及意外 □ 签署手术及麻醉知情同意书、委托书、自费药品协议书、输血同意书、互助献血同意书 □ 完成术前准备 □ 完成术前医嘱及术前小结、术前讨论 □ 麻醉医师术前访视患者及完成记录 □ 通知手术室拟定手术时间
重点医嘱	**长期医嘱：** □ 普外科护理常规 □ 二级护理 □ 半流质饮食/无渣流质饮食/禁食、禁水 □ 对症治疗 **临时医嘱：** □ 血、尿、大便常规+隐血 □ 肝肾功能、电解质、血糖、凝血功能、血型、血清肿瘤标志物、感染性疾病筛查及相关合并症筛查 □ 心电图 □ X 线胸片或胸部低剂量平扫 □ 腹盆腔增强 CT □ 结肠镜或超声内镜	**长期医嘱：** □ 普外科护理常规 □ 二级护理 □ 半流质饮食/无渣流质饮食/禁食、禁水 □ 对症治疗	**长期医嘱：** □ 普外科护理常规 □ 二级护理 □ 无渣流质饮食/禁食、禁水 □ 对症治疗 **临时医嘱：** □ 晚 8 点开始服用复方聚乙二醇清洁肠道 □ 备皮 □ ABO 正反定，备血 □ 睡前地西泮（酌情） □ 准备术中特殊器械及耗材 □ 青霉素皮试（酌情） □ 复查血常规

续　表

时间	住院第1天（术前3天）	住院第2天（术前2天）	住院第3天（术前1天）
病情变异记录	□无　□有，原因： 1. 2.	□无　□有，原因： 1. 2.	□无　□有，原因： 1. 2.
医师签名			

时间	住院第 4 天（手术日）	住院第 5~6 天（术后第 1~2 天）	住院第 7~8 天（术后第 3~4 天）
主要诊疗工作	□ 术前安全核查 □ 术前导尿 □ 手术 □ 完成手术记录 □ 完成术后志 □ 向患者及家属交代手术情况及术后注意事项 □ 手术标本常规送病理检查 □ 完成术者查房记录	□ 上级医师查房：观察腹部切口及出入量情况；根据各项检查结果评估重要脏器功能，提出诊治意见 □ 可下床活动，促进排气、预防深静脉血栓 □ 拔除尿管 □ 记录每日病程和上级医师查房意见 □ 根据血常规及相关检查是否需要使用抗菌药物	□ 腹部切口换药，必要时引流 □ 检查腹部临床表现，注意排气、排大便情况 □ 注意腹腔引流管情况 □ 记录每日病程及上级医师查房意见
重点医嘱	**长期医嘱：** □ 全身麻醉术后护理常规 □ 一级护理 □ 禁食、禁水 □ 心电监护、吸氧、留置尿管、留置引流管 □ 记录出入量，注意引流情况 □ 预防性应用抗菌药物 □ 抑酸、化痰和镇痛治疗 □ 静脉肠外营养治疗，补充液量及能量，维持水电解质及酸碱平衡 **临时医嘱：** □ 复查血常规及血生化 □ 复查相关指标	**长期医嘱：** □ 雾化吸入 **临时医嘱：** □ 试饮水 □ 复查血常规、血生化 □ 复查相关指标	**长期医嘱：** □ 酌情进流质饮食或半流质饮食 □ 根据病情停用心电监护、吸氧 **临时医嘱：** □ 腹部切口换药 □ 复查血常规、血生化 □ 复查相关指标
病情变异记录	□ 无　□ 有，原因： 1. 2.	□ 无　□ 有，原因： 1. 2.	□ 无　□ 有，原因： 1. 2.
医师签名			

时间	住院第 9~10 天 （术后第 5~6 天）	住院第 11~12 天 （术后第 7~8 天）	住院第 13~14 天 （术后第 9~10 天）	住院第 14~16 天 （出院日）
主要诊疗工作	□ 上级医师查房 □ 根据临床表现、血常规及相关生化检查结果调整治疗方案 □ 已排气排大便，可拔除引流管 □ 根据患者胃肠道功能决定饮食 □ 腹部切口换药，检查愈合情况	□ 腹部切口换药，可间断拆线 □ 根据病理分期，制订术后化疗方案，向上级医师汇报 □ 记录病程及上级医师查房记录	□ 上级医师查房 □ 询问进食及排大便情况 □ 腹部切口拆线 □ 评估是否可以出院 □ 向患者及家属交代病情	□ 完成出院记录、出院证明、病案首页等 □ 向患者及家属交代出院后注意事项，重点交代复诊时间及发生紧急情况时处理方法
重点医嘱	**长期医嘱：** □ 二级护理 □ 半流质饮食 □ 停用相关药物 □ 停引流管 **临时医嘱：** □ 复查血常规及血生化 □ 复查相关指标 □ 腹部切口换药	**长期医嘱：** □ 二级护理 □ 半流质饮食 **临时医嘱：** □ 腹部切口换药、间断拆线	**长期医嘱：** □ 三级护理 □ 普通饮食 **临时医嘱：** □ 换药、拆线	**长期医嘱：** □ 酌情进流质饮食或半流质饮食 □ 根据病情停用心电监护、吸氧 **临时医嘱：** □ 出院带药
病情变异记录	□ 无 □ 有，原因： 1. 2.	□ 无 □ 有，原因： 1. 2.	□ 无 □ 有，原因： 1. 2.	□ 无 □ 有，原因： 1. 2.
医师签名				

（二）护士表单

结肠癌根治切除手术临床路径护士表单

适用对象：（1）第一诊断为结肠癌（ICD-10：C18），行结肠癌根治切除手术（ICD-9-CM-3：45.73-45.79，45.8）。（2）可 R0 切除的结肠癌（Ⅰ期、Ⅱ期和部分Ⅲ期）。（3）对诊断为多原发并多部位的结肠癌（ICD-10：C18），结肠息肉病（如 FAP、HNPCC）和炎性肠病合并癌变的患者，直肠无病变者，可考虑行全结肠切除术

患者姓名：	性别： 年龄：	住院号：
住院日期： 年 月 日	出院日期： 年 月 日	标准住院日：14~16 天

时间	住院第 1 天	住院第 2~3 天	住院第 3~4 天（手术日）
健康宣教	□ 入院宣教 □ 介绍主管医师、护士 □ 介绍环境、设施 □ 介绍住院注意事项 □ 介绍探视和陪伴制度 □ 介绍贵重物品制度	□ 术前宣教 □ 宣教疾病知识、术前准备及手术过程 □ 告知准备物品、洗澡 □ 告知术后饮食、活动及探视注意事项 □ 责任护士与患者沟通，了解心理反应指导应对方法	□ 告知家属等待区位置 □ 术后当日宣教 □ 告知饮食、体位要求 □ 告知术后可能出现情况的应对方式 □ 如保留引流管，宣教注意事项 □ 如有造口，宣教注意事项 □ 给予患者及家属心理支持 □ 再次明确探视陪伴须知
护理处置	□ 核对患者，佩戴腕带 □ 建立入院护理病历 □ 协助患者留取各种标本 □ 测量体重	□ 协助医师完成术前的相关实验室检查 □ 术前准备 □ 禁食禁水 □ 备皮	□ 送手术 □ 摘除患者义齿 □ 核对患者资料及带药 □ 填写手术交接班 □ 接患者 □ 核对患者及资料
基础护理	□ 三级护理 □ 晨晚间护理 □ 排泄管理 □ 患者安全管理	□ 三级护理 □ 晨晚间护理 □ 排泄管理 □ 患者安全管理	□ 一级护理 □ 晨晚间护理 □ 患者安全管理 □ 遵照医嘱吸氧及心电监护 □ 协助及指导进食
专科护理	□ 护理查体 □ 病情观察 □ 呕吐物及大便的观察 □ 腹部体征的观察 □ 需要时，填写跌倒及压疮防范表 □ 需要时，请家属陪伴 □ 确定饮食种类 □ 心理护理	□ 遵医嘱完成相关检查 □ 心理护理	□ 病情观察，观察伤口情况 □ 如有引流管，固定并观察引流情况 □ 书写护理记录 □ 口腔护理 □ 心理护理

续　表

时间	住院第1天	住院第2~3天	住院第3~4天（手术日）
重点医嘱	□ 详见医嘱执行单	□ 详见医嘱执行单	□ 详见医嘱执行单
病情变异记录	□ 无　□ 有，原因： 1. 2.	□ 无　□ 有，原因： 1. 2.	□ 无　□ 有，原因： 1. 2.
护士签名			

时间	住院第4~6天 （术后第1~2天）	住院第6~10天 （术后第3~6天）	住院第10~14天 （术后第7~10天，入院日）
健康宣教	□ 术后宣教 □ 药物作用及频率 □ 饮食及活动指导 □ 复查患者对宣教内容的掌握程度 □ 疾病恢复期注意事项	□ 术后宣教 □ 饮食指导 □ 疾病恢复期注意事项	□ 出院宣教 □ 复查时间 □ 服药方法 □ 活动休息 □ 饮食指导 □ 指导办理出院手续
护理处置	□ 遵医嘱完成相关治疗	□ 遵医嘱完成相关治疗	□ 遵医嘱完成相关治疗
基础护理	□ 二级护理 □ 晨晚间护理 □ 排泄管理 □ 患者安全管理	□ 二级护理 □ 晨晚间护理 □ 排泄管理 □ 患者安全管理	□ 二级护理 □ 晨晚间护理 □ 排泄管理 □ 患者安全管理
专科护理	□ 病情观察、写护理记录 □ 如保留引流管，观察并记录引流量 □ 需要时，联系主管医师给予相应治疗及处理 □ 口腔护理 □ 心理护理	□ 病情观察、写护理记录 □ 如保留引流管，观察并记录引流量 □ 需要时，联系主管医师给予相应治疗及处理 □ 口腔护理 □ 心理护理	□ 病情观察，写出院记录 □ 口腔护理 □ 心理护理
重点医嘱	□ 详见医嘱执行单	□ 详见医嘱执行单	□ 详见医嘱执行单
病情变异记录	□ 无 □ 有，原因： 1. 2.	□ 无 □ 有，原因： 1. 2.	□ 无 □ 有，原因： 1. 2.
护士签名			

（三）患者表单

结肠癌根治切除手术临床路径患者表单

适用对象：（1）第一诊断为结肠癌（ICD-10：C18），行结肠癌根治切除手术（ICD-9-CM-3：45.73-45.79，45.8）。（2）可 R0 切除的结肠癌（I期、II期和部分III期）。（3）对诊断为多原发并多部位的结肠癌（ICD-10：C18），结肠息肉病（如 FAP、HNPCC）和炎性肠病合并癌变的患者，直肠无病变者，可考虑行全结肠切除术

患者姓名：		性别： 年龄： 门诊号：	住院号：
住院日期： 年 月 日		出院日期： 年 月 日	标准住院日：14~16 天

时间	住院第 1 天	住院第 2~3 天	住院第 3~4 天（手术日）
医患配合	□ 配合询问病史、收集资料，务必详细告知既往史、用药史、过敏史 □ 如用抗凝剂，告知医师 □ 配合进行体格检查 □ 有任何不适告知医师	□ 配合完善胃镜检查前相关检查，如采血、留尿、心电图、X 线胸片 □ 医师与患者及家属介绍病情及手术谈话、术前签字 □ 麻醉医师与患者进行交流、术前访视	□ 接受手术治疗 □ 如术后需要，配合监护及检查治疗 □ 交流手术情况及术后注意事项 □ 有任何不适告知医师
护患配合	□ 配合测量体温、脉搏、呼吸3 次，血压、体重 1 次 □ 配合完成入院护理评估（简单询问病史、过敏史、用药史） □ 接受入院宣教（环境介绍、病室规定、订餐制度、贵重物品保管等） □ 配合执行探视和陪伴制度 □ 有任何不适告知护士	□ 配合测量体温、脉搏、呼吸3 次，询问大便 1 次 □ 接受术前宣教 □ 接受术前准备 □ 配合术前备皮 □ 准备术后必要物品	□ 配合测量体温、脉搏、呼吸 □ 术前剃须漱口 □ 取下义齿、饰品等贵重物品交予家属保存 □ 送手术前，协助完成核对，带齐影像资料及用药 □ 返回病房后，配合接受生命体征的测量，完成核对 □ 配合检查意识（全身麻醉者） □ 配合缓解疼痛、输液治疗 □ 配合术后吸氧、心电监护 □ 如保留引流管，配合固定 □ 有任何不适告知护士
饮食	□ 遵医嘱饮食	□ 遵医嘱饮食	□ 术前禁食、禁水 □ 如保留胃管，不能经口进食
排泄	□ 正常排尿便	□ 正常排尿便	□ 需要配合尿管排尿及训练
活动	□ 正常活动	□ 正常活动	□ 术后 6 小时可垫枕，可床上翻身

时间	手术后	出院
医患配合	□ 配合术后检查 □ 配合术后治疗 □ 配合术后换药 □ 如保留引流管，需要配合拔除引流管	□ 接受出院前指导 □ 知道复查程序 □ 获取出院诊断书
护患配合	□ 配合定时测量生命体征、每日询问大便 □ 配合检查腹部 □ 接受输液、服药等治疗 □ 接受进食、进水、排便等生活护理 □ 配合活动，预防皮肤压疮 □ 注意活动安全，避免坠床或跌倒 □ 配合执行探视及陪伴	□ 接受出院宣教 □ 办理出院手续 □ 获取出院带药 □ 知道服药方法、作用、注意事项 □ 知道复印病历程序
饮食	□ 遵医嘱饮食	□ 遵医嘱饮食
排泄	□ 正常排尿便	□ 正常排尿便
活动	□ 正常适度活动，避免疲劳	□ 正常适度活动，避免疲劳

附：原表单（2012 年版）

结肠癌根治性切除手术临床路径表单

适用对象：第一诊断为 Ⅰ、ⅡA（T_3，N_0，M_0）、ⅢA（仅 $T_{1\sim2}$、N_1、M_0）或 ⅢB（仅 $T_3N_1M_0$）期的结肠癌（ICD-10：C18）

行结肠癌根治手术（ICD-9-CM-3：45.73-45.79，45.8）

患者姓名：	性别： 年龄： 门诊号：	住院号：
住院日期： 年 月 日	出院日期： 年 月 日	标准住院日：14~16 天

时间	住院第 1 天（术前 3 天）	住院第 2 天（术前 2 天）	住院第 3 天（术前 1 天）
主要诊疗工作	□ 询问病史、体格检查 □ 书写病历 □ 上级医师查房，完成查房记录 □ 完善相关检查并开始术前肠道准备	□ 三级医师查房 □ 术前讨论，分析检查结果，制订治疗方案 □ 完成上级医师查房记录等病历书写 □ 完成必要相关科室会诊	□ 向患者及家属交代病情，明确告知围术期治疗中可能出现的意外和危险 □ 签署手术及麻醉同意书、委托书、自费药品协议书、输血同意书 □ 完成术前准备 □ 完成手术医嘱及术前小结 □ 麻醉医师术前访视患者及完成记录 □ 通知手术室拟定手术时间
重点医嘱	长期医嘱： □ 二级护理 □ 半流质饮食/无渣流质饮食/禁食、禁水 □ 继续合并症治疗用药 临时医嘱：（如门诊未查） □ 血常规、尿常规、大便常规+隐血 □ 凝血功能、肝功能、肾功能、电解质、血糖，血清肿瘤标志物，感染性疾病筛查 □ 结肠镜 □ 胸部 X 线检查或胸部平扫 CT，必要时强化 □ 全腹部强化 CT 或超声 □ 心电图	长期医嘱： □ 二级护理 □ 半流质饮食/无渣流质饮食/禁食、禁水 □ 继续合并症治疗用药 □ 新制订的治疗方案	长期医嘱： □ 二级护理 □ 半流质饮食/无渣流质饮食/禁食、禁水 □ 继续合并症治疗用药 临时医嘱： □ 晚 8 点开始口服复方聚乙二醇清洁肠道 □ 备皮 □ 检查血型，备血制品 □ 睡前地西泮 10mg im（酌情） □ 准备术中特殊器械及材料 □ 抗菌药物皮试（酌情）
主要护理工作	□ 入院介绍 □ 入院评估：一般情况、营养状况、心理变化、生命体征等 □ 指导患者进行辅助检查	□ 观察患者病情及情绪变化等 □ 心理护理	□ 术前宣教（提醒患者术前禁食禁水） □ 术前准备 □ 沐浴、剪指甲、更衣

时间	住院第 1 天（术前 3 天）	住院第 2 天（术前 2 天）	住院第 3 天（术前 1 天）
病情 变异 记录	□无 □有，原因： 1. 2.	□无 □有，原因： 1. 2.	□无 □有，原因： 1. 2.
护士 签名			
医师 签名			

时间	住院第 4 天 （手术日）	住院第 5~6 天 （术后第 1~2 天）	住院第 7~8 天 （术后第 3~4 天）
主要诊疗工作	□ 手术（包括手术安全核对） □ 完成手术记录 □ 完成术后病程记录 □ 向患者及家属交代术中情况及术后注意事项 □ 手术标本常规送病理检查	□ 上级医师查房：观察腹部切口及出入量（特别注意尿量和引流）情况；根据各项检查结果评价重要脏器功能，提出诊治意见 □ 可下床活动，促进排气、预防 DVT □ 记录每日病程和上级医师查房意见	□ 腹部切口换药，必要时引流 □ 检查腹部临床表现，注意排气、排便情况 □ 注意腹腔引流情况 □ 记录每日病程
重点医嘱	长期医嘱： □ 全身麻醉下经腹结肠癌根治术后护理常规 □ 一级护理 □ 禁食、禁水 □ 心电监护、吸氧、留置导尿 □ 记录出入量，注意引流情况 □ 预防性应用抗菌药物 □ 抑酸、化痰和镇痛治疗 □ 静脉肠外营养治疗，补充液量和能量，维持水电解质平衡 临时医嘱： □ 复查血常规及相关指标	长期医嘱： □ 雾化吸入 临时医嘱： □ 试饮水 □ 尿管 q4h 开放	长期医嘱： □ 酌情进流质或半流质饮食 □ 根据病情停用心电监护和吸氧 □ 停用尿管 □ 根据病情停用预防性抗菌药物 临时医嘱： □ 腹部切口换药 □ 复查血常规及相关指标
主要护理工作	□ 定时巡视病房 □ 观察患者病情变化及腹部切口敷料 □ 术后生活护理 □ 鼓励患者床上活动，尤其下肢，预防 DVT 的发生	□ 观察患者一般状况及腹部切口敷料 □ 术后生活护理 □ 鼓励患者下床活动 □ 拍背排痰	□ 观察患者一般状况及腹部切口敷料 □ 术后生活护理 □ 指导排尿 □ 鼓励患者下床活动
病情变异记录	□ 无 □ 有，原因： 1. 2.	□ 无 □ 有，原因： 1. 2.	□ 无 □ 有，原因： 1. 2.
护士签名			
医师签名			

时间	住院第9~10天 （术后第5~6天）	住院第11~12天 （术后第7~8天）	住院第13~14天 （术后第9~10天）	住院第14~16天 （出院日）
主要诊疗工作	□ 上级医师查房 □ 根据临床表现、血常规及相关生化检查结果调整治疗方案 □ 已排气排便，可拔除引流管 □ 根据患者胃肠道功能决定饮食 □ 腹部切口换药，检查愈合情况	□ 腹部切口换药，可间断拆线 □ 根据血常规及相关指标检查结果，决定是否停用治疗性抗菌药物 □ 根据病理分期，制订术后化疗方案，向上级医师汇报 □ 对以上如实记录病程	□ 上级医师查房 □ 询问进食和排便情况 □ 腹部切口换药拆线 □ 上级医师进行术后康复评估，决定出院日期 □ 向患者及家属交代病情	□ 完成出院记录、病案首页、出院证明等书写 □ 向患者交代出院后的注意事项，重点交代复诊时间及发生紧急情况时处理方法
重点医嘱	长期医嘱： □ 二级护理 □ 半流质饮食 □ 停用相关治疗 □ 停引流管 临时医嘱： □ 复查血常规及相关指标 □ 腹部切口换药	长期医嘱： □ 停用治疗性抗菌药物 临时医嘱： □ 腹部切口换药、间断拆线	长期医嘱： □ 三级护理 □ 普通饮食 临时医嘱： □ 换药拆线	出院医嘱： □ 出院带药
主要护理工作	□ 观察患者一般状况及腹部切口情况 □ 鼓励患者下床活动 □ 术后生活护理，注意进食和排便情况	□ 观察患者一般状况及腹部切口情况 □ 鼓励患者下床活动 □ 术后生活护理，注意进食情况和排便情况	□ 指导患者术后康复 □ 术后生活护理	□ 协助患者办理出院手续 □ 出院指导，重点出院后用药方法
病情变异记录	□ 无 □ 有，原因： 1. 2.	□ 无 □ 有，原因： 1. 2.	□ 无 □ 有，原因： 1. 2.	□ 无 □ 有，原因： 1. 2.
护士签名				
医师签名				

第二章
结肠癌化疗临床路径释义

一、结肠癌化疗编码

疾病名称及编码：结肠癌（ICD-10：C18）

结肠恶性肿瘤个人史（ICD-10：Z85.006）

恶性肿瘤化疗（ICD-10：Z51.1）

二、临床路径检索方法

C18 伴 Z51.1/Z51.1 伴 Z85.006

三、结肠癌化疗临床路径标准住院流程

（一）适用对象

第一诊断为结肠癌（ICD-10：C18 伴 Z51.1，Z51.1 伴 Z85.006），符合以下情形：

1. Ⅱ～Ⅲ期需行术后辅助化疗患者。

2. 结肠癌肝转移和（或）肺转移，可切除及潜在可切除的患者可行围术期化疗。

3. 晚期/转移性结肠癌需行化疗患者。

> **释义**
>
> - 适用对象编码参见第一部分。
> - 初次诊断的结肠癌需要有病理组织学证据。
> - 本路径适用于Ⅱ～Ⅲ期需行结肠癌术后化疗患者。
> - 手术或放化疗后复发转移的患者亦适用本路径。
> - 晚期/转移性结肠癌，无化疗禁忌证患者亦适用本路径。
> - 年老体弱、恶病质、骨髓功能低下、严重贫血或出血、肠穿孔、肠梗阻、严重感染、心肝肾等重要脏器病变患者不适用本路径。

（二）诊断依据

根据原卫生部《结直肠癌诊疗规范（2010 年）》和 NCCN《结肠癌临床实践指南中国版（2016 年）》等。

1. 症状：便血、脓血便、排便习惯改变、腹痛、贫血、腹部肿块等。

2. 体格检查：

（1）一般情况评价：体力状态评分、是否有贫血、全身浅表淋巴结肿大。

（2）腹部检查：是否看到肠型及肠蠕动波、触及肿块、叩及鼓音、听到高调肠鸣音或金属音。

3. 实验室检查：大便常规及隐血；血清肿瘤标志物 CEA 和 CA19-9，必要时可查 CA242、CA72-4、AFP 和 CA125。

释义

■ 早期患者可无明显症状和体征，常见症状包括便血、脓血便、排便习惯及性状改变、腹痛、腹部肿块。晚期患者腹部可扪及肿块、蠕动波等。实验室检查大便隐血（+）。肿瘤标志物可有异常增高。

■ 影像学主要明确结肠癌的临床分期及判断手术可切除性，CT、MRI、腔内超声均为有效手段。影像学分期主要依靠对肿瘤与周围脏器和盆壁的关系、淋巴结及脏器转移情况综合判定。

■ 确诊主要依赖结肠镜活检病理组织学诊断。

■ 正确的治疗前分期对制订综合治疗方案具有重要的临床意义。

■ 结肠癌主要与炎症性肠病、肠结核、结肠息肉等相鉴别：结肠癌常出现腹泻、黏液脓血便、大便次数增多、腹胀、腹痛、消瘦、贫血等症状，伴有感染者尚可有发热等中毒症状，这些都与特发性溃疡性结肠炎的症状相似，具体可根据病理结果进行鉴别；肠结核常有全身中毒症状，表现为午后低热或不规则发热、盗汗、消瘦乏力等，结核菌素试验阳性和病理检查结果可鉴别。

（三）选择治疗方案的依据

根据原卫生部《结直肠癌诊疗规范（2010年)》。

释义

■ 结肠癌的治疗遵循分期指导的治疗原则，可参照《结直肠癌诊疗规范（2010)》，化疗前准确分期是必不可少的。

■ 化疗方案的制订应在多学科协作组（MDT）讨论的基础上进行，应充分考虑结肠癌病变位置、病理类型、患者症状、肿瘤分期、化疗目的以及既往治疗经过，由包括肿瘤内科、肿瘤外科、放疗科、影像科、病理科等在内的多学科讨论决定。

■ Ⅲ期结肠癌（$T_{1-4}N_{1-2}M_0$）是辅助化疗的主要适应证和绝对适应证，术后化疗可降低结肠癌根治术后的复发或转移风险，改善患者生存。Ⅲ期结肠癌根治性手术后需给予辅助化疗，按照NCCN指南Ⅰ类推荐使用含奥沙利铂的联合方案。

■ Ⅱ期结肠癌术后应根据病理情况，如具有高危因素包括T_4肿瘤、伴有肠梗阻、穿孔、肿瘤分化差、伴有神经脉管浸润以及切除或送检淋巴结<12枚，应选择术后化疗。

■ 转移性结肠癌或行姑息手术后给予化疗的，如患者12个月前曾接受含奥沙利铂方案辅助化疗，一线化疗可延续原化疗方案，如辅助化疗在12个月内疾病复发，一线化疗考虑改作其他方案。

■ 患者一般情况或脏器功能差不能耐受手术者，或病灶无法切除者可行化疗。前一种情况下更应该重视患者脏器功能和营养状况的保护和改善。

（四）标准住院日为5~8天

释义

■ 进入路径前必须有确诊结肠癌的临床病理证据。

■患者收治入院后，化疗前准备（治疗前诊断、评估等），可根据临床科室不同的运行状况在此时间范围内完成诊治均符合路径要求，部分检查可在入院前完成。

■化疗相关的不良反应可发生在化疗过程中或化疗后，故应加强患者教育、及时检测、记录和处理不良反应，避免严重不良反应的发生。

（五）进入路径标准

1. 第一诊断必须符合 ICD-10：C18 伴 Z51.1，Z51.1 伴 Z85.006 结肠癌疾病编码。
2. 符合化疗适应证、无化疗禁忌证。
3. 当患者合并其他疾病，但住院期间无需特殊处理也不影响第一诊断的临床路径流程实施时，可进入路径。

> **释义**
>
> ■进入路径前必须有确诊结肠癌的临床病理组织学证据。
>
> ■Ⅲ期结肠癌（$T_{1\sim4}N_{1\sim2}M_0$）是辅助化疗的主要适应证和绝对适应证。Ⅱ期结肠癌术后应根据病理情况，如具有高危因素包括 T_4 肿瘤、伴有肠梗阻、穿孔、肿瘤分化差、伴有神经脉管浸润以及切除或送检淋巴结<12 枚，应选择术后化疗，进入本路径。
>
> ■对于局部晚期结肠癌，可进入本路径行新辅助化疗或转化性化疗。新辅助化疗或转化性化疗根据 NCCN 推荐，可采用含奥沙利铂的 FOLFOX 或 CapeOx 方案，或FOLFIRI 方案，并可在化疗基础上联合或不联合靶向药物，治疗周期在 2~3 个月。对于初期不可切除肝转移患者，每 2 个月需进行是否可施行手术的评估。
>
> ■入院检查发现其他疾患或伴随疾病时，如该疾病必须于化疗前治疗或调整，否则增大化疗风险，增加并发症出现概率，则不宜进入本路径，如：高血压三级，严重的控制不佳的糖尿病，心肺功能不全，肝肾功能不全，严重出血倾向，严重感染，骨髓功能低下，恶病质等。
>
> ■化疗需要结合患者体力状况、症状、复发转移类型等综合判断预期获益，并与患者及家属充分沟通病情及预后。
>
> ■治疗前存在感染、严重贫血、出血、梗阻及其他合并症者，需要在及时控制、纠治的前提下方可进入本路径。

（六）住院期间检查项目

1. 必需的检查项目：
（1）血常规、尿常规、大便常规及隐血。
（2）肝功能、肾功能、电解质、凝血功能、血糖、消化道肿瘤标志物（必须检测 CEA、CA19-9，建议检测 CA242、CA72-4，有肝转移患者建议检测 AFP，有卵巢转移患者建议检测CA125）。
（3）心电图。
2. 根据情况可选择的检查项目：
（1）结肠镜检查和（或）钡剂灌肠造影。

（2）B 超检查。

（3）提示转移时，可进行相关部位 CT 或 MRI。

（4）合并其他疾病相关检查：心肺功能检查等。

3. 签署化疗及其他相关同意书。

4. 化疗期间定期复查血常规，建议每周复查 1 次。根据具体化疗方案及血象变化，复查时间间隔可酌情增减。

5. 监测 CEA 等肿瘤标志物。

6. 脏器功能评估。

> **释义**
>
> ■ 化疗前需要完善必要的基础检查，如三大常规、肝肾功能、DIC 等，以便后期随访观察，尤其是治疗前检查血液肿瘤标志物有升高者，应注意检测肿瘤标志物。如患者出现肝转移，建议行 AFP 检测。如患者出现卵巢转移，建议行 CA125 检测。
>
> ■ 结肠癌化疗前建议行心电图检查、病理检查。对于局部晚期结肠癌患者，应进行相关部位 CT 或 MRI 检查，评价有无肝转移灶。
>
> ■ PET-CT 对发现微小病灶或转移灶，超声内镜对早期病变及肿瘤侵犯深度，淋巴结转移情况能够提供有效的证据，可进一步精确术前分期，明确治疗方向。有条件的医疗机构可以根据诊断具体需要添加。
>
> ■ 高龄患者应进行心肺肾功能评价，治疗前征询患者及家属的治疗意见非常重要。
>
> ■ 化疗前必须告知患者及家属化疗目的、预后和可能出现的不良反应，签署化疗知情同意书。
>
> ■ 化疗需要结合患者体力状况、症状、复发转移类型等综合判断预期获益，并与患者及家属充分沟通病情及预后。
>
> ■ 化疗常见的不良反应是胃肠道反应、骨髓抑制、肝肾功能损害等，定期复查血常规和肝肾功能以及早发现和纠治，建议至少每周复查 1 次血常规，每月复查 1 次肿瘤标志物。在化疗期间及化疗后，对患者应密切监测，并予以积极支持治疗。
>
> ■ 在化疗后，应定期进行 CEA 等肿瘤标志物检测及影像学检查，以便及时了解化疗疗效。
>
> ■ 化疗期间坚持定期进行肝肾、血液等器官和系统功能评估是减少化疗风险的重要方法之一。
>
> ■ 注意询问患者化疗前后症状的变化是判断化疗患者临床获益的重要依据；化疗期间进行详细的体格检查和病史采集是发现远端转移、开具有针对性检查项目的基础。

（七）治疗方案和药物选择

根据原卫生部《结直肠癌诊疗规范（2010 年）》，结合患者的疾病状态选择化疗方案及周期数。

1. mFOLFOX6 方案：

药物	给药剂量（mg/m²）及给药途径	给药时间及周期间隔
奥沙利铂	85, ivdrip	d1, q14d
醛氢叶酸	400, ivdrip	d1, q14d
氟尿嘧啶	400, ivbolus	d1, q14d
氟尿嘧啶	1200, civ	d1~2, q14d

2. FOLFIRI 方案：

药物	给药剂量（mg/m²）及给药途径	给药时间及周期间隔
伊立替康	180, ivdrip	d1, q14d
醛氢叶酸	400, ivdrip	d1, q14d
氟尿嘧啶	400, ivbolus	d1, q14d
氟尿嘧啶	1200, civ	d1~2, q14d

3. CapeOX 方案：

药物	给药剂量（mg/m²）及给药途径	给药时间及周期间隔
奥沙利铂	130, ivdrip	d1, q21d
卡培他滨	850~1000, bid, po	d1~14, q21d

4. 卡培他滨方案：

药物	给药剂量（mg/m²）及给药途径	给药时间及周期间隔
卡培他滨	1000~1250, bid, po	d1~14, q21d

5. 简化的双周静脉用 5-FU/LV 方案：

药物	给药剂量（mg/m²） 及给药途径	给药时间 及周期间隔
醛氢叶酸	400，ivdrip	d1，q14d
氟尿嘧啶	400，ivbolus	d1，q14d
氟尿嘧啶	1200，civ	d1~2，q14d

6. FOLFOXIRI 方案：

药物	给药剂量（mg/m²） 及给药途径	给药时间 及周期间隔
奥沙利铂	85，ivdrip	d1，q14d
伊立替康	165，ivdrip	d1，q14d
醛氢叶酸	400，ivdrip	d1，q14d
氟尿嘧啶	1600，civ	d1~2，q14d

化疗期间脏器功能损伤的相应防治：止吐、保肝、水化、碱化、防治尿酸肾病（别嘌呤醇）、抑酸、止泻、G-CSF 支持等。

> **释义**
>
> ■ 化疗方案的制订应在多学科讨论的基础上进行，应充分考虑结肠癌病变位置、病理类型、患者症状、肿瘤分期、化疗目的以及既往治疗经过，由包括肿瘤内科、外科、放疗科、影像科、病理科等在内的多学科讨论决定。
>
> ■ 选用化疗方案药物组合时应选用毒性不同，作用机制相异的药物进行组合。除注意一般不良反应如骨髓抑制、胃肠反应外，还应特别注意特殊药物的特殊不良反应。
>
> ■ 化疗药物剂量应根据患者体表面积确定，同时要考虑患者一般状况、年龄、肝肾功能等，尽量做到个体化用药。
>
> ■ 应及时评价化疗疗效，根据化疗疗效和患者状况决定化疗周期数，并根据疗效及时调整化疗方案。对有机会达到无瘤状态（NEO）者，应积极给予相应的局部治疗。
>
> ■ 化疗期间，应补充足够的液体，进行必要的水化和碱化处理。
>
> ■ 依据化疗方案的不同，注意特殊化疗药物的特殊不良反应并及时处理，如使用含伊立替康方案时应特别注意腹泻不良反应，如出现应及时止泻治疗，出现严重腹泻的患者在下个治疗周期用药应适当减量；可考虑在使用前检测 uGT1A1 基因变异体以指导剂量调整；使用含奥沙利铂方案时应注意外周神经毒性。

■ 化疗药物对患者的消化系统、血液系统等组织和器官造成损害。因此，化疗常见的不良反应是胃肠道反应、骨髓抑制、肝肾功能损害等，化疗中及化疗后应及时处理化疗不良反应。

■ 化疗期间，应酌情预防性应用止吐、抑酸等药物，昂丹司琼、帕若诺司琼等 5-HT$_3$ 受体拮抗剂以及阿瑞匹坦等 NK-1 受体拮抗剂阿瑞匹坦等药物的使用可预防呕吐发生；多烯磷脂酰胆碱注射液、甘草酸二胺胶囊等保护肝脏与降低肝酶药，降低化疗药物性肝损伤的发生率，必要时可酌情考虑使用。

■ 治疗过程中需注意酌情水化、碱化处理，防治尿酸肾病，减轻治疗的不良反应。

■ 化疗前以及化疗期间的营养评估非常重要，因结肠癌化疗多出现胃肠反应，影响进食，如果热量摄入不足，应该考虑给予肠外或肠内营养。

（八）出院标准

1. 患者一般情况良好，体温正常，无明显化疗不良反应，完成复查项目。
2. 没有需要住院处理的并发症。

> **释义**
>
> ■ 患者一般情况良好，生命体征平稳，无明显不适即可达到出院标准。
>
> ■ 化疗相关的不良反应可发生在化疗后，故应加强出院后患者教育，以及时检测、记录和处理不良反应，避免严重不良反应的发生。
>
> ■ 建议出院应有详细的出院指导包括注意事项、复诊计划、应急处理方案及联系方式等。
>
> ■ 治疗期间出现感染者需控制感染、寻找感染部位，警惕化疗引起的重度骨髓抑制造成的感染，必要时采取隔离等保护措施，待血象恢复正常，感染控制后方可出院。

（九）变异及原因分析

1. 围治疗期有感染、贫血、出血及其他合并症者，需进行相关的诊断和治疗，可能延长住院时间并致费用增加。
2. 化疗后出现骨髓抑制，需要对症处理，导致治疗时间延长、费用增加。
3. 治疗晚期或转移性结肠癌可能使用分子靶向药物等，包括贝伐珠单抗和西妥昔单抗（仅限用于 K-ras 基因野生型患者），导致费用增加。
4. 医师认可的变异原因分析。
5. 其他患者方面的原因等。

> **释义**
>
> ■ 化疗如出现严重的骨髓抑制等不良反应影响下周期化疗，应退出本路径。
>
> ■ 可每次化疗周期开始第二天联合应用 rhGM-CSF 皮下注射 $2 \sim 3\mu g/(kg \cdot d)$，连用 10 天，增加体内巨噬细胞、中性粒细胞及树突状细胞数量并增强其活性，提高机体抗肿瘤免疫能力，增强抗体依赖的细胞介导的细胞毒性作用（ADCC）。

■ 一般情况差的老年患者，易出现不可预料的并发症，应进行个体化治疗，不建议进入该路径。

■ 对适合分子靶向药物治疗的晚期或转移性结肠癌患者不应该进入本路径。

■ 治疗期间出现肿瘤复发或转移、病情进展者退出该临床路径。

（十）参考费用标准

1000~20 000 元，针对不同治疗方案。

四、结肠癌化疗给药方案

【用药选择及药学提示】

辅助治疗应根据患者原发部位、病理分期、分子指标及术后恢复状况来决定。推荐术后 8 周内开始，化疗时限应当不超过 6 个月。

1. Ⅰ期（$T_{1-2}N_0M_0$）或者有化疗禁忌的患者不推荐辅助治疗。

2. Ⅱ期结肠癌的辅助化疗：Ⅱ期结肠癌患者，应当确认有无以下高危因素：组织学分化差（Ⅲ或Ⅳ级）、T_4、血管淋巴管浸润、术前肠梗阻/肠穿孔、标本检出淋巴结不足（少于 12 枚）。

（1）Ⅱ期结肠癌，无高危因素者，建议随访观察，或者氟尿嘧啶类药物单药化疗。

（2）Ⅱ期结肠癌，有高危因素者，建议辅助化疗。化疗方案推荐选用 5-FU/LV、卡培他滨、mFOLFOX6 或 CapeOX 方案。

（3）建议有条件者检测组织标本 MMR 或 MSI（微卫星不稳定性），如为 dMMR（错配修复缺陷）或 MSI-H（微卫星不稳定），不推荐氟尿嘧啶类药物的单药辅助化疗。

3. Ⅲ期结肠癌的辅助化疗：Ⅲ期结肠癌患者，推荐辅助化疗。化疗方案推荐选用 5-FU/LV、卡培他滨、mFOLFOX6 或 CapeOX 方案。

4. 目前不推荐在辅助化疗中使用 FOLFIRI 或 FOLFOXIRI。也不推荐在辅助治疗中使用分子靶向治疗药物。

【方案组成】

1. mFOLFOX6：奥沙利铂 85mg/m^2 静脉输注 2 小时，第 1 天；LV 400mg/m^2 静脉输注 2 小时，第 1 天；5-FU 400mg/m^2 静脉推注，第 1 天，然后 1200 mg/（m^2·d）×2d 持续静脉输注（总量 2400mg/m^2，输注 46~48 小时）。每 2 周重复。

2. CapeOX：奥沙利铂 130mg/m^2，第 1 天；卡培他滨 1000mg/m^2，每天 2 次，第 1~14 天。每 3 周重复。

3. 5-FU/LV：简化的双周 5-FU 输注/LV 方案（sLV5FU2）。LV 400mg/m^2 静脉滴注 2 小时，第 1 天；随后 5-FU 400mg/m^2 静脉推注，然后 1200mg/（m^2·d）×2d 持续静脉输注（总量 2400mg/m^2，输注 46~48 小时）。每 2 周重复。

4. 卡培他滨：卡培他滨 1250mg/m^2，每日 2 次口服，第 1~14 天。每 3 周重复。

【注意事项】

1. 奥沙利铂可>2 小时给药，或以 1mg/（m^2·min）速度输注。

2. 奥沙利铂需与 5%葡萄糖注射液配伍使用，忌与生理盐水配伍。

五、推荐表单

（一）医师表单

结肠癌化疗临床路径医师表单

适用对象：第一诊断为结肠癌（ICD-10：C18 伴 Z51.1，Z51.1 伴 Z85.006）

患者姓名：		性别： 年龄： 门诊号：	住院号：
住院日期： 年 月 日		出院日期： 年 月 日	标准住院日：≤12 天

日期	住院第 1 天	住院第 2~4 天	住院第 3~6 天（化疗日）
主要诊疗工作	□ 询问病史及体格检查 □ 交代病情 □ 书写病历 □ 开具实验室检查单	□ 上级医师查房 □ 完成化疗前准备 □ 根据体检、结肠镜、CT 检查、病理结果等，行病例讨论，确定化疗方案 □ 完成必要的相关科室会诊 □ 住院医师完成上级医师查房记录等病历书写 □ 签署化疗知情同意书、自费用品协议书、输血同意书 □ 向患者及家属交代化疗注意事项 □ 上级医师查房与评估 □ 初步确定化疗方案	□ 化疗 □ 住院医师完成病程记录 □ 上级医师查房 □ 向患者及家属交代病情及化疗后注意事项
重点医嘱	**长期医嘱：** □ 内科二级护理常规 □ 饮食：普通饮食/糖尿病饮食/其他 **临时医嘱：** □ 血常规、尿常规、大便常规及隐血 □ 肝功能、肾功能、电解质、凝血功能、血糖、消化道肿瘤标志物 □ 心电图、病理检查 □ 必要时胸、腹、盆 CT	**长期医嘱：** □ 患者既往基础用药 □ 防治尿酸肾病（别嘌呤醇） □ 抗菌药物（必要时） □ 补液治疗（水化、碱化） □ 止泻药（必要时） □ 其他医嘱（化疗期间一级护理） **临时医嘱：** □ 化疗 □ 重要脏器保护 □ 止吐 □ 其他特殊医嘱	
病情变异记录	□ 无 □ 有，原因： 1. 2.	□ 无 □ 有，原因： 1. 2.	□ 无 □ 有，原因： 1. 2.
医师签名			

时间	住院第 7~11 天	住院第 12 天 （出院日）
主要诊疗工作	□ 上级医师查房 □ 上级医师进行评估，决定出院日期 □ 向患者及家属交代病情	□ 完成出院记录、病案首页、出院证明等书写 □ 向患者交代出院后的注意事项，重点交代复诊时间及发生紧急情况时处理方法
重点医嘱	**长期医嘱：** □ 三级护理 □ 普通饮食 **临时医嘱：** □ 定期复查血常规 □ 监测 CEA 等肿瘤标志物 □ 脏器功能评估	**出院医嘱：** □ 出院带药
病情变异记录	□ 无　□ 有，原因： 1. 2.	□ 无　□ 有，原因： 1. 2.
医师签名		

（二）护士表单

结肠癌化疗临床路径护士表单

适用对象：第一诊断为结肠癌（ICD-10：C18 伴 Z51.1，Z51.1 伴 Z85.006）

患者姓名：	性别： 年龄：	住院号：
住院日期： 年 月 日	出院日期： 年 月 日	标准住院日：≤12 天

时间	住院第 1~2 天	住院第 2~4 天	住院第 3~6 天
健康宣教	□ 入院宣教 □ 介绍病房环境、设施 □ 介绍主管医师、责任护士、护士长 □ 介绍住院注意事项 □ 介绍探视制度	□ 化疗前宣教 □ 告知化疗前检查项目及注意事项 □ 宣教疾病知识、说明术前化疗的目的 □ 化疗前准备及化疗过程 □ 告知相关药物知识及不良反应预防 □ 责任护士与患者沟通，了解心理反应指导应对方法 □ 告知家属等候区位置	□ 化疗后宣教 □ 告知监护设备的功能及注意事项 □ 告知输液管路功能及化疗过程中的注意事项 □ 告知化疗后可能出现情况的应对方式 □ 给予患者及家属心理支持 □ 再次明确探视陪伴须知
护理处置	□ 核对患者资料，佩戴腕带 □ 卫生处置：剪指（趾）甲、沐浴、更换病号服 □ 入院评估	□ 协助医师完成化疗前检查 □ 化疗前准备	□ 核对患者及资料，签字确认 □ 接通各管路，保持畅通 □ 心电监护
基础护理	□ 三级护理 □ 患者安全管理	□ 二级护理 □ 卫生处置 □ 患者睡眠管理 □ 患者安全管理	□ 特级护理 □ 患者安全管理
专科护理	□ 护理查体 □ 跌倒、压疮等风险因素评估需要时安置危险标志 □ 心理护理	□ 相关指征监测，如血压、血糖等 □ 心理护理 □ 饮食指导	□ 病情观察，记特护记录 □ 评估生命体征、患者症状、穿刺输液部位 □ 心理护理
病情变异记录	□ 无 □ 有，原因： 1. 2.	□ 无 □ 有，原因： 1. 2.	□ 无 □ 有，原因： 1. 2.
护士签名			

时间	住院第 7~11 天（化疗过程）	住院第 8 天 （出院日）
健康宣教	□ 化疗后宣教 □ 药物作用及频率 □ 饮食、活动指导 □ 强调拍背咳嗽的重要性 □ 复查患者对化疗前宣教内容的掌握程度 □ 告知拔管后注意事项	□ 出院宣教 □ 复查时间 □ 服药方法 □ 活动指导 □ 饮食指导 □ 告知办理出院的流程 □ 指导出院带管的注意事项
护理处置	□ 遵医嘱完成相应检查及治疗	□ 办理出院手续
基础护理	□ 特/一级护理（根据患者病情和资历能力给予相应的护理级别） □ 晨晚间护理 □ 患者安全管理	□ 二级护理 □ 晨晚间护理 □ 协助进食 □ 患者安全管理
专科护理	□ 病情观察，记特护记录 □ 评估生命体征、穿刺输液部位、皮肤、水化情况 □ 心理护理	□ 病情观察 □ 心理护理
病情变异记录	□ 无 □ 有，原因： 1. 2.	□ 无 □ 有，原因： 1. 2.
护士签名		

（三）患者表单

结肠癌化疗临床路径患者表单

适用对象：第一诊断为结肠癌（ICD-10：C18 伴 Z51.1，Z51.1 伴 Z85.006）

患者姓名：	性别：	年龄：	门诊号：	住院号：

住院日期： 年 月 日	出院日期： 年 月 日	标准住院日：≤12 天

时间	住院第 1~2 天	化疗前
医患配合	□ 配合询问病史、收集资料，详细告知既往史、用药史、过敏史、家族史 □ 如服用抗凝药，明确告知 □ 配合进行体格检查 □ 有任何不适告知医师	□ 配合完善化疗前相关检查：采血、留尿便、心电图、肺功能、X 线胸片、胃镜、上消化道造影、腹部 B 超等常规项目。需要时完成特殊检查，如 CT、MRI 等 □ 医师与患者及家属介绍病情及化疗谈话及签字
护患配合	□ 配合测量体温、脉搏、呼吸、血压、体重 □ 配合完成入院护理评估 □ 接受入院宣教（环境介绍、病室规定、订餐制度、探视制度、贵重物品保管等） □ 有任何不适告知护士	□ 配合测量体温、脉搏、呼吸、询问排便次数 □ 接受化疗前宣教 □ 自行卫生处置：剪指（趾）甲、剃胡须、沐浴 □ 准备好必要用物、吸水管、纸巾
饮食	□ 正常饮食	□ 遵医嘱饮食
排泄	□ 正常排尿便	□ 正常排尿便
活动	□ 正常活动	□ 正常活动

时间	住院第 7~11 天（化疗过程）	出院
医患配合	□ 及时告知化疗过程中特殊情况和症状 □ 向患者及家属交代化疗中情况及化疗后注意事项 □ 上级医师查房 □ 完成病程记录和上级医师查房记录	□ 上级医师查房，对化疗近期反应进行评估 □ 完成病历书写 □ 根据情况决定是否需要复查实验室检查
护患配合	□ 配合定时测量生命体征、每日询问大便 □ 配合冲洗胃管、查看引流量，检查伤口情况 □ 接受输液、注射、服药、雾化吸入等治疗 □ 接受营养管注入肠内营养液 □ 配合晨晚间护理 □ 接受进食、进水、排便等生活护理 □ 配合拍背咳痰，预防肺部并发症 □ 配合活动，预防压疮 □ 注意活动安全，避免坠床或跌倒 □ 配合执行探视及陪伴	□ 接受出院宣教 □ 办理出院手续 □ 获取出院带药 □ 知道服药方法、作用、注意事项 □ 知道复印病历方法
饮食	□ 清淡饮食	□ 普通饮食
排泄	□ 正常排尿便	□ 正常排尿便
活动	□ 根据医嘱，正常适度活动，避免疲劳	□ 正常适度活动，避免疲劳

附：原表单（2012 年版）

结肠癌化疗临床路径表单

适用对象：第一诊断为结肠癌（ICD-10：C18 伴 Z51.1，Z51.1 伴 Z85.006）

患者姓名：	性别： 年龄： 门诊号：	住院号：
住院日期： 年 月 日	出院日期： 年 月 日	标准住院日：≤12 天

日期	住院第 1~2 天	住院第 2~4 天	住院第 3~6 天（化疗日）
主要诊疗工作	□ 询问病史及体格检查 □ 交代病情 □ 书写病历 □ 开具实验室检查单	□ 上级医师查房 □ 完成化疗前准备 □ 根据体检、结肠镜、CT 检查、病理结果等，行病例讨论，确定化疗方案 □ 完成必要的相关科室会诊 □ 住院医师完成上级医师查房记录等病历书写 □ 签署化疗知情同意书、自费用品协议书、输血同意书 □ 向患者及家属交代化疗注意事项 □ 上级医师查房与评估 □ 初步确定化疗方案	□ 化疗 □ 住院医师完成病程记录 □ 上级医师查房 □ 向患者及家属交代病情及化疗后注意事项
重点医嘱	**长期医嘱：** □ 内科二级护理常规 □ 饮食：普通饮食/糖尿病饮食/其他 **临时医嘱：** □ 血常规、尿常规、大便常规及隐血 □ 肝功能、肾功能、电解质、凝血功能、血糖、消化道肿瘤标志物 □ 心电图、病理检查 □ 必要时胸、腹、盆 CT	**长期医嘱：** □ 患者既往基础用药 □ 防治尿酸肾病（别嘌呤醇） □ 抗菌药物（必要时） □ 补液治疗（水化、碱化） □ 止泻药（必要时） □ 其他医嘱（化疗期间一级护理） **临时医嘱：** □ 化疗 □ 重要脏器保护 □ 止吐 □ 其他特殊医嘱	
主要护理工作	□ 入院介绍 □ 入院评估 □ 指导患者进行相关辅助检查	□ 化疗前准备 □ 宣教 □ 心理护理	□ 观察患者病情变化 □ 定时巡视病房
病情变异记录	□ 无 □ 有，原因： 1. 2.	□ 无 □ 有，原因： 1. 2.	□ 无 □ 有，原因： 1. 2.
护士签名			
医师签名			

时间	住院第 7~11 天	住院第 12 天 （出院日）
主要诊疗工作	□ 上级医师查房 □ 上级医师进行评估，决定出院日期 □ 向患者及家属交代病情	□ 完成出院记录、病案首页、出院证明等书写 □ 向患者交代出院后的注意事项，重点交代复诊时间及发生紧急情况时处理方法
重点医嘱	长期医嘱： □ 三级护理 □ 普通饮食 临时医嘱： □ 定期复查血常规 □ 监测 CEA 等肿瘤标志物 □ 脏器功能评估	出院医嘱： □ 出院带药
主要护理工作	□ 观察患者病情变化 □ 定时巡视病房	□ 协助患者办理出院手续 □ 出院指导，重点出院后用药方法
病情变异记录	□ 无　□ 有，原因： 1. 2.	□ 无　□ 有，原因： 1. 2.
护士签名		
医师签名		

第三章

直肠癌低位前切除手术临床路径释义

一、直肠癌低位前切除手术编码

疾病名称及编码：直肠癌（ICD-10：C20）

手术、操作名称及编码：直肠前切除术同时伴结肠造口术（ICD-9-CM-3：48.62）

其他直肠切除术（ICD-9-CM-3：48.63）

二、临床路径检索方法

C20 伴（48.62/48.63）

三、直肠癌低位前切除手术临床路径标准住院流程

（一）适用对象

1. 第一诊断为直肠癌（ICD-10：C20），行直肠癌低位前切除手术（ICD-9-CM-3：48.62 或 48.63）。

2. 可 R0 切除的高中位直肠癌（Ⅰ期及部分Ⅱ、Ⅲ期患者）。

（二）诊断依据

根据国家卫生和计划生育委员会《结直肠癌诊疗规范（2010 年)》等。

1. 症状：便血、脓血便、排便习惯改变、里急后重、下腹坠痛等。

2. 体格检查：

（1）一般情况评价：体力状况评估、是否有贫血、全身浅表淋巴结肿大。

（2）腹部检查：是否看到肠型及肠蠕动波、触及肿块、叩及鼓音、听到高调肠鸣音或金属音。

（3）直肠指检：明确肿瘤位于直肠壁的位置，下极距肛缘的距离；占肠壁周径的范围。肿瘤大体类型（隆起、溃疡、浸润），基底部活动度及与周围脏器的关系，了解肿瘤向肠壁外浸润情况。观察是否有指套血染。

3. 实验室检查：大便常规+隐血；血清肿瘤标志物 CEA 和 CA19-9，必要时可查 CA242、CA72-4、AFP 和 CA125。

4. 辅助检查：术前肿瘤定性及 TNM 分期，指导选择正确的术式。

（1）结肠镜取活检，病理检查明确肿瘤组织类型（腺癌、黏液腺癌、印戒细胞癌）和分化程度（高、中、低）；排除同时性结直肠多原发癌。可使用乙状结肠镜确定直肠肿瘤位置（低位、中位、高位）。

（2）术前应当明确肿瘤分期；行盆腔 MRI 或 CT 明确肿瘤与周围脏器和盆壁的关系，或行直肠腔内超声内镜，诊断肿瘤浸润肠壁深度及周围淋巴结是否转移。

（3）术前还应进行胸部 CT 和腹部增强 CT 扫描，以除外肝肺等部位转移。

5. 鉴别诊断：必要时需行经肛门直肠壁穿刺活检病理，并请相关科室会诊。

（1）其他常见的结直肠疾病：胃肠道间质瘤（GIST）、炎性肠疾病、淋巴瘤、寄生虫感染、息肉等。

（2）腹腔其他脏器疾病累及直肠：妇科肿瘤、子宫内膜异位症及男性前列腺癌累及直肠。

> **释义**
>
> ■本路径的制订主要参考国家卫生和计划生育委员会《结直肠癌诊疗规范（2015 年）》及国内权威参考书籍和诊疗指南。
>
> ■早期直肠癌大多数无症状，直肠癌的主要表现为便血，脓血便，排便习惯改变。直肠指诊为主要检查手段，大约 80% 的直肠癌可以通过直肠指诊发现，必要时辅以肠镜检查。
>
> ■虽然通过硬质乙状结肠镜可以对绝大多数直肠癌患者进行组织学检查，但全结肠的电子结肠镜检查仍十分必要，有助于发现结肠内其他病灶。
>
> ■病理诊断是直肠癌诊断的金标准，建议术前能通过各种方法取得病理诊断。直肠癌的分期根据 AJCC 直肠癌 TNM 分期（第八版）的分期标准。
>
> ■直肠癌的术前分期首选盆腔 MRI，术前准确分期有利于后续诊治工作开展。

（三）治疗方案的选择

根据原卫生部《结直肠癌诊疗规范（2010 年）》和 NCCN《结肠癌临床实践指南中国版（2011 年）》等。

1. 直肠癌低位前切除手术。
2. 抗菌药物使用按照《抗菌药物临床应用指导原则》（卫医发〔2004〕285 号）执行。
3. 术前临床分期为 cT_3 或 cN+ 的患者可接受术前放化疗（参考放疗临床路径）。

> **释义**
>
> ■根据国家卫生和计划生育委员会《结直肠癌诊疗规范（2015 年）》和 NCCN《结肠癌临床实践指南中国版（2016 年）》等。
>
> ■本病确诊后即应开始以手术为主的综合性治疗。
>
> ■术前新辅助放化疗目前已成为进展期直肠癌的重要内容，建议有条件的单位采纳。
>
> ■直肠癌低位前切除术应遵循全直肠系膜切除术（TME）原则。

（四）标准住院日 14~16 天

> **释义**
>
> ■对有症状的患者入院完善各项检查 3 天，术前准备 1 天，手术及术后康复 8~10 天。

（五）进入路径标准

1. 第一诊断必须符合 ICD-10：C20 直肠癌疾病编码。
2. 有手术适应证，无绝对禁忌证。
3. 当患者合并其他疾病，但住院期间不需要特殊处理也不影响第一诊断的临床路径流程实施时，可以进入路径。

> **释义**
>
> ■ 进入本路径的患者第一诊断为直肠癌，临床分期为Ⅰ期，部分Ⅱ和Ⅲ期。
>
> ■ 同时合并有其他疾病，但不影响手术方式及术后恢复的直肠癌患者可进入本路径。
>
> ■ 入院后常规检查发现有基础疾病，如高血压、冠状动脉粥样硬化性心脏病、糖尿病、肝肾功能不全等，经系统评估后对手术治疗无特殊影响者，可进入路径。但可能增加医疗费用，延长住院时间。
>
> ■ 对于有明确局部梗阻、出血、穿孔等症状的，可不进入路径。
>
> ■ 对于长期服用激素类、抗凝类药物的患者，以及重度贫血、低蛋白等严重营养不良患者，可以不进入路径。

（六）住院期间检查项目

1. 必需的检查项目：

（1）血常规、尿常规、大便常规+隐血。

（2）凝血功能、肝功能、肾功能、电解质、血糖、血清肿瘤标志物、血型、感染性疾病筛查、心电图检查。

（3）结肠镜。

（4）胸部平扫CT，必要时强化。

（5）腹部强化CT或MRI或超声主要排除脏器转移。

（6）盆腔MRI或盆腔增强CT，或直肠腔内超声。

2. 根据患者病情可选择的检查：

（1）疑似膀胱或尿道受累者应行膀胱镜检查，疑似阴道受累者应行阴道镜检查，必要时取组织活检。

（2）疑似骨转移应行全身ECT骨扫描检查。

（3）高龄、危重患者应行血气分析、肺功能及超声心动图检查。

（4）合并其他疾病应行相关检查，如心肌酶、血糖等。

3. 肠道准备：

（1）无肠梗阻病例：于术前12~24小时开始口服泻药，2~3小时内服完。

（2）不完全性肠梗阻病例：于入院当日起每日口服2次小剂量泻药。

（3）完全性肠梗阻病例：禁忌任何方式的肠道准备。

4. 签署手术及其他相关同意书。

> **释义**
>
> ■ 血常规、尿常规、大便常规+隐血是最基本的三大常规检查，每个进入路径的患者均需完成。便隐血试验和血红蛋白检测可以进一步了解患者有无急性或慢性失血；肝肾功能、电解质、血糖、凝血功能、心电图、X线胸片可评估有无基础疾病，是否影响住院时间、费用及其治疗预后；血型、Rh因子、感染性疾病筛查用于备血和术前准备；无禁忌证患者均应行肠镜检查。
>
> ■ 本病需与其他引起直肠内占位的疾病如间质瘤、腺瘤、淋巴瘤等疾病相鉴别。

■ 血清肿瘤标志物可协助判断疗效，并用于术后随访。

■ 盆腔 MRI 或直肠腔内超声等检查用于评估直肠癌的临床分期至关重要。胸腔、腹腔 CT 或 MRI 等检查排除胸部、腹部转移等异常情况，对于了解术前肾脏等泌尿系统情况、子宫妇科情况也十分必要。

■ 年龄较大、长期吸烟及伴有心脑肺血管等基础病的患者，应在术前进行充分检查，充分评估手术风险，并积极予以干预，必要时排除出路径。

■ 术前肠道准备的目的是使肠道清洁空虚便于手术操作，并减少肠道内致病菌的数量以降低术后感染并发症。

（七）预防性抗菌药物选择与使用时机。

按照《抗菌药物临床应用指导原则》（卫医发〔2004〕285 号）执行，并根据患者的病情决定抗菌药物的选择与使用时间。建议使用第二代头孢菌素或头孢曲松或头孢噻肟，可加用甲硝唑。预防性应用抗菌药物：术前 0.5~2 小时或麻醉开始时静脉给药，手术超过 3 小时可再给第二剂。

> 释义

> ■ 直肠癌低位前切除术属于清洁-污染手术（Ⅱ类切口），手术创面大，手术时可能污染手术野引致感染，故需要预防性应用抗菌药物。

> ■ 治疗性抗菌药物的使用，如果术前患者发热，直肠肿瘤已存在出血坏死穿孔或可疑合并感染者，应在术前抽血行细菌培养，根据病原菌种类和药敏结果选用治疗性抗菌药物。或者根据手术情况，结合患者症状、体温、血常规检查等综合决定。

（八）手术日为入院第 4 天

1. 麻醉方式：全身麻醉或静脉复合连续硬膜外麻醉。
2. 手术方式：直肠癌低位前切除术。
3. 手术内固定物：部分患者可能使用肠道吻合器等。
4. 术中用药：麻醉常规用药。
5. 输血：根据术中情况而定。
6. 病理：术前病理诊断不明确者术中应行快速组织活检；术后切除标本全部送病理。病理报告必须符合原卫生部《结直肠癌诊疗规范（2010 年）》中病理评估的要求。
7. 高危患者，如术前行新辅助放疗和化疗等，可行预防性回肠造口。

> 释义

> ■ 病理报告必须符合国家卫生和计划生育委员会《结直肠癌诊疗规范（2015 年）》中病理评估的要求。

> ■ 直肠癌低位前切除术手术创伤较大，建议首选全身麻醉。

> ■ 直肠癌低位前切除术应遵循全直肠系膜切除术原则（TME）

> ■ 术中必要时可送快速冷冻病理检查，术中切除的所有标本均应术后送常规石蜡切片组织病理学检查。

- ■ 可根据术中情况决定是否经腹或经盆留置引流管。
- ■ 手术多采用双吻合器吻合的方式
- ■ 手术可采用开腹或腹腔镜的方式完成。
- ■ 病理报告应报告癌组织的组织学分型、分级、浸润深度、远近端切缘；环周切缘情况、脉管及神经侵犯情况、错配修复（MMR）蛋白表达情况。
- ■ 手术必要时可做临时预防性造口，造口可于术后3个月或辅助化疗后，经全面检查无转移迹象时回纳。

（九）入院后第5~13天（术后1~9天）治疗

1. 静脉肠外营养治疗5~7天，维持水电解质平衡。
2. 排气后可考虑进食流质或半流质。
3. 术后隔日腹部切口换药；切口感染时应及时局部拆线，引流。
4. 术后第1天、3天和5天复查血常规、电解质等，根据检查结果调整抗菌药物和肠外营养治疗。
5. 术后第7~10天腹部切口拆线。

> **释义**
>
> ■ 术后必须复查的检查项目应在术后3天内完成，目的是了解患者术后的恢复情况，及时发现贫血、电解质紊乱等常见的异常情况便于及时处理。对异常情况在治疗后应予复查，除必需的检查项目外，可根据病情需要增加检查项目。
>
> ■ 围手术期应遵循快速康复外科的原则，应用循证医学证据，优化围术期处理，减少创伤应激，减少并发症，缩短住院时间，加速患者康复。

（十）出院标准

1. 患者一般情况良好，基本恢复正常饮食和肠道功能。
2. 体温正常，腹部检查无阳性体征，相关实验室检查结果基本正常。
3. 腹部切口Ⅱ/甲愈合。

> **释义**
>
> ■ 患者出院前应当生命体征平稳，无发热，肠道功能恢复，无吻合口漏的发生，实验室检查无严重贫血和电解质异常等。
>
> ■ 伤口愈合良好，无红肿、渗出，无脂肪液化或感染征象。
>
> ■ 无手术并发症或出现并发症但无需住院治疗的患者可以出院（如术后尿潴留需继续保留导尿管的患者）。

（十一）变异及原因分析

1. 有影响手术的合并症，需要进行相关的诊断和治疗。

2. 对于完全肠梗阻患者，可一期行乙状结肠双腔造口术，缓解梗阻症状后可行新辅助化疗。

3. 围术期并发症可能造成住院日延长或费用超出参考标准。

4. 医师认为的变异原因。

5. 患者其他原因的变异。

> **释义**
>
> ■ 认可的变异原因主要是指患者入选路径后，在检查及治疗过程中发现患者合并存在事前未预知的、对本路径治疗可能产生影响的情况，需要终止执行路径或延长治疗时间、增加治疗费用。医师需在表单中明确说明。
>
> ■ 术前检查发现其他严重基础疾病，需调整药物治疗或调整治疗方案的，则终止本路径，如下肢深静脉血栓、难以控制的高血压、糖尿病需要额外治疗等。
>
> ■ 术中发现术前检查未能发现的病变，导致无法按照术前计划实施根治性直肠癌低位前切除。如严重的腹盆腔粘连无法手术或合并其他恶性肿瘤需改变手术方案。
>
> ■ 因患者方面的主观原因导致执行路径出现变异，需医师在表单中予以说明。

（十二）费用参考标准

2万~5万元。

四、直肠癌低位前切除手术给药方案

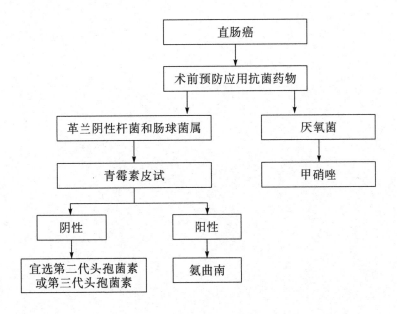

【用药选择】

1. 为预防术后切口或手术部位感染，应针对革兰阴性杆菌、肠球菌属和厌氧菌选用药物。

2. 第二代头孢菌素常用的注射剂有头孢呋辛、头孢替安等。对于感染较重者可选用第三代头孢菌素+甲硝唑；对青霉素过敏者不宜使用头孢菌素时可用氨曲南替代。

【药学提示】

1. 预防性抗菌药物给药时机极为关键，应在术前 0.5~2 小时给药，以保证在发生细菌污染之前血清及组织中的药物达到有效浓度。

2. 如手术时间超过 3 小时，或失血量大（>1500ml），可手术中给予第 2 剂。

3. 预防用药时间不超过 24 小时，必要时延长至 48 小时。

【注意事项】

1. 用药前必须详细询问患者先前有否对头孢菌素类、青霉素类或其他药物的过敏史。

2. 如果直肠肿瘤已存在梗阻、坏死、穿孔或可疑合并感染者，应在术前抽血行血细菌培养，根据病原菌种类和药敏结果选用治疗性抗菌药物，手术当中发生手术部位污染者也应选用治疗性抗菌药物。治疗时间应根据患者的症状、体温、血常规检查等综合决定。

五、推荐表单

（一）医师表单

直肠癌低位前切除手术临床路径医师表单

适用对象：第一诊断为直肠癌（ICD-10：C20）

　　　　　行直肠癌低位前切除术（ICD-9-CM-3：48.62 或 48.63）

患者姓名：	性别： 年龄： 门诊号：	住院号：
住院日期： 年 月 日	出院日期： 年 月 日	标准住院日：14~16 天

时间	住院第 1 天（术前 3 天）	住院第 2 天（术前 2 天）	住院第 3 天（术前 1 天）
主要诊疗工作	□ 询问病史、体格检查 □ 书写病历 □ 上级医师查房，完成查房记录 □ 完善相关检查并开始术前肠道准备	□ 三级医师查房 □ 术前讨论，分析检查结果，制订治疗方案 □ 完成上级医师查房记录等病历书写 □ 完成必要相关科室会诊	□ 向患者及家属交代病情，明确告知围术期治疗中可能出现的意外和危险 □ 签署手术及麻醉同意书、委托书、自费药品协议书、输血同意书 □ 完成术前准备 □ 完成手术医嘱及术前小结 □ 麻醉医师术前访视患者及完成记录 □ 通知手术室拟定手术时间
重点医嘱	**长期医嘱：** □ 二级护理 □ 半流质饮食/无渣流质饮食/禁食、禁水 □ 口服抗菌药物 □ 继续合并症治疗用药 **临时医嘱：**（如门诊未查） □ 血常规、尿常规、大便常规+隐血 □ 凝血功能、肝功能、肾功能、电解质、血糖、血清肿瘤标志物、血型、感染性疾病筛查、心电图检查 □ 结肠镜 □ 胸部 X 线检查或胸部平扫 CT，必要时强化 □ 盆腔 MRI 或盆腔增强 CT，或直肠腔内超声	**长期医嘱：** □ 二级护理 □ 半流质饮食/无渣流质饮食/禁食、禁水 □ 口服抗菌药物 □ 继续合并症治疗用药 □ 新制订的治疗方案	**长期医嘱：** □ 二级护理 □ 半流质饮食/无渣流质饮食/禁食、禁水 □ 口服抗菌药物 □ 继续合并症治疗用药 **临时医嘱：** □ 晚 8 点开始口服复方聚乙二醇清洁肠道 □ 备皮 □ 检查血型，备血制品 □ 准备术中特殊器械及材料 □ 抗菌药物皮试
病情变异记录	□ 无 □ 有，原因： 1. 2.	□ 无 □ 有，原因： 1. 2.	□ 无 □ 有，原因： 1. 2.
医师签名			

时间	住院第 4 天 （手术日）	住院第 5~6 天 （术后第 1~2 天）	住院第 7~8 天 （术后第 3~4 天）
主要诊疗工作	□ 手术（包括手术安全核对） □ 完成手术记录 □ 完成术后病程记录 □ 向患者及家属交代术中情况及术后注意事项 □ 手术标本常规送病理检查	□ 上级医师查房：观察切口及出入量（特别注意尿量和引流）情况；根据各项检查结果评价重要脏器功能，提出诊治意见 □ 直肠指诊促进排气 □ 记录每日病程和上级医师查房意见	□ 切口换药，必要时引流 □ 检查腹部临床表现，注意排气情况 □ 记录每日病程
重点医嘱	**长期医嘱：** □ 全身麻醉下经腹直肠癌根治术后护理常规 □ 一级护理 □ 禁食、禁水 □ 心电监护、吸氧、留置尿管长期开放 □ 记录出入量，注意引流情况 □ 预防性应用抗菌药物 □ 抑酸、化痰和镇痛治疗 □ 静脉肠外营养治疗，补充液量和能量，维持水电解质平衡 **临时医嘱：** □ 复查血常规及相关指标	**长期医嘱：** □ 雾化吸入 **临时医嘱：** □ 试饮水 □ 直肠指诊	**长期医嘱：** □ 酌情进流质饮食 □ 根据病情停用心电监护和吸氧 □ 尿管 q4h 开放 □ 根据病情停用预防性抗菌药物治疗 **临时医嘱：** □ 切口换药 □ 复查血常规及相关指标
病情变异记录	□ 无 □ 有，原因： 1. 2.	□ 无 □ 有，原因： 1. 2.	□ 无 □ 有，原因： 1. 2.
医师签名			

时间	住院第 9~10 天 （术后第 5~6 天）	住院第 11~12 天 （术后第 7~8 天）	住院第 13~14 天 （术后第 9~10 天）	住院第 14~16 天 （出院日）
主要诊疗工作	□ 上级医师查房 □ 根据临床表现、血常规及相关生化检查结果调整治疗方案 □ 已排气排便，可拔除引流管 □ 依根据患者胃肠道功能决定饮食 □ 切口换药，检查愈合情况 □ 拔除尿管	□ 切口换药，可间断拆线 □ 根据血常规及相关指标检查结果，决定是否停用治疗性抗菌药物 □ 根据病理分期，制订术后放化疗方案 □ 书写病程记录	□ 上级医师查房 □ 询问进食情况 □ 观察排尿和排便情况 □ 切口换药拆线 □ 上级医师进行术后康复评估，决定出院日期 □ 向患者及家属交代病情	□ 完成出院记录、病案首页、出院证明等书写 □ 向患者交代出院后的注意事项，重点交代复诊时间及发生紧急情况时处理方法
重点医嘱	**长期医嘱：** □ 二级护理 □ 半流质饮食 □ 停用相关治疗 □ 停导尿管和引流管 **临时医嘱：** □ 复查血常规及相关指标 □ 切口换药	**长期医嘱：** □ 停用治疗性抗菌药物 **临时医嘱：** □ 切口换药、间断拆线	**长期医嘱：** □ 三级护理 □ 普通饮食 **临时医嘱：** □ 换药拆线	**出院医嘱：** □ 出院带药
病情变异记录	□ 无　□ 有，原因： 1. 2.	□ 无　□ 有，原因： 1. 2.	□ 无　□ 有，原因： 1. 2.	□ 无　□ 有，原因： 1. 2.
医师签名				

（二）护士表单

直肠癌低位前切除手术临床路径护士表单

适用对象：第一诊断为直肠癌（ICD-10：C20）

行直肠癌低位前切除术（ICD-9-CM-3：48.62 或 48.63）

患者姓名：	性别：　　年龄：　　门诊号：	住院号：
住院日期：　　年　月　日	出院日期：　　年　月　日	标准住院日：≤14 天

时间	住院第 1 天（术前 3 天）	住院第 2 天（术前 2 天）	住院第 3 天（术前 1 天）
健康宣教	□ 入院宣教 □ 介绍主管医师、护士 □ 介绍环境、设施 □ 介绍住院注意事项	□ 术前宣教 □ 宣教疾病知识、术前准备及手术过程 □ 告知准备物品、沐浴 □ 告知术后饮食、活动及探视注意事项 □ 主管护士与患者沟通，了解并指导心理应对	□ 术前宣教 □ 宣教疾病知识、术前准备及手术过程 □ 告知准备物品、沐浴 □ 告知术后饮食、活动及探视注意事项 □ 主管护士与患者沟通，了解并指导心理应对
护理处理	□ 核对患者，佩戴腕带 □ 建立入院护理病历 □ 卫生处置：剪指（趾）甲、沐浴、更换病号服	□ 协助医师完成术前检查 □ 术前准备 □ 禁食、禁水 □ 需要时备皮	□ 协助医师完成术前检查 □ 术前准备 □ 禁食、禁水 □ 需要时备皮
基础护理	□ 三级护理 □ 晨晚间护理 □ 患者安全管理	□ 三级护理 □ 晨晚间护理 □ 患者安全管理	□ 三级护理 □ 晨晚间护理 □ 患者安全管理
专科护理	□ 入院介绍 □ 入院评估：一般情况、营养状况、心理变化、生命体征等 □ 指导患者进行辅助检查	□ 观察患者病情及情绪变化等 □ 心理护理	□ 术前宣教（提醒患者术前禁食禁水） □ 术前准备 □ 沐浴、更衣
重点医嘱	□ 详见医嘱执行单	□ 详见医嘱执行单	□ 详见医嘱执行单
病情变异记录	□ 无　□ 有，原因： 1. 2.	□ 无　□ 有，原因： 1. 2.	□ 无　□ 有，原因： 1. 2.
护士签名			

时间	住院第 4 天 （手术日）	住院第 5~6 天 （术后第 1~2 天）	住院第 7~8 天 （术后第 3~4 天）
健康宣教	□ 告知家属等候区位置 □ 术后当日宣教 □ 告知饮食、体位要求 □ 告知术后可能出现情况的应对方式 □ 如保留引流管，造口宣教注意事项 □ 如保留胃管，宣教注意事项 □ 给予患者及家属心理支持 □ 再次明确探视陪伴须知	□ 术后宣教 □ 药物作用及频率 □ 饮食、活动指导 □ 复查患者对宣教内容的掌握程度 □ 疾病恢复期注意事项	□ 术后宣教 □ 药物作用及频率 □ 饮食、活动指导 □ 复查患者对宣教内容的掌握程度 □ 疾病恢复期注意事项
护理处理	□ 送手术 □ 摘除患者各种活动物品 □ 核对患者资料及带药 □ 填写手术交接单，签字确认 □ 接手术 □ 核对患者及资料，签字确认	□ 遵医嘱完成相关治疗	□ 遵医嘱完成相关治疗
基础护理	□ 一级护理 □ 晨晚间护理 □ 患者安全管理 □ 遵医嘱吸氧及监护治疗 □ 协助及指导进食	□ 二级护理 □ 晨晚间护理 □ 协助或指导进食 □ 患者安全管理	□ 二级护理 □ 晨晚间护理 □ 协助或指导进食 □ 患者安全管理
专科护理	□ 病情观察，观察伤口情况 □ 如保留引流管，固定并观察引流管情况 □ 如保留胃管，观察胃管长度并固定 □ 书写护理记录 □ 遵医嘱予抗感染治疗 □ 口腔清洁 □ 心理护理	□ 观察患者一般状况及切口敷料 □ 术后生活护理 □ 鼓励患者床上活动预防 DVT □ 拍背排痰	□ 观察患者一般状况及切口敷料 □ 术后生活护理 □ 指导排尿 □ 鼓励患者下床活动，促进肠功能恢复
重点医嘱	□ 详见医嘱执行单	□ 详见医嘱执行单	□ 详见医嘱执行单
病情变异记录	□ 无 □ 有，原因： 1. 2.	□ 无 □ 有，原因： 1. 2.	□ 无 □ 有，原因： 1. 2.
护士签名			

时间	住院第 9~10 天 （术后第 5~6 天）	住院第 11~12 天 （术后第 7~8 天）	住院第 13~14 天 （术后第 9~10 天）	住院第 14~16 天 （出院日）
健康宣教	□ 术后宣教 □ 药物作用及频率 □ 饮食、活动指导 □ 复查患者对宣教内容的掌握程度 □ 疾病恢复期注意事项	□ 术后宣教 □ 药物作用及频率 □ 饮食、活动指导 □ 复查患者对宣教内容的掌握程度 □ 疾病恢复期注意事项	□ 术后宣教 □ 饮食指导 □ 疾病恢复期注意事项	□ 出院宣教 □ 复查时间 □ 服药方法 □ 活动休息 □ 指导饮食 □ 指导办理出院手续
护理处置	□ 遵医嘱完成相关治疗	□ 遵医嘱完成相关治疗	□ 遵医嘱完成相关治疗	□ 遵医嘱完成相关治疗
基础护理	□ 二级护理 □ 晨晚间护理 □ 协助或指导进食 □ 患者安全管理	□ 二级护理 □ 晨晚间护理 □ 协助或指导进食 □ 患者安全管理	□ 二级护理 □ 晨晚间护理 □ 协助或指导进食 □ 患者安全管理	□ 二级护理 □ 晨晚间护理 □ 协助及指导进食 □ 患者安全管理
专科护理	□ 观察患者一般状况及切口情况 □ 鼓励患者下床活动，促进肠功能恢复 □ 术后生活护理，注意进食情况	□ 观察患者一般状况及切口情况 □ 鼓励患者下床活动，促进肠功能恢复 □ 术后生活护理，注意进食情况和体温	□ 指导患者术后康复 □ 术后生活护理	□ 协助患者办理出院手续 □ 出院指导，重点出院后用药方法
重点医嘱	□ 详见医嘱执行单	□ 详见医嘱执行单	□ 详见医嘱执行单	□ 详见医嘱执行单
病情变异记录	□ 无　□ 有，原因： 1. 2.	□ 无　□ 有，原因： 1. 2.	□ 无　□ 有，原因： 1. 2.	□ 无　□ 有，原因： 1. 2.
护士签名				

（三）患者表单

直肠癌低位前切除手术临床路径患者表单

适用对象：第一诊断为直肠癌（ICD-10：C20）

行直肠癌低位前切除术（ICD-9-CM-3：48.62 或 48.63）

患者姓名：	性别：　年龄：　门诊号：	住院号：
住院日期：　　年　月　日	出院日期：　　年　月　日	标准住院日：≤14 天

时间	住院第 1 天	住院第 2~3 天	住院第 3~4 天（手术日）
医患配合	□ 配合询问病史收集资料，务必详细告知既往史、用药史、过敏史 □ 如服用抗凝剂激素类药物、降压药，明确告知 □ 配合进行体格检查 □ 有任何不适告知医师	□ 配合完善术前相关检查，如采血、留尿、心电图、X 线胸片等 □ 医师与患者及家属介绍病情及手术谈话、书前签字 □ 麻醉师与患者进行术前访视	□ 接受手术治疗 □ 如术后需要，配合监护及检查治疗 □ 交流手术情况及术后注意事项 □ 有任何不适告知医师
护患配合	□ 配合测量体温、脉搏、呼吸、血压、体重 1 次 □ 配合完成入院护理评估（简单询问病史、过敏史、用药时） □ 接受入院宣教（环境介绍、病室规定、订餐制度、贵重物品保管等） □ 有任何不适告知护士	□ 配合测量体温、脉搏、呼吸 □ 接受术前宣教 □ 接受术前准备 □ 需要时配合备皮 □ 准备好必要用物	□ 清晨测量体温、脉搏、呼吸 1 次 □ 术晨剃须、漱口 □ 取下义齿、饰品等贵重物品交家属保管 □ 送手术室前，协助完成核对，带齐影像资料，脱去衣物，上手术车 □ 返回病房后，协助完成核对，配合过病床 □ 配合输液治疗 □ 需要时配合术后吸氧，监护仪监测 □ 如保留引流管或胃管，配合固定，保持有效性 □ 如术后需要，配合监护及检查治疗 □ 有任何不适告知护士
饮食	□ 正常普通饮食或半流质饮食	□ 术前 12 小时禁食、禁水	□ 术前禁食、禁水 □ 如保留胃管，不能经口进食、进水
排泄	□ 正常排尿便	□ 正常排尿便	□ 如果需要配合尿管排尿和锻炼
活动	□ 正常活动	□ 正常活动	□ 术后 6 小时可垫枕，可床上翻身术

时间	手术后	出院
医患配合	□ 配合术后检查 □ 配合术后治疗 □ 配合术后换药 □ 如保留引流管，需要时配合拔除引流管 □ 如保留胃管，需要时配合拔除胃管	□ 接受出院前指导 □ 知道复查程序 □ 获取出院诊断书
护患配合	□ 配合定时测量生命体征、每日询问大便 □ 接受输液、服药等治疗 □ 接受饮食宣教 □ 接受用药及治疗宣教 □ 如保留引流管，配合固定及计量 □ 如保留胃管 □ 注意活动安全，避免坠床或跌倒 □ 配合执行探视及陪伴 □ 配合口腔清洁	□ 接受出院宣教 □ 办理出院手续 □ 获取出院带药 □ 知道服药方法、作用、注意事项 □ 术后禁烟酒 □ 知道复印病历方法
饮食	□ 遵医嘱配合护士调整饮食	□ 遵医嘱配合护士调整饮食
排泄	□ 正常排尿便	□ 正常排尿便
活动	□ 遵医嘱配合护士调整活动量	□ 遵医嘱配合护士调整活动量

附：原表单（2012 年版）

直肠癌低位前切除手术临床路径表单

适用对象：第一诊断为直肠癌（ICD-10：C20）

行直肠癌低位前切除术（ICD-9-CM-3：48.62 或 48.63）

患者姓名：	性别：　　年龄：　　门诊号：	住院号：
住院日期：　　年　月　日	出院日期：　　年　月　日	标准住院日：14~16 天

时间	住院第 1 天（术前 3 天）	住院第 2 天（术前 2 天）	住院第 3 天（术前 1 天）
主要诊疗工作	□ 询问病史、体格检查 □ 书写病历 □ 上级医师查房，完成查房记录 □ 完善相关检查并开始术前肠道准备	□ 三级医师查房 □ 术前讨论，分析检查结果，制订治疗方案 □ 完成上级医师查房记录等病历书写 □ 完成必要相关科室会诊	□ 向患者及家属交代病情，明确告知围术期治疗中可能出现的意外和危险 □ 签署手术及麻醉同意书、委托书、自费药品协议书、输血同意书 □ 完成术前准备 □ 完成手术医嘱及术前小结 □ 麻醉医师术前访视患者及完成记录 □ 通知手术室拟定手术时间
重点医嘱	**长期医嘱：** □ 二级护理 □ 半流质饮食/无渣流质饮食/禁食、禁水 □ 口服抗菌药物 □ 继续合并症治疗用药 **临时医嘱：**（如门诊未查） □ 血常规、尿常规、大便常规+隐血 □ 凝血功能、肝功能、肾功能、电解质、血糖、血清肿瘤标志物、血型、感染性疾病筛查、心电图检查 □ 结肠镜 □ 胸部 X 线检查或胸部平扫CT，必要时强化 □ 盆腔 MRI 或盆腔增强 CT，或直肠腔内超声	**长期医嘱：** □ 二级护理 □ 半流质饮食/无渣流质饮食/禁食、禁水 □ 口服抗菌药物 □ 继续合并症治疗用药 □ 新制订的治疗方案	**长期医嘱：** □ 二级护理 □ 半流质饮食/无渣流质饮食/禁食、禁水 □ 口服抗菌药物 □ 继续合并症治疗用药 **临时医嘱：** □ 晚 8 点开始口服复方聚乙二醇清洁肠道 □ 备皮 □ 检查血型，备血制品 □ 睡前安定 10mg im □ 准备术中特殊器械及材料 □ 抗菌药物皮试
主要护理工作	□ 入院介绍 □ 入院评估：一般情况、营养状况、心理变化、生命体征等 □ 指导患者进行辅助检查	□ 观察患者病情及情绪变化等 □ 心理护理	□ 术前宣教（提醒患者术前禁食、禁水） □ 术前准备 □ 沐浴、剪指甲、更衣

续 表

时间	住院第1天（术前3天）	住院第2天（术前2天）	住院第3天（术前1天）
病情 变异 记录	□无 □有，原因： 1. 2.	□无 □有，原因： 1. 2.	□无 □有，原因： 1. 2.
护士 签名			
医师 签名			

时间	住院第 4 天 （手术日）	住院第 5~6 天 （术后第 1~2 天）	住院第 7~8 天 （术后第 3~4 天）
主要诊疗工作	□ 手术（包括手术安全核对） □ 完成手术记录 □ 完成术后病程记录 □ 向患者及家属交代术中情况及术后注意事项 □ 手术标本常规送病理检查	□ 上级医师查房：观察切口及出入量（特别注意尿量和引流）情况；根据各项检查结果评价重要脏器功能，提出诊治意见 □ 直肠指诊促进排气 □ 记录每日病程和上级医师查房意见	□ 切口换药，必要时引流 □ 检查腹部临床表现，注意排气情况 □ 记录每日病程
重点医嘱	**长期医嘱：** □ 全身麻醉下经腹直肠癌根治术后护理常规 □ 一级护理 □ 禁食、禁水 □ 心电监护、吸氧、留置尿管长期开放 □ 记录出入量，注意引流情况 □ 预防性应用抗菌药物 □ 抑酸、化痰和镇痛治疗 □ 静脉肠外营养治疗，补充液量和能量，维持水电解质平衡 **临时医嘱：** □ 复查血常规及相关指标	**长期医嘱：** □ 雾化吸入 **临时医嘱：** □ 试饮水 □ 直肠指诊	**长期医嘱：** □ 酌情进流质饮食 □ 根据病情停用心电监护和吸氧 □ 尿管 q4h 开放 □ 根据病情停用预防性抗菌药物治疗 **临时医嘱：** □ 切口换药 □ 复查血常规及相关指标
主要护理工作	□ 定时巡视病房 □ 观察患者病情变化及切口敷料 □ 术后生活护理 □ 鼓励患者床上活动，尤其下肢，预防 DVT 的发生	□ 观察患者一般状况及切口敷料 □ 术后生活护理 □ 鼓励患者床上活动预防 DVT □ 拍背排痰	□ 观察患者一般状况及切口敷料 □ 术后生活护理 □ 指导排尿 □ 鼓励患者下床活动，促进肠功能恢复
病情变异记录	□ 无 □ 有，原因： 1. 2.	□ 无 □ 有，原因： 1. 2.	□ 无 □ 有，原因： 1. 2.
护士签名			
医师签名			

时间	住院第9~10天（术后第5~6天）	住院第11~12天（术后第7~8天）	住院第13~14天（术后第9~10天）	住院第14~16天（出院日）
主要诊疗工作	□ 上级医师查房 □ 根据临床表现、血常规及相关生化检查结果调整治疗方案 □ 已排气排便，可拔除引流管 □ 依根据患者胃肠道功能决定饮食 □ 切口换药，检查愈合情况 □ 拔除尿管	□ 切口换药，可间断拆线 □ 根据血常规及相关指标检查结果，决定是否停用治疗性抗菌药物 □ 根据病理分期，制订术后放化疗方案 □ 书写病程记录	□ 上级医师查房 □ 询问进食情况 □ 观察排尿和排便情况 □ 切口换药拆线 □ 上级医师进行术后康复评估，决定出院日期 □ 向患者及家属交代病情	□ 完成出院记录、病案首页、出院证明等书写 □ 向患者交代出院后的注意事项，重点交代复诊时间及发生紧急情况时处理方法
重点医嘱	长期医嘱： □ 二级护理 □ 半流质饮食 □ 停用相关治疗 □ 停导尿管和引流管 临时医嘱： □ 复查血常规及相关指标 □ 切口换药	长期医嘱： □ 停用治疗性抗菌药物 临时医嘱： □ 切口换药、间断拆线	长期医嘱： □ 三级护理 □ 普通饮食 临时医嘱： □ 换药拆线	出院医嘱： □ 出院带药
主要护理工作	□ 观察患者一般状况及切口情况 □ 鼓励患者下床活动，促进肠功能恢复 □ 术后生活护理，注意进食情况	□ 观察患者一般状况及切口情况 □ 鼓励患者下床活动，促进肠功能恢复 □ 术后生活护理，注意进食情况和体温	□ 指导患者术后康复 □ 术后生活护理	□ 协助患者办理出院手续 □ 出院指导，重点出院后用药方法
病情变异记录	□ 无 □ 有，原因： 1. 2.	□ 无 □ 有，原因： 1. 2.	□ 无 □ 有，原因： 1. 2.	□ 无 □ 有，原因： 1. 2.
护士签名				
医师签名				

第四章

直肠癌腹会阴联合切除手术临床路径释义

一、直肠癌腹会阴联合切除手术编码

1. 卫计委原编码

疾病名称及编码：直肠癌（ICD-10：C20）

手术操作名称及编码：直肠癌腹会阴联合切除手术（ICD-9-CM-3：48.49 或 48.65）

2. 修改编码

疾病名称与编码：直肠癌（ICD-10：C20）

手术操作名称及编码：腹会阴直肠切除术（ICD-9-CM-3：48.5）

二、临床路径检索方法

C20 伴 48.5

三、直肠癌腹会阴联合切除手术临床路径标准住院流程

（一）适用对象

1. 第一诊断为直肠癌（ICD-10：C20），行直肠癌腹会阴联合切除手术（ICD-9-CM-3：48.49 或 48.65）。

2. 可 R0 切除的低位直肠癌（Ⅰ期及部分Ⅱ、Ⅲ期患者，$cT_{1\sim4}N_{0\sim2}M_0$）。

> **释义**
>
> ■ 本路径适用对象为将进行根治性切除作为首选治疗手段的低位直肠癌患者。
>
> ■ 可以进行低位或超低位保肛手术（开腹或腹腔镜手术）的中低位直肠癌患者不纳入本路径。
>
> ■ 原位癌（T 分期为 Tis）及部分早期浸润癌（T 分期为 T_1 期）可行经肛门肿瘤局部切除术的低位直肠癌患者不进入本路径。
>
> ■ 对于无法手术或不愿意进行手术，采用根治性放疗作为首选治疗方式的中低位直肠癌患者或采用放化疗等综合治疗的晚期或复发性直肠癌患者均不进入本路径。

（二）诊断依据

依据国家卫生和计划生育委员会《结直肠癌诊疗规范（2015 年）》。

1. 症状：便血、脓血便、排便习惯改变、里急后重、下腹坠痛等。

2. 体格检查：

（1）一般情况评价：体力状况评估、是否有贫血、全身浅表淋巴结肿大。

（2）腹部检查：是否看到肠型及肠蠕动波、触及肿块、叩及鼓音、听到高调肠鸣音或金属音。

（3）直肠指检：明确肿瘤位于直肠壁的位置，下极距肛缘的距离；占肠壁周径的范围。肿瘤大体类型（隆起、溃疡、浸润），基底部活动度及与周围脏器的关系，了解肿瘤向肠壁外浸润情况。观察是否有指套血染。

3. 实验室检查：大便常规＋隐血；血清肿瘤标志物 CEA、CA19-9，必要时可查 AFP 和 CA125。

4. 辅助检查：明确肿瘤性质及临床分期（cTNM），指导选择正确的术式。

（1）结肠镜：可以取活检，病理检查明确肿瘤组织类型（腺癌、黏液腺癌、印戒细胞癌）和分化程度（高、中、低）；全结肠镜检查排除同时性结直肠多原发癌。可使用乙状结肠镜确定直肠肿瘤位置（低位、中位、高位）。

（2）盆腔 MRI 或 CT：盆腔 MRI 或 CT 明确肿瘤与周围脏器和盆壁的关系，肿瘤浸润肠壁深度及周围淋巴结是否转移，确定肿瘤的临床分期（cTNM）。

（3）直肠腔内超声或内镜超声：可以辅助判断肿瘤浸润肠壁深度及周围淋巴结是否转移。

5. 鉴别诊断：必要时需行经肛门直肠壁穿刺活检病理，并请相关科室会诊。

（1）其他常见的结直肠疾病：恶性黑色素瘤、肛管癌、胃肠道间质瘤（GIST）、炎性肠疾病、淋巴瘤、寄生虫感染、息肉等。

（2）腹腔其他脏器疾病累及直肠：妇科肿瘤、子宫内膜异位症、腹腔肿瘤转移至盆底及男性前列腺癌累及直肠。

释义

■ 依据国家卫生和计划生育委员会《结直肠癌诊疗规范（2015 年)》。

■ 早期直肠癌大多数无症状，直肠癌的主要表现为便血、脓血便、排便习惯改变。直肠指诊为主要检查手段，大约 80% 的直肠癌可以通过直肠指诊发现，必要时辅以硬质乙状结肠镜检查。

■ 通过硬质乙状结肠镜可以对绝大多数直肠癌患者进行组织学活检，并送病理学检查。直肠癌的治疗依据必须为组织病理学诊断，如通过硬质乙状结肠镜去活检困难或考虑患者存在多原发结肠肿瘤的情况，应进行全结肠的纤维结肠镜检查。

■ 直肠癌的术前分期检查首选盆腔 MRI 检查或直肠腔内超声检查。

■ 直肠癌分期根据 AJCC 直肠癌 TNM 分期（第八版）的分期标准。

■ PET-CT：不推荐常规使用，但对于病情复杂、常规检查无法明确诊断的患者可作为有效的辅助检查。术前检查提示为Ⅲ期以上肿瘤，为了解有无远端转移，推荐使用。

■ 直肠癌患者在诊断、治疗前、评价疗效、随访时必须检测 CEA、CA19-9；有肝转移患者建议检测 AFP；疑有卵巢转移患者建议检测 CA125。

（三）治疗方案的选择

根据国家卫生和计划生育委员会《结直肠癌诊疗规范（2015 年)》和 NCCN《Clinical Practice Guidelines in Oncology-Rectal Cancer. Version 2（2017)》等。

1. 直肠癌腹会阴联合切除手术。

2. 抗菌药物使用按照《抗菌药物临床应用指导原则》（国卫办医发〔2015〕43 号）执行。

3. 术前临床分期（cTNM）为 cT_3 以上或 cN+ 的患者可接受术前新辅助放化疗（参考放疗临床路径）。

释义

■ 根据国家卫生和计划生育委员会《结直肠癌诊疗规范（2015年）》和 NCCN《Clinical Practice Guidelines in Oncology-Rectal Cancer. Version 2（2017）》等。

■ 下段直肠癌行腹会阴联合切除手术必须遵循直肠癌全系膜切除术原则，尽可能锐性游离直肠系膜，连同肿瘤远侧系膜整块切除，尽量保证环周切缘阴性，对可疑环周切缘阳性者，应加后续治疗。

■ 直肠癌的新辅助放化疗：①直肠癌术前治疗推荐以氟尿嘧啶类药物为基础的新辅助放化疗；②$T_{1~2}N_0M_0$ 或有放化疗禁忌的患者推荐直接手术，不推荐新辅助治疗；③T_3 和（或）N+ 的可切除直肠癌患者，推荐术前新辅助放化疗；④T_4 或局部晚期不可切除的直肠癌患者，必须行新辅助放化疗。治疗后必须重新评价，多学科讨论是否可行手术。

（四）标准住院日 19~21 天

释义

■ 住院治疗包括术前检查和术前准备、手术治疗、术后恢复，共三个部分，总住院时间不应超过16天。

■ 部分患者在手术治疗前行新辅助放化疗或术后接受辅助放化疗，均不计算在本路径的住院时间内。

（五）进入路径标准

1. 第一诊断必须符合 ICD-10：C20 直肠癌疾病编码。
2. 可 R0 切除的低位直肠癌（Ⅰ期和部分Ⅱ、Ⅲ期，$cT_{1~4}N_{0~2}M_0$）。
3. 有手术适应证，无绝对禁忌证。
4. 当患者合并其他疾病，但住院期间不需要特殊处理也不影响第一诊断的临床路径流程实施时，可以进入路径。

释义

■ 进入本路径的患者第一诊断为直肠癌，临床分期为Ⅰ期和部分Ⅱ、Ⅲ期。

■ 同时合并有其他疾病，但不影响手术方式及术后恢复的直肠癌患者可以进入本路径。

■ 术前检查发现以往未发现的疾病或既往基础疾病（如高血压病、心脏病、糖尿病等），经相关科室会诊后，如果仅需要药物维持治疗，对手术及术后恢复无影响，可进入本路径。但可能会增加治疗费用，延长住院时间，需要主管医师在临床路径的表单中予以说明。

（六）术前准备（术前评估）≤3 天

1. 必需的检查项目：

（1）血常规、尿常规、大便常规+隐血。

（2）凝血功能、肝功能、肾功能、电解质、血糖、血清肿瘤标志物、血型、感染性疾病筛查、心电图检查。

（3）结肠镜。

（4）胸部 X 线检查或胸部平扫 CT，必要时强化。

（5）中上腹部强化 CT 或 MRI 或超声排除腹腔脏器转移。

（6）盆腔 MRI 或盆腔增强 CT，或直肠腔内超声。

2. 根据患者病情可选择的检查：

（1）疑似膀胱或尿道受累者应行膀胱镜检查，疑似阴道受累者应行阴道镜检查，必要时取组织活检。

（2）疑似骨转移应行全身 ECT 骨扫描检查。

（3）疑似输尿管受累者，行静脉尿路造影（IVU）或磁共振尿路造影（MRU）。

（4）高龄、危重患者应行血气分析、肺功能及超声心动图检查。

（5）合并其他疾病应行相关检查，如心肌酶、血糖等。

3. 肠道准备：

（1）无肠梗阻病例：于术前 12～24 小时开始口服泻药，2～3 小时内服完。

（2）不完全性肠梗阻病例：于入院当日起每日口服两次小剂量泻药。

（3）完全性肠梗阻病例：禁忌任何方式的肠道准备。

4. 签署手术及其他相关同意书。

> **释义**
>
> ■血、尿、大便常规是最基本的三大常规检查，每个进入路径的患者均需要完成；肝肾功能、电解质、血糖、凝血功能、心电图及 X 线胸片检查主要是评估有无基础疾病，排除手术禁忌；感染性疾病筛查是为住院治疗期间的医疗安全以及为输血等治疗做准备。
>
> ■盆腔 MRI 或直肠腔内超声等检查用于评估直肠癌的临床分期至关重要。胸腔、腹腔 CT 或 MRI 等检查排除肺脏、肝脏、胆囊、胰腺、脾脏和肾脏等腹腔脏器以及盆腹腔淋巴结有无增大等异常情况，对于了解术前肾脏及输尿管等泌尿系统的情况也十分必要。对于可疑宫旁浸润影响输尿管或肾脏的患者，建议行静脉肾盂造影或 CT、磁共振尿路成像等泌尿系统检查。根据临床情况，部分患者需要术前进一步评估肾功能（如肾脏血流图检查）以及尿动力学检查。
>
> ■直肠癌的血清学肿瘤标志物 CEA、CA19-9 应作为常规检查项目。
>
> ■年龄较大、长期吸烟以及伴有心脑肺血管等基础病的患者，应在术前进行充分的检查，如心脏超声、血管超声、血气分析及肺功能检查等，充分评估手术风险，必要时予以干预，排除出本路径。

（七）预防性抗菌药物选择与使用时机

按照《抗菌药物临床应用指导原则》（国卫办医发〔2015〕43 号）执行，并根据患者的病情决定抗菌药物的选择与使用时间。建议使用第一、二代头孢菌素±甲硝唑，或头霉素类，或头孢曲松±甲硝唑。

预防性应用抗菌药物：术前 0.5～2 小时或麻醉开始时静脉给药，手术超过 3 小时可再给第二剂。

> **释义**
>
> ■ 预防性抗菌药物首选第二代头孢菌素，可以联合使用抗厌氧菌类药物。
>
> ■ 预防性抗菌药物的使用：预防用药从术前0.5~2小时内给药，或麻醉开始时给药，使手术切口暴露时局部组织中已达到足以杀灭手术过程中入侵切口细菌的药物浓度。如果手术时间超过3小时，或失血量大（>1500ml），可手术中给予第2剂。预防用药时间不超过24小时，必要时延长至48小时。
>
> ■ 治疗性抗菌药物的使用：如果术前患者发热，直肠肿瘤已存在出血、坏死、穿孔或可疑合并感染者，应抽血行血细菌培养，根据病原菌种类和药敏结果选用治疗性抗菌药物。治疗时间应根据患者的症状、体温、血常规检查等综合决定。

（八）手术日为入院第4天

1. 麻醉方式：全身麻醉或静脉复合连续硬膜外麻醉。
2. 手术方式：直肠癌腹会阴联合切除术。
3. 手术内固定物：部分患者可能使用肠道吻合器等。
4. 术中用药：麻醉常规用药，必要时腹腔化疗药物等。
5. 输血：根据术中情况而定。
6. 病理：术前病理诊断不明确者术中应行快速组织活检；术后切除标本全部送病理。病理报告必须符合国家卫生和计划生育委员会《结直肠癌诊疗规范（2015年）》中病理评估的要求。
7. 高危患者，如术前行新辅助放疗和化疗等，可行预防性回肠造口。

> **释义**
>
> ■ 直肠癌腹会阴联合切除术存在腹部和会阴两个手术切口、手术野暴露较大、手术时间较长、出血等手术风险较大，应当选择全身麻醉。
>
> ■ 术中除麻醉药、常规补液外，对于存在高血压病、心脏病等基础病的患者，应根据术中情况给予相应药物；术中出血较多的患者可酌情给予止血药物。
>
> ■ 直肠癌腹会阴联合切除术中不进行常规输血。对于出血量较大的患者，为保证术中循环稳定和术后恢复，可根据出血量及术中检查血红蛋白的水平决定输血的治疗量。提倡成分输血。
>
> ■ 手术标本的病理报告内容和要求：①患者基本信息及送检信息；②大体情况：肿瘤大小、大体类型、肉眼所见浸润深度、切除肠管两端距肿瘤远近端的长度；③肿瘤分化程度（肿瘤分型、分级）；④肿瘤浸润深度（T分期）（T分期或ypT是根据有活力的肿瘤细胞来决定的，经过新辅助治疗的标本内无细胞的黏液湖不认为是肿瘤残留）；⑤检出淋巴结数目和阳性淋巴结数目（N分期）以及淋巴结外肿瘤种植（ENTD，Extra Nodal Tumor Deposit）（指沉积于远离原发肿瘤边缘的结直肠周围脂肪组织内的不规则肿瘤实性结节，没有残余淋巴结组织学证据，但分布于肿瘤的淋巴引流途径上）；⑥近端切缘、远端切缘的状况；⑦建议报告系膜/环周切缘的状况（如果肿瘤距切缘很近，应当在显微镜下测量并报告肿瘤与切缘的距离，肿瘤距切缘1mm以内报切缘阳性）；⑧新辅助放和（或）化疗疗效评估：0级，完全反应，无肿瘤残留；1级，中度反应，少量肿瘤残留；2级，低度反应，大部分肿瘤残

留；3 级，无反应；⑨脉管侵犯情况（以 V 代表血管，V1 为镜下血管浸润，V2 为肉眼血管浸润，L 代表淋巴管）。建议尽量区分血管与淋巴管浸润；⑩神经侵犯；⑪错配修复（MMR）蛋白（MLH1、MSH2、MSH6、PMS2）表达情况。建议选择检测错配修复蛋白的基因状态和甲基化状态；⑫确定为复发或转移性结直肠癌时，推荐检测 K-ras、N-ras、BRAF 基因状态。如无手术切除标本可从活检标本中测定。

　　■ 一般应经盆腔留置引流管。

　　■ 手术中如发现切除肿瘤标本的环周切缘可疑阳性，应在盆腔内可疑肿瘤残留部位留置银夹，以利术后放疗定位。

（九）入院后第 5~18 天（术后 1~14 天）治疗

1. 静脉肠外营养治疗 5~7 天，维持水电解质平衡。
2. 术后排气后即可进食流质或半流质饮食。
3. 术后隔日腹部切口换药；切口感染时应及时局部拆线，引流。
4. 术后第 1 天、3 天、5 天和 10 天复查血常规、电解质等，根据检查结果调整抗菌药物和肠外营养治疗。
5. 术后第 7~10 天腹部切口拆线；术后第 14 天会阴伤口拆线。

释义

　　■ 术后必须复查的检查项目应在术后 3 天内完成。目的是了解患者术后的恢复情况，及时发现贫血、电解质紊乱等常见的异常情况便于及时处理。对异常情况在治疗后应予以复查。除必须检查的项目外，可根据病情需要增加检查项目，如：怀疑血栓形成的患者需要进行凝血功能检查、双下肢静脉 B 超等；怀疑肺栓塞的患者需进一步检查血气分析及胸部 CT 等；怀疑肠梗阻的患者应进行 X 线腹部平片或立位片检查；怀疑泌尿系瘘的患者应进行膀胱美兰注射检查或静脉肾盂造影检查等。

　　■ 术后应常规观察患者的生命体征、出入量及各脏器功能恢复情况以确定对症治疗的手段与时间；尤其应关注患者的伤口愈合情况、胃肠道功能恢复情况；鼓励患者尽早离床活动，预防血栓形成；尽量减少输液治疗；留置引流管的拔除时机应根据术中情况和术后引流液的性状等决定。

　　■ 直肠癌腹会阴联合切除术由于手术创面较大，对周围组织损伤范围较广，术后容易出现尿潴留，因此在拔除导尿管前应间断夹闭尿管进行膀胱功能锻炼以增加导尿管拔除后患者能够自主排尿的机会。导尿管拔除后应继续密切观察患者排尿情况，并通过 B 超检查测量残余尿量确认患者排尿功能的恢复；对于存在尿潴留的患者，应再次予以保留导尿管。

　　■ 如果患者术后无感染证据，需及时停用预防性应用抗菌药物。

　　■ 根据患者的症状、体征及血、尿常规等实验室检查结果诊断为细菌性感染者以及经病原微生物检查确诊为感染者，具有治疗性应用抗菌药物的指征。抗菌药物的使用因感染不同而异，一般宜使用至体温正常、症状消退后 72~96 小时。特殊情况，妥善处理。

　　■ 术后辅助治疗应根据患者原发部位、病理分期、分子指标及术后恢复状况来决定。

　　（1）术后病理分期 pT_3 以上或 pN+、手术远近端切缘或环周切缘肿瘤阳性，如术前未进行新辅助放化疗，术后需要进行辅助放化疗。

　　（2）术前已经进行过术前新辅助放化疗，则进行术后辅助化疗

　　（3）术后辅助治疗推荐术后 8 周内开始，辅助时限应当不超过 6 个月。

　　■ 会阴部伤口缝合线可以根据会阴部伤口的愈合情况延迟拆线。如遇到盆腔积液、感染等情况，可以根据情况局部拆除会阴缝合线以利盆腔引流。

　　■ 告知：术后主管医师应注意结合患者病情与患者本人及或患者委托人及时沟通。

（十）出院标准

1. 患者一般情况良好，基本恢复正常饮食和肠道功能。

2. 体温正常，腹部检查无阳性体征，相关实验室检查基本正常。

3. 切口 Ⅱ/甲愈合。

> **释义**
>
> 　　■ 患者出院前应当生命体征平稳，无发热，肠道功能恢复，无吻合口漏的发生（腹-会阴联合切除无吻合口），实验室检查无严重贫血和电解质异常等。
>
> 　　■ 腹部伤口对合良好，无红肿、渗出，无脂肪液化或感染征象的患者可以出院。会阴部伤口因愈合所需时间较长，部分患者可以拆线出院，部分患者根据伤口情况，出院后可返回医院拆线。
>
> 　　■ 术后恢复满意，无手术并发症，或术后出现并发症但无需继续住院治疗的患者可出院（如术后尿潴留需继续保留导尿管的患者）。
>
> 　　■ 告知：出院前主管医师应注意结合患者病理报告与患者本人及或患者委托人及时沟通，内容包括患者的预后、术后是否需要辅助放化疗、复查及随访要求。

（十一）变异及原因分析

1. 有影响手术的合并症，需要进行相关的诊断和治疗。

2. 对于完全肠梗阻患者，可一期行乙状结肠或横结肠双腔造口术，缓解梗阻症状后可行新辅助放化疗后再行手术治疗。

3. 围术期并发症可能造成住院日延长或费用超出参考标准。

4. 医师认为的变异原因。

5. 患者其他原因的变异。

> **释义**
>
> 　　■ 变异是指医疗不能按照预定的路径进行或不能达到预期的医疗目标。
>
> 　　■ 微小变异是指由于某种原因，表单中的检查或操作提前或延后进行，但不影响总体治疗进程和康复，或者整体住院日有小的出入，不影响纳入路径。
>
> 　　■ 重大变异是指入选临床路径的患者未能按照路径流程完成医疗行为或未达到预期的医疗治疗控制目标，需要终止执行路径；或者是因严重合并症或并发症导致

治疗时间延长、治疗费用增加而无法按照规定完成路径。对这些患者，主管医师可决定患者退出临床路径，并进行变异原因分析，且需要在临床路径的表单中予以明确说明变异原因。这包含有以下情况。

（1）术前检查发现严重合并症，如血栓栓塞性疾病需要抗凝治疗、放置下腔静脉滤网等；严重感染需要抗感染治疗；无法控制的活跃出血需要介入治疗；合并未能控制的高血压病、糖尿病等需要治疗而影响住院时间和产生额外治疗费用等。

（2）术中发现术前检查未能发现的病变，导致无法按照术前计划实施根治性直肠癌低位腹会阴联合切除术。如：术中发现肝脏其他脏器发生转移无法完成手术；严重的盆腔粘连无法完成手术；腹膜后淋巴结广泛转移或无法行根治性直肠切除（可根据具体情况仅行腹膜后淋巴结清扫）；发现合并盆腔其他恶性肿瘤如妇科恶性肿瘤等需要改变手术范围及术后治疗方案等。

（3）术后组织病理学检查发现存在高危因素，需要术后进行放化疗等辅助治疗，影响患者住院时间及治疗费用等（见九）。

（4）术中、术后出现严重并发症需要进行相应诊断和治疗，导致住院时间明显延长和费用明显增加。如：肠梗阻患者需要手术治疗或肠道外营养支持治疗；术中、术后因严重贫血、感染、肺栓塞等需要转重症监护病房治疗；术中、术后发生吻合口漏、肠瘘、泌尿系瘘等并发症等需要进一步治疗等。

（5）因患者主观原因，如放弃手术治疗改为放疗等，导致本路径无法实施，也需要主管医师在表单中予以说明。

（十二）费用参考标准

3万~6万元。

四、直肠癌腹会阴联合切除手术给药方案

【围术期预防性应用抗菌药物用药选择】

给药应选用针对肠道革兰阴性菌和脆弱拟杆菌等厌氧菌的抗菌药物。第一、二代头孢菌素±甲硝唑，或头霉素类，或头孢曲松±甲硝唑。如果对头孢菌素过敏患者可以可选择使用氨曲南或氨基苷类。

【药学提示】

给药途径大部分为静脉输注，仅有少数为口服给药。静脉输注应在皮肤、黏膜切开前0.5~1小时内或麻醉开始时给药，在输注完毕后开始手术，保证手术部位暴露时局部组织中抗菌药物已达到足以杀灭手术过程中沾染细菌的药物浓度。

【注意事项】

抗菌药物的有效覆盖时间应包括整个手术过程。手术时间较短（<2小时）的清洁手术术前给药1次即可。如手术时间超过3小时或超过所用药物半衰期的2倍以上，或成人出血量>1500ml，术中应追加1次。清洁手术的预防用药时间不超过24小时，清洁-污染手术和污染手术的预防用药时间亦为24小时，污染手术必要时延长至48小时。过度延长用药时间并不能进一步提高预防效果，且预防用药时间超过48小时，耐药菌感染机会增加。

五、推荐表单

（一）医师表单

直肠癌腹会阴联合切除手术临床路径医师表单

适用对象：第一诊断为直肠癌（ICD-10：C20）

　　　　　行直肠癌腹会阴联合切除手术（ICD-9-CM-3：48.49 或 48.65）

患者姓名：		性别：	年龄：	门诊号：	住院号：
住院日期：	年　月　日	出院日期：	年　月　日	标准住院日：	天

时间	住院第1天（术前3天）	住院第2天（术前2天）	住院第3天（术前1天）
诊疗工作	□ 询问病史、体格检查 □ 书写病历 □ 上级医师查房，完成查房记录 □ 完善相关检查并开始术前肠道准备	□ 三级医师查房 □ 术前讨论，分析检查结果，制订治疗方案 □ 完成上级医师查房记录等病历书写 □ 完成必要相关科室会诊	□ 向患者及家属交代病情，明确告知围术期治疗中可能出现的意外和危险 □ 签署手术及麻醉同意书、委托书、自费药品协议书、输血同意书 □ 完成术前准备 □ 完成手术医嘱及术前小结 □ 麻醉医师术前访视患者及完成记录 □ 通知手术室拟定手术时间
重点医嘱	**长期医嘱：** □ 二级护理 □ 半流质饮食/无渣流质饮食/禁食、禁水 □ 口服抗菌药物 □ 继续合并症治疗用药 **临时医嘱：**（如门诊未查） □ 血常规和凝血功能、尿常规、大便常规+隐血；肝肾功能、电解质、血糖及CEA；感染疾病筛查 □ 中上腹部增强CT；盆腔增强MRI或CT；电子结肠镜，取活检病理及乙状结肠镜检查；胸部平扫CT □ 心电图，肺功能，超声心动图	**长期医嘱：** □ 二级护理 □ 半流质饮食/无渣流质饮食/禁食、禁水 □ 口服抗菌药物 □ 继续合并症治疗用药 □ 新制订的治疗方案	**长期医嘱：** □ 二级护理 □ 半流质饮食/无渣流质饮食/禁食、禁水 □ 口服抗菌药物 □ 继续合并症治疗用药 **临时医嘱：** □ 晚8点开始口服复方聚乙二醇清洁肠道 □ 备皮 □ 检查血型，备血制品 □ 睡前地西泮10mg im □ 准备术中特殊器械及材料 □ 抗菌药物皮试 □ 乙状结肠造口定位
变异	□ 无　□ 有，原因：	□ 无　□ 有，原因：	□ 无　□ 有，原因：
医师签名			

时间	住院第 4 天 （手术日）	住院第 5~6 天 （术后第 1~2 天）	住院第 7~8 天 （术后第 3~4 天）
诊疗工作	□ 手术（包括手术安全核对） □ 完成手术记录 □ 完成术后病程记录 □ 向患者及家属交代术中情况及术后注意事项 □ 手术标本常规送病理检查	□ 上级医师查房：观察切口及出入量（特别注意尿量和引流）情况以及造口情况、根据各项检查结果评价重要脏器功能，提出诊治意见 □ 乙状结肠指诊促进排气 □ 记录每日病程和上级医师查房意见	□ 切口换药，必要时引流 □ 检查腹部临床表现，注意排气情况及造口情况 □ 记录每日病程
重点医嘱	长期医嘱： □ 全身麻醉下经腹直肠癌根治术后护理常规 □ 一级护理 □ 禁食、禁水 □ 心电监护、吸氧、尿管长期开放 □ 记录出入量，注意引流情况 □ 预防性应用抗菌药物 □ 抑酸、化痰和镇痛治疗 □ 静脉肠外营养治疗，补充液量和能量，维持水电解质平衡 临时医嘱： □ 复查血常规及相关指标	长期医嘱： □ 雾化吸入 临时医嘱： □ 试饮水 □ 乙状结肠造口指诊	长期医嘱： □ 酌情进流质饮食 □ 根据病情停用心电监护和吸氧 □ 尿管 q4h 开放 □ 根据病情停用预防性抗菌药物治疗 临时医嘱： □ 腹部和会阴切口换药 □ 复查血常规及相关指标
变异	□ 无　□ 有，原因：	□ 无　□ 有，原因：	□ 无　□ 有，原因：
医师签名			

时间	住院第 9~10 天 （术后第 5~6 天）	住院第 11~12 天 （术后第 7~8 天）	住院第 13~14 天 （术后第 9~10 天）
诊疗工作	□ 上级医师查房 □ 根据临床表现、血常规及相关生化检查结果调整治疗方案 □ 会阴切口引流量<20ml 可拔除引流管 □ 根据患者胃肠道功能决定饮食 □ 腹部和会阴切口换药，检查愈合情况 □ 男性患者可拔除尿管 □ 更换乙状结肠造口袋	□ 腹部和会阴切口换药，腹部切口可间断拆线 □ 根据血常规及相关指标检查结果，决定是否停用抗菌药物治疗 □ 根据病理分期，制订术后放化疗方案，向上级医师汇报 □ 向家属交代病理结果及放化疗方案，家属签字 □ 对以上如实记录病程	□ 上级医师查房 □ 询问进食情况 □ 询问排尿和排便情况 □ 观察腹部情况 □ 腹部和会阴切口换药，腹部切口拆线 □ 更换乙状结肠造口袋
重点医嘱	**长期医嘱：** □ 二级护理 □ 半流质饮食 □ 停用相关治疗 □ 男性患者停导尿管 □ 停会阴引流管 **临时医嘱：** □ 复查血常规及相关指标 □ 腹部和会阴切口换药 □ 乙状结肠造口护理	**长期医嘱：** □ 停用抗菌药物 **临时医嘱：** □ 腹部和会阴切口换药，腹部间断拆线	**长期医嘱：** □ 三级护理 □ 普通饮食 **临时医嘱：** □ 腹部和会阴切口换药，腹部切口拆线 □ 复查血常规及相关指标
变异	□ 无　□ 有，原因：	□ 无　□ 有，原因：	□ 无　□ 有，原因：
医师签名			

时间	住院第 14~16 天 （术后第 10~12 天）	住院第 16~18 天 （术后第 12~14 天）	住院第 19~21 天 （术后第 15~17 天，出院日）
诊疗工作	□ 询问患者进食和排便情况 □ 会阴切口换药，可间断拆线 □ 女性患者拔除尿管	□ 上级医师查房 □ 询问进食情况 □ 询问排尿和排便情况 □ 会阴切口换药、拆线 □ 上级医师进行术后康复评估，决定出院日期 □ 向患者及家属交代病情 □ 更换乙状结肠造口袋	□ 完成出院记录、病案首页、出院证明等书写 □ 向患者交代出院后的注意事项，重点交代复诊时间及发生紧急情况时处理方法
重点医嘱	□ 会阴切口换药，间断拆线 □ 女性患者停尿管 □ 复查血常规及相关指标	**长期医嘱：** □ 三级护理 □ 普通饮食 **临时医嘱：** □ 会阴切口换药拆线 □ 乙状结肠造口护理	**出院医嘱：** □ 出院带药
变异	□ 无 □ 有，原因：	□ 无 □ 有，原因：	□ 无 □ 有，原因：
医师签名			

（二）护士表单

直肠癌腹会阴联合切除手术临床路径护士表单

适用对象：第一诊断为直肠癌（ICD-10：C20）

行直肠癌腹会阴联合切除手术（ICD-9-CM-3：48.49 或 48.65）

患者姓名：	性别：　　年龄：　　门诊号：	住院号：
住院日期：　　年　月　日	出院日期：　　年　月　日	标准住院日：　　天

时间	住院第1天（术前3天）	住院第2天（术前2天）	住院第3天（术前1天）
主要护理工作	□ 入院宣教 □ 介绍主管医师、护士 □ 介绍病室环境、设施 □ 介绍常规制度及注意事项 □ 介绍疾病相关注意事项 □ 核对患者，佩戴腕带 □ 建立住院病历 □ 评估患者并书写护理评估单 □ 卫生处置：剪指（趾）甲、沐浴，更换病号服 □ 二级护理 □ 晨晚间护理 □ 患者安全管理 □ 遵医嘱通知实验室检查	□ 化疗前宣教 □ 宣教疾病知识、化疗前准备及化疗过程 □ 告知准备物品 □ 告知化疗过程中饮食、活动及探视注意事项 □ 告知化疗后可能出现的不良反应及应对方式等 □ 告知家属探视须知 □ 二级护理 □ 晨晚间护理 □ 患者安全管理 □ 抽血，大小便常规检查 □ 指导患者到相关科室进行检查并讲明各种检查的目的 □ 给予患者和家属心理支持	□ 化疗当日宣教 □ 告知监护设备、管理功能及注意事项 □ 告知饮食等要求 □ 告知化疗后可能出现的不良反应及应对方式 □ 再次明确探视陪伴须知 □ 化疗前监测生命体征 □ 给予患者和家属心理支持 □ 一/二级护理 □ 晨晚间护理 □ 患者安全管理 □ 药物配置、输液及抽血 □ 观察化疗期间患者反应及血管
重点医嘱	□ 详见医嘱执行单	□ 详见医嘱执行单	□ 详见医嘱执行单
变异	□ 无　□ 有，原因：	□ 无　□ 有，原因：	□ 无　□ 有，原因：
护士签名			

时间	住院第4天 （手术日）	住院第5~6天 （术后第1~2天）	住院第7~8天 （术后第3~4天）
主要护理工作	□ 定时巡视病房 □ 观察患者病情变化及切口敷料 □ 术后生活护理 □ 鼓励患者床上活动，尤其下肢，预防 DVT 的发生	□ 观察患者一般状况及切口敷料 □ 术后生活护理 □ 鼓励患者床上活动预防 DVT □ 拍背排痰 □ 针对乙状结肠造口进行心理护理	□ 观察患者一般状况及切口敷料 □ 术后生活护理 □ 指导排尿 □ 鼓励患者床上活动，促进肠功能恢复 □ 针对乙状结肠造口进行心理护理
重点医嘱	□ 详见医嘱执行单	□ 详见医嘱执行单	□ 详见医嘱执行单
变异	□ 无 □ 有，原因：	□ 无 □ 有，原因：	□ 无 □ 有，原因：
护士签名			

时间	住院第9~10天 （术后第5~6天）	住院第11~12天 （术后第7~8天）	住院第13~14天 （术后第9~10天）
主要护理工作	□ 观察患者一般状况及切口情况 □ 鼓励患者床上活动，促进肠功能恢复 □ 术后生活护理，注意进食情况	□ 观察患者一般状况及切口情况 □ 鼓励患者下床活动，促进肠功能恢复 □ 术后生活护理，注意进食情况和体温	□ 指导患者和家属更换乙状结肠造口袋 □ 术后生活护理
重点医嘱	□ 详见医嘱执行单	□ 详见医嘱执行单	□ 详见医嘱执行单
变异	□ 无 □ 有，原因：	□ 无 □ 有，原因：	□ 无 □ 有，原因：
护士签名			

时间	住院第 14~16 天 （术后第 10~12 天）	住院第 16~18 天 （术后第 12~14 天）	住院第 19~21 天 （术后第 15~17 天，出院日）
主要 护理 工作	□ 向患者及家属宣教乙状结肠 　造口护理常识	□ 指导患者和家属更换乙状结 　肠造口袋	□ 协助患者办理出院手续 □ 出院指导，重点出院后用药 　方法
重点 医嘱	□ 详见医嘱执行单	□ 详见医嘱执行单	□ 详见医嘱执行单
变异	□ 无　□ 有，原因：	□ 无　□ 有，原因：	□ 无　□ 有，原因：
护士 签名			

（三）患者表单

直肠癌腹会阴联合切除手术临床路径患者表单

适用对象：第一诊断为直肠癌（ICD-10：C20）

行直肠癌腹会阴联合切除手术（ICD-9-CM-3：48.49 或 48.65）

患者姓名：		性别：	年龄：	门诊号：	住院号：

住院日期：	年 月 日	出院日期：	年 月 日	标准住院日：	天

时间	住院第1天（术前3天）	住院第2天（术前2天）	住院第3天（术前1天）
医患配合	□ 配合询问病史，务必详细告知既往史、用药史、过敏史 □ 如服用抗凝药物，明确告知 □ 配合测量生命体征和体格检查 □ 接受入院宣教 □ 遵守医院的相关规定和家属探视制度 □ 有不适症状及时告知医师和护士	□ 配合完善化疗前相关实验室检查，如采血、留尿、心电图、中上腹部增强CT；盆腔增强MRI或CT；电子结肠镜，取活检病理及乙状结肠镜检查；胸部平扫CT等 □ 有不适症状及时告知医师和护士	□ 签署手术及麻醉同意书、委托书、自费药品协议书、输血同意书 □ 配合完成术前准备 □ 配合乙状结肠造口定位
重点诊疗及检查	诊疗重点： □ 协助医师记录病史 □ 告知医师既往的基础疾病并继续治疗 □ 半流质饮食/无渣流质饮食/禁食、禁水 □ 口服抗菌药物 **重要检查：** □ 测量生命体征，身高体重 □ 进行全身体格检查	诊疗重点： □ 半流质饮食/无渣流质饮食/禁食、禁水 □ 口服抗菌药物 **重要检查：** □ 血常规和凝血功能、尿常规、大便常规+隐血；肝肾功能、电解质、血糖及CEA；感染疾病筛查 □ 中上腹部增强CT；盆腔增强MRI或CT；电子结肠镜，取活检病理及乙状结肠镜检查；胸部平扫CT	诊疗重点： □ 禁食、禁水 □ 口服抗菌药物 □ 晚8点开始口服复方聚乙二醇清洁肠道 □ 备皮 □ 睡前地西泮10mg im □ 乙状结肠造口定位 □ 静脉营养治疗

时间	住院第 4 天 （手术日）	住院第 5~6 天 （术后第 1~2 天）	住院第 7~8 天 （术后第 3~4 天）
医患配合	□ 配合麻醉医师和手术医师完成手术治疗	□ 配合医师观察切口及出入量情况以及造口情况 □ 配合医师进行乙状结肠指诊促进排气 □ 配合医师护士下地活动 □ 少量饮水	□ 配合医师切口换药，必要时引流 □ 配合医师护士下地活动 □ 饮水，视情况流质饮食 □ 配合锻炼排尿功能
重点诊疗及检查	诊疗重点： □ 禁食、禁水 □ 心电监护、吸氧、尿管长期开放 □ 记录出入量，注意引流情况 □ 预防性应用抗菌药物 □ 抑酸、化痰和镇痛治疗 □ 静脉肠外营养治疗，补充液量和能量，维持水电解质平衡 重要检查： □ 复查血常规及相关指标	诊疗重点： □ 心电监护、吸氧、尿管长期开放 □ 记录出入量，注意引流情况 □ 预防性应用抗菌药物 □ 抑酸、化痰和镇痛治疗 □ 静脉肠外营养治疗，补充液量和能量，维持水电解质平衡 □ 雾化吸入	诊疗重点： □ 酌情进流质饮食 □ 根据病情停用心电监护和吸氧 □ 静脉肠外营养治疗，补充液量和能量，维持水电解质平衡 □ 雾化吸入 □ 尿管 q4h 开放 重要检查： □ 复查血常规及相关指标

时间	住院第 9~10 天 （术后第 5~6 天）	住院第 11~12 天 （术后第 7~8 天）	住院第 13~14 天 （术后第 9~10 天）
诊疗工作	□ 进食半流质饮食 □ 配合医师拔除引流管 □ 配合医师腹部和会阴切口换药 □ 配合医师拔除尿管 □ 配合护士更换乙状结肠造口袋	□ 配合医师腹部和会阴切口换药和间断拆线 □ 与医师沟通了解病理结果及放化疗方案，配合签字	□ 进食普通饮食 □ 配合配合腹部和会阴切口换药，腹部切口拆线 □ 配合护士更换乙状结肠造口袋
重点诊疗及检查	诊疗重点： □ 半流质饮食 □ 停用相关治疗 □ 男性患者停导尿管 □ 停会阴引流管 重要检查： □ 复查血常规及相关指标	诊疗重点： □ 腹部和会阴切口换药，腹部间断拆线	诊疗重点： □ 普通饮食 □ 腹部和会阴切口换药，腹部切口拆线 重要检查： □ 复查血常规及相关指标

时间	住院第 14~16 天 （术后第 10~12 天）	住院第 16~18 天 （术后第 12~14 天）	住院第 19~21 天 （术后第 15~17 天，出院日）
诊疗 工作	□ 配合医师会阴切口换药和间断拆线	□ 配合医师会阴切口换药、拆线	□ 了解医师的交代出院后的注意事项，重点交代复诊时间及发生紧急情况时处理方法
重点 诊疗 及检 查	诊疗重点： □ 会阴切口换药，间断拆线 重要检查： □ 复查血常规及相关指标	诊疗重点： □ 会阴切口换药拆线 □ 乙状结肠造口护理	诊疗重点： □ 出院带药

附：原表单（2012 年版）

直肠癌腹会阴联合切除手术临床路径表单

适用对象：第一诊断为直肠癌（ICD-10：C20）

行直肠癌腹会阴联合切除手术（ICD-9-CM-3：48.49 或 48.65）

患者姓名：		性别： 年龄： 门诊号：		住院号：
住院日期： 年 月 日		出院日期： 年 月 日		标准住院日：19~21 天

时间	住院第 1 天（术前 3 天）	住院第 2 天（术前 2 天）	住院第 3 天（术前 1 天）
主要诊疗工作	□ 询问病史、体格检查 □ 书写病历 □ 上级医师查房，完成查房记录 □ 完善相关检查并开始术前肠道准备	□ 三级医师查房 □ 术前讨论，分析检查结果，制订治疗方案 □ 完成上级医师查房记录等病历书写 □ 完成必要相关科室会诊	□ 向患者及家属交代病情，明确告知围术期治疗中可能出现的意外和危险 □ 签署手术及麻醉同意书、委托书、自费药品协议书、输血同意书 □ 完成术前准备 □ 完成手术医嘱及术前小结 □ 麻醉医师术前访视患者及完成记录 □ 通知手术室拟定手术时间
重点医嘱	**长期医嘱：** □ 二级护理 □ 半流质饮食/无渣流质饮食/禁食、禁水 □ 口服抗菌药物 □ 继续合并症治疗用药 **临时医嘱：**（如门诊未查） □ 血常规和凝血功能、尿常规、大便常规+隐血；肝肾功能、电解质、血糖及 CEA；感染疾病筛查 □ 中上腹部强化 CT；盆腔 MRI 或 CT；电子结肠镜，取活检病理及乙状结肠镜检查；胸部强化 CT □ 心电图，肺功能，超声心动图	**长期医嘱：** □ 二级护理 □ 半流质饮食/无渣流质饮食/禁食、禁水 □ 口服抗菌药物 □ 继续合并症治疗用药 □ 新制订的治疗方案	**长期医嘱：** □ 二级护理 □ 半流质饮食/无渣流质饮食/禁食、禁水 □ 口服抗菌药物 □ 继续合并症治疗用药 **临时医嘱：** □ 晚 8 点开始口服复方聚乙二醇清洁肠道 □ 备皮 □ 检查血型，备血制品 □ 睡前地西泮 10mg im □ 准备术中特殊器械及材料 □ 抗菌药物皮试 □ 乙状结肠造口定位
主要护理工作	□ 入院介绍 □ 入院评估：一般情况、营养状况、心理变化、生命体征等 □ 指导患者进行辅助检查	□ 观察患者病情及情绪变化等 □ 心理护理	□ 术前宣教（提醒患者术前禁食、禁水） □ 术前准备 □ 沐浴、剪指甲、更衣

续　表

时间	住院第1天（术前3天）	住院第2天（术前2天）	住院第3天（术前1天）
病情 变异 记录	□无　□有，原因： 1. 2.	□无　□有，原因： 1. 2.	□无　□有，原因： 1. 2.
护士 签名			
医师 签名			

时间	住院第 4 天 （手术日）	住院第 5~6 天 （术后第 1~2 天）	住院第 7~8 天 （术后第 3~4 天）
主要诊疗工作	□ 手术（包括手术安全核对） □ 完成手术记录 □ 完成术后病程记录 □ 向患者及家属交代术中情况及术后注意事项 □ 手术标本常规送病理检查	□ 上级医师查房：观察切口及出入量（特别注意尿量和引流）情况以及造口情况，根据各项检查结果评价重要脏器功能，提出诊治意见 □ 乙状结肠指诊促进排气 □ 记录每日病程和上级医师查房意见	□ 切口换药，必要时引流 □ 检查腹部临床表现，注意排气情况及造口情况 □ 记录每日病程
重点医嘱	**长期医嘱：** □ 全身麻醉下经腹直肠癌根治术后护理常规 □ 一级护理 □ 禁食、禁水 □ 心电监护、吸氧、尿管长期开放 □ 记录出入量，注意引流情况 □ 预防性应用抗菌药物 □ 抑酸、化痰和镇痛治疗 □ 静脉肠外营养治疗，补充液量和能量，维持水电解质平衡 **临时医嘱：** □ 复查血常规及相关指标	**长期医嘱：** □ 雾化吸入 **临时医嘱：** □ 试饮水 □ 乙状结肠造口指诊	**长期医嘱：** □ 酌情进流质饮食 □ 根据病情停用心电监护和吸氧 □ 尿管 q4h 开放 □ 根据病情停用预防性抗菌药物治疗 **临时医嘱：** □ 腹部和会阴切口换药 □ 复查血常规及相关指标
主要护理工作	□ 定时巡视病房 □ 观察患者病情变化及切口敷料 □ 术后生活护理 □ 鼓励患者床上活动，尤其下肢，预防 DVT 的发生	□ 观察患者一般状况及切口敷料 □ 术后生活护理 □ 鼓励患者床上活动预防 DVT □ 拍背排痰 □ 针对乙状结肠造口进行心理护理	□ 观察患者一般状况及切口敷料 □ 术后生活护理 □ 指导排尿 □ 鼓励患者床上活动，促进肠功能恢复 □ 针对乙状结肠造口进行心理护理
病情变异记录	□ 无　□ 有，原因： 1. 2.	□ 无　□ 有，原因： 1. 2.	□ 无　□ 有，原因： 1. 2.
护士签名			
医师签名			

时间	住院第 9~10 天 （术后第 5~6 天）	住院第 11~12 天 （术后第 7~8 天）	住院第 13~14 天 （术后第 9~10 天）
主要诊疗工作	□ 上级医师查房 □ 根据临床表现、血常规及相关生化检查结果调整治疗方案 □ 会阴切口引流量<20ml 可拔除引流管 □ 根据患者胃肠道功能决定饮食 □ 腹部和会阴切口换药，检查愈合情况 □ 男性患者可拔除尿管 □ 更换乙状结肠造口袋	□ 腹部和会阴切口换药，腹部切口可间断拆线； □ 根据血常规及相关指标检查结果，决定是否停用抗菌药物治疗 □ 根据病理分期，制订术后放化疗方案，向上级医师汇报 □ 向家属交代病理结果及放化疗方案，家属签字 □ 对以上如实记录病程	□ 上级医师查房 □ 询问进食情况 □ 询问排尿和排便情况 □ 观察腹部情况 □ 腹部和会阴切口换药，腹部切口拆线 □ 更换乙状结肠造口袋
重点医嘱	长期医嘱： □ 二级护理 □ 半流质饮食 □ 停用相关治疗 □ 男性患者停导尿管 □ 停会阴引流管 临时医嘱： □ 复查血常规及相关指标 □ 腹部和会阴切口换药 □ 乙状结肠造口护理	长期医嘱： □ 停用抗菌药物 临时医嘱： □ 腹部和会阴切口换药，腹部间断拆线	长期医嘱： □ 三级护理 □ 普通饮食 临时医嘱： □ 腹部和会阴切口换药，腹部切口拆线 □ 复查血常规及相关指标
主要护理工作	□ 观察患者一般状况及切口情况 □ 鼓励患者床上活动，促进肠功能恢复 □ 术后生活护理，注意进食情况	□ 观察患者一般状况及切口情况 □ 鼓励患者下床活动，促进肠功能恢复 □ 术后生活护理，注意进食情况和体温	□ 指导患者和家属更换乙状结肠造口袋 □ 术后生活护理
病情变异记录	□ 无　□ 有，原因： 1. 2.	□ 无　□ 有，原因： 1. 2.	□ 无　□ 有，原因： 1. 2.
护士签名			
医师签名			

时间	住院第 14~16 天 （术后第 10~12 天）	住院第 16~18 天 （术后第 12~14 天）	住院第 19~21 天 （术后第 15~17 天，出院日）
主要诊疗工作	□ 询问患者进食和排便情况 □ 会阴切口换药，可间断拆线 □ 女性患者拔除尿管	□ 上级医师查房 □ 询问进食情况 □ 询问排尿和排便情况 □ 会阴切口换药、拆线 □ 上级医师进行术后康复评估，决定出院日期 □ 向患者及家属交代病情 □ 更换乙状结肠造口袋	□ 完成出院记录、病案首页、出院证明等书写 □ 向患者交代出院后的注意事项，重点交代复诊时间及发生紧急情况时处理方法
重点医嘱	□ 会阴切口换药，间断拆线 □ 女性患者停尿管 □ 复查血常规及相关指标	长期医嘱： □ 三级护理 □ 普通饮食 临时医嘱： □ 会阴切口换药拆线 □ 乙状结肠造口护理	出院医嘱： □ 出院带药
主要护理工作	□ 向患者及家属宣教乙状结肠造口护理常识	□ 指导患者和家属更换乙状结肠造口袋	□ 协助患者办理出院手续 □ 出院指导，重点出院后用药方法
病情变异记录	□ 无 □ 有，原因： 1. 2.	□ 无 □ 有，原因： 1. 2.	□ 无 □ 有，原因： 1. 2.
护士签名			
医师签名			

第五章

直肠癌术前放疗临床路径释义

一、直肠癌术前放疗编码

疾病名称与编码：直肠癌（ICD-10：C20）

恶性肿瘤术前放疗（ICD-10：Z51.001）

二、临床路径检索方法

C20 伴 Z51.001

三、直肠癌术前放疗临床路径标准住院流程

（一）适用对象

第一诊断为直肠癌需行术前放疗。

> **释义**
>
> ■ 适用对象编码参见第一部分。
>
> ■ 本路径适用对象为临床诊断为直肠癌术前拟行常规分割放疗的患者，直肠癌术后或复发患者，需进入其他相应路径；拟行直肠癌大分割放疗的患者，需进入其他路径。
>
> ■ 推荐术前放化疗仅适用于距肛门<12cm，肿瘤分期 $T_{3\sim4}N_0M_0$ 或任何 T、N+ M_0。12cm 以上病变及 $T_{1\sim2}N_0M_0$ 建议直接手术。

（二）诊断依据

根据《肿瘤放射治疗学（第4版）》（中国协和医科大学出版社）、原卫生部《结直肠癌诊疗规范（2010年）》

1. 临床症状：主要为大便习惯改变、大便性状改变（变细、血便、黏液便等）、贫血及全身症状（如消瘦、乏力、低热）。

2. 辅助检查：直肠指检、电子肠镜、直肠腔内超声、CT 和 MRI 提示直肠占位性病变。

> **释义**
>
> ■ 本路径的制订主要参考国内权威参考书籍和诊疗指南。
>
> ■ 病史和临床症状是诊断直肠癌的初步依据，多数患者表现为大便习惯改变，如便秘与腹泻交替；大便性状的改变，如出现大便变细、凹痕、血便或黏液血便等，可伴有贫血、消瘦、乏力、低热等症状。直肠指诊可发现中低位直肠癌，表现为直肠壁隆起型、溃疡型或浸润型肿物，肿物可侵犯部分或全部肠周，通常质硬、活动度较差，与正常肠壁分界不清，可伴有肠壁僵硬、肠腔变窄、指套染血等。直肠镜

适用于病变位置较低的肿瘤，乙状结肠镜和电子结肠镜检查可发现位置较高的病变。电子结肠镜还可同时进行结肠检查。如无禁忌证，推荐所有疑似直肠癌的患者行电子结肠镜检查。胸腹 CT 和盆腔 MRI 对明确肿瘤分期有帮助，避免不必要的术前放疗。

3. 病理：活检证实。

> **释义**
>
> ■ 直肠肿物病理活检明确占位性质是直肠癌放疗前的必要依据，也是与其他疾病鉴别的重要手段。

（三）进入路径标准

第一诊断必须符合直肠癌。

当患者同时具有其他疾病诊断，但在住院期间不需要特殊处理也不影响第一诊断的临床路径流程实施时，可以进入路径。

> **释义**
>
> ■ 因患有其他疾病且影响直肠癌放化疗实施及局部肿瘤较晚无法按计划完成术前放疗和计划性手术者，需退出本路径。

（四）标准住院日 35~45 天

> **释义**
>
> ■ 确诊直肠癌的患者入院后，第 1 天明确病史及查体、病历记录、完善检查。第 2~9 天上级医师查房，行 CT 模拟定位、勾画靶区和正常器官、制订治疗计划、确认治疗计划。第 5~11 天开始放疗。第 6~45 天，放疗及同步化疗，观察临床症状变化、肿瘤退缩情况及对症处理放化疗不良反应。总住院时间不超过 45 天符合本路径要求。

（五）住院期间的检查项目

1. 必需的检查项目：

（1）血常规、尿常规、大便常规。

（2）肝肾功能。

（3）凝血功能、血型、感染性疾病筛查（乙型肝炎、丙型肝炎、艾滋病、梅毒等）。

（4）消化道肿瘤指标。

（5）肠镜、腔内超声、盆腔 MRI、胸部+腹部 CT、心电图。

（6）CT 放疗定位。

> **释义**
>
> ■血常规、尿常规、大便常规+隐血是最基本的三大常规检查，进入路径的患者均需完成。大便隐血试验和血红蛋白检测可以进一步了解患者有无急性或慢性失血；肝肾功能、消化道肿瘤指标、凝血功能、感染性疾病筛查、心电图可用于肠镜检查前准备，同时评估有无基础疾病，是否影响放化疗实施、影响住院时间、费用及其治疗预后；血型筛查用于输血前准备。
>
> 无禁忌证患者均应行电子肠镜检查。直肠腔内超声和MRI检查是诊断及分期的常规检查。胸腹部CT可以协助诊断盆腔以外脏器或淋巴结转移情况，最常见的转移部位如肝脏、肺、腹膜后淋巴结等。
>
> ■电子肠镜检查并取活检病理是确诊直肠癌的重要方法，有条件施行电子肠镜检查的医疗单位且患者无禁忌证的情况下均应进行电子肠镜检查。
>
> ■经过肠镜病理活检尚不能明确诊断且高度怀疑直肠癌，出现肠梗阻、可疑肠穿孔、肿瘤明显出血等急诊情况者建议先行手术解决急诊问题，需急行手术者，退出本路径。
>
> ■本病需与一些其他疾病鉴别，如痔、直肠息肉、肛瘘、阿米巴肠炎等。痔一般多为便后鲜血，血色鲜红不与大便相混合，直肠癌便血常伴有黏液而出现黏液血便或大便与血相混合。对便血患者必须常规行直肠指诊。痔为静脉团形成，触之柔软，与周围组织界限尚清晰。直肠息肉与直肠癌的鉴别主要为活检病理，部分直肠癌即为息肉癌变形成。肛瘘常由肛窦炎而形成肛旁脓肿所致。患者有肛周脓肿病史，局部红肿疼痛，与直肠癌症状差异较大。阿米巴肠炎症状为腹痛、腹泻，病变累及直肠可伴里急后重。粪便为暗红色或紫红色血液及黏液。肠炎可致肉芽及纤维组织增生，使肠壁增厚，肠腔狭窄，易误诊为直肠癌，电子结肠镜检查及活检为有效鉴别手段。
>
> ■以上检查如果近期内门诊或其他医院已完成并结果可靠则不必重复检查。
>
> ■CT放疗定位：定位前1小时排空膀胱，饮水1000ml（其中含对比剂碘化醇20ml），充盈膀胱并显影小肠。患者俯卧位，身下垫有孔腹部定位板，双臂前伸，下颌着床。高龄或俯卧困难者也可仰卧放疗。热塑体模或真空垫固定，碘对比剂血管增强。有对比剂过敏、高龄、严重并发症等不适合增强的患者，仅行平扫。扫描范围：腰椎1~2水平至坐骨结节下10cm，层厚5mm。放疗期间每次放疗前膀胱充盈准备跟定位时一致，但不用再在水中加入碘化醇。

2. 根据患者病情进行的检查项目：心脏彩超（老年人或既往相关病史者）、全身骨ECT（疑有骨转移者）、SPECT（疑有其余部位转移者）、PET-CT。

> **释义**
>
> ■骨ECT在患者存在骨痛或血碱性磷酸酶升高时可以应用，SPECT、PET-CT不推荐常规使用，但对于常规检查无法明确的病灶可作为有效的辅助检查。

（六）治疗方案的选择

根据《肿瘤放射治疗学（第4版）》（中国协和医科大学出版社），原卫生部《结直肠癌诊疗规范（2010 年）》（原卫生部，2010 年）。

术前适形或调强放疗，并同步化疗。

> **释义**
>
> ■ 本路径适用于直肠癌术前行常规分割放疗的患者。
>
> ■ 放疗建议采用适形或调强放疗或更先进的放疗技术，如容积弧形调强和螺旋断层调强。适形或调强放疗技术有助于提高肿瘤区域的照射剂量，以达到更好的杀灭肿瘤细胞、提高根治性手术切除率和病理完全缓解率的目的；同时可降低周围正常组织受量，有利于小肠、膀胱、阴道、股骨头等的保护。推荐放疗剂量 DT 45～50.4Gy，每次 1.8～2.0Gy，共 25～28 次，5～6 周完成。
>
> ■ 同步化疗在放疗期间使用。化疗方案建议卡培他滨单药口服或者静脉应用 5-FU 及甲酰四氢叶酸。

（七）预防性抗菌药物选择与使用时机

发热、腹痛、腹泻明显患者建议立即进行病原微生物培养并使用抗菌药物。

> **释义**
>
> ■ 放疗期间出现腹痛、腹泻明显，伴有发热、黏液血便、里急后重的患者，应当停止放化疗，需及时行血常规、大便常规、肝肾功能检查及血液和粪便的病原微生物培养。因放疗本身可造成放射性肠炎，同时 5-FU 或卡培他滨也可造成药物性腹泻，临床首先需要鉴别何种原因造成的腹泻。即使不能立即确诊腹泻原因，如患者出现发热、血象升高等情况，也建议先停止放化疗，使用抗菌药物缓解病情，以免延误治疗导致症状恶化。

（八）必要的升血、针对放射性消化和泌尿系统反应等的药物

> **释义**
>
> ■ 如果放化疗期间出现Ⅰ～Ⅱ度骨髓抑制，建议给予口服升血药物，每周复查观察血象变化。若白细胞、血红蛋白、血小板等出现Ⅲ度及以上不良反应，建议暂停放化疗，给予集落刺激因子、白细胞介素 2 或重组人血小板生成素等治疗。
>
> ■ 针对恶心、食欲缺乏、胃部不适、胃灼热等上消化道不良反应，可给予增进食欲药物如甲地孕酮、抑酸药如奥美拉唑或胃黏膜保护剂如胶体铋、硫糖铝等，也可使用多巴胺受体拮抗剂如甲氧氯普胺、5-HT$_3$ 受体拮抗剂、糖皮质激素、抗组胺类药物等。针对腹痛腹泻、里急后重等下消化道不良反应，在排除感染因素后，仅考虑药物性腹泻或放射性肠炎时，可给予止泻剂，如蒙脱石、盐酸洛哌丁胺等。腹痛一般与腹泻伴随，不建议应用镇痛药，以免掩盖临床症状变化情况。里急后重严重者可考虑局部药物保留灌肠。严重的恶心、食欲下降、体重下降、腹泻脱水、电解质紊乱、肝肾功能异常应当考虑停止放化疗，积极输液对症支持治疗，待症状改善后再考虑继续放化疗。

■放疗期间如出现尿频、尿急、尿痛的泌尿系症状，在排除泌尿系感染因素后，首先考虑膀胱受到照射后产生的放射性膀胱或尿道炎。多饮水、多排尿、严格重复充盈膀胱的放疗前准备以及合理的放疗靶区勾画，可大大降低放射性膀胱炎及尿道炎的发生率。若临床症状较重，可给予选择性 α_1 受体阻滞剂或抗胆碱能性质的药品缓解症状。女性患者放疗期间可能出现阴道分泌物增多情况，建议每日冲洗阴道，保持阴道清洁。

（九）放疗日

开始时间为入院第 5~11 天。

释义

■入院前已经在门诊完善检查，入院即行放疗模拟定位及制订治疗计划的患者，放疗可于入院后第 5 天左右即开始。门诊检查不完善，需要入院后再行检查的患者，则可于入院后第 11 天左右开始放疗，另外各医院的放疗病例数和放疗机器紧张程度的不同也决定了放疗前期的准备时间一般需要 5~11 天。放疗时间是周一至周五，每日 1 次，周六、日休息。

（十）出院标准

1. 一般情况良好。
2. 没有需要住院处理的并发症和（或）合并症。
3. 没有需要住院处理的严重放化疗不良反应。

释义

■患者出院前应完成全部放疗及化疗，观察临床症状是否减轻或消失、有无严重放化疗不良反应（包括Ⅲ度以上血象毒性和肝肾功能异常以及严重感染等）、有无影响患者生命安全和生活质量的并发症和（或）控制不稳定的合并症。

（十一）变异及原因分析

1. 有影响放化疗的并发症或合并症，需要进行相关的诊断和治疗，并适当延长住院时间。
2. 放化疗后产生严重放化疗不良反应，需继续住院处理，并适当延长住院时间。
3. 发现有远端转移或因无法耐受、患者主观原因、意外情况等终止放化疗者，退出此临床路径。
4. 术前放疗结束时复查、评估发现仍无法手术，需行根治性放疗，退出此临床路径。

释义

■疗前检查发现患者存在其他系统严重疾病，需要在直肠癌放疗前首先治疗的，则终止本路径；出现肿瘤出血、肠穿孔、梗阻等并发症需外科介入处理时，需转入相应路径；出现严重的放化疗不良反应，导致治疗疗程延长、治疗费用高者需退出本路径；疗中出现远端转移或因无法耐受、患者主观原因、意外情况等终止放化疗者，需退出本路径；术前放疗结束时复查、评估发现仍无法手术，需行根治性放疗，退出此临床路径。

■认可的变异原因主要是指患者入选路径后，在检查及治疗过程中发现患者合并存在事前未预知的、对本路径治疗可能产生影响的情况，需要终止执行路径或延长治疗时间、增加治疗费用，医师需在表单中明确说明。

■因患者方面的主观原因导致执行路径出现变异，需医师在表单中予以说明。

■因放疗加速器故障的客观原因导致执行路径出现变异，需医师在表单中予以说明。

四、推荐表单

（一）医师表单

直肠癌术前放疗临床路径医师表单

适用对象：第一诊断为直肠癌，需术前放疗（无并发症患者）

患者姓名：		性别： 年龄： 门诊号：		住院号：
住院日期： 年 月 日		出院日期： 年 月 日		标准住院日：35~45 天

时间	住院第 1 天	住院第 2~9 天	住院第 5~11 天（放疗开始）
主要诊疗工作	□ 询问病史及体格检查 □ 完成病历书写 □ 开实验室检查单 □ 上级医师查房与放疗前评估	□ 上级医师查房 □ 完成相关检查 □ 住院医师完成上级医师查房记录等病历书写 □ 完成必要的相关科室会诊 □ 向患者或其家属交代病情，并签署 72 小时入院谈话，介绍诊疗计划 □ CT 定位，靶区正常器官勾画，治疗计划准备	□ 上级医师查房 □ 完成入院检查 □ 完成上级医师查房记录等病历书写 □ 向患者或其家属交代病情，并签署放疗知情同意书，化疗知情同意书、激素使用知情同意书等 □ 开始放疗
重点医嘱	**长期医嘱：** □ 护理常规 □ 二/三级护理 □ 饮食：普通饮食/半流质饮食/流质饮食/其他 □ 其他医嘱 **临时医嘱：** □ 血常规、尿常规、便常规、肝肾功能、电解质、消化道肿瘤指标、凝血功能、血型 □ 肠镜、盆腔 MRI、胸部+上腹 CT、腹股沟 B 超、心电图 □ 必要时行超声心动、全身骨 ECT、SPECT、PET-CT	**长期医嘱：** □ 患者既往疾病基础用药 □ 护理常规 □ 二/三级护理 □ 饮食：普通饮食/半流质饮食/流质饮食/其他 □ 其他医嘱 **临时医嘱：** □ CT 定位	**长期医嘱：** □ 患者既往疾病基础用药 □ 护理常规 □ 二/三级护理 □ 饮食：普通饮食/半流质饮食/流质饮食/其他 □ 通便治疗（必要时） □ 其他医嘱 **临时医嘱：** □ 其他特殊医嘱
病情变异记录	□ 无 □ 有，原因： 1. 2.	□ 无 □ 有，原因： 1. 2.	□ 无 □ 有，原因： 1. 2.
医师签名			

时间	住院第 6~44 天	出院日
主要诊疗工作	□ 上级医师查房，注意病情变化 □ 住院医师完成常规病历书写 □ 根据情况决定是否需要复查血常规、肝肾功能、电解质、X 线胸片、淋巴结 B 超、盆腔 CT 等 □ 注意观察生命体征、疼痛评分等 □ 注意放射性皮炎、放射性肠炎等的观察 □ 予以卡培他滨或 5-FU 类同步化疗（化疗禁忌者单纯放疗）	□ 上级医师查房，确定有无并发症情况，明确是否出院 □ 完成出院记录、病案首页、出院证明书等 □ 告知患者出院后 4~6 周行手术治疗 □ 向患者交代出院后的注意事项，如：返院复诊的时间、地点，发生紧急情况时的处理等
重点医嘱	**长期医嘱：** □ 护理常规 □ 二/三级护理 □ 患者既往基础用药 □ 饮食：普通饮食/半流质饮食/流质饮食/其他 □ 其他医嘱 **临时医嘱：** □ 血常规、尿常规、大便常规 □ 肝肾功能、电解质 □ 病原微生物培养（必要时） □ X 线胸片、淋巴结 B 超、盆腔 CT 等 □ 奥沙利铂、卡培他滨等 5-FU 类同步化疗 □ 止吐、补液、护肝、抗炎、通便或止泻等 □ 其他医嘱	**出院医嘱：** □ 出院带药 □ 定期门诊随访、复查 □ 继续皮肤护理至少半月 □ 需序贯化疗患者按时来院化疗
病情变异记录	□ 无　□ 有，原因： 1. 2.	□ 无　□ 有，原因： 1. 2.
医师签名		

（二）护士表单

直肠癌术前放疗临床路径护士表单

适用对象：第一诊断为直肠癌，需术前放疗（无并发症患者）

患者姓名：	性别： 年龄：		住院号：
住院日期： 年 月 日	出院日期： 年 月 日		标准住院日：35~45 天

时间	住院第 1 天	住院第 2~9 天	住院第 5~11 天（放疗开始）
健康宣教	□ 入院宣教 □ 介绍主管医师、护士 □ 介绍环境、设施 □ 介绍住院注意事项 □ 介绍探视和陪伴制度 □ 介绍贵重物品制度 □ 宣教放疗相关知识	□ 药物宣教 □ 宣教放疗相关知识 □ 告知相关检验项目及注意事项，指导并协助患者到相关科室进行检查 □ 告知检查后可能出现的情况及应对方式	□ 放疗开始当日再次宣教 □ 告知饮食、体位要求 □ 告知放疗前需充盈膀胱 □ 给予患者及家属心理支持 □ 再次明确探视陪伴须知
护理处置	□ 核对患者，佩戴腕带 □ 建立入院护理病历 □ 协助患者留取各种标本 □ 测量体重	□ 协助医师完成 CT 定位前的膀胱充盈准备，告知注意事项	□ 协助医师完成放疗前的膀胱充盈准备，告知注意事项
基础护理	□ 实施相应级别护理及饮食护理 □ 晨晚间护理 □ 排泄管理 □ 患者安全管理	□ 实施相应级别护理及饮食护理 □ 晨晚间护理 □ 排泄管理 □ 患者安全管理	□ 实施相应级别护理及饮食护理 □ 晨晚间护理 □ 排泄管理 □ 患者安全管理
专科护理	□ 护理查体 □ 病情观察 □ 呕吐物及大便的观察 □ 腹部体征的观察 □ 需要时，填写跌倒及压疮防范表 □ 需要时，请家属陪伴 □ 确定饮食种类 □ 心理护理	□ 病情观察 □ 呕吐物或大小便的观察 □ 腹部体征的观察 □ 遵医嘱完成相关检查 □ 心理护理	□ 遵医嘱予口服药物或静脉输液 □ 病情观察 □ 呕吐物或大小便的观察 □ 腹部体征的观察 □ 皮肤护理 □ 心理护理
重点医嘱	□ 详见医嘱执行单	□ 详见医嘱执行单	□ 详见医嘱执行单
病情变异记录	□ 无 □ 有，原因： 1. 2.	□ 无 □ 有，原因： 1. 2.	□ 无 □ 有，原因： 1. 2.
护士签名			

时间	住院第 6~44 天	出院日
健康宣教	□ 放疗中宣教放疗不良反应，药物作用及饮食、活动指导	□ 出院宣教 □ 复查时间 □ 服药方法 □ 活动休息 □ 指导饮食 □ 指导办理出院手续 □ 告知出院后皮肤护理注意事项
护理处置	□ 遵医嘱完成相关检查	□ 办理出院手续 □ 书写出院小结
基础护理	□ 实施相应级别护理及饮食护理 □ 晨晚间护理 □ 皮肤护理 □ 排泄管理 □ 患者安全管理	□ 实施相应级别护理及饮食护理 □ 晨晚间护理 □ 皮肤护理 □ 排泄管理 □ 患者安全管理
专科护理	□ 病情观察 □ 监测生命体征 □ 出血、穿孔、感染等并发症的观察 □ 大小便的观察 □ 腹部体征的观察 □ 心理护理	□ 病情观察 □ 监测生命体征 □ 出血、穿孔、感染等并发症的观察 □ 大小便的观察 □ 腹部体征的观察 □ 出院指导 □ 心理护理
重点医嘱	□ 详见医嘱执行单	□ 详见医嘱执行单
病情变异记录	□ 无　□ 有，原因： 1. 2.	□ 无　□ 有，原因： 1. 2.
护士签名		

（三）患者表单

直肠癌术前放疗临床路径患者表单

适用对象：第一诊断为直肠癌，需术前放疗（无并发症患者）

患者姓名：	性别：　年龄：　门诊号：	住院号：
住院日期：　　年　月　日	出院日期：　　年　月　日	标准住院日：35~45 天

时间	住院第 1 天	住院第 2~9 天	住院第 5~11 天（放疗开始）
医患配合	□ 配合询问病史、收集资料，务必详细告知既往史、用药史、过敏史 □ 配合进行体格检查 □ 有任何不适告知医师	□ 配合完善放疗前相关检查，如采血、留尿便、心电图、影像检查等 □ 医师与患者及家属介绍病情，介绍诊疗计划 □ 配合医师完善 CT 定位前准备工作，充盈膀胱	□ 配合完善相关检查，如采血、留尿便 □ 配合医师签署放疗知情同意书，化疗知情同意书等 □ 摆好放疗体位及做好每次放疗前充盈膀胱准备
护患配合	□ 配合测量体温、脉搏、呼吸 3 次，血压、体重 1 次 □ 配合完成入院护理评估（简单询问病史、过敏史、用药史） □ 接受入院宣教（环境介绍、病室规定、订餐制度、贵重物品保管等） □ 配合执行探视和陪伴制度 □ 有任何不适告知护士	□ 配合测量体温、脉搏、呼吸 3 次，询问大便 1 次 □ 接受放疗前宣教 □ 接受饮食宣教 □ 接受药物宣教	□ 配合测量体温、脉搏、呼吸 3 次，询问大便 1 次 □ 接受放疗宣教 □ 接受饮食宣教 □ 接受药物宣教 □ 有任何不适告知护士
饮食	□ 遵医嘱饮食	□ 遵医嘱饮食	□ 遵医嘱饮食
排泄	□ 正常排尿便	□ 正常排尿便	□ 正常排尿便
活动	□ 正常活动	□ 正常活动	□ 正常活动

时间	住院第 6~44 天	出院日
医患配合	□ 配合查体 □ 配合完善相关检查：如采血、留尿、便等 □ 摆好放疗体位及做好每次放疗前充盈膀胱准备	□ 接受出院前指导 □ 知道复查程序 □ 知道放疗后 4~6 周准备手术 □ 获取出院诊断书 □ 知晓出院后的注意事项，如：继续皮肤护理至少半月，返院复诊的时间、地点，发生紧急情况时的处理等
护患配合	□ 配合定时测量生命体征、每日观察大便 □ 配合检查 □ 注意放射野皮肤保护 □ 接受输液、服药等治疗 □ 接受进食、进水、排便等生活护理 □ 配合活动 □ 注意活动安全，避免坠床或跌倒 □ 配合执行探视及陪伴	□ 接受出院宣教 □ 办理出院手续 □ 获取出院带药 □ 知道服药方法、作用、注意事项 □ 知道复印病历程序
饮食	□ 遵医嘱饮食	□ 遵医嘱饮食
排泄	□ 正常排尿便	□ 正常排尿便
活动	□ 正常适度活动，避免疲劳	□ 正常适度活动，避免疲劳

附：原表单（2016 年版）

直肠癌术前放疗临床路径表单

适用对象：第一诊断为直肠癌；行术前放疗

患者姓名：	性别： 年龄： 门诊号：	住院号：
住院日期： 年 月 日	出院日期： 年 月 日	标准住院日：35~45 天

时间	住院第 1 天	住院第 2~9 天	住院第 5~11 天（放疗开始）
主要诊疗工作	□ 询问病史及体格检查 □ 完成病历书写 □ 开实验室检查单 □ 上级医师查房与术前评估	□ 上级医师查房 □ 完成相关检查 □ 住院医师完成上级医师查房记录等病历书写 □ 完成必要的相关科室会诊 □ 向患者或其家属交代病情，并签署 72 小时入院谈话，介绍诊疗计划 □ CT 定位，靶区正常器官勾画，治疗计划准备	□ 上级医师查房 □ 完成入院检查 □ 完成上级医师查房记录等病历书写 □ 向患者或其家属交代病情，并签署放疗知情同意书，化疗知情同意书等 □ 开始放疗
重点医嘱	**长期医嘱：** □ 护理常规 □ 二/三级护理 □ 饮食：普通饮食/半流质饮食/流质饮食/其他 □ 其他医嘱 **临时医嘱：** □ 血常规、尿常规、大便常规、肝肾功能、电解质、消化道肿瘤指标、凝血功能、血型 □ 肠镜、盆腔 MRI、胸部+上腹 CT、腹股沟 B 超、心电图 □ 必要时行超声心动、全身骨 ECT、SPECT、PET-CT	**长期医嘱：** □ 患者既往疾病基础用药 □ 护理常规 □ 二/三级护理 □ 饮食：普通饮食/半流质饮食/流质饮食/其他 □ 其他医嘱 **临时医嘱：** □ CT 定位	**长期医嘱：** □ 患者既往疾病基础用药 □ 护理常规 □ 二/三级护理 □ 饮食：普通饮食/半流质饮食/流质饮食/其他 □ 通便治疗（必要时） □ 其他医嘱 **临时医嘱：** □ 其他特殊医嘱
主要护理工作	□ 介绍病房环境、设施和设备 □ 入院护理评估 □ 实施相应级别护理及饮食护理 □ 告知相关检验项目及注意事项，指导并协助患者到相关科室进行检查	□ 实施相应级别护理及饮食护理 □ 告知特殊检查注意事项、指导并协助患者进行检查 □ 给予心理疏导	□ 宣教（放疗知识） □ 实施相应级别护理及饮食护理 □ 药物宣教及疗效观察
病情变异记录	□ 无 □ 有，原因： 1. 2.	□ 无 □ 有，原因： 1. 2.	□ 无 □ 有，原因： 1. 2.

续　表

时间	住院第 1 天	住院第 2~9 天	住院第 5~11 天（放疗开始）
护士 签名			
医师 签名			

时间	住院第 6~44 天	出院日
主要诊疗工作	□ 上级医师查房，注意病情变化 □ 住院医师完成常规病历书写 □ 根据情况决定是否需要复查血常规、肝肾功能、电解质、X 线胸片、淋巴结 B 超、盆腔 CT 等 □ 注意观察生命体征、疼痛评分等 □ 注意放射性皮炎、放射性肠炎等的观察 □ 必要可予以卡培他滨或 5-FU 类同步化疗	□ 上级医师查房，确定有无并发症情况，明确是否出院 □ 完成出院记录、病案首页、出院证明书等 □ 告知患者出院后 4~6 周行手术治疗 □ 向患者交代出院后的注意事项，如：返院复诊的时间、地点，发生紧急情况时的处理等
重点医嘱	**长期医嘱：** □ 护理常规 □ 二/三级护理 □ 患者既往基础用药 □ 饮食：普通饮食/半流质饮食/流质饮食/其他 □ 其他医嘱 **临时医嘱：** □ 血常规、尿常规、大便常规 □ 肝肾功能、电解质 □ 病原微生物培养（必要时） □ X 线胸片、淋巴结 B 超、盆腔 CT 等 □ 奥沙利铂、卡培他滨等 5-FU 类同步化疗 □ 止吐、补液、护肝、抗炎、通便或止泻等 □ 其他医嘱	**出院医嘱：** □ 出院带药 □ 定期门诊随访、复查 □ 继续皮肤护理至少半月 □ 需序贯化疗患者按时来院化疗
主要护理工作	□ 观察患者病情变化 □ 心理与生活护理 □ 加强皮肤护理 □ 深静脉护理	□ 指导患者办理出院手续 □ 出院后的健康教育
病情变异记录	□ 无　□ 有，原因： 1. 2.	□ 无　□ 有，原因： 1. 2.
护士签名		
医师签名		

（有条件的单位患者也可以在门诊治疗）

第六章

直肠癌放射治疗临床路径释义

一、直肠癌放射治疗编码

1. 卫计委原编码

疾病名称及编码：直肠癌（ICD-10：C20 伴 Z51.0，Z51.0 伴 Z85.007，C78.501 伴 Z51.0）行放射治疗。

2. 修改编码

疾病名称及编码：直肠癌（ICD.10：C20）

恶性肿瘤放射治疗（ICD-10：Z51.0）

二、临床路径检索方法

C20 伴 Z51.0

三、直肠癌放射治疗临床路径标准住院流程

（一）适用对象

第一诊断为中、下段直肠癌（ICD-10：C20 伴 Z51.0，Z51.0 伴 Z85.007，C78.501 伴 Z51.0），行放射治疗。

1. 临床分期 $T_{3\sim4}N_0$ 或者 $T_{1\sim4}N_{1\sim2}$、可手术切除的直肠癌病例，应推荐行术前同步放化疗。

2. 对术后病理分期 T_3N_0 或者 $T_{1\sim3}N_{1\sim2}$ 的直肠癌病例，应推荐行术后同步放化疗。

3. 不可切除的局部晚期、无远端转移直肠癌病例放化疗综合治疗。

4. 对因患者一般情况差或合并其他疾病而不能手术的局部、无远端转移的直肠癌病例的放疗化疗综合治疗。

5. 可手术切除的单纯吻合口复发的直肠癌病例。

> **释义**
>
> ■ 对于无远转的局部、临床分期 $T_{3\sim4}$ 或 $T_{1\sim4}N_{1\sim2}$、可手术切除的直肠癌患者，行术前同步放化疗可以降低复发率、提高保肛率。与单纯手术相比手术难度和不良反应没有明显增加，与术后放疗相比复发率更低、不良反应更低。
>
> ■ 对于直肠肿瘤局部固定或已有盆壁受侵等不可切除的局部晚期直肠癌应进行放化疗的综合治疗，部分患者肿瘤转化为可手术切除，部分患者可达到延长生命、减轻症状体征的目的。
>
> ■ 单纯吻合口复发的直肠癌病例，可手术切除者类比术前放疗的患者进行术前放化疗。
>
> ■ 复发或远端转移的直肠癌患者，可以根据病情进行放疗化疗，但情况多变，不能统一，故不入本路径。

（二）诊断依据

根据原卫生部《结直肠癌诊疗规范（2010）》，NCCN《临床实践指南：直肠癌（2011年）》等。

1. 症状：便血、脓血便、排便习惯改变、里急后重、下腹坠痛等。

2. 体格检查：

（1）一般情况评价：体力状况评分、是否有贫血、全身浅表淋巴结肿大。

（2）腹部检查：是否看到肠型及肠蠕动波、触及肿块、叩及鼓音、听到高调肠鸣音或金属音。

（3）直肠指检：明确肿瘤位于直肠壁的位置，下极距肛缘的距离；占肠壁周径的范围。肿瘤大体类型（隆起、溃疡、浸润），基底部活动度及与周围脏器的关系，了解肿瘤向肠壁外浸润情况。观察是否有指套血染。

3. 实验室检查：血清肿瘤标志物 CEA 和 CA19-9，必要时可查 CA242、CA72-4、AFP 和 CA125；大便常规+隐血。

4. 辅助检查：术前肿瘤定性及 TNM 分期，指导选择正确的术式。

（1）结肠镜检查及活检：使用结肠镜确定直肠肿瘤位置、形态、大小；是否同时性结直肠多原发癌。取活检病理检查明确肿瘤组织类型（腺癌、黏液腺癌、印戒细胞癌）和分化程度（高、中、低）；可做病理基因分型检查。

（2）术前应当明确肿瘤分期；行盆腔 MRI 和（或）CT 明确肿瘤与周围脏器和盆壁的关系，或行直肠腔内超声内镜，诊断肿瘤浸润肠壁深度及周围淋巴结是否转移。

> **释义**
>
> ■ 胸腹部 CT 和（或）B 超检查明确有无转移。
> ■ 局部病变较晚或可疑远端转移的患者可以使用 PET-CT 检查。

5. 鉴别诊断：必要时需行经肛门直肠壁穿刺活检病例，并请相关科室会诊。

（1）其他常见的结直肠疾病：胃肠道间质瘤（GIST）、炎性肠道疾病、淋巴细胞瘤、寄生虫感染、息肉、其他特殊类型的癌症等。

（2）腹腔其他脏器疾病累及直肠：妇科肿瘤、子宫内膜异位症及男性前列腺癌累及直肠，必要时需行经肛门直肠壁穿刺活检病理。

（3）转移性直肠肿瘤：库肯勃瘤较为常见。

> **释义**
>
> ■ 根据国家卫生和计划生育委员会《结直肠癌诊疗规范（2015）》，NCCN《临床实践指南：直肠癌（2016 年）》等。

（三）选择放疗方案

根据国家卫生和计划生育委员会《结直肠癌诊疗规范（2015）》、NCCN《临床实践指南直肠癌（2016 年）》以及《肿瘤放射治疗学（第四版）》等。

（四）标准住院日≤45 天

> **释义**
>
> ■ 根治性放疗临床路径，标准住院日≤59 天。

（五）进入路径标准

1. 第一诊断必须符合 ICD-10：C20 伴 Z51.0，Z51.0 伴 Z85.007，C78.501 伴 Z51.0 直肠癌疾病编码。
2. 无放疗禁忌证。
3. 当患者合并其他疾病，但住院期间不需要特殊处理也不影响第一诊断的临床路径流程实施时，可以进入路径。

> **释义**
>
> ■ 完全性肠梗阻、恶病质、严重贫血、中重度骨髓抑制或既往做过放疗的患者不能进入本路径。
>
> ■ 入院检查发现新的或门诊未发现的疾病，而且该疾病可能影响放疗计划的实施或影响预后，则不宜进入本路径，或先治疗该疾病后再入本路径。该疾病影响较小的可以进入本路径，但可能会增加医疗费用、延长住院时间

（六）放射治疗前准备

1. 必需的检查项目：
（1）血常规。
（2）肝功能、肾功能。
（4）肿瘤标志物。
（5）心电图。
（6）X 线胸片或胸部 CT。
（7）盆腔增强 CT 和（或）MRI 扫描。
（8）上腹部 CT 增强扫描或腹部超声检查。

> **释义**
>
> ■ 常见传染病的检查（如乙型肝炎、丙型肝炎、艾滋病、梅毒）。

2. 根据情况可选择的检查项目：
（1）肺功能、超声心动图。
（2）凝血功能。
（3）ECT 骨扫描。
（4）尿常规、大便常规。
（5）临床需要的其他检查项目（如 PET-CT）。

3. 签署放射治疗及其他相关同意书。

> **释义**
>
> ■ 鉴定上述知情同意书时，应告知患者诊断及治疗过程中的相关风险及获益，告知患者入临床路径的意义；加强医患沟通，有助于患者及家属了解病情，积极配合治疗。

（七）放射治疗方案

1. 术前同步放化疗：推荐行卡培他滨同步放化疗或 5-FU 类药物同步放化疗。照射范围应包括肿瘤以及区域淋巴结引流区域。照射剂量 DT 45~50.4Gy/25~28 次/5~5.5 周，可选择性局部加量 5.4Gy/3 次。或采用调强放疗技术同步给予到相当的照射剂量。
2. 术后放化疗：术后化疗推荐行 5-FU 或卡培他滨，照射范围为瘤床及区域淋巴结引流区，剂量同术前放化疗。放疗最好在术后 3 个月内开始。照射剂量 DT 45~50.4Gy/25~28 次/5~5.5 周。

> **释义**
>
> ■ 具体靶区勾画请参照《放射肿瘤治疗学》第四、第五版。

3. T_4 或局部不可切除的肿瘤，应先行 5-FU 同步放化疗或卡培他滨同步放化疗，照射范围和剂量同术前放疗，然后评价可切除性，若仍不可切除，应加量同步放化疗，肿瘤局部剂量可加到 60~70Gy。

> **释义**
>
> ■ 原发肿瘤加量区应包括肿瘤及相应的肠系膜，常用序贯加量，慎用大分割同步加量；转移淋巴结 GTVnd 的加量最好在盆腔照射时同步加量，单次分割量 2.4~2.5Gy。

4. 复发性直肠癌：吻合口复发，若复发病灶不可切除，且既往未行盆腔放疗，可行同步放化疗（剂量同术前放化疗），再评估手术可能性。若不可切除，肿瘤局部剂量可加到 60~70Gy。盆腔复发，若既往未行盆腔放疗，可给全盆腔或局部扩大野照射 DT 50Gy 后，复发灶局部加量照射（至 60~70Gy）。若曾经接受盆腔放疗，则行局部放疗 DT 40~60Gy。放疗期间可同期化疗。
5. 盆腔复发、盆腔以外转移病灶：可配合肿瘤外科或肿瘤内科行局部放射治疗，如肺肝转移灶及转移淋巴结在正常组织耐受的前提下可行放疗。

> **释义**
>
> ■ 盆腔复发的患者，肿瘤多数不能切除，且往往与重要器官相邻或粘连，放疗目的、放疗剂量不能统一。

■ 有远端转移的患者需先行全身化疗，是否放疗及放疗的时机、放疗的范围等不能统一，故不入本路径。

（八）放射治疗技术

1. 有条件的地区，推荐使用调强适形放疗技术（包括容积调强技术）。

2. 三维适形放疗技术。

3. 常规放疗技术。

（1）定位前准备：定位前 1 小时，依据个人的情况间断饮水约 500～800ml 使膀胱充盈，后续治疗期间仍保持同样的膀胱充盈状态。

（2）体位：俯卧位，推荐使用腹部定位板（bellyboard）。

> **释义**
>
> ■ 一般无需喝对比剂充盈小肠，如欲显示小肠，请注意喝低浓度对比剂，等待足够的时间，浓度大时影响 CT 值。
>
> ■ 注意 bellyboard 与患者的位置。目前的 bellyboard 尚需改进。

（3）螺旋 CT 扫描。

（4）三维计划系统做放疗计划。

（5）脏器保护：膀胱 $V_{50}<50\%$，股骨头 $V_{50}<5\%\sim10\%$。应尽量减少射野中的小肠，其剂量 $V_{50}<5\%\sim10\%$，$V_{max}\leqslant50Gy$。

5. 加速器实施放疗，同时做化疗。

（九）放射治疗中的检查和不良反应的治疗处理

1. 至少每周 1 次体格检查。

2. 每周复查血常规，必要时复查肝肾功能。

3. 密切观察病情，针对急性不良反应，给予必要的治疗，避免可治疗的不良反应造成治疗中断和剂量缩减。

4. 治疗中根据病情复查影像学检查，酌情对治疗计划进行调整或重新定位。

> **释义**
>
> ■ 对血象低和肝功能异常、腹泻等情况的对应治疗。
>
> ■ 出血患者的止血治疗。
>
> ■ 感染性腹泻的抗菌治疗。

（十）治疗后复查

1. 血常规、肝功能、肾功能、肿瘤标志物。

2. 盆腔 CT 或 MRI。

3. 其他合并症的复查。

（十一）出院标准

1. 完成全部放射治疗计划。

2. 无严重毒性反应需要住院处理。

3. 无需要住院处理的其他合并症/并发症。

（十二）参考费用标准

1. 二维外照射治疗：1 万~2 万元。

2. 适形/调强外照射：4 万~7 万元。

释义

■ 适形/调强外照射建议参考费用标准：4 万~10 万元。

四、推荐表单

（一）医师表单

直肠癌放疗临床路径医师表单（术前术后放疗）

适用对象：第一诊断为直肠癌（ICD-10：C20 伴 Z51.0，Z51.0 伴 Z85.007，C78.501 伴 Z51.0)

患者姓名：	性别：　　年龄：　　门诊号：	住院号：
住院日期：　　年　月　日	出院日期：　　年　月　日	标准住院日：≤45 天

日期	住院第 1 天	住院第 2~3 天	住院第 3~7 天
主要诊疗工作	□ 询问病史及体格检查 □ 交代病情 □ 书写病历 □ 开具检查申请 □ 初步确定放射治疗靶区和剂量	□ 上级医师查房和评估 □ 完成放疗前检查、准备 □ 根据病理结果影像资料等，结合患者的基础疾病和综合治疗方案，行放疗前讨论，确定放疗方案 □ 完成必要的相关科室会诊 □ 住院医师完成上级医师查房记录等病历书写 □ 签署放疗知情同意书、自费用品协议书（如有必要）、向患者及家属交代放疗注意事项	□ 放疗定位，可二维定位，推荐三维治疗，定位后 CT 扫描或直接行模拟定位 CT □ 医师勾画靶区 □ 物理师完成计划制订 □ 模拟机及加速器计划确认和核对 □ 住院医师完成必要病程记录 □ 上级医师查房 □ 向患者及家属交代病情及放疗注意事项
重点医嘱	长期医嘱： □ 放疗科　级护理常规 □ 饮食：普通饮食/糖尿病饮食/其他 临时医嘱： □ 血常规、尿常规、便常规 □ 肝功能、肾功能 □ 肿瘤标志物 □ 心电图、X 线胸片 □ 盆腔增强 CT 或 MRI 扫描 □ 上腹部 CT 扫描或腹部超声检查 □ 其他	长期医嘱： □ 患者既往基础用药 □ 其他医嘱 临时医嘱： □ 其他特殊医嘱	
主要护理工作	□ 入院介绍 □ 入院评估 □ 指导患者进行相关辅助检查	□ 放疗前准备 □ 放疗前宣教 □ 心理护理	□ 观察患者病情变化 □ 定时巡视病房
病情变异记录	□ 无　□ 有，原因： 1. 2.	□ 无　□ 有，原因： 1. 2.	□ 无　□ 有，原因： 1. 2.

续　表

日期	住院第 1 天	住院第 2~3 天	住院第 3~7 天
护士 签名			
医师 签名			

日期	住院第 8~43 天 （放疗过程）	住院第 43~45 天 （出院日）
主要诊疗工作	□ 放疗开始，化疗开始 □ 上级医师查房，注意病情变化 □ 住院医师完成常规病历书写 □ 注意记录患者放疗后正常组织的不良反应的发生日期和程度	□ 上级医师查房，对放疗区域不良反应等进行评估，明确是否出院 □ 住院医师完成常规病历书写及完成出院记录、病案首页、出院证明书等，向患者交代出院后的注意事项，如：返院复诊的时间、地点，后续治疗方案及用药方案 □ 完善出院前检查
重点医嘱	**长期医嘱：** □ 患者既往基础用药 □ 其他医嘱 **临时医嘱：** □ 同期化疗 　　5-FU 　　卡培他滨 　　其他化疗药物 □ 正常组织放疗保护剂 □ 针对放疗急性反应的对症处理药物 □ 其他特殊医嘱	**长期医嘱：** □ 患者既往基础用药 □ 其他医嘱，可包括内分泌治疗 **临时医嘱：** □ 血常规、肝肾功能 □ 上腹部/盆腔 CT 检查 **出院医嘱：** □ 出院带药
主要护理工作	□ 观察患者病情变化 □ 定时巡视病房	□ 指导患者放疗结束后注意事项 □ 出院指导 □ 协助办理出院手续
病情变异记录	□ 无　□ 有，原因： 1. 2.	□ 无　□ 有，原因： 1. 2.
护士签名		
医师签名		

直肠癌放疗临床路径医师表单（根治性放疗）

适用对象：第一诊断为直肠癌（ICD-10：C20 伴 Z51.0，Z51.0 伴 Z85.007，C78.501 伴 Z51.0）

患者姓名：	性别： 年龄： 门诊号：		住院号：
住院日期： 年 月 日	出院日期： 年 月 日		标准住院日：≤59 天

日期	住院第 1 天	住院第 2~3 天	住院第 3~7 天
主要诊疗工作	□ 询问病史及体格检查 □ 交代病情 □ 书写病历 □ 开具检查申请 □ 初步确定放射治疗靶区和剂量	□ 上级医师查房和评估 □ 完成放疗前检查、准备 □ 根据病理结果影像资料等，结合患者的基础疾病和综合治疗方案，行放疗前讨论，确定放疗方案 □ 完成必要的相关科室会诊 □ 住院医师完成上级医师查房记录等病历书写 □ 签署放疗知情同意书、自费用品协议书（如有必要）、向患者及家属交代放疗注意事项	□ 放疗定位，可二维定位，推荐三维治疗，定位后 CT 扫描或直接行模拟定位 CT □ 医师勾画靶区 □ 物理师完成计划制订 □ 模拟机及加速器计划确认和核对 □ 住院医师完成必要病程记录 □ 上级医师查房 □ 向患者及家属交代病情及放疗注意事项
重点医嘱	**长期医嘱：** □ 放疗科__级护理常规 □ 饮食：普通饮食/糖尿病饮食/其他 **临时医嘱：** □ 血常规、尿常规、便常规 □ 肝功能、肾功能 □ 肿瘤标志物 □ 心电图、X 线胸片 □ 盆腔增强 CT 或 MRI 扫描 □ 上腹部 CT 扫描或腹部超声检查 □ 其他	**长期医嘱：** □ 患者既往基础用药 □ 其他医嘱 **临时医嘱：** □ 其他特殊医嘱	
主要护理工作	□ 入院介绍 □ 入院评估 □ 指导患者进行相关辅助检查	□ 放疗前准备 □ 放疗前宣教 □ 心理护理	□ 观察患者病情变化 □ 定时巡视病房
病情变异记录	□ 无 □ 有，原因： 1. 2.	□ 无 □ 有，原因： 1. 2.	□ 无 □ 有，原因： 1. 2.
护士签名			
医师签名			

日期	住院第 8~43 天 （放疗过程）	住院第 44~57 天	住院第 57~59 天 （出院日）
主要诊疗工作	□ 放疗开始，化疗开始 □ 上级医师查房，注意病情变化 □ 住院医师完成常规病历书写 □ 注意记录患者放疗后正常组织的不良反应的发生日期和程度	□ 第二段治疗，合并化疗 □ 上级医师查房，注意病变是否好转 □ 住院医师完成常规病历书写 □ 注意记录患者放疗后正常组织的不良反应的发生日期和程度	□ 上级医师查房，对放疗区域不良反应等进行评估，明确是否出院 □ 住院医师完成常规病历书写及完成出院记录、病案首页、出院证明书等，向患者交代出院后的注意事项，如：返院复诊的时间、地点，后续治疗方案及用药方案 □ 完善出院前检查
重点医嘱	长期医嘱： □ 患者既往基础用药 □ 其他医嘱 临时医嘱： □ 同期化疗 　5-FU 　卡培他滨 　其他化疗药物 □ 正常组织放疗保护剂 □ 针对放疗急性反应的对症处理药物 □ 其他特殊医嘱	长期医嘱： □ 患者既往基础用药 □ 其他医嘱 临时医嘱： □ 同期化疗 　5-FU 　卡培他滨 　其他化疗药物 □ 正常组织放疗保护剂 □ 针对放疗急性反应的对症处理药物 □ 其他特殊医嘱	长期医嘱： □ 患者既往基础用药 □ 其他医嘱，可包括内分泌治疗 临时医嘱： □ 血常规、肝肾功能 □ 上腹部/盆腔 CT 检查 出院医嘱： □ 出院带药
主要护理工作	□ 观察患者病情变化 □ 定时巡视病房	□ 观察患者病情变化 □ 定时巡视病房	□ 指导患者放疗结束后注意事项 □ 出院指导 □ 协助办理出院手续
病情变异记录	□ 无　□ 有，原因： 1. 2.	□ 无　□ 有，原因： 1. 2.	□ 无　□ 有，原因： 1. 2.
护士签名			
医师签名			

（二）护士表单

直肠癌放疗临床路径护士表单

适用对象：第一诊断为直肠癌（ICD-10：C20 伴 Z51.0，Z51.0 伴 Z85.007，C78.501 伴 Z51.0）

患者姓名：	性别： 年龄： 门诊号：	住院号：
住院日期： 年 月 日	出院日期： 年 月 日	标准住院日：≤59 天

时间	住院第 1 天	住院第 2~3 天	住院第 3~7 天
健康宣教	□ 入院宣教 □ 介绍病房环境、设施 □ 介绍主管医师、责任护士、护士长 □ 介绍住院注意事项 □ 告知探视制度	□ 放疗前宣教 □ 告知放疗前检查项目及注意事项 □ 宣教疾病知识、说明术前放疗的目的 □ 放疗前准备及化疗过程 □ 告知相关药物知识及不良反应预防 □ 责任护士与患者沟通，了解心理反应指导应对方法 □ 告知家属等候区位置	□ 放疗后宣教 □ 告知监护设备的功能及注意事项 □ 告知输液管路功能及放疗过程中的注意事项 □ 告知放疗后可能出现情况的应对方式 □ 给予患者及家属心理支持 □ 再次明确探视陪伴须知
护理处置	□ 核对患者信息，佩戴腕带 □ 卫生处置：剪指（趾）甲、沐浴，更换病号服 □ 入院评估	□ 协助医师完成放疗前检查 □ 放疗前准备	□ 核对患者及资料，签字确认 □ 接通各管路，保持畅通 □ 心电监护
基础护理	□ 三级护理 □ 患者安全管理	□ 三级护理 □ 卫生处置 □ 患者睡眠管理 □ 患者安全管理	□ 特级护理 □ 患者安全管理
专科护理	□ 护理查体 □ 跌倒、压疮等风险因素评估需要时安置危险标志 □ 心理护理	□ 相关指征监测，如血压、血糖等 □ 心理护理 □ 饮食指导	□ 病情观察，记特护记录 □ 评估生命体征、患者症状、穿刺输液部位 □ 心理护理
病情变异记录	□ 无 □ 有，原因 1. 2.	□ 无 □ 有，原因 1. 2.	□ 无 □ 有，原因 1. 2.
护士签名			

时间	住院第 8~43 天 （放疗过程）	住院第 43~45 天 （出院日）
健康宣教	□ 放疗后宣教 □ 药物作用及频率 □ 饮食、活动指导 □ 强调拍背咳嗽的重要性 □ 复查患者对放疗前宣教内容的掌握程度 □ 告知拔管后注意事项	□ 出院宣教 □ 复查时间 □ 服药方法 □ 活动指导 □ 饮食指导 □ 告知办理出院的流程 □ 指导出院带管的注意事项
护理处置	□ 遵医嘱完成相应检查及治疗	□ 办理出院手续
基础护理	□ 特/一级护理（根据患者病情和自理能力给予相应的护理级别） □ 晨晚间护理 □ 患者安全管理	□ 二级护理 □ 晨晚间护理 □ 协助进食 □ 患者安全管理
专科护理	□ 病情观察，记特护记录 □ 评估生命体征、穿刺输液部位、皮肤、水化情况 □ 心理护理	□ 病情观察 □ 心理护理
病情变异记录	□ 无　□ 有，原因： 1. 2.	□ 无　□ 有，原因： 1. 2.
护士签名		

（三）患者表单

直肠癌放疗临床路径患者表单

适用对象：第一诊断为直肠癌（ICD-10：C20 伴 Z51.0，Z51.0 伴 Z85.007，C78.501 伴 Z51.0）

患者姓名：	性别：　　年龄：　　门诊号：	住院号：
住院日期：　　年　月　日	出院日期：　　年　月　日	标准住院日：≤59 天

时间	住院第 1 天	住院第 2~3 天
医患配合	□ 配合询问病史、收集资料，详细告知既往史、用药史、过敏史、家族史 □ 如服用抗凝药，明确告知 □ 配合进行体格检查 □ 有任何不适及时告知主管医师	□ 配合完善放疗前相关检查：采血、留尿便、心电图、肺功能、胸部 CT、胃镜、上消化道造影、腹部 B 超等常规项目。需要时完成特殊检查，如：CT、PET-CT、MRI 等 □ 医师与患者及家属介绍病情及放疗谈话及签字
护患配合	□ 配合测量体温、脉搏、呼吸、血压、体重 □ 配合完成入院护理评估 □ 接受入院宣教（环境介绍、病室规定、订餐制度、探视制度、贵重物品保管等） □ 有任何不适及时告知护士	□ 配合测量体温、脉搏、呼吸、询问排便次数 □ 接受放疗前宣教 □ 自行卫生处置：剪指（趾）甲、剃胡须、沐浴 □ 准备好必要用物、吸水管、纸巾
饮食	□ 正常饮食	□ 半流质饮食；术前 12 小时禁食、禁水
排泄	□ 正常排尿便	□ 正常排尿便
活动	□ 正常活动	□ 正常活动

时间	住院第 8~43 天 （放疗过程）	住院第 43~45 天 （出院日）
医患配合	□ 遵守医院的管理和查房制度，医师查房时患者本 　　人应在病房的床位，等待上级医师的查房 □ 及时告知放疗过程中特殊情况和症状 □ 向患者及家属交代放疗中情况及放疗后注意事项 □ 完成病程记录和上级医师查房记录	□ 上级医师查房，对放疗近期反应进行评估 □ 完成病历书写 □ 根据情况决定是否需要复查实验室检查
护患配合	□ 配合定时测量生命体征、每日询问排便 □ 接受输液、注射、服药、雾化吸入等治疗 □ 配合晨晚间护理 □ 配合拍背咳痰，预防肺部并发症 □ 配合活动，预防压疮 □ 注意活动安全，避免坠床或跌倒 □ 配合执行探视及陪伴	□ 接受出院宣教 □ 办理出院手续 □ 获取出院带药 □ 知道服药方法、作用、注意事项 □ 知道复印病历方法
饮食	□ 普通饮食	□ 普通饮食
排泄	□ 保留尿管至正常排尿便	□ 正常排尿便
活动	□ 根据医嘱，半卧位至床边或下床活动 □ 注意保护管路，勿牵拉、脱出等	□ 正常适度活动，避免疲劳

附：原表单（2012 年版）

直肠癌放疗临床路径表单

适用对象：第一诊断为直肠癌（ICD-10：C20 伴 Z51.0，Z51.0 伴 Z85.007，C78.501 伴 Z51.0）

患者姓名：	性别： 年龄： 门诊号：	住院号：
住院日期： 年 月 日	出院日期： 年 月 日	标准住院日：≤45 天

日期	住院第 1 天	住院第 2~3 天	住院第 3~7 天
主要诊疗工作	□ 询问病史及体格检查 □ 交代病情 □ 书写病历 □ 开具检查申请 □ 初步确定放射治疗靶区和剂量	□ 上级医师查房和评估 □ 完成放疗前检查、准备 □ 根据病理结果影像资料等，结合患者的基础疾病和综合治疗方案，行放疗前讨论，确定放疗方案 □ 完成必要的相关科室会诊 □ 住院医师完成上级医师查房记录等病历书写 □ 签署放疗知情同意书、自费用品协议书（如有必要）、向患者及家属交代放疗注意事项	□ 放疗定位，可二维定位，推荐三维治疗，定位后CT 扫描或直接行模拟定位 CT □ 医师勾画靶区 □ 物理师完成计划制订 □ 模拟机及加速器计划确认和核对 □ 住院医师完成必要病程记录 □ 上级医师查房 □ 向患者及家属交代病情及放疗注意事项
重点医嘱	**长期医嘱：** □ 放疗科__级护理常规 □ 饮食：普通饮食/糖尿病饮食/其他 **临时医嘱：** □ 血常规、尿常规、便常规 □ 肝功能、肾功能 □ 肿瘤标志物 □ 心电图、X 线胸片 □ 盆腔增强 CT 或 MRI 扫描 □ 上腹部 CT 扫描或腹部超声检查 □ 其他	**长期医嘱：** □ 患者既往基础用药 □ 其他医嘱 **临时医嘱：** □ 其他特殊医嘱	
主要护理工作	□ 入院介绍 □ 入院评估 □ 指导患者进行相关辅助检查	□ 放疗前准备 □ 放疗前宣教 □ 心理护理	□ 观察患者病情变化 □ 定时巡视病房
病情变异记录	□ 无 □ 有，原因： 1. 2.	□ 无 □ 有，原因： 1. 2.	□ 无 □ 有，原因： 1. 2.
护士签名			
医师签名			

日期	住院第 8~43 天 （放疗过程）	住院第 43~45 天 （出院日）
主要诊疗工作	□ 放疗开始，化疗开始 □ 上级医师查房，注意病情变化 □ 住院医师完成常规病历书写 □ 注意记录患者放疗后正常组织的不良反应的发生日期和程度	□ 上级医师查房，对放疗区域不良反应等进行评估，明确是否出院 □ 住院医师完成常规病历书写及完成出院记录、病案首页、出院证明书等，向患者交代出院后的注意事项，如：返院复诊的时间、地点，后续治疗方案及用药方案 □ 完善出院前检查
重点医嘱	**长期医嘱：** □ 患者既往基础用药 □ 其他医嘱 **临时医嘱：** □ 同期化疗 　5-FU 　卡培他滨 　其他化疗药物 □ 正常组织放疗保护剂 □ 针对放疗急性反应的对症处理药物 □ 其他特殊医嘱	**长期医嘱：** □ 患者既往基础用药 □ 其他医嘱，可包括内分泌治疗 **临时医嘱：** □ 血常规、肝肾功能 □ 上腹部/盆腔 CT 检查 **出院医嘱：** □ 出院带药
主要护理工作	□ 观察患者病情变化 □ 定时巡视病房	□ 指导患者放疗结束后注意事项 □ 出院指导 □ 协助办理出院手续
病情变异记录	□ 无　□ 有，原因： 1. 2.	□ 无　□ 有，原因： 1. 2.
护士签名		
医师签名		

第七章

直肠癌化疗临床路径释义

一、直肠癌化疗编码

疾病名称及编码：直肠癌（ICD-10：C20 伴 Z51.1，Z51.1 伴 Z85.007，C78.501 伴 Z51.1）

二、临床路径检索方法

C20 伴 Z51.1/Z51.1 伴 Z85.007/C78.501 伴 Z51.1

三、直肠癌化疗临床路径标准住院流程

（一）适用对象

第一诊断为直肠癌（ICD-10：C20 伴 Z51.1，Z51.1 伴 Z85.007，C78.501 伴 Z51.1），符合以下情形：

1. Ⅱ~Ⅲ期需行术后辅助化疗患者。

2. 新辅助化疗。

3. 晚期/转移性直肠癌患者。

> 释义
>
> - 适用对象编码参见第一部分。
> - 初次诊断的直肠癌需要有病理组织学证据。
> - 本路径适用于如下情况：①Ⅱ期直肠癌如存在以下情况可行术后化疗：T_4 期肿瘤，组织学分化差，淋巴管/血管侵犯，神经侵犯，肠梗阻，局部穿孔，手术切缘阳性或不确定，清扫的淋巴结数量不足 12 枚；②Ⅲ期直肠癌术后化疗；③晚期/转移性直肠癌化疗；④局部晚期直肠癌无法切除或手术切除困难可行术前新辅助化疗；⑤局部复发性直肠癌可行化疗。

（二）诊断依据

根据原卫生部《结直肠癌诊疗规范（2010 年）》等。

1. 症状：便血、脓血便、排便习惯改变、里急后重、下腹坠痛等。

2. 体格检查：

（1）一般情况评价：体力状况评估、是否有贫血、全身浅表淋巴结肿大。

（2）腹部检查：是否看到肠型及肠蠕动波、触及肿块、叩及鼓音、听到高调肠鸣音或金属音。

（3）直肠指检：明确肿瘤位于直肠壁的位置，下极距肛缘的距离；占肠壁周径的范围。肿瘤大体类型（隆起、溃疡、浸润），基底部活动度及与周围脏器的关系，了解肿瘤向肠壁外浸润情况。观察是否有指套血染。

3. 实验室检查：大便常规+隐血；血清肿瘤标志物 CEA 和 CA19-9，必要时可查 CA242、CA72-4、AFP 和 CA125。

4. 辅助检查：术前肿瘤定性及 TNM 分期，指导选择正确的术式。

（1）结肠镜取活检，病理检查明确肿瘤组织类型（腺癌、黏液腺癌、印戒细胞癌）和分化程度（高、中、低）；排除同时性结直肠多原发癌，可使用乙状结肠镜确定直肠肿瘤位置（低位、中位、高位）。

（2）术前应当明确肿瘤分期；行盆腔 MRI 或 CT 明确肿瘤与周围脏器和盆壁的关系，或行直肠腔内超声内镜，诊断肿瘤浸润肠壁深度及周围淋巴结是否转移。

5. 鉴别诊断：必要时需行经肛门直肠壁穿刺活检病理，并请相关科室会诊。

（1）其他常见的结直肠疾病：胃肠道间质瘤（GIST）、炎性肠疾病、淋巴瘤、寄生虫感染、息肉等。

（2）腹、盆腔其他脏器疾病累及直肠：妇科肿瘤、子宫内膜异位症及男性前列腺癌累及直肠。

> **释义**
>
> ■ 直肠癌早期可无症状和体征，常见的症状为便血、脓血便、排便习惯改变、里急后重、下腹坠痛等。晚期腹部可触及肿块，直肠指诊可触及质硬、易出血肿块。实验室检查隐血（+）。肿瘤标志物（CEA 等）可有异常升高。
>
> ■ 确诊主要依赖结肠镜活检病理组织学诊断。
>
> ■ 影像学主要明确直肠癌的临床分期及判断手术可切除性，CT、MRI、腔内超声均为有效手段。需要对肿瘤与周围脏器和盆壁的关系、淋巴结及脏器转移情况进行综合判定。
>
> ■ 正确的治疗前分期对综合治疗方案具有重要的临床意义。
>
> ■ 直肠癌主要与常见结直肠疾病、其他疾病累及结直肠以及转移性直肠肿瘤进行鉴别。与肛肠良性疾病如痔疮、肛裂、息肉的鉴别：肛肠良性疾病常表现为肛门出血，血色鲜红，一般量不多，多为大便干结时或进食辛辣刺激食物后出现，不伴腹痛、腹胀、肠梗阻，无大便变细或大便性状改变，直肠指诊可触及柔软肿块，指套可染血。而直肠癌可引起肠梗阻症状，可引起乏力、体重下降等全身症状。直肠指诊可触及直硬肿块，指套可染血。行 PET-CT、盆腔 CT、MRI 和肿瘤标志物检查可鉴别是否其他脏器疾病累及直肠。

（三）选择化疗方案

根据原卫生部《结直肠癌诊疗规范（2010 年）》。

> **释义**
>
> ■ 直肠癌的治疗遵循分期指导下的治疗原则，可参照原卫生部《结直肠癌诊疗规范（2010 年）》；化疗前准确分期是必不可少的。
>
> ■ 化疗方案的制订应在多学科讨论的基础上进行。应充分考虑直肠癌病变位置、患者症状、肿瘤分期、化疗目的以及既往治疗经过，由包括肿瘤内科、外科、放疗科、影像科、病理科等在内的多学科讨论决定。
>
> ■ T_2 以上或淋巴结阳性的局部进展期病变，术前卡培他滨或 5-FU 单药同步放化疗可降低肿瘤分期，提高根治性手术切除率，降低局部复发率。

■ 术后辅助化疗可降低直肠癌根治术后复发和转移率，改善患者生存。

■ 一般情况或脏器功能差不能耐受手术或者病灶无法切除的患者，可行同步放化疗。前一种情况下更应该重视患者脏器功能和营养状况的保护与改善。

（四）标准住院日 8~12 天

释义

■ 患者收治入院后，化疗前准备（治疗前诊断、评估等），可根据临床科室不同的运行状况，在此时间范围内完成诊治均符合路径要求。部分检查可在入院前完成。

■ 化疗相关的不良反应可发生在化疗过程中或化疗后，应加强患者教育，及时检测、记录和处理不良反应，避免严重不良反应的发生。

（五）进入路径标准

1. 第一诊断必须符合 ICD-10：C20 伴 Z51.1，Z51.1 伴 Z85.007，C78.501 伴 Z51.1 直肠癌疾病编码。
2. 符合化疗适应证、无化疗禁忌证。
3. 当患者合并其他疾病，但住院期间不需要特殊处理也不影响第一诊断的临床路径流程实施时，可以进入路径。

释义

■ 进入路径前必须有确诊直肠癌的组织病理学证据。

■ 入院检查发现其他疾患或伴随疾病时，如该疾病必须于化疗前治疗或调整，否则增大化疗风险，增加并发症出现概率，则不宜进入本路径，如高血压三级、严重的未良好控制的糖尿病、心肺功能不全、肝肾功能不全、严重出血倾向、严重感染等。

■ 治疗前存在感染、严重贫血、出血、梗阻及其他肿瘤相关合并症者，需要在及时控制、纠治的前提下方可进入本路径。

■ 化疗需要结合患者体力状况、症状、复发转移类型等综合判断预期获益，并与患者及家属充分沟通病情及预后。

（六）化疗前准备需 3~5 天

1. 必需的检查项目：
（1）血常规、尿常规、大便常规及隐血。
（2）肝功能、肾功能、电解质、凝血功能、血糖、消化道肿瘤标志物（必须检测 CEA、CA19-9；建议检测 CA242、CA72-4；有肝转移患者建议检测 AFP；有卵巢转移患者建议检测 CA125）。
（3）心电图、病理检查。

2. 根据情况可选择的检查项目：

（1）直、结肠镜检查和（或）钡剂灌肠造影。

（2）经直肠腔内超声。

（3）B超检查：了解患者有无复发转移。

（4）提示转移时，可进行相关部位CT或MRI检查。

（5）直肠癌分期、评价肝转移病灶的及怀疑腹膜以及肝被膜下病灶时首选MRI检查。

（6）合并其他疾病相关检查：心肺功能检查等。

3. 签署化疗及其他相关同意书。

释义

■ 化疗前需完善必要的基础检查，如三大常规、肝肾功能、心电图等，以了解脏器功能情况，并在治疗中定期随访观察。

■ 对于高龄患者，应进行心肺肾功能评价，治疗前征询患者及家属的治疗意见非常重要。

■ 化疗前行体格检查是必需的，尤其应注意腹股沟淋巴结有无肿大，切口部位有无可疑肿物等。

■ 化疗前对肿瘤情况进行评估，包括血液肿瘤标志物、CT或MRI检查，MRI可提高对肝转移的诊断准确性。PET-CT不应作为常规检查项目。

■ 化疗前须告知患者及家属化疗的目的、预后及可能出现的不良反应，签署化疗知情同意书。

（七）化疗方案

根据原卫生部《结直肠癌诊疗规范（2010年）》，结合患者的疾病状态选择化疗方案及周期数。

1. mFOLFOX6方案：

药物	给药剂量（mg/m²）及给药途径	给药时间及周期间隔
奥沙利铂	85，iv drip	d1，q14d
醛氢叶酸	400，iv drip	d1，q14d
氟尿嘧啶	400，iv bolus	d1，q14d
氟尿嘧啶	1200，civ	d1~2，q14d

2. FOLFIRI 方案：

药物	给药剂量（mg/m²）及给药途径	给药时间及周期间隔
伊立替康	180，iv drip	d1，q14d
醛氢叶酸	400，iv drip	d1，q14d
氟尿嘧啶	400，iv bolus	d1，q14d
氟尿嘧啶	1200，civ	d1~2，q14d

3. CapeOX 方案：

药物	给药剂量（mg/m²）及给药途径	给药时间及周期间隔
奥沙利铂	130，iv drip	d1，q21d
卡培他滨	850~1000，bid，po	d1~14，q21d

4. 卡培他滨方案：

药物	给药剂量（mg/m²）及给药途径	给药时间及周期间隔
卡培他滨	1000~1250，bid，po	d1~14，q21d

5. 简化的双周静脉用 5-FU/LV 方案：

药物	给药剂量（mg/m²）及给药途径	给药时间及周期间隔
醛氢叶酸	400，iv drip	d1，q14d
氟尿嘧啶	400，iv bolus	d1，q14d
氟尿嘧啶	1200，civ	d1~2，q14d

6. FOLFOXIRI 方案：

药物	给药剂量（mg/m^2）及给药途径	给药时间及周期间隔
奥沙利铂	85，iv drip	d1，q14d
伊立替康	165，iv drip	d1，q14d
醛氢叶酸	400，iv drip	d1，q14d
氟尿嘧啶	1600，civ	d1~2，q14d

释义

■ 选用化疗方案药物组合时应选用毒性不同、作用机制相异的药物进行组合。除主要一般不良反应如骨髓抑制、胃肠反应外，还应特别注意特殊药物的特殊不良反应。

■ 如使用含伊立替康的方案时，应特别注意腹泻的不良反应，如出现应及时治疗，出现严重腹泻的患者在下个周期用药应适当减量或停用；使用含奥沙利铂方案时应注意神经毒性和过敏反应。5-FU 及其口服衍生物的心脏毒性也应该引起重视。其发生率虽然不高（1.2%~18%），但通常比较严重，包括急性冠脉综合征、心肌病、血管痉挛性心绞痛、冠状动脉血栓形成、恶性心律失常和心源性猝死等。其中伴心脏基础疾病如冠心病、结构性心脏病或心肌病的患者，其心脏毒性发生率普遍较高，呈现正相关性。其他相关因素包括给药剂量、频率和时间等。

■ 临床中 5-FU 治疗一旦出现心脏毒性，不推荐再使用该药剂，建议在治疗期间密切监测，并可使用硝酸酯类或钙离子通道阻滞剂等治疗，同时对于具有潜在心脏毒性风险者，胸苷酸合成酶（TS）的特异性抑制剂雷替曲塞是一个安全的替代选择，其心脏毒性发病率约 2.4%。

■ 化疗药物剂量应根据患者体表面积确定，同时要考虑患者一般状况、年龄、肝肾功能等，尽量做到个体化用药。

■ 化疗期间应及时进行疗效评价，根据化疗疗效和患者状况决定化疗周期数，同时根据化疗疗效及时调整化疗方案。

（八）化疗后必须复查的检查项目

1. 化疗期间定期复查血常规，建议每周复查 1 次。根据具体化疗方案及血象变化，复查时间间隔可酌情增减。
2. 监测 CEA 等肿瘤标志物。
3. 脏器功能评估。

> **释义**
>
> ■ 注意询问患者化疗前后症状的变化，包括肿瘤引起相关症状的变化以及化疗引起的不良反应症状如恶心、呕吐、疲乏等。同时，化疗期间应行详细的体格检查。这些是对于判断化疗患者临床获益以及发现远端转移、开具有针对性检查项目的基础。
>
> ■ 化疗常见的不良反应包括胃肠道反应、骨髓抑制、肝肾功能损害等，应定期复查血常规和肝肾功能，早期发现异常并给予相应治疗。
>
> ■ 化疗期间坚持定期进行肝肾、血液等器官和系统功能评估是降低化疗风险的重要方法之一。

（九）化疗中及化疗后治疗

化疗期间脏器功能损伤的相应防治：止吐、保肝、水化、碱化、防治尿酸肾病（别嘌呤醇）、抑酸、止泻、G-CSF 支持等。

> **释义**
>
> ■ 化疗常见的不良反应包括胃肠道反应、骨髓抑制、肝肾功能损害等。为避免中断治疗，发生急性毒性反应时应给予及时正确处理。
>
> ■ 化疗期间，应预防性给予止吐（如 5-TH$_3$ 受体拮抗剂）、抑酸（如质子泵抑制剂等）、拮抗化疗心肌毒性（如磷酸肌酸等）等药物。适当进行水化、碱化尿液治疗，防止发生尿酸肾病。
>
> ■ 化疗前以及化疗期间的营养评估非常重要，如果化疗期间出现严重胃肠道反应，如严重呕吐、腹泻等，应给予积极对症支持治疗，如果热量摄入不足，应该考虑给予肠外或肠内营养。

（十）出院标准

1. 患者一般情况良好，体温正常，完成复查项目。
2. 没有需要住院处理的并发症。

> **释义**
>
> ■ 患者一般情况良好，生命体征平稳，无明显不适即可达到出院标准。
>
> ■ 化疗相关的不良反应可发生在化疗后，故应加强出院后患者教育，及时检测、记录和处理不良反应，避免严重不良反应的发生。
>
> ■ 建议出院应有详细的出院指导包括注意事项、复诊计划、应急处理方案及联系方式等。

（十一）变异及原因分析

1. 围治疗期有感染、贫血、出血及其他合并症者，需进行相关的诊断和治疗，可能延长住院时间并致费用增加。

2. 化疗后出现骨髓抑制，需要对症处理，导致治疗时间延长、费用增加。

3. 70 岁以上的结肠癌患者根据个体化情况具体实施。

4. 治疗晚期或转移性直肠癌可能使用靶向药物等，包括贝伐珠单抗和西妥昔单抗（推荐用于 K-ras 基因野生型患者），导致费用增加。

5. 医师认可的变异原因分析。

6. 其他患者方面的原因等。

> **释义**
>
> ■ 围治疗期如出现肿瘤导致的感染、贫血、出血及其他合并症者，需进行相关的诊断和治疗，导致住院时间延长、费用增加者应退出本路径。
> ■ 化疗后出现严重骨髓抑制等不良反应影响下周期化疗，应退出本路径。
> ■ 老年患者因脏器储备功能差，易出现不可预料的并发症，因进行个体化治疗，建议不适合本路径。
> ■ 对于适合靶向药物治疗的晚期或转移性直肠癌患者不适合进入本路径。
> ■ 治疗期间出现肿瘤复发或转移、疾病进展者，应退出本路径。

（十二）参考费用标准

每周期 1000~20 000 元，针对不同治疗方案。

四、直肠癌化疗给药方案

【用药选择】

1. 根治性手术后病理分期为 Ⅱ 期和 Ⅲ 期的患者，术后辅助化疗的药物仅包括 5-FU 或卡培他滨单药，或在此基础上联合奥沙利铂，如 mFOLFOX6、CapeOX、卡培他滨方案、简化的双周静脉用 5-FU/LV 方案［具体见"（七）化疗方案"］。辅助化疗的时间为 6 个月，即双周方案 12 周期、三周方案 8 周期。含伊立替康的方案不推荐用于术后辅助治疗。

2. 晚期或转移性直肠癌患者，5-FU 或卡培他滨、伊立替康、奥沙利铂均可作为治疗选择。需根据患者的身体一般状况选择给予不同的治疗强度。①一般状况较差，不能耐受强烈治疗的患者，选择单药 5-FU 或卡培他滨或伊立替康治疗；②一般状况好，能耐受较强烈治疗者，需要根据不同的治疗目标选择不同强度的联合化疗方案。经多学科讨论，认为有可能通过化疗使潜在可切除或不可切除的肿瘤转化成可切除或可通过局部治疗（如介入消融、立体定向放疗等）达到无病状态者，可考虑给予强烈的化疗如三药联合方案，如 FOLFOXIRI［具体见"（七）化疗方案"］。

3. 晚期或转移性直肠癌患者经 4~6 个月联合化疗（诱导治疗）后疾病缓解或稳定，可考虑给予单药卡培他滨方案维持治疗，直到疾病进展，或出现不可耐受的不良反应。

【药学提示】

1. 奥沙利铂：

适应证包括：①与 5-FU 和亚叶酸钙（甲酰四氢叶酸钙）联合一线应用治疗转移性结直肠癌；②辅助治疗原发肿瘤完全切除后的 Ⅲ 期结肠癌。用于该适应证是基于国外临床研究结果。

禁忌证包括：①已知对奥沙利铂过敏者；②哺乳期妇女；③开始化疗前已有骨髓抑制者，如中性粒细胞计数 $<2×10^9/L$ 和（或）血小板计数 $<100×10^9/L$；④开始化疗前有周围感觉神经病变伴功能障碍者；⑤有严重肾功能不全者（血清肌酐清除率 $<30ml/min$）。

特殊人群：中度肾功能不全患者，用药前应权衡利弊，用药时密切监测肾功能，根据毒性大小调整剂量；轻度肾功能不全者，无需调整剂量；肝功能异常者不需要进行特别的剂量调整；老年患者，没有特殊的剂量调整。

2. 伊立替康：

适应证包括：①与 5-FU 和亚叶酸钙联合治疗既往未接受化疗的晚期结直肠癌患者；②作为单一用药，治疗经含 5-FU 化疗方案治疗失败的患者。

禁忌证包括：①慢性炎性肠病和（或）肠梗阻；②胆红素超过正常值上限的 3 倍；③严重骨髓抑制；④体力状况评分>2 分者；⑤禁用于对该药物或辅料过敏的患者；⑥禁用于准备怀孕的妇女以及怀孕期和哺乳期妇女。

特殊人群：体力状态差的、年老和曾接受过盆腔/腹部放疗的患者接受伊立替康治疗时，要特别注意监测不良反应；不推荐透析患者使用本药物；高胆红素血症的患者，伊立替康的清除率下降，其发生血液学毒性的风险增加；胆红素糖脂化过程异常患者，如有吉尔伯特综合征的患者，接受伊立替康治疗后发生骨髓抑制的风险较高；伊立替康具有胆碱能效应，有哮喘或心血管疾病的患者使用时要谨慎；65 岁以上老年人中药物清除率下降，建议使用较低的初始剂量。

3. 卡培他滨：

适应证包括：①结直肠癌的辅助化疗；②单药或与奥沙利铂联合适用于转移性结直肠癌的一线治疗。

禁忌证包括：①已知对卡培他滨或其他任何成分过敏者禁用；②既往对氟尿嘧啶有严重、非预期的反应或已知对氟尿嘧啶过敏患者；③已知二氢嘧啶脱氢酶（DPD 酶）缺陷的患者；④不应与索利夫定或其类似物（如溴夫定）同时给药；⑤严重肾功能损伤（肌酐清除率<30ml/min）；⑥联合化疗时，如存在任一联合药物相关的禁忌证，则应避免使用该药物。

特殊人群：肝转移引起的轻到中度肝功能障碍患者不必调整起始剂量；轻度肾功能不全不必调整起始剂量；中度肾功能不全须降低起始剂量至标准剂量的 75%；老年患者不必调整起始剂量。

4. 5-FU：抗瘤谱广，消化道肿瘤是主要的适应证。禁忌证包括：妊娠及哺乳期妇女；伴发水痘或带状疱疹时禁用；禁用于衰弱的患者。

【注意事项】

1. 奥沙利铂的剂量限制性毒性反应是神经系统毒性反应。主要表现在外周感觉神经病变，表现为肢体末端感觉障碍和（或）感觉异常，治疗间歇期症状通常会减轻，但随着治疗周期的增加，症状会逐渐加重。奥沙利铂也可发生急性感觉神经症状，通常在用药后几小时内出现，多发于遇冷空气时，症状特征表现为一过性感觉异常、感觉迟钝或感觉减退，或有可能发生急性咽喉感觉异常综合征（发生率 1%~2%）。主要特征是伴有吞咽困难和呼吸困难的主观感觉，但并无任何呼吸困难的客观征象（无发绀和缺氧症发生），也不伴有喉痉挛或支气管痉挛（无哮鸣和喘鸣），也有报道出现颌痉挛、舌部感觉异常以及随后可能出现的语言障碍和胸闷等症状。发生以上症状时，可给予抗组胺药和支气管扩张剂，但即使不做任何处理，这些症状也可以迅速逆转。在以后的治疗中延长输注时间可以减少症状的发生。

2. 奥沙利铂与 5-FU/亚叶酸钙联合使用期间，可观察到的最常见的不良反应为：胃肠道（腹泻、恶心、呕吐以及黏膜炎），血液系统（中性粒细胞减少、血小板减少）以及神经系统反应（急性、剂量累积性、外周感觉神经病变）。总体上，这些不良反应在奥沙利铂与 5-FU/亚叶酸钙联合使用时比单独使用 5-FU/亚叶酸钙时更常见、更严重。

3. 伊立替康的主要不良反应包括腹泻、恶心、呕吐、中性粒细胞减少和脱发。腹泻可以很严重。患者可能出现鼻炎、流涎增多、瞳孔缩小、流泪、出汗、潮红和可引起腹部痉挛或早发性腹泻（用药后的 24 小时内发生）的肠蠕动亢进等胆碱能综合征。这些症状在滴注药物同时或结束后短时间内发生，高剂量时更容易发生。阿托品有助于缓解这些症状。

4. 卡培他滨可引起腹泻，有时比较严重，对出现严重腹泻的患者应密切监护，要预防脱水，开始出现脱水时及时给予纠正。卡培他滨可引起手足综合征，出现2~3级手足综合征时应暂停卡培他滨治疗，直到恢复正常或降至1级。如出现3级手足综合征，再次给药时应减量。卡培他滨还可导致高胆红素血症。当药物导致的血胆红素升高超过正常值上限的3倍，或转氨酶升高超过正常值上限的2.5倍，应立即停止使用卡培他滨直至分别恢复至3倍或2.5倍以下，方可恢复使用。卡培他滨的心脏毒性与氟尿嘧啶类似，包括心肌梗死、心绞痛、心律不齐、心脏停搏、心功能衰竭和心电图改变。既往有冠状动脉疾病史的患者中这些不良事件可能更常见。对于同时服用卡培他滨和香豆素类衍生物抗凝药如华法林和苯丙香豆素的患者，应该频繁监测抗凝反应指标，如INR或凝血酶原时间，以调整抗凝剂的用量。

五、推荐表单

（一）医师表单

直肠癌化疗临床路径医师表单

适用对象：第一诊断为直肠癌（ICD-10：C20 伴 Z51.1，Z51.1 伴 Z85.007，C78.501 伴 Z51.1）

患者姓名：	性别： 年龄： 门诊号：	住院号：
住院日期： 年 月 日	出院日期： 年 月 日	标准住院日：≤12 天

日期	住院第 1~2 天	住院第 2~4 天	住院第 3~6 天（化疗日）
主要诊疗工作	□ 询问病史及体格检查 □ 交代病情 □ 书写病历 □ 开具实验室检查单	□ 上级医师查房 □ 完成化疗前准备 □ 根据体检、结肠镜、CT 检查、病理结果等，行病例讨论，确定化疗方案 □ 完成必要的相关科室会诊 □ 住院医师完成上级医师查房记录等病历书写 □ 签署化疗知情同意书、自费用品协议书、输血同意书 □ 向患者及家属交代化疗注意事项 □ 上级医师查房与评估 □ 初步确定化疗方案	□ 化疗 □ 住院医师完成病程记录 □ 上级医师查房 □ 向患者及家属交代病情及化疗后注意事项
重点医嘱	**长期医嘱：** □ 内科二级护理常规 □ 饮食：普通饮食/糖尿病饮食/其他 **临时医嘱：** □ 血常规、尿常规、大便常规及隐血 □ 肝功能、肾功能、电解质、凝血功能、血糖、消化道肿瘤标志物 □ 心电图、病理检查 □ 必要时胸、腹、盆 CT	**长期医嘱：** □ 患者既往基础用药 □ 防治尿酸肾病（别嘌呤醇） □ 抗菌药物（必要时） □ 补液治疗（水化、碱化） □ 止泻药（必要时） □ 其他医嘱（化疗期间一级护理） **临时医嘱：** □ 化疗 □ 重要脏器保护 □ 止吐 □ 其他特殊医嘱	
病情变异记录	□ 无 □ 有，原因： 1. 2.	□ 无 □ 有，原因： 1. 2.	□ 无 □ 有，原因： 1. 2.
医师签名			

时间	住院第 7~11 天	住院第 12 天 （出院日）
主要诊疗工作	□ 上级医师查房 □ 上级医师进行评估，决定出院日期 □ 向患者及家属交代病情	□ 完成出院记录、病案首页、出院证明等书写 □ 向患者交代出院后的注意事项，重点交代复诊时间及发生紧急情况时处理方法
重点医嘱	**长期医嘱：** □ 三级护理 □ 普通饮食 **临时医嘱：** □ 定期复查血常规 □ 监测 CEA 等肿瘤标志物 □ 脏器功能评估	**出院医嘱：** □ 出院带药
病情变异记录	□ 无 □ 有，原因： 1. 2.	□ 无 □ 有，原因： 1. 2.
医师签名		

（二）护士表单

直肠癌化疗临床路径护士表单

适用对象：第一诊断为直肠癌（ICD-10：C20 伴 Z51.1，Z51.1 伴 Z85.007，C78.501 伴 Z51.1）

患者姓名：	性别：　　年龄：　　门诊号：	住院号：
住院日期：　　年　月　日	出院日期：　　年　月　日	标准住院日：≤12 天

日期	住院第 1~2 天	住院第 2~4 天	住院第 3~6 天（化疗日）
健康宣教	□ 入院宣教 □ 介绍主管医师、护士 □ 介绍环境、设施 □ 介绍住院注意事项 □ 介绍探视和陪伴制度 □ 介绍贵重物品制度	□ 化疗前宣教 □ 告知化疗前检查项目及注意事项 □ 宣教疾病知识、说明化疗的目的 □ 化疗前准备及化疗过程 □ 告知相关药物知识及不良反应预防 □ 责任护士与患者沟通，了解心理反应指导应对方法 □ 告知家属等候区位置	□ 化疗当日宣教 □ 告知监护设备的功能及注意事项 □ 告知输液管路功能及化疗过程中的注意事项 □ 告知化疗后可能出现情况的应对方式 □ 给予患者及家属心理支持 □ 再次明确探视陪伴须知
护理处置	□ 核对患者，佩戴腕带 □ 卫生处置：剪指（趾）甲、沐浴，更换病号服 □ 入院评估	□ 协助医师完成化疗前检查 □ 化疗前准备	□ 核对患者及资料，签字确认接通各管路，保持畅通 □ 心电监护
基础护理	□ 三级护理 □ 患者安全管理	□ 三级护理 □ 卫生处置 □ 患者睡眠管路 □ 患者安全管理	□ 特级护理 □ 患者安全管理
专科护理	□ 护理查体 □ 跌倒、压疮等风险因素评估需要时安置危险标志 □ 心理护理	□ 相关指征监测，如血压、血糖等 □ 心理护理 □ 饮食指导	□ 病情观察，记特护记录 □ 评估生命体征、患者症状、穿刺输液部位 □ 心理护理
病情变异记录	□ 无　□ 有，原因： 1. 2.	□ 无　□ 有，原因： 1. 2.	□ 无　□ 有，原因： 1. 2.
护士签名			

时间	住院第 7~11 天 （化疗过程日）	住院第 12 天 （出院日）
健康宣教	□ 化疗后宣教 □ 药物作用及频率 □ 饮食、活动指导 □ 复查患者对化疗前宣教内容的掌握程度 □ 告知拔管后注意事项	□ 出院宣教 □ 复查时间 □ 服药方法 □ 活动休息 □ 指导饮食 □ 告知办理出院的流程 □ 指导出院带管的注意事项
护理处置	□ 遵医嘱完成相关检查及质量	□ 办理出院手续
基础护理	□ 特/一级护理（根据患者病情和自理能力给予相 　应的护理级别） □ 晨晚间护理 □ 患者安全管理	□ 三级护理 □ 晨晚间护理 □ 患者安全管理
专科护理	□ 病情观察，记特护记录 □ 评估生命体征、穿刺输液部位、皮肤情况 □ 心理护理	□ 病情观察 □ 心理护理
病情变异记录	□ 无　□ 有，原因： 1. 2.	□ 无　□ 有，原因： 1. 2.
护士签名		

（三）患者表单

直肠癌化疗临床路径患者表单

适用对象：第一诊断为胃十二指肠溃疡（ICD-10：K25.7/K26.7/K27.7）（无并发症患者）

患者姓名：	性别： 年龄： 门诊号：	住院号：
住院日期： 年 月 日	出院日期： 年 月 日	标准住院日：≤12天

时间	住院第1~2天	住院第2~6天
医患配合	□ 配合询问病史、收集资料，详细告知既往史、用药史、过敏史、家族史 □ 如服用抗凝药，明确告知 □ 配合进行体格检查 □ 有任何不适告知医师	□ 配合完善化疗前相关检查：采血、留尿便、心电图、肺功能、X线胸片、胃镜、上消化道造影、腹部B超等常规项目。需要时完成特殊检查，如CT、MRI等 □ 医师与患者及家属介绍病情及化疗谈话和签字 □ 化疗
护患配合	□ 配合测量体温、脉搏、呼吸3次，血压、体重1次 □ 配合完成入院护理评估 □ 接受入院宣教（环境介绍、病室规定、订餐制度、探视制度、贵重物品保管等） □ 有任何不适告知护士	□ 配合测量体温、脉搏、呼吸，询问排便次数 □ 接受化疗前宣教 □ 自行卫生处置：剪指（趾）甲、剃胡须、沐浴 □ 准备好必要用物、吸水管、纸巾
饮食	□ 正常饮食	□ 正常饮食
排泄	□ 正常排尿便	□ 正常排尿便
活动	□ 正常活动	□ 正常活动

时间	住院第 7~11 天 （化疗过程）	住院第 12 天 （出院日）
医患配合	□ 及时告知化疗过程中特殊情况和正在 □ 向患者及家属交代化疗中情况及化疗后注意事项 □ 上级医师查房 □ 完成病程记录和上级医师查房记录	□ 上级医师查房，对化疗近期反应进行评估 □ 完成病历书写 □ 根据情况决定是否需要复查实验室检查
护患配合	□ 配合定时测量生命体征，每日询问排便 □ 配合冲洗胃管，查看引流管，检查伤口情况 □ 接受输液、注射、服药、雾化吸入等治疗 □ 接受营养管注入肠内营养液 □ 配合晨晚间护理 □ 接受进食、进水、排便等生活护理 □ 配合拍背咳嗽，预防肺部并发症 □ 注意活动安全，避免坠床或跌倒 □ 配合执行探视及陪伴	□ 接受出院宣教 □ 办理出院手续 □ 获取出院带药 □ 知道服药方法、作用、注意事项 □ 知道复印病历程序
饮食	□ 清淡饮食	□ 清淡饮食
排泄	□ 正常排尿便	□ 正常排尿便
活动	□ 根据医嘱，正常适度活动，避免疲劳	□ 正常适度活动，避免疲劳

附：原表单（2012 年版）

直肠癌化疗临床路径表单

适用对象：第一诊断为直肠癌（ICD-10：C20 伴 Z51.1，Z51.1 伴 Z85.007，C78.501 伴 Z51.1）

患者姓名：	性别： 年龄： 门诊号：	住院号：
住院日期： 年 月 日	出院日期： 年 月 日	标准住院日：≤12 天

日期	住院第 1~2 天	住院第 2~4 天	住院第 3~6 天（化疗日）
主要诊疗工作	□ 询问病史及体格检查 □ 交代病情 □ 书写病历 □ 开具实验室检查单	□ 上级医师查房 □ 完成化疗前准备 □ 根据体检、结肠镜、CT 检查、病理结果等，行病例讨论，确定化疗方案 □ 完成必要的相关科室会诊 □ 住院医师完成上级医师查房记录等病历书写 □ 签署化疗知情同意书、自费用品协议书、输血同意书 □ 向患者及家属交代化疗注意事项 □ 上级医师查房与评估 □ 初步确定化疗方案	□ 化疗 □ 住院医师完成病程记录 □ 上级医师查房 □ 向患者及家属交代病情及化疗后注意事项
重点医嘱	**长期医嘱：** □ 内科二级护理常规 □ 饮食：普通饮食/糖尿病饮食/其他 **临时医嘱：** □ 血常规、尿常规、大便常规及隐血 □ 肝功能、肾功能、电解质、凝血功能、血糖、消化道肿瘤标志物 □ 心电图、病理检查 □ 必要时胸、腹、盆 CT	**长期医嘱：** □ 患者既往基础用药 □ 防治尿酸肾病（别嘌呤醇） □ 抗菌药物（必要时） □ 补液治疗（水化、碱化） □ 止泻药（必要时） □ 其他医嘱（化疗期间一级护理） **临时医嘱：** □ 化疗 □ 重要脏器保护 □ 止吐 □ 其他特殊医嘱	
主要护理工作	□ 入院介绍 □ 入院评估 □ 指导患者进行相关辅助检查	□ 化疗前准备 □ 宣教 □ 心理护理	□ 观察患者病情变化 □ 定时巡视病房
病情变异记录	□ 无 □ 有，原因： 1. 2.	□ 无 □ 有，原因： 1. 2.	□ 无 □ 有，原因： 1. 2.
护士签名			
医师签名			

时间	住院第 7~11 天	住院第 12 天 （出院日）
主要诊疗工作	□ 上级医师查房 □ 上级医师进行评估，决定出院日期 □ 向患者及家属交代病情	□ 完成出院记录、病案首页、出院证明等书写 □ 向患者交代出院后的注意事项，重点交代复诊时间及发生紧急情况时处理方法
重点医嘱	**长期医嘱：** □ 三级护理 □ 普通饮食 **临时医嘱：** □ 定期复查血常规 □ 监测 CEA 等肿瘤标志物 □ 脏器功能评估	**出院医嘱：** □ 出院带药
主要护理工作	□ 观察患者病情变化 □ 定时巡视病房	□ 协助患者办理出院手续 □ 出院指导，重点出院后用药方法
病情变异记录	□ 无 □ 有，原因： 1. 2.	□ 无 □ 有，原因： 1. 2.
护士签名		
医师签名		

第八章

结直肠癌术后化疗临床路径释义

一、结直肠癌术后化疗编码

疾病名称及编码：结直肠癌术后化疗（ICD-10：Z51.102）

二、临床路径检索方法

Z51.102

三、结直肠癌术后化疗临床路径标准住院流程

（一）适用对象

第一诊断为结直肠恶性肿瘤术后（ICD-10：Z51.102），病理为腺癌。

需要术后辅助性化疗者：术后分期为Ⅱ期含有以下高危因素：T_4 肿瘤，组织学分级差（3/4 级的病灶），脉管或神经浸润，肿瘤周围淋巴结受累，肠梗阻，局部穿孔，手术切缘阳性或不确定，切除的淋巴结数量小于 12 枚，微卫星稳定。术后分期为Ⅲ期。

> **释义**
>
> ■ 适用对象编码参见第一部分。
>
> ■ 初次诊断的结直肠癌需要有病理组织学证据。
>
> ■ 本路径适用于如下情况：
>
> （1）未进行术前治疗者，术后病理分期为Ⅱ期且伴有高危因素：T_4、组织学分化差（3~4 级、不包括 MSI-H 者）、脉管浸润、神经浸润、肠梗阻、肿瘤部位穿孔、切缘阳性或情况不明、送检淋巴结不足 12 枚。
>
> （2）未进行术前治疗者，术后病理分期为Ⅲ期者。
>
> （3）中低位直肠癌（距肛缘 10cm 以下者）因各种原因未行术前放疗者，术后分期为 $pT_{3~4}N_0$ 或任何 $pTN_{1~2}$，术后辅助治疗应包括辅助化疗及辅助放化疗，需进入放疗相应路径。
>
> （4）经过术前治疗的结直肠癌术后化疗，需进入相应临床路径。

（二）诊断依据

根据国家卫生和计划生育委员会《结直肠诊疗规范》和 NCCN《结直肠癌临床实践指南中国版》。

1. 症状：血便为主要症状，可出现腹痛和腹泻。
2. 体格检查：腹部检查，全身浅表淋巴结肿大情况，直肠指诊。
3. 一般情况评估：体力状态评估。
4. 实验室检查：大便隐血试验、结肠镜检查；血清肿瘤标志物检查如 CEA、CA19-9 等。
5. 病理证实结直肠癌腺癌。

> **释义**
>
> ■ 早期可无症状和体征，常见症状包括腹痛、乏力、便血、脓血便、排便习惯改变、里急后重等。
>
> ■ 确定病理分期主要依赖术后病理报告，需含有大体标本描述及镜下描述，必要时需进行错配修复（MMR）蛋白或微卫星不稳定性检测。
>
> ■ 为正确制订术后治疗方案，亦需了解术前分期以及术中所见等，以帮助明确是否伴有肠梗阻等临床高危因素。

（三）进入路径标准

1. 第一诊断必须符合 ICD-10：Z51.102 手术后恶性肿瘤化疗疾病编码。

2. 符合化疗适应证，无化疗禁忌。

3. 当患者同时具有其他疾病诊断，但在住院期间不需要特殊处理也不影响第一诊断的临床路径流程实施时，可以进入路径。

> **释义**
>
> ■ 进入路径前，必须有结直肠癌术后病理诊断依据。
>
> ■ 结直肠癌术后化疗适合于结直肠癌根治术后患者；骨髓及肝、肾、心、肺功能基本正常者。
>
> ■ 术后应恢复良好后进行辅助化疗，一般在根治术后 3~4 周进行，最好不超过 2 个月。
>
> ■ 如发现其他疾患或伴随疾病时，需在进行术后辅助化疗前治疗或调整，需要疾病稳定时，方可进行化疗，否则增加化疗后并发症出现概率。

（四）标准住院日 5 天

> **释义**
>
> ■ 患者收治入院后，化疗前准备（疾病诊断及体力状况评估等），可根据临床科室不同运行状况在此时间范围内完成，部分检查可在入院前完成。
>
> ■ 化疗相关不良反应可能发生在化疗过程中及化疗后，故应加强患者教育，院外定期监测骨髓及重要脏器功能，准确记录，门诊随诊，及时处理不良反应，避免严重不良反应的发生。

（五）住院期间的检查项目

1. 必需的检查项目：

（1）血常规、尿常规、大便常规+隐血。

（2）肝肾功能、电解质；CEA、CA19-9、CA72-4 等肿瘤标志物。

（3）心电图、胸部正位片和肝胆胰脾超声检查。

2. 根据患者病情选择：

（1）超声心动图、肺功能检查等。

（2）其他病理检测包括相关的免疫组化等。

（3）骨扫描。

（4）电子结肠镜检查。

（5）PET-CT。

> **释义**
>
> ■ 化疗前需完善必要的基础检查，如三大常规、肝肾功能、心电图等，以便后期随访观察。
>
> ■ 化疗前应行肿瘤情况评估，包括（胸）腹盆 CT 或 MRI 以及肿瘤标志物检查，留作基线，便于今后随访过程中进行对比。
>
> ■ 高龄或伴有相关基础疾病患者，可根据临床情况考虑补充心肺功能检查。
>
> ■ 随访过程中的检查包括超声、CT/MRI 等影像学以及血液肿瘤标志物检查，必要时补充骨扫描、肠镜及 PET-CT 等。

（六）化疗前准备

1. 体格检查、体能状况评分。

2. 排除化疗禁忌。

3. 患者、监护人或被授权人签署相关同意书。

> **释义**
>
> ■ 化疗前应向患者及家属详细告知术后辅助化疗的目的、疗程、可能发生的不良反应、药物经济学等，并签署化疗知情同意书。
>
> ■ 化疗前应了解术后恢复情况及排便习惯等，需进行体格检查，了解切口愈合情况等。
>
> ■ 体力状况评分为 ECOG 0~1 分者，方可进行术后辅助化疗。
>
> ■ 治疗前存在感染、严重贫血、脏器功能不全等化疗禁忌证时，需先进行纠正。

（七）治疗方案的选择

化疗方案（以下方案选一）：

1. FOLFOX6。

2. FOLFOX4。

3. XELOX。

4. 卡培他滨单药。

> **释义**
>
> ■ 根据 MOSAIC 试验及使用奥沙利铂后可能的远期后遗症，FOLFOX 方案不适合用于无高危因素的 II 期患者辅助治疗。

■ 推荐的单药氟尿嘧啶方案包括：口服卡培他滨（首选），5-FU/LV 持续静脉输注双周方案。

■ 推荐的联合化疗方案包括 XELOX（又称 CapeOx）和 mFOLFOX6。

■ 所有Ⅱ期患者均应考虑进行错配修复蛋白（MMR）检测，MMR 蛋白缺失或 MSI-H（高度微卫星不稳定）的Ⅱ期患者可能预后较好，且不会从单药 5-FU 的辅助化疗中获益。

■ 辅助化疗的具体方案需要考虑年龄、身体状况、合并基础疾病等综合考虑；尚无证据显示增加奥沙利铂至 5-FU/LV 可以使 70 岁或以上的患者受益。

■ 辅助化疗总疗程一共为 6 个月。

（八）化疗后必须复查的检查项目

1. 血常规：建议每周复查 1~2 次。根据具体化疗方案及血象变化，复查时间间隔可酌情增减。

2. 肝肾功能：每化疗周期复查 1 次。根据具体化疗方案及血象变化，复查时间间隔可酌情增减。

> 释义

> ■ 注意询问患者化疗后发生不良反应的出现时间、持续时间及严重程度，有助于判断不良反应相关的药物，并进行相应处理，如剂量调整或延期给药等。

> ■ 化疗期间常见的不良反应包括胃肠道反应、骨髓抑制及肝肾功能损害等，需定期进行血液学检查。发生的严重程度与患者伴随基础疾病等个体状况有关，需按照不良反应处理原则，结合具体情况进行处理。

（九）化疗中及化疗后治疗

化疗期间脏器功能损伤的相应防治：止吐、保肝、水化、抑酸、止泻、预防过敏、升白细胞及血小板、纠正贫血。

> 释义

> ■ 化疗药物对患者的消化系统、血液系统等组织和器官造成损害，上述血液学毒性和非血液学毒性发生时间、持续时间等均各有特点，需进行预防性处理，或治疗中治疗后严密监测及时处理。化疗后白细胞减少、免疫功能低下的患者，酌情给予注射用黄芪多糖等药物，改善患者生活质量。

> ■ 预防性处理包括预防性应用止吐药物，如 5-HT$_3$ 受体拮抗剂。

> ■ 化疗前及化疗期间应定期进行营养评估，可由营养师或接受过肿瘤营养培训的医师进行膳食指导，或营养补充。

（十）出院标准

1. 完成既定化疗流程。

2. 无发热等感染表现。

3. 无Ⅲ度及以上的恶心、呕吐及腹泻（NCI 分级）。

4. 无未控制的癌痛。

5. 若行实验室检查，无需干预的异常结果。

6. 无需干预的其他并发症。

> **释义**
>
> ■ 患者一般情况良好，生命体征平稳，无明显不适即可达到出院标准。
>
> ■ 化疗相关不良反应可能发生在化疗过程中及化疗后，故应加强患者教育，院外定期监测骨髓及重要脏器功能，准确记录，门诊随诊，及时处理不良反应，避免严重不良反应的发生。

（十一）变异及原因分析

1. 注意化疗期间的并发症，需要进行相关的诊断和治疗，避免导致住院时间延长、费用增加。

2. 因化疗严重不良反应导致的方案、药物或剂量的临时调整。

3. 手术的并发症，如肠粘连、梗阻、伤口裂开等。

> **释义**
>
> ■ 化疗期间如出现感染、贫血、营养不良、急性过敏反应、累积神经毒性等合并症和（或）并发症，需进行相关的诊断和治疗，如导致住院时间延长、费用增加者应退出本路径。
>
> ■ 化疗如出现严重的骨髓抑制等不良反应影响下周期化疗者，应退出本路径。
>
> ■ 老年患者或合并较严重基础疾病患者，易出现不可预料的并发症，应进行个体化治疗，不适合进入本路径。
>
> ■ 治疗期间出现肿瘤复发或转移等情况，退出本路径。治疗期间出现其他需要停止术后辅助化疗的病情变化等原因，退出该临床路径。

四、结直癌术后辅助化疗给药方案

【用药选择】

1. FOLFOX 方案（奥沙利铂 + 5-FU + 亚叶酸钙）：奥沙利铂 85mg/m^2，d1；亚叶酸钙 400mg/m^2，d1；5-FU 400mg/m^2，静脉推注，d1；5-FU 2400mg/m^2，静脉泵入 46 小时，d1。14 天为 1 个周期，共 12 个周期。

2. XELOX 方案（奥沙利铂+卡培他滨）：奥沙利铂 130mg/m^2，d1；卡培他滨 1000mg/m^2，每天 2 次，早餐晚餐后 30 分钟服用，d1~14。21 天为 1 个周期，共 8 个周期。

3. 卡培他滨：卡培他滨 1250mg/m^2，每天 2 次，早餐晚餐后 30 分钟服用，d1~14。21 天为 1 个周期，共 8 个周期。

【药学提示】

1. 奥沙利铂：最常见的不良反应为胃肠道系统（腹泻、恶心、呕吐以及黏膜炎）、血液系统

（中性粒细胞减少、血小板减少）以及神经系统反应（急性、剂量累积性、外周感觉神经病变）。

2. 5-FU：常见不良反应为消化道反应（如恶心、呕吐、食欲缺乏、腹泻、黏膜炎等）和骨髓抑制。

3. 卡培他滨：为氟尿嘧啶类的口服制剂。单药使用不良反应较轻，耐受性较好。最常见的为消化道反应（如恶心、呕吐、食欲缺乏、腹泻、黏膜炎等）、骨髓抑制和色素沉着。比较特殊的是手足综合征。

【注意事项】

1. 药物剂量建议足量足疗程，根据不良反应的分级调整剂量。剂量减量后，无特殊情况不再加量。

2. 奥沙利铂必须在5%葡萄糖溶液里配制。其神经毒性与冷刺激相关，故输注奥沙利铂后不应接触任何冷刺激，注意保暖，以免诱发和加重神经毒性；主要表现为手足的麻木、触电感，以外周感觉神经为主。

3. 卡培他滨的手足综合征主要表现在手足的皮肤，轻度的为皮肤红斑、干裂、脱皮和肿胀，严重者渗液、脱甲。建议使用凡士林等预防性涂抹保护，严重者停用药物。

五、推荐表单

（一）医师表单

结直肠癌术后辅助化疗临床路径医师表单

适用对象：第一诊断为结直肠恶性肿瘤（ICD-10：Z51-102）行结直肠癌根治术术后患者进行首次辅助化疗

患者姓名：		性别： 年龄： 门诊号：		住院号：
住院日期： 年 月 日		出院日期： 年 月 日		标准住院日：5~7 天

时间	住院第 1 天	住院第 2 天	住院第 3~4 天	住院第 5~7 天
诊疗工作	□ 询问病史 □ 体格检查 □ 开出各项检验检查项目 □ 完善医患沟通和病历书写 □ 上级医师查房	□ 查看检查/检验报告，明确有无化疗禁忌 □ 上级医师查房，并制订化疗方案，交代化疗不良反应及注意事项 □ 签署化疗同意书 □ 完善病历书写	□ 给予化疗及对症治疗 □ 观察患者化疗过程中的病情变化及不良反应 □ 上级医师查房，完善病历书写	□ 复查血常规及肝肾功能 □ 根据患者检查结果及病情是否决定出院 □ 若出院，则交待出院随访事宜，并开具出院证明 □ 若病情不允许出院，根据病情制订下一步治疗方案 □ 完善病历书写
重点医嘱	长期医嘱： □ 肿瘤科护理常规 □ 二级护理 □ 饮食 □ 根据患者一般情况给予相应治疗 临时医嘱： □ 血常规、尿常规、大便常规+隐血 □ 肝肾功能、电解质、血糖、消化道肿瘤标志物 □ X 线胸片/胸 CT、心电图 □ 腹部及盆腔 CT □ 病理或会诊病理 □ 必要时超声心动图、PET-CT、超声内镜检查	长期医嘱： □ 肿瘤科护理常规 □ 二级护理 □ 饮食 □ 根据患者一般情况给予相应治疗 临时医嘱： □ 明日行化疗	长期医嘱： □ 肿瘤科护理常规 □ 二级护理 □ 饮食 □ 根据患者一般情况给予相应治疗 □ 化疗药物 □ 止吐药物 □ 其他对症治疗药物 临时医嘱： □ 化疗药物 □ 其他对症治疗药物	出院医嘱： □ 出院带药
变异	□ 无 □ 有，原因：	□ 无 □ 有，原因：	□ 无 □ 有，原因：	□ 无 □ 有，原因：
医师签名				

（二）护士表单

结直肠癌术后辅助化疗临床路径护士表单

适用对象：第一诊断为结直肠恶性肿瘤（ICD-10：Z51-102）行结直肠癌根治术术后患者进行首次辅助化疗

| 患者姓名： | 性别： | 年龄： | 门诊号： | 住院号： |

| 住院日期：　年　月　日 | 出院日期：　年　月　日 | 标准住院日：5~7 天 |

时间	住院第 1 天	住院第 2 天	住院第 3~4 天	住院第 5~7 天
健康宣教	□ 入院宣教 □ 介绍主管医师、护士 □ 介绍环境、设施 □ 介绍住院注意事项 □ 介绍探视和陪伴制度	□ 指导患者到相关科室进行检查并讲明各种检查的目的	□ 进行化疗期间饮食、防护及心理宣教	□ 进行出院后饮食、防护等健康宣教
护理处置	□ 核对患者，佩戴腕带 □ 建立入院护理病历	□ 抽血，大小便常规检查	□ 执行医嘱单	□ 协助患者办理出院手续
基础护理	□ 二级护理	□ 二级护理	□ 二级护理	□ 三级护理
专科护理	□ 病情观察 □ 需要时，填写跌倒及压疮防范表 □ 需要时，请家属陪伴 □ 确定饮食种类 □ 心理护理	□ 病情观察 □ 遵医嘱完成相关检查 □ 心理护理	□ 遵医嘱治疗 □ 观察不良反应的发生 □ 心理护理	□ 观察不良反应的发生 □ 出院指导 □ 心理护理
重点医嘱	□ 详见医嘱执行单	□ 详见医嘱执行单	□ 详见医嘱执行单	□ 详见医嘱执行单
护士签名				

（三）患者表单

结直肠癌术后辅助化疗临床路径患者表单

适用对象：第一诊断为结直肠恶性肿瘤（ICD-10：Z51-102）行结直肠癌根治术术后患者进行首次辅助化疗

患者姓名：	性别： 年龄： 门诊号：	住院号：
住院日期： 年 月 日	出院日期： 年 月 日	标准住院日：5~7 天

时间	住院第 1 天	住院第 2 天	住院第 3~4 天	住院第 5~7 天
医患配合	□ 配合病史采集 □ 配合体格检查	□ 配合完善相关检查 □ 医师与患者及家属介绍病情及化疗谈话签字	□ 配合化疗药物的治疗 □ 配合治疗注意事项	□ 接受出院前指导 □ 知道下次返院时间 □ 了解出院后定期复查时间和项目
护患配合	□ 配合测量生命体征 □ 配合完成入院护理评估（简单询问病史、过敏史、用药史） □ 接受入院宣教（环境介绍、病室规定等） □ 配合执行探视和陪伴制度 □ 有任何不适告知护士	□ 配合测量体温、脉搏、呼吸 □ 接受化疗前宣教 □ 接受饮食宣教	□ 配合测量体温、脉搏、呼吸 □ 接受化疗宣教 □ 接受饮食宣教 □ 接受心理宣教	□ 接受出院宣教 □ 办理出院手续 □ 获取出院带药 □ 知道服药方法、作用、注意事项 □ 知道复印病历程序
饮食	□ 遵医嘱饮食	□ 遵医嘱饮食	□ 遵医嘱饮食	□ 遵医嘱饮食
活动	□ 正常适度活动	□ 正常适度活动	□ 正常适度活动，避免疲劳	□ 正常适度活动，避免疲劳

附：原表单（2016 年版）

结直肠肿瘤术后化疗临床路径表单

适用对象：第一诊断为手术后恶性肿瘤化疗（ICD-10：Z51-102）

包括结肠恶性肿瘤个人史、直肠恶性肿瘤个人史

患者姓名：	性别：	年龄：	门诊号：	住院号：
住院日期：　年　月　日	出院日期：　年　月　日			标准住院日：5 天

时间	住院第 1 天	住院第 2~4 天 （输化疗药物）	住院第 5 天 （出院日）
主要诊疗工作	□ 询问病史，体格检查，完善病历 □ 开检查单 □ 上级医师查房与化疗前评估	□ 上级医师查房并评估患者情况，确定化疗方案 □ 改善一般情况，如应用升白细胞药物、保肝药物等 □ 完成病历书写 □ 向患者及家属交代输液时注意事项、签署化疗同意书	□ 办理出院 □ 完成病历书写 □ 上级医师查房 □ 向患者及家属交代出院注意事项（包括定期监测血象、生化）
重点医嘱	**长期医嘱：** □ 普通内科护理常规 □ 二级护理 □ 饮食：按病情 □ 自由体位 **临时医嘱：** □ 血常规、尿常规、大便常规+隐血 □ 肝肾功能、电解质、血糖、出凝血功能 □ 肿瘤标志物大全套或 CEA、CA19-9、CA72-4 等 □ 心电图、胸部 X 线正位片、肝胆胰脾超声	**长期医嘱：** □ 同前 □ 应用止吐、抑酸、护肝等药物 **临时医嘱：** □ 输注奥沙利铂注射液，根据化疗方案选药物，根据体表面积计算药量 □ 输注氟尿嘧啶/口服卡培他滨，根据体表面积计算量	**长期医嘱：** □ 停止全部长期医嘱 □ 开立：今日出院 **临时医嘱：** □ 肝肾功能、血常规 □ 根据实验室检查结果是否应用升白细胞/血小板药物或保肝药物等 □ 开立出院带药
主要护理工作	□ 环境介绍、护理评估 □ 制订护理计划 □ 指导患者到相关科室进行检查 □ 饮食、心理、生活指导 □ 服药指导	□ 静脉抽血 □ 应用输液泵控制液体低速 □ 根据医嘱用药	□ 拔除留置针 □ 根据医嘱用药
病情变异记录	□ 无　□ 有，原因： 1. 2.	□ 无　□ 有，原因： 1. 2.	□ 无　□ 有，原因： 1. 2.
护士签名			
医师签名			

第九章

肝门胆管癌临床路径释义

一、肝门胆管癌编码

1. 卫计委原编码

疾病名称及编码：肝门胆管癌（ICD-10：C24.001-C24.003）

手术操作名称及编码：根治性肝门胆管癌切除术（ICD-9-CM-3：50.22/50.3/51.63/51.69）伴51.22

2. 修改编码

疾病名称及编码：肝门胆管癌（ICD-10：C24.0）

手术操作名称及编码：根治性肝门胆管癌切除术（ICD-9-CM-3：50.22/50.3）

二、临床路径检索方法

C24.0 伴（50.22/50.3）

三、肝门胆管癌临床路径标准住院流程

（一）适用对象

第一诊断为肝门胆管癌 Bismuth-Corlette Ⅰ、Ⅱ、Ⅲ型（C24.001-C24.003）。

行根治性肝门胆管癌切除术（ICD-9-CM-3：50.22/50.3/51.63/51.69）伴51.22。

> **释义**
>
> ■ 肝门胆管癌是发生于肝内左右二级肝管汇合部至总肝管以及胆囊管汇合部之间的胆管上皮癌肿。
>
> ■ 本路径适用对象为肝门胆管癌包括 Bismuth-Corlette Ⅰ、Ⅱ、Ⅲ型。Ⅰ型肿瘤：位于胆管汇合部邻近的肝总管，未侵犯左右肝管；Ⅱ型肿瘤：位于胆管汇合部邻近的肝总管，扩散至左右肝管；Ⅲ型肿瘤：位于胆管汇合部邻近的肝总管，未侵犯左右肝管，扩散至左右肝管达二级胆管，其中累及右侧为Ⅲa型，累及左侧为Ⅲb型。本路径不包括 Bismuth-Corlette Ⅳ型。

（二）诊断依据

根据《临床诊疗指南·外科学分册》（中华医学会编著，人民卫生出版社，2006）、《黄家驷外科学（第7版）》（吴阶平等主编，人民卫生出版社，2008）及全国高等学校教材《外科学（第7版）》（吴在德等主编，人民卫生出版社，2008）、《Current diagnosis and treatment：surgery（第13版）》（McGraw-Hill 出版社，2010）。

1. 症状：进行性无痛性黄疸，尿色黄，大便呈白陶土色，可伴皮肤瘙痒、上腹部不适、畏食、乏力、体重减轻等症状。

2. 体检主要有皮肤、巩膜黄染，肝大，一般无胆囊肿大。

3. 实验室检查：提示肝脏功能受损和梗阻性黄疸表现。

4. 超声、CT、MRI、MRCP 或者 PTCD/ERCP 造影提示高位胆管梗阻。

> 释义

> ■ 肝门胆管癌患者多出现黄疸，且随着时间延长而逐渐加深，大便色浅、灰白、尿色深黄及皮肤瘙痒，常伴有倦怠、乏力、体重减轻等全身表现。患者出现右上腹痛、畏寒和发热提示伴有胆管炎。因梗阻部位在胆囊管以上，故一般无胆囊肿大表现，可以作为胆囊管以下梗阻的鉴别依据。

> ■ 实验室检查出现胆红素、碱性磷酸酶和 γ-谷氨酰转肽酶升高。转氨酶可升高，伴有胆管炎时会显著升高。长期胆道梗阻可导致脂溶性维生素（维生素 A、维生素 D、维生素 E 和维生素 K）减少，凝血酶原时间延长。随着疾病发展，白蛋白、血红蛋白和乳酸脱氢酶可下降。胆管癌无特异性血清肿瘤标志物，CA19-9、CA125 和 CEA 有一定价值。

> ■ 影像学检查中，超声是首选，其优势在于区别肿块和结石，并可以根据肝内外胆管扩张初步判定梗阻部位。MRI 是最佳方法，能显示肿瘤范围、肝内有无转移，MRCP 可以反映胆管受累范围，帮助分型及制定手术方案，同时 MR 血管成像可显示肝门部血管受累情况。高分辨率螺旋 CT 相对于 MRI，可以观察腹部淋巴结肿大情况，以及肿瘤和肝门部血管之间的关系。超声内镜检查，可以进一步观察肿瘤和血管关系，以及淋巴结肿大情况，并可引导细针对病灶和淋巴结穿刺活检。

（三）选择治疗方案的依据

根据《临床诊疗指南·外科学分册（第 1 版）》（中华医学会编著，人民卫生出版社，2006）、《黄家驷外科学（第 7 版）》（吴阶平等主编，人民卫生出版社，2008,）及全国高等学校教材《外科学（第 7 版）》（吴在德等主编，人民卫生出版社，2008）、《Sabiston textbook of surgery（第 18 版）》（Saunder Elsevier 出版社，2008）。

根治性切除是肝门胆管癌患者获得潜在治愈机会的唯一治疗手段，手术方式依据肿瘤的具体部位和范围决定。

1. Bismuth-Corlette Ⅰ型和Ⅱ型肿瘤，一般要求整块切除肿瘤段胆管和胆囊，达到 5~10mm 的胆管切缘，并行局部淋巴结清扫和肝管空肠 Roux-en-Y 吻合术；Ⅱ型肿瘤还应行肝尾状叶切除术。

2. Bismuth-Corlette Ⅲ型肿瘤，应根据情况行右半肝（Ⅲ）或左半肝（Ⅲb）、肝尾状叶和胆囊切除术，并行局部淋巴结清扫和肝管空肠 Roux-en-Y 吻合术。

3. 对不能切除及有远处转移的患者，应考虑姑息治疗，包括行手术和非手术的胆道引流（分为内引流和外引流两种方法，进入相应临床路径）。

> 释义

> ■ 根据中华医学会外科学分会肝脏外科学组制定的《胆管癌诊断与治疗——外科专家共识》，Ⅰ型，如左、右肝管的肝外部分长>1cm，不必切肝；如左、右肝管的肝外部分长≤1cm，则联合肝Ⅳb 段切除。Ⅱ型，如左、右肝管汇合部位于肝外，联合肝Ⅳb 段切除；如左、右肝管汇合部位于肝内，联合肝Ⅳb 段切除+Ⅴ段次全切除；肿瘤侵犯Ⅰ段，则联合Ⅳb 段+Ⅴ+Ⅰ段切除。Ⅲa 型，联合Ⅳb 段+Ⅴ段切除，如肿瘤侵犯Ⅰ段，则联合Ⅳb 段+Ⅴ+Ⅰ段切除；如肿瘤侵犯右肝动脉，同时切除右肝

动脉；如肿瘤侵犯门静脉右支<1cm，门静脉切除后端端吻合重建；如侵犯门静脉右支≥1cm，行同侧半肝切除。Ⅲb型，联合Ⅳb段+Ⅴ段切除，肿瘤侵犯左肝动脉，同时切除左肝动脉；肿瘤侵犯门静脉左支或Ⅰ段，行包括Ⅰ段的左半肝切除。

■淋巴结清扫问题，临床TNM分期不超过Ⅱ期的，应根据术中淋巴结冷冻病理检查的结果决定是否行淋巴结清扫。

（四）标准住院日 12~19 天

> 释义
>
> ■肝门胆管癌患者入院后，常规检查、包括MRI检查等准备2~4天，术后恢复10~15天，总住院时间小于19天的均符合本路径要求。

（五）进入路径标准

1. 第一诊断必须符合 C24.001-C24.003 肝门胆管癌疾病编码。
2. 当患者合并其他疾病，但住院期间不需要特殊处理也不影响第一诊断的临床路径流程实施时，可以进入路径。

> 释义
>
> ■本路径适用对象为肝门胆管癌 Bismuth-Corlette Ⅰ、Ⅱ、Ⅲ型，包括Ⅲa型和Ⅲb型。
>
> ■患者如果合并高血压、糖尿病、冠心病、慢性阻塞性肺炎、慢性肾病等其他慢性疾病，需要术前对症治疗时，如果不影响麻醉和手术，不影响术前准备的时间，可进入本路径。上述慢性疾病如果需要经治疗稳定后才能手术或抗凝、抗血小板治疗等，术前需特殊准备的，先进入其他相应内科疾病的诊疗路径。

（六）术前准备 3~6 天

1. 必需的检查项目：
（1）血常规、血型、尿常规、大便常规+隐血。
（2）肝功能、肾功能、电解质、凝血功能、消化系统肿瘤标志物（AFP、CA125、CA19-9、CEA等）。
（3）感染性疾病筛查（乙型肝炎、丙型肝炎、艾滋病、梅毒等）。
（4）腹部B超及（或）CT、MRI。
（5）心电图、X线胸片。
2. 为明确术前诊断，可考虑进一步检查：
（1）MRCP、ERCP或PTCD造影。
（2）有心肺基础疾病或者老年体弱患者：术前肺功能、超声心动图检查和血气分析。

> **释义**
>
> ■ 必查项目是确保手术治疗安全、有效开展的基础，术前必须完成。除上述检查外，还应检查血清免疫球蛋白 IgG4。
>
> ■ 为缩短患者住院等待时间，检查项目可以在患者入院前于门诊完成。
>
> ■ 高龄患者或有心肺功能异常患者，术前根据病情增加心脏彩超、肺功能、血气分析等检查。

（七）预防性抗菌药物选择与使用时机

1. 抗菌药物：按照《抗菌药物临床应用指导原则》（卫医发〔2004〕285 号）执行。建议使用第二代头孢菌素，有反复感染史者可选头孢曲松或头孢哌酮或头孢哌酮/舒巴坦；明确感染患者，可根据药敏试验结果调整抗菌药物。
2. 预防性用抗菌药物，时间为术前 0.5 小时，手术超过 3 小时加用 1 次抗菌药物；总预防性用药时间一般不超过 24 小时，个别情况可延长至 48 小时。
3. 如有继发感染征象，尽早开始抗菌药物的经验治疗。经验治疗需选用能覆盖肠道革兰阴性杆菌、肠球菌属等需氧菌和脆弱拟杆菌等厌氧菌的药物。

> **释义**
>
> ■ 肝门胆管癌手术属于Ⅱ类切口，术前需预防使用抗菌药物，抗菌药物主要选择针对肠道革兰阴性杆菌和肠球菌等厌氧菌药物。
>
> ■ 对于合并胆道感染的患者，需控制感染，进入其他相应路径。

（八）手术日

入院第 4~7 天。
1. 麻醉方式：气管内插管全身麻醉或硬膜外麻醉。
2. 术中用药：麻醉常规用药、补充血容量药物（晶体、胶体）、止血药、血管活性药物、术后镇痛泵（视具体情况而定）。
3. 输血：根据术前血红蛋白状况及术中出血情况而定。
4. 病理：术后标本送病理学检查（视术中情况行术中冷冻病理检查）。

> **释义**
>
> ■ 术前用抗菌药物参考《抗菌药物临床应用指导原则》执行。
>
> ■ 根治性肝门胆管癌切除术剥离显露范围较广泛，可使用补充血容量的药物，必要时可使用止血药，如注射用尖吻蝮蛇血凝酶。
>
> ■ 手术是否输血依照术中出血量而定。一般可考虑术中给予输注血浆，有助于患者术后肝功能恢复。

（九）术后住院恢复 7~14 天

1. 术后复查的检查项目：

（1）根据患者情况复查实验室检查：血常规、血电解质、肝功能、凝血功能、肿瘤相关标志物等。

（2）必要时行其他相关检查：X 线胸片、CT、B 超、造影等。

2. 术后用药：

（1）抗菌药物：按照《抗菌药物临床应用指导原则》（卫医发〔2004〕285 号）执行。明确感染患者，可根据药敏试验结果调整抗菌药物。

（2）根据病情选择使用：抑酸剂、止血药、化痰药、护肝药物等（按照《国家基本药物目录》）。

3. 视具体情况尽早拔除胃管、尿管、引流管、深静脉穿刺管等。

4. 监测胃肠道功能恢复情况，指导患者术后饮食。

5. 观察伤口。

> **释义**
>
> ■ 术后可根据患者恢复情况做必须复查的检查项目，并根据病情变化增加检查的频次。复查项目并不仅局限于路径中的项目。
>
> ■ 为减少术后创面出血，可选用止血药，如注射用尖吻蝮蛇血凝酶。以可溶性止血纱布作创面止血材料，同时血凝酶涂布止血纱布，还可增强止血效果。

（十）出院标准

1. 生命体征平稳，可自由活动。

2. 饮食基本恢复，无需静脉补液。

3. 无需要住院处理的其他并发症或合并症。

> **释义**
>
> ■ 主治医师应在出院前，通过复查的各项检查并结合患者恢复情况决定是否能出院。如果确有需要继续留院治疗的情况，超出了路径所规定的时间，应先处理并发症并符合出院条件后再准许患者出院。

（十一）有无变异及原因分析

1. 术前诊断不确定者，可行 CT、MRI、MRCP、ERCP 或 PTCD 造影等了解胆管癌分类。

2. 有影响手术的合并症如胆道感染、严重黄疸等，可进入相应临床路径。

3. 术前分期不准确者，术中可根据探查结果改变手术方式。

> **释义**
>
> ■ 对于轻微变异，如由于某种原因，路径指示应当于某一天操作但不能如期进行而要延期的，这种改变不会对最终结果产生重大改变，也不会更多地增加住院天数和住院费用，可不出本路径。

■ 除以上所列变异及原因外，如还出现医疗、护理、患者、环境等多方面的变异原因，应阐明变异相关问题的重要性，必要时需及时退出本路径，并应将特殊的变异原因进行归纳、总结，以便重新修订路径时作为参考，不断完善和修订路径。

四、肝门胆管癌给药方案

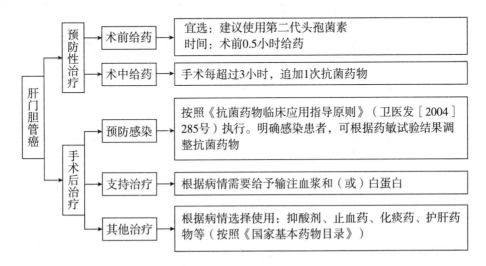

【用药选择】

1. 为预防术后切口感染，应使用针对肠道革兰阴性杆菌和肠球菌等厌氧菌药物。

2. 反复感染史者可选头孢曲松或头孢哌酮或头孢哌酮/舒巴坦；明确感染患者，可根据药敏试验结果调整抗菌药物。

3. 肝门胆管癌常伴有肝功能损伤，对于联合切除肝段的患者，术后需给予输注血浆和（或）白蛋白支持治疗，有助于促进肝功能恢复。

4. 对于伴有肝功能受损患者，术后建议给予维生素 K_1，并根据病情给予止血药、护肝药物等。

【药学提示】

1. 接受肝门胆管癌手术者，应在术前 0.5~2 小时内给药，或麻醉开始时给药，使手术切口暴露时局部组织中已达到足以杀灭手术过程中入侵切口细菌的药物浓度。

2. 肝门胆管癌手术属Ⅱ类切口，手术时间每超过 3 小时，或失血量大（>1500ml），可手术中给予第 2 剂（使用长半衰期抗菌药物者除外）。

3. 对于联合肝段切除的患者，可以术中即补充血浆和（或）白蛋白。

【注意事项】

肝门胆管癌患者联合肝段切除的，术后容易出现肝功能损伤，特别是白蛋白降低同时会伴有腹水，术后第 1 天需检测肝功能及凝血功能，及时补充白蛋白和（或）血浆。

五、推荐表单

（一）医师表单

肝门胆管癌临床路径医师表单

适用对象：第一诊断肝门胆管癌（C24.001- C24.003）Bismuth-Corlette Ⅰ、Ⅱ、Ⅲ型
行根治性肝门胆管癌切除术（ICD-9-CM-3：50.22/50.3/ 51.63/51.69 伴 51.22）

患者姓名：	性别：	年龄：	门诊号：	住院号：

住院日期：　年　月　日	出院日期：　年　月　日	标准住院日：12~19 天

时间	住院第 1 天	住院第 2~5 天	住院第 3~6 天（手术日）
主要诊疗工作	□ 询问病史及体格检查 □ 完成住院病历和首次病程记录 □ 开检查检验单 □ 上级医师查房与术前评估 □ 初步确定治疗方案和特殊检查项目	□ 上级医师查房 □ 完成术前准备与术前评估 □ 上级医师查房，术前讨论 □ 根据体检、影像学（CT、MRI、MRCP、ERCP、PTCD 造影）检查等，行术前讨论，确定治疗方案 □ 完成必要的相关科室会诊	□ 手术医嘱 □ 完成上级医师查房记录、术前讨论、术前小结等 □ 向患者及家属交代病情、手术安排及围术期注意事项 □ 签署手术知情同意书、自费用品协议书、输血同意书、麻醉同意书、授权委托书
重点医嘱	长期医嘱： □ 外科二级护理常规 □ 饮食：依据患者情况定 □ 基础用药（护肝、退黄、改善凝血功能等药物） 临时医嘱： □ 血常规+血型、尿常规、大便常规+隐血 □ 凝血功能、血电解质、肝肾功能组合、消化系统肿瘤标志物、感染性疾病筛查 □ 心电图、X 线胸片 □ 腹部 B 超、腹部 CT 平扫+增强 □ 必要时行肺功能、Holter、超声心动图和血气分析 □ 必要时行 MRI、MRCP、ERCP、PTCD 造影等检查	长期医嘱： □ 患者既往基础用药 临时医嘱： □ 必要科室会诊 □ 必要时行术前 ENBD 或 PTCD 引流减轻黄疸 □ 动态监测血清胆红素及肝功能变化	长期医嘱： □ 患者既往基础用药 临时医嘱： □ 术前医嘱 □ 明日准备在气管内插管，全身麻醉下行肝门胆管癌根治术 □ 备皮、备血 □ 抗菌药物皮试 □ 术前 6 小时禁食、2 小时禁水 □ 麻醉前用药 □ 术前留置胃管和尿管 □ 肠道准备 □ 术中特殊用药 □ 带影像学资料入手术室 □ 预约 SICU（视情况而定）
病情变异记录	□ 无　□ 有，原因： 1. 2.	□ 无　□ 有，原因： 1. 2.	□ 无　□ 有，原因： 1. 2.
医师签名			

日期	住院第 4~7 天 （手术日）		住院第 5~8 天 （术后第 1 日）
	术前及术中	术后	
主要诊疗工作	□ 送患者入手术室 □ 麻醉准备，监测生命体征 □ 施行手术 □ 保持各引流管通畅 □ 手术标本送病理检查	□ 麻醉医师完成麻醉记录 □ 完成术后首次病程记录 □ 完成手术记录 □ 向患者及家属说明手术情况	□ 上级医师查房 □ 观察病情变化、引流量和性状 □ 检查手术伤口，更换敷料 □ 分析实验室检验结果 □ 维持水、电解质平衡 □ 完成常规病程记录
重点医嘱	临时医嘱： □ 术前 0.5 小时使用抗菌药物 □ 液体治疗 □ 相应治疗（视情况）	长期医嘱： □ 肝门胆管癌根治术后常规护理 □ 特/一级护理 □ 禁食 □ 心电监护 □ 记录 24 小时出入总量 □ 胃管接负压瓶吸引并记量（酌情） □ 腹腔引流管记录引流量和性状 □ 胆肠支架管接引流袋并记量 □ 尿管接尿袋，记量 □ 根据病情使用：抑酸剂、化痰药、止血、止吐等药物 □ 预防性抗菌药物使用 □ 中心静脉测压 □ 预防深静脉血栓措施 临时医嘱： □ 液体治疗 □ 吸氧 □ 急查血常规和血生化 □ 明晨急查血常规、电解质和肝肾功能	长期医嘱：（见左列） □ 患者既往基础用药 □ 肠外营养治疗 □ 雾化吸入 临时医嘱： □ 葡萄糖液和盐水液体支持 □ 肠外营养支持（根据患者和手术情况决定） □ 伤口换药（必要时） □ 明晨查血常规、生化和肝功能等
病情变异记录	□ 无　□ 有，原因： 1. 2.	□ 无　□ 有，原因： 1. 2.	□ 无　□ 有，原因： 1. 2.
医师签名			

日期	住院第 6~10 天（术后第 2~3 日）	住院第 8~13 天（术后第 4~6 日）	住院第 12~19 天（出院日）
主要诊疗工作	□ 上级医师查房 □ 观察病情变化 □ 观察引流量和性状 □ 评估镇痛效果（视情况） □ 复查实验室检查 □ 住院医师完成常规病程记录 □ 必要时进行相关特殊检查	□ 上级医师查房 □ 观察腹部、肝功能恢复情况 □ 观察引流量和颜色 □ 根据手术情况和术后病理结果，进行肿瘤分期与后续治疗评定 □ 住院医师完成常规病程记录 □ 必要时进行相关特殊检查	□ 上级医师查房 □ 伤口拆线 □ 明确是否符合出院标准 □ 完成出院记录、病案首页、出院证明书等 □ 通知出入院处 □ 通知患者及家属 □ 向患者告知出院后注意事项，如康复计划、后续治疗及相关并发症的处理等 □ 出院小结、疾病证明书及出院须知交患者或相关人员
重点医嘱	**长期医嘱：** □ 继续监测生命体征（视情况） □ 拔除引流管（视情况） □ 拔除胃管（视情况） □ 拔除尿管（视情况） □ 肠外营养支持或液体治疗 □ 无感染证据时停用抗菌药物 **临时医嘱：** □ 营养支持或液体支持 □ 血常规、血液生化、肝功能组合等	**长期医嘱：** □ 二/三级护理（视情况） □ 流质饮食或半流质饮食 □ 拔除深静脉留置管（视情况） □ 停止记 24 小时出入量 □ 逐步减少肠外营养或液体治疗 **临时医嘱：** □ 换药 □ 营养支持或液体支持 □ 血常规、血液生化、肝功能组合（出院前） □ 必要时行 X 线胸片、CT、B 超、造影等检查	**临时医嘱：** □ 伤口拆线（视情况） **出院医嘱：** □ 出院后相关用药及注意事项
病情变异记录	□ 无　□ 有，原因： 1. 2.	□ 无　□ 有，原因： 1. 2.	□ 无　□ 有，原因： 1. 2.
医师签名			

（二）护士表单

肝门胆管癌临床路径护士表单

适用对象：第一诊断肝门胆管癌（C24.001-C24.003）Bismuth-Corlette Ⅰ、Ⅱ、Ⅲ型

　　　　　行根治性肝门胆管癌切除术（ICD-9-CM-3：50.22/50.3/ 51.63/51.69伴51.22）

患者姓名：	性别：　　年龄：　　门诊号：	住院号：
住院日期：　　年　月　日	出院日期：　　年　月　日	标准住院日：12~19天

日期	住院第1天	住院第2~5天	住院第3~6天
健康宣教	□ 入院宣教 　介绍主管医师、护士 　介绍环境、设施 　介绍住院注意事项 □ 健康教育 □ 活动指导：无限制 □ 心理支持	□ 健康教育 □ 心理支持	□ 健康教育 □ 告知患者及家属术前流程 　及注意事项 □ 心理支持
护理处置	□ 入院评估 □ 饮食指导：低脂半流或全流 □ 患者相关检查配合的指导 □ 皮肤护理指导（黄疸伴皮肤瘙痒患者）	□ 常规检查 □ 饮食指导 □ 疾病知识指导 □ 术前指导 □ 药物指导 □ 治疗护理 □ 按需做 PTCD 或 ENBD 减黄指导与引流管护理	□ 饮食：术前禁食、禁水 □ 术前沐浴、更衣，取下义齿、饰物等 □ 备皮、配血、胃肠道准备等 □ 术中物品准备 □ 促进睡眠（环境、药物）
基础护理	□ 三级护理 □ 晨晚间护理 □ 患者安全管理	□ 三级护理 □ 晨晚间护理 □ 患者安全管理	□ 三级护理 □ 晨晚间护理 □ 患者安全管理
专科护理	□ 护理查体 □ 需要时，填写跌倒及压疮防范表 □ 需要时，请家属陪护	□ 护理查体 □ 需要时，请家属陪护	□ 协助医师完成术前检查 □ 术前禁食、禁水、备皮
重点医嘱	□ 详见医嘱执行单	□ 详见医嘱执行单	□ 详见医嘱执行单
病情变异记录	□ 无　□ 有，原因： 1. 2.	□ 无　□ 有，原因： 1. 2.	□ 无　□ 有，原因： 1. 2.
护士签名			

时间	住院第 6~10 天 （术后第 2~3 日）	住院第 8~13 天 （术后第 4~6 日）	住院第 12~19 天 （出院日）
健康宣教	□ 术后宣教 □ 药物作用及频率 □ 饮食、活动指导 □ 复查患者对术前宣教内容的掌握程度 □ 膀胱功能训练 □ 下床活动注意事项	□ 术后宣教 □ 药物作用及频率 □ 饮食、活动指导 □ 复查患者对术前宣教内容的掌握程度 □ 拔尿管后注意事项 □ 下床活动注意事项	□ 出院宣教 □ 复查时间 □ 服药方法 □ 活动休息 □ 指导饮食 □ 康复训练方法 □ 指导办理出院手续
护理处置	□ 遵医嘱完成相关检查 □ 夹闭尿管，锻炼膀胱功能	□ 遵医嘱完成相关检查 □ 拔出导尿管	□ 办理出院手续 □ 书写出院小结
基础护理	□ 体位与活动：取半卧位，指导床上或床边活动 □ 饮食：胃肠功能恢复，拔除胃管后指导清流质饮食 □ 生活护理（一级护理） □ 皮肤护理	□ 体位与活动：半卧位，可协助 □ 下床活动 □ 指导清流或流质至半流质饮食 □ 协助或指导生活护理 □ 皮肤护理 □ 静脉抽血（遵医嘱）	□ 办理出院手续 □ 复诊时间 □ 作息、饮食、活动 □ 服药指导 □ 康复锻炼
专科护理	□ 观察患者腹部体征、伤口敷料、胃肠道功能恢复等情况 □ 营养支持护理 □ 遵医嘱拔除胃管、尿管 □ 疼痛护理 □ 留置管道护理及指导（腹腔、深静脉管）	□ 观察患者腹部体征、伤口敷料、胃肠道功能恢复的情况 □ 拔除深静脉管、腹腔引流管后护理 □ 营养支持护理	□ 疾病知识及随访
重点医嘱	详见医嘱执行单	□ 详见医嘱执行单	□ 详见医嘱执行单
病情变异记录	□ 无　□ 有，原因： 1. 2.	□ 无　□ 有，原因： 1. 2.	□ 无　□ 有，原因： 1. 2.
护士签名			

（三）患者表单

肝门胆管癌临床路径患者表单

适用对象：第一诊断肝门胆管癌（C24.001-C24.003）Bismuth-Corlette Ⅰ、Ⅱ、Ⅲ型
行根治性肝门胆管癌切除术（ICD-9-CM-3：50.22/50.3/ 51.63/51.69 伴 51.22）

患者姓名：	性别：	年龄：	门诊号：	住院号：
住院日期：　年　月　日	出院日期：　年　月　日			标准住院日：12~19 天

时间	住院第 1 天	住院第 2~6 天	住院第 4~7 天（手术日）
监测	□ 测量生命体征、体重	□ 每日测量生命体征、询问排便，手术前 1 天晚测量生命体征	□ 手术清晨测量生命体征、血压 1 次
医患配合	□ 护士行入院护理评估（简单询问病史） □ 接受入院宣教 □ 医师询问病史、既往病史、用药情况，收集资料 □ 进行体格检查 □ 评估疼痛评分	□ 配合完善术前相关检查 **术前宣教：** □ 肝门胆管癌疾病知识、临床表现、治疗方法 □ 术前准备：禁食、禁水等 □ 手术室接患者，配合核对 □ 医师与患者及家属介绍病情及手术谈话 □ 手术时家属在等候区等候 □ 探视及陪护制度	**术后宣教：** □ 术后体位：麻醉未醒时平卧，清醒后，4~6 小时无不适反应可垫枕或根据医嘱予监护设备、吸氧 □ 配合护士定时监测生命体征、瞳孔、肢体活动、伤口敷料等 □ 不要随意动引流管 □ 疼痛的注意事项及处理 □ 告知医护不适及异常感受 □ 配合评估手术效果
重点诊疗及检查	**重点诊疗：** □ 三级护理 □ 既往基础用药	**重点诊疗：** □ 术前准备 □ 备皮 □ 配血 □ 禁食、禁水 □ 术前签字 **重要检查：** □ 心电图、X 线胸片 □ MRI、CT □ 其他特殊检查	**重点诊疗：** □ 特级护理 □ 予监护设备、吸氧 □ 注意留置管路安全与通畅 □ 用药：抗菌药物、止血药、抑酸、护肝、白蛋白、补液药物的应用 □ 护士协助记录出入量
饮食及活动	□ 普通饮食 □ 正常活动	□ 术前 12 小时禁食、禁水 □ 正常活动	□ 卧床休息，自主体位

时间	住院第 5~13 天 （术后第 1~6 日）	住院第 6~19 天 （术后 7~12 日）
监测	□ 定时监测生命体征，记录引流色、质、量	□ 定时监测生命体征、记录引流色、质、量
医患配合	□ 医师巡视，了解病情 □ 腹部伤口情况、引流管引流观察、生命体征检测 □ 护士行晨晚间护理 □ 护士协助进食、进水、排泄等生活护理 □ 配合监测出入量 □ 膀胱功能锻炼，成功后可将尿管拔除 □ 配合功能恢复训练（必要时） □ 注意探视及陪护时间	□ 护士行晨晚间护理 □ 医师拆线 □ 伤口注意事项 □ 配合功能恢复训练（必要时） **出院宣教：** □ 接受出院前康复宣教 □ 学习出院注意事项 □ 了解复查程序 □ 办理出院手续，取出院带药
重点诊疗及检查	**重点诊疗：** □ 特/一级护理 □ 静脉用药逐渐减少 □ 医师定时予伤口换药 □ 医师观察引流情况及肝功能 **重要检查：** □ 定期抽血化验 □ 复查 CT 及 MRI	**重点诊疗：** □ 二/三级护理 □ 普通饮食 □ 医师拔除引流管等 **重要检查：** □ 定期抽血化验（必要时）
饮食及活动	□ 根据病情逐渐由流食过渡至普通饮食，营养均衡，高蛋白、低脂肪、易消化，避免产气食物（牛奶、豆浆）及油腻食物。鼓励多食汤类食物 □ 卧床休息时可头高位，渐坐起 □ 术后第 3~4 天可视体力情况渐下床活动，循序渐进，注意安全 □ 行功能恢复锻炼（必要时）	□ 普通饮食，营养均衡 □ 勿吸烟、饮酒 □ 正常活动 □ 行功能恢复训练（必要时）

附：原表单（2011 年版）

肝门胆管癌临床路径表单

适用对象：第一诊断肝门胆管癌（C24.001-C24.003）Bismuth-Corlette Ⅰ、Ⅱ、Ⅲ型
　　　　　行根治性肝门胆管癌切除术（ICD-9-CM-3：50.22/50.3/ 51.63/51.69 伴 51.22)

患者姓名：	性别：　　年龄：　　门诊号：	住院号：
住院日期：　　年　月　日	出院日期：　　年　月　日	标准住院日：12~19 天

日期	住院第 1 天	住院第 2~5 天	住院第 3~6 天
主要诊疗工作	□ 询问病史及体格检查 □ 完成住院病历和首次病程记录 □ 开检查检验单 □ 上级医师查房与术前评估 □ 初步确定诊治方案和特殊检查项目	□ 上级医师查房 □ 完成术前准备与术前评估 □ 根据体检、影像学（CT、MRI、MRCP、ERCP、PTCD 造影）检查等，行术前讨论，确定治疗方案 □ 完成必要的相关科室会诊	□ 手术医嘱 □ 完成上级医师查房记录、术前讨论、术前小结等 □ 向患者及家属交代病情、手术安排及围术期注意事项 □ 签署手术知情同意书、自费用品协议书、输血同意书、麻醉同意书、授权委托书
重点医嘱	**长期医嘱：** □ 外科二级护理常规 □ 饮食：依据患者情况定 □ 基础用药（护肝、退黄、改善凝血功能等药物） **临时医嘱：** □ 血常规+血型、尿常规、大便常规+隐血 □ 凝血功能、血电解质、肝肾功能组合、消化系统肿瘤标志物、感染性疾病筛查 □ 心电图、X 线胸片 □ 腹部 B 超、腹部 CT 平扫+增强 □ 必要时肺功能、Holter、超声心动图和血气分析 □ 必要时行 MRI、MRCP、ERCP、PTCD 造影等检查	**长期医嘱：** □ 患者既往基础用药 **临时医嘱：** □ 必要科室会诊 □ 必要时行术前 ENBD 或 PTCD 引流减轻黄疸 □ 动态监测血清胆红素及肝功能变化	**长期医嘱：** □ 患者既往基础用药 **临时医嘱：** □ 术前医嘱 　明日准备在气管内插管，全身麻醉下行肝门胆管癌根治术 　备皮、备血 　抗菌药物皮试 　术前 6 小时禁食、2 小时禁水 　麻醉前用药 　术前留置胃管和尿管 　肠道准备 □ 术中特殊用药 □ 带影像学资料入手术室 □ 预约 SICU（视情况而定）
主要护理工作	□ 入院介绍 □ 入院评估 □ 健康教育 □ 活动指导：无限制 □ 饮食指导：低脂半流或全流 □ 患者相关检查配合的指导 □ 皮肤护理指导（黄疸伴皮肤瘙痒患者） □ 心理支持	□ 静脉抽血 □ 健康教育 □ 饮食指导 □ 疾病知识指导 □ 术前指导 □ 药物指导 □ 治疗护理 □ 心理支持 □ 按需作 PTCD 或 ENBD 减黄指导与引流管护理	□ 健康教育 □ 饮食：术前禁食、禁水 □ 术前沐浴、更衣，取下义齿、饰物等 □ 告知患者及家属术前流程及注意事项 □ 备皮、配血、胃肠道准备等 □ 术中物品准备 □ 促进睡眠（环境、药物） □ 心理支持

日期	住院第 1 天	住院第 2~5 天	住院第 3~6 天
病情 变异 记录	□ 无　□ 有，原因： 1. 2.	□ 无　□ 有，原因： 1. 2.	□ 无　□ 有，原因： 1. 2.
护士 签名			
医师 签名			

日期	住院第 4~7 天 （手术日）		住院第 5~8 天 （术后第 1 日）
	术前与术中	术后	
主要诊疗工作	□ 送患者入手术室 □ 麻醉准备，监测生命体征 □ 施行手术 □ 保持各引流管通畅 □ 手术标本送病理检查	□ 麻醉医师完成麻醉记录 □ 完成术后首次病程记录 □ 完成手术记录 □ 向患者及家属说明手术情况	□ 上级医师查房 □ 观察病情变化、引流量和性状 □ 检查手术伤口，更换敷料 □ 分析实验室检验结果 □ 维持水电解质平衡 □ 完成常规病程记录
重点医嘱	临时医嘱： □ 术前 0.5 小时使用抗菌药物 □ 液体治疗 □ 相应治疗（视情况）	长期医嘱： □ 肝门胆管癌根治术后常规护理 □ 特/一级护理 □ 禁食 □ 心电监护 □ 记录 24 小时出入总量 □ 胃管接负压瓶吸引并计量（酌情） □ 腹腔引流管记录引流量和性状 □ 胆肠支架管接引流袋并记量 □ 尿管接尿袋，记量 □ 根据病情使用：抑酸剂、化痰药、止血、止吐等药物 □ 预防性抗菌药物使用 □ 中心静脉测压 □ 预防深静脉血栓措施 临时医嘱： □ 液体治疗 □ 吸氧 □ 急查血常规和血生化 □ 明晨急查血常规、电解质和肝肾功能	长期医嘱：（见左列） □ 患者既往基础用药 □ 肠外营养治疗 □ 雾化吸入 临时医嘱： □ 葡萄糖液和盐水液体支持 □ 肠外营养支持（根据患者和手术情况决定） □ 伤口换药（必要时） □ 明晨查血常规、生化和肝功能等
主要护理工作	□ 术晨按医嘱清洁肠道、留置胃管、尿管 □ 健康教育 □ 饮食指导：禁食、禁水 □ 指导术前注射麻醉用药后注意事项 □ 心理支持	□ 术后活动：去枕平卧 6 小时，协助改变体位及足部活动 □ 按医嘱吸氧、禁食、禁水 □ 密切观察患者病情变化 □ 疼痛护理 □ 生活护理（一级护理） □ 皮肤护理 □ 管道护理及指导 □ 记录 24 小时出入量 □ 用药指导 □ 静脉抽血（遵医嘱） □ 心理支持（患者及家属）	□ 体位与活动：协助翻身、取半卧位 □ 吸氧、禁食、禁水 □ 密切观察患者病情变化 □ 疼痛护理、皮肤护理 □ 生活护理（一级护理） □ 管道护理及指导 □ 记录 24 小时出入量 □ 营养支持护理 □ 用药指导 □ 心理支持（患者及家属） □ 康复指导（运动指导）

日期	住院第 4~7 天 （手术日）		住院第 5~8 天 （术后第 1 日）
	术前与术中	术后	
病情 变异 记录	□无　□有，原因： 1. 2.	□无　□有，原因： 1. 2.	□无　□有，原因： 1. 2.
护士 签名			
医师 签名			

日期	住院第 6~10 天 （术后第 2~3 日）	住院第 8~13 天 （术后第 4~6 日）	住院第 12~19 天 （出院日）
主要诊疗工作	□ 上级医师查房 □ 观察病情变化 □ 观察引流量和性状 □ 评估镇痛效果（视情况） □ 复查实验室检查 □ 住院医师完成常规病程记录 □ 必要时进行相关特殊检查	□ 上级医师查房 □ 观察腹部、肝功能恢复情况 □ 观察引流量和颜色 □ 根据手术情况和术后病理结果，进行肿瘤分期与后续治疗评定 □ 住院医师完成常规病程记录 □ 必要时进行相关特殊检查	□ 上级医师查房 □ 伤口拆线 □ 明确是否符合出院标准 □ 完成出院记录、病案首页、出院证明书等 □ 通知出入院处 □ 通知患者及家属 □ 向患者告知出院后注意事项，如康复计划、后续治疗，及相关并发症的处理等 □ 出院小结、疾病证明书及出院须知交患者或相关人员
重点医嘱	长期医嘱： □ 继续监测生命体征（视情况） □ 拔除引流管（视情况） □ 拔除胃管（视情况） □ 拔除尿管（视情况） □ 肠外营养支持或液体治疗 □ 无感染证据时停用抗菌药物 临时医嘱： □ 营养支持或液体支持 □ 血常规、血液生化、肝功能组合等	长期医嘱： □ 二/三级护理（视情况） □ 流质饮食或半流质饮食 □ 拔除深静脉留置管（视情况） □ 停止计 24 小时出入量 □ 逐步减少肠外营养或液体治疗 临时医嘱： □ 换药 □ 营养支持或液体支持 □ 血常规、血液生化、肝功能组合（出院前） □ 必要时行 X 线胸片、CT、B 超、造影等检查	临时医嘱： □ 伤口拆线（视情况） 出院医嘱： □ 出院后相关用药及注意事项
主要护理工作	□ 体位与活动：取半卧位，指导床上或床边活动 □ 饮食：胃肠功能恢复，拔除胃管后指导清流质饮食 □ 疼痛护理 □ 遵医嘱拔除胃管、尿管 □ 留置管道护理及指导（腹腔、深静脉管） □ 生活护理（一级护理） □ 观察患者腹部体征、伤口敷料、胃肠道功能恢复等情况 □ 皮肤护理 □ 营养支持护理 □ 心理支持（患者及家属） □ 康复指导	□ 体位与活动：半卧位，可协助下床活动 □ 指导清流或流质至半流质饮食 □ 协助或指导生活护理 □ 皮肤护理 □ 观察患者腹部体征、伤口敷料、胃肠道功能恢复的情况 □ 拔除深静脉管、腹腔引流管后护理 □ 营养支持护理 □ 心理支持 □ 康复指导 □ 静脉抽血（遵医嘱）	出院指导： □ 办理出院手续 □ 复诊时间 □ 作息、饮食、活动 □ 服药指导 □ 日常保健 □ 清洁卫生 □ 疾病知识及后续治疗

续　表

日期	住院第 6~10 天 （术后第 2~3 日）	住院第 8~13 天 （术后第 4~6 日）	住院第 12~19 天 （出院日）
病情 变异 记录	□无　□有，原因： 1. 2.	□无　□有，原因： 1. 2.	□无　□有，原因： 1. 2.
护士 签名			
医师 签名			

第十章

肝胆管细胞癌化疗临床路径释义

一、肝胆管细胞癌化疗编码

1. 卫计委原编码

疾病名称及编码：肝胆管细胞癌（ICD-10：C24.001）

2. 修改编码

疾病名称及编码：肝胆管细胞癌（ICD-10：C22.1/C24）

恶性肿瘤化学治疗（ICD-10：Z51.1）

二、临床路径检索方法

（C22.1/C24）伴 Z51.1

三、肝胆管细胞癌化疗标准住院流程

（一）适用对象

第一诊断为肝胆管细胞癌（ICD-10：C24.001），需术后化疗、姑息性化疗，但无化疗禁忌的患者。

> **释义**
>
> ■ 适用对象编码参见第一部分。
> ■ 本临床路径适用对象是第一诊断为肝胆管细胞癌的患者。
> ■ 适用对象中不包括肝细胞型肝癌。
> ■ 全身化疗适用于有高危复发因素的肝胆管细胞癌的术后治疗以及姑息性治疗。
> ■ 有化疗禁忌的患者不适用于本路径。

（二）诊断依据

1. 临床症状：乏力、食欲缺乏、腹胀、腹痛、黄疸。
2. 临床体征：一般状况评价、全身浅表淋巴结情况，腹部视诊和触诊，检查有无肝脏变大、肝区叩痛、腹部肿块。
3. 辅助检查：全腹部 CT、X 线胸片/肺部 CT、心电图、心脏超声。
4. 病理学诊断明确：术后病理，或经皮肝穿刺活检，或淋巴结等转移灶穿刺活检。

> **释义**
>
> ■ 肝胆管细胞癌患者临床症状主要表现以全身症状：乏力、食欲缺乏、消瘦和消化系统症状如腹胀、腹痛、黄疸等。查体一般无典型的阳性体征。
> ■ 腹部盆腔 CT 可显示原发病灶以及腹部盆腔其他部位是否有受侵和转移。肝脏 MRI 有助于鉴别肝内胆管细胞癌及原发性肝癌，并可准确判断肝内转移病灶的情况，推荐常规开展。

■ 病理学检查是诊断的金标准。

■ 治疗前明确病理类型是非常重要的，尤其是鉴别肝胆管细胞癌和转移性肝癌。

（三）进入路径标准

1. 第一诊断为肝胆管细胞癌。

2. 术后病理有淋巴结阳性等高危因素；伴不可手术的远端转移或局部无法根治的肝胆管细胞癌；术后复发转移患者。

3. 符合化疗适应证，无化疗禁忌证。

4. 当患者合并其他疾病，但住院期间不需要特殊处理也不影响第一诊断的临床路径流程实施时，可以进入路径。

释义

■ 入路径时需具有相应化疗指征。

■ 对于合并其他疾病，但不需特殊处理，不影响第一诊断且对化疗实施无较大影响者可进入路径。对于未良好控制的重大慢性疾病，或严重器官功能损害，预计难以耐受化疗者，不进入本路径。如：未控制良好的糖尿病和高血压，严重的心、肝、肺、肾等脏器功能异常，骨髓功能障碍等。

■ 对于合并其他疾病经适当处理后病情稳定，或目前仍须持续合并使用其他药物，但对化疗路径实施无显著影响的，可进入路径。这种情况下可能增加治疗费用，延长住院时间。

（四）标准住院日 7~10 天

释义

■ 一般情况下总住院时间为 7~10 天均符合路径要求。

■ 部分检查（如病理检查），可在门诊完成。

■ 肿瘤导致的并发症和化疗相关的不良反应可能发生在出院后，故应重视患者教育，以及时发现、记录和处理不良反应，提高治疗的安全性。

（五）住院期间的检查项目

1. 必需的检查项目：

（1）血常规、尿常规、大便常规+隐血。

（2）肝肾功能、电解质、凝血功能、感染指标筛查（乙型、丙型肝炎病毒）。

（3）腹部超声、腹部 CT 或 MRI，胸部 CT。

（4）心电图。

2. 根据患者具体情况选择的检查项目：

（1）提示肿瘤有转移时，相关部位 CT、MRI。

（2）肿瘤标志物如 CEA、CA19-9、CA72-4、AFP 等。

（3）骨扫描。

（4）合并其他疾病相关检查。

> **释义**
>
> ■ 完善的治疗前检查是合理治疗的基础。完善以上检查后，可以排除患者的化疗禁忌，并明确疾病的范围和严重程度以及重要脏器的基础情况，也为后续的疗效评价和不良反应评估提供依据。
>
> ■ 部分检查可在入院前完成。
>
> ■ 以疗效评价为目的的影像学检查不必每周期进行，一般每 2~3 周期 1 次，出现疑似病情进展时可加查。

（六）化疗前准备

1. 体格检查、体力状况评分。

2. 排除化疗禁忌。

3. 患者、监护人或被授权人签署相关同意书。

> **释义**
>
> ■ 根据检查情况及病情制订化疗方案。
>
> ■ 化疗前需充分评估患者的重要器官功能和一般状况，预判可能的疗效和不良反应，充分与患者及家属沟通可能的获益与风险。
>
> ■ 应向患者和家属说明化疗的必要性，同时说明化疗期间肿瘤仍可能进展，可能出现肿瘤相关并发症和化疗相关并发症，有时并发症可能危及生命；必要时会调整化疗方案或暂停化疗。患者、监护人或被授权人理解以上信息后，签署化疗同意书，以示接受治疗相关风险。
>
> ■ 化疗前需要向患者和家属详细交代化疗可能导致的不良反应及其应对方法，并嘱必要时尽快至医院就诊。

（七）治疗方案的选择

1. 吉西他滨为基础的方案：

（1）吉西他滨+顺铂（GP），3 周重复。

（2）吉西他滨+奥沙利铂（GEMOX），3 周重复。

（3）吉西他滨+卡培他滨，3 周重复。

（4）吉西他滨单药。

2. 氟尿嘧啶为基础的方案：

（1）奥沙利铂+5-FU［FOLFOX4、（m）FOLFOX6、（m）FOLFOX7］，2 周重复。

（2）奥沙利铂+卡培他滨（XELOX），3 周重复。

> **释义**
>
> ■肝胆管细胞癌姑息性及辅助化疗选择方案见上。化疗方案的选择需结合肿瘤情况、患者对化疗的耐受性和经济承受能力综合考量。
>
> ■一线化疗推荐 4~6 周期。每 2~3 周期化疗后需全面复查，评价疗效。若疾病进展，需更换化疗方案。若不良反应严重，需加强不良反应预防和治疗，必要时调整化疗方案。
>
> ■辅助化疗一般 6 个周期。

（八）化疗后必须复查的检查项目

1. 血常规：建议每周复查 1~2 次。根据具体化疗方案及血象变化，复查时间间隔可酌情增减。
2. 肝肾功能：每化疗周期复查 1 次。

> **释义**
>
> ■化疗期间需定期复查血常规和肝肾功能。血常规建议每周复查 1~2 次，若病情需要可增加复查频度。
>
> ■当发现血常规、肝肾功能、血电解质等指标异常时，应及时妥善处理，以免导致化疗延迟或终止。

（九）化疗中及化疗后治疗

化疗期间脏器功能损伤的相应防治：止吐、保肝、水化、抑酸、止泻、预防过敏、升白细胞及血小板、纠正贫血。

> **释义**
>
> ■化疗期间应根据化疗方案的不良反应特点给予防治。如：根据方案致吐性的不同，可预防性单独或联合使用不同种类的止吐药，包括 5-TH$_3$ 受体拮抗剂、地塞米松、甲氧氯普胺、神经激肽-1 受体拮抗剂等；根据化疗方案特点、患者因素和实验室检查结果，可预防性或治疗性使用升白细胞药和升血小板药。
>
> ■对于含顺铂方案或肿瘤负荷大者，应注意水化。

（十）出院标准

1. 完成既定化疗流程。
2. 无发热等感染表现。
3. 无Ⅲ度恶心、呕吐及腹泻（NCI 分级）。
4. 无未控制的癌痛。
5. 若行实验室检查，无需干预的异常结果。
6. 无需干预的其他并发症。

> **释义**
>
> ■ 患者出院时，应化疗完成或化疗不能继续。
>
> ■ 患者出院时，应无严重的化疗相关不良反应。
>
> ■ 患者出院时，应无重大并发症，如明显的感染、严重肝肾功能异常、大出血等。

（十一）变异及原因分析

1. 治疗前、中、后有骨髓抑制、感染、贫血、出血及其他合并症者，需进行相关的诊断和治疗，可能延长住院时间并导致费用增加。

2. 化疗后出现骨髓抑制，需要对症处理，导致治疗时间延长、费用增加。

3. 需要结合放疗。

4. 70 岁以上的肝胆管细胞癌患者根据个体化情况具体实施。

5. 医师认可的变异原因分析。

6. 其他患者方面的原因等。

> **释义**
>
> ■ 骨髓抑制是化疗的常见不良反应，而肝胆管细胞癌常用化疗方案的骨髓抑制发生率较高。白细胞减少和中性粒细胞减少增加感染发生率。严重血小板减少增加出血发生率。贫血也是铂类药物的不良反应之一。化疗开始前后的各种合并和并发症，都可能延长住院时间，增加诊断和治疗的费用。
>
> ■ 医师认可的变异原因主要是指患者入选路径后，医师在检查和治疗过程中发现患者合并未预知的对本路径治疗可能产生影响的状况，须终止执行路径或延长住院时间，增加检查和治疗费用。此状况需在表单中明确说明。
>
> ■ 因患者方面的原因（如主观原因）导致执行路径出现变异，亦须在表单中明确说明。

四、肝胆管细胞癌化疗给药方案

【用药选择】

姑息化疗（3 周重复方案）

1. 吉西他滨为基础的方案：

（1）吉西他滨－顺铂（GP）方案：吉西他滨 $1000mg/m^2$，静脉滴注，第 1、8 天；顺铂 $60\sim80mg/m^2$，静脉滴注，第 1 天或分 2~3 天给予。

（2）吉西他滨－奥沙利铂（GEMOX）方案：吉西他滨 $1000mg/m^2$，静脉滴注，第 1、8 天；奥沙利铂 $130mg/m^2$，静脉滴注，第 1 天给予。

（3）吉西他滨－卡培他滨方案：吉西他滨 $1000mg/m^2$，静脉滴注，第 1、8 天；卡培他滨 $825\sim1000mg/m^2$，口服，一日 2 次，第 1~14 天，间歇 7 天。

（4）吉西他滨单药方案：吉西他滨 $1000mg/m^2$，一周 1 次，静脉滴注，连用 7 周后间歇 1 周，然后 3 周间歇 1 周。

2. 氟脲嘧定为基础的方案：

（1）FOLFOX4：奥沙利铂 85mg/m^2，静脉滴注 2 小时，第 1 天；亚叶酸钙 200mg/（m^2·d），在氟尿嘧啶前 2 小时静脉滴注，第 1、2 天；氟尿嘧啶 400mg/（m^2·d），静脉注射，然后再用 600mg/（m^2·d），持续静脉滴注 22 小时，第 1、2 天；2 周重复 1 次，共 8~12 个周期。

（2）（m）FOLFOX6：奥沙利铂 85~100mg/m^2，静脉滴注 2 小时，第 1 天；亚叶酸钙 400mg/（m^2·d），在氟尿嘧啶前 2 小时静脉滴注，第 1 天；氟尿嘧啶 400mg/（m^2·d），静脉注射，然后再用 2400mg/（m^2·d），持续静脉滴注 44~48 小时；2 周重复 1 次，共 8~12 个周期。

（3）（m）FOLFOX7：奥沙利铂 85~100mg/m^2，静脉滴注，第 1 天；亚叶酸钙 200~400mg/（m^2·d），在氟尿嘧啶前 2 小时静脉滴注，第 1、2 天；氟尿嘧啶 2400~3000mg/m^2，持续静脉滴注 46 小时；2 周重复 1 次，共 8~12 个周期。

（4）XELOX 方案：卡培他滨 850~1000mg/m^2，口服，一天 2 次，第 1~14 天，间歇 7 天；奥沙利铂 130mg/m^2，第 1 天，或 65mg/m^2，静脉滴注，第 1、8 天；3 周重复 1 次，共 6~8 个周期。

（5）FP 方案：氟尿嘧啶 425~750mg/（m^2·d），静脉滴注 24 小时，第 1~5 天；顺铂 60~80mg/m^2，静脉滴注，第 1 天（或分 2~3 天用）；或 15~20mg/（m^2·d），静脉滴注，第 1~5 天；3 周重复 1 次，共 6~8 个周期。

（6）卡培他滨单药方案：卡培他滨：850~1250mg/m^2，口服，一日 2 次，第 1~14 日；3 周重复 1 次，共 8 个周期。

（7）亚叶酸钙-氟尿嘧啶方案：亚叶酸钙：200~400mg/m^2，静脉滴注 2 小时，第 1、2 日；氟尿嘧啶：一日 400mg/m^2，静脉注射，然后再用一日 600mg/m^2，持续静脉滴注 22 小时，第 1、2 日；2 周重复 1 次，共 8~12 个周期。

辅助化疗：目前尚缺乏高级别循证医学证据，但是对于由于胆管细胞癌术后复发率高，特别是对于有区域淋巴结转移的患者建议术后辅助化疗。

3. 吉西他滨为基础的方案：见前述。

4. 氟脲嘧定为基础的方案：见前述

五、推荐表单

（一）医师表单

肝胆管细胞癌化疗临床路径医师表单

适用对象：第一诊断为肝胆管细胞癌（ICD-10：C24.001）

患者姓名：		性别： 年龄： 门诊号：	住院号：
住院日期： 年 月 日		出院日期： 年 月 日	标准住院日：7~10 天

时间	住院第 1 天	住院第 2~3 天	住院第 4~6 天	住院第 7~10 天
诊疗工作	□ 询问病史 □ 体格检查 □ 开出各项检验检查项目 □ 完善医患沟通和病历书写 □ 上级医师查房	□ 查看检查/检验报告，明确有无化疗禁忌 □ 上级医师查房，并制订化疗方案，交代化疗不良反应及注意事项 □ 签署化疗同意书 □ 完善病历书写	□ 给予化疗及对症治疗 □ 观察患者化疗过程中的病情变化及不良反应 □ 上级医师查房，完善病历书写	□ 复查血常规及肝肾功能 □ 根据患者检查结果及病情是否决定出院 □ 若出院，则交代出院随访事宜，并开具出院证明 □ 若病情不允许出院，根据病情制订下一步治疗方案 □ 完善病历书写
重点医嘱	**长期医嘱：** □ 肿瘤科护理常规 □ 二级护理 □ 饮食 □ 根据患者一般情况给予相应治疗 **临时医嘱：** □ 血常规 □ 血生化 □ 肿瘤标志物 □ 心电图 □ 尿液分析 □ 大便常规±隐血 □ 根据病情选择：胸部 CT/腹部 CT/腹部彩超/骨扫描/颅脑 MRI 或 CT/骨髓穿刺 □ 其他	**长期医嘱：** □ 肿瘤科护理常规 □ 二级护理 □ 饮食 □ 根据患者一般情况给予相应治疗 **临时医嘱：** □ 其他	**长期医嘱：** □ 肿瘤科护理常规 □ 一级护理 □ 饮食 □ 根据患者一般情况给予相应治疗 □ 化疗药物 □ 止吐药物 □ 水化、利尿药物 □ 其他对症治疗药物 **临时医嘱：** □ 化疗药物 □ 其他对症治疗药物	**长期医嘱：** □ 肿瘤科护理常规 □ 一级护理 □ 饮食 □ 根据患者一般情况给予相应治疗 **临时医嘱：** □ 血常规 □ 血生化 □ 出院 □（若不能出院）根据病情制订相应治疗方案
变异	□ 无 □ 有，原因：	□ 无 □ 有，原因：	□ 无 □ 有，原因：	□ 无 □ 有，原因：
医师签名				

（二）护士表单

肝胆管细胞癌化疗临床路径护士表单

适用对象：第一诊断为肝胆管细胞癌（ICD-10：C24.001）

患者姓名：		性别： 年龄： 门诊号：	住院号：
住院日期： 年 月 日		出院日期： 年 月 日	标准住院日：7~10 天

时间	住院第 1 天	住院第 2~3 天	住院第 4~6 天	住院第 7~10 天
主要护理工作	□ 入院宣教 □ 介绍主管医师、护士 □ 介绍病室环境、设施 □ 介绍常规制度及注意事项 □ 介绍疾病相关注意事项 □ 核对患者，佩戴腕带 □ 建立住院病历 □ 评估患者并书写护理评估单 □ 卫生处置：剪指（趾）甲、沐浴，更换病号服 □ 二级护理 □ 晨晚间护理 □ 患者安全管理 □ 遵医嘱通知实验室检查	□ 化疗前宣教 □ 宣教疾病知识、化疗前准备及化疗过程 □ 告知准备物品 □ 告知化疗过程中饮食、活动及探视注意事项 □ 告知化疗后可能出现的不良反应及应对方式等 □ 告知家属探视须知 □ 二级护理 □ 晨晚间护理 □ 患者安全管理 □ 抽血，大小便常规检查 □ 指导患者到相关科室进行检查并讲明各种检查的目的 □ 给予患者和家属心理支持	□ 化疗当日宣教 □ 告知监护设备、管理功能及注意事项 □ 告知饮食等要求 □ 告知化疗后可能出现的不良反应及应对方式 □ 再次明确探视陪伴须知 □ 化疗前监测生命体征 □ 给予患者和家属心理支持 □ 一/二级护理 □ 晨晚间护理 □ 患者安全管理 □ 药物配置、输液及抽血 □ 观察化疗期间患者反应及血管	□ 化疗后及出院宣教 □ 遵医嘱告知后续治疗安排（监测血常规、肝肾功，下一周期化疗时间，是否需要复查评效等） □ 嘱患者观察化疗后不良反应，如有出现，及时就诊 □ 宣教患者化疗后饮食、生活锻炼须知 □ 二级护理 □ 晨晚间护理 □ 患者安全管理 □ 病情观察 □ 评估生命体征，观察化疗药所致不良反应 □ 办理出院手续 □ 给予患者和家属心理支持
重点医嘱	□ 详见医嘱执行单	□ 详见医嘱执行单	□ 详见医嘱执行单	□ 详见医嘱执行单
变异	□ 无 □ 有，原因：	□ 无 □ 有，原因：	□ 无 □ 有，原因：	□ 无 □ 有，原因：
护士签名				

（三）患者表单

肝胆管细胞癌化疗临床路径患者表单

适用对象：第一诊断为肝胆管细胞癌（ICD-10：C24.001）

患者姓名：		性别：　　年龄：　　门诊号：	住院号：
住院日期：　　年　月　日		出院日期：　　年　月　日	标准住院日：7~10 天

时间	住院第 2~3 天	住院第 4~6 天	住院第 7~10 天
医患配合	□ 配合询问病史，务必详细告知既往史、用药史、过敏史 □ 如服用抗凝药物，明确告知 □ 配合测量生命体征和体格检查 □ 接受入院宣教 □ 遵守医院的相关规定和家属探视制度 □ 有不适症状及时告知医师和护士	□ 配合完善化疗前相关检查，如采血，留尿、心电图、胸部 CT、头颅 MRI、骨扫描等 □ 医师向患者及家属介绍病情及化疗计划，告知化疗方案及风险，化疗前签字 □ 接受化疗前宣教，了解化疗后需要注意的问题，提前做好准备 □ 有不适症状及时告知医师和护士	□ 晨起配合测量生命体征 □ 化疗时配合心电、呼吸、血氧、血压监测等 □ 遵医嘱采取正确体位 □ 有不适症状及时告知医师和护士	□ 接受出院前指导 □ 获取出院诊断书 □ 获取出院带药 □ 知晓服药方法、作用、注意事项 □ 遵医嘱进行适当锻炼 □ 知晓复查、监测血常规及肝肾功的频次和时间 □ 知晓在院外出院不适症状时应及时就诊 □ 接受出院宣教 □ 办理出院手续
重点诊疗及检查	**诊疗重点：** □ 协助医师记录病史 □ 初步确定肺癌化疗方案 □ 告知医师既往的基础疾病并继续治疗 **重要检查：** □ 测量生命体征，身高体重 □ 进行全身格检查	**诊疗重点：** □ 按照预约时间完成必要的实验室检查 □ 了解病情及可选择的治疗方案 □ 了解化疗方案用药可能导致的不良反应，化疗可能的获益和风险，可能出现的并发症 **重要检查：** □ 完成血尿便常规、生化全项等实验室检查 □ 完成胸部 CT、心电图、头颅 MRI、骨扫描、颈部和双锁骨上淋巴结超声、腹部超声等检查	□ 接受输液、化疗 □ 配合水化 □ 接受其他对症治疗药物	□ 如出现心前区不适、心悸等症状，应配合完成心电图、心功能、心肌酶谱等实验室检查 □ 如出现突发胸痛、呼吸困难，应配合完成 X 线胸片、凝血试验加 D-二聚体等实验室检查，必要时行 CTPA □ 如出现腹痛、腹泻等症状应配合完成便常规、腹部超声等检查 □ 如出现下肢疼痛、肿胀应配合完成下肢血管超声等检查

续 表

时间	住院第 1 天	住院第 2~3 天	住院第 4~6 天	住院第 7~10 天
		□ 根据专科情况完成必要的实验室检查，如肿瘤标志物、血气分析等 □ 根据病史完成相关检查，如心肌酶谱、超声心动图、24 小时动态心电图等		

附：原表单（2012 版）

肝胆管细胞癌化疗临床路径表单

适用对象：第一诊断为肝胆管细胞癌（ICD-10：C24.001）

患者姓名：	性别： 年龄： 门诊号：	住院号：
住院日期：　　年　月　日	出院日期：　　年　月　日	标准住院日：7～10 天

时间	住院第 1 天	住院第 2～3 天	住院第 4～6 天	住院第 7～10 天
诊疗工作	□ 询问病史 □ 体格检查 □ 开出各项检验检查项目 □ 完善医患沟通和病历书写 □ 上级医师查房	□ 查看检查/检验报告，明确有无化疗禁忌 □ 上级医师查房，并制订化疗方案，交待化疗不良反应及注意事项 □ 签署化疗同意书 □ 完善病历书写	□ 给予化疗及对症治疗 □ 观察患者化疗过程中的病情变化及不良反应 □ 上级医师查房，完善病历书写	□ 复查血常规及肝肾功能 □ 根据患者检查结果及病情是否决定出院 □ 若出院，则交待出院随访事宜，并开具出院证明 □ 若病情不允许出院，根据病情制订下一步治疗方案 □ 完善病历书写
重点医嘱	长期医嘱： □ 肿瘤科护理常规 □ 二级护理 □ 饮食 □ 根据患者一般情况给予相应治疗 临时医嘱： □ 血常规 □ 生化 2 □ 肿瘤标志物 □ 心电图 □ 尿液分析 □ 大便常规±隐血 □ 根据病情选择：胸部 CT/腹部 CT/腹部彩超/骨扫描/颅脑 MRI 或 CT/骨髓穿刺 □ 其他	长期医嘱： □ 肿瘤科护理常规 □ 二级护理 □ 饮食 □ 根据患者一般情况给予相应治疗 临时医嘱： □ 紫杉醇预处理治疗 □ 其他	长期医嘱： □ 肿瘤科护理常规 □ 一级护理 □ 饮食 □ 根据患者一般情况给予相应治疗 □ 化疗药物 □ 止吐药物 □ 水化、利尿药物 □ 其他对症治疗药物 临时医嘱： □ 化疗药物 □ 紫杉醇预处理 □ 其他对症治疗药物	长期医嘱： □ 肿瘤科护理常规 □ 一级护理 □ 饮食 □ 根据患者一般情况给予相应治疗 临时医嘱： □ 血常规 □ 生化 2 □ 出院 □ （若不能出院）根据病情制订相应治疗方案

续　表

时间	住院第 1 天	住院第 2~3 天	住院第 4~6 天	住院第 7~10 天
护理工作	□ 按入院流程做入院介绍 □ 入院评估 □ 进行入院健康教育	□ 抽血，大小便常规检查 □ 指导患者到相关科室进行检查并讲明各种检查的目的 □ 进行化疗期间饮食、防护及心理宣教	□ 进行化疗期间饮食、防护及心理宣教 □ 药物配置、输液及抽血 □ 观察化疗期间患者反应及血管	□ 协助患者办理出院手续 □ 进行出院后饮食、防护等健康宣教
变异	□无　□有，原因：	□无　□有，原因：	□无　□有，原因：	□无　□有，原因：
护士签名				
医师签名				

第十一章
原发性肝癌经皮肝动脉化疗栓塞术（TACE）临床路径释义

一、原发性肝癌经皮肝动脉化疗栓塞术（TACE）编码

1. 卫计委原编码

疾病名称及编码：原发性肝细胞癌（ICD-10：C22.001/C22.951）

2. 修改编码

疾病名称及编码：原发性肝细胞癌（ICD-10：C22.0）

手术、操作名称及编码：肝局部灌注（ICD-9-CM-3：50.93）

动脉灌注化疗（栓塞）：（ICD-9-CM-3：99.25）

二、临床路径检索方法

C22.0 伴（50.93+99.25）

三、原发性肝癌经皮肝动脉化疗栓塞术（TACE）临床路径标准住院流程

（一）适用对象

第一诊断为原发性肝细胞癌（ICD-10：C22.001/C22.951）。

不能手术切除的中晚期原发性肝细胞肝癌患者；可以手术切除，但由于其他原因（如高龄、严重肝硬化等）不能或不愿接受手术的患者。

> **释义**
>
> ■ 适用对象编码参见第一部分。
> ■ 本路径适用对象为临床诊断为原发性肝细胞肝癌的患者，如合并肝癌结节破裂出血、上消化道出血、肝性脑病、肾损害、继发感染等并发症，需进入其他相应路径。

（二）诊断依据

1. 临床症状：肝区疼痛、食欲减退、上腹饱胀、消化不良、恶心、呕吐、腹泻、消瘦、乏力、发热。晚期常出现黄疸、出血倾向、远端转移引起的症状及肝外非特异性表现等。患者常有慢性肝病病史。

2. 体征：肝大、血管杂音、黄疸、门静脉高压征象以及浸润、远端转移和合并症引起的体征。

3. 辅助检查：血清 AFP 等肿瘤标志物；肝脏影像学（腹部超声检查、增强 MRI、增强 CT），选择性肝动脉造影、PET-CT、骨扫描。

4. 病理学诊断明确：术后病理、经皮肝穿刺活检或淋巴结穿刺活检。

5. 原发性肝癌的临床诊断：建议尽可能取得病理诊断。对于无法获得病理学诊断的肝细胞癌，2011 年中国《原发性肝癌诊疗规范》建议如下，（1）+（2a）两项或者（1）+（2b）+（3）三项时，可确定原发性肝癌的临床诊断。

（1）具有肝硬化以及乙型肝炎病毒和（或）丙型肝炎病毒感染的证据。

（2）典型的原发性肝癌影像学特征：同期多排 CT 扫描和（或）动态对比增强 MRI 检查显示

肝脏占位在动脉期快速不均质血管强化，而静脉期或延迟期快速洗脱。

（2a）如果肝脏占位直径≥2cm，CT 和 MRI 两项影像学检查中有一项显示肝脏占位具有上述肝癌的特征，即可诊断原发性肝癌。

（2b）如果肝脏占位直径在 1~2cm，则需要 CT 和 MRI 两项影像学检查都显示肝脏占位具有上述肝癌的特征，方可诊断原发性肝癌，以加强诊断的特异度。

（3）血清 AFP ≥400μg/L 持续 1 个月或≥200μg/L 持续 2 个月，并能排除其他原因引起的 AFP 升高，包括妊娠、生殖系胚胎源性肿瘤、活动性肝病及继发性肝癌等。

6. 临床分期：建议用巴塞罗那（BCLC）分期标准，也可参照中国分期标准。

> **释义**
>
> ■ 肝细胞肝癌缺乏特异的临床症状，其在肝硬化患者中发病率高，因此建议肝硬化患者每 3~6 个月复查 AFP 和肝脏超声。
>
> ■ 血清 AFP 及其异质体是诊断肝细胞肝癌的重要指标和特异性最强的肿瘤标志物，国内常用于肝细胞肝癌的普查、早期诊断、术后监测和随访。对于 AFP ≥400μg/L 超过 1 个月，或≥200μg/L 持续 2 个月，排除妊娠、生殖腺胚胎肿瘤和活动性肝病，应该高度怀疑肝细胞肝癌；尚有 30%~40% 的肝细胞肝癌患者 AFP 检测呈阴性，包括肝内胆管细胞癌、高分化和低分化原发性肝癌，或原发性肝癌已坏死液化者，AFP 均可不增高。因此，仅靠 AFP 不能诊断所有的肝细胞肝癌，AFP 对肝细胞肝癌诊断的阳性率一般为 60%~70%，有时差异较大，强调需要定期检测和动态观察，并且要借助于影像学检查甚或 B 超导引下的穿刺活检等手段来明确诊断。
>
> ■ 腹部超声检查、CT、MRI 三种重要的影像学检查技术，各有特点，优势互补，应该强调综合检查，全面评估。
>
> ■ DSA 检查意义不仅在于诊断和鉴别诊断，在术前或治疗前可用于估计病变范围，特别是了解肝内播散的子结节情况；也可为血管解剖变异和重要血管的解剖关系以及门静脉浸润提供正确客观的信息，对于判断手术切除的可能性和彻底性以及决定合理的治疗方案有重要价值。
>
> ■ PET-CT（正电子发射计算机断层成像）是将 PET 与 CT 融为一体而成的功能分子影像成像系统，既可由 PET 功能显像反映肝脏占位的生化代谢信息，又可通过 CT 形态显像进行病灶的精确解剖定位，并且同时全身扫描可以了解整体状况和评估转移情况，达到早期发现病灶的目的，同时可了解肿瘤治疗前后的大小和代谢变化。但是，PET-CT 肝癌临床诊断的敏感度和特异度还需进一步提高，且在我国大多数医院尚未普及应用，不推荐其作为肝细胞肝癌诊断的常规检查方法，可以作为其他手段的补充。
>
> ■ ECT（发射单光子计算机断层扫描仪）全身骨显像有助于肝癌骨转移的诊断，可较 X 线和 CT 检查提前 3~6 个月发现骨转移癌。
>
> ■ 肝穿刺活检：在超声引导下经皮肝穿刺空芯针活检（Core biopsy）或细针穿刺（Fine needle aspiration，FNA），进行组织学或细胞学检查，可以获得肝细胞肝癌的病理学诊断依据以及了解分子标志物等情况，对于明确诊断、病理类型、判断病情、指导治疗以及评估预后都非常重要，近年来被越来越多地被采用，但是也有一定的局限性和危险性。肝穿刺活检时，应注意防止肝脏出血和针道癌细胞种植；禁忌证是有明显出血倾向，或患有严重心、肺、脑、肾疾患和全身衰竭的患者。

（三）进入路径标准

1. 第一诊断为原发性肝细胞癌。

2. 需行经皮肝动脉化疗栓塞术（TACE），但无 TACE 禁忌的患者。

3. 肝功能分级（Child-Pugh）A 或 B 级。

4. 当患者合并其他疾病，但住院期间不需要特殊处理也不影响第一诊断的临床路径流程实施时，可以进入路径。

> **释义**
>
> ■ 进入本路径的患者为第一诊断为原发性肝细胞肝癌的患者，如合并肝癌结节破裂出血、上消化道出血、肝性脑病、肾损害、继发感染等并发症，需进入其他相应路径。
>
> ■ 入院后常规检查发现有基础疾病，如高血压、冠状动脉粥样硬化性心脏病、糖尿病、肝肾功能不全等，经系统评估后对手术治疗无特殊影响者，可进入路径。但可能增加医疗费用，延长住院时间。

（四）标准住院日 5~7 天

> **释义**
>
> ■ 怀疑原发性肝细胞肝癌的患者入院后，完善相关检查明确诊断 1~2 天，评估患者行 TACE 的适应证和禁忌证。第 2~3 天行 TACE 治疗，第 3~5 天主要观察患者生命体征、腹部体征、动脉穿刺点情况，并根据术后表现和检查结果给予必要的支持治疗。总住院时间不超过 7 天符合本路径要求。

（五）住院期间检查项目

1. 必需的检查项目：

（1）血常规、尿常规、大便常规+隐血。

（2）肝肾功能、电解质、血型、凝血功能、AFP 等肿瘤标志物、感染指标筛查（乙型、丙型肝炎病毒）。

（3）腹部超声，腹部 CT 或 MRI，胸部 CT。

（4）心电图、心脏超声。

2. 根据患者具体情况可选择的检查项目：

（1）提示肿瘤有转移时，相关部位 CT、MRI。

（2）肿瘤标志物如 CEA、CA19-9、CA72-4 等。

（3）全身骨扫描。

（4）食管镜、胃镜。

（5）合并其他疾病相关检查。

释义

■ 血常规、尿常规、大便常规+隐血是最基本的三大常规检查，进入路径的患者均需完成。大便隐血试验和血红蛋白检测可以进一步了解患者有无急性或慢性失血；肝肾功能、电解质、血糖、凝血功能、心电图、心脏超声、X线胸片或胸部CT可评估有无基础疾病，肝储备功能，是否影响住院时间、费用及其治疗预后；血型、感染性疾病筛查用于术前检查和输血前准备，并明确患者是否合并慢性肝炎病毒感染，是否需针对病因进行治疗，对无慢性肝炎/肝硬化患者作出原发性肝细胞肝癌的诊断应谨慎；AFP可协助诊断，术后AFP的转归可在一定程度上预示疗效。

■ 腹部超声、腹部增强CT或MRI是原发性肝细胞肝癌最重要的检查，一方面是为明确诊断，另一方面为与其他疾病（继发性肝细胞肝癌、肝内胆管细胞癌、肝肉瘤、肝腺瘤、肝血管瘤、肝脓肿、肝包虫等）进行鉴别诊断。同时，TACE为血管介入，术前增强CT或MRI可评估患者肿瘤供应血管情况，对手术有一定指导作用。

■ 因多数原发性肝细胞肝癌患者是在肝硬化基础上发展而来，因此可能同时存在门脉高压相关并发症，胃镜检查对该类患者尤为重要，可评估胃食管静脉曲张的严重程度，必要时择期行一级或二级预防。

（六）治疗前准备

1. 体格检查、体力状况评分。
2. 排除化疗禁忌。
3. 患者、监护人或被授权人签署相关同意书。

释义

■ 评价患者的体力活动状态（performance status，PS），即从患者的体力来了解其一般健康状况和对治疗耐受能力。原发性肝癌通常也采用美国东部肿瘤协作组（ECOG）评分系统，具体如下。

0分：活动能力完全正常，与起病前活动能力无任何差异。

1分：能自由走动及从事轻体力活动，包括一般家务或办公室工作，但不能从事较重的体力活动。

2分：能自由走动及生活自理，但已丧失工作能力，不少于一半时间可以起床活动。

3分：生活仅能部分自理，日间一半以上时间卧床或坐轮椅。

4分：卧床不起，生活不能自理。

5分：死亡。

■ 与其他肿瘤的化疗禁忌证不同，外周血白细胞和血小板显著减少并非绝对禁忌，如脾功能亢进者，与化疗性白细胞减少有所不同。

（七）治疗方案与药物选择

1. 药物选择：常用化疗药物有多柔比星、表多柔比星、顺铂、5-氟尿嘧啶及丝裂霉素。
2. 栓塞剂选择：肝动脉栓塞常用的栓塞剂为碘油和明胶海绵，碘油通常和化疗药物混合栓塞，栓塞剂应超选择至供养肿瘤的靶动脉。

释义

■ TACE栓塞前应分析造影表现，明确肿瘤部位、大小、数目及供血动脉，超选择插管至肿瘤供血动脉，分别给予灌注化疗和栓塞。导管头端应越过胆囊、胃右动脉与胃网膜动脉等血管，必要时应采取有效的保护性栓塞（如使用明胶海绵颗粒或弹簧圈栓等将胃十二指肠动脉起始部完全栓塞）。化疗药物应适当稀释，缓慢注入靶血管，灌注时间≥20分钟。大多数原发性肝癌的95%以上血供来自肝动脉，表现为供血动脉增粗、肿瘤血管丰富和肿瘤染色浓密。灌注化疗后应进行栓塞。提倡将超液化碘油与化疗药物充分混合成乳剂，用微导管超选择插入肿瘤的供血动脉支，经导管将混合物缓慢注入靶血管。而载药微球应在栓塞前充分载入化疗药物，载入时间根据化疗药物的不同而不同，一般载入时间应≥30分钟。栓塞时应尽量避免栓塞剂栓塞正常肝组织或进入非靶器官。对于供血动脉明显增粗的肝癌患者，通常主张在碘油乳剂栓塞后加用颗粒性栓塞剂（如明胶海绵或空白微球）。栓塞时应尽量栓塞肿瘤的所有供养血管，以使肿瘤去血管化。注意勿将肝固有动脉完全闭塞，以利于再次TACE治疗。

■ 化疗药物主要用药为蒽环类、铂类，每种化疗药物一般需用生理盐水或5%葡萄糖液150~200ml稀释，缓慢注入靶血管，灌注药物的时间应≥20分钟。

■ 治疗常用栓塞剂有碘油化疗乳剂、明胶海绵颗粒、载药微球、各种栓塞微粒及弹簧圈等。碘油化疗乳剂是由化疗药物和超液化碘油配置而成，可用碘对比剂溶解化疗药物后再与碘油混合进行乳化，可根据需要调整比例以获得不同黏稠度的乳剂。在透视监视下依据肿瘤区碘油沉积是否浓密、瘤周是否已出现门静脉小分支影为界限，碘油一次用量以≤20ml为宜。

（八）TACE治疗后必须复查的检查项目

1. 血常规、肝功能：建议每周复查1~2次。根据具体化疗用药、血象及肝功能变化，复查时间间隔可酌情增减。
2. 肾功能：每周期复查1次。

释义

■ 一般建议第一次肝动脉介入治疗后4~6周时复查增强CT和（或）MRI等；至于后续复查则视患者的具体情况，可间隔1~3个月。介入治疗的频率应依随访结果而定，若介入术后4~6周时，影像学检查显示肝脏的瘤灶内的碘油沉积浓密、瘤组织坏死并且无增大和无新病灶，暂时不再做介入治疗。最初2~3次介入治疗间隔可以较短可每4周1次，此后，在肿瘤无进展的情况下应延长治疗间隔，以保证肝功能的恢复。在治疗间隔期，可利用CT和（或）MRI动态增强扫描评价肝脏肿瘤的存活情况，以决定是否需要再次进行介入治疗。如经过数次介入治疗后，肿瘤仍继续进展，应考虑换用或联合其他治疗方法，如肝移植、外科手术、局部消融和系统治疗等。

（九）TACE 治疗期间的治疗

TACE 治疗期间脏器功能损伤的相应防治：止吐、保肝、水化、镇痛、抑酸、止泻、预防过敏、升白细胞及血小板、纠正贫血。

合并病毒性肝炎患者，需要接受抗病毒治疗。

> **释义**
>
> ■ 栓塞后综合征是 TACE 治疗的最常见不良反应，主要表现为发热、疼痛、恶心和呕吐等。发热、疼痛的发生原因是肝动脉被栓塞后引起局部组织缺血、坏死。发热可以予以酚咖片或吲哚美辛等解热药物对症处理，疼痛根据程度可予以塞来昔布、阿片类等控制，必要时可请疼痛科协助镇痛治疗。而恶心、呕吐主要与化疗药物有关。酌情使用抗菌药物，静脉应用抑酸剂。康艾注射液、康莱特注射液等中成药联合 TACE 化疗，可改善症状，减轻化疗不良反应，提高患者生活质量。此外，还有穿刺部位出血、白细胞下降、一过性肝功能异常、肾功能损害以及排尿困难等其他常见不良反应。一般来说，介入治疗术后的不良反应会持续 1~7 天，经对症治疗后大多数患者可以完全恢复。
>
> ■ 病毒性肝炎并发原发性肝细胞肝癌的患者，除病毒性肝炎的抗病毒指征外，由于化疗药物可以激活病毒，因此即使仅有 HBs Ag 阳性，目前亦建议抗病毒治疗。

（十）出院标准

1. 完成既定治疗流程。
2. 无发热等感染表现。
3. 无Ⅲ度恶心、呕吐、高热及腹泻（NCI 分级）。
4. 无未控制的癌痛。
5. 肝功能指标大致正常范围，若行实验室检查，无需干预的异常结果。
6. 无需干预的其他并发症。

> **释义**
>
> ■ 患者出院前应完成所有必须检查项目，且观察栓塞后综合征相关症状是否减轻或消失，有无明显药物相关不良反应，患者肝功能损害术后可能有一过性加重，持续恶化患者应警惕慢性肝衰竭。

（十一）变异及原因分析

1. 入院检查发现门静脉血供缺乏、Child C 级肝硬化、胆道梗阻、肝性脑病者不适宜行TACE，退出路径。
2. 重要器官功能障碍、生命体征不稳定、休克、意识障碍等均属高危患者，不宜行TACE 术。
3. 出现严重的并发症，如曲张静脉破裂出血、肺栓塞及脑血管意外，退出路径，进入相应路径。
4. 治疗前、中、后有骨髓抑制、感染、贫血、出血及其他合并症者，需进行相关的诊断和治疗，可能延长住院时间并导致费用增加。

5. 治疗后出现骨髓抑制，需要对症处理，导致治疗时间延长、费用增加。

6. 需要结合放疗、射频等其他治疗。

7. 70 岁以上的肝细胞癌患者根据个体化情况具体实施。

8. 医师认可的变异原因分析。

9. 其他患者方面的原因等。

释义

■ 按标准治疗方案如患者发热、腹痛缓解不明显，发现其他严重基础疾病，需调整药物治疗或继续其他基础疾病的治疗，则终止本路径；出现严重的并发症，如肝衰竭、曲张静脉破裂出血、肺栓塞及脑血管意外，治疗疗程长、治疗费用高者，需退出本路径，进入相应路径。

■ 认可的变异原因主要是指患者入选路径后，在检查及治疗过程中发现患者合并存在事前未预知的、对本路径治疗可能产生影响的情况，需要终止执行路径或延长治疗时间、增加治疗费用。医师需在表单中明确说明。

■ 因患者方面的主观原因导致执行路径出现变异，需医师在表单中予以说明。

四、原发性肝癌经皮肝动脉化疗栓塞术（TACE）给药方案

【用药选择】

1. 化疗药：TACE 中化疗药物较多，如多柔比星或表柔比星素（10~30mg）、顺铂（20mg）或奥沙利铂（50~100mg）、丝裂霉素（2~4mg）、5-氟尿嘧啶（200~500mg）等。目前这些药物在使用方面尚无统一的标准，其中无任何一种药物的疗效明显优于其他药物。每种化疗药物一般需用生理盐水或 5% 葡萄糖液 150~200ml 稀释，缓慢注入靶血管，灌注药物的时间应≥20min。

2. 栓塞剂：灌注化疗后通常行栓塞治疗，栓塞材料主要包括碘油（常用超液化碘油）、明胶海绵颗粒、聚乙烯醇微球、空白微球、载药微球和弹簧圈。一般用超液化碘油与化疗药物充分混合成乳剂，经导管缓慢注入。如超液化碘油 5~20ml 联合多柔比星 10~30mg 或丝裂霉素 2~4mg 或顺铂 20mg 充分乳化后经导管栓塞。用药剂量视肝癌病灶体积大小、肿瘤血管丰富程度、患者术中对腹部疼痛耐受程度不同予以相应变化。

3. 载药微球：能选择性地进入肿瘤血管并长期滞留，同时载入微球里面的化疗药物能够持续缓慢释放出来。副作用包括化疗药物引起的过敏反应，心脏毒性、肝肾功能影响、骨髓抑制等。载药微球则可能促使结核病灶恶化，进入肺泡、腹腔等组织可引起异物反应，生成肉芽肿，异位栓塞等。

【药学提示】

1. 化疗药：因是经肝动脉局部给药，出现化疗药的不良反应可能相对较小，包括过敏反应、心脏毒性、肝肾功能影响、骨髓抑制等。

2. 超液化碘油：能选择性地进入肿瘤血管并长期滞留，同时与某些化疗药物混合后制成乳剂，可作为药物载体。不良反应包括过敏反应，促使结核病灶恶化，进入肺泡、腹腔等组织可引起异物反应，生成肉芽肿，异位栓塞等。

【注意事项】

1. 化疗药物应根据患者情况，选择 1~3 种药物联合使用。

2. 在实施 TACE 治疗前，需检测乙型和丙型肝炎病毒标志物及 HBV-DNA 和 HCV-RNA 滴度。

由于化疗药物可以激活病毒，需给予抗病毒治疗。即使是 HBsAg 阳性，目前也推荐抗病毒治疗，首选恩替卡韦。

3. 应根据肿瘤具体情况选择合适的栓塞剂。如有肝动脉-门静脉或肝动脉-肝静脉瘘，可酌情选用明胶海绵颗粒、微球、弹簧圈等栓塞，再注入碘油或载药微球。

4. 术中应注意保护正常肝组织，尽量超选择插管进行栓塞。对肝功能较差的患者，应根据实际情况使用栓塞剂，避免因追求效果而轻视肝衰竭可能。

五、推荐表单

（一）医师表单

原发性肝细胞肝癌经皮肝动脉化疗栓塞临床路径医师表单

适用对象：第一诊断为肝细胞肝癌 ICD-10：C22.001/C22.951）

患者姓名：		性别：	年龄：	门诊号：	住院号：
住院日期： 年 月 日		出院日期： 年 月 日			标准住院日：5~7 天

时间	住院第 1 天	住院第 2 天
主要诊疗工作	□ 询问病史 □ 体格检查 □ 开出各项检验检查项目 □ 完善医患沟通和病历书写 □ 对患者进行有关肝细胞肝癌相关问题的宣教	□ 查看检查/检验报告，明确有无 TACE 禁忌 □ 上级医师查房，明确下一步诊疗计划，并制订治疗方案，交待治疗不良反应及注意事项 □ 完成医师查房记录 □ 根据检查结果，明确诊断和适应证，排除禁忌证 □ 向患者及家属交代病情，解释 TACE 治疗的原理及可能的风险 □ 签署 TACE 知情同意书、化疗知情同意书及碘对比剂知情同意书 □ 完善病历书写
重点医嘱	**长期医嘱：** □ 内科护理常规 □ 二级护理 □ 低盐软食 □ 保肝治疗药物 **临时医嘱：** □ 血常规、尿常规、大便常规+隐血 □ 肝肾功能、电解质、血糖、凝血功能、HBV、HCV、HIV、梅毒抗体、血型、AFP、CEA、CA19-9、CA12-5、CA74-2 等 □ 腹部超声、超声心动图、胸部正侧位 X 线片或 CT 平扫、心电图 □ 必要时行腹部增强 CT 或 MRI 检查 □ 其他检查（酌情）HBV-DNA	**长期医嘱：** □ 内科护理常规 □ 二级护理 □ 低盐软食 □ 必要的基础治疗（如口服抗病毒药物） □ 保肝治疗药物 **临时医嘱：** □ 术前谈话并签字 □ 必要时行：D-二聚体 □ 必要时行：胃镜检查 □ 其他检查（酌情）
病情变异记录	□ 无 □ 有，原因： 1. 2.	□ 无 □ 有，原因： 1. 2.
医师签名		

日期	住院第 3~4 天 （行 TACE 术当日）	住院第 4~5 天 （术后第 1 天）	住院第 5~7 天 （出院日）
主要诊疗工作	□ 上级医师查房 □ 行 TACE □ 术前禁食 6 小时、禁水 4 小时 □ 术中心电、血氧及血压监测 □ 术后严密观察患者病情变化 □ 完成病程记录及手术记录	□ 上级医师查房 □ 观察患者生命体征、腹部症状和体征，注意有无腹痛、发热、消化道出血、感染等并发症 □ 观察动脉穿刺点情况 □ 根据术后临床表现及检查结果进行必要的支持对症治疗 □ 完成病程记录	□ 上级医师查房，进行评估，明确是否可出院 □ 完成出院记录、病案首页、出院证明书等 □ 向患者交代出院后的注意事项，如：返院复诊的时间、地点，定期复查血常规及肝功能等问题，发生紧急情况时的处理等。
重点医嘱	长期医嘱： □ 低盐软食（术后酌情禁食 6 小时，禁水 4 小时） □ 一级护理（手术后） □ 静脉输液水化 □ 应用保肝药物 □ 酌情应用止吐剂 □ 应用 PPI □ 酌情确定是否应用抗菌药物 □ 其他医嘱 临时医嘱： □ 术中带药 □ 复查血常规、肝功能（必要时） □ 心率、血压、呼吸监护（必要时） □ 腹部 CT 检查（必要时） □ 对症支持（镇痛、止吐药物） □ 其他医嘱	长期医嘱： □ 二级护理 □ 低盐软食 □ 酌情确定是否继续应用保肝药物 □ 酌情确定是否停用 PPI 制剂 □ 酌情应用止吐剂 □ 其他医嘱 临时医嘱： □ 复查血常规 □ 复查肝肾功能、电解质 □ 对症支持 □ 其他医嘱	出院医嘱： □ 出院带药：保肝药物、PPI 制剂，必要时抗肿瘤药物等 □ 其他医嘱 □ 定期门诊随访
病情变异记录	□ 无　□ 有，原因： 1. 2.	□ 无　□ 有，原因： 1. 2.	□ 无　□ 有，原因： 1. 2.
医师签名			

（二）护士表单

原发性肝癌经皮肝动脉化疗栓塞临床路径护士表单

适用对象：第一诊断为第一诊断为原发性肝细胞癌（ICD-10：C22.001/C22.951）（无并发症患者）

患者姓名：	性别： 年龄：	住院号：
住院日期： 年 月 日	出院日期： 年 月 日	标准住院日：5~7 天

时间	住院第 1 天	住院第 2 天	住院第 3 天
健康宣教	□ 入院宣教 □ 介绍主管医师、护士 □ 介绍环境、设施 □ 介绍住院注意事项 □ 介绍探视和陪伴制度 □ 介绍贵重物品制度	□ 药物宣教 □ TACE 治疗前宣教 □ 宣教 TACE 治疗前准备及治疗后注意事项 □ 告知 TACE 治疗后饮食 □ 告知患者在治疗中配合医师 □ 主管护士与患者沟通，消除患者紧张情绪 □ 告知治疗后可能出现的情况及应对方式	□ TACE 治疗当日宣教 □ 告知饮食、体位要求 □ 告知 TACE 治疗后卧床休息24 小时，股动脉穿刺患肢制动 24 小时 □ 给予患者及家属心理支持 □ 再次明确探视陪伴须知
护理处置	□ 核对患者，佩戴腕带 □ 建立入院护理病历 □ 协助患者留取各种标本 □ 测量体重	□ 协助医师完成 TACE 治疗前的相关实验室检查 □ TACE 治疗前准备	□ 备皮、送患者至介入手术室 □ 核对患者资料及带药 □ 接患者 □ 核对患者及资料
基础护理	□ 三级护理 □ 晨晚间护理 □ 患者安全管理	□ 三级护理 □ 晨晚间护理 □ 患者安全管理	□ 二/一级护理 □ 晨晚间护理 □ 患者安全管理
专科护理	□ 护理查体 □ 病情观察 □ 生命体征、腹部体征的观察 □ 需要时，填写跌倒及压疮防范表 □ 需要时，请家属陪伴 □ 确定饮食种类 □ 心理护理	□ 病情观察 □ 生命体征、腹部体征的观察 □ 遵医嘱完成相关检查 □ 心理护理	□ 遵医嘱予补液 □ 病情观察 □ 生命体征、腹部体征的观察 □ 股动脉穿刺点的观察 □ 心理护理
重点医嘱	□ 详见医嘱执行单	□ 详见医嘱执行单	□ 详见医嘱执行单
病情变异记录	□ 无 □ 有，原因： 1. 2.	□ 无 □ 有，原因： 1. 2.	□ 无 □ 有，原因： 1. 2.
护士签名			

时间	住院第 4 天	住院第 5~7 天 （出院日）
健康宣教	□ TACE 治疗后宣教 □ 药物作用及频率 □ 饮食、活动指导	□ 出院宣教 □ 复查时间 □ 服药方法 □ 活动休息 □ 指导饮食 □ 指导办理出院手续
护理处置	□ 遵医嘱完成相关检查	□ 办理出院手续 □ 书写出院小结
基础护理	□ 二级护理 □ 晨晚间护理 □ 患者安全管理	□ 三级护理 □ 晨晚间护理 □ 协助或指导进食、进水 □ 协助或指导活动 □ 患者安全管理
专科护理	□ 病情观察 □ 监测生命体征 □ 发热、恶心、呕吐、腹痛、出血、感染等并发症的观察 □ 腹部体征的观察 □ 心理护理	□ 病情观察 □ 监测生命体征 □ 发热、恶心、呕吐、腹痛、出血、感染等并发症的观察 □ 腹部体征的观察 □ 出院指导（出院后需门诊随访，复查肝肾功、CT，必要时再次入院行巩固治疗） □ 心理护理
重点医嘱	□ 详见医嘱执行单	□ 详见医嘱执行单
病情变异记录	□ 无　□ 有，原因： 1. 2.	□ 无　□ 有，原因： 1. 2.
护士签名		

（三）患者表单

原发性肝癌经皮肝动脉化疗栓塞临床路径患者表单

适用对象：第一诊断为原发性肝细胞癌（ICD-10：C22.001/C22.951）（无并发症患者）

| 患者姓名： | 性别：　　年龄：　　门诊号： | 住院号： |
| 住院日期：　　年　月　日 | 出院日期：　　年　月　日 | 标准住院日：5~7 天 |

时间	入院	TACE 术前	TACE 治疗当天
医患配合	□ 配合询问病史、收集资料，务必详细告知既往史、用药史、过敏史 □ 配合进行体格检查 □ 有任何不适告知医师	□ 配合完善 TACE 治疗前相关检查，如采血、留尿、心电图腹部超声、X 线胸片或 CT、腹部增强 CT 或 MRI □ 医师与患者及家属介绍病情及 TACE 治疗谈话、TACE 治疗前签字	□ 配合完善相关检查 □ 配合医师摆好检查体位
护患配合	□ 配合测量体温、脉搏、呼吸 3 次，血压、体重 1 次 □ 配合完成入院护理评估（简单询问病史、过敏史、用药史） □ 接受入院宣教（环境介绍、病室规定、订餐制度、贵重物品保管等） □ 配合执行探视和陪伴制度 □ 有任何不适告知护士	□ 配合测量体温、脉搏、呼吸 3 次，询问大便 1 次 □ 接受 TACE 治疗前宣教 □ 接受饮食宣教 □ 接受药物宣教	□ 配合测量体温、脉搏、呼吸 3 次 □ 送介入手术室前，协助完成核对，带齐影像资料及用药 □ 返回病房后，配合接受生命体征的测量 □ 配合检查意识（全身麻醉者） □ 配合缓解疼痛 □ 接受 TACE 治疗后宣教 □ 接受饮食宣教：治疗当天禁食或进食流质饮食 □ 接受药物宣教 □ 有任何不适告知护士
饮食	□ 遵医嘱饮食	□ 遵医嘱饮食	□ 治疗当天禁食或进食流质饮食 □ 治疗后，根据医嘱 2 小时后试饮水，无恶心呕吐进少量流质饮食或者半流质饮食
排泄	□ 正常排尿便	□ 正常排尿便	□ 床上排尿便
活动	□ 正常活动	□ 正常活动	□ 卧床休息，股动脉穿刺患肢制动 24 小时

时间	治疗后	出院
医患配合	□ 配合腹部检查 □ 配合完善术后检查：如采血、留尿便等	□ 接受出院前指导 □ 知道复查程序 □ 获取出院诊断书
护患配合	□ 配合定时测量生命体征 □ 配合检查腹部 □ 接受输液、服药等治疗 □ 接受进食、进水、排便等生活护理 □ 配合活动，预防皮肤压力伤 □ 注意活动安全，避免坠床或跌倒 □ 配合执行探视及陪伴	□ 接受出院宣教 □ 办理出院手续 □ 获取出院带药 □ 知道服药方法、作用、注意事项 □ 知道复印病历程序
饮食	□ 遵医嘱饮食	□ 遵医嘱饮食
排泄	□ 正常排尿便	□ 正常排尿便
活动	□ 正常适度活动，避免疲劳	□ 正常适度活动，避免疲劳

附：原表单（2016 年版）

原发性肝癌经皮肝动脉化疗栓塞术临床路径表单

适用对象：第一诊断为肝细胞肝癌 ICD-10：C22.001/C22.951)

患者姓名：	性别：	年龄：	门诊号：	住院号：
住院日期： 年 月 日	出院日期： 年 月 日		标准住院日：4~7 日	

时间	住院第 1 天	住院第 2 天
主要诊疗工作	□ 询问病史 □ 体格检查 □ 开出各项检验检查项目 □ 完善医患沟通和病历书写 □ 对患者进行有关肝癌相关问题的宣教	□ 查看检查/检验报告，明确有无 TACE 禁忌 □ 上级医师查房，明确下一步诊疗计划，并制订治疗方案，交待治疗不良反应及注意事项 □ 完成医师查房记录 □ 根据检查结果，明确诊断和适应证，排除禁忌证 □ 向患者及家属交代病情，解释 TACE 治疗的原理及可能的风险 □ 签署化疗同意书 □ 完善病历书写
重点医嘱	长期医嘱： □ 内科护理常规 □ 二级护理 □ 低盐软食 □ 保肝治疗药物 临时医嘱： □ 血常规、尿常规、大便常规+隐血 □ 肝肾功能、电解质、血糖、凝血功能、AFP、HBV、HCV、HIV、梅毒抗体、血型、AFP、CEA、CA19-9。 □ 腹部超声、胸部正侧位 X 线片、心电图 □ 必要时行：腹部增强 CT 或 MRI 检查 □ 其他检查（酌情）HBV-DNA	长期医嘱： □ 内科护理常规 □ 二级护理 □ 低盐软食 □ 必要的基础治疗（如口服抗病毒药物） □ 保肝治疗药物 临时医嘱： □ 术前谈话并签字 □ 必要时行：D-二聚体 □ 必要时行：胃镜检查 □ 其他检查（酌情）
主要护理工作	□ 入院宣教 □ 健康宣教：疾病相关知识 □ 根据医嘱指导患者完成相关检查 □ 完成护理记录	□ 基本生活和心理护理 □ 指导 TACE 术前注意事项 □ 正确执行医嘱 □ 认真完成交接班
病情变异记录	□ 无 □ 有，原因： 1. 2.	□ 无 □ 有，原因： 1. 2.
护士签名		
医师签名		

日期	住院第 3~4 天 （行 TACE 术当日）	住院第 4~5 天 （术后第 1 天）	住院第 5~7 天 （出院日）
主要诊疗工作	□ 上级医师查房 □ 行 TACE □ 术前低盐软食 □ 术中根据病情确定是否需要心电、血氧及血压监测 □ 术后严密观察患者病情变化 □ 完成病程记录	□ 上级医师查房 □ 观察患者生命体征、腹部症状和体征，注意有无腹痛、发热、消化道出血、感染等并发症 □ 观察动脉穿刺点情况 □ 根据术后临床表现及检查结果进行必要的支持对症治疗 □ 完成病程记录	□ 上级医师查房，进行评估，明确是否可出院 □ 完成出院记录、病案首页、出院证明书等 □ 向患者交代出院后的注意事项，如：返院复诊的时间、地点，定期复查血常规及肝功能等问题，发生紧急情况时的处理等。
重点医嘱	长期医嘱： □ 低盐软食 □ 一级护理（手术后） □ 静脉输液水化 □ 应用保肝药物 □ 酌情应用止吐剂 □ 酌情应用 PPI □ 酌情确定是否应用抗菌药物 □ 其他医嘱 临时医嘱： □ 术中带药 □ 复查血常规、肝功能（必要时） □ 心率、血压、呼吸监护（必要时） □ 腹部 CT 检查（必要时） □ 对症支持（镇痛、止吐药物） □ 其他医嘱	长期医嘱： □ 二级护理 □ 低盐软食 □ 酌情确定是否继续应用保肝药物 □ 酌情确定是否停用 PPI 制剂 □ 酌情应用止吐剂 □ 其他医嘱 临时医嘱： □ 复查血常规 □ 复查肝肾功能、电解质 □ 对症支持 □ 其他医嘱	出院医嘱： □ 出院带药：保肝药物、PPI 制剂 □ 其他医嘱 □ 定期门诊随访
主要护理工作	□ 基本生活和心理护理 □ 检查治疗后常规护理□ 术后严密观察患者病情变化及血管	□ 基本生活和心理护理 □ 严密观察患者病情变化及血管 □ 检查治疗后常规护理 □ 饮食生活宣教、并发症观察	□ 指导患者办理出院手续 □ 做好患者出院后的饮食指导
病情变异记录	□ 无 □ 有，原因： 1. 2.	□ 无 □ 有，原因： 1. 2.	□ 无 □ 有，原因： 1. 2.
护士签名			
医师签名			

第十二章

原发性肝癌（肝癌切除术）临床路径释义

一、原发性肝癌编码

1. 卫计委原编码

疾病名称及编码：原发性肝癌（ICD-10：C22.900）

2. 修改编码

疾病名称及编码：原发性肝癌和肝内胆管细胞癌（ICD-10：C22）

手术操作名称及编码：肝组织或肝病损局部切除术、肝叶切除术（ICD-9-CM-3：50.2/50.3）

二、临床路径检索方法

C22 伴（50.2/50.3）

三、原发性肝癌临床路径标准住院流程

（一）适用对象

第一诊断为原发性肝癌（ICD-10：C22.900）。

> **释义**
>
> ■ 原发性肝癌指恶性肿瘤来源于肝脏上皮组织者，主要包括肝细胞肝癌（hepatocellular carcinoma，HCC）、肝内胆管细胞癌（intrahepatic cholangiocarcinoma，ICC）和肝细胞癌-肝内胆管细胞癌混合型三种主要类型。其中 HCC 占到 80%~90%，ICC 约为 5%，而混合型只占约 3%。
>
> ■ 本路径适用对象为临床诊断为原发性肝癌，但不包括肝癌破裂出血、中晚期不可切除原发性肝癌、原发性肝癌复发不可切除等病例，需进入其他临床路径。

（二）诊断依据

根据《2012+EASLEORTC+临床实践指南：肝细胞癌的管理》《NCCN 临床实践指南：肝胆肿瘤（2015.V1）》《内科学（第 8 版）》（葛均波等主编，人民卫生出版社），《外科学（第 8 版）》（陈孝平等主编，人民卫生出版社），《黄家驷外科学（第 7 版）》（吴孟超等主编，人民卫生出版社）。

1. 临床表现：肝区疼痛，肝大，黄疸，肝硬化征象，伴癌综合征，进行性消瘦、发热、食欲缺乏、乏力、营养不良和恶病质等全身性表现。

2. 实验室检查：肝炎标志物，肿瘤标志物 AFP，AFP 异质体，异常凝血酶原（DCP），血清岩藻糖苷酶（AFU），GGTⅡ，肝功能等。

3. 辅助检查：腹部超声，增强 CT，MRI，选择性肝动脉造影，超声引导下肝穿刺活体组织检查。

釋义

■ 除路径已注明文献资料外，《原发性肝癌诊疗规范（2017 年版）》也为重要参考标准。

■ 我国 95%肝癌患者有 HBV 感染背景，10%有 HCV 感染背景，因此临床表现多以肝炎肝硬化为主，如消瘦、慢性肝病面容、肝掌、蜘蛛痣、黄疸、腹水等，肿瘤进展期可出现肝区肿痛、恶病质及副癌综合征等表现。

■ 实验室检查以血清 AFP 作为定性诊断，60%以上原发性肝癌病例血清 AFP>400μg/L，其特异性高于其他肿瘤相关标志物。而肝功能（ALT、γ-GT、总胆红素）、凝血功能等检查可以用来评估术前肝脏储备功能。

■ 影像学检查中，腹部超声检查为非侵入性检查，操作简单、费用低廉，用于肝癌的普查和随访。腹部 CT 增强可清楚地显示肝癌的大小、数目、形态、部位、边界、肿瘤血供丰富程度以及与肝内管道的关系，对门静脉、肝静脉和下腔静脉是否有癌栓，肝门和腹腔淋巴结是否有转移，肝癌是否侵犯邻近组织器官有重要的诊断价值。腹部增强 MRI 可提高小肝癌检出率，利于肝癌与肝脏局灶性增生结节、肝腺瘤等的鉴别诊断，可作为 CT 检查的重要补充。选择性肝动脉造影是侵入性检查，可同时进行化疗和碘油栓塞，常用于诊断合并需要治疗的病例。

■ 对于临床诊断及影像学诊断困难病例，可行超声/CT 引导下肝穿刺活体组织检查帮助明确诊断。

（三）选择治疗方案的依据

根据《2012+EASLEORTC+临床实践指南：肝细胞癌的管理》《NCCN 临床实践指南：肝胆肿瘤（2015. V1）》《内科学（第 8 版）》（葛均波等主编，人民卫生出版社），《外科学（第 8 版）》（陈孝平等主编，人民卫生出版社），《黄家驷外科学（第 7 版）》（吴孟超等主编，人民卫生出版社）。

1. 治疗原则：早期诊断、早期采用以手术为主的综合治疗是提高长期治疗效果的关键。
（1）规则肝癌切除术。
（2）肝移植。
2. 局部治疗：
（1）经皮穿刺瘤内注射无水乙醇（PEI）。
（2）射频消融（RF）。
（3）肝动脉栓塞（TAE）。

釋义

■ 根据中华医学会外科学分会肝脏外科学组《肝细胞癌外科治疗方法的选择》，部分肝切除仍是治疗原发性肝癌的首选手术方式。根据手术入腹方式分为开腹肝切除、经腹腔镜肝切除和机器人辅助下经腹腔镜肝切除。根据手术方式分为解剖性肝切除和非解剖性肝切除。根据肿瘤切除的彻底性分为根治性肝切除和非根治性肝切除。

■ 患者情况：①患者一般情况较好，无明显心、肺、肾等重要脏器质性病变；②肝功能正常，或仅有轻度损害，按肝功能分级属 A 级；或肝功能分级属 B 级，经短期护肝治疗后肝功能恢复到 A 级（Child-Pugh）；③肝储备功能（如 ICGR15）基本在正常范围以内；⑤无不可切除的肝外转移性肿瘤。

■ 根治性肝切除术标准：①单发肝癌：周围界限较清楚或有假包膜形成，受肿瘤破坏的肝组织体积小于全肝体积的30%，或虽受肿瘤破坏的肝组织体积大于全肝体积的30%，但无瘤侧肝脏明显代偿性增大，达全肝体积的50%以上；②多发肝癌：肿瘤结节数目<3个，且局限在肝脏的1段或1叶内。

■ 局部治疗还可选择化疗栓塞（TACE）。

（四）标准住院日 12~15 天

原发性肝癌患者入院后，术前常规检查及准备1~4天，术后恢复1~9天，无明显术后并发症，总住院时间小于15天均符合本路径要求。

（五）进入路径标准

1. 第一诊断需符合原发性肝癌。

2. 排除有严重并发症的患者（合并心、肺、肾、脑等脏器功能损害）及非肝癌切除术患者。

3. 排除其他：继发性肝癌，其他肝脏肿瘤或病变如血管瘤、肝腺瘤等，需要肝癌局部治疗及需要肝移植者。

4. 当患者同时具有其他疾病诊断，但在住院期间不需要特殊处理也不影响第一诊断的临床路径流程实施时，可以进入路径。

> **释义**
>
> ■ 本路径适用对象为原发性肝癌，不包括肝癌破裂出血、中晚期不可切除原发性肝癌、原发性肝癌复发不可切除等病例。
>
> ■ 患者合并高血压、糖尿病、冠心病、COPD、慢性肾功能不全等慢性疾病，需要术前治疗稳定后才能手术或存在抗凝、抗血小板等治疗，术前需特殊准备，则不进入本路径。
>
> ■ 对于术前评估患者情况不符合根治性肝切除术或中晚期不可根治性切除肝癌需行其他治疗者，不进入本路径。

（六）术前准备（术前评估）2~3 天

1. 必需的检查项目：

（1）血常规、尿常规、大便常规。

（2）肝肾功能、ICG检测、电解质、血型、凝血功能、血氨、甲胎蛋白、各种肝炎病毒学指标检测（乙型肝炎五项、乙型肝炎DNA定量、抗HCV）、感染性疾病筛查（抗HIV、TPHA）。

（3）X线胸片、心电图、腹部超声、腹部CT（增强及血管重建）、腹部MRI（增强及MRCP）。

2. 根据患者情况选择：超声心动图和肺功能等。

> **释义**
>
> ■ 必查项目是评估患者病情、确保手术治疗安全有效开展的基础。
> ■ 为缩短术前等待时间，检查项目可在患者入院前门诊完成。
> ■ 高龄、高危合并心肺功能异常者，术前需增加心脏彩超、肺功能等检查。

（七）选择用药

抗菌药物：按照《抗菌药物临床应用指导原则（2015 年版）》（国卫办医发〔2015〕43 号）执行，并结合患者的病情决定抗菌药物的选择和使用时间。

> **释义**
>
> ■ 根治性肝切除术属于Ⅱ类切口，术前需预防性使用抗菌药物，抗菌药物主要选择针对革兰阴性杆菌、厌氧菌类药物，如第二代头孢菌素或头孢曲松钠±甲硝唑。
> ■ 预防性抗菌药物用药时间：静脉输注应在皮肤切开前 0.5~1 小时内或麻醉开始时给药，在输注完毕后开始手术。手术时间超过 3 小时或出血量超过 1500ml，术中应追加 1 次。术后预防用药时间不超过 24 小时。

（八）手术日

入院第 3~4 天。

1. 麻醉方式：全身麻醉。
2. 术中用药：麻醉常规用药、术后镇痛泵。
3. 输血：视术中情况而定。

> **释义**
>
> ■ 麻醉方式根据实际情况选择全身麻醉或全身麻醉联合硬膜外麻醉。
> ■ 术中预防性抗菌药物应用参考《抗菌药物临床应用指导原则（2015 年版）》执行。
> ■ 手术是否输血依照术中出血量定，一般考虑术中给予血浆，有助于术后肝功能恢复。

（九）术后住院恢复 9~12 天

1. 必须复查的检查项目：血常规、尿常规、肝肾功能、电解质、血氨、凝血五项、肿瘤标志物、腹部增强 CT。
2. 术后用药：
（1）抗菌药物：按照《抗菌药物临床应用指导原则（2015 年版）》（国卫办医发〔2015〕43 号）选择抗菌药物，并结合患者的病情决定抗菌药物的选择和使用时间。
（2）根据患者情况使用护肝药、抑酸剂、支链氨基酸、白蛋白。

> **释义**
>
> ■ 腹部增强 CT 通常不为术后住院必须复查的检查项目。
> ■ 术后可根据患者恢复情况做相应复查项目，并根据病情变化调整检查频次。
> ■ 肝切除后肝功能出现不同程度的损伤，可适当选用护肝药促进肝功能恢复，同时为避免肝功能减退引起的低蛋白血症，可予以输注人血白蛋白予以纠正。

（十）出院标准

1. 肝区疼痛、黄疸减轻，一般情况好，可进半流食。
2. 伤口愈合良好，无皮下积液（或门诊可处理的少量积液），引流管拔除。
3. 没有需住院处理的并发症和（或）合并症。

> **释义**
>
> ■ 主管医师及上级医师评估患者术后恢复是否达到出院条件。若确实存在术后并发症需继续住院治疗，超出本路径规定的时间，则优先处理并发症待痊愈后再准许患者出院。

（十一）变异及原因分析

1. 有影响手术的合并症，需要进行相关的诊断和治疗，住院时间、费用延长。
2. 出现手术并发症，需要进行相关的诊断和治疗，住院时间延长、费用增加。
3. 考虑行肝癌切除手术以外的其他肝癌治疗方式的患者，退出本路径。

> **释义**
>
> ■ 对于轻微变异，而对最终结果不会产生重大改变，也不会增加住院天数和费用，可不出本路径。
> ■ 术后发生严重并发症，如腹腔出血、胆漏、急性肝功能不全，需进一步加强治疗，导致住院时间延长、费用增加，需在医师表单中说明。
> ■ 因患者方面的主观原因导致执行路径出现变异，需医师在表单中予以说明。

四、原发性肝癌给药方案

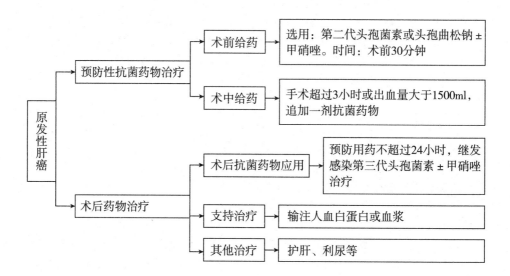

【用药选择】

1. 为预防术后切口感染，应选用针对革兰阴性杆菌、厌氧菌类药物。

2. 对于术后出现腹腔感染者选用第三代头孢菌素±甲硝唑药物经验性治疗；同时应明确致病菌，根据药敏试验结果调整抗菌药物。

3. 行肝切除术常伴有肝功能损伤，术后需根据病情予以输注人血白蛋白或血浆，促进术后肝功能的恢复。

4. 原发性肝癌患者多有肝炎肝硬化病史，围术期可给予维生素 K_1 调整凝血功能，术后根据病情予以护肝类药物、利尿剂等对症治疗。

【药学提示】

1. 预防性抗菌药物用药时间为静脉输注应在皮肤切开前 0.5~1 小时内或麻醉开始时给药，在输注完毕后开始手术，保证手术部位暴露时局部组织中抗菌药物已达到足以杀灭手术过程中沾染细菌的药物浓度。

2. 根治性肝切除术属于Ⅱ类切口，手术时间超过 3 小时或出血量超过 1500ml，术中应追加一次抗菌药物。术后预防用药时间不超过 24 小时。

3. 术中一般可考虑给予输注血浆或人血白蛋白，有助于术后肝功能恢复。

【注意事项】

1. 根治性肝切除术后常合并肝功能损伤，特别是残余肝体积不够代偿时，更容易出现急性肝功能不全，术后第 1 天需常规检测肝功能、DIC，及时补充人血白蛋白或新鲜冷冻血浆，同时予以相关护肝药物支持。

2. 建议禁用或慎用肝损伤类药物，以免加重病情。

3. 术后使用利尿类药物预防或治疗腹水时，需监测尿量及血电解质，以免引起严重的水电解质紊乱。

五、推荐表单

（一）医师表单

原发性肝癌临床路径医师表单

适用对象：第一诊断为原发性肝癌（ICD-10：C22.900）
行根治性肝切出术

患者姓名：	性别：　　年龄：　　门诊号：		住院号：
住院日期：　　年　月　日	出院日期：　　年　月　日		标准住院日：12~15 天

时间	住院第 1 天	住院第 2~3 天 （手术准备日）	住院第 3~4 天 （手术日）
主要诊疗工作	□ 询问病史与体格检查 □ 完成病历书写 □ 完善检查 □ 上级医师查房 □ 完成上级医师查房记录 □ 确定诊断和初定手术日期 □ 预约各种特殊检查（腹部增强 CT、彩色多普勒超声等）	□ 上级医师查房 □ 改善肝脏储备功能 □ 术前讨论，确定手术方案 □ 完成必要的相关科室会诊 □ 患者及（或）家属签署手术知情同意书、自费用品协议书、输血知情同意书 □ 术前小结和上级医师查房记录 □ 向患者及其家属交代围术期注意事项	□ 手术 □ 术者完成手术记录 □ 麻醉师完成麻醉记录 □ 完成术后病程记录 □ 上级医师查房 □ 向患者及（或）家属交代手术情况和术后注意事项
重点医嘱	**长期医嘱：** □ 普通外科护理常规 □ 二级护理 □ 低脂软食 **临时医嘱：** □ 血常规、尿常规、大便常规+隐血 □ 肝肾功能、电解质、血型、DIC、血氨、甲胎蛋白、各种肝炎病毒学指标检测、感染性疾病筛查 □ X 线胸片、心电图、腹部超声、腹部 CTA、腹部 MRI □ 超声心动图和肺功能等（必要时）	**长期医嘱：** □ 患者既往基础用药 □ 改善肝脏储备功能的药物 **临时医嘱：** □ 术前医嘱：常规准备明日在全身麻醉下行：肝部分切除术，术前禁食、禁水 □ 留置尿管 □ 抗菌药物：术前 30 分钟使用 □ 配同型红细胞、血浆	**长期医嘱：** □ 普通外科术后护理常规 □ 一级护理 □ 禁食、禁水 □ 尿管接袋，记量 □ 腹腔引流管接袋，记量 □ 记 24 小时出入量 □ 抗菌药物 □ 抑酸剂×3 天 □ 支链氨基酸 **临时医嘱：** □ 心电监护、吸氧（必要时） □ 补液 □ 复查血常规、血氨、DIC（必要时） □ 其他特殊医嘱
病情变异记录	□ 无　□ 有，原因： 1. 2.	□ 无　□ 有，原因： 1. 2.	□ 无　□ 有，原因： 1. 2.
医师签名			

时间	住院第 4~5 天 （术后第 1~2 日）	住院第 5~14 天 （术后第 3~9 日）	住院第 12~15 天 （出院日）
主要诊疗工作	□ 注意观察体温、血压等生命体征及神志 □ 注意腹部体征、引流量及性状 □ 上级医师查房，对手术及手术切口进行评估，确定有无早期手术并发症和切口感染 □ 完成病程记录	□ 上级医师查房 □ 根据体温、引流情况明确是否拔除引流管，是否停用抗菌药物 □ 评价肝功能、注意有无门脉系统血栓形成 □ 完成日常病程记录和上级医师查房记录	□ 上级医师查房，确定出院日期 □ 通知患者及家属出院 □ 向患者及其家属交代出院后注意事项，预约复诊日期及拆线日期 □ 完成出院小结 □ 完成病历书写
重点医嘱	长期医嘱： □ 普通外科术后护理常规 □ 一级护理 □ 禁食、禁水 □ 尿管接袋，记量 □ 腹腔引流管接袋，记量 □ 记 24 小时出入量 □ 抗菌药物 临时医嘱： □ 换药 □ 对症处理 □ 补液 □ 复查血常规、肝肾功能、血氨、DIC	长期医嘱： □ 普通外科术后护理常规 □ 二级护理 □ 饮食根据病情 □ 停止引流记量 □ 停用抗菌药物 临时医嘱： □ 换药 □ 对症处理 □ 补液 □ 肝及门脉系统彩超检查	出院医嘱： □ 出院带药 □ 门诊随诊 □ 嘱术后 4 周复查
病情变异记录	□ 无　□ 有，原因： 1. 2.	□ 无　□ 有，原因： 1. 2.	□ 无　□ 有，原因： 1. 2.
医师签名			

（二）护士表单

原发性肝癌临床路径护士表单

适用对象：第一诊断为原发性肝癌（ICD-10：C22.900）
行根治性肝切出术

患者姓名：	性别： 年龄： 门诊号：	住院号：
住院日期： 年 月 日	出院日期： 年 月 日	标准住院日：12~15 天

时间	住院第 1 天	住院第 2~3 天 （手术准备日）	住院第 3~4 天 （手术日）
健康宣教	□ 入院宣教 　介绍主管医师、护士 　介绍环境、设施 　介绍住院注意事项 　介绍探视和陪护制度 　介绍贵重物品制度	□ 健康宣教 □ 心理支持	□ 手术 □ 术者完成手术记录 □ 麻醉师完成麻醉记录 □ 完成术后病程记录 □ 上级医师查房 □ 向患者及（或）其家属交代手术情况和术后注意事项
护理处置	□ 核对患者姓名，佩戴腕带 □ 建立入院护理病历 □ 协助患者留取各种标本 □ 测量体重	□ 常规检查 □ 饮食指导 □ 术前指导 □ 治疗护理	□ 术前禁食水 □ 术前沐浴、更衣，取下义齿、饰物等 □ 备皮、配血 □ 术中物品准备 □ 促进睡眠
基础护理	□ 三级护理 □ 晨晚间护理 □ 患者安全管理	□ 三级护理 □ 晨晚间护理 □ 患者安全管理	□ 三级护理 □ 晨晚间护理 □ 患者安全管理
专科护理	□ 护理查体 □ 需要时，填写跌倒及压疮防范表 □ 需要时，请家属陪护 □ 确定饮食种类 □ 心理护理	□ 护理查体 □ 需要时，请家属陪护	□ 协助医师完成术前检查及准备 □ 术前禁食、禁水、备皮
重点医嘱	□ 详见医嘱执行单	□ 详见医嘱执行单	□ 详见医嘱执行单
病情变异记录	□ 无 □ 有，原因： 1. 2.	□ 无 □ 有，原因： 1. 2.	□ 无 □ 有，原因： 1. 2.
护士签名			

时间	住院第 4~5 天 （术后第 1~2 日）	住院第 5~14 天 （术后第 3~9 日）	住院第 12~15 天 （出院日）
健康宣教	□ 术后宣教 　药物作用及频率 　饮食、活动指导 　复查患者对术前宣教内容的掌握 　膀胱功能训练 □ 下床活动注意事项	□ 术后宣教 　药物作用及频率 　饮食、活动指导 　复查患者对术前宣教内容的 　掌握 　膀胱功能训练 □ 下床活动注意事项	□ 出院宣教 　复查时间 　服药防范 　活动休息 　指导饮食 　康复训练方法 □ 指导办理出院手续
护理处置	□ 遵医嘱完成相关检查 □ 夹毕尿管，锻炼膀胱功能	□ 遵医嘱完成相关检查 □ 拔除导尿及腹腔引流	□ 办理出院手续
基础护理	□ 体位与活动：半卧位，指导床上 　或床边活动 □ 饮食：胃肠功能恢复后，流质 　饮食 □ 一级护理 □ 皮肤护理	□ 体位与活动：半卧位，协助 　下床活动 □ 指导流质至半流质饮食 □ 皮肤护理 □ 协助指导生活护理	□ 办理出院手续 □ 复诊时间 □ 作息、饮食、活动 □ 服药指导 □ 康复训练
专科护理	□ 观察患者腹部体征、伤口敷料、 　胃肠功能恢复等情况 □ 疼痛护理 □ 留置导管护理及指导	□ 观察患者腹部体征、伤口敷 　料、胃肠功能恢复等情况 □ 拔除导尿管、静脉导管、腹 　腔引流管后护理 □ 营养支持护理	□ 疾病知识及随访
重点医嘱	□ 详见医嘱执行单	□ 详见医嘱执行单	□ 详见医嘱执行单
病情变异记录	□ 无　□ 有，原因： 1. 2.	□ 无　□ 有，原因： 1. 2.	□ 无　□ 有，原因： 1. 2.
护士签名			

（三）患者表单

原发性肝癌临床路径患者表单

适用对象：第一诊断为原发性肝癌（ICD-10：C22.900）
行根治性肝切出术

患者姓名：	性别： 年龄： 门诊号：	住院号：
住院日期： 年 月 日	出院日期： 年 月 日	标准住院日：12~15 天

时间	住院第 1 天 （入院）	住院第 2~3 天 （术前）	住院第 3~4 天 （手术当日）
医患配合	□ 配合询问病史、收集资料，请务必详细告知既往史、用药史、过敏史 □ 配合进行体格检查 □ 有任何不适请告知医师	□ 配合完善术前相关检查、化验，如采血、留尿、心电图、X 线胸片、腹部 CT 增强等 □ 医师与患者及家属介绍病情及术前谈话、签字	□ 术后体位：麻醉未醒时平卧位，清醒后，4~6 小时可垫枕 □ 告知不适及异常感受 □ 配合评估手术效果
护患配合	□ 配合测量体温、脉搏、呼吸 3 次、血压、体重 1 次 □ 配合完成入院护理评估（简单询问病史、过敏史、用药史） □ 接受入院宣教（环境介绍、病室规定、订餐制度、贵重物品保管等） □ 配合执行探视和陪护制度 □ 有任何不适请告知护士	□ 配合测量体温、脉搏、呼吸 □ 接受术前宣教 □ 接受饮食宣教 □ 接受药物宣教	□ 配合护士定时监测体温、脉搏、呼吸、血压生命体征 □ 配合检查意识（全身麻醉者） □ 疼痛注意事项及处理 □ 不要随意拔除引流管 □ 注意留置管路安全与通畅 □ 护士协助记录出入量
饮食	□ 遵医嘱饮食	□ 术前 12 小时禁食、禁水	□ 禁食
活动	□ 正常活动	□ 正常活动	□ 卧床休息，自主体位

时间	住院第 4~5 天 （术后第 1~2 日）	住院第 5~15 天 （术后第 3~10 日）
医 患 配 合	□ 医师巡视，了解病情 □ 配合腹部检查，观察引流管情况 □ 配合完善术后检查：血常规、肝功能、血氨、DIC □ 腹部伤口换药	□ 拔除导尿管、流管、拆线 □ 接受出院前指导 □ 知道复查程序 □ 获取出院诊断书
护 患 配 合	□ 配合定时测量生命体征、每日询问大便 □ 膀胱功能锻炼 □ 接受输液治疗 □ 配合活动，预防皮肤压力伤 □ 注意活动安全，避免坠床或跌倒 □ 配合执行探视及陪伴	□ 接受进食、进水、排便等生活护理 □ 接受出院宣教 □ 办理出院手续 □ 获取出院带药 □ 知道服药方法、作用、注意事项 □ 知道复印病历程序
饮食	□ 禁食、禁水	□ 胃肠功能恢复后，由流质过渡到半流质
活动	□ 卧床休息，床边活动	□ 功能恢复训练，正常活动

附：原表单（2009 年版）

原发性肝癌临床路径表单

适用对象：第一诊断为原发性肝癌（ICD-10：C22.900）

行根治性肝切出术

患者姓名：	性别： 年龄： 门诊号：	住院号：
住院日期： 年 月 日	出院日期： 年 月 日	标准住院日：12~15 天

时间	住院第 1 天	住院第 2~3 天（手术准备日）	住院第 3~4 天（手术日）
主要诊疗工作	□ 询问病史与体格检查 □ 完成病历书写 □ 完善检查 □ 上级医师查房 □ 完成上级医师查房记录 □ 确定诊断和初定手术日期 □ 预约各种特殊检查（腹部增强 CT、彩色多普勒超声等）	□ 上级医师查房 □ 改善肝脏储备功能 □ 术前讨论，确定手术方案 □ 完成必要的相关科室会诊 □ 患者及（或）其家属签署手术知情同意书、自费用品协议书、输血知情同意书 □ 术前小结和上级医师查房纪录 □ 向患者及其家属交代围术期注意事项	□ 手术 □ 术者完成手术记录 □ 麻醉师完成麻醉记录 □ 完成术后病程记录 □ 上级医师查房 □ 向患者及（或）其家属交代手术情况和术后注意事项
重点医嘱	**长期医嘱：** □ 普通外科护理常规 □ 二级护理 □ 低脂软食 **临时医嘱：** □ 血常规、尿常规、大便常规+隐血 □ 肝肾功能、电解质、血型、凝血功能、血氨、甲胎蛋白、各种肝炎病毒学指标检测、感染性疾病筛查 □ 胸片、心电图、腹部超声、腹部 CT、CTA/MRA □ 超声心动图和肺功能等（必要时）	**长期医嘱：** □ 患者既往基础用药 □ 改善肝脏储备功能的药物 **临时医嘱：** □ 术前医嘱 □ 常规准备明日在全身麻醉下行：肝部分切除术，术前禁食、禁水 □ 留置胃管、尿管 □ 今晚明晨各洗肠 1 次 □ 抗菌药物：术前 30 分钟使用 □ 配同型红细胞、血浆	**长期医嘱：** □ 普通外科术后护理常规 □ 一级护理 □ 禁食、禁水 □ 胃肠减压接负压吸引，记量 □ 尿管接袋，记量 □ 腹腔引流管接袋，记量 □ 记 24 小时出入量 □ 抗菌药物 □ 抑酸剂×3 天 □ 支链氨基酸 **临时医嘱：** □ 心电监护、吸氧（必要时） □ 补液 □ 复查血常规、血氨、凝血功能（必要时） □ 其他特殊医嘱
主要护理工作	□ 介绍病房环境、设施和设备 □ 入院护理评估及计划 □ 指导患者到相关科室进行检查	□ 早晨静脉取血 □ 术前沐浴、更衣、备皮 □ 术前肠道准备、物品准备 □ 术前心理护理	□ 观察患者情况 □ 手术后心理与生活护理 □ 指导并监督患者术后活动

续　表

时间	住院第1天	住院第2~3天 （手术准备日）	住院第3~4天 （手术日）
病情 变异 记录	□无　□有，原因： 1. 2.	□无　□有，原因： 1. 2.	□无　□有，原因： 1. 2.
护士 签名			
医师 签名			

时间	住院第 4~5 天 （术后第 1~2 日）	住院第 5~14 天 （术后第 3~9 日）	住院第 12~15 天 （出院日）
主要诊疗工作	□ 注意观察体温、血压等生命体征及神志 □ 注意腹部体征、引流量及性状 □ 上级医师查房，对手术及手术切口进行评估，确定有无早期手术并发症和切口感染 □ 完成病程纪录	□ 上级医师查房 □ 根据体温、引流情况明确是否拔除引流管，是否停用抗菌药物 □ 评价肝功能、注意有无门脉系统血栓形成 □ 完成日常病程记录和上级医师查房纪录	□ 上级医师查房，确定出院日期 □ 通知患者及家属出院 □ 向患者及家属交代出院后注意事项，预约复诊日期及拆线日期 □ 完成出院小结 □ 完成病历书写
重点医嘱	长期医嘱： □ 普通外科术后护理常规 □ 一级护理 □ 禁食、禁水 □ 胃肠减压接负压吸引，记量 □ 尿管接袋，记量 □ 腹腔引流管接袋，记量 □ 记 24 小时出入量 □ 抗菌药物 临时医嘱： □ 换药 □ 对症处理 □ 补液 □ 复查血常规、肝肾功能、血氨、凝血功能	长期医嘱： □ 普通外科术后护理常规 □ 二级护理 □ 饮食根据病情 □ 停止引流记量 □ 停用抗菌药物 临时医嘱： □ 换药 □ 对症处理 □ 补液 □ 肝及门脉系统彩超检查	出院医嘱： □ 出院带药 □ 门诊随诊 □ 嘱术后 4 周复查
主要护理工作	□ 观察患者情况 □ 手术后心理与生活护理 □ 指导并监督患者手术后活动	□ 观察患者情况 □ 手术后心理与生活护理 □ 指导并监督患者手术后活动	□ 出院准备指导（办理出院手续、交费等） □ 出院宣教
病情变异记录	□ 无 □ 有，原因： 1. 2.	□ 无 □ 有，原因： 1. 2.	□ 无 □ 有，原因： 1. 2.
护士签名			
医师签名			

第十三章

原发性肝细胞癌临床路径释义

一、原发性肝细胞癌编码

疾病名称及编码：原发性肝细胞癌（ICD-10：C22.0）

手术操作名称及编码：部分肝切除术（ICD-9-CM-3：50.22）

肝叶切除术（ICD-9-CM-3：50.3）

二、临床路径检索方法

C22.0 伴（50.22／50.3）

三、原发性肝细胞癌临床路径标准住院流程

（一）适用对象

第一诊断为原发性肝细胞癌（ICD-10：C22.0），行规则性肝切除或非规则性肝切除术（ICD-9-CM-3：50.22/50.3）。

> **释义**
>
> ■ 原发性肝癌（primary liver cancer，PLC），简称肝癌，是指原发性的肝细胞性肝癌是我国常见的恶性肿瘤。在我国，本病年死亡率占肿瘤死亡率的第三位。
>
> ■ 规则性肝切除（anatomic hepatectomy）是严格按照肝的解剖分叶和分段为基础的整叶或整段的肝切除，又称解剖性肝切除。而非规则性肝切除（non-anatomic hepatectomy）是不完全符合肝的解剖，常在保留残肝血供的基础上，以肿瘤为中心做距肿瘤边缘 1~2cm 的局部切除。

（二）诊断依据

根据《临床诊疗指南·普通外科分册》（中华医学会编著，人民卫生出版社，2006），《黄家驷外科学（第 7 版）》（吴孟超等主编，人民卫生出版社，2008）及全国高等学校教材《外科学（第 7 版）》（吴在德等主编，人民卫生出版社，2008）。

1. 主要症状：上腹或肝区疼痛不适，食欲缺乏、腹胀、消化不良、恶心、呕吐、腹泻或便秘等消化道症状，消瘦、乏力、体重下降，晚期可以出现恶病质。

2. 体征：肝脏肿大以及肝硬化的体征。

3. 影像学检查：B 超、动态增强螺旋 CT、MRI。

4. 实验室检查：血清 AFP 对于原发性肝细胞癌具有较高的特异性。AFP>400μg/L 并能排除妊娠、活动性肝病、生殖腺胚胎源性肿瘤等，即可考虑肝细胞癌的诊断。

释义

■ 此外，《原发性肝癌诊疗规范（2017年版）》也为重要参照。

■ 影像学检查：目前超声为具有较好诊断价值的非侵入性检查方法，并可作为高发人群的普查工具，通过超声造影可提高肝癌确诊率；CT分辨率较高，诊断符合率高达90%以上；MRI诊断价值与CT相仿，对良恶性肝内占位病变，特别是血管瘤的鉴别优于CT，且可进行肝内脉管的重建，可显示这些管腔内有无癌栓。

■ 实验室检查：临床上约有30%的肝癌患者AFP水平不升高，此时应检测AFP异质体，如为阳性，则有助于诊断。

（三）选择治疗方案的依据

根据《临床诊疗指南·普通外科分册》（中华医学会编著，人民卫生出版社，2006），《黄家驷外科学（第7版）》（吴孟超等主编，人民卫生出版社，2008）及全国高等学校教材《外科学（第7版）》（陈孝平等主编，人民卫生出版社，2008）。

1. 根据术前检查所获得的资料，多学科评估结果。
2. 根据肿瘤分期选择治疗方法。
3. 患者满足肝切除术的条件。

（1）（必备条件）患者的一般情况：一般情况良好，无明显心、肺、肾等重要脏器器质性病变；肝功能正常或仅有轻度损害（Child-Pugh A 级）；或肝功能分级属 B 级，经短期护肝治疗后恢复到 A 级；肝储备功能（如 ICGR 15）基本在正常范围以内；无不可切除的肝外转移性肿瘤。

（2）可行根治性肝切除的局部病变须满足下列条件：单发肝癌，周围界限较清楚或有假包膜形成，受肿瘤破坏的肝组织少于30%；若受肿瘤破坏的肝组织大于30%，则需残肝组织不能低于全肝组织的50%；对多发性肿瘤，肿瘤结节应少于 3 个，且最大结节<5cm，且局限在肝脏的 1 段或 1 叶内。

释义

■ Child-Pugh 分级标准：是一种临床上常用的用以对肝硬化患者的肝脏储备功能进行量化评估的分级标准，如今临床常用的 Child-Pugh 改良分级法将患者 5 个指标（包括血清胆红素、血浆清蛋白浓度及凝血酶原延长时间、腹腔积液、肝性脑病）的不同状态分为三个层次，分别记以 1 分、2 分和 3 分，并将 5 个指标计分进行相加，总和最低分为 5 分，最高分为 15 分，从而根据该总和的多少将肝脏储备功能分为 A、B、C 三级，预示着三种不同严重程度的肝脏损害（分数越高，肝脏储备功能越差）。其具体分级标准如下表。

项目	1分	2分	3分
血清胆红素（mmol/L）	<34.2	34.2~51.3	>51.3
血浆清蛋白（g/L）	>35	28~35	<28
凝血酶原延长时间（s）	1~3	4~6	>6
腹腔积液	无	少量，易控制	中等量，难控制
肝性脑病	无	轻度	中度以上

A 级：5~6 分

B 级：7~9 分

C 级：>10 分（包括 10 分）

　　Child-Pugh 分级标准自提出以来，一直受到临床医学工作者的广泛认同，并因此为肝硬化患者治疗方案的选择提供了较具体的临床参考，具有重要的临床价值。

　　■ ICGR15：吲哚氰氯 15 分钟滞留率（indocyaninegreen retention rateat15min, ICGR15），为评价肝储备能力的敏感指标之一。若肝癌患者术前 ICGR15<10%，表明肝储备功能良好，可行各类肝切除；ICGR15 为 10%~20%，肝切除范围应限制在两个肝段以内；ICGR15 大于 20% 而小于 30% 仅可做亚肝段切除；而 ICGR15>30%，一般仅可做肝楔形切除。

（四）标准住院日 12~18 天

> **释义**
>
> 　　■ 如果患者条件允许，住院时间可以低于上述住院天数；如患者出现并发症或者肝功能恢复缓慢，则住院日期可以高于上述天数。

（五）进入路径标准

1. 第一诊断必须符合 ICD-10：C22.0 原发性肝细胞癌疾病编码。

2. 患者本人有手术治疗意愿。

3. 当患者合并其他疾病，但住院期间不需要特殊处理也不影响第一诊断的临床路径流程实施时，可以进入路径。

> **释义**
>
> 　　■ 患者同时具有其他疾病影响第一诊断的临床路径流程实施时均不适合进入临床路径。
>
> 　　■ 肝癌自发破裂或需要入住 ICU 的患者不适合进入临床路径。

（六）术前准备 2~5 天

1. 必需的检查项目：

（1）血常规+血型、尿常规、大便常规+隐血。

（2）肝功能、肾功能、电解质、凝血功能、肿瘤标志物检查（含 AFP）、感染性疾病筛查。

（3）X 线胸片（正侧位）、心电图。

（4）肝脏 CT 平扫+增强或肝脏 MRI/MRA 和（或）肝胆胰腺 B 超。

2. 根据病情，可考虑进一步检查：

（1）胃镜、胃肠钡剂造影：对合并门静脉高压症的患者。

（2）靛氰绿清除率（ICGR）。

（3）超声心动图、肺功能检测和（或）血气分析。

（4）必要时行选择性动脉造影：进一步了解肿瘤侵犯情况及提供转移证据。

释义

- 部分检查可以在门诊完成。
- 根据病情部分检查可以不进行。
- 如果进行了胸部 CT 检查可以不进行胸部 X 线正侧位片。
- 如果高度怀疑转移性病灶，可进一步选择 PET-CT 检查评估全身病情。

（七）选择用药

1. 抗菌药物：按照《抗菌药物临床应用指导原则》（卫医发〔2004〕285 号）执行。建议使用第二代头孢菌素；有反复感染史者可选头孢曲松或头孢哌酮或头孢哌酮/舒巴坦；明确感染患者，可根据药敏试验结果调整抗菌药物。

2. 如有继发感染征象，尽早开始抗菌药物的经验治疗。

3. 预防性用抗菌药物，时间为术前 0.5 小时，手术超过 3 小时加用 1 次抗菌药物；总预防性用药时间一般不超过 24 小时，个别情况可延长至 48 小时。

释义

- 肝癌手术患者选用预防性抗菌药物的原则是：①抗菌谱广，涵盖肝脏外科常见感染菌种；②应用安全，不良反应小，尤其是肝脏毒性；③对医院内常见感染的细菌未发生耐药；④价格适宜。此外，还要考虑抗菌药物的药代动力学特点，所用药物不仅能在血液中形成较高的作用浓度，而且应能在肝胆组织以及胆汁中形成较高浓度。因此，应优先选用能从肝脏排泄入胆汁的抗菌药物。研究表明，胆汁浓度高于血清浓度的常用抗菌药物有哌拉西林、头孢曲松、头孢哌酮、莫西沙星、利福霉素、克林霉素、氨苄西林等，其中前五种抗菌药物的胆汁浓度可达到血清浓度 10 倍以上。预防性使用抗菌药物具体究竟以何种抗菌药物为最佳，尚无一致意见，主要应根据当时可得药物和医师习惯而定，但目前国内外多主张首选头孢菌素。
- 如无法排除术中采用乙醇注射治疗可能，术前则不建议使用头孢菌素。

（八）手术日

入院后第 4~7 天。

1. 麻醉方式：气管内插管全身麻醉。

2. 手术方式：

（1）规则性肝切除（左外叶肝切除、左半肝切除、右半肝切除、左三叶肝切除、右三叶肝切除、中叶肝切除、右后叶肝切除、尾叶肝切除）。

（2）非规则性肝切除术。

3. 术中用药：麻醉常规用药，补充血容量药物（晶体、胶体）。

4. 输血：根据术前血红蛋白状况及术中出血情况而定。

5. 病理学检查：切除标本解剖后作病理学检查，必要时行术中冷冻病理学检查。

> **释义**
>
> ■ 麻醉方式：气管内插管全身麻醉，或者气管内插管全身麻醉联合硬膜外麻醉。
>
> ■ 手术方式：目前，在技术条件允许的单位还可选择腹腔镜肝切除手术。
>
> ■ 术中用药：为预防或阻止腹膜转移和淋巴转移，减少或杀死腹腔脱落肿瘤细胞，可于术中行腹腔化疗，必要时植入抗肿瘤缓释植入剂如氟尿嘧啶植入剂以清除残留癌细胞，降低局部复发率。另外，术中可使用纠正凝血功能药物，补充蛋白制剂等。
>
> ■ 输血：术前预存式自体血回输可作为肝癌患者围术期"节血"举措的重要手段。预存式自体血回输是术前分次预存一定量的自身血液（全血或成分血）在术中或术后输还给患者的方法。适应于符合条件的择期大手术患者及含有多种红细胞抗体、有严重输血反应、从事放射高度危险工作及忌用他人血液的患者。尤其对于稀有血型，如 Rh 阴性或对异体蛋白易发生过敏反应的体质，术中又需要输血者更适合。一般于术前 2 周及 1 周对患者行肘静脉采血，每次采血为总血容量（血容量占患者体重的 8%）的 12%~15%。二次采血的间隔时间不少于 5 天，术前 3 天停止采血。

（九）术后住院恢复 6~11 天

1. 必须复查的检查项目：血常规、血电解质、肝功能、肾功能、凝血功能、肿瘤标志物。

2. 根据情况，选择检查项目：腹部 B 超、CT 检查、X 线胸片等。

3. 术后用药：

（1）抗菌药物：按照《抗菌药物临床应用指导原则》（卫医发〔2004〕285 号）执行。

（2）根据病情，按照《国家基本药物》目录要求选择：制酸剂、营养治疗、护肝类药物。

4. 各种管道处理：根据患者病情，尽早拔除胃管、尿管、引流管、深静脉穿刺管。

5. 康复情况监测：监测生命体征、有无并发症发生、胃肠道功能恢复情况、指导患者术后饮食。

6. 伤口护理。

> **释义**
>
> ■ 术后早期应对患者进行持续监测，以便及时掌握病情变化。评估患者病情平稳后，方可中止持续监测。若患者出现水电解质紊乱，应及时考虑使用复方（糖）电解质注射液，例如醋酸钠林格注射液等用于液体补充治疗。
>
> ■ 通常肝切除手术患者术后 72 小时内即可逐渐进饮食，同时减少静脉输液量。
>
> ■ 复查影像学检查主要是观察术后腹腔、胸腔有无积液，引流管位置是否合适以及余肝实质、肺野有无不良影响。
>
> ■ 肝癌手术切除后 5 年肿瘤复发转移率高达 40%~70%，患者术后需要接受密切随访，可联用减少复发，延长生存的药物，近年有研究提示，华蟾素（片剂或注射剂）能改善患者术后的生活质量，对肿瘤的复发或转移具有一定抑制作用，同时鉴于其类似拉米夫定的抗 HBV-DNA 复制活性，尤适用于具乙肝病毒感染史的肝癌患者。

（十）出院标准

1. 伤口愈合好，无感染征象。
2. 肠道功能基本恢复。
3. 常规化验指标复查无明显异常，影像学复查（根据患者病情进行）无明显异常。
4. 没有需要住院处理的并发症和（或）合并症等。

> **释义**
>
> ■ 常规化验指标复查：着重观察肝功能是否恢复正常，必要时延长保肝治疗时间。
>
> ■ 如果出现并发症，是否需要继续住院处理，由主管医师具体决定。

（十一）变异及原因分析

1. 合并症及并发症如全身重要器官功能不全，影响手术安全性者，需要进行相关的诊断和治疗。
2. 肝癌术前存在严重合并症，手术风险高，住院时间延长，费用增加。
（1）合并门静脉主干癌栓（PVTT）和（或）腔静脉癌栓、胆管癌栓。
（2）合并门脉高压症的严重并发症：如消化道大出血。
（3）肝脏功能中重度损害：如肝性脑病、肝肾综合征、黄疸、凝血功能紊乱及难以控制的腹水等。
（4）活动性肝炎。
3. 术前明确符合二期切除适应证者。
4. 不同意手术者，退出本路径。
5. 肝外广泛转移。

> **释义**
>
> ■ 对于轻微变异，如由于某种原因，路径指示应当于某一天的操作不能如期进行而要延期的，这种改变不会对最终结果产生重大改变，也不会更多地增加住院天数和住院费用，可不出本路径。
>
> ■ 除以上所列变异及原因外，如还出现医疗、护理、患者、环境等多方面的变异原因，应阐明变异相关问题的重要性，必要时须及时退出本路径，并应将特殊的变异原因进行归纳、总结，以便重新修订路径时作为参考，不断完善和修订路径。

四、原发性肝细胞癌给药方案

【用药选择】

1. 为预防术后切口感染，应针对金黄色葡萄球菌选用药物。
2. 预防性抗菌药物的原则是：①抗菌谱广，涵盖肝脏外科常见感染菌种；②应用安全，不良反应小，尤其是肝脏毒性；③对医院内常见感染的细菌未发生耐药；④价格适宜。预防性使用抗菌药物具体究竟以何种抗菌药物为最佳，尚无一致意见，主要应根据当时可得药物和医师习惯而定，但目前国内外多主张首选头孢菌素。第一代头孢菌素常用的注射剂有头孢唑林、头孢噻吩、头孢拉定等，口服制剂有头孢拉定、头孢氨苄和头孢羟氨苄等。第二代头孢菌素注射剂有头孢呋辛、头孢替安等，口服制剂有头孢克洛、头孢呋辛酯和头孢丙烯等。

【药学提示】

1. 接受原发性肝细胞癌手术者，应在术前 0.5~2 小时内给药，或麻醉开始时给药，使手术切口暴露时局部组织中已达到足以杀灭手术过程中入侵切口细菌的药物浓度。

2. 手术时间较短（<2 小时）的清洁手术，术前用药一次即可。手术时间超过 3 小时，或失血量大（>1500ml），可手术中给予第 2 剂。

【注意事项】

1. 原发性肝细胞癌手术属于 Ⅱ 类切口，因此可按规定适当预防性和术后应用抗菌药物，应优先选用能从肝脏排泄入胆汁的抗菌药物。

2. 用药前必须详细询问患者既往有否对头孢菌素类、青霉素类或其他药物的过敏史。

五、推荐表单

（一）医师表单

原发性肝细胞癌临床路径医师表单

适用对象：第一诊断为原发性肝细胞癌（ICD-10：C22.0）

行规则性肝切除或非规则性肝切除术（ICD-9-CM-3：50.2/50.3）

患者姓名：	性别： 年龄： 门诊号：	住院号：
住院日期： 年 月 日	出院日期： 年 月 日	标准住院日：12~18 天

日期	住院第 1 天	住院第 2~5 天	住院第 3~6 天 （术前 1 日）
主要诊疗工作	□ 询问病史及体格检查 □ 完成住院病历和首次病程记录 □ 开实验室检查单 □ 上级医师查房 □ 初步确定诊治方案和特殊检查项目	□ 上级医师查房 □ 完成术前准备与术前评估 □ 完成必要的相关科室会诊 □ 根据检查检验等，进行术前讨论，确定治疗方案	□ 手术医嘱 □ 住院医师完成上级医师查房记录、术前小结等 □ 完成术前总结（拟行手术方式、手术关键步骤、术中注意事项等） □ 向患者及家属交代病情、手术安排及围术期注意事项 □ 签署手术知情同意书（含标本处置）、自费用品协议书、输血同意书、麻醉同意书或授权委托书
重点医嘱	**长期医嘱：** □ 外科二/三级护理常规 □ 饮食：根据患者情况而定 □ 专科基础用药：保肝类药物、维生素 K_1 **临时医嘱：** □ 血常规+血型、尿常规、大便常规+隐血 □ 凝血功能、血电解质、肝功能、肾功能、肿瘤标志物、感染性疾病筛查 □ 心电图、X 线胸片 □ 上腹部 CT 平扫+增强 +血管重组和（或）腹部 B 超或 MR/MRA □ 必要时行血气分析、肺功能、超声心动图、选择性腹腔动脉造影、钡剂造影、胃镜	**长期医嘱：** □ 外科二/三级护理常规 □ 患者既往基础用药 □ 专科基础用药：保肝类药物、维生素 K_1 □ 其他相关治疗 **临时医嘱：** □ 相关专科医师的会诊 □ 复查有异常的检验及检查结果	**长期医嘱：** □ 见左列 **临时医嘱：** □ 术前医嘱 □ 常规准备明日在气管内全身麻醉或全身麻醉联合硬膜外麻醉下拟行肝癌切除术 □ 备皮 □ 药物过敏试验 □ 术前禁食4~6 小时，禁水 2~4 小时 □ 必要时行肠道准备（清洁肠道） □ 麻醉前用药 □ 术前留置胃管和尿管 □ 术中特殊用药带药 □ 备血 □ 带影像学资料入手术室 □ 必要时预约 ICU
病情变异记录	□ 无 □ 有，原因： 1. 2.	□ 无 □ 有，原因： 1. 2.	□ 无 □ 有，原因： 1. 2.
医师签名			

日期	住院第 4~7 天 （手术日）		住院第 5~8 天 （术后第 1 日）
	术前及术中	术后	
主要诊疗工作	□ 送患者入手术室 □ 麻醉准备，监测生命体征 □ 施行手术 □ 保持各引流管通畅 □ 解剖标本，送病理检查 □ 麻醉医师完成麻醉记录	□ 完成术后首次病程记录 □ 完成手术记录 □ 向患者及家属说明手术情况	□ 上级医师查房 □ 观察病情变化 □ 观察引流量和性状 □ 检查手术伤口，更换敷料 □ 分析实验室检查结果 □ 维持水、电解质平衡 □ 住院医师完成常规病程记录
重点医嘱	**长期医嘱：** □ 肝癌常规护理 □ 禁食 **临时医嘱：** □ 液体治疗 □ 相应治疗（视情况） □ 手术前 0.5 小时预防使用抗菌药物	**长期医嘱：** □ 肝癌术后常规护理 □ 一级护理 □ 禁食 □ 监测生命体征 □ 记录 24 小时液体出入量 □ 常规雾化吸入，bid □ 胃管接负压瓶吸引并记量（酌情） □ 腹腔引流管接负压吸引并记量 □ 尿管接尿袋记尿量 □ 预防性抗菌药物使用（酌情） □ 监测血糖（酌情） □ 必要时测定中心静脉压 □ 必要时使用抑酸剂及生长抑素 **临时医嘱：** □ 吸氧 □ 液体治疗 □ 术后当天查血常规和血电解质 □ 必要时查肝功能、凝血功能等 □ 明晨查血常规、血生化和肝功能等	**长期医嘱：** □ 患者既往基础用药（见左列） □ 肠外营养治疗 **临时医嘱：** □ 液体治疗及纠正水、电解质失衡 □ 复查实验室检查（如血常规、血生化等）（视情况） □ 更换手术伤口敷料 □ 必要时测定中心静脉压 □ 根据病情变化施行相关治疗
病情变异记录	□ 无　□ 有，原因： 1. 2.	□ 无　□ 有，原因： 1. 2.	□ 无　□ 有，原因： 1. 2.
医师签名			

日期	住院第 6~10 天 （术后第 2~3 日）	住院第 8~13 天 （术后第 4~6 日）	住院第 12~18 天 （出院日）
主要诊疗工作	□ 上级医师查房 □ 观察病情变化 □ 观察引流量和性状 □ 复查实验室检查 □ 住院医师完成常规病程记录 □ 必要时予相关特殊检查	□ 上级医师查房 □ 观察腹部、肠功能恢复情况 □ 观察引流量和颜色 □ 根据手术情况和术后病理结果，进行肿瘤分期与后续治疗评定 □ 住院医师完成常规病程记录 □ 必要时予相关特殊检查	□ 上级医师查房 □ 明确是否符合出院标准 □ 通知出院处 □ 通知患者及其家属出院 □ 完成出院记录、病案首页、出院证明书等 □ 向患者告知出院后注意事项，如康复计划、返院复诊、后续治疗及相关并发症的处理等 □ 出院小结、出院证明及出院须知并交患者或家属
重点医嘱	**长期医嘱：** □ 继续监测生命体征（视情况） □ 拔除引流管（视情况） □ 拔除胃管（视情况） □ 拔除尿管（视情况） □ 肠外营养支持或液体治疗 □ 无感染证据时停用抗菌药物 **临时医嘱：** □ 液体治疗及纠正水、电解质失衡 □ 复查实验室检查（如血常规、血生化等）（视情况） □ 更换手术伤口敷料 □ 必要时测定中心静脉压	**长期医嘱：** □ 二/三级护理（视情况） □ 肛门排气后改流质饮食/半流质饮食 □ 拔除深静脉留置管（视情况） □ 停止记 24 小时出入量 □ 逐步减少或停止肠外营养或液体治疗 □ 伤口换药/拆线（视情况） **临时医嘱：** □ 复查血常规、生化、肝功能等 □ 必要时行 X 线胸片、CT、B 超等检查	**出院医嘱：** □ 出院相关用药
病情变异记录	□ 无　□ 有，原因： 1. 2.	□ 无　□ 有，原因： 1. 2.	□ 无　□ 有，原因： 1. 2.
医师签名			

（二）护士表单

原发性肝细胞癌临床路径护士表单

适用对象：第一诊断为原发性肝细胞癌（ICD-10：C22.0）

行规则性肝切除或非规则性肝切除术（ICD-9-CM-3：50.2/50.3）

患者姓名：	性别：　　年龄：　　门诊号：	住院号：
住院日期：　　年　月　日	出院日期：　　年　月　日	标准住院日：12~18 天

日期	住院第 1 天	住院第 2~5 天	住院第 3~6 天 （术前 1 日）
健康宣教	□ 入院宣教 □ 介绍主管医师、护士 □ 介绍环境、设施 □ 介绍住院注意事项	□ 活动指导、饮食指导 □ 患者相关检查配合的指导 □ 疾病知识指导 □ 心理支持	□ 术前宣教 □ 宣教疾病知识、术前准备及手术过程 □ 告知准备物品、沐浴 □ 告知术后饮食、活动及探视注意事项 □ 告知术后可能出现的情况及应对方式
护理处置	□ 核对患者姓名，佩戴腕带 □ 建立入院护理病历 □ 卫生处置：剪指（趾）甲、沐浴，更换病号服	□ 协助医师完成术前实验室检查	□ 术前准备 □ 备血、抗菌药物皮试药物 □ 禁食、禁水
基础护理	□ 二级护理 □ 晨晚间护理 □ 患者安全管理	□ 二级护理 □ 晨晚间护理 □ 患者安全管理	□ 二级护理 □ 晨晚间护理 □ 患者安全管理
专科护理	□ 护理查体 □ 需要时，填写跌倒及压疮防范表 □ 需要时，请家属陪伴	□ 协助医师完成术前检查化验	□ 术前禁食、禁水、备皮
重点医嘱	□ 详见医嘱执行单	□ 详见医嘱执行单	□ 详见医嘱执行单
病情变异记录	□ 无　□ 有，原因： 1. 2.	□ 无　□ 有，原因： 1. 2.	□ 无　□ 有，原因： 1. 2.
护士签名			

日期	住院第 4~7 天 （手术日）		住院第 5~8 天 （术后第 1 日）
	术前及术中	术后	
健康宣教	□ 主管护士与患者家属沟通， 　　了解并指导心理应对 □ 告知家属等候区位置	□ 术后当日宣教 □ 告知监护设备、管路功能及注意 　　事项 □ 告知饮食、体位要求 □ 告知疼痛注意事项 □ 告知术后可能出现情况及应对 　　方式 □ 告知用药情况 □ 给予患者及家属心理支持 □ 再次明确探视陪护须知	□ 术后宣教 　　药物作用及频率 　　饮食，活动指导 　　复查患者对术前宣教内 　　容的掌握程度
护理处置	□ 送手术 　　摘除患者各种活动物品， 　　核对患者资料及带药 　　填写手术交接单，签字 　　确认 □ 接手术 □ 核对患者及资料，签字确认	□ 遵医嘱完成相关检查	□ 遵医嘱完成相关检查
基础护理	□ 二级护理 □ 晨晚间护理 □ 患者安全管理	□ 一级护理 □ 卧位护理：协助翻身、床上移动、 　　预防压疮 □ 排泄护理 □ 患者安全管理	□ 一级护理 □ 卧位护理：协助翻身、 　　床上移动、预防压疮 □ 排泄护理 □ 患者安全管理
专科护理	□ 护理查体 □ 需要时，填写跌倒及压疮防范表 □ 需要时，请家属陪护		□ 病情观察，写护理记录 □ 评估生命体征、伤口敷 　　料、各种引流管情况、 　　出入量 □ 遵医嘱予抗感染、止 　　血、抑酸、控制血糖等 　　治疗 □ 需要时，联系主管医师 　　给予相关治疗及用药
重点医嘱	□ 详见医嘱执行单		□ 详见医嘱执行单
病情变异记录	□ 无　□ 有，原因： 1. 2.		□ 无　□ 有，原因： 1. 2.
护士签名			

日期	住院第 6~10 天 （术后第 2~3 日）	住院第 8~13 天 （术后第 4~6 日）	住院第 12~18 天 （出院日）
健康宣教	□ 术后宣教 □ 药物作用及频率 □ 饮食、活动指导 □ 复查患者对术前宣教内容的 　掌握程度	□ 疾病恢复期注意事项 □ 拔尿管后注意事项 □ 下床活动注意事项	□ 出院宣教 □ 复查时间 □ 服药方法 □ 活动休息 □ 指导饮食 □ 指导办理出院手续
护理处置	□ 遵医嘱完成相关检查 □ 夹闭尿管，锻炼膀胱功能	□ 遵医嘱完成相关检查	□ 办理出院手续 □ 书写出院小结
基础护理	□ 二级护理 □ 晨晚间护理 □ 协助进食、进水，协助翻身、 　离床活动，预防压疮 □ 排泄护理 □ 协助更衣 □ 患者安全管理	□ 二级护理 □ 晨晚间护理 □ 协助或指导进食、进水 □ 协助或指导床旁活动 □ 患者安全管理	□ 二级护理 □ 晨晚间护理 □ 协助或指导进食、进水 □ 协助或指导床旁活动 □ 患者安全管理
专科护理	□ 病情观察，写护理记录 □ 评估生命体征、伤口敷料、 　各种引流管情况、出入量 □ 遵医嘱予抗感染、止血、抑 　酸、控制血糖等治疗 □ 需要时，联系主管医师给予 　相关治疗及用药	□ 病情观察，写护理记录 □ 评估生命体征、伤口敷料、 　各种引流管情况、出入量 □ 遵医嘱予抗感染、止血、 　抑酸、控制血糖等治疗	□ 病情观察 □ 评估生命体征、肢体活 　动、饮食、二便等恢复 　情况
重点医嘱	□ 详见医嘱执行单	□ 详见医嘱执行单	□ 详见医嘱执行单
病情变异记录	□ 无　□ 有，原因： 1. 2.	□ 无　□ 有，原因： 1. 2.	□ 无　□ 有，原因： 1. 2.
护士签名			

（三）患者表单

原发性肝细胞癌临床路径患者表单

适用对象：第一诊断为原发性肝细胞癌（ICD-10：C22.0）

行规则性肝切除或非规则性肝切除术（ICD-9-CM-3：50.2/50.3）

患者姓名：		性别：　　年龄：　　门诊号：		住院号：
住院日期：　　年　月　日		出院日期：　　年　月　日		标准住院日：12~18 天

日期	住院第 1 天	住院第 2~5 天	住院第 3~6 天 （术前 1 日）
监测	□ 测量生命体征、体重	□ 每日测量生命体征、询问排便	□ 每日测量生命体征、询问排便，手术前 1 天晚测量生命体征
医患配合	□ 护士行入院护理评估（简单询问病史） □ 接受入院宣教 □ 医师询问病史、既往病史、用药情况，收集资料 □ 进行体格检查	□ 配合完善术前相关化验、检查术前宣教 □ 肝脏肿瘤疾病知识、临床表现、治疗方法 □ 术前用物准备：尿垫、湿巾等	□ 手术室接患者，配合核对 □ 医师与患者及家属介绍病情及手术谈话
重点诊疗及检查	重点诊疗： □ 二级护理 □ 既往基础用药	重点诊疗： □ 术前准备 □ 备皮 □ 配血 □ 心电图、X 线胸片 □ MRI、CT	重点诊疗： □ 术前签字
饮食及活动	□ 普通饮食 □ 正常活动	□ 普通饮食 □ 正常活动	□ 术前 12 小时禁食、禁水 □ 正常活动

日期	住院第 4~7 天 （手术日）		住院第 5~8 天 （术后第 1 日）
	术前及术中	术后	
监测	□ 定时监测生命体征，每日询问排便	□ 定时监测生命体征、每日询问排便	□ 定时监测生命体征、每日询问排便
医患配合	□ 手术时家属在等候区等候 □ 探视及陪护制度	术后宣教： □ 术后体位：麻醉未醒时平卧，清醒后，4～6 小时无不适反应可垫枕或根据医嘱予监护设备、吸氧 □ 配合护士定时监测生命体征、肢体活动、伤口敷料等 □ 不要随意动引流管 □ 疼痛的注意事项及处理 □ 告知医护不适及异常感受 □ 配合评估手术效果	术后宣教： □ 根据医嘱予监护设备、吸氧 □ 配合护士定时监测生命体征、肢体活动、伤口敷料等 □ 不要随意动引流管 □ 疼痛的注意事项及处理 □ 告知医护不适及异常感受，配合评估手术效果
重点诊疗及检查	重点诊疗： □ 术前签字	重点诊疗： □ 一级护理 □ 予监护设备、吸氧 □ 注意留置管路安全与通畅 □ 用药：抗菌药物、止血药、抑酸补液药物的应用 □ 护士协助记录出入量	重点诊疗： □ 一级护理 □ 予监护设备、吸氧 □ 注意留置管路安全与通畅 □ 用药：抗菌药物、止血药、抑酸补液药物的应用
饮食及活动	□ 根据病情指导饮食 □ 卧床休息，自主体位	□ 适量饮水 □ 勿吸烟、饮酒 □ 卧床休息，自主体位	

日期	住院第 6~10 天（术后第 2~3 日）	住院第 8~13 天（术后第 4~6 日）	住院第 12~18 天（出院日）
监测	□ 定时监测生命体征，每日询问排便	□ 定时监测生命体征，每日询问排便	□ 定时监测生命体征，每日询问排便
医患配合	□ 医师巡视，了解病情 □ 护士行晨晚间护理 □ 护士协助进食、进水、排泄等生活护理 □ 配合监测出入量 □ 膀胱功能锻炼，成功后可将尿管拔除 □ 注意探视及陪护时间	□ 医师巡视，了解病情 □ 护士行晨晚间护理 □ 护士协助进食、进水、排泄等生活护理 □ 配合监测出入量 □ 注意探视及陪护时间	□ 护士行晨晚间护理 □ 医师拆线 □ 伤口注意事项 **出院宣教：** □ 接受出院前康复宣教 □ 学习出院注意事项 □ 了解复查程序 □ 办理出院手续，取出院带药
重点诊疗及检查	**重点诊疗：** □ 一/二级护理 □ 静脉用药逐渐过渡至口服药 □ 医师定时予伤口换药 **重要检查：** □ 定期抽血化验	**重点诊疗：** □ 二级护理 □ 医师定时予伤口换药 **重要检查：** □ 定期抽血化验	**重点诊疗：** □ 二级护理 □ 普通饮食 **重要检查：** □ 定期抽血化验（必要时） □ 复查 CT
饮食及活动	□ 根据病情逐渐过渡至流食，营养均衡，高蛋白、低脂肪、易消化，避免产气食物（牛奶、豆浆）及油腻食物 □ 卧床休息时可头高位，渐坐起 □ 术后第 2~4 天可视体力情况渐下床活动，循序渐进，注意安全	□ 根据病情逐渐过渡至流食，营养均衡，高蛋白、低脂肪、易消化，避免产气食物（牛奶、豆浆）及油腻食物 □ 卧床休息时可头高位，渐坐起 □ 术后第 2~4 天可视体力情况渐下床活动，循序渐进，注意安全	□ 普通饮食，营养均衡 □ 勿吸烟、饮酒 □ 正常活动

附：原表单（2011 年版）

原发性肝细胞癌临床路径表单

适用对象：第一诊断为原发性肝细胞癌（ICD-10：C22.0）

行规则性肝切除或非规则性肝切除术（ICD-9-CM-3：50.2/50.3）

| 患者姓名： | 性别： 年龄： 门诊号： | 住院号： |
| 住院日期： 年 月 日 | 出院日期： 年 月 日 | 标准住院日：12~18 天 |

日期	住院第 1 天	住院第 2~5 天	住院第 3~6 天（术前 1 日）
主要诊疗工作	□ 询问病史及体格检查 □ 完成住院病历和首次病程记录 □ 实验室检查单 □ 上级医师查房 □ 初步确定诊治方案和特殊检查项目	□ 上级医师查房 □ 完成术前准备与术前评估 □ 完成必要的相关科室会诊 □ 根据检查检验等，进行术前讨论，确定治疗方案	□ 手术医嘱 □ 住院医师完成上级医师查房记录、术前小结等 □ 完成术前总结（拟行手术方式、手术关键步骤、术中注意事项等） □ 向患者及家属交代病情、手术安排及围术期注意事项 □ 签署手术知情同意书（含标本处置）、自费用品协议书、输血同意书、麻醉同意书或授权委托书
重点医嘱	**长期医嘱：** □ 外科二/三级护理常规 □ 饮食：根据患者情况而定 □ 专科基础用药：保肝类药物、维生素 K_1 **临时医嘱：** □ 血常规+血型、尿常规、大便常规+隐血 □ 凝血功能、血电解质、肝功能、肾功能、肿瘤标志物、感染性疾病筛查 □ 心电图、X 线胸片 □ 上腹部 CT 平扫+增强+血管重组和（或）腹部 B 超或 MR/MRA □ 必要时行血气分析、肺功能、超声心动图、选择性腹腔动脉造影、钡餐、胃镜	**长期医嘱：** □ 外科二/三级护理常规 □ 患者既往基础用药 □ 专科基础用药：保肝类药物、维生素 K_1 □ 其他相关治疗 **临时医嘱：** □ 相关专科医师的会诊 □ 复查有异常的检验及检查结果	**长期医嘱：** □ 见左列 **临时医嘱：** □ 术前医嘱 □ 常规准备明日在气管内全麻下拟行肝癌切除术 □ 备皮 □ 药物过敏试验 □ 术前禁食 4~6 小时，禁水 2~4 小时 □ 必要时行肠道准备（清洁肠道） □ 麻醉前用药 □ 术前留置胃管和尿管 □ 术中特殊用药带药 □ 备血 □ 带影像学资料入手术室 □ 必要时预约 ICU
主要护理工作	□ 入院介绍 □ 入院评估 □ 静脉抽血 □ 健康教育 □ 活动指导、饮食指导 □ 患者相关检查配合的指导 □ 疾病知识指导 □ 心理支持	□ 患者活动：无限制 □ 饮食：根据患者情况而定 □ 心理支持	□ 入院介绍 □ 入院评估 □ 静脉抽血 □ 健康教育 □ 活动指导、饮食指导 □ 患者相关检查配合的指导 □ 疾病知识指导 □ 心理支持

续　表

日期	住院第 1 天	住院第 2~5 天	住院第 3~6 天 （术前 1 日）
病情 变异 记录	□无　□有，原因： 1. 2.	□无　□有，原因： 1. 2.	□无　□有，原因： 1. 2.
护士 签名			
医师 签名			

日期	住院第 4~7 天（手术日）		住院第 5~8 天（术后第 1 日）
	术前及术中	术后	
主要诊疗工作	□ 送患者入手术室 □ 麻醉准备，监测生命体征 □ 施行手术 □ 保持各引流管通畅 □ 解剖标本，送病理检查 □ 麻醉医师完成麻醉记录	□ 完成术后首次病程记录 □ 完成手术记录 □ 向患者及家属说明手术情况	□ 上级医师查房 □ 观察病情变化 □ 观察引流量和性状 □ 检查手术伤口，更换敷料 □ 分析实验室检查结果 □ 维持水电解质平衡 □ 住院医师完成常规病程记录
重点医嘱	长期医嘱： □ 肝癌常规护理 □ 禁食 临时医嘱： □ 液体治疗 □ 相应治疗（视情况） □ 手术前 0.5 小时预防使用抗菌药物	长期医嘱： □ 肝癌术后常规护理 □ 一级护理 □ 禁食 □ 监测生命体征 □ 记录 24 小时液体出入量 □ 常规雾化吸入 bid □ 胃管接负压瓶吸引并计量（酌情） □ 腹腔引流管接负压吸引并计量 □ 尿管接尿袋记尿量 □ 预防性抗菌药物使用（酌情） □ 监测血糖（酌情） □ 必要时测定中心静脉压 □ 必要时使用抑酸剂及生长抑素 临时医嘱： □ 吸氧 □ 液体治疗 □ 术后当天查血常规和血电解质 □ 必要时查肝功能、凝血功能等 □ 明晨查血常规、生化和肝功能等	长期医嘱： □ 患者既往基础用药（见左列） □ 肠外营养治疗 临时医嘱： □ 液体治疗及纠正水电解质失衡 □ 复查实验室检查（如血常规、血生化等）（视情况） □ 更换手术伤口敷料 □ 必要时测定中心静脉压 □ 根据病情变化施行相关治疗
主要护理工作	□ 术晨按医嘱留置尿管 □ 健康教育 □ 饮食指导：禁食、禁水 □ 指导术前注射麻醉用药后注意事项 □ 安排陪送患者入手术室 □ 心理支持 □ 夜间巡视	□ 术后活动：去枕平卧 6 小时，协助改变体位及足部活动 □ 吸氧、禁食、禁水 □ 密切观察患者情况 □ 疼痛护理 □ 生活护理（一级护理） □ 皮肤护理 □ 管道护理及指导 □ 记录 24 小时出入量 □ 营养支持护理 □ 心理支持	□ 体位与活动：协助翻身、取半坐或斜坡卧位 □ 密切观察患者病情变化 □ 饮食：禁食、禁水 □ 疼痛护理 □ 生活护理（一级护理） □ 皮肤护理 □ 管道护理及指导 □ 记录 24 小时出入量 □ 营养支持护理 □ 心理支持 □ 夜间巡视

续　表

日期	住院第 4~7 天（手术日）		住院第 5~8 天（术后第 1 日）
	术前及术中	术后	
病情 变异 记录	□无　□有，原因： 1. 2.	□无　□有，原因： 1. 2.	
护士 签名			
医师 签名			

日期	住院第 6~10 天 （术后第 2~3 日）	住院第 8~13 天 （术后第 4~6 日）	住院第 12~18 天 （出院日）
主要诊疗工作	□ 上级医师查房 □ 观察病情变化 □ 观察引流量和性状 □ 复查实验室检查 □ 住院医师完成常规病程记录 □ 必要时予相关特殊检查	□ 上级医师查房 □ 观察腹部、肠功能恢复情况 □ 观察引流量和颜色 □ 根据手术情况和术后病理结果，进行肿瘤分期与后续治疗评定 □ 住院医师完成常规病程记录 □ 必要时予相关特殊检查	□ 上级医师查房 □ 明确是否符合出院标准 □ 通知出院处 □ 通知患者及其家属出院 □ 完成出院记录、病案首页、出院证明书等 □ 向患者告知出院后注意事项，如康复计划、返院复诊、后续治疗及相关并发症的处理等 □ 出院小结、出院证明及出院须知并交患者或家属
重点医嘱	**长期医嘱：** □ 继续监测生命体征（视情况） □ 拔除引流管（视情况） □ 拔除胃管（视情况） □ 拔除尿管（视情况） □ 肠外营养支持或液体治疗 □ 无感染证据时停用抗菌药物 **临时医嘱：** □ 液体治疗及纠正水电解质失衡 □ 复查实验室检查（如血常规、血生化等）（视情况） □ 更换手术伤口敷料 □ 必要时测定中心静脉压	**长期医嘱：** □ 二/三级护理（视情况） □ 肛门排气后改流质饮食/半流质饮食 □ 拔除深静脉留置管（视情况） □ 停止记 24 小时出入量 □ 逐步减少或停止肠外营养或液体治疗 □ 伤口换药/拆线（视情况） **临时医嘱：** □ 复查血常规、生化、肝功能等 □ 必要时行 X 线胸片、CT、B 超等检查	**出院医嘱：** □ 出院相关用药 **出院医嘱：** □ 出院相关用药
主要护理工作	□ 体位与活动：取半坐或斜坡卧位，指导床上或床边活动 □ 饮食：指导流质或半流质饮食 □ 疼痛护理及指导 □ 协助或指导生活护理 □ 观察患者腹部体征及肠道功能恢复的情况 □ 记录 24 小时出入量 □ 营养支持护理 □ 心理支持（患者及家属） □ 康复指导（运动指导） □ 夜间巡视	□ 体位与活动：自主体位，鼓励离床活动 □ 指导半流质饮食 □ 协助或指导生活护理 □ 观察患者腹部体征情况 □ 营养支持护理 □ 康复指导 □ 夜间巡视	□ 出院指导 □ 办理出院手续 □ 复诊时间 □ 作息、饮食、活动 □ 服药指导 □ 日常保健 □ 清洁卫生 □ 疾病知识及后续治疗

续　表

日期	住院第 6~10 天 （术后第 2~3 日）	住院第 8~13 天 （术后第 4~6 日）	住院第 12~18 天 （出院日）
病情 变异 记录	□ 无　□ 有，原因： 1. 2.	□ 无　□ 有，原因： 1. 2.	□ 无　□ 有，原因： 1. 2.
护士 签名			
医师 签名			

第十四章

肾上腺无功能腺瘤-腹腔镜肾上腺无功能腺瘤切除术临床路径释义

一、肾上腺无功能腺瘤（腹腔镜肾上腺无功能腺瘤切除术）编码

1. 卫计委原编码

疾病名称及编码：肾上腺无功能腺瘤（ICD-10：D35.0 除外 E05.8，E07.0，E16-E13，E34）

手术操作及编码：腹腔镜肾上腺无功能腺瘤切除术（ICD-9-CM-3：07.2102）

2. 修改编码

疾病名称及编码：肾上腺无功能腺瘤（ICD-10：D35.001）

手术操作及编码：腹腔镜肾上腺无功能腺瘤切除术（ICD-9-CM-3：07.2102）

二、临床路径检索方法

D35.001 伴 07.2102

三、肾上腺无功能腺瘤临床路径标准住院流程

（一）适用对象

第一诊断为肾上腺无功能腺瘤（ICD-10：D35.0 除外 E05.8，E07.0，E16-E13，E34）。

行腹腔镜肾上腺无功能腺瘤切除术（ICD-9-CM-3：07.2102）。

> **释义**
>
> ■ 本路径适用对象为临床诊断为肾上腺无功能腺瘤。
> ■ 肾上腺无功能腺瘤的手术治疗方法有多种，包括开放肾上腺无功能腺瘤切除术等。本路径针对的是腹腔镜肾上腺无功能腺瘤切除术（包括经腹腔入路和经后腹腔入路），其他治疗方式见另外的路径指南。

（二）诊断依据

根据《2009 版中国泌尿外科疾病诊断治疗指南》（人民卫生出版社，2009）。

1. 病史。
2. 体格检查。
3. 实验室检查及影像学检查，包括肾上腺功能相关的内分泌检查等。

> **释义**
>
> ■《2009 版中国泌尿外科疾病诊断治疗指南》已更新为《2014 版中国泌尿外科疾病诊断治疗指南》（人民卫生出版社，2014）。

■ 病史一般无特殊，可以有某些与肿瘤增大或出血、坏死有关的非特异性症状，如腰痛、食欲缺乏、消瘦、发热等；体检或其他疾病影像学检查偶然发现肾上腺无功能腺瘤的患者越来越多。

■ 肾上腺无功能腺瘤的定性诊断主要依靠内分泌激素检测以及功能试验，定位诊断主要依靠影像学检查，体格检查一般无特殊。

■ 实验室检查作为对患者术前一般状况、肾上腺腺瘤内分泌功能的评价指标。影像学检查、肾上腺疾病内分泌生化检验和功能试验是肾上腺无功能腺瘤诊断的主要依据，包括腹部 B 超、腹部 CT 平扫和增强扫描以及下丘脑-垂体-肾上腺相关激素或者代谢产物水平以及功能试验。

（三）选择治疗方案的依据

据《2009 版中国泌尿外科疾病诊断治疗指南》（人民卫生出版社，2009）和《临床诊疗指南泌尿外科分册》（中华医学会编著，人民卫生出版社，2006）。

1. 适合行腹腔镜肾上腺无功能腺瘤切除术。
2. 能够耐受手术。

释义

■ 腹腔镜手术适用于多数肾上腺无功能腺瘤切除。对于伴有出血周围粘连等不适合腹腔镜手术的患者不适合本路径。

■ 由于患者年龄、实验室检查或存在禁忌证，如心、肺功能不全等，不适合本路径。

（四）临床路径标准住院日≤10 天

释义

■ 患者入院后，常规实验室及完善影像学检查等准备 1~3 天，术后恢复 4~6 天，总住院时间小于 10 天的均符合本路径要求。若无其他明显应退出本路径的变异，仅在住院日数上有小的出入，并不影响纳入路径。

（五）进入路径标准

1. 第一诊断必须符合 ICD-10：D35.0 除外 E05.8，E07.0，E16-E13，E34 肾上腺无功能腺瘤疾病编码。
2. 当患者合并其他疾病，但住院期间不需要特殊处理也不影响第一诊断的临床路径流程实施时，可以进入路径。

> **释义**
>
> ■ 本路径适用对象为临床诊断为肾上腺无功能腺瘤且适合行腹腔镜手术。
> ■ 患者如果可以确诊为原发性高血压的患者可以纳入，糖尿病、冠心病等其他慢性疾病，需要术前对症治疗时，如果不影响麻醉和手术，不影响术前准备的时间，可进入本路径。上述慢性疾病如果需要经治疗稳定后才能手术，术前准备过程先进入其他相应内科疾病的诊疗路径。

（六）术前准备≤3 天

1. 必须检查的项目：
（1）血常规、尿常规、便常规+隐血试验。
（2）电解质、肝肾功能、血型、凝血功能、肾上腺功能相关的内分泌检查。
（3）感染性疾病筛查（乙型肝炎、丙型肝炎、艾滋病、梅毒等）。
（4）X 线胸片、心电图。
（5）相关影像学检查。
（6）肾上腺功能检查。
2. 根据患者病情可选择的检查项目：超声心动图、心功能测定［如 B 型钠尿肽（BNP）测定、B 型钠尿肽前体（PRO-BNP）测定等］、肺功能、葡萄糖测定、血气分析等。

> **释义**
>
> ■ 必查项目是确保手术治疗安全、有效开展的基础，术前必须完成。根据病情需要，可选择性完成肾血管造影等肾上腺功能影像学检查。
> ■ 高龄患者或有心肺功能异常患者，术前根据病情增加心脏彩超、肺功能、血气分析等检查。
> ■ 为缩短患者住院等待时间，检查项目可以在患者入院前于门诊完成。

（七）抗菌药物选择与使用时间

按照《抗菌药物临床应用指导原则》（卫医发〔2004〕285 号）执行，并结合患者的病情决定抗菌药物的选择与使用时间。建议使用第一、二代头孢菌素，环丙沙星。如可疑感染，需做相应的微生物学检查，必要时做药敏试验。

> **释义**
>
> ■ 腹腔镜肾上腺无功能腺瘤切除术手术切口属于Ⅰ类，一般不预防使用抗菌药物。确需使用时，要严格掌握适应证、药物选择、用药起始与持续时间。总预防用药时间一般不超过 24 小时，个别情况可延长至 48 小时。

（八）手术日入院≤3 天

1. 麻醉方式：全身麻醉或联合硬膜外麻醉。

2. 手术方式：腹腔镜肾上腺无功能腺瘤切除术。

3. 术中用药：麻醉用药等。

4. 输血：必要时。输血前需行血型鉴定、抗体筛选和交叉合血。

> **释义**
>
> ■ 本路径规定的腹腔镜肾上腺无功能腺瘤切除术均是在全身麻醉下实施。
>
> ■ 术中应用抗菌药物参考《抗菌药物临床应用指导原则》执行。
>
> ■ 手术是否输血依照术中出血量而定，可根据医院条件采用自体血回输系统，必要时输异体血。

（九）术后住院恢复≤7 天

1. 必须复查的检查项目：血常规、尿常规。

2. 根据患者病情变化可选择相应的检查项目。

3. 术后抗菌药物用药：按照《抗菌药物临床应用指导原则》（卫医发〔2004〕285 号）执行，建议使用第一、二代头孢菌素，环丙沙星。如可疑感染，需做相应的微生物学检查，必要时做药敏试验。

> **释义**
>
> ■ 术后可根据患者恢复情况做必须复查的检查项目，包括血、尿常规、肝肾功能及肾上腺相关激素。同时可根据病情变化增加检查项目以及频次。
>
> ■ 腹腔镜肾上腺无功能腺瘤切除术手术切口属于Ⅰ类，一般不预防使用抗菌药物。确需使用时，要严格掌握适应证、药物选择、用药起始与持续时间。总预防用药时间一般不超过24 小时，个别情况可延长至48 小时。

（十）出院标准

1. 一般情况良好。

2. 切口无感染。

> **释义**
>
> ■ 主管医师应在出院前，通过复查的各项检查并结合患者恢复情况决定是否能出院。如果出现术后感染、出血等需要继续留院治疗的情况，超出了路径所规定的时间，应先处理并发症并符合出院条件后再准许患者出院。
>
> ■ 无手术并发症或并发症治愈后出院。

（十一）变异及原因分析

1. 术中、术后出现并发症，需要进一步诊治，导致住院时间延长、费用增加。

2. 术后原伴随疾病控制不佳，需请相关科室会诊和治疗，进一步诊治。

3. 住院后出现其他内、外科疾病需进一步明确诊断，可进入其他路径。

释义

■ 腹腔镜肾上腺无功能腺瘤切除术可能发生出血、感染、肾上腺周围脏器损伤（肾脏、肝、脾、胰腺、胃肠道）、胸膜损伤、肺栓塞、肝衰竭、肾衰竭、肾上腺功能不全等并发症。部分并发症会导致住院时间延长、费用增加出现变异，需在表单中说明。

■ 患者伴随有其他疾病，如心脑血管疾病，不能立即进行手术治疗的可能需请相关科室会诊调整后进行手术，延长住院时间并增加费用。若手术前后出现其他内、外科情况需进一步明确诊断及治疗，可进入其他路径。

■ 因患者方面的主观原因导致执行路径出现变异，也需要在表单中予以说明。

■ 因医院设备故障、节假日等原因导致手术推迟或住院时间延长出现变异，需在表单中说明。

四、肾上腺无功能腺瘤给药方案

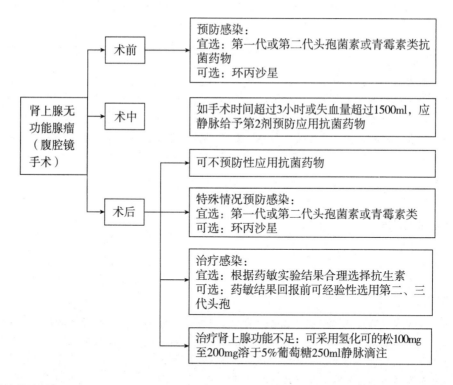

【用药选择】

1. 肾上腺手术属清洁手术，术前预防性使用抗菌药物应在术前半小时至2小时或麻醉开始时静脉滴注给药。如手术时间超过3小时或失血量超过1500ml，应手术中给予第2剂。应选择第一代或第二代头孢菌素或青霉素类抗菌药物，如患者青霉素和（或）头孢菌素过敏［包括既往过敏史和（或）皮试阳性］则可选择环丙沙星。

2. 术后可不预防性使用抗菌药物。总预防用药时间一般不宜超过术后24小时。个别情况如肿瘤巨大，手术创伤大、出血多等特殊情况，术后预防性使用抗菌药物可适当延长至48

小时。

3. 术后出现感染征象需使用抗菌药物时，在经验性用药的同时应尽快完成药敏实验，依据药敏实验结果选择合理抗菌药物使用。经验性用药可选择第二代或第三代头孢菌素类抗菌药物。

4. 术后如出现头晕、乏力、恶心、腹胀、发热、心悸、低血压等表现，临床考虑肾上腺功能不足时，可给予氢化可的松 100~200mg 溶于 5% 葡萄糖 250ml 静脉快速滴注，待症状减轻后改为缓慢滴注维持。

【药学提示】

1. 头孢菌素类抗菌药物使用期间严禁饮酒，以免发生双硫仑样反应。

2. 头孢菌素类抗菌药物多数经肾脏排泄，中度以上肾功能不全患者应根据肾功能适当调整剂量；中度以上肝功能减退时，头孢哌酮、头孢曲松可能需要调整剂量。

3. 氢化可的松静脉滴注不宜过快，避免心悸、潮红等不良反应。此外，用药过程中可能有欣快感、激动、谵妄、不安、定向力障碍等不良反应。

【注意事项】

1. 头孢菌素类及青霉素类抗菌药物在使用前必须皮试，皮试阴性者方可使用。

2. 并发感染及有结核病史者需慎用氢化可的松，有复发加重等风险。

五、推荐表单

（一）医师表单

肾上腺无功能腺瘤临床路径医师表单

适用对象：第一诊断为肾上腺无功能腺瘤（ICD-10：D35.001）
行腹腔镜肾上腺无功能腺瘤切除术（ICD-9-CM-3：07.2102）

患者姓名：	性别： 年龄： 门诊号：	住院号：
住院日期： 年 月 日	出院日期： 年 月 日	标准住院日：≤10天

时间	住院第1~2天	住院第3天（手术日）	住院第4天（术后第1天）
主要诊疗工作	□ 询问病史，体格检查 □ 完成病历及上级医师查房 □ 完成医嘱 □ 向患者及家属交代围术期注意事项 □ 签署手术知情同意书、输血同意书	□ 术前预防使用抗菌药物 □ 实施手术 □ 术后标本送病理 □ 术后向患者及家属交代病情及注意事项 □ 完成术后病程记录及手术记录	□ 观察病情 □ 上级医师查房 □ 完成病程记录 □ 嘱患者可以下地活动，以预防下肢静脉血栓
重点医嘱	**长期医嘱：** □ 泌尿外科疾病护理常规 □ 三级护理 □ 饮食 ◎普通饮食 ◎糖尿病饮食 ◎其他 □ 基础用药（糖尿病、心脑血管疾病等） □ 测血压，每日3次 **临时医嘱：** □ 血常规、尿常规、大便常规+隐血试验，肾上腺激素 □ 肝肾功能、电解质、血型 □ 感染性疾病筛查、凝血功能 □ X线胸片、心电图 □ 手术医嘱 □ 常规备血 □ 准备术中预防用抗菌药物 □ 必要时留置胃管	**长期医嘱：** □ 腹腔镜肾上腺无功能腺瘤切除术后护理常规 □ 一级护理 □ 禁食，心电监护 □ 6小时后恢复部分基础用药（心脑血管药） □ 切口引流管接无菌袋 □ 留置尿管并接无菌袋 **临时医嘱：** □ 输液 □ 抗菌药物 □ 必要时用抑酸剂	**长期医嘱：** □ 一级护理 □ 禁食 **临时医嘱：** □ 输液 □ 抗菌药物 □ 更换敷料 □ 必要时用抑酸剂 □ 可拔尿管 □ 可拔引流管
病情变异记录	□ 无 □ 有，原因： 1. 2.	□ 无 □ 有，原因： 1. 2.	□ 无 □ 有，原因： 1. 2.
医师签名			

时间	住院第 5 天（术后第 2 天）	住院第 6 天（术后第 3 天）	住院第 7 天（术后第 4 天）
主要诊疗工作	□ 观察病情 □ 观察引流量 □ 完成病程记录	□ 观察病情 □ 观察切口情况 □ 完成病程记录	□ 观察病情 □ 完成病程记录
重点医嘱	**长期医嘱：** □ 二级护理 □ 可拔引流管 □ 可拔尿管 **临时医嘱：** □ 输液 □ 必要时用抑酸剂	**长期医嘱：** □ 二级护理 □ 半流食，可拔引流管 □ 切口换药 □ 恢复其他基础用药 **临时医嘱：** □ 输液 □ 酌情使用抗菌药物	**长期医嘱：** □ 二级护理 □ 普通饮食 **临时医嘱：** □ 酌情复查化验项目
病情变异记录	□ 无 □ 有，原因： 1. 2.	□ 无 □ 有，原因： 1. 2.	□ 无 □ 有，原因： 1. 2.
医师签名			

时间	住院第 9~11 天（术后第 5~7 天）	住院第 12 天（术后第 8 天，出院日）
主要诊疗工作	□ 观察病情 □ 观察伤口情况 □ 完成病程记录	□ 观察病情 □ 上级医师查房 □ 出院 □ 向患者及家属交代出院后注意事项 □ 完成出院病程记录 □ 病理结果出来后告知患者 □ 根据病理结果决定是否辅助治疗 □ 定期复查
重点医嘱	长期医嘱： □ 伤口拆线（术后第 7 天） 临时医嘱： □ 复查肾功能	出院医嘱： □ 今日出院 □ 出院带药：基础药
病情变异记录	□ 无　□ 有，原因： 1. 2.	□ 无　□ 有，原因： 1. 2.
医师签名		

（二）护士表单

肾上腺无功能腺瘤临床路径护士表单

适用对象：第一诊断为肾上腺腺无功能腺瘤（ICD-10：D35.001）
行腹腔镜肾上腺无功能腺瘤切除术（ICD-9-CM-3：07.2102）

患者姓名：	性别： 年龄： 门诊号：	住院号：
住院日期： 年 月 日	出院日期： 年 月 日	标准住院日：≤10 天

时间	住院第 1 天	住院第 2 天	住院第 3 天（手术当天）
健康宣教	□ 入院宣教 □ 介绍主管医师、护士 □ 介绍环境、设施 □ 介绍住院注意事项	□ 术前宣教 □ 宣教疾病知识、术前准备及手术过程 □ 告知准备物品、沐浴 □ 告知术后饮食、活动及探视注意事项 □ 告知术后可能出现的情况及应对方式 □ 主管护士与患者沟通，了解并指导心理应对 □ 告知家属等候区位置	□ 术后当日宣教 □ 告知监护设备、管路功能及注意事项 □ 告知饮食、体位要求 □ 告知疼痛注意事项 □ 告知术后可能出现情况的应对方式 □ 给予患者及家属心理支持 □ 再次明确探视陪伴须知
护理处置	□ 核对患者，佩戴腕带 □ 建立入院护理病历 □ 卫生处置：剪指（趾）甲、沐浴，更换病号服	□ 协助医师完成术前检查化验 □ 术前准备 □ 配血 □ 抗菌药物皮试 □ 备皮手术区域 □ 禁食、禁水	□ 药物灌肠 1 次 □ 送手术 □ 摘除患者各种活动物品 □ 核对患者资料及带药 □ 填写手术交接单，签字确认 □ 接手术 □ 核对患者及资料，签字确认
基础护理	□ 三级护理 □ 晨晚间护理 □ 患者安全管理	□ 三级护理 □ 晨晚间护理 □ 患者安全管理	□ 特级护理 □ 卧位护理：协助翻身、床上移动、预防压疮 □ 排泄护理 □ 患者安全管理
专科护理	□ 护理查体 □ 需要时，填写跌倒及压疮防范表 □ 需要时，请家属陪伴 □ 心理护理	□ 尿量监测 □ 遵医嘱完成相关检查 □ 心理护理	□ 病情观察，写特护记录 □ q2h 评估生命体征、意识、体征、肢体活动、皮肤情况、伤口敷料、尿量及引流液性质及量、出入量 □ 遵医嘱予抗感染、镇痛治疗 □ 心理护理
病情变异记录	□ 无 □ 有，原因： 1. 2.	□ 无 □ 有，原因： 1. 2.	□ 无 □ 有，原因： 1. 2.
护士签名			

时间	时间住院第 4 天（术后第 1 天）	住院第 5~12 天（术后第 2~9 天）
健康宣教	□ 术后宣教 □ 药物作用及频率 □ 饮食、活动指导 □ 复查患者对术前宣教内容的掌握程度 □ 疾病恢复期注意事项 □ 拔尿管后注意事项 □ 下床活动注意事项	□ 出院宣教 □ 复查时间 □ 服药方法 □ 活动休息 □ 指导饮食 □ 指导办理出院手续
护理处置	□ 遵医嘱完成相关检查 □ 夹闭导尿管，锻炼膀胱功能	□ 办理出院手续 □ 书写出院小结
基础护理	□ 特/一级护理 　（根据患者病情和生活自理能力确定护理级别） □ 晨晚间护理 □ 协助进食、进水 □ 协助翻身、床上移动、预防压疮 □ 排泄护理 □ 床上温水擦浴 □ 协助更衣 □ 患者安全管理	□ 二级护理 □ 晨晚间护理 □ 协助或指导进食、进水 □ 协助或指导床旁活动 □ 患者安全管理
专科护理	□ 病情观察，写特护记录 □ q2h 评估生命体征、肢体活动、皮肤情况、伤口敷料、尿量及引流液量性质 □ 遵医嘱予抗感染及镇痛治疗 □ 需要时，联系主管医师给予相关治疗及用药 □ 心理护理	□ 病情观察 □ 评估生命体征及尿量情况 □ 心理护理
重点医嘱	□ 详见医嘱执行单	□ 详见医嘱执行单
病情变异记录	□ 无　□ 有，原因： 1. 2.	□ 无　□ 有，原因： 1. 2.
护士签名		

（三）患者表单

肾上腺无功能腺瘤临床路径患者表单

适用对象：第一诊断为肾上腺腺无功能腺瘤（ICD-10：D35.001）

行腹腔镜肾上腺无功能腺瘤切除术（ICD-9-CM-3：07.2102）

| 患者姓名： | | 性别： 年龄： 门诊号： | | 住院号： |

| 住院日期： 年 月 日 | | 出院日期： 年 月 日 | | 标准住院日：≤10 天 |

时间	住院第 1 天	住院第 2 天	住院第 3 天（手术当天）
医患配合	□ 配合询问病史、收集资料，请务必详细告知既往史、用药史、过敏史 □ 如服用抗凝剂，请明确告知 □ 配合进行体格检查 □ 有任何不适请告知医师	□ 配合完善术前相关检查，如采血、留尿、心电图、X 线胸片、B 超、CT □ 医师与患者及家属介绍病情及手术谈话、术前签字 □ 麻醉师与患者进行术前访视	□ 如病情需要，配合术后转入监护病房 □ 配合评估手术效果 □ 配合监测对侧肾功能 □ 有任何不适请告知医师
护患配合	□ 配合测量体温、脉搏、呼吸、血压、体重 1 次 □ 配合完成入院护理评估（简单询问病史、过敏史、用药史） □ 接受入院宣教（环境介绍、病室规定、订餐制度、贵重物品保管等） □ 有任何不适请告知护士	□ 配合测量体温、脉搏、呼吸、询问排便 1 次 □ 接受术前宣教 □ 接受配血，以备术中需要时用 □ 接受剃除手术区域毛发 □ 自行沐浴 □ 准备好必要用物，吸水管、纸巾等 □ 取下义齿、饰品等，贵重物品交家属保管	□ 清晨测量体温、脉搏、呼吸、血压 1 次 □ 接受药物灌肠 1 次 □ 送手术室前，协助完成核对，带齐影像资料，脱去衣物，上手术车 □ 返回病房后，协助完成核对，配合上病床 □ 配合检查意识、肢体活动，询问出入量 □ 配合术后吸氧、监护仪监测、输液、排尿用导尿管、肾区有引流管 □ 遵医嘱采取正确体位 □ 配合缓解疼痛 □ 有任何不适请告知护士
饮食	□ 正常饮食	□ 术前 12 小时禁食、禁水	□ 麻醉清醒前禁食、禁水 □ 麻醉清醒后未排气前禁食、禁水
排泄	□ 正常排尿、便	□ 正常排尿、便	□ 保留尿管
活动	□ 正常活动	□ 正常活动	□ 根据医嘱平卧位或半卧位 □ 卧床休息，保护管路 □ 双下肢活动

时间	时间住院第 4 天（术后第 1 天）	住院第 5~12 天（术后第 2~10 天）
医 患 配 合	□ 配合抽血检查血常规、血生化情况 □ 需要时，配合伤口换药 □ 配合拔除引流管、尿管 □ 配合伤口拆线	□ 接受出院前指导 □ 了解复查程序 □ 获取出院诊断书
护 患 配 合	□ 配合定时测量生命体征、每日询问排便 □ 配合抽血检查血常规、血生化，询问出入量 □ 接受输液、服药等治疗 □ 配合夹闭导尿管，锻炼膀胱功能 □ 接受进食、进水、排便等生活护理 □ 配合活动，预防皮肤压力伤 □ 注意活动安全，避免坠床或跌倒 □ 配合执行探视及陪伴	□ 接受出院宣教 □ 办理出院手续 □ 获取出院带药 □ 了解服药方法、作用、注意事项 □ 了解照顾伤口方法 □ 了解复印病历方法
饮食	□ 根据医嘱，由流食逐渐过渡到普通饮食	□ 根据医嘱，普通饮食
排泄	□ 保留导尿管至正常排尿、便 □ 避免便秘	□ 正常排尿、便 □ 避免便秘
活动	□ 根据医嘱，半坐位，床边或下床活动 □ 注意保护管路，勿牵拉、脱出等	□ 正常适度活动，避免疲劳

附：原表单（2010 年版）

肾上腺无功能腺瘤临床路径表单

适用对象：第一诊断为肾上腺无功能腺瘤（ICD-10：D35.0 除外 E05.8，E07.0，E16-E13，E34）

行腹腔镜肾上腺无功能腺瘤切除术（ICD-9-CM-3：07.2102）

患者姓名：	性别：	年龄：	门诊号：	住院号：
住院日期：　　年　月　日	出院日期：　　年　月　日		标准住院日：≤10 天	

时间	住院第 1~2 天	住院第 3 天（手术日）	住院第 4 天（术后第 1 天）
主要诊疗工作	□ 询问病史，体格检查 □ 完成病历及上级医师查房 □ 完成医嘱 □ 向患者及家属交代围术期注意事项 □ 签署手术知情同意书、输血同意书	□ 术前预防使用抗菌药物 □ 实施手术 □ 术后标本送病理 □ 术后向患者及家属交代病情及注意事项 □ 完成术后病程记录及手术记录	□ 观察病情 □ 上级医师查房 □ 完成病程记录 □ 嘱患者可以下地活动，以预防下肢静脉血栓
重点医嘱	**长期医嘱：** □ 泌尿外科疾病护理常规 □ 三级护理 □ 饮食 ◎普通饮食 ◎糖尿病饮食 ◎其他 □ 基础用药（糖尿病、心脑血管疾病等） □ 测血压 **临时医嘱：** □ 血常规、尿常规、大便常规+隐血试验 □ 肝肾功能、电解质、血型 □ 感染性疾病筛查、凝血功能 □ X 线胸片、心电图 □ 手术医嘱 □ 常规备血 □ 准备术中预防用抗菌药物 □ 必要时留置胃管	**长期医嘱：** □ 腹腔镜肾上腺无功能腺瘤切除术后护理常规 □ 一级护理 □ 禁食 □ 6 小时后恢复部分基础用药（心脑血管药） □ 切口引流管接无菌袋 □ 留置尿管并接无菌袋 **临时医嘱：** □ 输液 □ 抗菌药物 □ 必要时用抑酸剂	**长期医嘱：** □ 一级护理 □ 禁食 **临时医嘱：** □ 输液 □ 抗菌药物 □ 更换敷料 □ 必要时用抑酸剂 □ 可拔尿管 □ 可拔引流管
主要护理工作	□ 入院介绍 □ 相关检查指导 □ 术前常规准备及注意事项	□ 麻醉后护理指导及病情观察 □ 术后引流管护理指导 □ 术后生活指导 □ 术后活动指导	□ 术后病情观察 □ 麻醉后饮食原则 □ 术后生活指导 □ 术后活动指导
病情变异记录	□ 无　□ 有，原因： 1. 2.	□ 无　□ 有，原因： 1. 2.	□ 无　□ 有，原因： 1. 2.
护士签名			
医师签名			

时间	住院第5天（术后第2天）	住院第6天（术后第3天）	住院第7天（术后第4天）
主要诊疗工作	□ 观察病情 □ 观察引流量 □ 完成病程记录	□ 观察病情 □ 观察切口情况 □ 完成病程记录	□ 观察病情 □ 完成病程记录
重点医嘱	长期医嘱： □ 二级护理 □ 可拔切口引流管 □ 可拔尿管 临时医嘱： □ 输液 □ 必要时用抑酸剂	长期医嘱： □ 二级护理 □ 半流食 □ 切口换药 □ 恢复其他基础用药 临时医嘱： □ 输液 □ 酌情使用抗菌药物	长期医嘱： □ 二级护理 □ 普食 临时医嘱： □ 酌情复查化验项目
主要护理工作	□ 术后病情观察 □ 术后饮食指导 □ 术后活动指导 □ 观察拔尿管后排尿情况 □ 用药指导	□ 术后病情观察 □ 用药指导 □ 术后活动指导 □ 术后饮食指导	□ 术后病情观察 □ 用药指导 □ 术后活动指导 □ 术后饮食指导
病情变异情况	□ 无 □ 有，原因： 1. 2.	□ 无 □ 有，原因： 1. 2.	□ 无 □ 有，原因： 1. 2.
护士签名			
医师签名			

时间	住院第 9~11 天（术后第 5~7 天）	住院第 12 天（术后第 8 天，出院日）
主要诊疗工作	□ 观察病情 □ 观察伤口情况 □ 完成病程记录	□ 观察病情 □ 上级医师查房 □ 出院 □ 向患者及家属交代出院后注意事项 □ 完成出院病程记录 □ 病理结果出来后告知患者 □ 根据病理结果决定是否辅助治疗 □ 定期复查
重点医嘱	**长期医嘱：** □ 伤口拆线（术后第 7 天） **临时医嘱：** □ 复查肾功能	**出院医嘱：** □ 今日出院 □ 出院带药：基础药
主要护理工作	□ 术后病情观察 □ 用药指导 □ 术后活动指导 □ 术后饮食指导	□ 指导办理出院手续 □ 出院带药指导 □ 出院后活动饮食注意事项 □ 遵医嘱按时复查
病情变异情况	□ 无　□ 有，原因：	□ 无　□ 有，原因：
护士签名		
医师签名		

第十五章

肾肿瘤（根治性肾切除术或保留肾单位手术）临床路径释义

一、肾肿瘤编码

1. 卫计委原编码

疾病名称及编码：肾肿瘤（ICD-10：D41.001）

手术操作名称及编码：根治性肾切除术（ICD-9-CM-3：55.51006）

保留肾单位手术（ICD-9-CM-3：55.4002）

2. 修改编码

疾病名称及编码：肾恶性肿瘤（ICD-10：C64）

手术操作名称及编码：根治性肾切除术（ICD-9-CM-3：55.51）

肾部分切除术（ICD-9-CM-3：55.4）

二、临床路径检索方法

C64 伴（55.51/55.4）

三、肾肿瘤临床路径标准住院流程

（一）适用对象

第一诊断为肾肿瘤（ICD-10：D41.001）。

行根治性肾切除术或保留肾单位手术（55.51006，55.4 002）。

> **释义**
>
> ■ 本路径适用对象为临床诊断为肾肿瘤的患者。
>
> ■ 肾肿瘤的手术治疗方法有多种，包括保留肾单位手术，根治性肾切除手术及消融治疗等。上述治疗方法可以通过开放手术、腹腔镜手术或经皮穿刺等方式完成。本路径针对的是根治性肾切除术或保留肾单位手术，其他治疗方式见另外的路径指南。

（二）诊断依据

根据《中国泌尿外科疾病诊断治疗指南2014版》（那彦群等编著，人民卫生出版社，2014），本组疾病包括肾细胞癌。

1. 症状：血尿、腰痛、腹部肿块。

2. 体征：肾区叩痛。

3. 影像学检查：B超，CT。

4. 病理检查：肾肿瘤穿刺活检术。

> **释义**
>
> ■ 目前，血尿、腰痛、腹部肿块肾癌三联征的临床出现率不到 6%～10%，这些患者诊断时往往已为晚期。无症状肾癌的发现率逐年升高，体检或其他疾病影像学检查偶然发现肾肿瘤的患者越来越多，一般无明显症状体征。
>
> ■ 肾癌的诊断主要依靠影像学检查，体格检查一般无特殊。
>
> ■ 影像学检查是肾癌诊断的主要依据，包括腹部 B 超、胸部 X 线片或肺 CT、腹部 CT 平扫和增强扫描。其中腹部 CT 平扫和增强扫描及胸部 X 线片或肺 CT 是术前临床分期的主要依据。
>
> ■ CT 检查对诊断有决定意义。CT 检查可以准确测定肾癌的大小、测定肿瘤的 CT 值，并了解肿瘤强化情况。

（三）进入路径标准

1. 第一诊断必须符合肾脏肿瘤疾病编码。
2. 当患者合并其他疾病，但住院期间不需要特殊处理也不影响第一诊断的临床路径流程实施时，可以进入路径。

> **释义**
>
> ■ 本路径适用对象为临床诊断为肾肿瘤，临床分期为 Ⅰ～Ⅲ 期，即局限性肾癌或局部进展性肾癌。
>
> ■ 患者如果合并高血压、糖尿病、冠心病等其他慢性疾病，需要术前对症治疗时，如果不影响麻醉和手术，不影响术前准备的时间，可进入本路径。上述慢性疾病如果需要经治疗稳定后才能手术，术前准备过程先进入其他相应内科疾病的诊疗路径。

（四）标准住院日 7～9 天

> **释义**
>
> ■ 患者入院后，常规实验室及完善影像学检查等准备 1～3 天，术后恢复 4～9 天。

（五）住院期间的检查项目

1. 必需的检查项目：
（1）血常规、尿常规。
（2）生化全套、凝血功能、术前三项疾病筛查等。
（3）心电图、胸部 X 线检查。
（4）泌尿系 B 超、泌尿系 CT 平扫+增强。

2. 根据患者病情进行的检查项目：
（1）核素肾图 IVU、CTA。
（2）考虑转移时行核素骨扫描、PET-CT 检查。
（3）肺功能、超声心动图、阿托品试验等。

> **释义**
>
> ■ 必查项目是确保手术治疗安全、有效开展的基础，术前必须完成。根据病情需要，可选择性完成肾血流图、肾血管造影和肿瘤血管栓塞、胸部 CT、ECT 骨扫描检查和治疗。
>
> ■ 高龄患者或有心肺功能异常患者，术前根据病情增加 24 小时动态心电图、肺功能、血气分析等检查。
>
> ■ 静脉肾盂造影检查可协助进一步排除肾盂癌可能；肾脏动静脉增强 CT 造影进一步明确肾动、静脉情况，协助术中肾脏血管的处理。
>
> ■ 核素肾图或 IVU 检查指征：未行 CT 增强扫描，无法评价对侧肾功能者。
>
> ■ 为缩短患者住院等待时间，检查项目可以在患者入院前于门诊完成。

（六）治疗方案的选择

根据《中国泌尿外科疾病诊断治疗指南 2014 版》（那彦群等编著，人民卫生出版社，2014）：

1. 根治性肾切除术：临床分期 $T_1N_0M_0$ 不适于肾部分切除及 $T_2N_0M_0$ 的患者。
2. 肾部分切除术：低分期特别是 $T_{1a}N_0M_0$ 患者。

> **释义**
>
> ■ 外科手术是局限性肾癌首选治疗方法，局限性肾癌是指 TNM 分期中的 $T_1 \sim T_2N_0M_0$ 期肾癌，临床分期为 Ⅰ、Ⅱ 期。经典的根治性肾切除范围包括：肾周筋膜、肾周脂肪、患肾、同侧肾上腺、从膈肌脚至腹主动脉分叉处腹主动脉或下腔静脉旁淋巴结以及髂血管分叉以上输尿管。
>
> ■ 目前，根治术患者不常规行同侧肾上腺切除术，但在以下情况下推荐同时行同侧肾上腺切除术：术前 CT 检查发现肾上腺异常或术中发现同侧肾上腺异常考虑肾上腺转移或直接受侵。
>
> ■ 不推荐对局限性肾癌患者行区域或扩大淋巴结清扫术。但是，若术中可触及明显增大的淋巴结或 CT 扫描发现增大淋巴结时，为明确病理分期可行肿大淋巴结切除术。
>
> ■ 根据肿瘤大小位置患者情况医生经验决定是否行保留肾单位手术，其疗效同根治性肾切除术。对于（$T_1N_0M_0$ 期）特别是 $T_{1a}N_0M_0$ 期患者，若适合进行保留肾单位手术，则建议为首选。
>
> ■ 局部进展性肾癌是指伴有区域淋巴结转移和（或）肾静脉瘤栓和（或）下腔静脉瘤栓和（或）肾上腺转移或肿瘤侵及肾周脂肪组织和（或）肾窦脂肪组织（但未超过肾周筋膜），无远处转移的肾癌，临床分期为Ⅲ期。局部进展期肾癌首选治疗方法为根治性肾切除术；但合并血管瘤栓的Ⅲ期患者不适合本路径。
>
> ■ 由于患者年龄、实验室检查或存在禁忌证如心、肺功能不全等的不适合本路径。

（七）预防性抗菌药物选择与使用时机

按照《抗菌药物临床应用指导原则》（卫医发〔2004〕285 号）执行。通常不需预防用抗菌药物。建议使用第一、二代头孢菌素，环丙沙星。如可疑感染，需做相应的微生物学检查，必要时做药敏试验。

> **释义**
>
> ■ 目前使用的《抗菌药物临床应用指导原则》是（卫医发〔2015〕43 号）。
> ■ 根治性肾切除手术及保留肾单位手术切口均属于Ⅱ类，对于开放性手术，术后可常规应用抗菌药物预防感染，一般选择第二代头孢菌素，时间在 3 天以内；对于腔镜手术，术中、术后可不使用抗菌药物或术中单次应用抗菌药物预防感染，一般选择第二代头孢菌素。

（八）手术日为入院 2~3 天

1. 麻醉方式：全身麻醉。
2. 手术方式：根治性肾切除或肾部分切除术。
3. 术中用药：麻醉常规用药。
4. 手术内固定物：无。
5. 输血：根据术前血红蛋白状况及术中出血情况而定。
6. 病理：术后标本送病理学检查。

> **释义**
>
> ■ 本路径规定的根治性肾切除术或肾部分切除术均是在全身麻醉下实施。
> ■ 术中应用抗菌药物参考《抗菌药物临床应用指导原则》执行。一般可于术中加用一次抗菌药物。
> ■ 病理检查具有极高的特异性和敏感性。

（九）术后住院恢复 4~5 天

1. 术后用药：
抗菌药物：按照《抗菌药物临床应用指导原则》（卫医发〔2004〕285 号）执行。通常需预防用抗菌药物。
2. 严密观察有无出血等并发症，并作相应处理。

> **释义**
>
> ■ 目前使用的《抗菌药物临床应用指导原则》是（卫医发〔2015〕43 号）。
> ■ 术后可根据患者恢复情况复查必需的检查项目，包括血尿常规及肾功能。同时可根据病情变化增加检查项目以及频次。

■ 根治性肾切除术或保留肾单位手术切口均属于Ⅱ类，开放性手术术后可常规应用抗菌药物预防感染，一般选择第二代头孢菌素，时间3天以内；腔镜手术术中、术后可不使用抗菌药物或术中单次应用抗菌药物预防感染，一般选择第二代头孢菌素。

■ 术后有可能发生出血，感染等并发症，应注意预防和适当处理。

（十）出院标准

1. 伤口对合好：无积血，无感染征象，拔除引流。
2. 没有需要住院处理的并发症和（或）合并症。

> 释义
>
> ■ 主管医师应在出院前，通过复查的各项检查并结合患者恢复情况决定是否能出院。如果出现术后感染、出血、肾功能不全等需要继续留院治疗的情况，超出了路径所规定的时间，应先处理并发症并符合出院条件后再准许患者出院。

（十一）变异及原因分析

有影响手术的合并症，需要进行相关的诊断和治疗。

> 释义
>
> ■ 患者伴随有其他疾病，如心脑血管疾病，不能立即进行手术治疗的可能需请相关科室会诊调整后进行手术，延长住院时间并增加费用。若手术前后出现其他内、外科情况需要进一步明确诊断及治疗，可进入其他路径。
>
> ■ 因患者方面的主观原因导致执行路径出现变异，也需要在表单中说明。

四、肾肿瘤给药方案

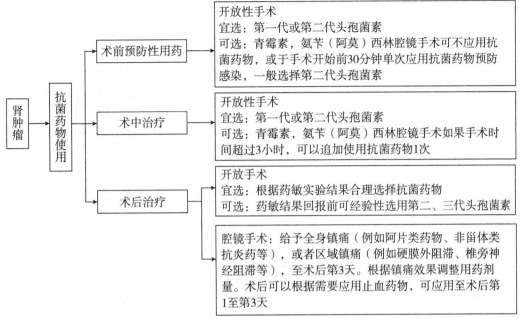

【用药选择】

对于腔镜手术：

术中、术后可不使用抗菌药物或术中单次应用抗菌药物预防感染，一般选择第二代头孢菌素。如手术时间超过 3 小时，术中可追加用药 1 次。如术后体温升高，切口感染，可继续用药。

对于开放性手术：

1. 术前预防性使用抗菌药物应在术前 24 小时静脉滴注给药，必要时可延长至术前 48 小时。可选择第一代或第二代头孢菌素。

2. 术后预防性使用抗菌药物仅限于术后 3 天内。可选择第一代或第二代头孢菌素。

3. 术后出现感染征象需使用抗菌药物时，在经验性用药的同时应尽快完成药敏试验，依据药敏试验结果选择合理抗菌药物使用。经验性用药可选择第二代或第三代头孢菌素类抗菌药物。

【药学提示】

1. 头孢菌素类抗菌药物使用期间严禁饮酒，以免发生双硫仑样反应。

2. 头孢菌素类抗菌药物多数经肾脏排泄，中度以上肾功能不全患者应根据肾功能适当调整剂量；中度以上肝功能减退时，头孢哌酮、头孢曲松可能需要调整剂量。

3. 镇痛药物：术后可给予全身镇痛（例如阿片类药物、非甾体类抗炎药等），或者区域镇痛（例如硬膜外阻滞、椎旁神经阻滞等），至术后第 3 天。根据镇痛效果调整用药剂量。全身镇痛可能出现中枢神经系统抑制、恶心呕吐、呼吸抑制等不良反应；硬膜外阻滞可能出现低血压、全脊髓麻醉、脊髓损伤、麻醉药中毒等不良反应。

4. 止血药物：术中术后可以根据需要应用止血药物，可应用至术后第 1 至第 3 天。

【注意事项】

头孢菌素类及青霉素类抗菌药物在使用前必须皮试，皮试阴性者方可使用。

五、推荐表单

（一）医师表单

肾肿瘤临床路径医师表单

适用对象：第一诊断为肾恶性肿瘤（ICD-10：C64）

行根治性肾切除术（ICD-9-CM-3：55.51）/肾部分切除术（ICD-9-CM-3：55.4）

患者姓名：	性别：　　年龄：　　门诊号：	住院号：
住院日期：　　年　月　日	出院日期：　　年　月　日	标准住院日：≤12 天

时间	住院第 1~2 天	住院第 3 天（手术日）	住院第 4 天（术后第 1 天）
主要诊疗工作	□ 询问病史，体格检查 □ 完成病历及上级医师查房 □ 完成医嘱 □ 向患者及家属交代围术期注意事项 □ 签署手术知情同意书、输血同意书	□ 术前预防使用抗菌药物 □ 实施手术 □ 术后标本送病理 □ 术后向患者及家属交代病情及注意事项 □ 完成术后病程记录及手术记录	□ 观察病情 □ 上级医师查房 □ 完成病程记录 □ 嘱患者可以下地活动，以预防下肢静脉血栓
重点医嘱	**长期医嘱：** □ 泌尿外科疾病护理常规 □ 三级护理 □ 饮食 ◎普通饮食 ◎糖尿病饮食◎其他 □ 基础用药（糖尿病、心脑血管疾病等） **临时医嘱：** □ 血、尿、大便常规，肝肾功能、电解质、血型 □ 感染筛查、凝血功能 □ X 线胸片，心电图 □ 手术医嘱 □ 常规备血 800~1200ml □ 准备术中预防用抗菌药物 □ 必要时留置胃管	**长期医嘱：** □ 开放肾癌根治术后护理常规 □ 一级护理 □ 禁食 □ 6 小时后恢复部分基础用药（心脑血管药） □ 切口引流管接无菌袋 □ 留置尿管并接无菌袋 **临时医嘱：** □ 输液 □ 抗菌药物 □ 必要时用抑酸剂 □ 酌情复查化验项目	**长期医嘱：** □ 二级护理 □ 酌情可拔切口引流管 **临时医嘱：** □ 输液 □ 酌情使用抗菌药物 □ 更换敷料 □ 必要时用抑酸剂 □ 酌情复查化验项目
病情变异记录	□ 无　□ 有，原因： 1. 2.	□ 无　□ 有，原因： 1. 2.	□ 无　□ 有，原因： 1. 2.
医师签名			

时间	住院第5天（术后第2天）	住院第6天（术后第3天）	住院第7天（术后第4天）
主要 诊疗 工作	□ 观察病情 □ 观察引流量 □ 完成病程记录	□ 观察病情 □ 观察切口情况 □ 完成病程记录	□ 观察病情 □ 完成病程记录
重 点 医 嘱	**长期医嘱：** □ 二级护理 □ 酌情可拔切口引流管 **临时医嘱：** □ 输液 □ 酌情使用抗菌药物 □ 必要时用抑酸剂 □ 酌情复查化验项目	**长期医嘱：** □ 二级护理 □ 半流食 □ 酌情可拔切口引流管 □ 拔导尿管 □ 切口换药 □ 恢复其他基础用药 **临时医嘱：** □ 输液 □ 酌情使用抗菌药物 □ 酌情复查实验室检查项目	**长期医嘱：** □ 二级护理 □ 普通饮食 □ 酌情使用抗菌药物 **临时医嘱：** □ 酌情复查化验项目
病情 变异 记录	□ 无　□ 有，原因： 1. 2.	□ 无　□ 有，原因： 1. 2.	□ 无　□ 有，原因： 1. 2.
医师 签名			

时间	住院第 8~9 天（术后第 5~6 天）	住院第 10~11 天（术后第 7~8 天）	住院第 12 天（出院日）
主要诊疗工作	□ 观察病情 □ 完成病程记录	□ 观察病情 □ 观察切口情况 □ 完成病程记录	□ 观察病情 □ 上级医师查房 □ 出院 □ 向患者及家属交代出院后注意事项 □ 完成出院病程记录 □ 病理结果告知患者 □ 根据病理结果决定是否辅助治疗 □ 定期复查
重点医嘱	长期医嘱： □ 二级护理 □ 普通饮食 临时医嘱： □ 酌情复查实验室检查项目	长期医嘱： □ 二/三级护理 □ 普通饮食 临时医嘱： □ 切口拆线	出院医嘱： □ 今日出院 □ 出院带药：基础药，酌情使用抗菌药物
病情变异记录	□ 无　□ 有，原因： 1. 2.	□ 无　□ 有，原因： 1. 2.	□ 无　□ 有，原因： 1. 2.
医师签名			

（二）护士表单

肾肿瘤临床路径护士表单

适用对象：第一诊断为肾恶性肿瘤（ICD-10：C64）

行根治性肾切除术（ICD-9-CM-3：55.51）/肾部分切除术（ICD-9-CM-3：55.4）

患者姓名：		性别：　　年龄：　　门诊号：		住院号：
住院日期：　　年　月　日		出院日期：　　年　月　日		标准住院日：≤12 天

时间	住院第 1 天	住院第 2 天	住院第 3 天（手术当天）
健康宣教	□ 入院宣教 □ 介绍主管医师、护士 □ 介绍环境、设施 □ 介绍住院注意事项	□ 术前宣教 □ 宣教疾病知识、术前准备及手术过程 □ 告知准备物品、沐浴 □ 告知术后饮食、活动及探视注意事项 □ 告知术后可能出现的情况及应对方式 □ 主管护士与患者沟通，了解并指导心理应对 □ 告知家属等候区位置	□ 术后当日宣教 □ 告知监护设备、管路功能及注意事项 □ 告知饮食、体位要求 □ 告知疼痛注意事项 □ 告知术后可能出现情况的应对方式 □ 给予患者及家属心理支持 □ 再次明确探视陪伴须知
护理处置	□ 核对患者，佩戴腕带 □ 建立入院护理病历 □ 卫生处置：剪指（趾）甲、沐浴，更换病号服	□ 协助医师完成术前检查化验 □ 术前准备 □ 配血 □ 抗菌药物皮试 □ 备皮手术区域 □ 禁食、禁水	□ 药物灌肠 1 次 □ 送手术 □ 摘除患者各种活动物品 □ 核对患者资料及带药 □ 填写手术交接单，签字确认 □ 接手术 □ 核对患者及资料，签字确认
基础护理	□ 三级护理 □ 晨晚间护理 □ 患者安全管理	□ 三级护理 □ 晨晚间护理 □ 患者安全管理	□ 特级护理 □ 卧位护理：协助翻身、床上移动、预防压疮 □ 排泄护理 □ 患者安全管理
专科护理	□ 护理查体 □ 需要时，填写跌倒及压疮防范表 □ 需要时，请家属陪伴 □ 心理护理	□ 尿量监测 □ 遵医嘱完成相关检查 □ 心理护理	□ 病情观察，写特护记录 □ q2h 评估生命体征、意识、体征、肢体活动、皮肤情况、伤口敷料、尿量及引流液性质及量、出入量 □ 遵医嘱予抗感染、镇痛治疗 □ 心理护理
病情变异记录	□ 无　□ 有，原因： 1. 2.	□ 无　□ 有，原因： 1. 2.	□ 无　□ 有，原因： 1. 2.
护士签名			

时间	时间住院第4天（术后第1天）	住院第5~12天（术后第2~9天）
健康宣教	□ 术后宣教 □ 药物作用及频率 □ 饮食、活动指导 □ 复查患者对术前宣教内容的掌握程度 □ 疾病恢复期注意事项 □ 拔尿管后注意事项 □ 下床活动注意事项	□ 出院宣教 □ 复查时间 □ 服药方法 □ 活动休息 □ 指导饮食 □ 指导办理出院手续
护理处置	□ 遵医嘱完成相关检查 □ 夹闭导尿管，锻炼膀胱功能	□ 办理出院手续 □ 书写出院小结
基础护理	□ 特/一级护理 　（根据患者病情和生活自理能力确定护理级别） □ 晨晚间护理 □ 协助进食、进水 □ 协助翻身、床上移动、预防压疮 □ 排泄护理 □ 床上温水擦浴 □ 协助更衣 □ 患者安全管理	□ 二级护理 □ 晨晚间护理 □ 协助或指导进食、进水 □ 协助或指导床旁活动 □ 患者安全管理
专科护理	□ 病情观察，写特护记录 □ q2h评估生命体征、肢体活动、皮肤情况、伤口敷料、尿量及引流液量性质 □ 遵医嘱予抗感染及镇痛治疗 □ 需要时，联系主管医师给予相关治疗及用药 □ 心理护理	□ 病情观察 □ 评估生命体征及尿量情况 □ 心理护理
病情变异记录	□ 无　□ 有，原因： 1. 2.	□ 无　□ 有，原因： 1. 2.
护士签名		

（三）患者表单

肾肿瘤临床路径患者表单

适用对象：第一诊断为肾恶性肿瘤（ICD-10：C64）

　　　　　行根治性肾切除术（ICD-9-CM-3：55.51)/肾部分切除术（ICD-9-CM-3：55.4)

患者姓名：	性别：　　年龄：　　门诊号：	住院号：
住院日期：　　年　月　日	出院日期：　　年　月　日	标准住院日：≤12天

时间	入院	手术前	手术当天
医患配合	□ 配合询问病史、收集资料，请务必详细告知既往史、用药史、过敏史 □ 如服用抗凝剂，请明确告知 □ 配合进行体格检查 □ 有任何不适请告知医师	□ 配合完善术前相关检查，如采血、留尿、心电图、X线胸片、B超、CT □ 医师与患者及家属介绍病情及手术谈话、术前签字 □ 麻醉师对患者进行术前访视	□ 如病情需要，配合术后转入监护病房 □ 配合评估手术效果 □ 配合监测对侧肾功能 □ 需要时，配合抽血查肾功能 □ 有任何不适请告知医师
护患配合	□ 配合测量体温、脉搏、呼吸、血压、体重1次 □ 配合完成入院护理评估（简单询问病史、过敏史、用药史） □ 接受入院宣教（环境介绍、病室规定、订餐制度、贵重物品保管等） □ 有任何不适告知护士	□ 配合测量体温、脉搏、呼吸、询问排便1次 □ 接受术前宣教 □ 接受配血，以备术中需要时用 □ 接受剃除手术区域毛发 □ 自行沐浴 □ 准备好必要用物，吸水管、纸巾等 □ 取下义齿、饰品等，贵重物品交家属保管	□ 清晨测量体温、脉搏、呼吸、血压1次 □ 接受药物灌肠1次 □ 送手术室前，协助完成核对，带齐影像资料，脱去衣物，上手术车 □ 返回病房后，协助完成核对，配合上病床 □ 配合检查意识、肢体活动，询问出入量 □ 配合术后吸氧、监护仪监测、输液、排尿用导尿管、肾区有引流管 □ 遵医嘱采取正确体位 □ 配合缓解疼痛 □ 有任何不适请告知护士
饮食	□ 正常饮食	□ 术前12小时禁食、禁水	□ 麻醉清醒前禁食、禁水 □ 麻醉清醒后未排气前禁食、禁水
排泄	□ 正常排尿、便	□ 正常排尿、便	□ 保留尿管
活动	□ 正常活动	□ 正常活动	□ 根据医嘱平卧位或半卧位 □ 卧床休息，保护管路 □ 双下肢活动

时间	手术后	出院
医患配合	□ 配合抽血检查对侧肾脏功能情况 □ 需要时，配合伤口换药 □ 配合拔除引流管、尿管 □ 配合伤口拆线	□ 接受出院前指导 □ 指导复查程序 □ 获取出院诊断书
护患配合	□ 配合定时测量生命体征、每日询问排便 □ 配合抽血检查肾功，询问出入量 □ 接受输液、服药等治疗 □ 配合夹闭导尿管，锻炼膀胱功能 □ 接受进食、进水、排便等生活护理 □ 配合活动，预防皮肤压疮 □ 注意活动安全，避免坠床或跌倒 □ 配合执行探视及陪伴	□ 接受出院宣教 □ 办理出院手续 □ 获取出院带药 □ 指导服药方法、作用、注意事项 □ 指导照顾伤口方法 □ 指导复印病历方法
饮食	□ 根据医嘱，由流食逐渐过渡到普通饮食	□ 根据医嘱，正常普通饮食
排泄	□ 保留导尿管至正常排尿、便 □ 避免便秘	□ 正常排尿、便 □ 避免便秘
活动	□ 根据医嘱，半坐位，床边或下床活动 □ 注意保护管路，勿牵拉、脱出等	□ 正常适度活动，避免疲劳

附：原表单（2016 年版）

临床路径执行原表单

适用对象：第一诊断为肾肿瘤（ICD-10：C64）

行根治性肾切除术或保留肾单位手术（55.51006，55.4 002）

患者姓名：	性别：	年龄：	门诊号：	住院号：

住院日期：　　年　月　日	出院日期：　　年　月　日	标准住院日：≤12 天

日期	住院第 1~2 天	住院第 3 天（手术日）	住院第 4 天（术后第 1 天）
主要诊疗工作	□ 询问病史，体格检查 □ 完成病历及上级医师查房 □ 完成医嘱 □ 向患者及家属交代围术期注意事项 □ 签署手术知情同意书、输血同意书	□ 术前预防使用抗菌药物 □ 实施手术 □ 术后标本送病理 □ 术后向患者及家属交代病情及注意事项 □ 完成术后病程记录及手术记录	□ 观察病情 □ 上级医师查房 □ 完成病程记录 □ 嘱患者可以下地活动，以预防下肢静脉血栓
重点医嘱	长期医嘱： □ 泌尿外科疾病护理常规 □ 三级护理 □ 饮食 ◎普通饮食 ◎糖尿病饮食 ◎其他 □ 基础用药（糖尿病、心脑血管疾病等） 临时医嘱： □ 血、尿常规，肝肾功能、电解质、血型 □ 感染筛查、凝血功能 □ X 线胸片，心电图 □ 手术医嘱 □ 常规备血 400ml □ 准备术中预防用抗菌药物 □ 必要时留置胃管	长期医嘱： □ 腹腔镜肾癌根治术后护理常规 □ 一级护理 □ 禁食 □ 6 小时后恢复部分基础用药（心脑血管药） □ 切口引流管接无菌袋 □ 留置尿管并接无菌袋 临时医嘱： □ 输液 □ 抗菌药物 □ 必要时用抑酸剂	长期医嘱： □ 二级护理 □ 可拔切口引流管 临时医嘱： □ 输液 □ 抗菌药物 □ 更换敷料 □ 必要时用抑酸剂
主要护理工作	□ 入院介绍 □ 相关检查指导 □ 术前常规准备及注意事项	□ 麻醉后护理指导及病情观察 □ 术后引流管护理指导 □ 术后生活指导 □ 术后活动指导	□ 术后病情观察 □ 麻醉后饮食原则 □ 术后生活指导
病情变异记录	□ 无　□ 有，原因： 1. 2.	□ 无　□ 有，原因： 1. 2.	□ 无　□ 有，原因： 1. 2.
护士签名			
医生签名			

日期	住院第5天（术后第2天）	住院第6天（术后第3天）	住院第7天（术后第4天）
主要诊疗工作	□ 观察病情 □ 观察引流量 □ 完成病程记录	□ 观察病情 □ 观察切口情况 □ 完成病程记录	□ 观察病情 □ 完成病程记录
重点医嘱	**长期医嘱：** □ 二级护理 □ 可拔切口引流管 **临时医嘱：** □ 输液 □ 抗菌药物 □ 必要时用抑酸剂	**长期医嘱：** □ 二级护理 □ 半流食 □ 拔尿管 □ 切口换药 □ 恢复其他基础用药 **临时医嘱：** □ 输液 □ 抗菌药物	**长期医嘱：** □ 二级护理 □ 普通饮食 □ 酌情使用抗菌药物 **临时医嘱：** □ 酌情复查实验室检查项目
主要护理工作	□ 术后病情观察 □ 术后饮食指导 □ 术后活动指导 □ 观察拔尿管后排尿情况 □ 用药指导	□ 术后病情观察 □ 用药指导 □ 观察拔尿管后排尿情况 □ 术后活动指导 □ 术后饮食指导	□ 术后病情观察 □ 用药指导 □ 术后活动指导 □ 术后饮食指导
病情变异记录	□ 无 □ 有，原因： 1. 2.	□ 无 □ 有，原因： 1. 2.	□ 无 □ 有，原因： 1. 2.
护士签名			
医生签名			

日期	住院第 8~9 天（术后第 5~6 天）	住院第 10~11 天（术后第 7~8 天）	住院第 12 天（出院日）
主要诊疗工作	□ 观察病情 □ 完成病程记录	□ 观察病情 □ 观察切口情况 □ 完成病程记录	□ 观察病情 □ 上级医师查房 □ 出院 □ 向患者及家属交代出院后注意事项 □ 完成出院病程记录 □ 病理结果告知患者 □ 根据病理结果决定是否辅助治疗 □ 定期复查
重点医嘱	长期医嘱： □ 二级护理 □ 普通饮食 临时医嘱： □ 酌情复查化验项目	长期医嘱： □ 二/三级护理 □ 普通饮食 临时医嘱： □ 切口拆线	出院医嘱： □ 今日出院 □ 出院带药：基础药，酌情使用抗菌药物
主要护理工作	□ 术后病情观察 □ 术后饮食指导 □ 术后活动指导 □ 用药指导	□ 术后病情观察 □ 用药指导 □ 术后活动指导 □ 术后饮食指导	□ 指导办理出院手续 □ 出院带药指导 □ 出院后活动饮食注意事项 □ 遵医嘱按时回院拆线 □ 遵医嘱按时复查
病情变异记录	□ 无　□ 有，原因： 1. 2.	□ 无　□ 有，原因： 1. 2.	□ 无　□ 有，原因： 1. 2.
护士签名			
医生签名			

第十六章

肾癌（腹腔镜肾癌根治术）临床路径释义

一、肾癌编码

1. 卫计委原编码

疾病名称及编码：肾癌（ICD-10：C64）

手术操作及编码：腹腔镜肾癌根治术（ICD-9-CM-3：55.51）

2. 修改编码

疾病名称及编码：肾癌（ICD-10：C64）

手术操作及编码：腹腔镜下单侧肾切除术（ICD-9-CM-3：55.5103）

腹腔镜下单侧肾输尿管切除术（ICD-9-CM-3：55.5104）

腹腔镜膀胱镜下肾输尿管切除术（ICD-9-CM-3：55.5106）

二、临床路径检索方法

C64 伴（55.5103/55.5104/55.5106）

三、肾癌临床路径标准住院流程

（一）适用对象

第一诊断为肾癌（ICD-10：C64）。

行腹腔镜肾癌根治术（ICD-9-CM-3：55.5107）。

> **释义**
>
> ■ 本路径适用对象为临床诊断为肾癌。
>
> ■ 肾癌的手术治疗方法有多种，包括肾部分切除术，肾癌根治手术及消融治疗等。上述治疗方法可以通过开放手术、腹腔镜手术或经皮穿刺等方式完成。本路径针对的是腹腔镜肾癌根治术，其他治疗方式见另外的路径指南。

（二）诊断依据

根据《中国泌尿外科疾病诊断治疗指南》（中华医学会泌尿外科学分会编著，人民卫生出版社，2007）。

1. 病史。

2. 体格检查。

3. 实验室检查及影像学检查。

> **释义**
>
> ■《中国泌尿外科疾病诊断治疗指南》（中华医学会泌尿外科学分会编著，人民卫生出版社，2007）已更新为 2014 版。

■目前，临床出现血尿、腰痛、腹部肿块肾癌三联征已经不到 6%～10%，这些患者诊断时往往已为晚期。无症状肾癌的发现率逐年升高，病史一般无特殊，体检或其他疾病影像学检查偶然发现肾肿瘤的患者越来越多，一般无明显症状体征。

■肾癌的诊断主要依靠影像学检查，体格检查一般无特殊，确诊则需病理学检查。

■实验室检查作为对患者术前一般状况、肝肾功能以及预后判定的评价指标。

■影像学检查是肾癌诊断的主要依据，包括腹部 B 超、胸部 X 线片或肺 CT、腹部 CT 平扫和增强扫描。其中腹部 CT 平扫和增强扫描及胸部 X 线片或肺 CT 是术前临床分期的主要依据。

■CT 检查对诊断有决定意义。CT 检查可以准确测定肾癌的大小、测定肿瘤的 CT 值，并了解肿瘤强化情况。

■对于腹腔镜肾癌根治术，基于 CT 影像的 3D 血管重建可以了解肾脏动静脉的分布及走行，有利于手术操作。

■基于 MRI 的相关检查有时有助于肿瘤性质的判断。

（三）选择治疗方案的依据

根据《中国泌尿外科疾病诊断治疗指南》（中华医学会泌尿外科学分会编著，人民卫生出版社，2007）。

1. 适合腹腔镜手术。

2. 能够耐受手术。

> **释义**
>
> ■外科手术是局限性肾癌首选治疗方法。局限性肾癌（localized renal cell carcinoma）是指 TNM 分期中的 $T_{1\sim2}N_0M_0$ 期肾癌，临床分期为 Ⅰ、Ⅱ 期。本路径所指腹腔镜肾癌根治术适用于 $T_{1\sim2}N_0M_0$ 期的肾癌。
>
> ■由于患者年龄、实验室检查异常或存在禁忌证，如心、肺功能不全等的不适合本路径。既往有腹腔或后腹腔手术史的不适合本路径。

（四）标准住院日≤12 天

> **释义**
>
> ■患者入院后，常规实验室及完善影像学检查等准备 1～3 天，术后恢复 4～9 天，总住院时间小于 12 天的均符合本路径要求。

（五）进入路径标准

1. 第一诊断必须符合 ICD-10：C64，D09.101 肾癌疾病编码。

2. 当患者合并其他疾病，但住院期间无需特殊处理也不影响第一诊断的临床路径流程实施时，可以进入路径。

> **释义**
>
> ■ 本路径适用对象为临床诊断为肾癌，分期为 $T_{1\sim2}N_0M_0$ 期。
>
> ■ 患者如果合并高血压、糖尿病、冠心病等其他慢性疾病，需要术前对症治疗时，如果不影响麻醉和手术，不影响术前准备的时间，可进入本路径。上述慢性疾病如果需要经治疗稳定后才能手术，术前准备过程先进入其他相应内科疾病的诊疗路径。

（六）术前准备（术前评估）≤3 天

必需检查的项目：

1. 血、尿常规。
2. 电解质、肝肾功能、血型、凝血功能。
3. 感染性疾病筛查（乙型肝炎、丙型肝炎、艾滋病、梅毒等）。
4. X 线胸片、心电图。

> **释义**
>
> ■ 必查项目是确保手术治疗安全、有效开展的基础，术前必须完成。肺 CT 较 X 线胸片能够早期发现转移灶，最好选择肺 CT 检查。肾 ECT 用于了解分肾功能。术前还应检查红细胞沉降率、血糖、心肺功能（如心脏彩超、肺功能、血气分析），以及腹部 B 超（肝、胆、脾、胰）。
>
> ■ 术前还可进行静脉肾盂造影、肾脏动静脉增强 CT 造影等检查，其中静脉肾盂造影检查、肾脏增强扫描协助进一步排除肾盂癌可能。临床上 IVP 已逐渐为 CTU 所替代；肾脏动静脉增强 CT 造影进一步明确肾动、静脉情况，协助术中肾脏血管的处理；根据病情还可选择肾血管造影和核素骨显像检查。
>
> ■ 为缩短患者住院等待时间，检查项目可以在患者入院前于门诊完成。

（七）预防性抗菌药物选择与使用时机

按照《抗菌药物临床应用指导原则》（卫医发〔2004〕285 号）执行，并结合患者的病情决定抗菌药物的选择与使用时间。

> **释义**
>
> ■ 目前使用的《抗菌药物临床应用指导原则》是（卫医发〔2015〕43 号）。
>
> ■ 腹腔镜肾癌根治手术切口属于Ⅱ类，术前需预防性应用抗菌药物术中、术后可不使用抗菌药物或术中单次应用抗菌药物预防感染，一般选择第二代头孢菌素。

（八）手术日为入院≤3 天

1. 麻醉方式：全身麻醉或联合硬膜外麻醉。
2. 手术方式：腹腔镜肾癌根治术。
3. 术中用药：麻醉用药，必要时用抗菌药物。

4. 输血：必要时。

> **释义**
>
> ■ 本路径规定的腹腔镜肾癌根治术均是在全身麻醉下实施。
> ■ 术中应用抗菌药物参考《抗菌药物临床应用指导原则》执行。
> ■ 手术是否输血依照术中出血量而定，可根据医院条件采用自体血回输系统，必要时输异体血。

（九）术后住院恢复≤9 天

1. 必须复查的检查项目：血尿常规；根据患者病情变化可选择相应的检查项目。
2. 术后抗菌药物用药：按照《抗菌药物临床应用指导原则》（卫医发〔2004〕285 号）执行。

> **释义**
>
> ■ 目前使用的《抗菌药物临床应用指导原则》是（卫医发〔2015〕43 号）。
> ■ 术后可据患者恢复情况做必须复查的检查项目，包括血尿常规及电解质、肝功能、肾功能，同时可根据病情变化增加检查项目以及频次。
> ■ 腹腔镜肾癌根治手术切口属于Ⅱ类切口，术中、术后可不使用抗菌药物或术中单次应用抗菌药物预防感染，一般选择第二代头孢菌素。

（十）出院标准

1. 一般情况良好。
2. 切口愈合好。

> **释义**
>
> ■ 主管医师应在出院前，通过复查的各项检查并结合患者恢复情况决定是否能出院。如果出现术后感染、出血、肾功能不全等需要继续留院治疗的情况，超出了路径所规定的时间，应先处理并发症并符合出院条件后再准许患者出院。

（十一）变异及原因分析

1. 术中、术后出现并发症，需要进一步诊治，导致住院时间延长、费用增加。
2. 术后原伴随疾病控制不佳，需请相关科室会诊，进一步诊治。
3. 住院后出现其他内、外科疾病需进一步明确诊断，可进入其他路径。

> **释义**
>
> ■ 腹腔镜肾癌根治手术可能发生出血、感染、肾周脏器损伤（肝、脾、胰腺、胃肠道）、胸膜损伤、肺栓塞、肾衰竭、肝衰竭等并发症，部分并发症会导致住院时间延长、费用增加出现变异。需在表单中说明。

> ■ 患者伴随有其他疾病，如心脑血管疾病，不能立即进行手术治疗的可能需请相关科室会诊调整后进行手术，延长住院时间并增加费用。若手术前后出现其他内、外科情况需要进一步明确诊断及治疗，可进入其他路径。
>
> ■ 因患者方面的主观原因导致执行路径出现变异，也需要在表单中予以说明。

四、肾癌给药方案

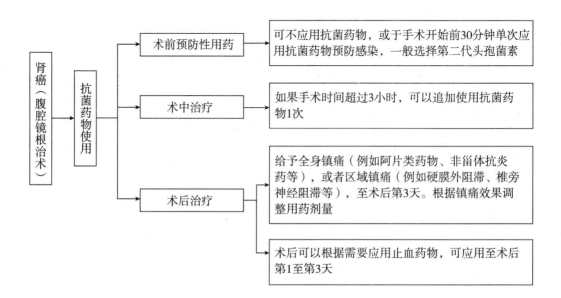

【用药选择】

腹腔镜肾癌根治手术切口属于Ⅱ类切口，术中、术后可不使用抗菌药物或术中单次应用抗菌药物预防感染，一般选择第二代头孢菌素。如手术时间超过 3 小时，术中可追加用药 1 次。如术后体温升高，切口感染，可继续用药。

【药学提示】

1. 头孢菌素类抗菌药物使用期间严禁饮酒，以免发生双硫仑样反应。

2. 头孢菌素类抗菌药物多数经肾脏排泄，中度以上肾功能不全患者应根据肾功能适当调整剂量；中度以上肝功能减退时，头孢哌酮、头孢曲松可能需要调整剂量。

3. 镇痛药物：术后可给予全身镇痛（例如阿片类药物、非甾体抗炎药等），或者区域镇痛（例如硬膜外阻滞、椎旁神经阻滞等），至术后第 3 天。根据镇痛效果调整用药剂量。全身镇痛可能出现中枢神经系统抑制、恶心呕吐、呼吸抑制等不良反应；硬膜外阻滞可能出现低血压、全脊髓麻醉、脊髓损伤、麻醉药中毒等不良反应。

4. 止血药物：术中术后可以根据需要应用止血药物，可应用至术后第 1 至第 3 天。

【注意事项】

头孢菌素类及青霉素类抗菌药物在使用前必须皮试，皮试阴性者方可使用。

五、推荐表单

（一）医师表单

肾癌临床路径医师表单

适用对象：第一诊断为肾癌（ICD-10：C64）

行腹腔镜下单侧肾切除术（ICD-9-CM-3：55.5103）/腹腔镜下单侧肾输尿管切除术（ICD-9-CM-3：55.5104）/腹腔镜膀胱镜下肾输尿管切除术（ICD-9-CM-3：55.5106）

患者姓名：	性别： 年龄： 门诊号：	住院号：
住院日期： 年 月 日	出院日期： 年 月 日	标准住院日：≤12 天

时间	住院第 1~2 天	住院第 3 天（手术日）	住院第 4 天（术后第 1 天）
主要诊疗工作	□ 询问病史，体格检查 □ 完成病历及上级医师查房 □ 完成医嘱 □ 向患者及家属交代围术期注意事项 □ 签署手术知情同意书、输血同意书	□ 术前预防使用抗菌药物 □ 实施手术 □ 术后标本送病理 □ 术后向患者及家属交代病情及注意事项 □ 完成术后病程记录及手术记录	□ 观察病情 □ 上级医师查房 □ 完成病程记录 □ 嘱患者可以下地活动，以预防下肢静脉血栓
重点医嘱	**长期医嘱：** □ 泌尿外科疾病护理常规 □ 三级护理 □ 饮食 ◎普通饮食 ◎糖尿病饮食 ◎其他 □ 基础用药（糖尿病、心脑血管疾病等） **临时医嘱：** □ 血、尿、大便常规，肝肾功能、血糖、电解质、血型 □ 感染筛查、凝血功能 □ X 线胸片，肺 CT、心电图、心脏彩超、血气、肺功能、肾 ECT、腹部超声（肝胆脾胰） □ 手术医嘱 □ 常规备血 800~1200ml □ 准备术中预防用抗菌药物 □ 必要时留置胃管	**长期医嘱：** □ 腹腔镜肾癌根治术后护理常规 □ 特级护理 □ 禁食 □ 6 小时后恢复部分基础用药（心脑血管药） □ 切口引流管接无菌袋 □ 留置尿管并接无菌袋 **临时医嘱：** □ 输液 □ 抗菌药物 □ 必要时用抑酸剂 □ 酌情复查实验室检查项目	**长期医嘱：** □ 一级护理 □ 酌情可拔切口引流管 **临时医嘱：** □ 输液 □ 酌情使用抗菌药物 □ 更换敷料 □ 必要时用抑酸剂 □ 酌情复查实验室检查项目
病情变异记录	□ 无 □ 有，原因： 1. 2.	□ 无 □ 有，原因： 1. 2.	□ 无 □ 有，原因： 1. 2.
医师签名			

时间	住院第 5 天 （术后第 2 天）	住院第 6 天 （术后第 3 天）	住院第 7 天 （术后第 4 天）
主要 诊疗 工作	□ 观察病情 □ 观察引流量 □ 完成病程记录	□ 观察病情 □ 观察切口情况 □ 完成病程记录	□ 观察病情 □ 完成病程记录
重 点 医 嘱	长期医嘱： □ 二级护理 □ 酌情可拔切口引流管 临时医嘱： □ 输液 □ 酌情使用抗菌药物 □ 必要时用抑酸剂 □ 酌情复查化验项目	长期医嘱： □ 二级护理 □ 半流食 □ 酌情可拔切口引流管 □ 拔导尿管 □ 切口换药 □ 恢复其他基础用药 临时医嘱： □ 输液 □ 酌情使用抗菌药物 □ 酌情复查实验室检查项目	长期医嘱： □ 二级护理 □ 普通饮食 □ 酌情使用抗菌药物 临时医嘱： □ 酌情复查实验室检查项目
病情 变异 记录	□ 无 □ 有，原因： 1. 2.	□ 无 □ 有，原因： 1. 2.	□ 无 □ 有，原因： 1. 2.
医师 签名			

时间	住院第 8~9 天（术后第 5~6 天）	住院第 10~11 天（术后第 7~8 天）	住院第 12 天（出院日）
主要诊疗工作	□ 观察病情 □ 完成病程记录	□ 观察病情 □ 观察切口情况 □ 完成病程记录	□ 观察病情 □ 上级医师查房 □ 出院 □ 向患者及家属交代出院后注意事项 □ 完成出院病程记录 □ 病理结果告知患者 □ 根据病理结果决定是否辅助治疗 □ 定期复查
重点医嘱	长期医嘱： □ 二级护理 □ 普通饮食 临时医嘱： □ 酌情复查化验项目	长期医嘱： □ 二/三级护理 □ 普通饮食 临时医嘱： □ 切口拆线	出院医嘱： □ 今日出院 □ 出院带药：基础药，酌情使用抗菌药物
病情变异记录	□ 无 □ 有，原因： 1. 2.	□ 无 □ 有，原因： 1. 2.	□ 无 □ 有，原因： 1. 2.
医师签名			

（二）护士表单

肾癌临床路径护士表单

适用对象：第一诊断为肾癌（ICD-10：C64）

行腹腔镜下单侧肾切除术（ICD-9-CM-3：55.5103）/腹腔镜下单侧肾输尿管切除术（ICD-9-CM-3：55.5104）/腹腔镜膀胱镜下肾输尿管切除术（ICD-9-CM-3：55.5106）

患者姓名：	性别： 年龄： 门诊号：	住院号：
住院日期： 年 月 日	出院日期： 年 月 日	标准住院日：≤12 天

时间	住院第 1 天	住院第 2 天	住院第 3 天（手术当天）
健康宣教	□ 入院宣教 □ 介绍主管医师、护士 □ 介绍环境、设施 □ 介绍住院注意事项	□ 术前宣教 □ 宣教疾病知识、术前准备及手术过程 □ 告知准备物品、沐浴 □ 告知术后饮食、活动及探视 □ 注意事项 □ 告知术后可能出现的情况及应对方式 □ 主管护士与患者沟通，了解并指导心理应对 □ 告知家属等候区位置	□ 术后当日宣教 □ 告知监护设备、管路功能及注意事项 □ 告知饮食、体位要求 □ 告知疼痛注意事项 □ 告知术后可能出现情况的应对方式 □ 给予患者及家属心理支持 □ 再次明确探视陪伴须知
护理处置	□ 核对患者，佩戴腕带 □ 建立入院护理病历 □ 卫生处置：剪指（趾）甲、沐浴，更换病号服	□ 协助医师完成术前检查化验 □ 术前准备 □ 配血 □ 抗菌药物皮试 □ 备皮手术区域 □ 禁食、禁水	□ 药物灌肠 1 次 □ 送手术 □ 摘除患者各种活动物品 □ 核对患者资料及带药 □ 填写手术交接单，签字确认 □ 接手术 □ 核对患者及资料，签字确认
基础护理	□ 三级护理 □ 晨晚间护理 □ 患者安全管理	□ 三级护理 □ 晨晚间护理 □ 患者安全管理	□ 特级护理 □ 卧位护理：协助翻身、床上移动、预防压疮 □ 排泄护理 □ 患者安全管理 □ 风险评估
专科护理	□ 入院评估，护理查体 □ 需要时，填写跌倒及压疮防范表 □ 需要时，请家属陪伴 □ 心理护理	□ 尿量监测 □ 遵医嘱完成相关检查 □ 心理护理	□ 病情观察，写特护记录 □ 根据病情变化监测生命体征、意识、体征、肢体活动、皮肤情况、伤口敷料、尿量及引流液性质及量、出入量 □ 遵医嘱予抗感染、镇痛治疗 □ 心理护理

时间	住院第 1 天	住院第 2 天	住院第 3 天（手术当天）
病情 变异 记录	□无 □有，原因： 1. 2.	□无 □有，原因： 1. 2.	□无 □有，原因： 1. 2.
护士 签名			

时间	住院第 4 天（术后第 1 天）	住院第 5~12 天（术后第 2~9 天）
健康宣教	□ 术后宣教 □ 药物作用及频率 □ 饮食、活动指导 □ 复查患者对术前宣教内容的掌握程度 □ 疾病恢复期注意事项 □ 拔尿管后注意事项 □ 下床活动注意事项	□ 出院宣教 □ 复查时间 □ 服药方法 □ 活动休息 □ 指导饮食 □ 指导办理出院手续
护理处置	□ 遵医嘱完成相关检查 □ 夹闭导尿管，锻炼膀胱功能	□ 办理出院手续 □ 书写出院小结
基础护理	□ 特/一级护理 　（根据患者病情和生活自理能力确定护理级别） □ 晨晚间护理 □ 排气前禁食、禁水 □ 协助翻身、床上移动、预防压疮 □ 排泄护理 □ 床上温水擦浴 □ 协助更衣 □ 患者安全管理	□ 二级护理 □ 晨晚间护理 □ 排气后协助或指导进食、进水 □ 协助或指导床旁活动 □ 患者安全管理
专科护理	□ 病情观察，写特护记录 □ 随时或每小时评估生命体征、肢体活动、皮肤情况、伤口敷料、尿量及引流液量性质 □ 遵医嘱予抗感染及镇痛治疗 □ 需要时，联系主管医师给予相关治疗及用药 □ 心理护理	□ 病情观察 □ 评估生命体征及尿量情况 □ 心理护理 □ 记录引流液量及性质
病情变异记录	□ 无　□ 有，原因： 1. 2.	□ 无　□ 有，原因： 1. 2.
护士签名		

（三）患者表单

肾癌临床路径患者表单

适用对象：第一诊断为肾癌（ICD-10：C64）

行腹腔镜下单侧肾切除术（ICD-9-CM-3：55.5103）/腹腔镜下单侧肾输尿管切除术（ICD-9-CM-3：55.5104）/腹腔镜膀胱镜下肾输尿管切除术（ICD-9-CM-3：55.5106）

患者姓名：		性别：　　　年龄：　　　门诊号：	住院号：
住院日期：　　年　月　日		出院日期：　　年　月　日	标准住院日：≤12 天

时间	入院	手术前	手术当天
医患配合	□ 配合询问病史、收集资料，请务必详细告知既往史、用药史、过敏史 □ 如服用抗凝剂，请明确告知 □ 配合进行体格检查 □ 有任何不适请告知医师	□ 配合完善术前相关检查，如采血、留尿、心电图、X 线胸片或肺 CT、B 超、CT、肾 ECT、心脏彩超、肺功能、腹部超声（肝胆脾胰） □ 医师与患者及家属介绍病情及手术谈话、术前签字 □ 麻醉师与患者进行术前访视	□ 如病情需要，配合术后转入监护病房 □ 配合评估手术效果 □ 配合监测对侧肾功能 □ 需要时，配合抽血查肾功能 □ 有任何不适请告知医师
护患配合	□ 配合测量体温、脉搏、呼吸、血压、体重 1 次 □ 配合完成入院护理评估（简单询问病史、过敏史、用药史） □ 接受入院宣教（环境介绍、病室规定、订餐制度、贵重物品保管等） □ 有任何不适请告知护士	□ 配合测量体温、脉搏、呼吸、询问排便 1 次 □ 接受术前宣教 □ 接受配血，以备术中需要时用 □ 接受剃除手术区域毛发 □ 自行沐浴 □ 准备好必要用物，吸水管、纸巾等 □ 取下义齿、饰品等，贵重物品交家属保管	□ 清晨测量体温、脉搏、呼吸、血压 1 次 □ 接受药物灌肠 1 次 □ 送手术室前，协助完成核对，带齐影像资料，脱去衣物，上手术车 □ 返回病房后，协助完成核对，配合上病床 □ 配合检查意识、肢体活动，询问出入量 □ 配合术后吸氧、监护仪监测、输液、排尿用导尿管、肾区有引流管 □ 遵医嘱采取正确体位 □ 配合缓解疼痛 □ 有任何不适请告知护士
饮食	□ 正常饮食	□ 术前 12 小时禁食、禁水	□ 麻醉清醒前禁食、禁水 □ 麻醉清醒后未排气前禁食、禁水
排泄	□ 正常排尿便	□ 正常排尿便	□ 保留尿管
活动	□ 正常活动	□ 正常活动	□ 根据医嘱平卧位或半卧位 □ 卧床休息，保护管路 □ 双下肢活动

时间	手术后	出院
医患配合	□ 配合抽血检查对侧肾脏功能情况 □ 需要时，配合伤口换药 □ 配合拔除引流管、尿管 □ 配合伤口拆线	□ 接受出院前指导 □ 知道复查程序 □ 获取出院诊断书
护患配合	□ 配合定时测量生命体征、每日询问排便 □ 配合抽血检查肾功能，询问出入量 □ 接受输液、服药等治疗 □ 配合夹闭导尿管，锻炼膀胱功能 □ 接受进食、进水、排便等生活护理 □ 配合活动，预防皮肤压力伤 □ 注意活动安全，避免坠床或跌倒 □ 配合执行探视及陪伴制度	□ 接受出院宣教 □ 办理出院手续 □ 获取出院带药 □ 知道服药方法、作用、注意事项 □ 知道照顾伤口方法 □ 知道复印病历方法
饮食	□ 根据医嘱，由流食逐渐过渡到普通饮食	□ 根据医嘱，普通饮食
排泄	□ 保留导尿管至正常排尿便 □ 避免便秘	□ 正常排尿便 □ 避免便秘
活动	□ 根据医嘱，半坐位，床边或下床活动 □ 注意保护管路，勿牵拉、脱出等	□ 正常适度活动，避免疲劳

附：原表单（2009 年版）

肾癌临床路径表单

适用对象：第一诊断为第一诊断为肾癌（ICD-10：C64，D09.101）

行腹腔镜肾癌根治术（ICD-9-CM-3：55.5107）

患者姓名：		性别：　　年龄：　　门诊号：	住院号：
住院日期：　　年　月　日		出院日期：　　年　月　日	标准住院日：≤12 天

时间	住院第 1~2 天	住院第 3 天（手术日）	住院第 4 天（术后第 1 天）
主要诊疗工作	□ 询问病史，体格检查 □ 完成病历及上级医师查房 □ 完成医嘱 □ 向患者及家属交代围术期注意事项 □ 签署手术知情同意书、输血同意书	□ 术前预防使用抗菌药物 □ 实施手术 □ 术后标本送病理 □ 术后向患者及家属交代病情及注意事项 □ 完成术后病程记录及手术记录	□ 观察病情 □ 上级医师查房 □ 完成病程记录 □ 嘱患者可以下地活动，以预防下肢静脉血栓
重点医嘱	**长期医嘱：** □ 泌尿外科疾病护理常规 □ 三级护理 □ 饮食 ◎普通饮食 ◎糖尿病饮食◎其他 □ 基础用药（糖尿病、心脑血管疾病等） **临时医嘱：** □ 血、尿常规，肝肾功能、电解质、血型 □ 感染筛查、凝血功能 □ X 线胸片，心电图 □ 手术医嘱 □ 常规备血 400ml □ 准备术中预防用抗菌药物 □ 必要时留置胃管	**长期医嘱：** □ 腹腔镜肾癌根治术后护理常规 □ 一级护理 □ 禁食 □ 6 小时后恢复部分基础用药（心脑血管药） □ 切口引流管接无菌袋 □ 留置尿管并接无菌袋 **临时医嘱：** □ 输液 □ 抗菌药物 □ 必要时用抑酸剂	**长期医嘱：** □ 二级护理 □ 可拔切口引流管 **临时医嘱：** □ 输液 □ 抗菌药物 □ 更换敷料 □ 必要时用抑酸剂
主要护理工作	□ 入院介绍 □ 相关检查指导 □ 术前常规准备及注意事项	□ 麻醉后护理指导及病情观察 □ 术后引流管护理指导 □ 术后生活指导 □ 术后活动指导	□ 术后病情观察 □ 麻醉后饮食原则 □ 术后生活指导 □ 术后活动指导
病情变异记录	□ 无　□ 有，原因： 1. 2.	□ 无　□ 有，原因： 1. 2.	□ 无　□ 有，原因： 1. 2.
护士签名			
医师签名			

时间	住院第5天（术后第2天）	住院第6天（术后第3天）	住院第7天（术后第4天）
主要诊疗工作	□ 观察病情 □ 观察引流量 □ 完成病程记录	□ 观察病情 □ 观察切口情况 □ 完成病程记录	□ 观察病情 □ 完成病程记录
重点医嘱	长期医嘱： □ 二级护理 □ 可拔切口引流管 临时医嘱： □ 输液 □ 抗菌药物 □ 必要时用抑酸剂	长期医嘱： □ 二级护理 □ 半流食 □ 拔导尿管 □ 切口换药 □ 恢复其他基础用药 临时医嘱： □ 输液 □ 抗菌药物	长期医嘱： □ 二级护理 □ 普通饮食 □ 酌情使用抗菌药物 临时医嘱： □ 酌情复查实验室检查项目
主要护理工作	□ 术后病情观察 □ 术后饮食指导 □ 术后活动指导 □ 观察拔导尿管后排尿情况 □ 用药指导	□ 术后病情观察 □ 用药指导 □ 观察拔导尿管后排尿情况 □ 术后活动指导 □ 术后饮食指导	□ 术后病情观察 □ 用药指导 □ 术后活动指导 □ 术后饮食指导
病情变异记录	□ 无 □ 有，原因： 1. 2.	□ 无 □ 有，原因： 1. 2.	□ 无 □ 有，原因： 1. 2.
护士签名			
医师签名			

时间	住院第8~9天（术后第5~6天）	住院第10~11天（术后第7~8天）	住院第12天（出院日）
主要诊疗工作	□ 观察病情 □ 完成病程记录	□ 观察病情 □ 观察切口情况 □ 完成病程记录	□ 观察病情 □ 上级医师查房 □ 出院 □ 向患者及家属交代出院后注意事项 □ 完成出院病程记录 □ 病理结果告知患者 □ 根据病理结果决定是否辅助治疗 □ 定期复查
重点医嘱	长期医嘱： □ 二级护理 □ 普通饮食 临时医嘱： □ 酌情复查化验项目	长期医嘱： □ 二/三级护理 □ 普通饮食 临时医嘱： □ 切口拆线	出院医嘱： □ 今日出院 □ 出院带药：基础药，酌情使用抗菌药物
主要护理工作	□ 术后病情观察 □ 术后饮食指导 □ 术后活动指导 □ 用药指导	□ 术后病情观察 □ 用药指导 □ 术后活动指导 □ 术后饮食指导	□ 指导办理出院手续 □ 出院带药指导 □ 出院后活动饮食注意事项 □ 遵医嘱按时回院拆线 □ 遵医嘱按时复查
病情变异记录	□ 无 □ 有，原因： 1. 2.	□ 无 □ 有，原因： 1. 2.	□ 无 □ 有，原因： 1. 2.
护士签名			
医师签名			

第十七章

肾细胞癌内科治疗临床路径释义

一、肾细胞癌内科治疗编码

1. 卫计委原编码

疾病名称及编码：肾癌（ICD-10：C64，D09.101）

2. 修改编码

疾病名称及编码：肾癌（ICD-10：C64）

二、临床路径检索方法

C64

三、肾细胞癌内科治疗临床路径标准住院流程

（一）适用对象

第一诊断为肾癌（ICD-10：C64，D09.101）

转移性或不可切除的肾细胞癌。

（二）诊断依据

根据《NCCN 肾癌指南（2015 版）》以及 2013 版国家卫生和计划生育委员会《肾细胞癌诊断治疗指南》。

1. 临床症状：血尿、腰痛、腹部肿块，伴随症状如高血压、贫血、消瘦、发热、红细胞沉降率增快及转移引起的症状如骨痛、骨折、咳嗽、高钙血症也常见。

2. 体格检查：腹部检查，锁骨上淋巴结检查等。

3. 一般情况评估：体力状态评估。

4. 辅助检查：胸、腹部影像学检查，血常规及生化检验、血肿瘤标志物，肾功能，肾穿刺活检（明确诊断时）与肾血管造影检查等。

5. 细胞、组织学等病理学诊断阳性为确诊标准。

（三）进入路径标准

1. 第一诊断为肾癌（ICD-10：C64，D09.101），有明确病理细胞学诊断。

2. 符合内科治疗适应证、无相关禁忌证。

3. 当患者合并其他疾病，但住院期间不需要特殊处理也不影响第一诊断的临床路径流程实施时，可以进入路径。

> 释义
>
> ■ 适用对象为有明确病理或细胞学诊断的局部晚期或转移性肾细胞癌患者。如可接受根治性手术切除则进入其他路径。

（四）标准住院日≤7天

> **释义**
>
> ■ 入院常规检查1~2天，第2~3天行CT、骨扫描等检查，必要时行穿刺细胞学或病理检查（如行病理检查，住院日可延长至10~14天）。明确诊断后开始靶向治疗，观察药物不良反应，原则上总住院时间不超过7天符合本路径要求。

（五）住院期间的检查项目

1. 必需的检查项目：
（1）血常规、尿常规、大便常规。
（2）肝功能、肾功能、电解质、血糖、红细胞沉降率、碱性磷酸酶和乳酸脱氢酶、感染性疾病筛查、凝血功能。
（3）腹部B超、胸部CT平扫、腹部CT平扫+增强、心电图。
（4）细胞学检查、病理检查（明确诊断时）。
2. 根据情况可选择的检查项目：
（1）骨扫描。
（2）头颅MRI。
（3）PET-CT。
（3）超声心动图。
（4）肿瘤标志物。
（5）肾血管造影。
（6）合并其他疾病的相关检查。

> **释义**
>
> ■ 血常规、尿常规、大便常规、肝肾功能是常规检查，进入路径的患者均需完成。甲状腺功能、电解质、血糖、凝血功能、传染病四项心电图、超声心动图可评估有无基础疾病，是否影响住院时间、费用及其治疗预后；CT、骨扫描、超声检查可明确病变范围，明确诊断；无禁忌证患者均应行细胞学或组织学活检以明确诊断；头MRI、PET有助于进一步明确病变范围。
>
> ■ 本病需要有明确的组织学或细胞学诊断。

（六）治疗前准备

1. 体格检查、体能状况评分。
2. 无相关禁忌。
3. 患者、监护人或被授权人签署相关同意书。

> **释义**
>
> ■ 治疗前需评估患者体能状况，测量血压，评估心脏功能和心脑血管相关疾病史，了解有无出血风险，如有高血压需将血压控制在正常范围之内。

（七）内科治疗方案

根据《NCCN 肾癌指南（2015 版）》以及 2013 版国家卫生和计划生育委员会《肾细胞癌诊断治疗指南》，结合患者的病理分型、分期和身体状况选择方案和剂量。

1. 免疫治疗：IL-2。
2. 靶向治疗：
（1）索拉非尼。
（2）舒尼替尼。
（3）贝伐珠单抗。
（4）依维莫司。
（5）阿昔替尼。

> **释义**
>
> ■ 根据国内外的治疗指南，晚期肾细胞癌首选靶向药物治疗。根据具体病理类型的不同，一类推荐药物选择略有差异，晚期肾透明细胞癌一类推荐舒尼替尼、培唑帕尼、贝伐珠单抗+干扰素治疗和替西罗莫司（高危患者一类推荐替西罗莫司，高危定义为以下因素≥3 个：LDH≥1.5 倍正常值上限，贫血、校正的血钙>10mg/dl，确诊至系统治疗时间<1 年，KPS 评分≤70 分，转移部位≥2）；非透明细胞癌首选推荐舒尼替尼。

（八）治疗期间及治疗后必须复查的检查项目

1. 血常规：建议每周复查 1 次。根据具体治疗方案及血象变化，复查时间间隔可酌情增减。
2. 肝肾功能：每 2 周酌情复查 1 次。根据具体治疗方案及肝肾功能变化，复查时间间隔可酌情增减。

> **释义**
>
> ■ 尿常规：每周期酌情复查 1 次。根据具体治疗方案及尿蛋白变化，复查时间间隔可酌情增减。
>
> ■ 血压：治疗初期每日监测血压，根据具体治疗方案及血压变化，复查时间间隔可酌情增减。血压平稳时，每周至少监测 2~3 次。
>
> ■ 靶向治疗期间密切观察血压变化，如有血压升高应予降压治疗，并要注意有无蛋白尿、口腔黏膜炎、手足皮肤反应、腹泻等不良反应发生。

（九）治疗中及治疗后治疗。

治疗期间脏器功能损伤的相应防治：止吐、保肝、水化、抑酸、止泻、预防过敏、升白细胞及血小板、纠正贫血。

> **释义**
>
> ■ 靶向治疗消化道反应较轻，一般无需止吐治疗，水化。必要时可予抑酸药、止泻药等治疗。

（十）出院标准

1. 完成既定住院治疗流程。
2. 无发热等感染表现。
3. 无Ⅲ度及以上的恶心、呕吐及腹泻（NCI 分级）。
4. 无未控制的癌痛。
5. 若行实验室检查，无需干预的异常结果。
6. 无需干预的其他并发症。

> **释义**
>
> ■ 患者出院前应完成所有必须检查的项目，且开始药物治疗，观察临床症状是否减轻或消失，有无明显药物相关不良反应。

（十一）变异及原因分析

1. 治疗前、中、后有严重感染、贫血、出血、穿孔、间质性肺炎、肠炎及其他合并症者，需进行相关的诊断和治疗，可能延长住院时间并致费用增加。
2. 治疗中出现严重骨髓抑制，需要对症处理，导致治疗时间延长、费用增加。
3. 药物不良反应需要特殊处理，如过敏反应、神经毒性、心脏毒性等。
4. 高龄患者根据个体化情况具体实施。
5. 医师认可的变异原因分析，如药物减量使用。
6. 其他患者方面的原因等。

> **释义**
>
> ■ 如患者经组织学或细胞学诊断并非肾细胞癌需退出本路径。发现其他严重基础疾病，需调整药物治疗或继续其他基础疾病的治疗，则终止本路径。治疗中出现严重心脑血管、蛋白尿、口腔黏膜炎、手足皮肤反应、腹泻等并发症时，需转入相应路径。
>
> ■ 认可的变异原因主要是指患者入选路径后，在检查及治疗过程中发现患者合并存在事前未预知的、对本路径治疗可能产生影响的情况，需要终止执行路径或延长治疗时间、增加治疗费用。医师需在表单中明确说明。
>
> ■ 因患者方面的主观原因导致执行路径出现变异，需医师在表单中予以说明。

四、肾癌内科治疗给药方案

【用药选择】

标准药物治疗方案：

1. 针对肾透明细胞性肾细胞癌晚期患者：一线首选方案包括舒尼替尼、培唑帕尼、索拉非尼和贝伐珠单抗+干扰素治疗，一线方案之间疗效基本相近。舒尼替尼、培唑帕尼、索拉非尼均属于 VEGFR-TKI 类药物，不良反应类型相近，最常见的不良反应包括乏力、手足皮肤反应、高血压、腹泻、蛋白尿、黏膜炎等。舒尼替尼可引起明显的骨髓抑制，贝伐珠单抗+干扰素的不良反应主要表现为高血压、蛋白尿和类流感样反应。可根据不良反应的耐受情况和疗效选择治疗方案，一个方案治疗耐药后或不能耐受，可考虑更换其他方案。阿昔替尼和索拉非尼也可以考虑作为一线方案使用。增加靶向药物的剂量不良反应明显，患者耐受性较差，且疗效与上述靶向药物比较较差，一般不建议作为首选治疗。

（1）舒尼替尼：50mg，每日 1 次，连服 4 周，停药 2 周，每 6 周为 1 周期。

（2）培唑帕尼：800mg，每日 1 次连续口服。

（3）贝伐珠单抗+干扰素-α：贝伐珠单抗 10mg/kg，每 2 周 1 次；干扰素-α 900 万单位/次，每周 3 次。

（4）索拉非尼：400mg，每日 2 次，连续口服。

2. 针对非透明细胞性肾细胞癌晚期患者：目前针对非透明细胞癌的治疗尚缺乏大型临床研究数据，总体来说，适用于透明细胞癌治疗方案也适用于非透明细胞癌，但疗效较透明细胞癌差。

【药学提示】

1. 舒尼替尼、培唑帕尼、索拉非尼、阿昔替尼等均属于 VEGFR-TKI 类药物，不良反应类型相近，包括手足皮肤反应、高血压、蛋白尿、黏膜炎、腹泻等，不同药物之间各种不良反应的发生率和严重程度可不同。舒尼替尼可引起明显的骨髓抑制。

2. 贝伐珠单抗+干扰素的不良反应主要表现为高血压、蛋白尿和类流感样反应。

【注意事项】

VEGFR-TKI 类药物和贝伐珠单抗均是抗血管类药物，如患者存在心血管疾病或有出凝血异常，应慎用。高血压患者，治疗开始前应控制血压至基本正常水平。

五、推荐表单

（一）医师表单

肾细胞癌临床路径医师表单

适用对象：第一诊断为肾癌（ICD-10：C64，D09.101）（无并发症患者）

患者姓名：	性别：　年龄：　门诊号：	住院号：
住院日期：　　年　月　日	出院日期：　　年　月　日	标准住院日：5~7 天

时间	住院第1天	住院第2天	住院第3天
主要诊疗工作	□ 完成询问病史和体格检查，按要求完成病历书写 □ 评估有无急性并发症（如血尿等） □ 检查患者血压 □ 安排完善常规检查 □ 安排 CT、MRI 等检查	□ 上级医师查房 □ 明确下一步诊疗计划 □ 完成上级医师查房记录 □ 做好行肾脏穿刺活检检查准备 □ 对患者进行有关肾脏穿刺活检检查的宣教 □ 向患者及家属交代病情，签署肾脏穿刺活检检查同意书	□ 上级医师查房 □ 完成三级查房记录 □ 行肾脏穿刺活检检查，明确诊断 □ 观察有无肾脏穿刺检查后并发症（如感染、出血等）
重点医嘱	长期医嘱： □ 肿瘤内科护理常规 □ 二级护理 □ 普通饮食 □ 对症治疗 临时医嘱： □ 血常规、尿常规、大便常规+隐血 □ 肝肾功能、电解质、血糖、凝血功能、甲状腺功能、血型、病毒检查 □ 心电图、X 线胸片 □ 其他检查（酌情）：肿瘤标志物筛查，腹部超声、胸、腹部 CT 或 MRI、骨扫描、超声心动图	长期医嘱： □ 肿瘤内科护理常规 □ 二级护理 □ 普通饮食 □ 对症治疗 临时医嘱： □ 次晨肾脏穿刺准备	长期医嘱： □ 肿瘤内科护理常规 □ 二级护理 □ 普通饮食 □ 其他对症治疗 临时医嘱： □ 复查尿常规+隐血 □ 复查血常规
病情变异记录	□ 无　□ 有，原因： 1. 2.	□ 无　□ 有，原因： 1. 2.	□ 无　□ 有，原因： 1. 2.
医师签名			

时间	住院第 4 天	住院第 5~7 天 （出院日）
主要诊疗工作	□ 观察患者腹部症状和体征，注意患者小便情况 □ 上级医师查房及诊疗评估 □ 完成查房记录 □ 对患者坚持治疗和预防复发进行宣教 □ 根据穿刺细胞学/病理情况选择靶向治疗方案	□ 上级医师查房，确定能否出院 □ 通知出院处 □ 通知患者及家属准备出院 □ 向患者及家属交代出院后注意事项，预约复诊时间，定期复查血压、血常规、肝肾功能、尿常规等 □ 将出院记录的副本交给患者 □ 如果患者不能出院，在病程记录中说明原因和继续治疗的方案
重点医嘱	长期医嘱： □ 肿瘤内科护理常规 □ 二级护理 □ 普通饮食 □ 肾细胞癌后采用适当的靶向治疗方案 □ 其他对症治疗	临时医嘱： □ 出院带药（参见标准药物治疗方案） □ 门诊随诊
病情变异记录	□ 无　□ 有，原因： 1. 2.	□ 无　□ 有，原因： 1. 2.
医师签名		

（二）护士表单

肾细胞癌临床路径护士表单

适用对象：第一诊断为肾癌（ICD-10：C64，D09.101）（无并发症患者）

患者姓名：	性别： 年龄：	住院号：
住院日期： 年 月 日	出院日期： 年 月 日	标准住院日：5~7 天

时间	住院第 1 天	住院第 2 天	住院第 3 天
健康宣教	□ 入院宣教 □ 介绍主管医师、护士 □ 介绍环境、设施 □ 介绍住院注意事项 □ 介绍探视和陪伴制度 □ 介绍贵重物品制度	□ 药物宣教 □ 肾脏穿刺活检检查前宣教 □ 宣教肾脏穿刺活检检查前准备及检查后注意事项 □ 告知肾脏穿刺活检检查后饮食 □ 告知患者在检查中配合医师 □ 主管护士与患者沟通，消除患者紧张情绪 □ 告知检查后可能出现的情况及应对方式	□ 肾脏穿刺活检检查当日宣教 □ 告知饮食、体位要求 □ 告知肾脏穿刺活检检查后需静卧 2~4 小时 □ 给予患者及家属心理支持 □ 再次明确探视陪伴须知
护理处置	□ 核对患者，佩戴腕带 □ 建立入院护理病历 □ 协助患者留取各种标本 □ 测量体重、血压	□ 协助医师完成肾脏穿刺活检前的相关实验室检查 □ 肾脏穿刺检查前准备 □ 普通饮食	□ 送患者至穿刺活检中心 □ 核对患者资料及带药 □ 接患者 □ 核对患者及资料
基础护理	□ 三级护理 □ 晨晚间护理 □ 排泄管理 □ 患者安全管理	□ 三级护理 □ 晨晚间护理 □ 排泄管理 □ 患者安全管理	□ 二/一级护理 □ 晨晚间护理 □ 患者安全管理
专科护理	□ 护理查体 □ 病情观察 □ 小便的观察 □ 腹部体征的观察 □ 需要时，填写跌倒及压疮防范表 □ 需要时，请家属陪伴 □ 确定饮食种类 □ 心理护理	□ 病情观察 □ 小便的观察 □ 腹部体征的观察 □ 遵医嘱完成相关检查 □ 心理护理	□ 遵医嘱予补液 □ 病情观察 □ 小便的观察 □ 腹部体征的观察 □ 心理护理
重点医嘱	□ 详见医嘱执行单	□ 详见医嘱执行单	□ 详见医嘱执行单
病情变异记录	□ 无 □ 有，原因： 1. 2.	□ 无 □ 有，原因： 1. 2.	□ 无 □ 有，原因： 1. 2.
护士签名			

时间	住院第 4 天	住院第 5~7 天 （出院日）
健康宣教	□ 肾脏穿刺活检检查后宣教 □ 药物作用及频率 □ 饮食、活动指导	□ 出院宣教 □ 复查时间 □ 服药方法 □ 活动休息 □ 指导饮食 □ 指导办理出院手续
护理处置	□ 遵医嘱完成相关检查	□ 办理出院手续 □ 书写出院小结
基础护理	□ 二级护理 □ 晨晚间护理 □ 排泄管理 □ 患者安全管理	□ 三级护理 □ 晨晚间护理 □ 协助或指导进食、进水 □ 协助或指导活动 □ 患者安全管理
专科护理	□ 病情观察 □ 监测生命体征 □ 出血、感染等并发症的观察 □ 小便的观察 □ 腹部体征的观察 □ 心理护理	□ 病情观察 □ 监测生命体征 □ 出血、感染等并发症的观察 □ 小便的观察 □ 腹部体征的观察 □ 出院指导（胃溃疡者需要治疗后复查胃镜和病理） □ 心理护理
重点医嘱	□ 详见医嘱执行单	□ 详见医嘱执行单
病情变异记录	□ 无　□ 有，原因： 1. 2.	□ 无　□ 有，原因： 1. 2.
护士签名		

（三）患者表单

肾细胞癌临床路径患者表单

适用对象：第一诊断为肾癌（ICD-10：C64，D09.101）（无并发症患者）

患者姓名：		性别： 年龄： 门诊号：	住院号：
住院日期： 年 月 日		出院日期： 年 月 日	标准住院日：5~7 天

时间	入院	肾穿刺活检术前	肾穿刺活检当天
医患配合	□ 配合询问病史、收集资料，务必详细告知既往史、用药史、过敏史 □ 配合进行体格检查 □ 有任何不适告知医师	□ 配合完善肾脏穿刺活检检查前相关检查，如采血、留尿、心电图、X 线胸片 □ 医师与患者及家属介绍病情及胃镜检查谈话、肾脏穿刺活检检查前签字	□ 配合完善相关检查 □ 如采血、留尿、肾穿刺活检 □ 配合医师摆好检查体位
护患配合	□ 配合测量体温、脉搏、呼吸3 次，血压、体重 1 次 □ 配合完成入院护理评估（简单询问病史、过敏史、用药史） □ 接受入院宣教（环境介绍、病室规定、订餐制度、贵重物品保管等） □ 配合执行探视和陪伴制度 □ 有任何不适告知护士	□ 配合测量体温、脉搏、呼吸3 次，询问大便 1 次 □ 接受肾穿刺活检检查前宣教 □ 接受饮食宣教 □ 接受药物宣教	□ 配合测量体温、脉搏、呼吸3 次，询问大小便 1 次 □ 送穿刺中心前，协助完成核对，带齐影像资料及用药 □ 返回病房后，配合接受生命体征的测量 □ 配合检查意识（全身麻醉者） □ 配合缓解疼痛 □ 接受肾穿刺活检检查后宣教 □ 接受饮食宣教 □ 接受药物宣教 □ 有任何不适告知护士
饮食	□ 遵医嘱饮食	□ 遵医嘱饮食	□ 肾脏穿刺活检检查后，无恶心呕吐可正常进食
排泄	□ 正常排尿便	□ 正常排尿便	□ 正常排尿便
活动	□ 正常活动	□ 正常活动	□ 穿刺后静卧 2~4 小时

附：原表单（2016 年版）

肾癌内科治疗临床路径表单

适用对象：第一诊断肾癌（ICD-10：C64，D09.101）

患者姓名：	性别： 年龄： 门诊号：		住院号：
住院日期： 年 月 日	出院日期： 年 月 日		标准住院日：≤7 天

日期	住院第 1 天	住院第 2~4 天	住院第 3~5 天	住院第 <7 天（出院日）
主要诊疗工作	□ 询问病史及体格检查 □ 交代病情 □ 书写病历 □ 开具实验室检查单	□ 上级医师查房 □ 完成治疗前准备 □ 根据体检、彩超、穿刺病理结果等，行病例讨论，确定治疗方案 □ 完成必要的相关科室会诊 □ 住院医师完成上级医师查房记录等病历书写 □ 签署治疗相关知情同意书、自费用品协议书、输血同意书 □ 向患者及家属交代治疗注意事项 □ 上级医师查房与评估 □ 初步确定治疗方案	□ 免疫/靶向/生物治疗 □ 住院医师完成病程记录 □ 上级医师查房 □ 向患者及家属交代病情及治疗后注意事项	□ 完成出院记录、病案首页、出院证明等书写 □ 向患者交代出院后的注意事项，重点交代复诊时间及发生紧急情况时处理方法
重点医嘱	**长期医嘱：** □ 内科二级护理常规 □ 饮食：普通饮食/糖尿病饮食/其他 **临时医嘱：** □ 血常规、尿常规、大便常规 □ 凝血功能、肝肾功能、电解质、腹部彩超、胸腹部 CT、心电图 □ 超声心动、骨扫描（视患者情况而定）	**长期医嘱：** □ 患者既往基础用药 □ 抗菌药物（必要时） □ 补液治疗（必要时） □ 其他医嘱 **临时医嘱：** □ 免疫/靶向/生物治疗 □ 重要脏器保护 □ 止吐 □ 其他特殊医嘱		**出院医嘱：** □ 出院带药

续　表

日期	住院第 1 天	住院第 2~4 天	住院第 3~5 天	住院第<7 天 （出院日）
主要 护理 工作	□ 入院介绍 □ 入院评估 □ 指导患者进行相关 　辅助检查	□ 治疗前准备 □ 宣教 □ 心理护理	□ 观察患者病情变化 □ 定时巡视病房	□ 协助患者办理出院 　手续 □ 出院指导，重点出 　院后用药方法
病情 变异 记录	□ 无　□ 有，原因： 1. 2.	□ 无　□ 有，原因： 1. 2.	□ 无　□ 有，原因： 1. 2.	□ 无　□ 有，原因： 1. 2.
护士 签名				
医师 签名				

第十八章

肾盂癌（腹腔镜肾输尿管全长切除术）临床路径释义

一、肾盂癌编码

1. 卫计委原编码

疾病名称及编码：肾盂癌（ICD-10：C65）

手术操作名称及编码：腹腔镜肾输尿管全长切除术（ICD-9-CM-3：55.51）

2. 修改编码

疾病名称及编码：肾盂癌（ICD-10：C65）

手术操作名称及编码：腹腔镜肾输尿管全长切除术（ICD-9-CM-3：55.5104）

二、临床路径检索方法

C65 伴 55.5104

三、肾盂癌临床路径标准住院流程

（一）适用对象

第一诊断为肾盂癌（ICD-10：C65）。

行腹腔镜肾输尿管全长切除术（ICD-9-CM-3：55.5108）。

> **释义**
>
> ■ 肾盂癌（renal pelvis cancer）：系发生在肾盂或肾盏上皮的一种肿瘤，约占所有肾肿瘤的肾脏肿瘤的 5%~7%，约占全部尿路上皮肿瘤的 4%~6%。本病多数为尿路上皮癌，约占 90%；少数为鳞癌和腺癌，后二者约占肾盂癌的 10% 左右，它们的恶性程度远较移行细胞癌为高。肾盂癌的病因、病理、临床表现、诊断和治疗原则与膀胱癌相似。肾盂癌在 70~90 岁的人群发病率达到峰值，男性发病率约为女性的 3 倍。国内由于受含有马兜铃酸中草药的影响，流行病学特征同西方人群有所差异，国内整体人群发病率较高，且女性比例略高于男性。

（二）诊断依据

根据《吴阶平泌尿外科学》（第 2 版）（山东科学技术出版社，2008）和《临床诊疗指南·泌尿外科分册》（中华医学会编著，人民卫生出版社，2006）。

1. 病史。
2. 体格检查。
3. 实验室检查及影像学检查，包括尿细胞学检查等。
4. 泌尿内镜检查，必要时取活检。

释义

■ 肾盂及输尿管癌最常见的临床症状是血尿，约75%的患者有肉眼或镜下血尿。镜下血尿常见于早期或分化良好的肿瘤。约有30%患者有腰部钝痛，还可因血块或肿瘤脱落物通过输尿管发生肾绞痛。一般临床上不能发现肿大的肾脏，肾盂及输尿管癌有肿物的仅5%～15%。偶可见到输尿管癌梗阻引起明显的肾积水。有报道10%～15%可以无任何症状而偶然发现。肾盂输尿管癌有膀胱刺激症状的往往是提示伴发膀胱肿瘤，17%同时伴发膀胱肿瘤。肿瘤局部扩散转移可能出现同侧精索静脉曲张、后腹膜刺激症状。肾内有结石多年或合并感染，血尿严重要考虑到可能有鳞癌。肿瘤晚期可表现为恶病质（消瘦、贫血、虚弱等）以及咳嗽、骨痛等转移症状。

■ 肾盂癌体征常不明显。

■ 尿细胞学检查：尿脱落细胞学检查能发现癌细胞，对肾盂癌早期定性诊断具有重要意义，但该检查特异性高、敏感性低，分化良好的肿瘤细胞学检查常阴性，且不能明确病变部位，不过可以作为初筛和随访的手段。部分肾盂癌患者没有任何不适症状，仅能在细胞学检查中发现。有条件的单位，可通过膀胱镜经输尿管插一细刷，在肾盂或输尿管可疑部位刷取细胞，并用输尿管导管收集尿液做细胞学检查，可提高阳性率。

■ 荧光原位杂交技术（fluorescence in situ hybridization, FISH）：通过检测DNA序列及其变化，通过对肾盂癌患者尿液中脱落细胞进行染色体遗传学改变的检测，其敏感性高于传统的细胞形态学分析。并且有研究指出FISH尿液分析对于上尿路上皮细胞癌诊断的异性和敏感性均具有显著的优势。

■ B超：作为初筛、诊断和随访泌尿系统疾病的最常用检查方法，在肾盂癌中的应用价值有限，但对于以肾积水为主要表现的患者，能协助鉴别尿路阴性解释。

■ 尿路造影检查：是诊断肾盂癌的基本方法。无论是排泄性或逆行性尿路造影均可发现充盈缺损征象，一般统计50%～70%的上尿路上皮肿瘤通过排泄性或逆行性尿路造影检查可显示充盈缺损征象，多呈不规则形，并与集合系统管壁相连。10%～30%的肾盂肿瘤患者行尿路造影检查时肾盏不显影，这是由于上尿路肿瘤引起梗阻，造影剂被瘤体阻隔无法充盈集合系统而致不显影，提示肿瘤已有浸润。检查上尿路肿瘤时必须双侧同时检查，尤其应注意健侧有无可疑病变，对决定治疗方案有重要参考价值。

■ CT或MRI：CTU是最高精度的影像学检查方法，其敏感性67%～100%，特异性93%～99%，能帮助发现肿瘤浸润的范围和程度，有无淋巴结转移，对肿瘤进行临床分期和制订手术方案有很大的价值。随着检查技术和手段的提升，CTU已逐渐取代传统的IVU检查。而MRU具有无辐射、无创伤、不受肾功能影响的特点，可弥补IVU及逆行造影的不足。另外，MRI对软组织分辨力高，有助于发现肿瘤是否侵入周围软组织器官及淋巴结，对肿瘤分期具有重大意义。

■ 膀胱镜检查：肾盂癌发生膀胱癌的概率较高，如发现肾盂癌，应常规进行膀胱镜检查，以排除下尿路有无肿瘤，可于门诊或住院以后安排检查。

■ 输尿管镜检查：若术前影像学、细胞学检查均无法明确诊断肾盂肿瘤，可选择输尿管镜硬镜或软镜用于诊断上尿路肿瘤。有报告称输尿管镜检查诊断肾盂癌的准确率约为86%，并发症则约为7%。此项检查的主要并发症是可能于钳取瘤体活检标本过程中导致输尿管穿孔甚至输尿管内膜撕脱，此外还可能导致肿瘤种植，同时也能增加术后膀胱肿瘤发生风险，故需严格选择适应证。

（三）选择治疗方案的依据

根据《吴阶平泌尿外科学》（第 2 版）（山东科学技术出版社，2008）和《临床诊疗指南·泌尿外科分册》（中华医学会编著，人民卫生出版社，2006）。

1. 适合行腹腔镜肾输尿管全长切除手术。

2. 能够耐受手术。

> **释义**
>
> ■ 适应证：包括肾盂 $T_1 \sim T_3$ 的尿路上皮肿瘤，可在腹腔镜下行根治肾、输尿管全长切除术。泌尿外科医生的手术经验对于行腹腔镜肾输尿管全长切除的适应证选择有一定的影响。
>
> ■ 禁忌证：严重的梗阻性肺心病和心功能不全、肺功能不全，伴有脓肾或肾与周边组织器官粘连严重。严重的出血性疾病、腹膜炎、患肾急性期感染。

（四）标准住院日≤12 天

> **释义**
>
> ■ 如果患者条件允许，住院时间应低于上述住院天数。

（五）进入路径标准

1. 第一诊断必须符合 ICD-10：C65 肾盂癌疾病编码。

2. 当患者合并其他疾病，但住院期间不需要特殊处理也不影响第一诊断的临床路径流程实施时，可以进入路径。

> **释义**
>
> ■ 本路径适用对象为临床诊断为肾盂癌且适合（后）腹腔镜肾输尿管全长切除术的患者。
>
> ■ 经入院常规检查发现以往未发现的疾病，而该疾病可能对患者健康影响更为严重，或者该疾病可能影响手术实施、提高手术和麻醉风险，应优先考虑治疗该种疾病，暂不宜进入路径，例如高血压、糖尿病、心功能不全、肝功能不全及凝血功能障碍等。若既往患有上述疾病，经合理治疗后达到稳定，或目前尚需要持续用药，经评估无手术及麻醉禁忌，则可进入路径。但可能会增加医疗费用，延长住院时间。

（六）术前准备≤2 天

1. 必须检查的项目：

（1）血常规、尿常规、大便常规+隐血试验。

（2）电解质、肝功能测定、肾功能测定、血糖、血型、凝血功能。

（3）感染性疾病筛查（乙型肝炎、丙型肝炎、艾滋病、梅毒等）。

（4）X 线胸片、心电图。

（5）相关影像学检查。

2. 根据患者病情可选择的检查项目：肿瘤标志物测定、荧光原位杂交（FISH）检测、超声心动图、心功能测定［如 B 型钠尿肽（BNP）测定、B 型钠尿肽前体（PRO-BNP）测定等］、肺功能、血气分析、放射性核素肾功能检查、放射性核素骨扫描等。

> **释义**
>
> ■ 部分检查可以在门诊完成。
>
> ■ 相关影像学检查主要包括：腹部 B 超，CT 平扫+增强，CTU，MRU，静脉肾盂造影，逆行肾盂造影等。
>
> ■ 还应进行尿脱落细胞学检查：连续 3 天收集晨尿或新鲜尿液标本送液基薄层细胞学检测。

（七）抗菌药物选择与使用时间

按照《抗菌药物临床应用指导原则》（卫医发〔2004〕285 号）执行，并结合患者的病情决定抗菌药物的选择与使用时间。建议使用第一、二代头孢菌素。如可疑感染，需做相应的微生物学检查，必要时做药敏试验。

> **释义**
>
> ■ 腹腔镜肾输尿管全长切除术属于Ⅱ类切口，按照《抗菌药物临床应用指导原则》，抗菌药品种可选用喹诺酮类或第一、二代头孢菌素类的抗菌药物。
>
> ■ 抗菌药物可预防性和术后应用抗菌药物，对于合并感染者，可经验性给予抗菌药物，并作尿细菌学检查。

（八）手术日为入院≤3 天

1. 麻醉方式：全身麻醉。

2. 手术方式：（后）腹腔镜肾输尿管全长切除手术。

3. 术中用药：麻醉用药等。

4. 输血：必要时。输血需行血型鉴定、抗体筛选和交叉合血。

> **释义**
>
> ■ 本路径规定的（后）腹腔镜肾输尿管全长切除术均在全身麻醉下实施。
>
> ■ 术中可根据《抗菌药物临床应用指导原则》，可于术前 1.5~2 小时或术中加用 1 次抗菌药物。
>
> ■ 必要时可选用止血药物，如术前患者血红蛋白水平<80g/L 或术中出血量评估≥400ml，可酌情输血。
>
> ■ 术前主管医师可根据患者病情的改变或患者手术意愿的改变更改手术方式，退出临床路径。

（九）术后住院恢复≤9 天

1. 必须复查的检查项目：血常规、尿常规、肾功能测定。
2. 根据患者病情变化可选择相应的检查项目。
3. 术后抗菌药物用药：按照《抗菌药物临床应用指导原则》（卫医发〔2004〕285 号）执行，建议使用第一、二代头孢菌素。如可疑感染，需做相应的微生物学检查，必要时做药敏试验。

> **释义**
>
> ■术后可根据患者恢复情况做必须复查的检查项目，包括血尿常规、肾功能及血电解质等，同时可根据患者的病情变化增加检查频次。复查项目不仅局限于路径中项目，术后患者可复查 KUB 平片、泌尿系 B 超、必要时可行 CT、MRI 等检查。
>
> ■手术切口属于Ⅱ类切口，术后可常规应用抗菌药物预防感染，建议经验性用药使用第一、二代头孢菌素，环丙沙星，时间在 3 天之内。
>
> ■如果出现并发症，是否需要继续住院处理，由主管医师具体决定。

（十）出院标准

1. 一般情况良好。
2. 切口无感染。

> **释义**
>
> ■应在出院前，通过复查各项检查并结合患者术后恢复情况决定是否出院。如果因各种特殊情况需要继续留院治疗，超出了路径规定的时间，应先处理并符合出院条件后再准许患者出院。
>
> ■若因患者家属因家庭或其他因素强烈要求提前出院，需要由主管医师评估后决定。

（十一）变异及原因分析

1. 术中、术后出现并发症，需要进一步诊治，导致住院时间延长、费用增加。
2. 术后原伴随疾病控制不佳，需请相关科室会诊和治疗，进一步诊治。
3. 住院后出现其他内、外科疾病需进一步明确诊断，可进入其他路径。
4. 合并膀胱肿瘤患者不进入本路径。

> **释义**
>
> ■微小变异：因为医院检验项目完成的及时性，不能按照要求在规定时间内完成检查；因为节假日不能按照要求完成检查；患者不愿配合完成相应检查，短期不愿按照要求出院随诊。

■ 重大变异：因基础疾病需要进一步诊断和治疗；因各种原因需要其他治疗措施；术中因患者无法耐受手术（如严重药物过敏、严重心血管意外、难以纠正的心律失常、脑血管意外、严重呼吸功能障碍等），需要中止手术或放弃手术的情况；术后继发出血，需要进一步手术止血；不愿按照要求出院随诊而导致住院时间明显延长。

■ 医师认可的变异原因主要是指患者入选路径后，医师在检查及治疗过程中发现患者合并存在一些事前未预知的对本路径治疗可能产生影响的情况，需要中止执行路径或者是延长治疗时间、增加治疗费用。医师需在表单中明确说明。

■ 因患者方面的主观原因导致执行路径出现变异，也需要医师在表单中予以说明。

四、肾盂癌给药方案

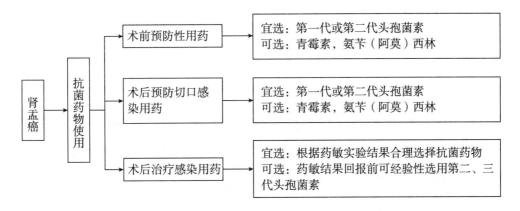

【用药选择】

1. 肾盂癌手术属清洁-污染手术，术前预防性使用抗菌药物应在术前 24 小时静脉滴注给药，必要时可延长至术前 48 小时。可选择第一代或第二代头孢菌素或青霉素类抗菌药物。

2. 术后预防性使用抗菌药物仅限于术后 3 天内。可选择第一代或第二代头孢菌素或青霉素类抗菌药物。

3. 术后出现感染征象需使用抗菌药物时，在经验性用药的同时应尽快完成药敏实验，依据药敏实验结果选择合理抗菌药物使用。经验性用药可选择第二代或第三代头孢菌素类抗菌药物。

【药学提示】

1. 头孢菌素类抗菌药物使用期间严禁饮酒，以免发生双硫仑样反应。

2. 头孢菌素类抗菌药物多数经肾脏排泄，中度以上肾功能不全患者应根据肾功能适当调整剂量；中度以上肝功能减退时，头孢哌酮、头孢曲松可能需要调整剂量。

【注意事项】

头孢菌素类及青霉素类抗菌药物在使用前必须皮试，皮试阴性者方可使用。

五、推荐表单

（一）医师表单

肾盂癌临床路径医师表单

适用对象：第一诊断为肾盂癌（ICD-10：C65）

行腹腔镜肾输尿管全长切除术（ICD-9-CM-3：55.5104）

患者姓名：	性别： 年龄： 门诊号：	住院号：
住院日期： 年 月 日	出院日期： 年 月 日	标准住院日：≤12 天

时间	住院第 1~3 天	住院第 4~5 天（手术日）	住院第 5~6 天（术后第 1 天）
主要诊疗工作	□ 询问病史，体格检查 □ 完成病历及上级医师查房 □ 完成医嘱 □ 向患者及家属交代围术期注意事项 □ 签署手术知情同意书	□ 术前预防使用抗菌药物 □ 实施手术 □ 术后标本送病理 □ 术后向患者及家属交代病情及注意事项 □ 完成术后病程记录及手术记录	□ 观察病情 □ 上级医师查房 □ 完成病程记录 □ 嘱患者可以下地活动，以预防下肢静脉血栓
重点医嘱	**长期医嘱：** □ 泌尿外科疾病护理常规 □ 三级护理 □ 饮食 ◎普通饮食 ◎糖尿病饮食◎其他 □ 基础用药（糖尿病、心脑血管疾病等） **临时医嘱：** □ 血常规、尿常规、大便常规+隐血试验 □ 肝肾功能、电解质、凝血功能、血糖、血型 □ 感染性疾病筛查、凝血功能 □ X 线胸片、心电图 □ 相关影像学检查主要包括：腹部 B 超，CT 平扫+增强，CTU，MRU，静脉肾盂造影，逆行肾盂造影等。 □ 连续 3 天尿脱落细胞学检查。 □ 手术医嘱 □ 准备术前预防用抗菌药物 □ 术前留置尿管 □ 必要时留置胃管	**长期医嘱：** □ 腹腔镜肾输尿管全长切除术术后护理常规 □ 一级护理 □ 禁饮食 □ 留置尿管并接无菌袋，记尿量 □ 6 小时后恢复基础用药（心脑血管） □ 尿管接无菌引流袋，记尿量 □ 术区引流管接无菌引流袋 **临时医嘱：** □ 补液 □ 静脉使用抗菌药物 □ 必要时使用抑酸剂、止血药物	**长期医嘱：** □ 一级护理 □ 禁饮食 **临时医嘱：** □ 补液 □ 静脉使用抗菌药物 □ 必要时使用抑酸剂
病情变异记录	□ 无 □ 有，原因： 1. 2.	□ 无 □ 有，原因： 1. 2.	□ 无 □ 有，原因： 1. 2.
医师签名			

时间	住院第6天（术后第2天）	住院第7天（术后第3天）	住院第8天（术后第4天）
主要诊疗工作	□ 观察病情 □ 观察引流量 □ 完成病程记录	□ 观察病情 □ 观察引流量 □ 完成病程记录	□ 观察病情 □ 完成病程记录
重点医嘱	**长期医嘱：** □ 二级护理 □ 留置尿管并接无菌袋，记尿量 **临时医嘱：** □ 输液 □ 抗菌药物 □ 必要时用抑酸剂	**长期医嘱：** □ 二级护理 □ 半流食 □ 可拔术区引流管 □ 切口换药 □ 恢复其他基础用药 □ 留置尿管并接无菌袋，记尿量 □ 酌情使用抗菌药物 **临时医嘱：** □ 补液 □ 抗菌药物 □ 复查肾功能等化验项目	**长期医嘱：** □ 二级护理 □ 普通饮食 □ 留置尿管并接无菌袋，记尿量
护理工作	□ 详见护士表单	□ 详见护士表单	□ 详见护士表单
病情变异记录	□ 无 □ 有，原因： 1. 2.	□ 无 □ 有，原因： 1. 2.	□ 无 □ 有，原因： 1. 2.
医师签名			

时间	住院第 9~11 天（术后第 5~7 天）	住院第 12 天（术后第 8 天，出院日）
主要诊疗工作	□ 观察病情 □ 完成病程记录	□ 观察病情 □ 上级医师查房 □ 出院 □ 向患者及家属交代出院后注意事项 □ 完成出院病程记录 □ 病理结果出来后告知患者 □ 根据病理结果决定是否辅助治疗 □ 定期复查
重点医嘱	长期医嘱： □ 伤口拆线（术后第 7 天） 临时医嘱： □ 拔除留置尿管（术后第 7 天）	出院医嘱： □ 今日出院 □ 出院带药：基础药
护理工作	□ 详见护士表单	□ 详见护士表单
病情变异记录	□ 无　□ 有，原因： 1. 2.	□ 无　□ 有，原因： 1. 2.
医师签名		

（二）护士表单

肾盂癌临床路径护士表单

适用对象：第一诊断为肾盂癌（ICD-10：C65）

行腹腔镜肾输尿管全长切除术（ICD-9-CM-3：55.5104）

患者姓名：	性别： 年龄： 门诊号：	住院号：
住院日期： 年 月 日	出院日期： 年 月 日	标准住院日：≤12 天

时间	住院第 1~3 天	住院第 4~5 天（手术日）	住院第 5~6 天（术后第 1 天）
健康宣教	□ 入院宣教 □ 介绍主管医师、护士 □ 介绍环境、设施 □ 介绍住院注意事项 □ 术前宣教 □ 宣教疾病知识、术前准备及手术过程 □ 告知准备物品、沐浴 □ 告知术后饮食、活动及探视注意事项 □ 告知术后可能出现的情况及应对方式 □ 主管护士与患者沟通，了解并指导心理应对 □ 告知家属等候区位置	□ 麻醉后护理指导及病情观察 □ 术后引流管护理指导 □ 术后生活指导 □ 术后活动指导	□ 术后病情观察 □ 麻醉后饮食原则 □ 术后生活指导 □ 术后活动指导
护理处置	□ 核对患者，佩戴腕带 □ 建立入院护理病历 □ 卫生处置：剪指（趾）甲、沐浴，更换病号服 □ 协助医师完成术前检查化验 □ 术前准备 □ 配血 □ 备皮 □ 药物灌肠 □ 禁食、禁水	□ 送手术 □ 摘除患者各种活动物品 □ 核对患者资料及带药 □ 填写手术交接单，签字确认 □ 接手术 □ 核对患者及资料，签字确认 □ 观察尿液颜色、性质、量 □ 留置导尿管护理 □ 观察引流管引流的颜色、性质、量	□ 遵医嘱完成相关检查 □ 观察尿液颜色、性质、量 □ 留置导尿管护理 □ 观察引流管引流颜色、性质、量 □ 记尿量
基础护理	□ 三级护理 □ 晨晚间护理 □ 患者安全管理	□ 一级护理 □ 活动护理：协助床上活动 □ 术后饮食指导 □ 排泄护理 □ 患者安全管理	□ 一级护理 □ 晨晚间护理 □ 会阴擦洗 □ 协助床旁活动 □ 排泄护理 □ 患者安全管理

续　表

时间	住院第 1~3 天	住院第 4~5 天（手术日）	住院第 5~6 天（术后第 1 天）
专科护理	□ 护理查体 □ 需要时，填写跌倒及压疮防范表 □ 需要时，请家属陪伴 □ 遵医嘱完成相关检查 □ 心理护理	□ 病情观察，写护理记录 □ 观察生命体征、皮肤情况、尿液性质及量、膀胱冲洗情况、是否有膀胱痉挛症状 □ 遵医嘱予抗感染、静脉补液治疗 □ 心理护理	□ 病情观察 □ 观察饮水量，准确记录尿量及尿液颜色、性质 □ 遵医嘱予抗感染治疗 □ 心理护理
病情变异记录	□ 无　□ 有，原因： 1. 2.	□ 无　□ 有，原因： 1. 2.	□ 无　□ 有，原因： 1. 2.
护士签名			

时间	住院第6天（术后2天）	住院第7天（术后3天）	住院第8天（术后4天）
健康宣教	□ 术后病情观察 □ 术后饮食指导 □ 术后活动指导 □ 用药指导	□ 术后病情观察 □ 术后饮食指导 □ 术后活动指导 □ 用药指导	□ 术后病情观察 □ 术后饮食指导 □ 术后活动指导 □ 用药指导
护理处置	□ 遵医嘱完成相关检查	□ 遵医嘱完成相关检查	□ 遵医嘱完成相关检查
基础护理	□ 二级护理 □ 晨晚间护理 □ 会阴擦洗 □ 饮食、饮水护理 □ 排泄护理 □ 患者安全管理	□ 二级护理 □ 晨晚间护理 □ 会阴擦洗 □ 饮食、饮水护理 □ 排泄护理 □ 患者安全管理	□ 二级护理 □ 晨晚间护理 □ 会阴擦洗 □ 饮食、饮水护理 □ 排泄护理 □ 患者安全管理
专科护理	□ 病情观察 □ 饮水效果 □ 记录尿量，观察尿液颜色、性质 □ 遵医嘱予抗感染治疗 □ 需要时，联系主管医师给予相关治疗及用药 □ 心理护理	□ 病情观察 □ 饮水效果 □ 记录尿量，观察尿液颜色、性质 □ 遵医嘱予抗感染治疗 □ 需要时，联系主管医师给予相关治疗及用药 □ 心理护理	□ 病情观察 □ 饮水效果 □ 记录尿量，观察尿液颜色、性质 □ 遵医嘱予抗感染治疗 □ 需要时，联系主管医师给予相关治疗及用药 □ 心理护理
重点医嘱	□ 详见医嘱执行单	□ 详见医嘱执行单	□ 详见医嘱执行单
病情变异记录	□ 无 □ 有，原因： 1. 2.	□ 无 □ 有，原因： 1. 2.	□ 无 □ 有，原因： 1. 2.
护士签名			

时间	住院第 9~11 天（术后 5~7 天）	住院第 12 天（术后第 8 天，出院日）
健康宣教	□ 术后病情观察 □ 术后饮食指导 □ 术后活动指导 □ 用药指导	□ 观察病情 □ 上级医师查房 □ 出院 □ 向患者及家属交代出院后注意事项 □ 完成出院病程记录 □ 病理结果出来后告知患者 □ 根据病理结果决定是否辅助治疗 □ 定期复查
护理处置	□ 遵医嘱完成相关检查	□ 遵医嘱完成相关检查
基础护理	□ 二级护理 □ 晨晚间护理 □ 会阴擦洗 □ 饮食、饮水护理 □ 排泄护理 □ 患者安全管理	
专科护理	□ 病情观察 　　饮水效果 　　记录尿量，观察尿液颜色、性质 □ 遵医嘱予抗感染治疗 □ 需要时，联系主管医师给予相关治疗及用药 □ 心理护理	
病情变异记录	□ 无　□ 有，原因： 1. 2.	□ 无　□ 有，原因： 1. 2.
护士签名		

（三）患者表单

肾盂癌临床路径患者表单

适用对象：第一诊断为肾盂癌（ICD-10：C65）

行腹腔镜肾输尿管全长切除术（ICD-9-CM-3：55.5104）

患者姓名：		性别： 年龄： 门诊号：		住院号：
住院日期： 年 月 日		出院日期： 年 月 日		标准住院日：≤12 天

时间	入院	手术前	手术当天
医患配合	□ 配合询问病史、收集资料，请务必详细告知既往史、用药史、过敏史 □ 如服用抗凝剂，请明确告知 □ 配合进行体格检查 □ 有任何不适请告知医师	□ 配合询问病史、收集资料，请务必详细告知既往史、用药史、过敏史 □ 如服用抗凝剂，请明确告知 □ 配合进行体格检查 □ 有任何不适请告知医师 □ 配合完善术前相关检查、化验，如采血、留尿、心电图、X线胸片、B超检查 □ 医师与患者及家属介绍病情及手术谈话、术前签字 □ 麻醉师与患者进行术前访视	□ 有任何不适请告知医师
护患配合	□ 配合测量体温、脉搏、呼吸、血压、体重1次 □ 配合完成入院护理评估（简单询问病史、过敏史、用药史） □ 接受入院宣教（环境介绍、病室规定、订餐制度、贵重物品保管等） □ 有任何不适请告知护士	□ 配合测量体温、脉搏、呼吸、询问排便1次 □ 接受术前宣教 □ 接受配血，以备术中需要时用 □ 接受药物灌肠 □ 自行沐浴，加强会阴部清洁 □ 准备好必要用物 □ 取下义齿、饰品等，贵重物品交家属保管	□ 清晨测量体温、脉搏、呼吸 □ 如手术时间较晚，请配合输液 □ 送手术室前，协助完成核对，带齐影像资料，脱去衣物，上手术车 □ 返回病房后，协助完成核对，配合过病床 □ 配合术后吸氧、监护仪监测、输液、膀胱冲洗 □ 配合采取平卧位 □ 配合缓解疼痛 □ 有任何不适请告知护士
饮食	□ 正常饮食	□ 术前12小时禁食、禁水	□ 手术当日禁食水
排泄	□ 正常排尿、便	□ 正常排尿、便	□ 保留导尿管
活动	□ 正常活动	□ 正常活动	□ 冲洗期卧床休息，保护管路 □ 双下肢活动

时间	手术后	出院
医患 配合	□ 配合会阴擦洗 □ 配合拔除尿管	□ 接受出院前指导 □ 指导复查程序 □ 获取出院诊断书
护 患 配 合	□ 配合定时测量生命体征、每日询问大便 □ 配合询问出入量 □ 接受输液、服药等治疗 □ 配合保留尿管 □ 接受进食、进水、排便等生活护理 □ 配合活动，避免下肢深静脉血栓 □ 注意活动安全，避免坠床或跌倒 □ 配合执行探视及陪伴	□ 接受出院宣教 □ 办理出院手续 □ 获取出院带药 □ 指导服药方法、作用、注意事项 □ 指导照顾伤口方法 □ 指导复印病历方法
饮食	□ 根据医嘱，由流食逐渐过渡到普通饮食	□ 根据医嘱，普通饮食
排泄	□ 保留尿管至正常排便 □ 避免便秘	□ 正常排尿、便 □ 避免便秘
活动	□ 下床活动 □ 注意保护尿管，勿牵拉、脱出等	□ 正常适度活动，避免疲劳

附：原表单（2010 年版）

肾盂癌临床路径表单

适用对象：第一诊断为肾盂癌（ICD-10：C65）

行腹腔镜肾输尿管全长切除术（ICD-9-CM-3：55.5108）

患者姓名：		性别：	年龄：	门诊号：	住院号：

住院日期： 年 月 日	出院日期： 年 月 日	标准住院日：≤12 天

时间	住院第 1~3 天	住院第 2~4 天（手术日）	住院第 3~5 天（术后第 1 天）
主要诊疗工作	□ 询问病史，体格检查 □ 完成病历及上级医师查房 □ 完成医嘱 □ 向患者及家属交代围术期注意事项 □ 签署手术知情同意书、输血同意书	□ 术前预防使用抗菌药物 □ 实施手术 □ 术后标本送病理 □ 术后向患者及家属交代病情及注意事项 □ 完成术后病程记录及手术记录	□ 观察病情 □ 上级医师查房 □ 完成病程记录 □ 嘱患者可以下地活动，以预防下肢静脉血栓
重点医嘱	长期医嘱： □ 泌尿外科疾病护理常规 □ 三级护理 □ 饮食 ◎普通饮食 ◎糖尿病饮食 ◎其他 □ 基础用药（糖尿病、心脑血管疾病等） 临时医嘱： □ 血常规、尿常规、便常规+隐血试验 □ 肝肾功能、电解质、血型 □ 感染性疾病筛查、凝血功能 □ X 线胸片、心电图 □ 手术医嘱 □ 常规备血 □ 准备术中预防用抗菌药物 □ 必要时留置胃管	长期医嘱： □ 腹腔镜肾输尿管全长切除术术后护理常规 □ 一级护理 □ 禁食 □ 6 小时后恢复部分基础用药（心脑血管药） □ 切口引流管接无菌袋 □ 留置尿管并接无菌袋，记尿量 临时医嘱： □ 输液 □ 抗菌药物 □ 必要时用抑酸剂	长期医嘱： □ 一级护理 □ 禁食 临时医嘱： □ 输液 □ 抗菌药物 □ 更换敷料 □ 必要时用抑酸剂 □ 留置尿管并接无菌袋，记尿量
主要护理工作	□ 入院介绍 □ 相关检查指导 □ 术前常规准备及注意事项	□ 麻醉后护理指导及病情观察 □ 术后引流管护理指导 □ 术后生活指导 □ 术后活动指导	□ 术后病情观察 □ 麻醉后饮食原则 □ 术后生活指导 □ 术后活动指导
病情变异记录	□ 无 □ 有，原因： 1. 2.	□ 无 □ 有，原因： 1. 2.	□ 无 □ 有，原因： 1. 2.
护士签名			
医师签名			

时间	住院第6天（术后第2天）	住院第7天（术后第3天）	住院第8天（术后第4天）
主要诊疗工作	□ 观察病情 □ 观察引流量 □ 完成病程记录	□ 观察病情 □ 观察切口情况 □ 完成病程记录	□ 观察病情 □ 完成病程记录
重点医嘱	长期医嘱： □ 二级护理 □ 可拔肾窝引流管 □ 留置尿管并接无菌袋，记尿量 临时医嘱： □ 输液 □ 抗菌药物 □ 必要时用抑酸剂	长期医嘱： □ 二级护理 □ 半流食 □ 可拔肾窝引流管 □ 切口换药 □ 恢复其他基础用药 □ 留置尿管并接无菌袋，记尿量 □ 酌情使用抗菌药物 临时医嘱： □ 输液 □ 抗菌药物	长期医嘱： □ 二级护理 □ 普食 □ 留置尿管并接无菌袋，记尿量 临时医嘱： □ 酌情复查实验室检查项目
主要护理工作	□ 术后病情观察 □ 术后饮食指导 □ 术后活动指导 □ 用药指导	□ 术后病情观察 □ 用药指导 □ 术后活动指导 □ 术后饮食指导	□ 术后病情观察 □ 用药指导 □ 术后活动指导 □ 术后饮食指导
病情变异情况	□ 无　□ 有，原因： 1. 2.	□ 无　□ 有，原因： 1. 2.	□ 无　□ 有，原因： 1. 2.
护士签名			
医师签名			

时间	住院第9~11天（术后第5~7天）	住院第12天（术后第8天，出院日）
主要诊疗工作	□ 观察病情 □ 观察伤口情况 □ 完成病程记录	□ 观察病情 □ 上级医师查房 □ 出院 □ 向患者及家属交代出院后注意事项 □ 完成出院病程记录 □ 病理结果出来后告知患者 □ 根据病理结果决定是否辅助治疗 □ 定期复查
重点医嘱	**长期医嘱：** □ 伤口拆线（术后第7天） **临时医嘱：** □ 复查肾功能	**出院医嘱：** □ 今日出院 □ 出院带药：基础药
主要护理工作	□ 术后病情观察 □ 用药指导 □ 术后活动指导 □ 术后饮食指导	□ 指导办理出院手续 □ 出院带药指导 □ 出院后活动饮食注意事项 □ 遵医嘱按时复查
病情变异情况	□ 无　□ 有，原因： 1. 2.	□ 无　□ 有，原因： 1. 2.
护士签名		
医师签名		

第十九章

输尿管癌（开放/腹腔镜/机器人辅助腹腔镜肾、输尿管全长及膀胱部分切除术）临床路径释义

一、输尿管癌编码

1. 卫计委原编码

疾病名称及编码：输尿管癌（ICD-10：C66）

手术操作名称及编码：腹腔镜肾、输尿管全长及膀胱部分切除术（ICD-9-CM-3：55.51 伴 57.6）

2. 修改编码

疾病名称及编码：输尿管癌（ICD-10：C66）

手术操作名称及编码：腹腔镜下单侧肾输尿管切除术（ICD-9-CM-3：55.5104）

机器人辅助腹腔镜下单侧肾输尿管切除术（ICD-9-CM-3：55.5104+17.42）

部分膀胱切除术（ICD-9-CM-3：57.6）

二、临床路径检索方法

C66 伴（55.5104/55.5104+17.42+57.6）

三、输尿管癌临床路径标准住院流程

（一）适用对象

第一诊断为输尿管癌（ICD-10：C66）。

行开放/腹腔镜/机器人辅助腹腔镜肾、输尿管全长及膀胱部分切除术（ICD-9-CM-3：55.5108 伴 57.6）。

> **释义**
>
> ■ 输尿管癌是指发生于输尿管上皮的恶性肿瘤，病理类型包括移行细胞癌、鳞状细胞癌、腺癌等。
>
> ■ 输尿管癌的手术治疗方法有多种，包括保守性的病灶区段切除，经输尿管镜治疗等。本路径针对的是采用开放、腹腔镜、机器人辅助腹腔镜下肾、输尿管全长及膀胱部分切除术进行治疗的患者，其他治疗方式见另外的路径指南。

（二）诊断依据

根据《临床诊疗指南·泌尿外科分册》（中华医学会编著，人民卫生出版社，2006）。

1. 病史及体格检查。
2. 尿脱落细胞学检查，尤其是尿有形成分分析等。
3. 泌尿系超声。
4. 静脉尿路造影。

5. CT 和（或）MR。

6. 膀胱镜（必要时同时行逆行造影）。

7. 输尿管镜。

释义

■ 本释义诊断依据同时根据《EAU 指南 2017 版》进行适当补充。

■ 70%～80%上尿路肿瘤有肉眼或镜下血尿，20%～40%有腰部钝痛，此种患者常由于血块经输尿管排出所致，10%～20%的患者可触及腰部肿块，有些患者因其他疾病或常规查体做超声诊断时发现。全身症状（包括畏食症、体重减轻、乏力、疲劳、发热、盗汗或咳嗽）与晚期上尿路肿瘤有关。

■ 尿细胞学检查：与膀胱肿瘤相比，尿细胞学对上尿路肿瘤的检出敏感性较低，我们可以连续 3 天取 3 次尿液，通过尿脱落细胞查找尿路上皮肿瘤细胞；或通过膀胱镜经输尿管插一细刷，在肾盂或输尿管可疑部位刷取细胞，并用输尿管导管收集尿液做细胞学检查；或取 200ml 尿行荧光原位杂交（FISH）检查。

■ 超声检查可发现患侧肾积水，同时可协助鉴别是否为透 X 线的隐性结石。

■ IVU 检查可见 50%～70%充盈缺损，30%集合系统有梗阻或未显影。当排泄性尿路造影不佳或不显影时，可行逆行输尿管肾盂造影，逆行输尿管造影是评价上尿路肿瘤的一种选择，但现在主要用于输尿管镜检查，而不是作为一种独立的诊断技术。

■ CT 或 MR：CT 已取代 IVU 及超声检查，成为上尿路肿瘤的首选检查项目。阳性发现包括输尿管管壁增厚、肾积水及肿大淋巴结。同时有助于发现肿瘤入侵范围和程度，有无淋巴结转移。

■ 膀胱镜检查排除膀胱及下尿路肿瘤。

■ 输尿管镜检查用于观察输尿管、肾盂、集合系统和对可疑病变取活检。无论样本大小，输尿管镜活检确定 90%的肿瘤分级。对于无法明确诊断、患者要求行局部治疗或孤立肾的患者，输尿管镜检查可以提供更多信息，有助于在根治性肾切除术（RNU）和内镜治疗之间的选择。

（三）选择治疗方案的依据

根据《临床技术操作规范·泌尿外科分册》（中华医学会编著，人民军医出版社，2006）。

1. 适合腹腔镜手术。

2. 能够耐受手术。

释义

■ 腹腔镜手术适用于输尿管癌 T_4 或 N_2 期以下。

■ 由于患者年龄、实验室检查或存在禁忌证如心、肺功能不全等的不适合本路径。

（四）标准住院日≤10 天

> **释义**
>
> ■ 患者入院后，常规实验室及完善影像学检查等准备 1~3 天，术后恢复 4~7 天，总住院时间小于 10 天的均符合本路径要求。

（五）进入路径标准

1. 第一诊断必须符合 ICD-10：C66 输尿管癌疾病编码。
2. 当患者合并其他疾病，但住院期间不需要特殊处理也不影响第一诊断的临床路径流程实施时，可以进入路径。

> **释义**
>
> ■ 本路径适用对象为临床诊断为输尿管癌，分期在 T_4 或 N_2 期以下。
>
> ■ 患者如果合并高血压、糖尿病、冠心病等其他慢性疾病，需要术前对症治疗时，如果不影响麻醉和手术，不影响术前准备的时间，可进入本路径。上述慢性疾病如果需要经治疗稳定后才能手术，术前准备过程先进入其他相应内科疾病的诊疗路径。

（六）术前准备≤3 天

1. 必须检查的项目：
(1) 血常规、尿常规、大便常规+隐血试验。
(2) 电解质、肝功能测定、肾功能测定、血型、凝血功能。
(3) 感染性疾病筛查（乙型肝炎、丙型肝炎、艾滋病、梅毒等）。
(4) X 线胸片、心电图。
2. 根据患者病情可选择检查的项目：肿瘤标志物测定、超声心动图、心功能测定［如 B 型钠尿肽（BNP）测定、B 型钠尿肽前体（PRO-BNP）测定等］、肺功能、血气分析、放射核素分肾功能检查、放射核素骨扫描等。

> **释义**
>
> ■ 部分检查可以在门诊完成。
>
> ■ 相关影像学检查主要包括：腹部 B 超，CT 平扫+增强，CTU 增强，MRU，静脉肾盂造影，逆行输尿管肾盂造影等。
>
> ■ 尿脱落细胞学检查。

（七）预防性抗菌药物选择与使用时机

按照《抗菌药物临床应用指导原则》（卫医发〔2015〕43 号）执行，并结合患者的病情决定抗菌药物的选择与使用时间。建议使用第一、二代头孢菌素，环丙沙星。如可疑感染，需做相应的微生物学检查，必要时做药敏试验。

> **释义**
>
> ■ 按照《抗菌药物临床应用指导原则》，抗菌药品种可选用第一、二代头孢菌类或喹诺酮类抗菌药物。
>
> ■ 抗菌药可于术前预防使用 1 次，抗菌药物的有效覆盖时间应包括整个手术过程。对于合并感染者，可经验性给予抗菌药物，并作尿细菌学检查。

（八）手术日

入院≤4 天。

1. 麻醉方式：全身麻醉。
2. 手术方式：腹腔镜或机器人辅助下腹腔镜肾、输尿管全长及膀胱部分切除术。
3. 术中用药：麻醉用药，必要时用抗菌药物。
4. 输血：必要时。输血前需行血型鉴定、抗体筛选和交叉合血。

> **释义**
>
> ■ 本路径规定的开放、腹腔镜或机器人辅助下腹腔镜肾、输尿管全长及膀胱部分切除术均是在全身麻醉下实施。
>
> ■ 术中应用抗菌药物参考《抗菌药物临床应用指导原则》执行。一般在皮肤、黏膜切开前 0.5~1 小时内或麻醉开始时给药。如果手术超过 3 小时或超过所用药物半衰期的 2 倍以上，或出血量超过 1500ml，术中应追加 1 次。
>
> ■ 手术是否输血依照术中出血量而定，可根据医院条件采用自体血回输系统，必要时输异体血。如术前患者血红蛋白<80g/L 或术中出血量评估≥400ml，可酌情予以输血。

（九）术后住院恢复≤6 天

1. 必须复查的检查项目：血常规、尿常规、肾功能，以及膀胱镜和 CT 尿路造影。
2. 根据患者病情变化可选择相应的检查项目。
3. 术后抗菌药物：按照《抗菌药物临床应用指导原则》（卫医发〔2015〕43 号）执行，建议使用第一、二代头孢菌素，环丙沙星。如可疑感染，需做相应的微生物学检查，必要时做药敏试验。

> **释义**
>
> ■ 术后可根据患者恢复情况做必须复查的检查项目，包括血、尿常规、肾功能，以及膀胱镜和 CT 尿路造影。同时可根据病情变化调整检查项目以及频次。
>
> ■ 手术切口属于Ⅱ类，术后可常规应用抗菌药物预防感染，一般选择喹诺酮类或第二代头孢菌素类抗菌药物，清洁-污染手术的预防用药时间为 24 小时。

（十）出院标准

1. 一般情况良好。

2. 伤口无异常。

> **释义**
>
> ■ 主管医师应在出院前，通过复查的各项检查并结合患者恢复情况决定是否能出院。如果出现术后感染、出血、肾功能不全等需要继续留院治疗的情况，超出了路径所规定的时间，应先处理并发症并符合出院条件后再准许患者出院。
>
> ■ 若因患者家属因家庭或其他因素强烈要求提前出院，需要由主管医师评估后决定。

（十一）变异及原因分析

1. 术中、术后出现并发症，需要进一步诊治，导致住院时间延长、费用增加。
2. 术后原伴随疾病控制不佳，需请相关科室会诊，进一步诊治。
3. 住院后出现其他内、外科疾病需进一步明确诊断，可进入其他路径。

> **释义**
>
> ■ 微小变异：因为医院检验项目的及时性，不能按照要求完成检查；因为节假日不能按照要求完成检查；患者不愿配合完成相应检查，短期不愿按照要求出院随诊。
>
> ■ 重大变异：因基础疾病需要进一步诊断和治疗；因各种原因需要其他治疗措施；术中因患者无法耐受手术（如严重药物过敏、严重心血管意外、难以纠正的心律失常、脑血管意外、严重呼吸功能障碍等），需要终止手术或放弃手术的情况；术后继发出血，需要进一步手术止血；不愿按照要求出院随诊而导致住院时间明显延长。
>
> ■ 医师认可的变异原因主要是指患者入选路径后，医师在检查及治疗过程中发现患者合并存在一些事前未预知的对本路径治疗可能产生影响的情况，需要终止执行路径或者是延长治疗时间、增加治疗费用。医师需在表单中明确说明。
>
> ■ 因患者方面的主观原因导致执行路径出现变异，也需要医师在表单中予以说明。

四、输尿管癌给药方案

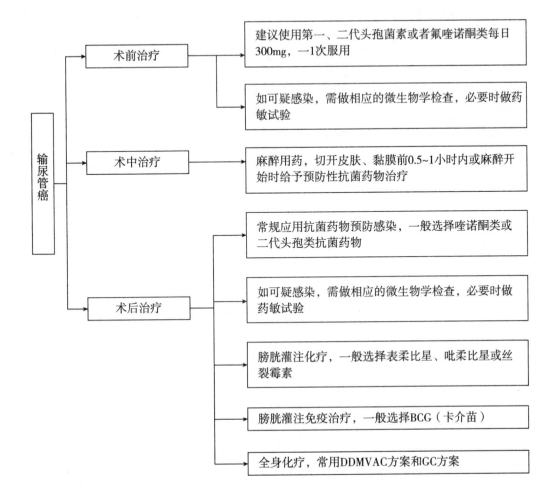

【用药选择】

1. 输尿管癌手术属清洁-污染手术，在皮肤、黏膜切开前 0.5～1 小时内或麻醉开始时给药。可选择第一代或第二代头孢菌素或喹诺酮类抗菌药物。

2. 术后预防性使用抗菌药物用药时间为 24 小时，污染手术必要时延长至 48 小时。可选择第一代或第二代头孢菌素或喹诺酮类抗菌药物。

3. 术后出现感染征象需使用抗菌药物时，在经验性用药的同时应尽快完成药敏实验，依据药敏实验结果选择合理抗菌药物使用。经验性用药可选择第二代或第三代头孢菌素类抗菌药物。

4. 膀胱灌注化疗：常用药物包括表柔比星、丝裂霉素、吡柔比星、多柔比星、羟喜树碱等，尿液的 pH 值、化疗药的浓度与膀胱灌注效果有关，并且药物浓度比药量更重要。

5. 膀胱灌注免疫治疗：通常选择卡介苗。

6. 全身化疗：常用 DDMVAC 方案（剂量密集的氨甲蝶呤、长春碱、多柔比星和顺铂）和 GC 方案（吉西他滨/顺铂）。

【药学提示】

1. 头孢菌素类抗菌药物使用期间严禁饮酒，以免发生双硫仑样反应。

2. 头孢菌素类抗菌药物多数经肾脏排泄，中度以上肾功能不全患者应根据肾功能适当调整剂量；中度以上肝功能减退时，头孢哌酮、头孢曲松可能需要调整剂量。

3. 膀胱灌注化疗的主要副作用是化学性膀胱炎，程度与灌注剂量和频率有关，停止灌注后可自行改善。

4. BCG 膀胱灌注的主要副作用是膀胱刺激征和全身流感样症状，膀胱有开放创面或有肉眼血尿的情况下不能进行 BCG 膀胱灌注。

5. 全身化疗不良反应包括呕吐、脱发等，不能耐受时需停药。

【注意事项】

头孢菌素类及青霉素类抗菌药物在使用前必须皮试，皮试阴性者方可使用。化疗的不良反应通常在停药后能自行改善。

五、推荐表单

（一）医师表单

输尿管癌临床路径医师表单

适用对象：第一诊断为输尿管癌（ICD-10：C66）

行腹腔镜下单侧肾输尿管切除术（ICD-9-CM-3：55.5104）/机器人辅助腹腔镜下单侧肾输尿管切除术（ICD-9-CM-3：55.5104＋17.42）/部分膀胱切除术（ICD-9-CM-3：57.6）

患者姓名：		性别：　　年龄：　　门诊号：	住院号：
住院日期：　　年　月　日		出院日期：　　年　月　日	标准住院日：≤10 天

时间	住院第 1~2 天	住院第 3 天（手术日）	住院第 4 天（术后第 1 天）
主要诊疗工作	□ 询问病史，体格检查 □ 完成病历及上级医师查房 □ 完成医嘱 □ 向患者及家属交代围术期注意事项 □ 签署手术知情同意书、输血同意书	□ 术前预防使用抗菌药物 □ 实施手术 □ 术后标本送病理 □ 术后向患者及家属交代病情及注意事项 □ 完成术后病程记录及手术记录	□ 观察病情 □ 上级医师查房 □ 完成病程记录 □ 嘱患者开始酌情下地活动，以预防下肢静脉血栓
重点医嘱	**长期医嘱：** □ 泌尿外科疾病护理常规 □ 三级护理 □ 饮食 ◎普通饮食 ◎糖尿病饮食◎其他 □ 基础用药（糖尿病、心脑血管疾病等） **临时医嘱：** □ 血常规、尿常规、大便常规 □ 肝肾功能、电解质、血型 □ 感染性疾病筛查、凝血功能 □ X 线胸片、心电图 □ 泌尿系 CT、尿脱落细胞学检查 □ 其他可选择检查 □ 手术医嘱 □ 常规备血 400ml □ 准备术中预防用抗菌药物 □ 必要时留置胃管	**长期医嘱：** □ 腹腔镜肾-输尿管全长-膀胱部分切除术后护理常规 □ 一级护理 □ 禁食、禁水 □ 6 小时后恢复基础用药（心脑血管药） □ 切口引流管接无菌袋 □ 留置尿管并接无菌袋 □ 记出入量 □ 静脉使用抗菌药物 □ 必要时使用抑酸剂 **临时医嘱：** □ 输液 □ 次日复查血常规、肝肾功能及电解质	**长期医嘱：** □ 二级护理 □ 可拔切口引流管 □ 静脉使用抗菌药物 □ 必要时使用抑酸剂 **临时医嘱：** □ 输液 □ 更换敷料
病情变异记录	□ 无　□ 有，原因： 1. 2.	□ 无　□ 有，原因： 1. 2.	□ 无　□ 有，原因： 1. 2.
医师签名			

时间	住院第5天（术后第2天）	住院第6天（术后第3天）	住院第7天（术后第4天）
主要诊疗工作	□ 观察病情 □ 上级医师查房 □ 观察引流量 □ 完成病程记录（须完成术后48小时主治医师查房记录）	□ 观察病情 □ 观察引流量 □ 完成病程记录（须完成术后72小时副主任及其以上医师查房记录）	□ 观察病情 □ 完成病程记录
重点医嘱	长期医嘱： □ 二级护理 □ 可拔切口引流管 □ 抗菌药物 □ 必要时用抑酸剂 临时医嘱： □ 输液 □ 酌情复查实验室检查项目	长期医嘱： □ 二级护理 □ 半流食 □ 拔尿管（是否过早） □ 切口换药 □ 恢复其他基础用药 □ 酌情使用抗菌药物 临时医嘱： □ 输液 □ 切口换药	长期医嘱： □ 二级护理 □ 普通饮食 临时医嘱： □ 酌情调整输液
病情变异记录	□ 无 □ 有，原因： 1. 2.	□ 无 □ 有，原因： 1. 2.	□ 无 □ 有，原因： 1. 2.
医师签名			

时间	住院第 8~9 天（术后第 5~6 天）	住院第 10 天（术后第 7 天，出院日）
主要诊疗工作	□ 膀胱灌注化疗 □ 拔尿管 □ 观察病情 □ 完成病程记录	□ 观察病情 □ 上级医师查房 □ 出院 □ 向患者及家属交代出院后注意事项 □ 完成出院病程记录 □ 病理结果出来后告知患者 □ 根据病理结果决定是否辅助治疗 □ 定期复查
重点医嘱	长期医嘱： □ 二级护理 □ 普通饮食 临时医嘱： □ 复查肾功能 □ 切口换药	出院医嘱： □ 今日出院 □ 出院带药：与治疗本疾病相关药物及基础药 　　拆线或告知患者换药、拆线时间 □ 不适随诊
病情变异记录	□ 无　□ 有，原因： 1. 2.	□ 无　□ 有，原因： 1. 2.
医师签名		

（二）护士表单

输尿管癌临床路径护士表单

适用对象：第一诊断为输尿管癌（ICD-10：C66）

行腹腔镜下单侧肾输尿管切除术（ICD-9-CM-3：55.5104）/机器人辅助腹腔镜下单侧肾输尿管切除术（ICD-9-CM-3：55.5104＋17.42）/部分膀胱切除术（ICD-9-CM-3：57.6）

患者姓名：	性别： 年龄： 门诊号：	住院号：
住院日期： 年 月 日	出院日期： 年 月 日	标准住院日：≤10 天

时间	住院第1~2天	住院第3天（手术日）	住院第4天（术后第1天）
健康宣教	□ 入院宣教 □ 介绍主管医师、护士 □ 介绍环境、设施 □ 介绍住院注意事项 □ 术前宣教 □ 宣教疾病知识、术前准备及手术过程 □ 告知准备物品、沐浴 □ 告知术后饮食、活动及探视注意事项 □ 告知术后可能出现的情况及应对方式 □ 主管护士与患者沟通，了解并指导心理应对 □ 告知家属等候区位置	□ 麻醉后护理指导及病情观察 □ 术后引流管护理指导 □ 术后生活指导 □ 术后活动指导	□ 术后病情观察 □ 麻醉后饮食原则 □ 术后生活指导 □ 术后活动指导
护理处置	□ 核对患者，佩戴腕带 □ 建立入院护理病历 □ 卫生处置：剪指（趾）甲、沐浴，更换病号服 □ 协助医师完成术前检查化验 □ 术前准备 □ 配血 □ 备皮 □ 药物灌肠 □ 禁食、禁水	□ 送手术 □ 摘除患者各种活动物品 □ 核对患者资料及带药 □ 填写手术交接单，签字确认 □ 接手术 □ 核对患者及资料，签字确认 □ 观察尿液颜色、性质、量 □ 留置导尿管护理 □ 观察冲洗情况及冲出液颜色、性质、量	□ 遵医嘱完成相关检查 □ 观察尿液颜色、性质、量 □ 观察冲洗情况及冲出液颜色、性质、量 □ 留置导尿管护理 □ 切口引流计量 □ 记尿量
基础护理	□ 三级护理 □ 晨晚间护理 □ 患者安全管理	□ 一级护理 □ 活动护理：协助床上活动 □ 术后饮食指导 □ 排泄护理 □ 患者安全管理	□ 二级护理 □ 晨晚间护理 □ 会阴擦洗 □ 协助床旁活动 □ 排泄护理 □ 患者安全管理

续 表

时间	住院第 1~2 天	住院第 3 天（手术日）	住院第 4 天（术后第 1 天）
专科护理	□ 护理查体 □ 需要时，填写跌倒及压疮防范表 □ 需要时，请家属陪伴 □ 遵医嘱完成相关检查 □ 心理护理	□ 病情观察，写护理记录 □ 观察生命体征、皮肤情况、尿液性质及量、膀胱冲洗情况、是否有膀胱痉挛症状 □ 遵医嘱予抗感染、静脉补液治疗 □ 心理护理	□ 病情观察 □ 观察饮水量，准确记录尿量及尿液颜色、性质、量 □ 遵医嘱抗感染治疗 □ 心理护理
病情变异记录	□ 无 □ 有，原因： 1. 2.	□ 无 □ 有，原因： 1. 2.	□ 无 □ 有，原因： 1. 2.
护士签名			

时间	住院第5天（术后2天）	住院第6天（术后3天）	住院第7天（术后4天）
健康宣教	□ 术后病情观察 □ 术后饮食指导 □ 术后活动指导 □ 用药指导	□ 术后病情观察 □ 术后饮食指导 □ 术后活动指导 □ 用药指导	□ 术后病情观察 □ 术后饮食指导 □ 术后活动指导 □ 用药指导
护理处置	□ 遵医嘱完成相关检查	□ 遵医嘱完成相关检查	□ 遵医嘱完成相关检查
基础护理	□ 二级护理 □ 晨晚间护理 □ 会阴擦洗 □ 饮食、饮水护理 □ 排泄护理 □ 患者安全管理	□ 二级护理 □ 晨晚间护理 □ 会阴擦洗 □ 饮食、饮水护理 □ 排泄护理 □ 患者安全管理	□ 二级护理 □ 晨晚间护理 □ 会阴擦洗 □ 饮食、饮水护理 □ 排泄护理 □ 患者安全管理
专科护理	□ 病情观察 □ 饮水效果 □ 记录尿量，观察尿液颜色、性质 □ 遵医嘱予抗感染治疗 □ 需要时，联系主管医师给予相关治疗及用药 □ 心理护理	□ 病情观察 □ 饮水效果 □ 记录尿量，观察尿液颜色、性质 □ 遵医嘱予抗感染治疗 □ 需要时，联系主管医师给予相关治疗及用药 □ 心理护理	□ 病情观察 □ 饮水效果 □ 记录尿量，观察尿液颜色、性质 □ 遵医嘱予抗感染治疗 □ 需要时，联系主管医师给予相关治疗及用药 □ 心理护理
病情变异记录	□ 无 □ 有，原因： 1. 2.	□ 无 □ 有，原因： 1. 2.	□ 无 □ 有，原因： 1. 2.
护士签名			

时间	住院第 8~9 天（术后 5~7 天）	住院第 10 天（术后第 7 天，出院日）
健康宣教	□ 膀胱灌注指导 □ 术后病情观察 □ 术后饮食指导 □ 术后活动指导 □ 用药指导	□ 观察病情 □ 上级医师查房 □ 出院 □ 向患者及家属交代出院后注意事项 □ 完成出院病程记录 □ 病理结果出来后告知患者 □ 根据病理结果决定是否辅助治疗 □ 定期复查
护理处置	□ 遵医嘱完成相关检查	
基础护理	□ 二级护理 □ 晨晚间护理 □ 会阴擦洗 □ 饮食、饮水护理 □ 排泄护理 □ 患者安全管理	
专科护理	□ 病情观察 □ 饮水效果 □ 记录尿量，观察尿液颜色、性质 □ 遵医嘱予抗感染治疗 □ 需要时，联系主管医师给予相关治疗及用药 □ 心理护理	
病情变异记录	□ 无　□ 有，原因： 1. 2.	□ 无　□ 有，原因： 1. 2.
护士签名		

（三）患者表单

输尿管癌临床路径患者表单

适用对象：第一诊断为输尿管癌（ICD-10：C66）

行腹腔镜下单侧肾输尿管切除术（ICD-9-CM-3：55.5104）/机器人辅助腹腔镜下单侧肾输尿管切除术（ICD-9-CM-3：55.5104＋17.42）/部分膀胱切除术（ICD-9-CM-3：57.6）

患者姓名：	性别：　　年龄：　　门诊号：	住院号：
住院日期：　　　年　月　日	出院日期：　　　年　月　日	标准住院日：≤10 天

时间	入院	手术前	手术当天
医患配合	□ 配合询问病史、收集资料，请务必详细、真实告知医生现病史、既往史、用药史、过敏史 □ 如服用抗凝剂，请明确告知 □ 配合进行体格检查 □ 有任何不适请告知医师	□ 如现病史、既往史、用药史、过敏史等有错误或遗漏者请告知医师 □ 配合完善术前相关检查、化验，如采血、留尿、心电图、X 线胸片、B 超检查等 □ 医师与患者及家属介绍病情及手术谈话、术前签字 □ 麻醉师与患者进行术前访视	□ 有任何不适请告知医师
护患配合	□ 配合测量体温、脉搏、呼吸、血压、体重 □ 配合完成入院护理评估（病史询问、过敏史、用药史） □ 接受入院宣教（环境介绍、病室规定、订餐制度、贵重物品保管等） □ 有任何不适请告知护士	□ 配合测量体温、脉搏、呼吸、询问排便情况 □ 接受术前宣教 □ 接受配血，以备术中需要时用 □ 接受药物灌肠 □ 自行沐浴，加强会阴部清洁 □ 准备好必要用物 □ 取下义齿、饰品等，贵重物品交家属保管	□ 清晨测量体温、脉搏、呼吸 □ 如手术时间较晚，请配合输液 □ 送手术室前，协助完成核对，带齐影像资料，脱去自身衣物，着病号服上手术车 □ 返回病房后，协助完成核对，配合过病床 □ 配合术后吸氧、监护仪监测、输液、膀胱冲洗等治疗措施 □ 配合采取平卧位 □ 配合缓解疼痛 □ 有任何不适请告知护士
饮食	□ 正常饮食	□ 术前 12 小时禁食、禁水	□ 手术当日禁食、禁水
排泄	□ 正常排尿、便	□ 正常排尿、便	□ 保留导尿管
活动	□ 正常活动	□ 正常活动	□ 冲洗期卧床休息，保护管路 □ 双下肢活动

时间	手术后	出院
医患 配合	□ 配合会阴擦洗 □ 配合膀胱灌注 □ 配合拔除尿管	□ 接受出院前指导 □ 知道复查程序 □ 获取出院诊断书
护患 配合	□ 配合定时测量生命体征、每日询问大便 □ 配合询问出入量 □ 接受输液、服药等治疗 □ 配合保留尿管 □ 接受进食、进水、排便等生活护理 □ 配合活动，避免下肢深静脉血栓 □ 注意活动安全，避免坠床或跌倒 □ 配合执行探视及陪伴	□ 接受出院宣教 □ 办理出院手续 □ 获取出院带药 □ 知道服药方法、作用、注意事项 □ 知道护理伤口方法 □ 知道复印病历方法
饮食	□ 根据医嘱，由流食逐渐过渡到普通饮食	□ 根据医嘱，正常饮食
排泄	□ 保留尿管至正常排便 □ 避免便秘	□ 正常排尿、便 □ 避免便秘
活动	□ 下床活动 □ 注意保护引流管及尿管，勿牵拉、脱出等	□ 正常适度活动，避免疲劳

附：原表单（2010 年版）

输尿管癌临床路径表单

适用对象：第一诊断为输尿管癌（ICD-10：C66）

行腹腔镜肾、输尿管全长、膀胱部分切除术（ICD-9-CM-3：55.5108 伴 57.6）

| 患者姓名： | 性别： | 年龄： | 门诊号： | 住院号： |
| 住院日期：　　年　月　日 | 出院日期：　　年　月　日 | 标准住院日：≤10 天 |

时间	住院第 1~2 天	住院第 3 天（手术日）	住院第 4 天（术后第 1 天）
主要诊疗工作	□ 询问病史，体格检查 □ 完成病历及上级医师查房 □ 完成医嘱 □ 向患者及家属交代围术期注意事项 □ 签署手术知情同意书、输血同意书	□ 术前预防使用抗菌药物 □ 实施手术 □ 术后标本送病理 □ 术后向患者及家属交代病情及注意事项 □ 完成术后病程记录及手术记录	□ 观察病情 □ 上级医师查房 □ 完成病程记录 □ 嘱患者可以下地活动，以预防下肢静脉血栓
重点医嘱	**长期医嘱：** □ 泌尿外科疾病护理常规 □ 三级护理 □ 饮食 ◎普通饮食 ◎糖尿病饮食 ◎其他 □ 基础用药（糖尿病、心脑血管疾病等） **临时医嘱：** □ 血、尿、大便常规 □ 肝肾功能、电解质、血型 □ 感染性疾病筛查、凝血功能 □ X 线胸片、心电图 □ 手术医嘱 □ 常规备血 400ml □ 准备术中预防用抗菌药物 □ 必要时留置胃管	**长期医嘱：** □ 腹腔镜输尿管癌根治术后护理常规 □ 一级护理 □ 禁食 □ 6 小时后恢复部分基础用药（心脑血管药） □ 切口引流管接无菌袋 □ 留置尿管并接无菌袋 **临时医嘱：** □ 输液 □ 抗菌药物 □ 必要时用抑酸剂	**长期医嘱：** □ 二级护理 □ 可拔切口引流管 **临时医嘱：** □ 输液 □ 抗菌药物 □ 更换敷料 □ 必要时用抑酸剂
主要护理工作	□ 入院介绍 □ 相关检查指导 □ 术前常规准备及注意事项	□ 麻醉后护理指导及病情观察 □ 术后引流管护理指导 □ 术后生活指导 □ 术后活动指导	□ 术后病情观察 □ 麻醉后饮食原则 □ 术后生活指导 □ 术后活动指导
病情变异记录	□ 无 □ 有，原因： 1. 2.	□ 无 □ 有，原因： 1. 2.	□ 无 □ 有，原因： 1. 2.
护士签名			
医师签名			

时间	住院第 5 天（术后第 2 天）	住院第 6 天（术后第 3 天）	住院第 7 天（术后第 4 天）
主要诊疗工作	□ 观察病情 □ 观察引流量 □ 完成病程记录	□ 观察病情 □ 观察切口情况 □ 完成病程记录	□ 观察病情 □ 完成病程记录
重点医嘱	长期医嘱： □ 二级护理 □ 可拔切口引流管 临时医嘱： □ 输液 □ 抗菌药物 □ 必要时用抑酸剂	长期医嘱： □ 二级护理 □ 半流食 □ 拔尿管 □ 切口换药 □ 恢复其他基础用药 □ 酌情使用抗菌药物 临时医嘱： □ 输液	长期医嘱： □ 二级护理 □ 普食 临时医嘱： □ 酌情复查实验室检查项目
主要护理工作	□ 术后病情观察 □ 术后饮食指导 □ 术后活动指导 □ 观察拔尿管后排尿情况 □ 用药指导	□ 术后病情观察 □ 用药指导 □ 观察拔尿管后排尿情况 □ 术后活动指导 □ 术后饮食指导	□ 术后病情观察 □ 用药指导 □ 术后活动指导 □ 术后饮食指导
病情变异情况	□ 无 □ 有，原因： 1. 2.	□ 无 □ 有，原因： 1. 2.	□ 无 □ 有，原因： 1. 2.
护士签名			
医师签名			

时间	住院第 8~9 天（术后第 5~6 天）	住院第 10 天（出院日）
主要诊疗工作	□ 观察病情 □ 完成病程记录	□ 观察病情 □ 上级医师查房 □ 出院 □ 向患者及家属交代出院后注意事项 □ 完成出院病程记录 □ 病理结果告知患者 □ 根据病理结果决定是否辅助治疗 □ 定期复查
重点医嘱	长期医嘱： □ 二级护理 □ 普通饮食 临时医嘱： □ 酌情复查实验室检查项目	出院医嘱： □ 今日出院 □ 出院带药：基础药
主要护理工作	□ 术后病情观察 □ 术后饮食指导 □ 术后活动指导 □ 用药指导	□ 指导办理出院手续 □ 出院带药指导 □ 出院后活动饮食注意事项 □ 遵医嘱按时回院拆线 □ 遵医嘱按时复查
病情变异情况	□ 无　□ 有，原因： 1. 2.	□ 无　□ 有，原因： 1. 2.
护士签名		
医师签名		

第二十章

膀胱肿瘤（尿道膀胱肿瘤电切术）临床路径释义

一、膀胱肿瘤编码

1. 原编码：

疾病名称及编码：膀胱肿瘤（ICD-10：C67，C79.1，D09.0，D30.3，D41.4）

手术操作名称及编码：经尿道膀胱肿瘤电切术（TURBT）（ICD-9-CM-3：57.4901）

2. 修改名称：

疾病名称及编码：膀胱恶性肿瘤（ICD-10：C67.0-C67.9）

　　　　　　　　继发性膀胱恶性肿瘤（ICD-10：C79.101）

　　　　　　　　膀胱原位癌（ICD-10：D09.0）

　　　　　　　　膀胱良性肿瘤（ICD-10：D30.3）

　　　　　　　　膀胱性质未定或动态未知肿瘤（ICD-10：D41.4）

手术操作及编码：经尿道膀胱肿瘤电切术（TURBT）（ICD-9-CM-3：57.4901）

二、临床路径检索方法

（C67.0-C67.9/C79.101/D09.0/D30.3/D41.4）伴 57.4901

三、膀胱肿瘤临床路径标准住院流程

（一）适用对象

第一诊断为膀胱肿瘤（ICD-10：C67，C79.1，D09.0，D30.3，D41.4）。

行经尿道膀胱肿瘤电切术（TURBT）（ICD-9-CM-3：57.4901）。

> **释义**
>
> ■ 本路径适用第一诊断为膀胱肿瘤的患者，包含膀胱的原发性肿瘤和继发性肿瘤，可分为良性肿瘤和恶性肿瘤。膀胱肿瘤按来源可分为来源于上皮组织的肿瘤和来源于非上皮组织即间叶组织的肿瘤。上皮组织来源的良性膀胱肿瘤包括尿路上皮增生/不典型增生、乳头状瘤、息肉和腺瘤等。恶性肿瘤包括尿路上皮癌、鳞状细胞癌和腺细胞癌，还有较少见的小细胞癌、混合型癌、癌肉瘤及转移性癌。其中膀胱尿路上皮癌最为常见，占膀胱癌的 90% 以上。膀胱非上皮组织性肿瘤主要来源于肌肉、血管、淋巴、神经组织等。其中良性肿瘤包括平滑肌瘤、海绵状血管瘤、纤维瘤、嗜铬细胞瘤、脂肪瘤等。恶性肿瘤包括膀胱平滑肌肉瘤、恶性淋巴瘤、横纹肌肉瘤、恶性外周神经鞘瘤，黑色素瘤、纤维肉瘤等。
>
> ■ 本路径仅针对经尿道膀胱肿瘤电切手术（TURBT）为主要治疗手段的病例，包括第一次膀胱肿瘤电切可能不彻底，需要行膀胱肿瘤二次电切的病例。不包括术前影像学结果提示膀胱肿瘤浸润肌层，仅行经尿道膀胱肿瘤诊断性电切，术后再进行膀胱根治性切除、动脉化疗等病例。经尿道膀胱肿瘤切除的手段除传统的单极电切、双极等离子电切外，还可包括经尿道膀胱肿瘤激光切除术等。

（二）诊断依据

根据《中国泌尿外科疾病诊断治疗指南》（中华医学会泌尿外科学分会编著，人民卫生出版社，2007）。

1. 病史。
2. 体格检查。
3. 实验室检查、影像学检查及（或）内镜检查。

释义

■ 病史：膀胱恶性肿瘤的临床表现多以血尿为主要表现，最典型的症状是间断无痛全程肉眼血尿，但也可表现为镜下血尿；其他症状还可表现为尿频、尿急、尿痛等膀胱刺激征，盆腔疼痛；其他症状还包括输尿管梗阻引起腰肋部疼痛、下肢水肿，肿瘤致膀胱出口梗阻引起排尿困难、尿潴留等，部分患者无任何症状，因检查其他疾病或体检时偶然发现。膀胱良性肿瘤多无明显临床表现，但也可有上述症状。

■ 需要仔细询问家族史、接触高危因素（如吸烟史、染料接触史）等。

■ 体格检查包括腹部触诊、直肠指诊、经阴道双合诊等，触及盆腔包块多为膀胱肿瘤局部进展的表现，体格检查在早期膀胱肿瘤中的诊断价值有限。

■ 实验室检查应有尿脱落细胞学检查，有条件的单位可开展尿液 FISH 检查及尿膀胱肿瘤标志物，如 BTAstat、BTAtrak、FDP、ImmunoCyt 等。对于术前有膀胱镜检及病理活检报告证实为膀胱肿瘤者，可酌情省略尿脱落细胞学及尿 FISH 等检查。

■ 影像检查包括泌尿系 B 超、静脉泌尿系造影、盆腔 CT 或 MRI，MRI 检查膀胱时，T_2 加权像尿液呈高信号，正常逼尿肌呈低信号，而大多数膀胱肿瘤为中等信号。低信号的逼尿肌出现中断现象提示肌层浸润。因此，MRI 有助于肿瘤分期，在分期方面，MRI 优于 CT。若肿瘤较大、多发或有上尿路积水存在，则需要酌情行 CTU、MRU 检查，如除外合并有上尿路肿瘤者，也可进入此路径。

■ 膀胱镜检查和病理活检是诊断膀胱癌的金标准。膀胱镜检查可以明确膀胱肿瘤的部位、大小、数目、形态等，同时可以对膀胱肿瘤和可疑病变进行活检以明确病理诊断。如有条件，可行软性膀胱镜检查、荧光膀胱镜检和窄谱光成像（NBI）膀胱镜检。术前若影像学提示膀胱肿瘤为单发、较小肿瘤或患者无法耐受局麻下膀胱镜检查者，可酌情于术前省略膀胱镜检查，直接行诊断性 TURBT 术。

（三）选择治疗方案的依据

根据《中国泌尿外科疾病诊断治疗指南》（中华医学会泌尿外科学分会编著，人民卫生出版社，2007）。

1. 适合经尿道膀胱肿瘤电切术（TURBT）。
2. 能够耐受手术。

释义

■ 本路径适合根据术前 CT/MRI 等影像学检查及膀胱镜检查结果，估计膀胱肿瘤未浸润肌层，可通过 TURBT 术彻底切除肿瘤的患者。同时患者无严重心肺功能障碍、无严重凝血功能异常等疾病，可以耐受手术。随着外科手术技术和医疗器械的发展，经尿道膀胱肿瘤电切术的治疗方法不断发展变化。各单位应根据自身条件及患者病变特点，合理选择常规单极电切手术、双极等离子电切除手术、经尿道膀胱肿瘤激光切除手术等安全、有效的治疗。有条件的单位可开展荧光引导下或 NBI 引导下的经尿道膀胱肿瘤切除术，有利于提高膀胱肿瘤的检出率。

（四）标准住院日 ≤8 天

> **释义**
>
> ■ 标准住院日是推荐的最低要求，提倡缩短住院日。患者入院后，术前准备 1~3 天，在第 2~4 天实施手术，术后恢复 3~5 天出院，平均住院日应在 5~8 天。

（五）进入路径标准

1. 第一诊断必须符合 ICD-10：C67，C79.1，D09.0，D30.3，D41.4 膀胱肿瘤疾病编码。
2. 当患者合并其他疾病诊断，但住院期间无需特殊处理也不影响第一诊断临床路径实施时，可以进入路径。

> **释义**
>
> ■ 进入本路径患者的第一诊断必须为膀胱肿瘤，至少需有泌尿系 B 超、盆腔 CT 或 MRI、膀胱镜检查之一，结果支持膀胱肿瘤诊断的患者才可进入本路径。初发或复发均可，二次电切也适合本路径。需术前评估膀胱肿瘤未浸润肌层，可通过单次或二次 TURBT 术切除干净的患者方可进入路径。如术前评估肿瘤已浸润肌层，膀胱肿瘤电切仅为诊断性，术后需行根治性膀胱切除或动脉介入化疗等后续治疗的患者不适合进入本路径。
>
> ■ 入院后常规检查发现以往没有发现的其他疾病或既往患有基础疾病，如高血压病、冠状动脉粥样硬化性心脏病、心律失常、糖尿病、慢性肝炎、慢性肾功能不全和泌尿系感染等，经系统评估，住院期间不需特殊治疗或仅需药物维持治疗者，不影响膀胱肿瘤路径实施时可进入路径。

（六）术前准备（术前评估）≤3 天

必需的检查项目：

1. 血常规、尿常规。
2. 电解质、肝肾功能、血型、凝血功能。
3. 感染性疾病筛查（乙型肝炎、丙型肝炎、艾滋病、梅毒等）。
4. X 线胸片、心电图。

> **释义**
>
> ■ 上述前三项项目及心电图是术前的基本检查项目，如检查结果异常或与临床判断不符，必要时可增加检查频次。
>
> ■ 根据术前检查资料完善程度，入院后可完善泌尿系 B 超、静脉泌尿系造影、盆腔 CT 平扫加增强或 MRI 平扫加增强、尿脱落细胞学、尿 FISH 及膀胱镜检查。以确定膀胱肿瘤的诊断和评估膀胱肿瘤分期，进一步明确患者适合进入本路径。建议上述术前检查尽量在门诊完成。
>
> ■ 若膀胱肿瘤较大（≥3cm），或肿瘤多发，或为复发患者，临床怀疑有远处转移的可能性时，可行胸部 CT 检查以尽早发现肺转移灶，同时应行腹部 B 超检查，明确肝脏有无转移。行胸部 CT 检查的患者可不必再行 X 线胸片检查。当膀胱肿瘤多发，或 B 超发现有上尿路积水者，可行 IVU 或 CTU/MRU 检查，以明确上尿路有无肿瘤。
>
> ■ 当患者为高龄，活动能力差时，术前可行肺功能和心脏彩超检查以评估患者心肺功能能否耐受手术。

（七）预防性抗菌药物选择与使用时机

按照《抗菌药物临床应用指导原则》（卫医发〔2004〕285 号）执行，并结合患者的病情决定抗菌药物的选择与使用时间。

> **释义**
>
> ■ 按照《抗菌药物临床应用指导原则》，抗菌药品种可选用喹诺酮类或第一、二代头孢菌素类抗菌药物。
>
> ■ 抗菌药物可于术前 30 分钟至 1 小时预防使用 1 次。

（八）手术日为入院后≤3 天

1. 麻醉方式：腰麻或硬膜外麻醉或全身麻醉。
2. 手术方式：经尿道膀胱肿瘤电切术（TURBT）。
3. 术中用药：麻醉用药，必要时用抗菌药物。
4. 输血：必要时。

> **释义**
>
> ■ 手术方式可根据所在医院的具体情况选用不同的手术器械，如选择常规单极电切手术、双极等离子电切手术、经尿道膀胱肿瘤激光切除手术、荧光电切镜或 NBI 电切镜引导下的 TURBT 术等安全、有效的治疗。
>
> ■ 对手术时间较长，超过 3 小时的患者术中可加用 1 次抗菌药物。必要时可选用止血药，如注射用尖吻蝮蛇血凝酶等。如术前患者血红蛋白<80g/L 或术中出血量评估≥400ml，可酌情予以输血。

（九）术后住院恢复≤5天

1. 必须复查的检查项目：血常规、尿常规；根据患者病情变化可选择相应的检查项目。
2. 术后抗菌药物应用：按照《抗菌药物临床应用指导原则》（卫医发〔2004〕285号）执行。

> **释义**
>
> ■ 手术后当天或第2天早晨应复查血常规和尿常规。若存在手术时间较长、手术创面较大以及术后膀胱冲洗液较红等情况时，术后可根据病情选择行肝功能、肾功能、电解质等检查，必要时可增加检查频次。术后患者病情变化，可酌情选择相应的检查项目。
>
> ■ 可参照Ⅱ类切口术后抗菌药物应用原则实施，术后预防性抗菌药物使用时间为24~48小时。
>
> ■ 临床诊断膀胱癌患者，术后24小时内可根据术中情况予以膀胱即刻灌注化疗1次。对于中高危非肌层浸润性膀胱癌的患者，可在术后维持灌注方案中选择卡介苗、红色诺卡菌细胞壁骨架（N-CWS）等，诱导非特异性免疫反应，增强抗肿瘤活性，降低肿瘤进展及复发风险。
>
> ■ 根据术中情况酌情选择术后是否需要行膀胱冲洗，一般手术当日进行膀胱冲洗，若术后第2天膀胱冲洗液较清亮即予停止膀胱冲洗。
>
> ■ 术后当天由于麻醉禁食等，可予静脉输液营养支持，如静脉输注葡萄糖等。若患者出现膀胱痉挛、膀胱区疼痛等，可予M受体阻滞剂、解痉剂及镇痛剂等治疗。

（十）出院标准

1. 一般情况良好。
2. 拔除尿管。

> **释义**
>
> ■ 术后3~5天，患者尿管引流清亮，无明血尿，可予拔除尿管。若拔除尿管后，患者可自行排尿，且无明显肉眼血尿，可予出院。

（十一）变异及原因分析

1. 术中、术后出现并发症，需要进一步诊治，导致住院时间延长、费用增加。
2. 电切手术效果不满意，需进一步治疗（如膀胱全切、动脉化疗等）。
3. 术后原伴随疾病控制不佳，需请相关科室会诊，进一步诊治。
4. 住院后出现其他内、外科疾病需进一步明确诊断，可进入其他路径。

> **释义**
>
> ■ 术中如出现膀胱穿孔或可疑膀胱穿孔，需要延长导尿管拔除时间，或合并尿路感染需抗感染治疗，从而延长住院时间、增加住院费用，属轻微变异。

■ 严重变异导致患者退出此路径的情况有：①术中出现膀胱穿孔、严重出血、周围器官损伤等并发症，需要行开放手术（或腹腔镜手术）治疗的患者；②电切手术效果不理想，发现肿瘤多发无法完全切除，术后病理证实为 T_2 期以上肿瘤或高级别肿瘤（G3），肿瘤基底部有肿瘤残留者，需要进一步治疗，如膀胱根治性切除、动脉化疗等；③术中因患者无法耐受手术（如严重药物过敏、严重麻醉意外、严重心血管意外、难以纠正的心律失常、脑血管意外、严重呼吸功能障碍等），需要中止手术或放弃手术的情况；④术后继发出血，需要进一步手术止血；⑤术后继发感染（如急性附睾炎、肺部感染等），需要进一步治疗的；⑥患者合并前列腺增生等尿道梗阻性疾病，拔除导尿管后无法自行排尿，可退出此临床路径继续住院治疗，或根据临床情况，患者带导尿管出院后门诊进一步治疗，此种情况可仍归属此路径内；⑦术后原伴发疾病控制不佳，如高血压并心功能不全，术后加重出现心力衰竭，需要请心血管科会诊，甚至转科治疗，需要退出路径。

■ 患者入选路径后，医师在检查及治疗过程中发现患者合并存在一些事前未预知的其他内、外科疾病，如发现合并其他系统肿瘤等，需要进一步检查明确诊断或进一步治疗，对本路径治疗可能产生影响，需要退出本路径或者是延长治疗时间、增加检查治疗费用等导致本路径变异。医师需在表单中明确说明。

■ 因患者方面的主观原因导致执行路径出现变异，如患者要求推迟手术时间或拒绝早期出院，要求延长住院时间的，也需要医师在表单中予以说明。

四、膀胱肿瘤给药方案

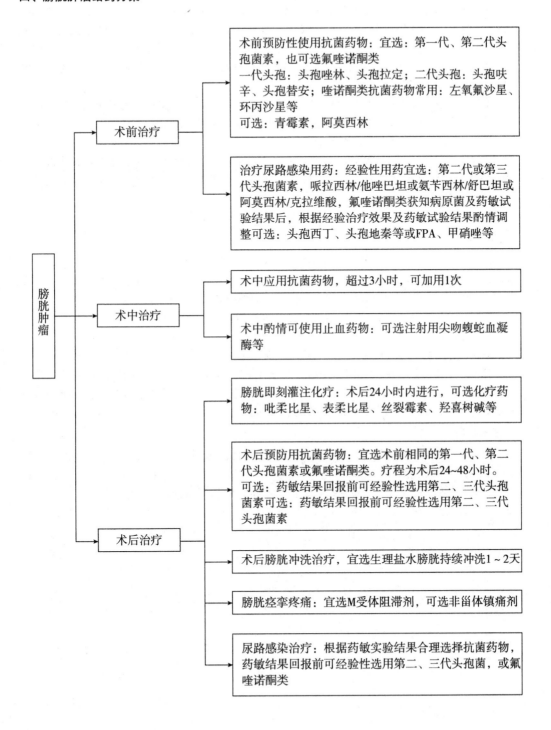

术前治疗

术前预防性使用抗菌药物：宜选：第一代、第二代头孢菌素，也可选氟喹诺酮类
一代头孢：头孢唑林、头孢拉定；二代头孢：头孢呋辛、头孢替安；喹诺酮类抗菌药物常用：左氧氟沙星、环丙沙星等
可选：青霉素，阿莫西林

治疗尿路感染用药：经验性用药宜选：第二代或第三代头孢菌素，哌拉西林/他唑巴坦或氨苄西林/舒巴坦或阿莫西林/克拉维酸，氟喹诺酮类获知病原菌及药敏试验结果后，根据经验治疗效果及药敏试验结果酌情调整可选：头孢西丁、头孢地秦等或FPA、甲硝唑等

术中治疗

术中应用抗菌药物，超过3小时，可加用1次

术中酌情可使用止血药物：可选注射用尖吻蝮蛇血凝酶等

术后治疗

膀胱即刻灌注化疗：术后24小时内进行，可选化疗药物：吡柔比星、表柔比星、丝裂霉素、羟喜树碱等

术后预防用抗菌药物：宜选术前相同的第一代、第二代头孢菌素或氟喹诺酮类。疗程为术后24~48小时。可选：药敏结果回报前可经验性选用第二、三代头孢菌素可选：药敏结果回报前可经验性选用第二、三代头孢菌素

术后膀胱冲洗治疗，宜选生理盐水膀胱持续冲洗1～2天

膀胱痉挛疼痛：宜选M受体阻滞剂，可选非甾体镇痛剂

尿路感染治疗：根据药敏实验结果合理选择抗菌药物，药敏结果回报前可经验性选用第二、三代头孢菌，或氟喹诺酮类

【用药选择】

1. 膀胱经尿道癌手术属清洁-污染手术，术前预防性使用抗菌药物应在术前半小时至1小时静脉滴注给药。可选择第一代或第二代头孢菌素或氟喹诺酮类抗菌药物及磷霉素氨丁三醇散等。

2. 术后预防性使用抗菌药物仅限于术后24~48小时内。可选择第一代或第二代头孢菌素或氟喹诺酮类抗菌药物及磷霉素氨丁三醇散等。

3. 术后出现感染征象需使用抗菌药物时，在经验性用药的同时应尽快完成药敏实验，依据药敏实验结果选择合理抗菌药物使用。经验性用药可选择第二代或第三代头孢菌素类抗菌药物或喹诺酮类抗菌药物及磷霉素氨丁三醇散等。

4. 膀胱癌术后24小时内即刻灌注1次，药物可选吡柔比星、表柔比星、丝裂霉素或羟喜树碱等化疗药物。术后维持灌注每月1次，共10个月，药物可选卡介苗、吡柔比星、表柔比星、丝裂霉素等化疗药物。

5. 术后膀胱痉挛疼痛治疗可选用M受体阻滞剂或非甾体镇痛剂。

【药学提示】

1. 头孢菌素类抗菌药物使用期间严禁饮酒，以免发生双硫仑样反应。

2. 头孢菌素类抗菌药物多数经肾脏排泄，中度以上肾功能不全患者应根据肾功能适当调整剂量；中度以上肝功能减退时，头孢哌酮、头孢曲松可能需要调整剂量。

3. 喹诺酮类大部分以原形经肾脏排泄，在体内代谢甚少，故肾功能不全者应根据肌酐清除率减量或延长给药时间。

4. 灌注化疗药物期间注意观察化疗药物的不良反应。

5. 老年男性患者应用M受体阻滞剂时，需重点关注M受体拮抗剂影响胃肠功能的不良反应。对于有膀胱出口梗阻的患者（如合并前列腺增生患者），需谨慎应用M受体拮抗剂，或联用α受体阻滞剂，以减少拔尿管后的尿潴留风险。

【注意事项】

1. 部分头孢菌素类抗菌药物在使用前必须皮试，皮试阴性者方可使用。喹诺酮类禁用于18岁以下青少年和儿童。

2. 对于术中有膀胱穿孔或可疑穿孔的患者，应避免术后即刻膀胱灌注化疗。

3. 术后即刻膀胱灌注治疗禁用卡介苗等免疫制剂。

五、推荐表单

（一）医师表单

膀胱肿瘤临床路径医师表单

适用对象：第一诊断为膀胱恶性肿瘤（ICD-10：C67.0-C67.9）/继发性膀胱恶性肿瘤（ICD-10：C79.101）/膀胱原位癌（ICD-10：D09.0）/膀胱良性肿瘤（ICD-10：D30.3）/膀胱性质未定或动态未知肿瘤（ICD-10：D41.4）

行经尿道膀胱肿瘤电切术（TURBT）（ICD-9-CM-3：57.4901）

患者姓名：	性别：　　年龄：　　门诊号：	住院号：
住院日期：　　年　月　日	出院日期：　　年　月　日	标准住院日：≤8 天

时间	住院第 1~2 天	住院第 3 天（手术日）	住院第 4~5 天（术后第 1~2 天）
主要诊疗工作	□ 询问病史，体格检查 □ 完成病历及上级医师查房 □ 完成医嘱 □ 向患者及家属交代围术期注意事项 □ 签署手术知情同意书	□ 术前预防使用抗菌药物 □ 实施手术 □ 术后标本送病理 □ 术后向患者及家属交代病情及注意事项 □ 完成术后病程记录及手术记录	□ 观察病情 □ 上级医师查房 □ 完成病程记录 □ 嘱患者下地活动，预防下肢静脉血栓 □ 嘱患者多饮水
重点医嘱	**长期医嘱：** □ 泌尿外科疾病护理常规 □ 三级护理 □ 饮食 ◎普通饮食 ◎糖尿病饮食◎其他 □ 基础用药（糖尿病、心脑血管疾病等） **临时医嘱：** □ 血常规、尿常规 □ 肝肾功能、电解质、凝血功能、血型 □ 感染性疾病筛查 □ X 线胸片、心电图 □ 其他可选检查 IVU、CT、MRI 等 □ 手术医嘱 □ 准备术前预防用抗菌药物	**长期医嘱：** □ TURBT 术后护理常规 □ 一级护理 □ 6 小时后恢复术前饮食 □ 6 小时后恢复基础用药 □ 尿管接无菌生理盐水冲洗 □ 静脉使用抗菌药物 □ 必要时使用抑制膀胱痉挛药 □ 必要时使用抑酸剂 **临时医嘱：** □ 输液 □ 酌情 24 小时内膀胱灌注化疗药物 □ 酌情使用止血药	**长期医嘱：** □ 二级护理 □ 停冲洗 □ 静脉使用抗菌药物 □ 必要时使用抑制膀胱痉挛药 **临时医嘱：** □ 输液 □ 酌情使用止血药 □ 必要时使用抑酸剂 □ 酌情拔尿管 □ 复查血常规、尿常规
病情变异记录	□ 无 □ 有，原因： 1. 2.	□ 无 □ 有，原因： 1. 2.	□ 无 □ 有，原因： 1. 2.
医师签名			

时间	住院第 6~7 天（术后第 3~4 天）	住院第 8 天（出院日）
主要诊疗工作	□ 观察病情 □ 上级医师查房 □ 观察排尿情况 □ 完成病程记录	□ 观察病情 □ 观察排尿情况 □ 上级医师查房 □ 出院 □ 向患者及家属交代出院后注意事项 □ 完成出院病程记录 □ 病理结果告知患者 □ 出院后膀胱灌注 □ 定期复查
重点医嘱	**长期医嘱：** □ 口服抗菌药物（必要时） □ 必要时继续使用抑制膀胱痉挛药 **临时医嘱：** □ 酌情拔尿管 □ 酌情可出院	**出院医嘱：** □ 今日出院 □ 出院带药：抗菌药物（必要时）、抑制膀胱痉挛药（必要时）、基础药
病情变异记录	□ 无 □ 有，原因： 1. 2.	□ 无 □ 有，原因： 1. 2.
医师签名		

（二）护士表单

膀胱肿瘤临床路径护士表单

适用对象：第一诊断为膀胱恶性肿瘤（ICD-10：C67.0-C67.9）/继发性膀胱恶性肿瘤（ICD-10：C79.101）/膀胱原位癌（ICD-10：D09.0）/膀胱良性肿瘤（ICD-10：D30.3）/膀胱性质未定或动态未知肿瘤（ICD-10：D41.4）

行经尿道膀胱肿瘤电切术（TURBT）（ICD-9-CM-3：57.4901）

患者姓名：	性别：　　年龄：　　门诊号：	住院号：
住院日期：　　年　月　日	出院日期：　　年　月　日	标准住院日：≤8 天

时间	住院第 1~2 天	住院第 3 天（手术当天）	住院第 4~5 天（术后 1~2）
健康宣教	□ 入院宣教 □ 介绍主管医师、护士 □ 介绍环境、设施 □ 介绍住院权利、义务、制度 □ 术前宣教 □ 宣教疾病知识、术前准备及手术过程 □ 告知准备物品、沐浴 □ 告知术后饮食、活动及探视注意事项 □ 告知术后可能出现的情况及应对方式 □ 主管护士与患者沟通，了解并指导心理应对 □ 告知家属等候区位置 □ 检查宣教	□ 术后当日宣教 □ 告知监护设备、管路功能及注意事项 □ 告知膀胱冲洗注意事项 □ 告知膀胱痉挛的处理方法 □ 告知饮食、体位要求 □ 告知疼痛注意事项 □ 告知术后可能出现情况的应对方式 □ 给予患者及家属心理支持 □ 再次明确探视陪伴须知	□ 术后宣教 □ 大量饮水的必要性 □ 饮食、活动指导 □ 复查患者对术前宣内容的掌握程度 □ 疾病恢复期注意事项 □ 导尿管留置注意事项 □ 下床活动注意事项 □ 膀胱灌注注意事项
护理处置	□ 核对患者，佩戴腕带 □ 建立入院护理病历 □ 卫生处置：剪指（趾）甲、沐浴，更换病号服 □ 协助医师完成术前检查化验 □ 术前准备 □ 皮试 □ 备皮 □ 禁食、禁水	□ 送手术 □ 确认特殊口服药的服用（如高血压、心脏病、抗癫痫药物等） □ 摘除患者各种活动物品 □ 核对患者资料及带药 □ 填写手术交接单，签字确认 □ 接手术 □ 核对患者及资料，签字确认 □ 出现膀胱痉挛对症处理 □ 观察尿液颜色、性质、量 □ 留置导尿管护理 □ 观察冲洗情况及冲出液颜色、性质、量	□ 遵医嘱完成相关检查 □ 观察尿液颜色、性质、量 □ 观察冲洗情况及冲出液颜色、性质、量 □ 出现膀胱痉挛对症处理 □ 留置导尿管护理
基础护理	□ 三级护理 □ 晨晚间护理 □ 患者安全管理	□ 一级护理 □ 活动护理：协助床上活动 □ 术后饮食指导 □ 排泄护理 □ 患者安全管理	□ 二级护理 □ 晨晚间护理 □ 会阴擦洗 □ 协助床旁活动 □ 排泄护理 □ 患者安全管理

续　表

时间	住院第 1~2 天	住院第 3 天（手术当天）	住院第 4~5 天（术后 1~2）
专科护理	□ 护理查体 □ 病情观察，尿液色、质、量 □ 填写跌倒及压疮防范表 □ 填写疼痛评估表 □ 需要时，请家属陪伴 □ 遵医嘱完成相关检查 □ 心理护理	□ 病情观察，写护理记录 □ 观察生命体征、皮肤情况、尿液色、质、量，膀胱冲洗情况、评估疼痛是否有膀胱痉挛症状 □ 根据病情重新评估跌倒及压疮评估表 □ 遵医嘱予抗感染、止血静脉补液治疗 □ 心理护理	□ 病情观察 □ 观察饮水量，需要时记录尿量及尿液颜色、性质、量 □ 遵医嘱予抗感染止血治疗 □ 疼痛评估，膀胱痉挛时，联系主管医师给予相关用药 □ 心理护理
病情变异记录	□ 无　□ 有，原因： 1. 2.	□ 无　□ 有，原因： 1. 2.	□ 无　□ 有，原因： 1. 2.
护士签名			

时间	住院第 6~7 天（术后第 3~4 天）	住院第 8 天（术后第 5 天）
健康宣教	□ 术后宣教 □ 药物作用及频率 □ 饮食、活动指导 □ 疾病恢复期注意事项 □ 拔导尿管后注意事项	□ 出院宣教 □ 复查膀胱镜时间 □ 用药指导 □ 活动休息 □ 饮食指导 □ 指导办理出院手续 □ 出院后膀胱灌注方案及注意事项
护理处置	□ 遵医嘱完成相关检查 □ 观察拔导尿管后排尿情况	□ 办理出院手续 □ 书写出院小结
基础护理	□ 三级护理 □ 晨晚间护理 □ 会阴擦洗 □ 饮食、饮水护理 □ 排泄护理 □ 患者安全管理	□ 三级护理 □ 晨间护理 □ 患者安全管理
专科护理	□ 病情观察 □ 饮水效果 □ 需要时记录尿量，观察尿液颜色、性质、量 □ 遵医嘱予抗感染止血治疗 □ 需要时，联系主管医师给予相关治疗及用药 □ 心理护理	□ 病情观察 □ 拔除导尿管后排尿的情况 □ 心理护理
病情变异记录	□ 无 □ 有，原因： 1. 2.	□ 无 □ 有，原因： 1. 2.
护士签名		

（三）患者表单

膀胱肿瘤临床路径患者表单

适用对象：第一诊断为膀胱恶性肿瘤（ICD-10：C67.0-C67.9）/继发性膀胱恶性肿瘤（ICD-10：C79.101）/膀胱原位癌（ICD-10：D09.0）/膀胱良性肿瘤（ICD-10：D30.3）/膀胱性质未定或动态未知肿瘤（ICD-10：D41.4）

行经尿道膀胱肿瘤电切术（TURBT）（ICD-9-CM-3：57.4901）

患者姓名：	性别： 年龄： 门诊号：	住院号：
住院日期： 年 月 日	出院日期： 年 月 日	标准住院日：≤8 天

时间	入院	手术前	手术当天
医患配合	□ 配合询问病史、收集资料，请务必详细告知既往史、用药史、过敏史 □ 如服用抗凝剂，请明确告知 □ 配合进行体格检查 □ 有任何不适请告知医师	□ 配合询问病史、收集资料，请务必详细告知既往史、用药史、过敏史 □ 如服用抗凝剂，请明确告知 □ 配合进行体格检查 □ 有任何不适请告知医师 □ 配合完善术前相关检查、化验，如采血、留尿、心电图、X 线胸片、B 超检查等 □ 医师与患者及家属介绍病情及手术谈话、术前签字 □ 麻醉师与患者进行术前访视	□ 有任何不适请告知医师
护患配合	□ 配合测量体温、脉搏、呼吸、血压、体重 1 次 □ 配合完成入院护理评估（简单询问病史、过敏史、用药史） □ 接受入院宣教（环境介绍、权利、义务、病室规定、订餐制度、贵重物品保管等） □ 有任何不适请告知护士	□ 配合测量体温、脉搏、呼吸、询问排便 1 次 □ 接受术前宣教 □ 接受皮试，备皮等术前准备 □ 自行沐浴，加强会阴部清洁 □ 准备好必要用物 □ 取下义齿、饰品等，贵重物品交家属保管	□ 清晨测量体温、脉搏、呼吸 □ 如手术时间较晚，请配合输液 □ 送手术室前，协助完成核对，带齐影像资料，脱去衣物，上手术车 □ 返回病房后，协助完成核对，配合过病床 □ 配合术后吸氧、监护仪监测、输液、膀胱冲洗 □ 配合采取平卧位 □ 配合缓解疼痛 □ 有任何不适请告知护士
饮食	□ 正常饮食	□ 术前 12 小时禁食、禁水	□ 术后禁食、禁水（按麻醉要求）
排泄	□ 正常排尿、便	□ 正常排尿、便	□ 保留导尿管
活动	□ 正常活动	□ 正常活动	□ 冲洗期卧床休息，保护管路 □ 双下肢活动

时间	手术后	出院
医患配合	□ 配合会阴擦洗 □ 配合拔除尿管	□ 接受出院前指导 □ 知道复查程序 □ 获取出院诊断书
护患配合	□ 配合定时测量生命体征、每日询问大便 □ 配合询问出入量 □ 接受输液、服药等治疗 □ 配合保留尿管 □ 接受进食、进水、排便等生活护理 □ 配合活动，避免下肢深静脉血栓 □ 注意活动安全，避免坠床或跌倒 □ 配合执行探视及陪伴	□ 接受出院宣教 □ 办理出院手续 □ 获取出院带药 □ 知道服药方法、作用、注意事项 □ 知道照顾伤口方法 □ 知道复印病历方法
饮食	□ 根据医嘱，由流食逐渐过渡到普通饮食	□ 根据医嘱，正常饮食
排泄	□ 保留尿管至正常排便 □ 避免便秘	□ 正常排尿、便 □ 避免便秘
活动	□ 下床活动 □ 注意保护尿管，勿牵拉、脱出等	□ 正常适度活动，避免疲劳

附：原表单（2009 年版）

膀胱肿瘤临床路径表单

适用对象：第一诊断为第一诊断膀胱肿瘤（ICD-10：C67/C79.1/D09.0/D30.3/D41.4）
行经尿道膀胱肿瘤电切术（TURBT）（ICD-9-CM-3：57.4901）

患者姓名：		性别： 年龄： 门诊号：	住院号：
住院日期： 年 月 日		出院日期： 年 月 日	标准住院日：≤8 天

时间	住院第 1~2 天	住院第 3 天（手术日）	住院第 4~5 天（术后第 1~2 天）
主要诊疗工作	□ 询问病史，体格检查 □ 完成病历及上级医师查房 □ 完成医嘱 □ 向患者及家属交代围术期注意事项 □ 签署手术知情同意书	□ 术前预防使用抗菌药物 □ 实施手术 □ 术后标本送病理 □ 术后向患者及家属交代病情及注意事项 □ 完成术后病程记录及手术记录	□ 观察病情 □ 上级医师查房 □ 完成病程记录 □ 嘱患者下地活动，预防下肢静脉血栓 □ 嘱患者多饮水
重点医嘱	长期医嘱： □ 泌尿外科疾病护理常规 □ 三级护理 □ 饮食 ◎普通饮食 ◎糖尿病饮食◎其他 □ 基础用药（糖尿病、心脑血管疾病等） 临时医嘱： □ 血常规、尿常规 □ 肝肾功能、电解质、凝血功能、血型 □ 感染性疾病筛查 □ X 线胸片、心电图 □ 手术医嘱 □ 准备术前预防用抗菌药物 □ 备术中使用三腔导尿管	长期医嘱： □ TURBT 术后护理常规 □ 一级护理 □ 6 小时后恢复术前饮食 □ 6 小时后恢复基础用药 □ 尿管接无菌盐水冲洗 临时医嘱： □ 输液 □ 静脉使用抗菌药物 □ 必要时使用抑制膀胱痉挛药 □ 必要时使用抑酸剂 □ 酌情 24 小时内膀胱灌注化疗药物 □ 酌情使用止血药	长期医嘱： □ 二级护理 □ 停冲洗 临时医嘱： □ 输液 □ 静脉使用抗菌药物 □ 必要时使用抑制膀胱痉挛药 □ 酌情使用止血药 □ 必要时使用抑酸剂 □ 酌情拔尿管
主要护理工作	□ 入院介绍 □ 术前相关检查指导 □ 术前常规准备及注意事项 □ 术后所带导尿管及膀胱冲洗指导	□ 麻醉后注意事项及膀胱冲洗观察 □ 术后导尿管护理 □ 术后饮食饮水注意事项 □ 术后活动指导	□ 术后引流管护理 □ 术后饮食饮水注意事项 □ 术后膀胱痉挛护理指导
病情变异记录	□ 无 □ 有，原因： 1. 2.	□ 无 □ 有，原因： 1. 2.	□ 无 □ 有，原因： 1. 2.
护士签名			
医师签名			

时间	住院第6~7天（术后第3~4天）	住院第8天（出院日）
主要诊疗工作	□ 观察病情 □ 上级医师查房 □ 观察排尿情况 □ 完成病程记录	□ 观察病情 □ 观察排尿情况 □ 上级医师查房 □ 出院（电切深度较浅的患者） □ 向患者及家属交代出院后注意事项 □ 完成出院病程记录 □ 病理结果告知患者 □ 出院后膀胱灌注 □ 定期复查
重点医嘱	**长期医嘱：** □ 口服抗菌药物 □ 必要时使用抑制膀胱痉挛药 **临时医嘱：** □ 酌情拔导尿管	**出院医嘱：** □ 口服抗菌药物 □ 今日出院 □ 出院带药：膀胱灌注药、抗菌药物、抑制膀胱痉挛药（必要时）、基础药
主要护理工作	□ 拔管后排尿问题护理指导 □ 饮食饮水指导 □ 活动指导	□ 指导介绍出院手续 □ 出院用药指导 □ 拔管后排尿观察 □ 遵医嘱定期复查 □ 膀胱灌注注意事项
病情变异记录	□ 无 □ 有，原因： 1. 2.	□ 无 □ 有，原因： 1. 2.
护士签名		
医师签名		

第二十一章

前列腺癌（开放前列腺癌根治术）临床路径释义

一、前列腺癌（开放前列腺癌根治术）编码

疾病名称及编码：前列腺癌（ICD-10：C61）

手术操作名称及编码：开放前列腺癌根治术（ICD-9-CM-3：60.5）

二、临床路径检索方法

C61 伴 60.5

三、前列腺癌临床路径标准住院流程

（一）适用对象

第一诊断为前列腺癌（ICD-10：C61）。

行开放前列腺癌根治术（ICD-9-CM-3：60.5）。

> **释义**
>
> ■ 本路径适用对象为临床诊断为前列腺癌。
>
> ■ 前列腺癌的手术治疗方法多种，包括腹腔镜前列腺癌根治术，机器人辅助腹腔镜前列腺癌根治术等。本路径针对的是开放前列腺癌根治术，其他治疗方式见另外的路径指南。

（二）诊断依据

根据《2014 版中国泌尿外科疾病诊断治疗指南》（人民卫生出版社，2014）。

1. 病史。

2. 体格检查。

3. 实验室检查及影像学检查，包括总前列腺特异性抗原（TPSA）和游离前列腺特异性抗原（FPSA）等相关肿瘤标志物测定。

4. 前列腺穿刺活检及病理检查。

> **释义**
>
> ■ 早期前列腺癌通常没有症状，但肿瘤阻塞尿道或侵犯膀胱颈时，则会发生下尿路症状，严重者可能出现急性尿潴留、血尿、尿失禁。骨转移时会引起骨骼疼痛、病理性骨折、贫血、脊髓压迫等症状，甚至导致下肢瘫痪。

■ 直肠指检联合前列腺特异性抗原（PSA）检查是目前公认的早期发现前列腺癌最佳的初筛方法。最初可疑前列腺癌通常由直肠指检或 PSA 检查后再决定是否进行前列腺活检。病理诊断是前列腺癌诊断的金标准。临床上大多数前列腺癌患者通过前列腺系统性穿刺或靶向穿刺活检取得组织，经病理学诊断得以确诊。少数患者是在前列腺增生手术后病理组织中偶然发现前列腺癌。

■ 实验室检查是作为对患者术前一般状况、肝肾功能以及预后判定的评价指标。经直肠超声检查（TRUS）诊断前列腺癌的特异性较低，其最主要的作用是引导进行前列腺的系统性穿刺活检。电子计算机断层扫描（CT）检查的目的主要是协助临床医师进行肿瘤的临床分期。磁共振成像（MRI）检查可以显示前列腺包膜的完整性、是否侵犯前列腺周围组织及器官，在临床分期上有较重要的作用，磁共振波谱学检查（MRS）检查对于前列腺癌的诊断具有一定价值。全身核素骨显像检查（ECT）较常规 X 线片提前 3~6 个月发现骨转移灶，敏感性较高但特异性较差。

（三）选择治疗方案的依据

1. 适合行开放前列腺癌根治术。
2. 能够耐受手术。

释义

■ 开放前列腺癌根治术适用于可能治愈的前列腺癌。手术适应证要考虑肿瘤的临床分期、患者预期寿命和总体健康状况。根据《2014 版中国泌尿外科疾病诊断治疗指南》，手术适应证包括：

（1）临床分期：①T_1~T_{2c} 期：推荐行根治术；②T_{3a} 期：对于术后证实为 pT_{3a} 期的患者，可根据情况行辅助内分泌治疗或辅助放疗；③T_3 或 T_4 期：严格筛选后（如肿瘤未侵犯尿道括约肌或未与盆壁固定，肿瘤体积相对较小），可行根治术并辅以综合治疗；④N_1 期：对于淋巴结阳性患者，经筛选后可行根治术，术后给予辅助治疗。

（2）预期寿命：预期寿命≥10 年者可选择根治术。

■ 预期寿命不足 10 年、患有严重出血倾向或血液凝固性疾病、严重的心血管疾病和肺功能不全及骨转移或其他远处转移的患者不适合本路径。

（四）临床路径标准住院日≤17 天

释义

■ 患者入院后，常规实验室及完善影像学检查等准备 1~3 天，术后恢复 8~14 天，总住院时间小于 17 天的均符合本路径要求。标准住院日是推荐的最低要求，如术后无严重并发症，患者恢复良好，术后恢复时间可缩短。

（五）进入路径标准

1. 第一诊断必须符合 ICD-10：C61 前列腺癌疾病编码。

2. 当患者合并其他疾病，但住院期间不需要特殊处理也不影响第一诊断的临床路径流程实施时，可以进入路径。

> **释义**
>
> ■ 本路径适用对象为临床诊断为前列腺癌，适合行前列腺癌根治术并排除手术禁忌证。
>
> ■ 患者如果合并高血压、糖尿病、冠心病等其他慢性疾病，需要术前对症治疗时，如果不影响麻醉和手术，不影响术前准备的时间，可进入本路径。上述慢性疾病如果需要经治疗稳定后才能手术，术前准备过程先进入其他相应内科疾病的诊疗路径。

（六）术前准备≤3 天

1. 必需的检查项目：

（1）血常规、尿常规、大便常规+隐血试验。

（2）电解质、肝功能测定、肾功能测定、血型、凝血功能。

（3）感染性疾病筛查（乙型肝炎、丙型肝炎、艾滋病、梅毒等）。

（4）X 线胸片、心电图。

（5）相关影像学检查。

（6）放射核素骨扫描。

2. 根据患者病情可选择的检查项目：超声心动图、心功能测定［如 B 型钠尿肽（BNP）测定、B 型钠尿肽前体（PRO-BNP）测定等］、肺功能、血气分析等。

> **释义**
>
> ■ 术前还应进行盆腔增强 CT 或盆腔 MRI 检查明确有无盆腔淋巴结转移及浸润情况。
>
> ■ 必查项目是确保手术治疗安全、有效开展的基础，术前必须完成。
>
> ■ 高龄患者或有心肺功能异常患者，术前根据病情增加心脏彩超、肺功能、血气分析等检查。
>
> ■ 为缩短患者住院等待时间，检查项目可以在患者入院前于门诊完成。

（七）抗菌药物选择与使用时间

按照《抗菌药物临床应用指导原则》（卫医发〔2004〕285 号）执行，并结合患者的病情决定抗菌药物的选择与使用时间。建议使用第一、二代头孢菌素，环丙沙星。如可疑感染，需做相应的微生物学检查，必要时做药敏试验。

> **释义**
>
> ■ 参考国家卫计委《抗菌药物临床应用指导原则（2015年版）》，开放前列腺癌根治手术切口属于Ⅱ类，术后可常规应用抗菌药物预防感染，一般选择二代头孢，或氟喹诺酮类抗菌药物，预防性应用抗菌药物时间一般为24小时，必要时延长至48小时。

（八）手术日为入院≤3天

1. 麻醉方式：全身麻醉和（或）硬膜外麻醉。
2. 手术方式：开放前列腺癌根治术。
3. 术中用药：麻醉用药等。
4. 输血：必要时。输血前需行血型鉴定、抗体筛选和交叉配型。

> **释义**
>
> ■ 本路径规定的开放前列腺癌根治术均是在全身麻醉下实施。
>
> ■ 术中应用抗菌药物参考《抗菌药物临床应用指导原则》执行。手术时间超过3小时可于术中加用一次抗菌药物。
>
> ■ 手术是否输血依照术中出血量而定，可根据医院条件采用自体血回输系统，必要时输异体血。

（九）术后住院恢复≤14天

1. 必须复查的检查项目：血常规、尿常规、TPSA和FPSA等肿瘤标志物测定。
2. 根据患者病情变化可选择相应的检查项目。
3. 术后抗菌药物用药：按照《抗菌药物临床应用指导原则》（卫医发〔2004〕285号）执行，建议使用第一、二代头孢菌素，环丙沙星。如可疑感染，需做相应的微生物学检查，必要时做药敏试验。

> **释义**
>
> ■ 术后可根据患者恢复情况做必须复查的检查项目，包括血常规、尿常规、电解质及肝肾功能。术后2周复查PSA。同时可根据病情变化增加检查项目以及频次。
>
> ■ 开放前列腺癌根治手术切口属于Ⅱ类，术后可常规应用抗菌药物预防感染，一般选择二代头孢或氟喹诺酮类抗菌药物，时间为术后24小时，必要时延长至48小时。

（十）出院标准

1. 一般情况良好。
2. 切口无感染。

> **释义**
>
> ■ 主管医师应在出院前，通过复查的各项检查并结合患者生命体征及术后恢复情况决定是否出院。如果出现术后感染、出血、尿瘘等需要继续留院治疗的情况，超出了路径所规定的时间，应先处理并发症，达到出院条件后再准许患者出院。

（十一）变异及原因分析

1. 术中、术后出现并发症，需要进一步诊治，导致住院时间延长、费用增加。
2. 术后原伴随疾病控制不佳，需请相关科室会诊和治疗，进一步诊治。
3. 住院后出现其他内、外科疾病需进一步明确诊断，可进入其他路径。
4. 曾行前列腺放疗或经尿道电切手术的患者不进入本路径。

> **释义**
>
> ■ 开放前列腺癌根治术可能发生出血、感染、盆腔血管及脏器损伤（直肠、髂血管、输尿管开口）、肺栓塞、肾衰竭、肝衰竭、尿瘘等并发症，部分并发症会导致住院时间延长、费用增加出现变异。需在表单中说明。
>
> ■ 如术前需做严格肠道准备，住院时间可能适当延长不超过1天。
>
> ■ 患者伴随有其他疾病，如心脑血管疾病，不能立即进行手术治疗的可能需请相关科室会诊调整后进行手术，延长住院时间并增加费用。若手术前后出现其他内、外科情况需要进一步明确诊断及治疗，可进入其他路径。
>
> ■ 因患者方面的主观原因导致执行路径出现变异，也需要在表单中予以说明。

四、前列腺癌给药方案

【用药选择】

1. 前列腺癌手术属清洁-污染手术，术前预防性使用抗菌药物应在皮肤切开前0.5~1小时内或麻醉开始时给药，在输注完毕后开始手术。抗菌药物的有效覆盖时间应包括整个手术过程，如手术时间超过3小时或超过所用药物半衰期的2倍以上，或成人出血量超过1500ml，术中应追加1次。可选择第一代或第二代头孢菌素或氟喹诺酮类抗菌药物。
2. 术后预防性使用抗菌药物仅限于术后48小时内。可选择第一代或第二代头孢菌素或氟喹诺酮类抗菌药物。
3. 术后出现感染征象需使用抗菌药物时，在经验性用药的同时应尽快完成药敏实验，依据药敏实验结果选择合理抗菌药物使用。经验性用药可选择第二代或第三代头孢菌素类抗菌药物。

【药学提示】

1. 头孢菌素类抗菌药物使用期间严禁饮酒，以免发生双硫仑样反应。
2. 头孢菌素类抗菌药物多数经肾脏排泄，中度以上肾功能不全患者应根据肾功能适当调整剂量；中度以上肝功能减退时，头孢哌酮、头孢曲松可能需要调整剂量。

【注意事项】

头孢菌素类及青霉素类抗菌药物在使用前必须皮试，皮试阴性者方可使用。但对于两者都过敏的患者，可考虑应用氟喹诺酮类抗菌药物，如环丙沙星。

五、推荐表单

（一）医师表单

前列腺癌临床路径医师表单

适用对象：第一诊断为前列腺癌（ICD-10：C61）

行开放前列腺癌根治术（ICD-9-CM-3：60.5）

患者姓名：	性别：　　年龄：　　门诊号：	住院号：
住院日期：　　年　月　日	出院日期：　　年　月　日	标准住院日：≤17 天

时间	住院第1~3天	住院第2~4天（手术日）	住院第3~5天（术后第1天）
主要诊疗工作	□ 询问病史，体格检查 □ 完成病历及上级医师查房 □ 完成医嘱 □ 向患者及家属交代围术期注意事项 □ 签署手术知情同意书、输血同意书	□ 术前预防使用抗菌药物 □ 实施手术 □ 术后标本送病理 □ 术后向患者及家属交代病情及注意事项 □ 完成术后病程记录及手术记录	□ 观察病情 □ 上级医师查房 □ 完成病程记录 □ 嘱患者可以下地活动，以预防下肢静脉血栓
重点医嘱	**长期医嘱：** □ 泌尿外科疾病护理常规 □ 三级护理 □ 饮食 ◎普通饮食 ◎糖尿病饮食◎其他 □ 基础用药（糖尿病、心脑血管疾病等） **临时医嘱：** □ 血常规、尿常规、大便常规+隐血试验 □ 肝肾功能、电解质、血型 □ 感染性疾病筛查、凝血功能 □ X线胸片、心电图 □ 手术医嘱 □ 常规备血 □ 准备术中预防用抗菌药物 □ 必要时留置胃管	**长期医嘱：** □ 开放前列腺癌根治术后护理常规 □ 一级护理 □ 禁食 □ 6小时后恢复部分基础用药（心脑血管药） □ 切口引流管接无菌袋 □ 留置尿管接无菌袋 **临时医嘱：** □ 输液 □ 抗菌药物 □ 必要时用抑酸剂	**长期医嘱：** □ 一级护理 □ 禁食 □ 留置尿管并接无菌袋 **临时医嘱：** □ 输液 □ 抗菌药物 □ 更换敷料 □ 必要时用抑酸剂
病情变异记录	□ 无　□ 有，原因： 1. 2.	□ 无　□ 有，原因： 1. 2.	□ 无　□ 有，原因： 1. 2.
医师签名			

时间	住院第6天（术后第2天）	住院第7天（术后第3天）	住院第8天（术后第4天）
主要 诊疗 工作	□ 观察病情 □ 观察引流量、切品情况 □ 完成病程记录	□ 观察病情 □ 观察切口情况、切口情况 □ 完成病程记录	□ 观察病情 □ 完成病程记录
重 点 医 嘱	长期医嘱： □ 二级护理 □ 留置尿管并接无菌袋 临时医嘱： □ 输液 □ 抗菌药物 □ 必要时用抑酸剂	长期医嘱： □ 二级护理 □ 半流食 □ 可拔切口引流管 □ 切口换药 □ 恢复其他基础用药 □ 酌情使用抗菌药物 临时医嘱： □ 输液 □ 抗菌药物	长期医嘱： □ 二级护理 □ 普食 □ 留置尿管并接无菌袋 临时医嘱： □ 酌情复查实验室检查项目
病情 变异 情况	□ 无　□ 有，原因： 1. 2.	□ 无　□ 有，原因： 1. 2.	□ 无　□ 有，原因： 1. 2.
医师 签名			

时间	住院第 9~11 天（术后第 5~7 天）	住院第 12 天（术后第 8 天，出院日）
主要诊疗工作	□ 观察病情 □ 观察伤口情况 □ 完成病程记录	□ 观察病情 □ 上级医师查房 □ 出院 □ 向患者及家属交代出院后注意事项 □ 完成出院病程记录 □ 病理结果出来后告知患者 □ 根据病理结果决定是否辅助治疗 □ 定期复查
重点医嘱	长期医嘱： □ 伤口拆线（术后第 7 天） 临时医嘱： □ 复查肾功能	出院医嘱： □ 今日出院 □ 出院带药：基础药
病情变异情况	□ 无　□ 有，原因： 1. 2.	□ 无　□ 有，原因： 1. 2.
医师签名		

（二）护士表单

前列腺癌临床路径护士表单

适用对象：第一诊断为前列腺癌（ICD-10：C61）

行开放前列腺癌根治术（ICD-9-CM-3：60.5）

患者姓名：	性别： 年龄： 门诊号：	住院号：
住院日期： 年 月 日	出院日期： 年 月 日	标准住院日：≤17 天

时间	住院第 1 天	住院第 2~3 天
健康宣教	□ 入院宣教 □ 介绍主管医师、护士 □ 介绍环境、设施 □ 介绍住院注意事项	□ 术前宣教 □ 宣教疾病知识、术前准备及手术过程 □ 告知准备物品、沐浴 □ 告知术后饮食、活动及探视注意事项 □ 告知术后可能出现的情况及应对方式 □ 主管护士与患者沟通，了解并指导心理应对 □ 告知家属等候区位置 □ 告知提肛肌锻炼方法
护理处置	□ 核对患者，佩戴腕带 □ 建立入院护理病历 □ 卫生处置：剪指（趾）甲、沐浴，更换病号服	□ 协助医师完成术前检查化验 □ 术前准备 □ 配血 □ 抗菌药物皮试 □ 备皮手术区域 □ 禁食、禁水 □ 灌肠
基础护理	□ 三级护理 □ 晨晚间护理 □ 患者安全管理	□ 三级护理 □ 晨晚间护理 □ 患者安全管理
专科护理	□ 护理查体 □ 需要时，填写跌倒及压疮防范表 □ 需要时，请家属陪伴 □ 心理护理	□ 遵医嘱完成相关检查 □ 心理护理
病情变异记录	□ 无 □ 有，原因： 1. 2.	□ 无 □ 有，原因： 1. 2.
护士签名		

时间	住院第2~4天（手术日）	住院第3~5天（术后第1天）
健康宣教	□ 术后当日宣教 □ 告知监护设备、管路功能及注意事项 □ 告知饮食、体位要求 □ 告知疼痛注意事项 □ 告知术后可能出现情况的应对方式 □ 给予患者及家属心理支持 □ 再次明确探视陪伴须知	□ 术后宣教 □ 药物作用及频率 □ 饮食、活动指导 □ 复查患者对术前宣教内容的掌握程度 □ 疾病恢复期注意事项 □ 下床活动注意事项
护理处置	□ 药物灌肠1次 □ 送手术 □ 摘除患者各种活动物品 □ 核对患者资料及带药 □ 填写手术交接单，签字确认 □ 接手术 □ 核对患者及资料，签字确认	□ 遵医嘱完成相关检查
基础护理	□ 特级护理 □ 卧位护理：协助翻身、床上移动、预防压疮 □ 排泄护理 □ 患者安全管理	□ 特/一级护理（根据患者病情和生活自理能力确定护理级别） □ 晨晚间护理 □ 协助翻身、床上移动、预防压疮 □ 排泄护理 □ 床上温水擦浴 □ 协助更衣 □ 患者安全管理
专科护理	□ 病情观察，写特护记录 □ q2h评估生命体征、意识、体征、肢体活动、皮肤情况、伤口敷料、尿量及引流液性质及量、出入量 □ 遵医嘱予抗感染、镇痛治疗 □ 心理护理	□ 病情观察，写护理记录 □ 评估生命体征、肢体活动、皮肤情况、伤口敷料、尿量及引流液量性质 □ 遵医嘱予抗感染及止痛治疗 □ 需要时，联系主管医师给予相关治疗及用药 □ 心理护理
病情变异记录	□ 无 □ 有，原因： 1. 2.	□ 无 □ 有，原因： 1. 2.
护士签名		

时间	住院第6~12天（术后第2~3天）	住院第6~12天（术后第4~6天）	住院第6~12天（术后第7~8天）
健康宣教	□ 术后宣教 □ 药物作用及频率 □ 饮食、活动指导 □ 复查患者对术前宣教内容的掌握程度 □ 疾病恢复期注意事项 □ 下床活动注意事项	□ 术后宣教 □ 药物作用及频率 □ 饮食、活动指导 □ 复查患者对术前宣教内容的掌握程度 □ 疾病恢复期注意事项 □ 下床活动注意事项	□ 出院宣教 □ 复查时间 □ 服药方法 □ 活动休息 □ 指导饮食 □ 指导办理出院手续
护理处置	□ 遵医嘱完成相关检查	□ 遵医嘱完成相关检查	□ 办理出院手续 □ 书写出院小结
基础护理	□ 一级护理 □（根据患者病情和生活自理能力确定护理级别） □ 晨晚间护理 □ 协助进食、进水 □ 协助翻身、床上移动、预防压疮 □ 排泄护理 □ 床上温水擦浴 □ 协助更衣 □ 患者安全管理	□ 一/二级护理 □（根据患者病情和生活自理能力确定护理级别） □ 晨晚间护理 □ 协助进食、进水 □ 协助或指导床旁移动 □ 排泄护理 □ 床上温水擦浴 □ 协助更衣 □ 患者安全管理	□ 二级护理 □ 晨晚间护理 □ 协助或指导进食、进水 □ 协助或指导床旁活动 □ 患者安全管理
专科护理	□ 病情观察，写护理记录、评估生命体征、肢体活动、皮肤情况、伤口敷料、尿量及引流液量性质 □ 遵医嘱予抗感染及补液治疗 □ 需要时，联系主管医师给予相关治疗及用药 □ 心理护理	□ 病情观察，写护理记录 □ 评估生命体征、肢体活动、皮肤情况、伤口敷料、尿量及引流液量性质 □ 遵医嘱予补液等治疗 □ 需要时，联系主管医师给予相关治疗及用药 □ 心理护理	□ 病情观察 □ 评估生命体征及尿量情况 □ 心理护理
病情变异记录	□ 无 □ 有，原因： 1. 2.	□ 无 □ 有，原因： 1. 2.	□ 无 □ 有，原因： 1. 2.
护士签名			

（三）患者表单

前列腺癌临床路径患者表单

适用对象：第一诊断为前列腺癌（ICD-10：C61）

行开放前列腺癌根治术（ICD-9-CM-3：60.5）

患者姓名：	性别：　　年龄：　　门诊号：	住院号：
住院日期：　　年　月　日	出院日期：　　年　月　日	标准住院日：≤17 天

时间	入院	手术前	手术当天
医患配合	□ 配合询问病史、收集资料，请务必详细告知既往史、用药史、过敏史 □ 如服用抗凝剂，请明确告知 □ 配合进行体格检查 □ 有任何不适请告知医师	□ 配合完善术前相关检查，如采血、留尿、心电图、X 线胸片、B 超、CT、ECT、心脏彩超、肺功能等 □ 医师与患者及家属介绍病情及手术谈话、术前签字 □ 麻醉师与患者进行术前访视	□ 如病情需要，配合术后转入监护病房 □ 配合评估手术效果 □ 配合行尿管牵引及膀胱冲洗 □ 需要时，配合抽血查肾功 □ 有任何不适请告知医师
护患配合	□ 配合测量体温、脉搏、呼吸、血压、体重 1 次 □ 配合完成入院护理评估（简单询问病史、过敏史、用药史） □ 接受入院宣教（环境介绍、病室规定、订餐制度、贵重物品保管等） □ 有任何不适请告知护士	□ 配合测量体温、脉搏、呼吸、询问排便 1 次 □ 接受术前宣教 □ 接受配血，以备术中需要时用 □ 接受剃除手术区域毛发 □ 自行沐浴 □ 准备好必要用物，吸水管、纸巾等 □ 取下义齿、饰品等，贵重物品交家属保管 □ 配合护士行灌肠等操作	□ 清晨测量体温、脉搏、呼吸、血压 1 次 □ 接受药物灌肠 1 次 □ 送手术室前，协助完成核对，带齐影像资料，脱去衣物，上手术车 □ 返回病房后，协助完成核对，配合上病床 □ 配合检查意识、肢体活动，询问出入量 □ 配合术后吸氧、监护仪监测、输液、排尿用导尿管、盆腔用引流管 □ 遵医嘱采取正确体位 □ 配合缓解疼痛 □ 有任何不适请告知护士
饮食	□ 正常饮食	□ 术前 12 小时禁食、禁水	□ 麻醉清醒前禁食、禁水 □ 麻醉清醒后未排气前禁食、禁水
排泄	□ 正常排尿、便	□ 正常排尿、便	□ 保留尿管
活动	□ 正常活动	□ 正常活动	□ 根据医嘱平卧位或半卧位 □ 卧床休息，保护管路 □ 双下肢活动

时间	手术后	出院
医患配合	□ 配合抽血检查肝肾功能 □ 需要时，配合伤口换药 □ 配合拔除引流管、尿管 □ 配合伤口拆线	□ 接受出院前指导 □ 知道复查程序 □ 知道后续治疗措施 □ 获取出院诊断书
护患配合	□ 配合定时测量生命体征、每日询问排便 □ 配合抽血检查肾功，询问出入量 □ 接受输液、服药等治疗 □ 配合夹闭导尿管，锻炼膀胱功能 □ 接受进食、进水、排便等生活护理 □ 配合活动，预防皮肤压力伤 □ 注意活动安全，避免坠床或跌倒 □ 配合执行探视及陪伴	□ 接受出院宣教 □ 办理出院手续 □ 获取出院带药 □ 知道服药方法、作用、注意事项 □ 知道照顾伤口方法 □ 知道复印病历方法 □ 知道拔除导尿管的时间及要求
饮食	□ 根据医嘱，由流食逐渐过渡到普通饮食	□ 根据医嘱，正常饮食
排泄	□ 保留导尿管至正常排尿、便 □ 避免便秘	□ 正常排尿、便 □ 避免便秘
活动	□ 根据医嘱，半坐位，床边或下床活动 □ 注意保护管路，勿牵拉、脱出等	□ 正常适度活动，避免疲劳

附：原表单（2009 年版）

前列腺癌临床路径表单

适用对象：第一诊断为前列腺癌（ICD-10：C61）

行开放前列腺癌根治术（ICD-9-CM-3：60.5）

患者姓名：	性别： 年龄： 门诊号：	住院号：
住院日期： 年 月 日	出院日期： 年 月 日	标准住院日：≤17 天

时间	住院第 1~3 天	住院第 2~4 天（手术日）	住院第 3~5 天（术后第 1 天）
主要诊疗工作	□ 询问病史，体格检查 □ 完成病历及上级医师查房 □ 完成医嘱 □ 向患者及家属交代围术期注意事项 □ 签署手术知情同意书、输血同意书	□ 术前预防使用抗菌药物 □ 实施手术 □ 术后标本送病理 □ 术后向患者及家属交代病情及注意事项 □ 完成术后病程记录及手术记录	□ 观察病情 □ 上级医师查房 □ 完成病程记录 □ 嘱患者可以下地活动，以预防下肢静脉血栓
重点医嘱	**长期医嘱：** □ 泌尿外科疾病护理常规 □ 三级护理 □ 饮食 ◎普通饮食 ◎糖尿病饮食◎其他 □ 基础用药（糖尿病、心脑血管疾病等） **临时医嘱：** □ 血常规、尿常规、大便常规+隐血试验 □ 肝肾功能、电解质、血型 □ 感染性疾病筛查、凝血功能 □ X 线胸片、心电图 □ 手术医嘱 □ 常规备血 □ 准备术中预防用抗菌药物 □ 必要时留置胃管	**长期医嘱：** □ 开放前列腺癌根治术后护理常规 □ 一级护理 □ 禁食 □ 6 小时后恢复部分基础用药（心脑血管药） □ 切口引流管接无菌袋 □ 留置尿管接无菌袋 **临时医嘱：** □ 输液 □ 抗菌药物 □ 必要时用抑酸剂	**长期医嘱：** □ 一级护理 □ 禁食 □ 留置尿管并接无菌袋 **临时医嘱：** □ 输液 □ 抗菌药物 □ 更换敷料 □ 必要时用抑酸剂
主要护理工作	□ 入院介绍 □ 相关检查指导 □ 术前常规准备及注意事项	□ 麻醉后护理指导及病情观察 □ 术后引流管护理指导 □ 术后生活指导 □ 术后活动指导	□ 术后病情观察 □ 麻醉后饮食原则 □ 术后生活指导 □ 术后活动指导
病情变异记录	□ 无 □ 有，原因： 1. 2.	□ 无 □ 有，原因： 1. 2.	□ 无 □ 有，原因： 1. 2.
护士签名			
医师签名			

时间	住院第6天（术后第2天）	住院第7天（术后第3天）	住院第8天（术后第4天）
主要诊疗工作	□ 观察病情 □ 观察引流量 □ 完成病程记录	□ 观察病情 □ 观察切口情况 □ 完成病程记录	□ 观察病情 □ 完成病程记录
重点医嘱	长期医嘱： □ 二级护理 □ 留置尿管并接无菌袋 临时医嘱： □ 输液 □ 抗菌药物 □ 必要时用抑酸剂	长期医嘱： □ 二级护理 □ 半流食 □ 可拔切口引流管 □ 切口换药 □ 恢复其他基础用药 □ 酌情使用抗菌药物 临时医嘱： □ 输液 □ 抗菌药物	长期医嘱： □ 二级护理 □ 普通饮食 □ 留置尿管并接无菌袋 临时医嘱： □ 酌情复查化验项目
主要护理工作	□ 术后病情观察 □ 术后饮食指导 □ 术后活动指导 □ 用药指导	□ 术后病情观察 □ 用药指导 □ 术后活动指导 □ 术后饮食指导	□ 术后病情观察 □ 用药指导 □ 术后活动指导 □ 术后饮食指导
病情变异情况	□ 无　□ 有，原因： 1. 2.	□ 无　□ 有，原因： 1. 2.	□ 无　□ 有，原因： 1. 2.
护士签名			
医师签名			

时间	住院第 9~11 天（术后第 5~7 天）	住院第 12 天（术后第 8 天，出院日）
主要诊疗工作	□ 观察病情 □ 观察伤口情况 □ 完成病程记录	□ 观察病情 □ 上级医师查房 □ 出院 □ 向患者及家属交代出院后注意事项 □ 完成出院病程记录 □ 病理结果出来后告知患者 □ 根据病理结果决定是否辅助治疗 □ 定期复查
重点医嘱	**长期医嘱：** □ 伤口拆线（术后第 7 天） **临时医嘱：** □ 复查肾功能	**出院医嘱：** □ 今日出院 □ 出院带药：基础药
主要护理工作	□ 术后病情观察 □ 用药指导 □ 术后活动指导 □ 术后饮食指导	□ 指导办理出院手续 □ 出院带药指导 □ 出院后活动饮食注意事项 □ 遵医嘱按时复查
病情变异情况	□ 无　□ 有，原因： 1. 2.	□ 无　□ 有，原因： 1. 2.
护士签名		
医师签名		

第二十二章

睾丸肿瘤临床路径释义

一、睾丸肿瘤编码

1. 卫计委原编码

疾病名称及编码：睾丸肿瘤（ICD-10：C62）

2. 修改编码

疾病名称及编码：睾丸肿瘤（ICD-10：C62）

生殖细胞肿瘤（M9061/3-M9085/3/M9100/3-9102/3）

手术操作名称及编码：根治性睾丸切除术（ICD-9-CM-3：62.3-62.4）

二、临床路径检索方法

C62+（M9061/3-M9085/3）/C62+（M9100/3-9102/3）伴（62.3-62.4）

三、睾丸肿瘤临床路径标准

（一）适用对象

第一诊断为睾丸肿瘤（ICD-10：C62）。

> **释义**
>
> ■ 适用对象编码参见第一部分。
> ■ 本路径适用对象为临床诊断为睾丸生殖细胞肿瘤的患者。
> ■ 适用对象中不包括性索/性腺间质肿瘤的患者。
> ■ 适用于可以接受根治性手术切除治疗的患者。

（二）诊断依据

根据《睾丸肿瘤诊断治疗指南/中国泌尿外科疾病诊断治疗指南》（中华医学会泌尿外科分会，2014年）。

1. 病史：患侧阴囊内单发无痛性肿块、阴囊钝痛或者下腹坠胀不适、背痛或腹胁部疼痛；颈部肿块、咳嗽或呼吸困难等呼吸系统症状，食欲减退、恶心、呕吐和消化道出血等胃肠功能异常，腰背痛和骨痛，外周神经系统异常以及单侧或双侧的下肢水肿等远端转移的相关表现，及男性女乳症等。

2. 体格检查：除非肿瘤较大引起牵拉，一般外观可正常；需触诊双侧阴囊了解肿块特点以及对侧睾丸。

3. 实验室检查及影像学检查：B超（作为首选检查），胸部X线检查，腹盆腔CT、MRI、PET-CT等；血清肿瘤标志物检查：主要包括甲胎蛋白（AFP）、人绒毛膜促性腺激素（β-HCG）和乳酸脱氢酶（LDH）。

4. 病理诊断：病理组织形态及免疫表型，是诊断睾丸肿瘤及其分型的金标准。

■ 综合病史、体格检查、辅助检查和病理资料，典型的睾丸生殖细胞肿瘤诊断并不困难。

■ 病史和临床症状是诊断睾丸生殖细胞肿瘤的初步依据，多数患者患侧阴囊内单发无痛性肿块，但20%~27%患者出现阴囊钝痛或者下腹坠胀不适，11%左右患者出现背痛或腹胁部疼痛；急性疼痛可能是肿物扭转、肿瘤坏死或出血及合并睾丸炎。10%左右患者出现远端转移的相关表现，如颈部肿块、咳嗽或呼吸困难等呼吸系统症状，食欲减退、恶心、呕吐和消化道出血等胃肠功能异常，腰背痛和骨痛，外周神经系统异常以及单侧或双侧的下肢水肿等。7%的睾丸生殖细胞肿瘤患者还会出现男性女乳症（尤其是非精原细胞瘤）。少数患者以男性不育就诊或意外受伤后体检发现。体格检查中，除非肿瘤较大引起牵拉，一般外观可正常。

■ B超作为首选的辅助检查手段，如发现睾丸低回声或回声不均一的肿块可协助诊断。部分患者临床表现不典型，通过影像学检查和病理诊断亦可进入路径。

■ 病理诊断作为肿瘤诊断的金标准，2004年世界卫生组织（WHO）按肿瘤的形态、生长方式及血浆肿瘤标志物等特征将睾丸肿瘤分成生殖细胞肿瘤（germ cell tumor，GCT）、性索/性间质肿瘤和其他非特异性间质肿瘤。睾丸肿瘤90%是恶性肿瘤，GCT占其中的90%以上。GCT分为精原细胞肿瘤（seminomatous germ cell tumor，SGCT）和非精原细胞肿瘤（non-seminomatous germ cell tumor，NSGCT）两大类，SGCT包括典型精原细胞瘤（classic seminoma）和精母细胞性精原细胞瘤（spermato-cytic seminoma）二个主要类型；NSGCT主要包括胚胎癌、畸胎瘤、绒毛膜上皮癌和卵黄囊瘤4种基本形式。按肿瘤中所含组织类型可分成单一组织类型和两种或两种以上的混合型，在睾丸肿瘤中40%是两种或两种以上组织类型的混合型肿瘤。

（三）治疗方案的选择

根据《睾丸肿瘤诊断治疗指南/中国泌尿外科疾病诊断治疗指南》（中华医学会泌尿外科分会，2014年）。

1. 适合根治性睾丸切除术。
2. 能够耐受手术。

■ 睾丸生殖细胞肿瘤患者均应行根治性睾丸切除术，可疑患者在行根治性睾丸切除术时可进行术中冷冻活检。保留睾丸组织手术必须在与患者及家属充分沟通后在严格适应证下进行，且目前尚处于探索阶段。经阴囊活检一般不予以推荐。

■ 腹膜后淋巴结清扫术（RPLND）：对临床Ⅰ期的非精原细胞瘤患者行RPLND可以对肿瘤进行更加准确的病理分期。

（四）进入路径标准

1. 第一诊断必须符合睾丸肿瘤疾病编码（ICD-10：C62）。
2. 当患者同时具有其他疾病诊断，但在住院期间不需要特殊处理也不影响第一诊断的临床路径流程实施时，可以进入路径。

> **释义**
>
> ■ 本路径临床诊断须满足睾丸生殖细胞肿瘤疾病编码。性索/性腺间质肿瘤及睾丸良性疾病不符合入径标准。
>
> ■ 入径须满足根治性手术切除治疗适应证。
>
> ■ 术前检查发现以往未发现的疾病或既往基础疾病（如高血压病、心脏病、糖尿病等），经相关科室会诊后，如果仅需要药物维持治疗，对手术及术后恢复无显著影响，可进入本路径。但可能会增加治疗费用、延长住院时间，需要主管医师在临床路径的表单中予以说明。

（五）住院期间的检查项目

1. 必需的检查项目：

（1）血常规、尿常规、大便常规、血型。

（2）凝血功能、血生化、感染性疾病筛查（乙型肝炎、丙型肝炎、梅毒、艾滋病等）、血清肿瘤标志物。

（3）胸部 X 线片、心电图。

（4）超声（睾丸、腹膜后）、腹部和盆腔 CT。

2. 根据患者病情进行：超声心动图、动态心电图、肺功能、血气分析等。

> **释义**
>
> ■ 完善的治疗前检查是合理治疗的基础。完善以上检查后，可以排除患者的手术禁忌，并明确疾病的范围和严重程度，以及重要脏器的基础情况，也为后续的疗效评价和不良反应评估提供依据。
>
> ■ 血清肿瘤标志物检查：主要包括甲胎蛋白（AFP）、人绒毛膜促性腺激素（β-HCG）和乳酸脱氢酶（LDH），其中 LDH 主要用于转移性睾丸生殖细胞肿瘤患者的检查。在所有确诊的睾丸生殖细胞肿瘤中，51%的病例中发现了血清肿瘤标志物的升高。通常50%~70%的睾丸非精原细胞瘤患者血清 AFP 升高，其中卵黄囊瘤患者血清 AFP 几乎100%升高，70%胚胎癌和50%畸胎癌患者血清 AFP 也会升高，而绒癌和纯精原细胞瘤的血清 AFP 一般是正常的。因此，一旦纯精原细胞瘤 AFP 升高，则意味着极有可能该肿瘤中含有胚胎癌等非精原细胞成分。
>
> ■ B 超不仅可以了解睾丸的情况，还可探测腹膜后有无转移肿块、肾蒂有无淋巴结转移或者腹腔脏器有无肿块等。
>
> ■ 胸部 X 线检查是最基本的放射学检查，也是睾丸肿瘤的常规检查之一，可以发现1cm 以上的肺部转移灶。因此，对睾丸肿瘤肺部转移的诊断有很大价值。腹部和盆腔 CT 目前被认为是腹膜后淋巴结转移的最佳检查方法，可以检测到小于2cm 的淋巴结。

（六）治疗方案与药物选择

1. 治疗方案为根治性睾丸切除术。

2. 预防性抗菌药物选择与使用时机，按照《抗菌药物临床应用指导原则（2015 年版）》（国卫办医发〔2015〕43 号）执行，并结合患者的病情决定抗菌药物的选择与使用时间。如可疑感染，需做相应的微生物学检查，必要时做药敏试验。

3. 麻醉方式：脊椎麻醉或硬膜外麻醉或全身麻醉。

4. 术中用药：麻醉用药，必要时预防性使用抗菌药物。

5. 术后复查的检查项目：血常规、血生化等，根据患者病情变化可选择相应的检查项目。

6. 术后抗菌药物应用：按照《抗菌药物临床应用指导原则（2015 年版）》（国卫办医发〔2015〕43 号）执行。

释义

■ 根治性睾丸切除术：一般应尽早实施，手术前后应检测血清肿瘤标志物。根治性睾丸切除术应取腹股沟切口，游离精索至腹股沟管内环处离断，然后沿精索向阴囊方向剥离并切除睾丸。如阴囊壁有浸润，应连同浸润部位一并切除。禁忌行肿瘤活检或经阴囊途径手术。

■ 切除标本经病理检查后，根据其病理类型及临床分期决定下一步治疗方案。

■ 腹膜后淋巴结清扫术（RPLND）：一般采用自剑突下向下绕脐达耻骨联合上方的腹正中切口，将患侧肾蒂上方2cm平面以下的腹膜后脂肪、结缔组织及淋巴结完全清扫干净。

■ 保留神经的腹膜后淋巴结清扫术（NS-RPLND）：采用标准腹部正直切口，术中剥离并注意保护肠系膜下神经节周围和沿主动脉下行的主要内脏神经，在清扫淋巴组织的同时尽量保护交感神经支干，以保留勃起和射精功能。

（七）出院标准

1. 一般情况良好。

2. 伤口无异常。

释义

■ 在伤口基本愈合、无感染、无明显渗出、无积液及脂肪液化情况下，如患者同意且条件允许，可出院后拆线。

（八）术后住院恢复≤8 天

释义

■ 术后1~7天应根据患者的恢复状况按时复查，包括血象、肝肾功能、电解质、血糖水平等，及时掌握患者状态并完成相应处置；并根据患者围术期出现的异常情况添加相关检查以便准确把握并正确处理。

（九）变异及原因分析

1. 术中、术后出现并发症，需要进一步诊治，导致住院时间延长、费用增加。

2. 术后原伴随疾病控制不佳，需请相关科室会诊，进一步诊治。

3. 住院后出现其他内、外科疾病需进一步明确诊断，可进入其他路径。

> **释义**
>
> ■ 术中出现并发症，如大出血、损伤周围脏器、心脑血管意外等，住院期间必须予以治疗或调整改善，否则造成住院时间的延长，以及增加住院费用。应视为变异情况。
>
> ■ 术后出现并发症，包括感染（伤口及腹盆腔）、出血（急性出血及慢性失血）及血肿、术后深静脉血栓形成致重要脏器栓塞、伤口不愈合或裂开、切口积液、术后腹股沟疝等，部分并发症需再次手术，部分经相应的非手术治疗，造成术后住院时间延长，及住院费用增加。应视为变异情况。

四、睾丸生殖细胞肿瘤手术给药方案

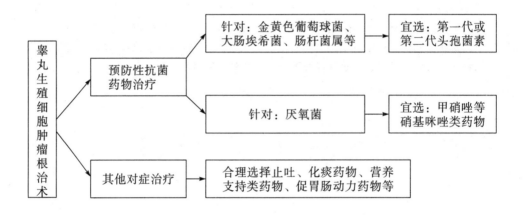

五、推荐表单

（一）医师表单

睾丸生殖细胞肿瘤临床路径医师表单

适用对象：第一诊断睾丸肿瘤（ICD-10：C62）行根治性睾丸切除术

患者姓名：		性别： 年龄： 门诊号：	住院号：
住院日期： 年 月 日		出院日期： 年 月 日	标准住院日：≤8天

时间	住院第1~2天	手术日	术后第2~5天
主要诊疗工作	□ 询问病史，体格检查 □ 完成病历及上级医师查房 □ 完成医嘱 □ 向患者及家属交代围术期注意事项 □ 签署手术知情同意书等治疗相关同意书 □ 麻醉科医师访视患者并完成麻醉前评估	□ 术前预防使用抗菌药物 □ 实施手术 □ 术后标本送病理 □ 术后向患者及家属交代病情及注意事项 □ 完成术后病程记录及手术记录	□ 观察病情 □ 上级医师查房 □ 完成病程记录 □ 嘱患者下地活动，预防下肢静脉血栓 □ 嘱患者多饮水 □ 完成出院评估 □ 完成出院小结 □ 向患者及家属交代出院后注意事项 □ 告知查阅病理结果及后续治疗事宜
重点医嘱	**长期医嘱：** □ 泌尿外科疾病护理常规 □ 三级护理 □ 饮食：普通饮食/糖尿病饮食/其他 □ 基础用药（糖尿病、心脑血管疾病等） **临时医嘱：** □ 血常规、尿常规、大便常规、血型 □ 凝血功能、血生化、感染性疾病筛查（乙型肝炎、丙型肝炎、梅毒、艾滋病等）、血清肿瘤标志物 □ 胸部X线片、心电图 □ 超声（睾丸、腹膜后）、腹部和盆腔CT □ 手术医嘱 □ 准备术前预防用抗菌药物	**长期医嘱：** □ 根治性睾丸切除术后护理常规 □ 一级护理 □ 6小时后恢复术前饮食 □ 6小时后恢复基础用药 **临时医嘱：** □ 输液 □ 使用抗菌药物 □ 必要时使用抑酸剂 □ 酌情使用止血药	**长期医嘱：** □ 根治性睾丸切除术后护理常规 □ 一级护理（术后第2或3天可改二级护理） **临时医嘱：** □ 输液 □ 使用抗菌药物（根治性睾丸切除术为腹股沟切口，应归为Ⅰ类切口；预防性应用抗菌药物一般不应超过24小时，特殊情况下可以延长至48小时） □ 酌情使用止血药 □ 必要时使用抑酸剂 □ 拔导尿管 □ 切口换药，拔除引流皮片 **出院医嘱：** □ 出院带药：抗菌药物
病情变异记录	□ 无 □ 有，原因： 1. 2.	□ 无 □ 有，原因： 1. 2.	□ 无 □ 有，原因： 1. 2.
医师签名			

（二）护士表单

睾丸生殖细胞肿瘤临床路径护士表单

适用对象：第一诊断睾丸肿瘤（ICD-10：C62）行根治性睾丸切除术

患者姓名：	性别： 年龄： 门诊号：	住院号：
住院日期：　　年　月　　日	出院日期：　　年　月　　日	标准住院日：≤8 天

时间	住院第 1~2 天	手术日	术后第 2~5 天
主要护理工作	□ 入院介绍 □ 术前相关检查指导 □ 术前常规准备及注意事项	□ 麻醉后注意事项 □ 术后切口、导尿管护理 □ 术后饮食饮水注意事项 □ 术后活动指导	□ 术后切口护理 □ 术后饮食、饮水注意事项 □ 术后活动指导 □ 指导介绍出院手续 □ 出院用药指导 □ 遵医嘱定期复查 □ 遵医嘱交代出院后注意事项 □ 遵医嘱告知查阅病理结果及后续治疗事宜
重点医嘱	□ 详见医嘱执行单	□ 详见医嘱执行单	□ 详见医嘱执行单
病情变异记录	□ 无 □ 有，原因： 1. 2.	□ 无 □ 有，原因： 1. 2.	□ 无 □ 有，原因： 1. 2.
护士签名			

（三）患者表单

睾丸生殖细胞肿瘤临床路径患者表单

适用对象：第一诊断睾丸肿瘤（ICD-10：C62）行根治性睾丸切除术

患者姓名：	性别： 年龄： 门诊号：	住院号：
住院日期： 年 月 日	出院日期： 年 月 日	标准住院日：≤8 天

时间	住院第1~2天	手术日	术后第2~5天
医患配合	□ 配合询问病史，务必详细告知既往史、用药史、过敏史（如因其他合并疾病，应用抗凝药物，明确告知） □ 配合体格检查 □ 接受入院宣教、术前宣教 □ 遵守医院的相关规定和家属探视制度 □ 有不适症状及时告知医师和护士 □ 接受医师告知治疗计划后，签署手术知情同意书及其他临床治疗知情同意书 □ 接受麻醉医师的术前访视	□ 配合手术台次安排，术前12小时禁食、禁水 □ 接受配血，以备术中需要时用血 □ 接受抗菌药物皮试、配合进行预防性抗菌药物治疗	□ 及时报告主观症状及改变 □ 接受医师查房 □ 遵医嘱下地活动，预防下肢静脉血栓 □ 遵医嘱多饮水、排尿 □ 向主管医师了解出院后注意事项 □ 了解查阅病理结果及后续治疗事宜
护患配合	□ 配合定时测量生命体征 □ 配合完成入院护理评估 □ 接受入院宣教（环境介绍、病室规定、订餐制度、探视制度、贵重物品保管等） □ 熟悉主管护士 □ 有任何不适及时告知护士	□ 配合定时测量生命体征 □ 接受备皮、留置尿管 □ 取下义齿、饰品等，贵重物品交家属保管	□ 配合定时测量生命体征 □ 接受输液、注射、服药、雾化吸入等治疗 □ 配合夹闭尿管、训练旁观功能 □ 配合晨晚间护理 □ 接受进食、进水、排便等生活护理 □ 配合活动、预防压疮 □ 配合叩背排痰、预防肺部并发症 □ 注意活动安全，避免坠床或跌倒 □ 配合执行探视及陪伴 □ 接受出院宣教 □ 办理出院手续 □ 获取出院带药 □ 了解伤口护理方法 □ 了解病历资料复印流程

续　表

时间	住院第 1~2 天	手术日	术后第 2~5 天
饮食及排泄	□ 正常饮食 □ 正常大小便	□ 术前 12 小时禁食、禁水 □ 术后肛门排气前禁食、禁水 □ 肠道功能恢复后，根据医嘱试饮水，无恶心、呕吐等症状，尝试逐渐流质饮食、递进到半流质饮食 □ 保留尿管至正常排尿、便	□ 根据医嘱逐渐过渡为普通饮食 □ 正常排尿便
活动	□ 正常活动	□ 根据医嘱，半卧位至床边或下床活动 □ 注意保护管路，勿牵拉、脱出等	□ 正常适度活动、避免疲劳

附：原表单（2016 年版）

睾丸肿瘤临床路径表单

适用对象：第一诊断睾丸肿瘤（ICD-10：C62）行根治性睾丸切除术

患者姓名：	性别： 年龄： 门诊号：	住院号：
住院日期： 年 月 日	出院日期： 年 月 日	标准住院日：≤8 天

时间	住院第 1~2 天	手术日	术后第 2~5 天
主要诊疗工作	□ 询问病史，体格检查 □ 完成病历及上级医师查房 □ 完成医嘱 □ 向患者及家属交代围术期注意事项 □ 签署手术知情同意书	□ 术前预防使用抗菌药物 □ 实施手术 □ 术后标本送病理 □ 术后向患者及家属交代病情及注意事项 □ 完成术后病程记录及手术记录	□ 观察病情 □ 上级医师查房 □ 完成病程记录 □ 嘱患者下地活动，预防下肢静脉血栓 □ 嘱患者多饮水 □ 完成出院评估 □ 完成出院小结 □ 向患者及家属交代出院后注意事项 □ 告知查阅病理结果及后续治疗事宜
重点医嘱	长期医嘱： □ 泌尿外科疾病护理常规 □ 三级护理 □ 饮食：普通饮食/糖尿病饮食/其他 □ 基础用药（糖尿病、心脑血管疾病等） 临时医嘱： □ 血常规、尿常规、大便常规、血型 □ 凝血功能、血生化、感染性疾病筛查（乙型肝炎、丙型肝炎、梅毒、艾滋病等）、血清肿瘤标志物 □ 胸部 X 线片、心电图 □ 超声（睾丸、腹膜后）、腹部和盆腔 CT □ 手术医嘱 □ 准备术前预防用抗菌药物	长期医嘱： □ 根治性睾丸切除术后护理常规 □ 一级护理 □ 6 小时后恢复术前饮食 □ 6 小时后恢复基础用药 临时医嘱： □ 输液 □ 使用抗菌药物 □ 必要时使用抑酸剂 □ 酌情使用止血药	长期医嘱： □ 根治性睾丸切除术后护理常规 □ 一级护理（术后第 2 或 3 天可改二级护理） 临时医嘱： □ 输液 □ 使用抗菌药物（根治性睾丸切除术为腹股沟切口，应归为 I 类切口；预防性应用抗菌药物一般不应超过 24 小时，特殊情况下可以延长至 48 小时） □ 酌情使用止血药 □ 必要时使用抑酸剂 □ 拔导尿管 □ 切口换药，拔除引流皮片 出院医嘱： □ 出院带药：抗菌药物

续　表

时间	住院第 1~2 天	手术日	术后第 2~5 天
主要护理工作	□ 入院介绍 □ 术前相关检查指导 □ 术前常规准备及注意事项	□ 麻醉后注意事项 □ 术后切口、导尿管护理 □ 术后饮食饮水注意事项 □ 术后活动指导	□ 术后切口护理 □ 术后饮食、饮水注意事项 □ 术后活动指导 □ 指导介绍出院手续 □ 出院用药指导 □ 遵医嘱定期复查 □ 遵医嘱交代出院后注意事项 □ 遵医嘱告知查阅病理结果及后续治疗事宜
病情变异记录	□ 无　□ 有，原因： 1. 2.	□ 无　□ 有，原因： 1. 2.	□ 无　□ 有，原因： 1. 2.
护士签名			
医师签名			

第二十三章
子宫内膜恶性肿瘤手术治疗临床路径释义

一、子宫内膜恶性肿瘤手术治疗编码

1. 卫计委原编码

疾病名称及编码：子宫内膜恶性肿瘤（ICD-10：C54.100）

2. 修改编码

疾病名称及编码：子宫内膜恶性肿瘤（ICD-10：C54.1）

手术名称及编码：子宫切除术（ICD-9-CM-3：68.4-68.9）

二、临床路径检索方法

C54.1 伴 （68.4-68.9）

三、子宫内膜恶性肿瘤手术治疗临床路径标准住院流程

（一）适用对象

第一诊断为子宫内膜恶性肿瘤（ICD10：C54.100），行手术治疗。

> **释义**
> - 本路径适用对象为子宫内膜的恶性肿瘤患者。
> - 包括：子宫内膜样癌、子宫内膜浆液性癌、子宫内膜透明细胞癌、子宫癌肉瘤等。

（二）诊断依据

根据中华医学会妇科肿瘤学组《妇科常见肿瘤诊治指南》、NCCN《子宫肿瘤临床实践指南》等。

1. 症状：异常子宫出血或分泌物异常。
2. 体征：妇科检查可触及正常或增大子宫。
3. 辅助检查：组织病理学诊断明确。

> **释义**
> - 子宫内膜癌的主要表现为异常子宫出血（绝经后阴道出血、围绝经期月经紊乱、月经紊乱或经量增多）或分泌物异常等。
> - 子宫内膜癌的诊断必须为组织病理学诊断，可通过诊断性刮宫或宫腔镜手术获得。病理报告应明确子宫内膜样癌、子宫内膜浆液性癌、子宫内膜透明细胞癌、子宫癌肉瘤等或混合性肿瘤。
> - 病情需要可行腹盆腔CT、盆腔MRI、阴道超声及CA125检查。MRI、CT对于淋巴结转移的诊断价值相当。MRI对于肌层浸润深度以及宫颈受累的预测准确度优

于 CT。阴道超声可用于评估肌层浸润深度以及宫颈受累情况。CA125 水平明显升高者，应警惕子宫外病灶存在的可能性，并术后定期监测 CA125。对可疑子宫外转移患者，也可考虑行 PET/CT 检查，明确病变的范围。

- 子宫内膜癌的分期为手术病理分期，根据 FIGO 2009 年新分期（表 23-1）。

（三）选择治疗方案的依据

根据中华医学会妇科肿瘤学组《妇科常见肿瘤诊治指南》、NCCN《子宫肿瘤临床实践指南》等。

1. 手术：根据组织学病理类型、肿瘤分化、子宫肌层浸润深度等行相应范围手术。
2. 手术路径：经腹或经腹腔镜手术。

> **释义**
>
> - 子宫内膜癌分为 I 型和 II 型，I 型子宫内膜癌包括子宫内膜样癌。II 型子宫内膜癌包括：浆液性腺癌、透明细胞癌等。子宫癌肉瘤参照 II 行子宫内膜癌处理。
> - I 型子宫内膜癌的手术为子宫内膜癌分期手术，手术步骤和范围包括：腹水/腹腔冲洗液的留取、筋膜外全子宫切除+双附件切除术、盆腔及腹主动脉旁淋巴结切除术。但是，是否盆腔及腹主动脉旁淋巴结切除存在争议，对于低危患者，如 G_1、I a 期，也可免除盆腔及腹主动脉旁淋巴结切除。对于宫颈间质受累的患者，应行广泛性子宫切除术。
> - II 型子宫内膜癌的手术为全面分期手术，手术步骤和范围包括：腹水/腹腔冲洗液的留取、筋膜外全子宫切除+双附件切除术、盆腔及腹主动脉旁淋巴结切除术、大网膜切除、可疑部位的活检。
> - 手术方式和范围应根据患者个人意愿、身体状况、有无合并症和既往手术史，以及术者的经验，以保证医疗安全和减少手术创伤为目的选择开腹或者腹腔镜。

（四）标准住院日 ≤16 天

> **释义**
>
> - 住院治疗包括术前检查和准备、手术治疗、术后恢复三部分，总住院时间不超过 16 天符合本路径要求。
> - 部分患者在接受手术治疗后需行辅助放疗或化疗不计算在本路径住院时间内。

（五）进入路径标准

1. 第一诊断必须符合子宫内膜恶性肿瘤，疾病编码 ICD-10：C54.100。
2. 当患者同时具有其他疾病诊断时，但在住院期间不需要特殊处理也不影响第一诊断的临床路径流程实施时，可以进入路径。

■ 进入本路径的患者第一诊断为子宫内膜癌，组织学类型可以为子宫内膜样癌、子宫内膜浆液性癌、子宫内膜透明细胞癌、子宫癌肉瘤等。

■ 同时合并有子宫肌瘤、良性卵巢囊肿等其他妇科疾病，不影响手术方式及术后恢复可进入本路径。

■ 入院后检查发现以往未发现的疾病或既往有基础病（如高血压、冠状动脉粥样硬化性心脏病、糖尿病、肝肾功能不全等），经系统评估后对治疗无特殊影响，仅需要药物维持治疗者，可进入路径。但可能会增加医疗费用，延长住院时间。

（六）术前准备3~8天

1. 必需的检查项目：

（1）血常规。

（2）血型。

（3）尿常规。

（4）肝肾功能+血脂+空腹血糖+电解质。

（5）凝血功能。

（6）血HIV。

（7）血梅毒检查。

（8）血乙型肝炎五项+血丙型肝炎检查。

（9）CA125。

（10）心电图。

（11）胸部X线检查。

（12）超声：腹部超声+妇科超声。

（13）盆腔MRI或CT。

2. 根据病情需要而定：超声心动图、心、肺功能测定，排泄性尿路造影等。

■ 血、尿、大便常规是最基本的三大常规检查，每个进入路径的患者均需完成，术前发现重度贫血应予输血纠正；肝肾功能、电解质、血糖、凝血功能、心电图、X线胸片主要是评估有无基础病及手术禁忌；血型、Rh因子、感染性疾病筛查主要是用于输血前准备。

■ 妇科超声（特别是阴道超声）可以评估子宫内膜癌病灶大小、有无肌层浸润或宫颈受累、有无附件肿物等，应作为必选检查。腹腔超声用于排除肝、胆、胰、脾、肾异常。腹部和盆腔CT或MRI检查，明确肿瘤浸润范围、腹膜后淋巴结（盆腔和腹主动脉旁）有无受累。盆腔MRI对于评估子宫内膜癌病灶大小、有无肌层浸润或宫颈受累的价值优于CT检查。对于可疑胸部转移者，选择胸部CT检查。可疑有肾及输尿管受累者可选择尿路造影等泌尿系统检查。

■ 对于Ⅰ型子宫内膜癌患者，肿瘤标志物血CA125应作为常规检查，如果出现CA125升高，难以用其他原因解释者，应警惕子宫外转移的可能。

■ 对于Ⅱ型子宫内膜癌及子宫癌肉瘤患者，肿瘤标志物血 CA125、CA19-9 等应作为常规检查。

■ 年龄较大及伴有心肺基础疾病者应在术前进行心肺功能检测，评估手术风险，必要时给予干预，保证围术期安全。

（七）抗菌药物选择与使用时间

抗菌药物使用：按照《抗菌药物临床应用指导原则（2015 年版）》（国卫办医发〔2015〕43 号）执行，并根据患者的病情决定抗菌药物的选择，用药时间为 3~7 天。

> 释义

> ■ 筋膜外全子宫切除+腹膜后淋巴结切除±大网膜切除手术属于清洁-污染手术（Ⅱ类切口），手术创面大，手术野包括阴道等存在大量人体寄殖菌群的部位，可能污染手术野引致感染，需要预防性应用抗菌药物。

> ■ 预防性抗菌药物的使用：预防用药从术前 0.5 小时或麻醉开始时给药，至术后 24 小时，必要时延长至 48 小时。预防性抗菌药物首选第二代头孢菌素，必要时可与抗厌氧菌药物合用。

> ■ 治疗性抗菌药物的使用：术前已存在长时间阴道出血，可疑合并感染者，应在术前取阴道拭子送细菌培养，根据病原菌种类和药敏结果选用治疗性抗菌药物。在无法得到或者没有得到病原体培养和药敏结果前，经验性使用抗菌药时建议使用广谱抗生素，如二代以上头孢菌素，并配合抗厌氧菌药物。疗程应根据体温、症状、血白细胞等酌情处理。

（八）手术日为入院第 3~8 天

1. 麻醉方式：全麻或根据病情选择腰、硬联合麻醉。
2. 手术内置物：皮肤钉合器的应用，引流管等。
3. 术中用药：麻醉常规用药、术后镇痛泵的应用、抗菌药物。
4. 输血（包括所有血液制品）：视术中情况而定。
5. 病理：冷冻及石蜡切片，必要时免疫组化。

> 释义

> ■ 筋膜外全子宫切除+腹膜后淋巴结切除±大网膜切除手术，由于手术切口长、手术野暴露较大、手术时间较长、出血等手术风险较大，术中对肌松、循环等要求较高，建议首选全身麻醉。

> ■ 术中除麻醉药、常规补液外，高血压患者酌情给予降压药，术中出血较多者可酌情给予止血药物，可选择注射用尖吻蝮蛇血凝酶等蛇毒类血凝酶，缩短手术出血时间，减少手术部位出血量。

> ■ 术中不常规输血，在出血量较大，为保证术中循环稳定和术后恢复的情况下可根据出血量及术中血红蛋白测量决定输血的量，提倡成分输血。

■ 术中必要时可送快速冷冻，如明确子宫外有无病变（如卵巢等）。术中切除的所有标本，术后常规进行石蜡切片组织病理学检查以明确组织学类型、分化程度、肿瘤浸润深度、宫颈间质是否受累、淋巴血管间隙是否受累、淋巴结有无转移等，为术后是否施行辅助治疗提供依据。

■ 可根据术中情况经腹或经阴道留置引流管。

（九）术后住院恢复5~8天

1. 必须复查的检查项目：血、尿常规及电解质。
2. 根据情况选择：凝血功能等。
3. 广泛子宫切除术拔除导尿管后需测残余尿量。
4. 术后用药：静脉营养、补液、镇痛、止吐、电解质等。
5. 预防性抗菌药物：按照《抗菌药物临床应用指导原则（2015年版）》（国卫办医发〔2015〕43号）执行，并根据患者的病情决定抗菌药物的选择，根据病情适当延长、更换。

> **释义**
>
> ■ 术后必须复查的检查项目应在术后3日内完成，以了解患者术后身体状况，及时发现贫血、低钾血症等常见的异常情况以便对症处理；有异常发现者治疗后应予复查。除必需的检查项目外，可根据病情需要增加，如怀疑肺栓塞需检查血气分析、出凝血功能等；怀疑肠梗阻应行下腹X线检查等。
>
> ■ 术后应常规观察患者生命体征、出入量及各脏器功能恢复情况，以确定对症治疗手段与时间；尤其应关注伤口愈合、肠道功能恢复、预防血栓栓塞等方面，鼓励患者尽早活动，减少卧床输液治疗；应评估患者的血栓栓塞发生风险，根据不同的风险程度选择机械性压迫或者低分子肝素注射预防术后血栓栓塞的发生；引流管的拔除时间根据术中情况和术后引流量决定。
>
> ■ 术后恢复正常无感染证据，应及时停用预防性抗菌药物。

（十）出院标准

1. 伤口愈合好：引流管拔除、伤口无感染。
2. 没有需要住院处理的并发症和（或）合并症。
3. 不需要辅助放、化疗。

> **释义**
>
> ■ 出院标准以患者无不适症状、无异常体征和血液生化复查结果正常为评判标准。患者出院前应达到生命体征平稳，无发热，无严重贫血和电解质异常，已排气、排便，肠道功能恢复。
>
> ■ 伤口对合良好，无红肿、渗出，无脂肪液化或感染征象可出院。
>
> ■ 术后恢复正常无并发症，或出现并发症但无须住院治疗可出院（如尿潴留，除留置导尿管无其他治疗）。

（十一）变异及原因分析

1. 有影响手术的合并症，需要进行相关的诊断和治疗。
2. 术后根据病理需辅助放、化疗。
3. 出现手术并发症或合并症需对症处理。

释义

■ 变异是指医疗不能按照预定的路径进行或不能达到预期的医疗目标。

■ 微小变异：由于某种原因，表单中的检查或操作提前或延后进行，但不影响总体治疗进程和康复，或者整体住院日有小的出入，不影响纳入路径。

■ 重大变异：是指入选临床路径的患者未能按路径流程完成医疗行为或未达到预期的医疗质量控制目标，需要终止执行路径；或者是因严重合并症或并发症导致治疗时间延长、治疗费用增加而无法按照规定完成路径。主管医师可决定退出临床路径，并需在表单中明确说明变异原因，包括以下情况。

（1）术前检查发现严重合并症，如血栓栓塞性疾病需抗凝、放置下腔静脉滤网；严重感染需要抗感染、无法控制的活跃出血需要介入治疗止血；合并未控制的高血压、糖尿病等需要时间治疗而影响住院时间和产生额外治疗费用等。对这些患者，主管医师均应进行变异原因的分析，并在临床路径的表单中予以说明。

（2）术中发现术前检查未能发现的病变，导致无法按照术前计划实施手术。例如，严重的盆腹腔粘连无法完成手术；发现合并卵巢恶性肿瘤等需要改变手术范围及术后治疗的情况等。

（3）术中、术后出现严重并发症需进行相应诊断和治疗，导致住院时间明显延长和费用显著增加者，如肠梗阻需要手术治疗和肠道外营养支持；术中术后因严重出血、感染、肺栓塞等需转重症监护病房治疗；术中术后发生肠道损伤、肠瘘、输尿管瘘等并发症需要治疗等。

（4）因患者主观原因：如放弃手术，导致本路径无法施行，也需医师在表单中予以说明。

四、子宫内膜恶性肿瘤手术治疗给药方案

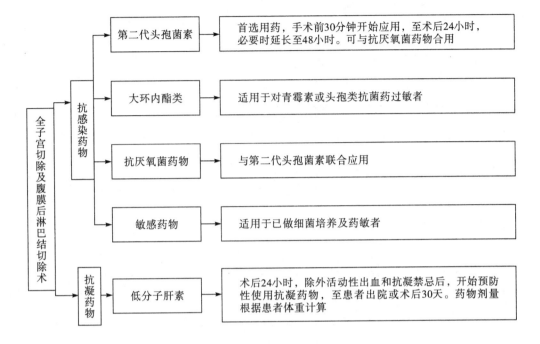

【用药选择】

1. 筋膜外全子宫切除+腹膜后淋巴结切除术±大网膜切除术，手术预防性应用抗生素首选第二代头孢菌素，必要时可与抗厌氧菌药物合用。术前长期阴道出血、可疑合并感染者，应在术前取阴道拭子送细菌培养，根据病原菌种类和药敏结果选用治疗性抗菌药物。

2. 低分子肝素：药物剂量根据患者体重计算，使用频率根据病情而定。一般建议术后 24 小时后，除外活动性出血和抗凝禁忌后，开始预防性使用，药物剂量根据患者体重计算，至患者出院或术后 30 天。

【药学提示】

使用低分子肝素抗凝者有出血、血小板减少等风险。建议在使用低分子肝素治疗前进行血小板计数，并在治疗中进行常规血小板计数监测。止血障碍、肝肾功能不全、近期出血性脑卒中、糖尿病性视网膜病变等患者应小心使用并密切观察。

【注意事项】

1. 头孢类抗菌药一般溶于生理盐水液 100ml 中，静脉滴注。大环内酯类抗菌药使用时必须首先以注射用水完全溶解，加入生理盐水或 5% 葡萄糖溶液中，药物浓度不宜超过 0.1% ~ 0.5%，缓慢静脉滴注。

2. 使用低分子肝素钠时应采用皮下注射给药，禁止肌内注射。

表 23-1　子宫内膜癌手术病理分期（FIGO，2009）

Ⅰ 期	肿瘤局限于子宫体
Ⅰ A 期	无或<1/2 肌层浸润

续　表

ⅠB 期	≥1/2 肌层浸润
Ⅱ期	肿瘤累及宫颈间质，无宫体外蔓延
Ⅲ期	肿瘤局部和（或）区域播散
ⅢA 期	肿瘤累及子宫浆膜和（或）附件
ⅢB 期	阴道和（或）宫旁受累
ⅢC 期	盆腔和（或）腹主动脉旁淋巴结转移
ⅢC$_1$ 期	盆腔淋巴结阳性
ⅢC$_2$ 期	腹主动脉旁淋巴结阳性
Ⅳ期	膀胱和（或）直肠黏膜转移，和（或）远处转移
ⅣA 期	膀胱和（或）直肠黏膜转移
ⅣB 期	远隔转移，包括腹腔内转移和（或）腹股沟淋巴结转移

备注：肿瘤局限于内膜层和浅肌层合为ⅠA期
　　　深肌层浸润变为ⅠB，取消ⅠC期
　　　仅宫颈管腺体受累为Ⅰ期，非Ⅱ期
　　　腹腔冲洗液/腹水细胞学阳性不改变分期，但应单独报告

五、推荐表单

（一）医师表单

子宫内膜恶性肿瘤手术治疗临床路径医师表单

适用对象：第一诊断为子宫内膜恶性肿瘤（ICD10：C54.100）

拟行手术治疗

患者姓名：	性别： 年龄： 门诊号：	住院号：
住院日期： 年 月 日	出院日期： 年 月 日	标准住院日：≤16天

日期	住院第1~2天	住院第1~6天	住院第3~8天（手术日）
主要诊疗工作	□ 询问病史及体格检查 □ 完成病历书写 □ 制定辅助检查 □ 上级医师查房与术前评估 □ 初步确定手术方式和日期	□ 上级医师查房 □ 完成术前准备与术前评估 □ 根据体检、彩超、病理结果等，行术前讨论，确定手术方案 □ 完成必要的相关科室会诊 □ 住院医师完成术前小结、上级医师查房记录等病历书写 □ 签署手术知情同意书、自费用品协议书、输血同意书、授权委托书 □ 向患者及家属交代围术期注意事项	□ 手术 □ 术者完成手术记录 □ 住院医师完成术后病程记录 □ 上级医师查房 □ 向患者及家属交代病情、术中情况及术后注意事项
重点医嘱	**长期医嘱：** □ 妇科护理常规 □ 饮食 　◎普通饮食 ◎糖尿病饮食 　◎其他 **临时医嘱：** □ 血常规、尿常规、大便常规+潜血 □ 凝血全项、输血前检查（血型、Rh因子，可经输血传播的常见病相关指标） □ 电解质、肝肾功能、CA125 □ 胸部X线检查、心电图 □ 妇科超声+腹部超声 □ 肺功能、心功能、超声心动（视患者情况而定） □ 盆腔MRI检查腹部CT等 □ 其他相关科室会诊	**长期医嘱：** □ 患者既往用药 **临时医嘱：** □ 术前医嘱： 　◎经腹 ◎腹腔镜下 　◎全麻◎连续硬膜外+腰麻下行 　◎手术范围依病情而定 □ 晚24时禁食、禁水，必要时予以补液治疗 □ 抗菌药物：根据病情及抗菌药物使用原则 □ 术前肠道准备 □ 术前阴道准备 □ 术前术野皮肤准备 □ 备血 □ 术前镇静药物 □ 其他特殊医嘱	**长期医嘱：** □ 妇科护理常规，一级护理 □ 禁食、禁水 □ 留置导尿，必要时计尿量 □ 腹腔引流或淋巴引流：酌情处理 □ 静脉输液（视患者情况而定） □ 抗菌药物：根据病情及抗菌药物使用原则 **临时医嘱：** □ 今日在 　◎经腹 ◎腹腔镜下 　◎全麻 ◎连续硬膜外+腰麻下行 　◎根据具体实施手术名称定 □ 心电监护、吸氧（视患者情况而定） □ 静脉营养及补液（视患者情况而定） □ 止吐药物等（胃黏膜保护药物、抑制胃酸药物） □ 镇痛

续　表

日期	住院第1~2天	住院第1~6天	住院第3~8天（手术日）
			□ 其他特殊医嘱
病情变异记录	□无　□有，原因： 1. 2.	□无　□有，原因： 1. 2.	□无　□有，原因： 1. 2.
医师签名			

日期	住院第 4~9 天 （术后第 1~2 日）	住院第 6~12 天 （术后第 3~5 日）	住院第 8~16 天 （出院日）
主要诊疗工作	□ 注意观察生命体征、病情变化 □ 上级医师查房 □ 住院医师完成常规病程记录 □ 注意引流量、尿量 □ 查血常规、电解质等	□ 上级医师查房 □ 住院医师完成常规病程记录 □ 根据引流情况明确是否拔除引流管 □ 根据情况决定是否拔除尿管 □ 复查血、尿常规等	□ 上级医师查房，进行手术及伤口评估，确定有无手术并发症和切口愈合不良情况，明确是否出院 □ 完成出院记录、并案首页、出院证明书等，向患者交代出院后的注意事项，如返院复诊的时间、地点，发生紧急情况时的处理等
重点医嘱	**长期医嘱：** □ 妇科护理常规，一级护理 □ 根据病情决定饮食 □ 留置导尿，必要时记尿量 □ 腹腔引流或淋巴引流：酌情处理 □ 静脉输液（视患者情况而定） □ 抗菌药物：根据病情及抗菌药物使用原则 **临时医嘱：** □ 换药 □ 止吐药物等（胃黏膜保护药物、抑制胃酸药物） □ 镇痛 □ 静脉输液（视患者情况而定） □ 抗菌药物：根据病情及抗菌药物使用原则 □ 查血常规、电解质等	**长期医嘱：** □ 妇科护理常规，根据情况改二级护理 □ 根据病情决定饮食 □ 根据情况停记引流量 □ 根据情况停记尿量（广泛子宫切除者保留 7 天以上） **临时医嘱：** □ 换药 □ 止吐药物等（胃黏膜保护药物、抑制胃酸药物）根据情况停用 □ 镇痛，根据病情停用 □ 静脉输液（视患者情况而定） □ 抗菌药物：根据病情及抗菌药物使用原则，根据病情停用血、尿常规等	**出院医嘱：** □ 根据病情决定是否超声测残余尿 □ 出院带药 □ 根据术后病理决定术后是否需要放、化疗
病情变异记录	□ 无　□ 有，原因： 1. 2.	□ 无　□ 有，原因： 1. 2.	□ 无　□ 有，原因： 1. 2.
医师签名			

（二）护士表单

子宫内膜恶性肿瘤手术治疗临床路径护士表单

适用对象：第一诊断为子宫内膜恶性肿瘤（ICD10：C54.100）
行筋膜外全子宫切除＋腹膜后淋巴结切除术±大网膜切除术（ICD-9-CM-3：68.49/40.59/40.52/54.4）

患者姓名：		性别： 年龄： 门诊号：		住院号：
住院日期： 年 月 日		出院日期： 年 月 日		标准住院日：≤16天

时间	住院第1天	住院第2~4天	住院第3~5天（手术日）
健康宣教	□ 入院宣教 介绍主管医师、护士 介绍环境、设施 介绍住院注意事项	□ 术前宣教 手术范围和可能的手术时间 术后早期活动的必要性 手术前肠道准备和阴道准备 必要性	□ 术后宣教 告知床上活动 告知术后饮食及探视制度 告知术后可能出现的情况及 应对方式 □ 责任护士与患者沟通，了解 并指导 心理应对 □ 告知遵医嘱应用抗菌药，预 防感染
护理处置	□ 核对患者，佩戴腕带 □ 建立入院护理病历 □ 卫生处置：剪指（趾）甲、 腹部及会阴部清洁并备皮， 更换病号服 □ 测量生命体征 □ 遵医嘱采血 □ 遵医嘱留取尿便送检 □ 影像、心肺功能检查	□ 配合完成术前检验 □ 遵医嘱完成各项术前准备 □ 遵医嘱采血，准备手术带药 □ 遵医嘱留取尿便送检 □ 影像、心肺功能检查	□ 患者送手术室前带药、治疗 及交接 □ 患者从手术室返病室接诊和 交接 □ 生命体征监测和出入量管理 □ 遵医嘱术后护理和治疗 □ 术后必要检查：如血气、血 红蛋白等 □ 其他特殊医嘱
基础护理	□ 二级护理 □ 晨晚间护理 □ 患者安全管理	□ 一/二级护理 □ 术前准备 □ 晨晚间护理 □ 患者安全管理	□ 妇科特/一级护理 □ 晨晚间护理 □ 患者安全管理 □ 生命体征监测
专科护理	□ 妇科术前护理常规 □ 术前心理护理 □ 测体温，脉搏3次/日	□ 肠道准备：灌肠等 □ 阴道冲洗 □ 术野皮肤准备 □ 备血 □ 遵医嘱补液 □ 饮食：普通饮食/半流质饮 食/流质饮食/禁食 □ 排便情况	□ 出入量监测 □ 禁食、禁水 □ 引流管接袋记引流量 □ 导尿管接袋记尿量 □ 伤口护理：腹带、沙袋等 □ 术后补液 □ 遵医嘱使用止吐、镇痛、止 血等药物 □ 遵医嘱使用静脉抗菌药

时间	住院第 1 天	住院第 2~4 天	住院第 3~5 天（手术日）
重点 医嘱	□ 详见医嘱执行单	□ 详见医嘱执行单	□ 详见医嘱执行单
病情 变异 记录	□ 无 □ 有，原因： 1. 2.	□ 无 □ 有，原因： 1. 2.	□ 无 □ 有，原因： 1. 2.
护士 签名			

时间	住院第 4~6 天 （术后第 1 日）	住院第 5~14 天 （术后第 2~10 日）	住院第 15~16 天 （出院日）
健康宣教	□ 饮食宣教 □ 排痰预防肺部感染 □ 早下床预防肠梗阻及血栓	□ 饮食过渡 □ 增加活动促进肠道功能恢复 □ 预防血栓栓塞性疾病 □ 拔除尿管后的排尿	□ 出院宣教 　复查时间 　服药方法 　指导饮食 □ 出院全休 6 周 □ 禁盆浴及性生活 □ 出现异常情况随诊宣教 □ 妇科肿瘤门诊随诊宣教 □ 指导办理出院手续
护理处置	□ 遵医嘱采血复查血常规、肝肾功能 □ 完成术后出血的病情观察 □ 完成各种管路的护理	□ 遵医嘱行术后必要检查 □ 遵医嘱采血复查血常规、肝肾功能 □ 完成术后出血的病情观察 □ 完成各种管路的护理	□ 出院状态评估 □ 办理出院手续 □ 书写出院小结
基础护理	□ 妇科一级护理 □ 观察患者情况 □ 遵医嘱术后饮食 □ 协助患者进食、进水 □ 协助患者活动及排泄 □ 晨晚间护理 □ 术后心理与生活护理 □ 指导术后患者功能锻炼	□ 妇科二级护理 □ 观察患者情况 □ 遵医嘱术后饮食 □ 协助患者进食、进水 □ 协助患者活动及排泄 □ 晨晚间护理 □ 术后心理与生活护理 □ 指导术后患者功能锻炼	□ 二级护理 □ 普通饮食 □ 观察患者情况 □ 心理护理
专科护理	□ 妇科术后护理常规 □ 会阴部冲洗 □ 腹部伤口护理 □ 术后心理护理 □ 测生命体征 □ 引流液记量 □ 导尿管记量 □ 术后补液 □ 抗凝药物注射	□ 妇科术后护理常规 □ 会阴部冲洗 □ 腹部伤口护理 □ 术后心理护理 □ 测生命体征 □ 引流液记量至拔管 □ 导尿管记量至拔管 □ 抗凝药物注射	□ 出院带药 □ 心理护理 □ 腹部伤口护理
重点医嘱	□ 详见医嘱执行单	□ 详见医嘱执行单	□ 详见医嘱执行单
病情变异记录	□ 无　□ 有，原因： 1. 2.	□ 无　□ 有，原因： 1. 2.	□ 无　□ 有，原因： 1. 2.
护士签名			

（三）患者表单

子宫内膜恶性肿瘤手术治疗临床路径患者表单

适用对象：第一诊断为子宫内膜恶性肿瘤（ICD10：C54.100）

行筋膜外全子宫切除＋腹膜后淋巴结切除术±大网膜切除术（ICD-9-CM-3：68.49/40.59/40.52/54.4）

患者姓名：	性别： 年龄： 门诊号：	住院号：
住院日期： 年 月 日	出院日期： 年 月 日	标准住院日：≤16 天

时间	入院	术后	出院
医患配合	□ 配合询问病史、收集资料，请务必详细告知既往史、用药史、过敏史 □ 如服用抗凝血药，请明确告知 □ 配合进行体格检查 □ 有任何不适请告知医师 □ 配合完善术前检查与评估 □ 配合完成术前准备、肠道准备等 □ 配合确定手术方案，签署手术知情同意书等	□ 配合检查腹部伤口 □ 配合记尿量、引流量等 □ 配合使用抗炎、抗凝血药物，配合抽血等化验检查 □ 配合饮食过渡 □ 配合伤口观察、换药 □ 配合拔除导尿管 □ 需要时配合伤口拆线 □ 配合膀胱功能锻炼 □ 配合引流管、尿管护理及拔除 □ 遵医嘱采取正确体位及下地活动	□ 接受出院前指导 □ 知道复诊程序 □ 获取出院诊断书
护患配合	□ 配合测量体温、脉搏、呼吸、血压 □ 配合完成入院护理评估（简单询问病史、过敏史、用药史） □ 接受入院宣教（环境介绍、病室规定、订餐制度、贵重物品保管等） □ 有任何不适请告知护士 □ 接受腹部及会阴部皮肤准备 □ 准备好必要用物，便盆等 □ 配合完成术前准备、肠道准备等 □ 配合输液、留置导尿管等治疗	□ 接受术后宣教 □ 配合返病床 □ 配合检查腹部伤口、阴道出血等情况 □ 遵医嘱采取正确体位 □ 配合静脉输液、皮下及肌内注射用药等之类 □ 有任何不适请告知护士 □ 配合定时测量生命体征、每日询问尿便 □ 配合饮食过渡，配合出入量、大小便等计量 □ 配合留置针、引流管等护理 □ 配合术后及早下床活动 □ 注意活动安全，避免坠床或跌倒 □ 配合执行探视及陪伴	□ 接受出院宣教 □ 办理出院手续 □ 获取出院带药 □ 知道服药方法、作用、注意事项 □ 知道护理伤口方法 □ 知道复印病历方法
饮食	□ 术前遵医嘱饮食过渡，并静脉补充营养	□ 术后遵医嘱进食，配合饮食过渡	□ 正常饮食

续　表

时间	入院	术后	出院
排泄	□ 术前遵医嘱肠道准备，喝泻药	□ 正常排尿便，如医嘱需要计算出入量，则需大小便计量 □ 避免便秘	□ 正常排尿便 □ 避免便秘
活动	□ 正常活动	□ 遵医嘱适度活动，避免疲劳	□ 正常适度活动，避免疲劳

附：原表单（2016 年版）

子宫内膜恶性肿瘤手术治疗临床路径表单

适用对象：第一诊断为子宫内膜恶性肿瘤（ICD-10：C54.100）
拟行手术治疗

患者姓名：	性别：　　年龄：　　门诊号：	住院号：
住院日期：　　年　月　日	出院日期：　　年　月　日	标准住院日：≤16 天

日期	住院第 1~2 天	住院第 1~6 天	住院第 3~8 天（手术日）
主要诊疗工作	□ 询问病史及体格检查 □ 完成病历书写 □ 制定辅助检查 □ 上级医师查房与术前评估 □ 初步确定手术方式和日期	□ 上级医师查房 □ 完成术前准备与术前评估 □ 根据体检、彩超、病理结果等，行术前讨论，确定手术方案 □ 完成必要的相关科室会诊 □ 住院医师完成术前小结、上级医师查房记录等病历书写 □ 签署手术知情同意书、自费用品协议书、输血同意书、授权委托书 □ 向患者及家属交代围术期注意事项	□ 手术 □ 术者完成手术记录 □ 住院医师完成术后病程记录 □ 上级医师查房 □ 向患者及家属交代病情、术中情况及术后注意事项
重点医嘱	**长期医嘱：** □ 妇科护理常规 □ 饮食 　◎普通饮食 ◎糖尿病饮食 　◎其他 **临时医嘱：** □ 血常规、尿常规、大便常规+隐血 □ 凝血全项、输血前检查（血型、Rh 因子，可经输血传播的常见病相关指标） □ 电解质、肝肾功能、CA125 □ 胸部 X 线检查、心电图 □ 妇科超声+腹部超声 □ 肺功能、心功能、超声心动（视患者情况而定） □ 盆腔 MRI 检查腹部 CT 等 □ 其他相关科室会诊	**长期医嘱：** □ 患者既往用药 **临时医嘱：** □ 术前医嘱： 　◎经腹 ◎腹腔镜下 　◎全麻 ◎连续硬膜外+腰麻下行 　◎手术范围依病情而定 □ 晚 24 时禁食、禁水，必要时予以补液治疗 □ 抗菌药物：根据病情及抗菌药物使用原则 □ 术前肠道准备 □ 术前阴道准备 □ 术前术野皮肤准备 □ 备血 □ 术前镇静药物 □ 其他特殊医嘱	**长期医嘱：** □ 妇科护理常规，一级护理 □ 禁食、禁水 □ 留置导尿，必要时记尿量 □ 腹腔引流或淋巴引流：酌情处理 □ 静脉输液（视患者情况而定） □ 抗菌药物：根据病情及抗菌药物使用原则 **临时医嘱：** □ 今日在 　◎经腹 ◎腹腔镜下 　◎全麻 ◎连续硬膜外+腰麻下行 　◎根据具体实施手术名称定 □ 心电监护、吸氧（视患者情况而定） □ 静脉营养及补液（视患者情况而定） □ 止吐药物等（胃黏膜保护药物、抑制胃酸药物） □ 镇痛 □ 其他特殊医嘱

续 表

日期	住院第 1~2 天	住院第 1~6 天	住院第 3~8 天（手术日）
主要 护理 工作	□ 介绍病房环境、设施和制度 □ 入院护理评估	□ 术前宣教、备皮等术前准备 □ 通知患者晚 24 时后禁食、 　禁水	□ 随时观察患者病情变化 □ 术后心理与生活护理
病情 变异 记录	□ 无 □ 有，原因： 1. 2.	□ 无 □ 有，原因： 1. 2.	□ 无 □ 有，原因： 1. 2.
护士 签名			
医师 签名			

日期	住院第4~9天 （术后第1~2日）	住院第6~12天 （术后第3~5日）	住院第8~16天 （出院日）
主要诊疗工作	□ 注意观察生命体征、病情变化 □ 上级医师查房 □ 住院医师完成常规病程记录 □ 注意引流量、尿量 □ 查血常规、电解质等	□ 上级医师查房 □ 住院医师完成常规病程记录 □ 根据引流情况明确是否拔除引流管 □ 根据情况决定是否拔除尿管 □ 复查血、尿常规等	□ 上级医师查房，进行手术及伤口评估，确定有无手术并发症和切口愈合不良情况，明确是否出院 □ 完成出院记录、病案首页、出院证明书等，向患者交代出院后的注意事项，如返院复诊的时间、地点，发生紧急情况时的处理等
重点医嘱	**长期医嘱：** □ 妇科护理常规，一级护理 □ 根据病情决定饮食 □ 留置导尿，必要时记尿量 □ 腹腔引流或淋巴引流：酌情处理 □ 静脉输液（视患者情况而定） □ 抗菌药物：根据病情及抗菌药物使用原则 **临时医嘱：** □ 换药 □ 止吐药物等（胃黏膜保护药物、抑制胃酸药物） □ 镇痛 □ 静脉输液（视患者情况而定） □ 抗菌药物：根据病情及抗菌药物使用原则 □ 查血常规、电解质等	**长期医嘱：** □ 妇科护理常规，根据情况改二级护理 □ 根据病情决定饮食 □ 根据情况停记引流量 □ 根据情况停记尿量（广泛子宫切除者保留7天以上） **临时医嘱：** □ 换药 □ 止吐药物等（胃黏膜保护药物、抑制胃酸药物）根据情况停用 □ 镇痛，根据病情停用 □ 静脉输液（视患者情况而定） □ 抗菌药物：根据病情及抗菌药物使用原则，根据病情停用 □ 血、尿常规等	**出院医嘱：** □ 根据病情决定是否超声测残余尿量 □ 出院带药 □ 根据术后病理决定术后是否需要放、化疗
主要护理工作	□ 随时观察患者情况 □ 术后心理与生活护理 □ 指导术后患者功能锻炼	□ 随时观察患者情况 □ 术后心理与生活护理 □ 指导术后患者功能锻炼	□ 出院宣教 □ 指导患者办理出院手续
病情变异记录	□ 无 □ 有，原因： 1. 2.	□ 无 □ 有，原因： 1. 2.	□ 无 □ 有，原因： 1. 2.
护士签名			
医师签名			

第二十四章

子宫平滑肌瘤子宫切除手术临床路径释义

一、子宫平滑肌瘤编码

1. 卫计委原编码

疾病名称及编码：子宫平滑肌瘤（ICD-10：D25.900）

手术操作名称及编码：经腹腔镜或经阴道或经腹子宫全/次全切除术（ICD-9-CM-3：68.39/68.49）

2. 修改编码

疾病名称及编码：子宫平滑肌瘤（ICD-10：D25）

手术操作名称及编码：经腹子宫次全切除术（ICD-9-CM3：68.3）

经腹子宫全切除术（ICD-9-CM3：68.4）

阴道子宫切除术（ICD-9-CM3：68.5）

二、临床路径检索方法

D25 并（68.3-68.4/68.5）

三、子宫平滑肌瘤子宫切除手术临床路径标准住院流程

（一）适用对象

第一诊断为子宫平滑肌瘤（ICD10：D25.900），行经腹腔镜或经阴道或经腹子宫全/次全切除术（ICD-9-CM-3：68.39/68.49）。

> **释义**
>
> ■ 本路径适用对象为子宫平滑肌瘤患者、并将经腹腔镜或经腹子宫全/次全切除术或经阴道全子宫切除作为首要治疗手段者。
>
> ■ 子宫平滑肌瘤行子宫肌瘤剔除术者不进入本路径。

（二）诊断依据

根据《临床诊疗指南·妇产科学分册》（中华医学会编著，人民卫生出版社）。

1. 症状：月经紊乱等。
2. 体征：子宫增大。
3. 辅助检查：超声检查［必要时需要行盆腔磁共振和（或）CT检查］。

> **释义**
>
> ■ 子宫肌瘤的临床表现多样，症状与肌瘤部位及有无变性相关，常见的临床症状有经量增多或经期延长、下腹包块、白带增多、压迫症状等。

■ 子宫肌瘤的体征与肌瘤大小、位置、数目及有无变性相关。肌壁间肌瘤在妇科检查时可扪及子宫增大，表面不规则单个或多个结节状突起。浆膜下肌瘤可扪及单个实质性肿物与子宫有蒂相连。黏膜下肌瘤位于宫腔内者子宫均匀增大，脱出于宫颈外口者，窥器检查可见宫颈口处有肿物，淡粉色、表面光滑、宫颈四周边缘清楚。

■ 超声检查是子宫肌瘤最主要的影像学检查，可区分子宫肌瘤及其他盆腔肿块。必要时可行盆腔磁共振和（或）CT 检查，能更准确地判断肌瘤大小、位置和数目。

■ 子宫肌瘤的术前诊断依据患者的病史、临床症状、妇科检查及影像学检查。病理检查作为术后诊断的依据。

（三）治疗方案的选择和依据

根据《临床诊疗指南·妇产科学分册》（中华医学会编著，人民卫生出版社）。

1. 子宫肌瘤诊断明确，有子宫切除的手术指征。
2. 无手术和麻醉禁忌证。
3. 术前检查齐全。
4. 征得患者和家属的同意。

> **释义**
>
> ■ 子宫肌瘤的治疗应根据患者的症状、年龄和生育要求，以及肌瘤的类型、大小、数目全面考虑。而经腹腔镜或经腹子宫全/次全切除术或经阴道全子宫切除仅适用于子宫肌瘤诊断明确、有子宫切除指征的患者。
>
> 子宫肌瘤手术的指征主要包括：月经过多继发贫血；子宫肌瘤体积大或引起膀胱、直肠等压迫症状；肌瘤可能是不孕或反复流产的原因；疑有肉瘤变者。
>
> 子宫肌瘤的手术方式包括肌瘤剔除术和子宫全/次全切除术。肌瘤剔除术适用于希望保留生育功能的患者。子宫全/次全切除术适用于不要求保留生育功能的患者或疑有肉瘤变者。
>
> 子宫肌瘤的子宫全/次全切除术可经不同路径完成，包括经腹腔镜、经阴道和经腹路径。
>
> ■ 子宫肌瘤无症状者一般不需治疗，特别是近绝经期妇女，每 3~6 个月随访 1 次，若出现症状可考虑进一步治疗。
>
> ■ 对于症状轻、近绝经年龄或全身情况不适宜手术的患者，宜采用药物治疗。

（四）标准住院日为≤11 天

> **释义**
>
> ■ 住院治疗包括术前检查和准备、手术治疗、术后恢复 3 部分。总住院时间不超过 11 天符合本路径要求。

（五）进入路径标准

1. 第一诊断必须符合 ICD10：D25.900 子宫平滑肌瘤疾病编码。

2. 当患者同时具有其他疾病诊断时，但在住院期间不需特殊处理也不影响第一诊断的临床路径流程实施时，可以进入路径。

> **释义**
>
> ■ 进入本路径的患者第一诊断为子宫平滑肌瘤，且经腹腔镜或经阴道或经腹子宫全/次全切除术作为治疗手段。
>
> ■ 同时合并宫颈上皮内瘤变等住院期间不需特殊处理、不影响第一诊断、不影响术后恢复的妇科疾病时，可以进入路径。
>
> ■ 入院后检查发现以往未发现的疾病或既往有基础病（如高血压、冠状动脉粥样硬化性心脏病、糖尿病、肝肾功能不全等），经系统评估后对治疗无特殊影响，仅需要药物维持治疗者，可进入路径。但可能会增加医疗费用，延长住院时间。

（六）术前准备 1~3 天

必需的检查项目

1. 血常规、血型。

2. 尿常规。

3. 生化检查（包括电解质、肝肾功能、血糖等）。

4. 凝血功能。

5. 感染性疾病筛查（如乙型肝炎、丙型肝炎、艾滋病、梅毒等）。

6. 心电图。

7. 胸部 X 线片。

8. 超声检查。

9. 宫颈防癌筛查。

10. 其他根据病情需要而定（如血清 CA125、HCG 等）。

> **释义**
>
> ■ 血、尿、便常规是最基本的三大常规检查，每个进入路径的患者均需完成。肝肾功能、电解质、血糖、凝血功能、心电图、X 线胸片主要是评估有无基础病及手术禁忌；血型、Rh 因子、感染性疾病筛查主要是用于输血前准备。
>
> ■ 盆腔超声用于评估子宫肌瘤的大小、位置及数目，同时可排查有无子宫及附件的合并疾病。
>
> ■ 所有拟行子宫全/次全切除术的患者，均应在术前 1 年内接受宫颈防癌筛查，主要包括液基细胞学检查，条件允许时可行宫颈 HPV 病毒学检查。以排查有无未发现的宫颈癌及宫颈癌前病变。
>
> ■ 年龄较大及伴有心肺基础疾病者应在术前进行心肺功能检测，评估手术风险，必要时给予干预，保证围手术期安全。
>
> 合并贫血者，术前应该用药物预处理减少月经或者闭经，联合抗贫血治疗纠正贫血。

（七）预防性抗菌药物选择与使用时机

按《抗菌药物临床应用指导原则（2015 年版）》（国卫办医发〔2015〕43 号）应用预防性抗菌药物。

> **释义**
>
> ■ 经腹腔镜或经阴道或经腹子宫全/次全切除术属于清洁-污染手术（Ⅱ类切口），手术野包括阴道等存在大量人体寄殖菌群的部位，可能污染手术野引致感染，需要预防性应用抗菌药物。
>
> ■ 预防性抗菌药物的使用：预防用药从术前0.5小时或麻醉开始时给药，至术后24小时，必要时延长至48小时。预防性抗菌药物首选第二代头孢菌素，可与抗厌氧菌药物合用。
>
> ■ 治疗性抗菌药物的使用：术前黏膜下肌瘤已存在出血、坏死，可疑合并感染者，应在术前取阴道拭子送细菌培养，根据病原菌种类和药敏结果选用治疗性抗菌药物。在无法得到或者没有得到病原体培养和药敏结果前，经验性使用抗菌药时建议使用广谱抗菌药，如二代以上头孢菌素，并配合抗厌氧菌药物。疗程应根据体温、症状、血白细胞等酌情处理。

（八）手术日为入院第 2~4 天

1. 麻醉方式：请麻醉科医师会诊，腰麻或硬膜外麻醉或联合或全身麻醉。
2. 术中用药：止血药物和其他必需用药。
3. 输血：必要时。
4. 病理：石蜡切片（必要时行冷冻检查）。

> **释义**
>
> ■ 经腹腔镜或经阴道或经腹子宫全/次全切除术，请麻醉科医师会诊，根据患者具体情况，选择全身麻醉、硬膜外麻醉或者腰硬联合麻醉。
>
> ■ 术中除麻醉药、常规补液外，高血压患者酌情给予降压药，术中出血较多者可酌情给予止血药物，如凝血因子制剂、抗纤溶剂、蛇毒血凝酶（如注射用尖吻蝮蛇血凝酶）等。
>
> ■ 术中不常规输血，在出血量较大，为保证术中循环稳定和术后恢复的情况下可根据出血量及术中血红蛋白测量决定输血的量，提倡成分输血。亦可以考虑自体血输血。
>
> ■ 术中必要时可送快速冷冻，如剖视切下的子宫肌瘤时，发现切面呈鱼肉状。术中切除的所有标本术后常规进行石蜡切片组织病理学检查以明确诊断。
>
> ■ 可根据术中情况经腹或经阴道留置引流管。术中使用膨宫液和冲洗液用量较大时应注意低钠血症和高氯性酸中毒发生，可考虑使用内镜专用冲洗液。

（九）术后住院恢复≤7 天

1. 必须复查的项目：血常规、尿常规；
2. 术后用药。
3. 预防性用药：按《抗菌药物临床应用指导原则（2015 年版）》（国卫办医发〔2015〕43

号）应用预防性抗菌药物。

> **释义**
>
> ■ 术后必须复查的检查项目应在术后 3 日内完成，以了解患者术后身体状况，及时发现贫血、感染等常见的异常情况以便对症处理；有异常发现者治疗后应予复查。除必需的检查项目外，可根据病情需要增加，如怀疑肺栓塞需检查血气分析、出凝血功能等；怀疑肠梗阻应行下腹 X 线检查等。
>
> ■ 术后应常规观察患者生命体征、出入量及各脏器功能恢复情况，以确定对症治疗手段与出院时间；尤其应关注伤口愈合、肠道功能恢复、预防血栓栓塞等方面，鼓励患者尽早活动，减少卧床输液治疗；引流管的拔除时间根据术中情况和术后引流量决定。
>
> ■ 术后恢复正常无感染证据，应及时停用预防性抗菌药物。

（十）出院标准

1. 患者一般情况良好，恢复正常饮食，腹部无阳性体征。
2. 相关实验室检查结果基本正常，体温正常。
3. 切口愈合良好。

> **释义**
>
> ■ 出院标准以患者无不适症状、无异常体征和血液生化复查结果正常为评判标准。患者出院前应达到生命体征平稳，无发热，无严重贫血和电解质异常，已排气、排便，肠道功能恢复。
>
> ■ 伤口对合良好，无红肿、渗出，无脂肪液化或感染征象可出院。
>
> ■ 术后恢复正常无并发症，或出现并发症但无需住院治疗可出院（如尿潴留，除留置导尿管无其他治疗）。

（十一）有无变异及原因分析

1. 因实验室检查结果异常需要复查，导致术前及术后住院时间延长。
2. 其他意外情况需进一步明确诊断，导致术前住院时间延长。
3. 术后出现发热及出血等并发症需要治疗和住院观察，导致住院时间延长。

> **释义**
>
> ■ 变异是指医疗不能按照预定的路径进行或不能达到预期的医疗目标。
>
> ■ 微小变异：由于某种原因，表单中的检查或操作提前或延后进行，但不影响总体治疗进程和康复，或者整体住院日有小的出入，不影响纳入路径。
>
> ■ 重大变异：是指入选临床路径的患者未能按路径流程完成医疗行为或未达到预期的医疗质量控制目标，需要终止执行路径；或者是因严重合并症或并发症导致治疗时间延长、治疗费用增加而无法按照规定完成路径。主管医师可决定退出临床路径，并需在表单中明确说明变异原因，包括以下情况。

（1）术前检查发现严重合并症，如血栓栓塞性疾病需抗凝、放置下腔静脉滤网；严重感染需要抗感染、无法控制的活跃出血需要介入治疗止血；合并未控制的高血压、糖尿病等需要时间治疗而影响住院时间和产生额外治疗费用等。对这些患者，主管医师均应进行变异原因的分析，并在临床路径的表单中予以说明。

（2）术中发现术前检查未能发现的病变，导致无法按照术前计划实施经腹腔镜或经阴道或经腹子宫全/次全切除术。例如，术中剖视发现子宫肌瘤切面呈鱼肉状、术中冷冻病理提示子宫肉瘤、需改变手术范围的情况等。

（3）术后组织病理学检查发现并非子宫肌瘤，而是子宫肉瘤等恶性疾病，需要再次手术或放化疗等辅助治疗，影响患者住院时间及治疗费用者。

（4）术中、术后出现严重并发症需进行相应诊断和治疗，导致住院时间明显延长和费用显著增加者，如肠梗阻需要手术治疗和肠道外营养支持；术中术后因严重出血、感染、肺栓塞等需转重症监护病房治疗；术中术后发生肠道损伤、肠瘘、输尿管瘘等并发症需要治疗等。

（5）因患者主观原因：如放弃手术改为药物治疗或随诊观察，导致本路径无法施行，也需医师在表单中予以说明。

四、子宫平滑肌瘤子宫切除手术给药方案

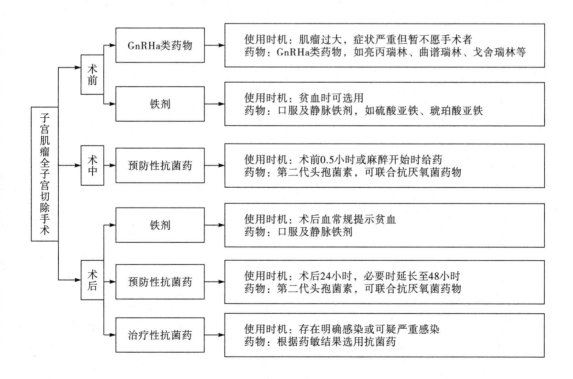

【用药选择】

1. 若术前子宫肌瘤较大，影响手术操作，术前可考虑使用 GnRHa 类药物。

2. 若术前严重贫血，可考虑使用 GnRHa 类药物抑制月经，同时可考虑铁剂治疗，待血红蛋白升高后手术。

3. 全子宫切除术属于Ⅱ类手术（洁污手术），预防用药从术前 0.5 小时或麻醉开始时给药，至术后 24 小时，必要时延长至 48 小时。预防性抗菌药物首选第二代头孢菌素，可与抗厌氧菌药物合用。

4. 治疗性抗菌药物的使用：术后明确有感染存在时使用，用药前送细菌培养，根据病原菌种类和药敏结果选用治疗性抗菌药物。在无法得到或者没有得到病原体培养和药敏结果前，经验性使用抗菌药时建议使用广谱抗菌药，如二代以上头孢菌素，并配合抗厌氧菌药物。疗程应根据体温、症状、血白细胞等酌情处理。

【药学提示】

1. GnRHa 类药物应在月经周期的第 1~5 天开始治疗。一次 1 支，每 4 周注射 1 次，第一次注射后 1 个月可能出现异常子宫出血。

2. 口服铁剂可致胃肠道不良反应，如恶心、呕吐、上腹疼痛、便秘，并可减少肠蠕动，引起便秘、黑便。宜在饭后或饭时服用，以减轻胃部刺激，与维生素 C 同服可提高口服铁剂的吸收效率。

【注意事项】

1. 对于子宫肌瘤较大者，术前应用 GnRHa 类药物可使子宫肌瘤变小，有利于手术的进行，但停药后子宫肌瘤会再次增大，因此，术前应用 GnRHa 类药物应于手术治疗相配合。

2. 对于月经过多致贫血的患者，术前应用 GnRHa 类药物可阻断月经所致的失血过多，同时补铁治疗后，待患者血红蛋白上升，进行手术。

3. 对于近围绝经期且不愿接受手术治疗的患者，GnRHa 类药物是可选的一种治疗方式。

五、推荐表单

(一) 医师表单

子宫平滑肌瘤全子宫切除术临床路径医师表单

适用对象：第一诊断为子宫平滑肌瘤（ICD-10：D25.900）

行经腹腔镜或经阴道或经腹子宫全/次全切除术（ICD-9-CM-3：68.39/68.49）

患者姓名：		性别： 年龄： 门诊号：	住院号：

住院日期： 年 月 日	出院日期： 年 月 日	标准住院日：≤11 天

时间	住院第 1~3 天	住院第 1~3 天	住院第 1~3 天
主要诊疗工作	□ 询问病史、体格检查 □ 下达医嘱、开出各项检查单 □ 完成首次病程记录 □ 完成入院记录 □ 完成初步诊断 □ 开始术前准备	□ 实施各项实验室检查和影像学检查 □ 上级医师查房及病程记录 □ 继续术前准备	□ 三级医师查房 □ 进行术前讨论 □ 向家属交代病情和有关手术事项 □ 签署手术知情同意书 □ 签署输血知情同意书 □ 完成术前准备 □ 下达手术医嘱，并提交手术通知单 □ 麻醉医师查看患者，签署麻醉知情同意书 □ 完成术前小结、术前讨论
重点医嘱	**长期医嘱：** □ 妇科护理常规 □ 二级护理 □ 普通饮食 □ 阴道冲洗（必要时） **临时医嘱：** □ 妇科检查 □ 静脉采血 □ 血常规+血型 □ 尿常规 □ 凝血功能 □ 生化检查 □ 感染性疾病筛查 □ 心电图 □ 胸部 X 线片 □ 超声检查（盆腔，必要时上腹部：肝、胆、胰、脾、肾）	**长期医嘱：** □ 妇科护理常规 □ 二级护理 □ 普通饮食 □ 阴道冲洗（必要时）	**术前医嘱：** □ 明日在腰麻或硬膜外麻醉或联合或全身麻醉下行经腹腔镜或经阴道或经腹子宫全/次全切除术 □ 术前禁食、禁水 □ 术区备皮 □ 静脉取血 □ 备血 □ 抗菌药物 □ 肠道准备 □ 留置尿管（必要时） □ 阴道准备
病情变异记录	□ 无 □ 有，原因： 1. 2.	□ 无 □ 有，原因： 1. 2.	□ 无 □ 有，原因： 1. 2.
医师签名			

时间	住院第2~4日 （手术当日）	住院第3~5日 （术后第1日）	住院第4~6日 （术后第2日）
主要诊疗工作	□ 完成手术治疗 □ 24小时内完成手术记录 □ 完成术后病程记录 □ 术后查房 □ 向患者家属交代术后注意事项	□ 医师查房及病程记录 □ 必要时复查血、尿常规及电解质 □ 抗菌药物治疗、预防感染 □ 必要时切口换药	□ 医师查房及病程记录 □ 抗菌药物治疗、预防感染 □ 必要时切口换药
重点医嘱	**长期医嘱：** □ 妇科术后护理常规 □ 一级护理 □ 禁食、禁水 □ 保留导尿、会阴擦洗 □ 保留引流管、记引流量（必要时） □ 抗菌药物 **临时医嘱：** □ 记录24小时出入量 □ 生命体征监测，必要时心电监护 □ 补液 □ 止血药物（必要时）	**长期医嘱：** □ 妇科术后护理常规 □ 二级护理 □ 术后饮食 □ 保留导尿、会阴擦洗 □ 抗菌药物 □ 补液 **临时医嘱：** □ 血、尿常规检查（术后1~3天内完成） □ 查电解质、凝血功能（必要时） □ 拔除尿管（必要时） □ 止血药物（必要时）	**长期医嘱：** □ 妇科术后护理常规 □ 二级护理 □ 术后饮食 □ 保留导尿、会阴擦洗 □ 抗菌药物 **临时医嘱：** □ 拔除尿管 □ 切口换药（必要时）
病情变异记录	□ 无　□ 有，原因： 1. 2.	□ 无　□ 有，原因： 1. 2.	□ 无　□ 有，原因： 1. 2.
医师签名			

时间	住院第 5~7 日 （术后第 3 日）	住院第 9~11 日 （术后 7 日）
主要诊疗工作	□ 医师查房 □ 停预防性静脉抗菌药物，必要时口服抗菌药物 □ 必要时切口换药	□ 检查切口愈合情况与拆线 □ 确定患者出院日期 □ 向患者交代出院注意事项及复查日期 □ 通知出院处 □ 开具出院诊断书 □ 完成出院记录
重点医嘱	长期医嘱： □ 妇科术后护理常规 □ 二级护理 □ 普通饮食 □ 必要时抗菌药物治疗	临时医嘱： □ 通知出院
病情变异记录	□ 无　□ 有，原因： 1. 2.	□ 无　□ 有，原因： 1. 2.
医师签名		

（二）护士表单

子宫平滑肌瘤全子宫切除术临床路径护士表单

适用对象：第一诊断为子宫平滑肌瘤（ICD-10：D25.900）

行经腹腔镜或经阴道或经腹子宫全/次全切除术（ICD-9-CM-3：68.39/68.49）

患者姓名：	性别：　　年龄：　　门诊号：	住院号：
住院日期：　　年　月　日	出院日期：　　年　月　日	标准住院日：≤11天

时间	住院第1~3天	住院第1~3天	住院第1~3天
健康宣教	□ 入院宣教 □ 介绍主管医师、护士 □ 介绍环境、设施 □ 介绍住院注意事项 □ 宣教术前准备注意事项	□ 介绍术前准备内容、目的和麻醉方式	□ 介绍术前准备内容、目的和麻醉方式 □ 指导患者正确排痰方法及床上排便法
护理处理	□ 核对患者，佩戴腕带 □ 建立入院护理病历 □ 卫生处置：剪指（趾）甲、会阴部清洁，必要时备皮，沐浴更换病号服 □ 测量生命体征	□ 测量生命体征	□ 测量生命体征
基础护理	□ 二级护理 □ 普通饮食 □ 晨晚间护理 □ 患者安全管理	□ 二级护理 □ 普通饮食 □ 晨晚间护理 □ 患者安全管理	□ 二级护理 □ 普通饮食 □ 晨晚间护理 □ 患者安全管理 □ 保持夜间病房安静，患者口服镇静药入睡
专科护理	□ 讲解阴道准备的目的及方法 □ 术前阴道准备	□ 静脉抽血 □ 指导患者到相关科室进行检查并讲明各种检查的目的	□ 晚餐少量进食后禁食、禁水 □ 肠道准备 □ 提醒患者术晨禁食、禁水
重点医嘱	□ 详见医嘱执行单	□ 详见医嘱执行单	□ 详见医嘱执行单
病情变异记录	□ 无　□ 有，原因： 1. 2.	□ 无　□ 有，原因： 1. 2.	□ 无　□ 有，原因： 1. 2.
护士签名			

时间	住院第 2~4 日 （手术当日）	住院第 3~5 日 （术后第 1 日）	住院第 4~6 日 （术后第 2 日）
健康宣教	□ 术后健康教育 □ 术后饮食指导	□ 术后健康教育 □ 术后饮食指导	□ 术后健康教育 □ 术后饮食指导 □ 给患者讲解各项治疗及护理措施
护理处理	□ 测量生命体征	□ 测量生命体征	□ 测量生命体征
基础护理	□ 二级护理 □ 嘱患者术晨禁食、禁水 □ 晨晚间护理 □ 患者安全管理	□ 二级护理 □ 半流质饮食 □ 晨晚间护理 □ 患者安全管理	□ 二级护理 □ 半流质饮食 □ 晨晚间护理 □ 患者安全管理 □ 保持夜间病房安静，患者口服镇静药入睡
专科护理	□ 协助患者做好术前准备 □ 术毕回病房，交接患者，了解麻醉及术中情况 □ 按医嘱进行治疗 □ 随时观察患者情况 □ 术后 6 小时翻身 □ 手术后心理与生活护理	□ 保持尿管通畅，观察尿色、尿量并记录 □ 会阴擦洗保持外阴清洁 □ 取半卧位并告知患者半卧位的好处 □ 指导并协助患者按时床上翻身及下肢的屈膝运动，鼓励下地活动	□ 拔除尿管并协助患者排小便 □ 叩背及术后呼吸锻炼 □ 了解患者术后心理状态并给予正确的指导
重点医嘱	□ 详见医嘱执行单	□ 详见医嘱执行单	□ 详见医嘱执行单
病情变异记录	□ 无　□ 有，原因： 1. 2.	□ 无　□ 有，原因： 1. 2.	□ 无　□ 有，原因： 1. 2.
护士签名			

时间	住院第 5~7 日 （术后第 3 日）	住院第 9~11 日 （术后第 7 日）
健康 宣教	□ 术后健康教育 □ 术后饮食指导	□ 术后健康教育 □ 术后饮食指导
护理 处理	□ 测量生命体征	□ 测量生命体征
基 础 护 理	□ 二级护理 □ 普通饮食 □ 晨晚间护理 □ 患者安全管理	□ 二级护理 □ 普通饮食 □ 晨晚间护理 □ 患者安全管理
专科 护理	□ 给患者讲解各项治疗及护理措施 □ 晨晚间护理、夜间巡视	□ 协助患者办理出院手续
重点 医嘱	□ 详见医嘱执行单	□ 详见医嘱执行单
病情 变异 记录	□ 无　□ 有，原因： 1. 2.	□ 无　□ 有，原因： 1. 2.
护士 签名		

（三）患者表单

子宫平滑肌瘤全子宫切除术临床路径患者表单

适用对象：第一诊断为子宫平滑肌瘤（ICD-10：D25.900）

行经腹腔镜或经阴道或经腹子宫全/次全切除术（ICD-9-CM-3：68.39/68.49）

患者姓名：	性别：　　年龄：　　门诊号：		住院号：
住院日期：　　年　月　日	出院日期：　　年　月　日		标准住院日：≤11 天

时间	住院第 1~3 天	手术及术后	出院
医患配合	□ 配合询问病史、收集资料，请务必详细告知既往史、用药史、过敏史 □ 如服用抗凝血药，请明确告知 □ 配合进行体格检查 □ 有任何不适请告知医师 □ 配合医院探视制度 □ 配合术前准备	□ 配合伤口观察 □ 需要时，配合拔除导尿管 □ 需要时，配合伤口拆线	□ 接受出院前指导 □ 知道复诊程序 □ 获取出院诊断书
护患配合	□ 配合测量体温、脉搏、呼吸、血压、体重 1 次 □ 配合完成入院护理评估（简单询问病史、过敏史、用药史） □ 接受入院宣教（环境介绍、病室规定、订餐制度、贵重物品保管等） □ 有任何不适请告知护士 □ 接受会阴备皮 □ 接受肠道准备	□ 接受术后健康宣教 □ 配合术后护理及术后恢复 □ 遵医嘱采取合理的活动 □ 有任何不适请告知护士 □ 配合定时测量生命体征、每日询问排便 □ 接受输液、服药等治疗 □ 接受进食、进水、排便等生活护理 □ 注意活动安全，避免坠床或跌倒 □ 配合执行探视及陪护	□ 接受出院宣教 □ 办理出院手续 □ 获取出院带药 □ 知道服药方法、作用、注意事项 □ 知道护理伤口方法 □ 知道复印病历方法
饮食	□ 正常饮食	□ 半流质饮食	□ 正常饮食
排泄	□ 正常排尿便	□ 导尿管过渡为正常排尿便 □ 避免便秘及尿潴留	□ 正常排尿便 □ 避免便秘
活动	□ 正常活动	□ 正常适度活动，避免疲劳	□ 正常适度活动，避免疲劳

附: 原表单（2016 年版）

子宫平滑肌瘤临床路径表单

适用对象: 第一诊断为子宫平滑肌瘤（ICD-10: D25.900）

行经腹腔镜或经阴道或经腹子宫全/次全切除术（ICD-9-CM-3: 68.39/68.49）

患者姓名:	性别: 年龄: 门诊号:	住院号:
住院日期: 年 月 日	出院日期: 年 月 日	标准住院日 ≤11 天

时间	住院第 1~3 天	住院第 1~3 天	住院第 1~3 天
主要诊疗工作	□ 询问病史、体格检查 □ 下达医嘱、开出各项检查单 □ 完成首次病程记录 □ 完成入院记录 □ 完成初步诊断 □ 开始术前准备	□ 实施各项实验室检查和影像学检查 □ 上级医师查房及病程记录 □ 继续术前准备	□ 三级医师查房 □ 进行术前讨论 □ 向家属交代病情和有关手术事项 □ 签署手术知情同意书 □ 签署输血知情同意书 □ 完成术前准备 □ 下达手术医嘱，并提交手术通知单 □ 麻醉医师查看患者，签署麻醉知情同意书 □ 完成术前小结、术前讨论
重点医嘱	长期医嘱: □ 妇科护理常规 □ 二级护理 □ 普通饮食 □ 阴道冲洗（必要时） 临时医嘱: □ 妇科检查 □ 静脉采血 □ 血常规+血型 □ 尿常规 □ 凝血功能 □ 生化检查 □ 感染性疾病筛查 □ 心电图 □ 胸部 X 线片 □ 超声检查（盆腔，必要时上腹部: 肝胆胰脾肾）	长期医嘱: □ 妇科护理常规 □ 二级护理 □ 普通饮食 □ 阴道冲洗（必要时）	术前医嘱: □ 明日在腰麻或硬膜外麻醉或联合或全身麻醉下行经腹腔镜或经阴道或经腹子宫全/次全切除术 □ 术前禁食、禁水 □ 术区备皮 □ 静脉取血 □ 备血 □ 抗菌药物 □ 肠道准备 □ 留置尿管（必要时） □ 阴道准备
主要护理工作	□ 按入院流程做入院介绍 □ 入院评估 □ 进行入院健康宣教 □ 讲解阴道准备的目的及方法 □ 术前阴道准备	□ 静脉抽血 □ 指导患者到相关科室进行检查并讲明各种检查的目的	□ 介绍术前准备内容、目的和麻醉方式 □ 指导患者正确排痰方法及床上排便法 □ 术前备皮、沐浴、更衣 □ 术前健康宣教

时间	住院第 1~3 天			住院第 1~3 天			住院第 1~3 天		
							□ 晚餐少量进食后禁食、禁水 □ 肠道准备 □ 提醒患者术晨禁食、禁水 □ 保持夜间病房安静，患者口 　 服镇静药入睡		
病情 变异 记录	□ 无　□ 有，原因： 1. 2.			□ 无　□ 有，原因： 1. 2.			□ 无　□ 有，原因： 1. 2.		
护士 签名	白班	夜班	大夜班	白班	夜班	大夜班	白班	夜班	大夜班
医师 签名									

时间	住院第2~4日 （手术当日）	住院第3~5日 （术后第1日）	住院第4~6日 （术后第2日）
主要诊疗工作	□ 完成手术治疗 □ 24小时内完成手术记录 □ 完成术后病程记录 □ 术后查房 □ 向患者家属交代术后注意事项	□ 医师查房及病程记录 □ 必要时复查血、尿常规及电解质 □ 抗菌药物治疗、预防感染 □ 必要时切口换药	□ 医师查房及病程记录 □ 抗菌药物治疗、预防感染 □ 必要时切口换药
重点医嘱	**长期医嘱：** □ 妇科术后护理常规 □ 一级护理 □ 禁食、禁水 □ 保留导尿、会阴擦洗 □ 保留引流管、记引流量（必要时） □ 抗菌药物 **临时医嘱：** □ 记录24小时出入量 □ 生命体征监测，必要时心电监护 □ 补液 □ 止血药物（必要时）	**长期医嘱：** □ 妇科术后护理常规 □ 二级护理 □ 术后饮食 □ 保留导尿、会阴擦洗 □ 抗菌药物 □ 补液 **临时医嘱：** □ 血、尿常规检查（术后1~3天内完成） □ 查电解质、凝血功能（必要时） □ 拔除尿管（必要时） □ 止血药物（必要时）	**长期医嘱：** □ 妇科术后护理常规 □ 二级护理 □ 术后饮食 □ 保留导尿、会阴擦洗 □ 抗菌药物 **临时医嘱：** □ 拔除尿管 □ 切口换药（必要时）
主要护理工作	□ 嘱患者术晨禁食、禁水 □ 协助患者做好术前准备 □ 术毕回病房，交接患者，了解麻醉及术中情况 □ 按医嘱进行治疗 □ 随时观察患者情况 □ 术后6小时翻身 □ 手术后心理与生活护理 □ 晨晚间护理、夜间巡视	□ 保持尿管通畅，观察尿色、尿量并记录 □ 会阴擦洗保持外阴清洁 □ 取半卧位并告知患者半卧位的好处 □ 指导并协助患者按时床上翻身及下肢的屈膝运动，鼓励下地活动 □ 术后健康教育 □ 术后饮食指导 □ 协助患者生活护理 □ 晨晚间护理、夜间巡视	□ 拔除尿管并协助患者排小便 □ 叩背及术后呼吸锻炼 □ 术后饮食指导 □ 了解患者术后心理状态并给予正确的指导 □ 给患者讲解各项治疗及护理措施 □ 晨晚间护理、夜间巡视
病情变异记录	□ 无 □ 有，原因： 1. 2.	□ 无 □ 有，原因： 1. 2.	□ 无 □ 有，原因： 1. 2.
护士签名	白班 / 夜班 / 大夜班	白班 / 夜班 / 大夜班	白班 / 夜班 / 大夜班
医师签名			

时间	住院第 5~7 日 （术后第 3 日）	住院第 9~11 日 （术后 7 日）
主要诊疗工作	□ 医师查房 □ 停预防性静脉抗菌药物，必要时口服抗菌药物 □ 必要时切口换药	□ 检查切口愈合情况与拆线 □ 确定患者出院日期 □ 向患者交代出院注意事项及复查日期 □ 通知出院处 □ 开具出院诊断书 □ 完成出院记录
重点医嘱	长期医嘱： □ 妇科术后护理常规 □ 二级护理 □ 普通饮食 □ 必要时抗菌药物治疗	临时医嘱： □ 通知出院
主要护理工作	□ 术后饮食指导 □ 术后心理指导 □ 给患者讲解各项治疗及护理措施 □ 晨晚间护理、夜间巡视	□ 协助患者办理出院手续
病情变异记录	□ 无　□ 有，原因： 1. 2.	□ 无　□ 有，原因： 1. 2.
护士签名	白班　｜　小夜班　｜　大夜班	白班　｜　小夜班　｜　大夜班
医师签名		

第二十五章

宫颈癌手术治疗临床路径释义

一、宫颈癌手术治疗编码

1. 卫计委原编码

疾病名称及编码：宫颈癌ⅠA₂期~ⅡA期

手术操作名称及编码：行广泛子宫切除+腹膜后淋巴结切除术（ICD-9-CM-3：68.6/68.7/40.3/40.5）

2. 修改编码

疾病名称及编码：宫颈恶性肿瘤（ICD-10：C53）

手术操作名称及编码：广泛子宫切除（ICD-9-CM-3：68.4-68.9）

二、临床路径检索方法

C53伴（68.4-68.9）

三、宫颈癌临床路径标准住院流程

（一）适用对象

第一诊断为宫颈癌ⅠA₂期~ⅡA期。

行广泛子宫切除+腹膜后淋巴结切除术（ICD-9-CM-3：68.6/68.7/40.3/40.5）。

> **释义**
>
> ■ 本路径适用对象为初治的早期宫颈癌、并将根治性子宫切除手术作为首要治疗手段者。
>
> ■ 宫颈早期浸润癌（ⅠA₁期）行单纯筋膜外子宫切除术者不进入本路径。
>
> ■ 肿瘤<2cm的ⅠA₂~ⅠB₁期年轻宫颈癌患者接受保留生育功能的根治性子宫颈切除术者不进入本路径。
>
> ■ 虽为早期宫颈癌但采用根治性放化疗为首要治疗方式、晚期或复发性宫颈癌采用放化疗等综合治疗者均不进入本路径。

（二）诊断依据

根据中华医学会妇科肿瘤学组《妇科常见肿瘤诊治指南》、NCCN《宫颈癌临床实践指南》等。

1. 症状：接触性阴道流血或不规则阴道流血等。

2. 体征：妇科检查可见宫颈肿物。

3. 辅助检查：组织病理学诊断明确。

释义

■ 宫颈癌的主要表现为接触性阴道出血或不规则阴道出血，早期患者可无症状或仅有阴道分泌物异常，如脓血性白带、血水样白带等。

■ 宫颈癌分期为临床分期，必须由2名以上资深妇科肿瘤医师进行仔细的盆腔检查后确定分期。盆腔检查包括：窥器直视及触诊评估癌块的直径和阴道穹隆及四壁受累情况；双合诊及三合诊了解宫旁及宫骶韧带是否受肿瘤浸润。因肥胖或紧张盆腔检查不满意者，必要时可行麻醉下盆腔检查以进行准确评估。宫旁或宫骶韧带有增厚、缩短可疑肿瘤浸润者不适合手术治疗，也不能进入本路径。

■ 宫颈癌的治疗依据必须为组织病理学诊断，即宫颈活检、宫颈环形电切（LEEP）或宫颈锥切所获得的组织病理，细胞学筛查结果和阴道镜直观诊断不能作为治疗依据。如果宫颈活检不能明确肿瘤范围和明确分期，则必须经LEEP或锥切明确诊断和分期，以避免过度治疗和治疗不足。

■ 宫颈癌的分期根据FIGO 2009年新分期。

（三）治疗方案的选择

根据中华医学会妇科肿瘤学组《妇科常见肿瘤诊治指南》、NCCN《宫颈癌临床实践指南》等。

1. 手术方式：广泛子宫切除+腹膜后淋巴结切除术。
2. 手术途径：开腹或经腹腔镜或经阴道。

释义

■ 必须明确：广泛子宫切除及腹膜后淋巴结切除只是 $IA_2 \sim IIA_2$ 期宫颈癌的治疗选择之一，既不是唯一也不是首选，应根据患者具体情况选择最适合的治疗方案。

肿瘤直径≤4cm（ IA_2 、 IB_1 、 IIA_1 期）的治疗选择：①广泛子宫切除+盆腔淋巴结切除±腹主动脉旁淋巴结切除（进入本路径）；②放疗：盆腔外照射+腔内照射（路径外）；③肿瘤≤2cm的 IB_1 期患者可保留子宫体，行广泛子宫颈切除+盆腔淋巴结切除±腹主动脉旁淋巴结切除（路径外）。

肿瘤直径>4cm（ IB_2 、 IIA_2 期）的治疗选择：①放化疗：盆腔外照射+腔内照射+同时含顺铂的化疗（路径外）；②广泛子宫切除+盆腔淋巴结切除+腹主动脉旁淋巴结切除（进入本路径）；③放化疗+辅助单纯子宫切除（路径外）。

■ 手术方式应根据患者个人意愿、身体状况、有无合并症和既往手术史，以及术者的经验，以保证医疗安全和减少手术创伤为目的选择开腹、阴式或者腹腔镜。

■ 有条件的医院可行保留神经的广泛子宫切除术，以减少手术对排尿、排便功能的影响；对年轻的患者可在术中行延长阴道术。

■ 年轻患者（≤45岁）可保留卵巢，术后可能需要辅助放疗者可在术中行双侧卵巢移位（悬吊至盆腔放射野以上），减少术后放疗对卵巢功能的影响。

■ 对于年轻的宫颈腺癌患者（≤45岁），如果保留卵巢，需要充分知情同意，术中可做卵巢活检送冷冻病理，但要告知患者活检并不能完全排除卵巢转移。

（四）标准住院日为≤20 天

> **释义**
>
> ■ 住院治疗包括术前检查和准备、手术治疗、术后恢复三部分，总住院时间不超过 20 天符合本路径要求。
>
> ■ 部分患者在接受手术治疗前行新辅助化疗或手术后需行辅助放化疗不计算在本路径住院时间内。

（五）进入路径标准

1. 第一诊断符合 ICD-10：C53 宫颈癌疾病编码。
2. FIGO 分期：ⅠA$_2$ 期～ⅡA 期。
3. 符合手术适应证，无手术禁忌证。
4. 当患者同时具有其他疾病诊断，但在住院期间不需要特殊处理也不影响第一诊断的临床路径流程实施时，可以进入路径。

> **释义**
>
> ■ 进入本路径的患者第一诊断为宫颈癌，临床分期为ⅠA$_2$～ⅡA$_2$ 期，术前检查应注意排除累及宫旁、宫骶韧带等晚期宫颈癌患者，还应注意排除子宫内膜癌（子宫体癌）累及宫颈等其他恶性肿瘤侵犯宫颈的情况。
>
> ■ 同时合并有子宫肌瘤、良性卵巢囊肿等其他妇科疾病，不影响手术方式及术后恢复可进入本路径。
>
> ■ 入院后检查发现以往未发现的疾病或既往有基础病（如高血压、冠状动脉粥样硬化性心脏病、糖尿病、肝肾功能不全等），经系统评估后对治疗无特殊影响，仅需要药物维持治疗者，可进入路径。但可能会增加医疗费用，延长住院时间。

（六）术前准备（术前评估）2～4 天

1. 必须检查的项目：
（1）血常规、尿常规、大便常规。
（2）肝肾功能、电解质、血糖、血型、凝血功能。
（3）感染性疾病筛查（乙型肝炎、丙型肝炎、艾滋病、梅毒等）。
（4）盆、腹腔超声，泌尿系统超声，胸部 X 片或胸部 CT，心电图。
（5）盆腔 MRI 或 CT。
（6）肿瘤标志物（血 SCCA、血 CA125 等）。
2. 根据病情需要而定、超声心动图、心、肺功能测定，排泄性尿路造影、PET-CT 等。

> **释义**
>
> ■ 血、尿、大便常规是最基本的三大常规检查，每个进入路径的患者均需完成，术前发现重度贫血应予输血纠正；肝肾功能、电解质、血糖、凝血功能、心电图、X线胸片主要是评估有无基础病及手术禁忌；血型、Rh 因子、感染性疾病筛查主要是

用于输血前准备。

　　■ 盆、腹腔超声用于评估有无子宫及附件的合并疾病，排除肝、胆、胰、脾、肾异常，也能发现肾盂积水和输尿管的扩张，应作为必做检查。如果病情复杂，为明确肿瘤浸润范围、腹膜后淋巴结有无受累，可选做盆腔 CT 或 MRI 检查；可疑有肾及输尿管受累者可选择尿路造影等泌尿系统检查。

　　■ 宫颈鳞癌的肿瘤标志物血 SCC 和腺癌的肿瘤标志物血 CA125 应在有条件的医院作为常规检查。

　　■ 年龄较大及伴有心肺基础疾病者应在术前进行心肺功能检测，评估手术风险，必要时给予干预，除非特殊组织病理类型，应考虑放射治疗作为宫颈癌治疗。保证围术期安全。

（七）预防性抗菌药物选择与使用时机

抗菌药物使用：按照《抗菌药物临床应用指导原则（2015 年版）》（国卫办医发〔2015〕43 号）执行，并根据患者的病情决定抗菌药物的选择与使用时间。

> **释义**
>
> 　　■ 广泛子宫切除+腹膜后淋巴结切除手术属于清洁-污染手术（Ⅱ类切口），手术创面大，手术野包括阴道等存在大量人体寄殖菌群的部位，可能污染手术野引致感染，需要预防性应用抗菌药物。
>
> 　　■ 预防性抗菌药物的使用：预防用药从术前 0.5 小时或麻醉开始时给药，至术后 24 小时，必要时延长至 48 小时。预防性抗菌药物首选第二代头孢菌素，可与抗厌氧菌药物合用。
>
> 　　■ 治疗性抗菌药物的使用：术前宫颈肿瘤已存在出血、坏死，可疑合并感染者，应在术前取阴道拭子送细菌培养，根据病原菌种类和药敏结果选用治疗性抗菌药物。在无法得到或者没有得到病原体培养和药敏结果前，经验性使用抗菌药时建议使用广谱抗菌药，如二代以上头孢菌素，并配合抗厌氧菌药物。疗程应根据体温、症状、血白细胞等酌情处理。

（八）手术日为入院第 3~5 天

1. 麻醉方式：全麻或腰硬联合麻醉。
2. 术中用药：麻醉常规用药、止血药物和其他必需用药。
3. 输血：视术中情况而定。
4. 病理：石蜡切片，术中视需要行冷冻病理检查。

> **释义**
>
> 　　■ 广泛子宫切除+腹膜后淋巴结切除手术切口长、手术野暴露较大、手术时间较长、出血等手术风险较大，术中对肌松、循环等要求较高，建议首选全身麻醉。

> ■ 术中除麻醉药、常规补液外，高血压患者酌情予降压药，术中出血较多者可酌情给予止血药物。
>
> ■ 术中不常规输血，在出血量较大，为保证术中循环稳定和术后恢复的情况下可根据出血量及术中血红蛋白测量决定输血的量，提倡成分输血。
>
> ■ 术中必要时可送快速冷冻，如明确卵巢有无病变、术中发现肿大淋巴结需除外肿瘤浸润。术中切除的所有标本术后常规进行石蜡切片组织病理学检查，以明确组织学类型、分化程度、肿瘤浸润范围、宫颈肌层受累深度、淋巴血管间隙是否受累、淋巴结有无转移，宫旁及阴道边缘是否受累等，为术后是否施行辅助治疗提供依据。
>
> ■ 可根据术中情况经腹或经阴道留置引流管。

（九）术后住院恢复 7~14 天

1. 必须复查的检查项目：血常规、尿常规，肝肾功能，电解质等。
2. 术后用药：酌情镇痛、止吐、补液、维持水电解质平衡治疗。
3. 拔除导尿管后需测残余尿量。
4. 抗菌药物使用：按照《抗菌药物临床应用指导原则（2015 年版）》（国卫办医发〔2015〕43 号）

> **释义**
>
> ■ 术后必须复查的检查项目应在术后 3 日内完成，以了解患者术后身体状况，及时发现贫血、低钾血症等常见的异常情况以便对症处理；有异常发现者治疗后应予复查。除必需的检查项目外，可根据病情需要增加，如怀疑肺栓塞需检查血气分析、出凝血功能等；怀疑肠梗阻应行下腹 X 线检查等。
>
> ■ 术后应常规观察患者生命体征、出入量及各脏器功能恢复情况，以确定对症治疗手段与时间；尤其应关注伤口愈合、肠道功能恢复、预防血栓栓塞等方面，鼓励患者尽早活动，减少卧床输液治疗；引流管的拔除时间根据术中情况和术后引流量决定。
>
> ■ 拔尿管前应间断夹闭尿管锻炼膀胱功能，使患者撤除尿管后能够自主排尿。尿管撤除后应密切观察患者排尿情况，并通过测残余尿（导尿测定或超声测定）确认排尿功能的恢复。如有尿潴留（残余尿>100ml），应再次留置导尿管。
>
> ■ 术后恢复正常无感染证据，应及时停用预防性抗菌药物。

（十）出院标准

1. 患者一般情况良好，体温正常，完成复查项目。
2. 伤口愈合好。
3. 没有需要住院处理的并发症和（或）合并症。

> **释义**
>
> ■ 出院标准以患者无不适症状、无异常体征和血液生化复查结果正常为评判标准。患者出院前应达到生命体征平稳，无发热，无严重贫血和电解质异常，已排气、排便，肠道功能恢复。
>
> ■ 伤口对合良好，无红肿、渗出，无脂肪液化或感染征象可出院。
>
> ■ 术后恢复正常无并发症，或出现并发症但无须住院治疗可出院（如尿潴留，除留置导尿管无其他治疗）。

（十一）变异及原因分析

1. 有影响手术的合并症，需要进行相关的诊断和治疗，相应延长住院时间，增加治疗费用。
2. 术中因特殊情况无法行广泛子宫切除术。
3. 术后根据病理需辅助放、化疗。
4. 出现手术并发症需对症处理。

> **释义**
>
> ■ 变异是指医疗不能按照预定的路径进行或不能达到预期的医疗目标。
>
> ■ 微小变异：由于某种原因，表单中的检查或操作提前或延后进行，但不影响总体治疗进程和康复，或者整体住院日有小的出入，不影响纳入路径。
>
> ■ 重大变异：是指入选临床路径的患者未能按路径流程完成医疗行为或未达到预期的医疗质量控制目标，需要终止执行路径；或者是因严重合并症或并发症导致治疗时间延长、治疗费用增加而无法按照规定完成路径。主管医师可决定退出临床路径，并需在表单中明确说明变异原因，包括以下情况。
>
> （1）术前检查发现严重合并症，如血栓栓塞性疾病需抗凝、放置下腔静脉滤网；严重感染需要抗感染、无法控制的活跃出血需要介入治疗止血；合并未控制的高血压、糖尿病等需要时间治疗而影响住院时间和产生额外治疗费用等。对这些患者，主管医师均应进行变异原因的分析，并在临床路径的表单中予以说明。
>
> （2）术中发现术前检查未能发现的病变，导致无法按照术前计划实施根治性子宫切除及腹膜后淋巴结切除术。例如，严重的盆腹腔粘连无法完成手术；宫旁或腹膜后淋巴结转移无法行广泛性子宫切除，仅行双侧卵巢移位；发现合并卵巢恶性肿瘤等需要改变手术范围及术后治疗的情况等。
>
> （3）术后组织病理学检查发现高危因素，需要放化疗等辅助治疗，影响患者住院时间及治疗费用者。
>
> （4）术中、术后出现严重并发症需进行相应诊断和治疗，导致住院时间明显延长和费用显著增加者，如肠梗阻需要手术治疗和肠道外营养支持；术中术后因严重出血、感染、肺栓塞等需转重症监护病房治疗；术中术后发生肠道损伤、肠瘘、输尿管瘘等并发症需要治疗等。
>
> （5）因患者主观原因：如放弃手术改为放疗，导致本路径无法施行，也需医师在表单中予以说明。

四、推荐表单

（一）医师表单

宫颈癌手术治疗临床路径医师表单

适用对象：第一诊断为宫颈癌（ICD-10：C53）

行根治性子宫切除手术+腹膜后淋巴结切除术（ICD-9-CM-3：68.6/68.7/40.3/40.5）

患者姓名：	性别： 年龄： 门诊号：	住院号：
住院日期： 年 月 日	出院日期： 年 月 日	标准住院日：≤20 天

时间	住院第 1 天	住院第 2~4 天	住院第 3~5 天（手术日）
主要诊疗工作	□ 询问病史及体格检查 □ 完成病历书写 □ 开检查单 □ 上级医师查房与术前评估 □ 初步确定手术方式和日期	□ 上级医师查房 □ 完成必要的相关科室会诊 □ 完成术前准备与术前评估 □ 术前讨论，确定手术方案 □ 完成术前小结、上级医师查房记录等病历书写 □ 向患者及家属交代病情、围术期注意事项 □ 签署手术知情同意书、自费用品协议书、输血同意书	□ 手术 □ 手术标本常规送石蜡组织病理学检查 □ 术者完成手术记录 □ 完成术后病程记录 □ 上级医师查房 □ 向患者及家属交代病情、术中情况及术后注意事项
重点医嘱	**长期医嘱：** □ 饮食 □ 患者既往基础用药 **临时医嘱：** □ 血、尿、大便常规 □ 肝肾功能、电解质、血糖、血型、凝血功能，感染性疾病筛查 □ 盆、腹腔超声，X 线胸片，心电图 □ 根据病情需要而定：肿瘤标志物（血 SCC 或 CA125），盆腔 CT 或 MRI，心、肺功能测定，排泄性尿路造影等	**长期医嘱：** □ 饮食 □ 患者既往基础用药 **临时医嘱：** □ 术前医嘱：常规准备明日在全身麻醉或腰硬联合麻醉下开腹或经腹腔镜行根治性全子宫切除术+腹膜后淋巴结切除术 □ 配血 □ 术前禁食、禁水 □ 阴道准备 □ 肠道准备 □ 导尿包 □ 抗生素 □ 其他特殊医嘱	**长期医嘱：** □ 禁食、禁水 □ 引流管 □ 留置导尿管，记尿量 **临时医嘱：** □ 今日在全身麻醉或腰硬联合麻醉下开腹或经腹腔镜行根治性全子宫切除术+腹膜后淋巴结切除术 □ 心电监护、吸氧（必要时） □ 补液、维持水电解质平衡 □ 酌情使用止吐、镇痛药物 □ 其他特殊医嘱
病情变异记录	□ 无 □ 有，原因： 1. 2.	□ 无 □ 有，原因： 1. 2.	□ 无 □ 有，原因： 1. 2.
医师签名			

时间	住院第 4~6 天 （术后第 1 日）	住院第 5~14 天 （术后第 2~10 日）	住院第 15~20 天 （出院日）
主要诊疗工作	□ 上级医师查房 □ 观察病情变化 □ 完成病历书写 □ 注意引流 □ 注意观察生命体征等	□ 上级医师查房 □ 完成病历书写 □ 拔除引流管（酌情） □ 指导术后患者功能锻炼 □ 膀胱功能锻炼、拔导尿管（酌情） □ 复核术后病理，确定是否行辅助治疗 □ 病情告知	□ 上级医师查房，进行手术及伤口评估，明确是否出院 □ 测残余尿（已拔除导尿管者） □ 完成出院记录、病案首页、出院证明书等 □ 向患者交代出院后的注意事项
重点医嘱	**长期医嘱：** □ 流质饮食 □ 留置引流管、记引流量 □ 留置导尿管、记尿量 □ 抗菌药 **临时医嘱：** □ 换药 □ 酌情使用止吐、镇痛药物 □ 补液、维持水电解质平衡 □ 复查血常规、尿常规、肝肾功能 □ 其他特殊医嘱	**长期医嘱：** □ 半流质饮食/普通饮食（根据情况） □ 停引流记量 □ 停抗菌药 □ 拔除导尿管（酌情） **临时医嘱：** □ 换药、拆线（酌情） □ 复查血、尿常规	**出院医嘱：** □ 全休 6 周 □ 膀胱功能锻炼、预约拔除导尿管及测残余尿时间（留置导尿管出院者） □ 禁盆浴和性生活指导 □ 出院带药 □ 随诊指导
病情变异记录	□ 无　□ 有，原因： 1. 2.	□ 无　□ 有，原因： 1. 2.	□ 无　□ 有，原因： 1. 2.
医师签名			

（二）护士表单

宫颈癌手术治疗临床路径护士表单

适用对象：第一诊断为宫颈癌（ICD-10：C53）

行根治性子宫切除手术+腹膜后淋巴结切除术（ICD-9-CM-3：68.6/68.7/40.3/40.5）

患者姓名：	性别： 年龄： 门诊号：	住院号：
住院日期： 年 月 日	出院日期： 年 月 日	标准住院日：≤20 天

时间	住院第 1 天	住院第 2~4 天	住院第 3~5 天（手术日）
健康宣教	□ 入院宣教 　介绍主管医师、护士 　介绍环境、设施 　介绍住院注意事项	□ 术前宣教 　手术范围和可能的手术时间 　术后早期活动的必要性 　手术前肠道准备和阴道准备 　必要性	□ 术后宣教 　告知床上活动 　告知术后饮食及探视制度 　告知术后可能出现的情况及 　应对方式 　责任护士与产妇沟通，了解 　并指导心理应对 　告知遵医嘱应用抗菌药，预 　防感染
护理处置	□ 核对患者，佩戴腕带 □ 建立入院护理病历 □ 卫生处置：剪指（趾）甲、 　腹部及会阴部清洁并备皮， 　更换病号服 □ 测量生命体征 □ 遵医嘱采血 □ 遵医嘱留取尿便送检 □ 影像、心肺功能检查	□ 配合完成术前检验 □ 遵医嘱完成各项术前准备 □ 遵医嘱采血，准备手术带药 □ 遵医嘱留取尿便送检 □ 影像、心肺功能检查	□ 患者送手术室前带药、治疗 　及交接 □ 患者从手术室返病室接诊和 　交接 □ 生命体征监测和出入量管理 □ 遵医嘱术后护理和治疗 □ 术后必要检查：如血气、血 　红蛋白等 □ 其他特殊医嘱
基础护理	□ 二级护理 □ 晨晚间护理 □ 患者安全管理	□ 一/二级护理 □ 术前准备 □ 晨晚间护理 □ 患者安全管理	□ 妇科特/一级护理 □ 晨晚间护理 □ 患者安全管理 □ 生命体征监测
专科护理	□ 妇科术前护理常规 □ 术前心理护理 □ 测体温，脉搏 3 次/日	□ 肠道准备：灌肠等 □ 阴道冲洗 □ 术野皮肤准备 □ 备血 □ 遵医嘱补液 □ 饮食：普通饮食/半流质饮 　食/流质饮食/禁食 □ 排便情况	□ 出入量监测 □ 禁食、禁水 □ 引流管接袋计引流量 □ 导尿管接袋记尿量 □ 伤口护理：腹带、沙袋等 □ 术后补液 □ 遵医嘱使用止吐、镇痛、止 　血等药物 □ 遵医嘱使用静脉抗菌药
重点医嘱	□ 详见医嘱执行单	□ 详见医嘱执行单	□ 详见医嘱执行单

时间	住院第 1 天	住院第 2~4 天	住院第 3~5 天（手术日）
病情 变异 记录	□ 无　□ 有，原因： 1. 2.	□ 无　□ 有，原因： 1. 2.	□ 无　□ 有，原因： 1. 2.
护士 签名			

时间	住院第 4~6 天 （术后第 1 日）	住院第 5~14 天 （术后第 2~10 日）	住院第 15~20 天 （出院日）
健康宣教	□ 饮食宣教 □ 排痰预防肺部感染 □ 早下床预防肠梗阻及血栓	□ 饮食过渡 □ 增加活动促进肠道功能恢复 □ 预防血栓栓塞性疾病 □ 膀胱功能锻炼及测残余尿的配合	□ 出院宣教 　复查时间 　服药方法 　指导饮食 □ 出院全休 6 周 □ 禁盆浴及性生活 □ 出现异常情况随诊宣教 □ 妇科肿瘤门诊随诊宣教 □ 指导办理出院手续
护理处置	□ 遵医嘱采血复查血常规、肝肾功能 □ 完成术后出血的病情观察 □ 完成各种管路的护理	□ 遵医嘱行术后必要检查 □ 遵医嘱采血复查血常规、肝肾功能 □ 完成术后出血的病情观察 □ 完成各种管路的护理	□ 出院状态评估 □ 办理出院手续 □ 书写出院小结
基础护理	□ 妇科一级护理 □ 观察患者情况 □ 遵医嘱术后饮食 □ 协助患者进食、进水 □ 协助患者活动及排泄 □ 晨晚间护理 □ 术后心理与生活护理 □ 指导术后患者功能锻炼	□ 妇科二级护理 □ 观察患者情况 □ 遵医嘱术后饮食 □ 协助患者进食、进水 □ 协助患者活动及排泄 □ 晨晚间护理 □ 术后心理与生活护理 □ 指导术后患者功能锻炼	□ 二级护理 □ 普通饮食 □ 观察患者情况 □ 心理护理
专科护理	□ 妇科术后护理常规 □ 会阴部冲洗 □ 腹部伤口护理 □ 术后心理护理 □ 测生命体征 □ 引流液记量 □ 导尿管记量 □ 术后补液 □ 抗凝药物注射	□ 妇科术后护理常规 □ 会阴部冲洗 □ 腹部伤口护理 □ 术后心理护理 □ 测生命体征 □ 引流液记量至拔管 □ 导尿管记量至拔管 □ 抗凝药物注射 □ 测残余尿（拔除尿管后）	□ 出院带药 □ 心理护理 □ 腹部伤口护理
重点医嘱	□ 详见医嘱执行单	□ 详见医嘱执行单	□ 详见医嘱执行单
病情变异记录	□ 无　□ 有，原因： 1. 2.	□ 无　□ 有，原因： 1. 2.	□ 无　□ 有，原因： 1. 2.
护士签名			

（三）患者表单

宫颈癌手术治疗临床路径患者表单

适用对象：第一诊断为宫颈癌（ICD-10：C53）

行根治性子宫切除手术+腹膜后淋巴结切除术（ICD-9-CM-3：68.6/68.7/40.3/40.5）

患者姓名：	性别： 年龄： 门诊号：	住院号：
住院日期： 年 月 日	出院日期： 年 月 日	标准住院日：≤20 天

时间	入院	术后	出院
医患配合	□ 配合询问病史、收集资料，请务必详细告知既往史、用药史、过敏史 □ 如服用抗凝血药，请明确告知 □ 配合进行体格检查 □ 有任何不适请告知医师 □ 配合完善术前检查与评估 □ 配合完成术前准备、肠道准备等 □ 配合确定手术方案，签署手术知情同意书等	□ 配合检查腹部伤口 □ 配合记尿量、引流量等 □ 配合使用抗炎、抗凝血药物，配合抽血等实验室检查 □ 配合饮食过渡 □ 配合伤口观察、换药 □ 配合拔除导尿管 □ 需要时配合伤口拆线 □ 配合膀胱功能锻炼 □ 配合引流管、尿管护理及拔除 □ 遵医嘱采取正确体位及下地活动	□ 接受出院前指导 □ 知道复诊程序 □ 获取出院诊断书
护患配合	□ 配合测量体温、脉搏、呼吸、血压 □ 配合完成入院护理评估（简单询问病史、过敏史、用药史） □ 接受入院宣教（环境介绍、病室规定、订餐制度、贵重物品保管等） □ 有任何不适请告知护士 □ 接受腹部及会阴部皮肤准备 □ 准备好必要用物，便盆等 □ 配合完成术前准备、肠道准备等 □ 配合输液、留置导尿管等治疗	□ 接受术后宣教 □ 配合返病床 □ 配合检查腹部伤口、阴道出血等情况 □ 遵医嘱采取正确体位 □ 配合静脉输液、皮下及肌内注射用药之类 □ 有任何不适请告知护士 □ 配合定时测量生命体征、每日询问尿便 □ 配合饮食过渡，配合出入量、大小便等计量 □ 配合留置针、引流管等护理 □ 配合术后及早下床活动 □ 注意活动安全，避免坠床或跌倒 □ 配合执行探视及陪伴	□ 接受出院宣教 □ 办理出院手续 □ 获取出院带药 □ 知道服药方法、作用、注意事项 □ 知道护理伤口方法 □ 知道复印病历方法
饮食	□ 术前遵医嘱饮食过渡，并静脉补充营养	□ 术后遵医嘱进食，配合饮食过渡	□ 正常饮食

续　表

时间	入院	术后	出院
排泄	□ 术前遵医嘱肠道准备，喝泻药	□ 正常排尿便，如医嘱需要计算出入量，则需大小便计量 □ 避免便秘	□ 正常排尿便 □ 避免便秘
活动	□ 正常活动	□ 遵医嘱适度活动，避免疲劳	□ 正常适度活动，避免疲劳

附：原表单（2016 年版）

宫颈癌临床路径表单

适用对象：第一诊断为宫颈癌

　　　　　行根治性子宫切除手术＋腹膜后淋巴结切除术（ICD-9-CM-3：68.6/68.7/40.3/40.5）

患者姓名：	性别：　　年龄：　　门诊号：	住院号：
住院日期：　　年　月　日	出院日期：　　年　月　日	标准住院日：≤20 天

时间	住院第 1 天	住院第 2~4 天	住院第 3~5 天（手术日）
主要诊疗工作	□ 询问病史及体格检查 □ 完成病历书写 □ 开检查单 □ 上级医师查房与术前评估 □ 初步确定手术方式和日期	□ 上级医师查房 □ 完成必要的相关科室会诊 □ 完成术前准备与术前评估 □ 术前讨论，确定手术方案 □ 完成术前小结、上级医师查房记录等病历书写 □ 向患者及家属交代病情、围术期注意事项 □ 签署手术知情同意书、自费用品协议书、输血同意书	□ 手术 □ 手术标本常规送石蜡组织病理学检查 □ 术者完成手术记录 □ 完成术后病程记录 □ 上级医师查房 □ 向患者及家属交代病情、术中情况及术后注意事项
重点医嘱	**长期医嘱：** □ 妇科二级护理常规 □ 饮食 □ 患者既往基础用药 **临时医嘱：** □ 血、尿、大便常规 □ 肝肾功能、电解质、血糖、血型、凝血功能，感染性疾病筛查 □ 盆、腹腔超声，X 线胸片，心电图 □ 根据病情需要而定：肿瘤标志物（血 SCC 或 CA125），盆腔 CT 或 MRI，心、肺功能测定，排泄性尿路造影等	**长期医嘱：** □ 妇科二级护理常规 □ 饮食 □ 患者既往基础用药 **临时医嘱：** □ 术前医嘱：常规准备明日在全麻或腰硬联合麻醉下开腹或经腹腔镜行广泛子宫切除术＋腹膜后淋巴结切除术 □ 术区皮肤准备 □ 配血 □ 术前禁食、禁水 □ 阴道准备 □ 肠道准备 □ 导尿包 □ 抗菌药物 □ 其他特殊医嘱	**长期医嘱：** □ 改一级护理 □ 禁食、禁水 □ 引流管 □ 留置导尿管，记尿量 **临时医嘱：** □ 今日在全麻或腰硬联合麻醉下开腹或经腹腔镜行广泛子宫切除术＋腹膜后淋巴结切除术 □ 心电监护、吸氧（必要时） □ 静脉营养、补液、维持水电解质平衡 □ 酌情使用止吐、镇痛药物 □ 其他特殊医嘱
主要护理工作	□ 入院宣教 □ 介绍病房环境、设施和制度 □ 入院护理评估	□ 术前宣教、备皮等术前准备 □ 通知患者 22 时后禁食、禁水	□ 观察患者病情变化 □ 术后心理与生活护理
病情变异记录	□ 无　□ 有，原因： 1. 2.	□ 无　□ 有，原因： 1. 2.	□ 无　□ 有，原因： 1. 2.

续　表

时间	住院第 1 天	住院第 2~4 天	住院第 3~5 天（手术日）
护士 签名			
医师 签名			

时间	住院第 4~6 天 （术后第 1 日）	住院第 5~14 天 （术后第 2~10 日）	住院第 15~20 天 （出院日）
主要诊疗工作	□ 上级医师查房 □ 观察病情变化 □ 完成病历书写 □ 注意引流 □ 注意观察生命体征等	□ 上级医师查房 □ 完成病历书写 □ 拔除引流管（酌情） □ 膀胱功能锻炼、拔导尿管（酌情） □ 复核术后病理，确定是否行辅助治疗 □ 病情告知	□ 上级医师查房，进行手术及伤口评估，明确是否出院 □ 测残余尿（已拔除导尿管者） □ 完成出院记录、病案首页、出院证明书等 □ 向患者交代出院后的注意事项
重点医嘱	**长期医嘱：** □ 一级护理 □ 流质饮食 □ 留置引流管、记引流量 □ 留置导尿管、记尿量 □ 抗生素 **临时医嘱：** □ 换药 □ 酌情使用止吐、镇痛药物 □ 补液、维持水电解质平衡 □ 复查血、尿常规、肝肾功 □ 其他特殊医嘱	**长期医嘱：** □ 二级护理 □ 半流质饮食/普通饮食（根据情况） □ 停引流记量 □ 停抗菌药 □ 拔除导尿管（酌情） **临时医嘱：** □ 换药 □ 复查血、尿常规	**出院医嘱：** □ 全休 6 周 □ 膀胱功能锻炼、预约拔除导尿管及测残余尿时间（留置导尿管出院者） □ 禁盆浴和性生活指导 □ 出院带药
主要护理工作	□ 观察患者情况 □ 术后心理与生活护理 □ 指导术后患者功能锻炼	□ 观察患者情况 □ 术后心理与生活护理 □ 指导术后患者功能锻炼	□ 出院宣教 □ 指导患者办理出院手续
病情变异记录	□ 无　□ 有，原因： 1. 2.	□ 无　□ 有，原因： 1. 2.	□ 无　□ 有，原因： 1. 2.
护士签名			
医师签名			

宫颈癌临床路径患者告知书

患者姓名：_____性别：__女__年龄：_____岁

住院号：_____住院日期：____年___月___日

主要诊断：宫颈癌（ICD-10：C53），临床分期为 ⅠA_2 ~ Ⅱ A 期

治疗计划：根治性子宫切除手术+腹膜后淋巴结切除术

入院第 1~2 天：

　　护士会入院宣教，介绍病房环境、设施和设备。并根据手术的安排做必要的准备，协助安排行术前辅助检查。

　　医师会再次询问病史，体格检查，并根据病情需要决定检查和治疗项目，与患者和家属交代病情，确定手术日期及手术方式。

入院第 2~6 天：

　　护士做术前指导、术前准备。

　　医师再次与您和家属交待病情签署手术相关同意书。

入院第 3~7 天（手术日）：

　　护士在手术前做当日术前准备，如留置尿管等。手术后监护、补液等。

　　医师完成手术，手术后向患者或者家属交待手术情况。

入院第 4~8 天（手术后 1 天）：

　　患者可进水、流质饮食，适当床上活动。

　　护士做日常护理。

　　医师查房，根据病情调整治疗，切口换药等。

入院第 5~14 天（手术后 2~10 天）：

　　护士做日常护理。

　　医师查房，根据病情停用补液、抗炎药物。

入院第 15~20 天：

　　医师查房，了解术后恢复情况，情况允许可出院。

　　护士做出院指导。

第二十六章

宫颈癌姑息化疗临床路径释义

一、宫颈癌姑息化疗编码

疾病名称与编码：宫颈癌（ICD-10：C53）

姑息性化疗（ICD-10：Z51.104）

二、临床路径检索方法

C53 伴 Z51.104

三、宫颈癌姑息化疗临床路径标准住院流程

（一）适用对象

1. 第一诊断为子宫颈癌。

2. 姑息化疗：有复发和（或）转移的宫颈癌患者，或因其他原因无法行手术治疗或放射治疗的患者。

> **释义**
>
> ■ 本路径适用对象为诊断明确的复发和（或）转移的宫颈癌，无法施行根治性子宫切除术/盆腔廓清术切除肿瘤，或因放射剂量已达终身剂量，或广泛转移等原因也不适合进行放射治疗的患者。
>
> ■ 因各种原因在根治性手术或根治性放疗前施行的新辅助化疗不进入本路径。
>
> ■ 宫颈癌初治患者行根治性放疗过程中行同步化疗增敏不进入本路径。
>
> ■ 早期宫颈癌根治性子宫切除术后辅助放疗/化疗不进入本路径。
>
> ■ 对于晚期和（或）复发的宫颈癌患者，建议进行包括妇科肿瘤、放射诊断、病理诊断、放射治疗、化学治疗、舒缓医疗等多学科会诊，充分了解病情及各脏器功能、评估治疗利弊并充分知情后谨慎进入本路径。

（二）诊断依据

根据中华医学会妇科肿瘤学组《妇科常见肿瘤诊治指南》、NCCN《宫颈癌临床实践指南》等。

1. 症状：接触性阴道流血或不规则阴道流血等。

2. 体征：妇科检查可见宫颈肿物。

3. 辅助检查：组织病理学诊断明确。

4. 影像学提示或组织学诊断肿瘤复发或转移。

> **释义**
>
> ■ 宫颈的原发瘤或阴道残端复发癌瘤可表现为接触性阴道出血或不规则阴道出

血，阴道检查可窥见或触及宫颈或残端的肿物，盆腔复发的患者可能扪及腹部包块，可能出现腹痛、腰痛、腰骶部疼痛等，远隔转移者可伴有相应部位的症状和体征。

■ 宫颈癌分期为临床分期，初治的患者必须由2名以上资深妇科肿瘤医师进行仔细的盆腔检查后确定分期为晚期，不适合根治性子宫切除术，且无法接受根治性同步放化疗。

■ 既往无组织病理学诊断者必须获得病理组织学诊断，肉眼所见、宫颈细胞学或阴道镜直观诊断不能作为治疗依据。

■ 复发的患者尽量通过介入穿刺获得组织学诊断明确复发，无法获得肿瘤组织者可结合病史、PET-CT及血清肿瘤标志物升高做出临床诊断。

（三）进入路径标准

1. 第一诊断必须符合 ICD-C53.901。
2. 复发和（或）转移的宫颈癌患者，或因其他原因无法行手术治疗或放射治疗的患者。
3. 无需特殊处理的合并症，如大出血、子宫直肠瘘等。
4. 当患者并存其他疾病，但住院期间不需要特殊处理也不影响第一诊断的临床路径流程实施时，可以进入路径。

> **释义**
>
> ■ 进入本路径的患者第一诊断为宫颈癌，复发或转移拟姑息性化疗可期望有可能改善生活质量或延长生存者。
>
> ■ 虽合并有内外科基础疾病或肿瘤并发症，但不影响治疗进程者，可进入路径。

（四）临床路径标准住院日为 6~8 天

> **释义**
>
> ■ 如化疗前病情评估及脏器功能评估已经在住院前完成，住院日可适当缩短。

（五）住院期间的检查项目

1. 病情评估：
（1）腹部增强 CT，腹、盆腔超声，胸部 X 线或 CT。
（2）有关病理学活组织检查与诊断（必要时）。
2. 化疗前检查项目：
（1）血常规、尿常规、大便常规+隐血。
（2）肝肾功能、电解质、血糖、凝血功能。
（3）心电图。
（4）肿瘤标志物（血 SCCA、血 CA125 等）。

3. 根据情况可选择的检查项目：

（1）腹、盆腔磁共振（MRI）。

（2）腔镜检查：如阴道镜、直肠镜。

（3）ECT或PET-CT检查。

（4）合并其他疾病的相关检查。

> **释义**
>
> ■ 化疗前检查所列出的是各种化疗方案通用的基本检查，必须保证患者各脏器功能能够耐受化疗。对于不同的化疗药物可增加相关检查：如顺铂需要定期做肾血流图了解肾脏功能，蒽环类需要做超声心动图了解心脏功能等。
>
> ■ 影像学检查应避免多种方法同一部位重复检查，应根据肿瘤复发和（或）转移的部位选择最适宜的检查方法。
>
> ■ 应在不影响生活质量的前提下，尽量获取肿瘤组织病理结果，以明确肿瘤类型和诊断，有利于选择化疗方案和判断预后。

（六）化疗前准备

1. 体格检查、体能状况评分（KPS评分60，或ECOG评分0~2分）。

2. 排除化疗禁忌证。

> **释义**
>
> ■ 宫颈癌复发/转移的姑息性化疗目的是控制症状，提高生活治疗，延长生存，因此化疗前需仔细评估身体能否耐受（KPS评分60~100分），权衡利弊，排除禁忌并充分知情后施行。

（七）化疗方案选择

参照中华医学会妇科肿瘤学组《妇科常见肿瘤诊治指南》、NCCN《宫颈癌临床实践指南》等。

> **释义**
>
> ■ 化疗药物和方案应根据相应行业指南进行选择，并根据患者年龄、肿瘤组织学类型、复发及转移的部位，以及患者的骨髓储备和各脏器功能情况，进行个体化选择，以期望尽可能降低毒副反应和尽可能获得较大概率的反应率。

（八）化疗后必须复查的检查项目

1. 血常规。

2. 肝肾功能。

> **释义**
>
> ■ 化疗后必须检测血常规了解骨髓抑制情况，必须检查肝肾功能及电解质，异常需及时对症处理。
>
> ■ 根据采用的化疗药物不同选择化疗间期需要复查的化验和检查项目：如紫杉醇类需要复查心电图，蒽环类需要定期复查超声心动图等。
>
> ■ 如果患者有血清 SCC 或 CA125 等肿瘤标志物升高，建议每次化疗前重复检查肿瘤标志物帮助判断肿瘤进展及化疗效果。
>
> ■ 根据患者具体情况决定需要复查的其他项目：如胸腔积液患者复查超声了解胸腔积液量及决定是否处理，肺转移患者定期复查 X 线胸片或胸部 CT 了解肺部情况；根据肿瘤复发/转移的具体情况在化疗 3~4 疗程后复查影像学评估疗效。

（九）化疗中及化疗后治疗

化疗期间需针对化疗所致的不良反应和潜在脏器功能损伤采取相应的防治措施：保肝、止吐、水化、抑酸、预防过敏、止泻、升白细胞及血小板、贫血治疗等。

> **释义**
>
> ■ 化疗过程中：①合理使用止吐、预防过敏等辅助药物；②铂类药物充分水化；③生命体征监测，警惕过敏反应；④化疗静脉通道的建立，多疗程化疗建议埋置经外周深静脉导管（PICC）；⑤防止药物渗漏，一旦发生尽早处理。
>
> ■ 化疗后需随访，询问并记录化疗不良反应（严重程度和分类 WHO 分类标准）。Ⅲ度以上的不良反应需要医疗干预。因严重不良反应不能恢复导致下一疗程延期者，需下调化疗药物剂量。

（十）出院标准

1. 患者一般情况良好，生命体征平稳正常。
2. 没有需要住院处理的并发症。

> **释义**
>
> ■ 患者化疗后虽出现不良反应，但不需要住院治疗符合出院标准，如出现骨髓抑制但未达Ⅳ度，不伴有发热，可院外观察或注射 G-CSF。

（十一）变异及原因分析

1. 治疗前、中、后有感染、严重出血及其他合并症，需要进行相关的诊断和治疗，可能延长住院时间并致费用增加。
2. 化疗后出现严重骨髓抑制（Ⅲ、Ⅳ），需要对症处理，导致治疗时间延长，费用增加。
3. 药物不良反应需要特殊处理，如过敏反应、心脏毒性、神经毒性等。
4. 其他方面的原因。

释义

■ 变异是指医疗不能按照预定的路径进行或不能达到预期的医疗目标。

■ 治疗期间因肿瘤进展出现大出血、血栓栓塞性疾病，肿瘤感染出现败血症，肺转移出现呼吸衰竭等严重并发症，需要对症抢救和治疗者。

■ 化疗期间或化疗后出现严重过敏或不良反应，需住院抢救、处理和治疗。

四、推荐表单

（一）医师表单

宫颈癌姑息化疗临床路径医师表单

适用对象：第一诊断为子宫颈癌

患者姓名：		性别： 年龄： 门诊号：	住院号：
住院日期： 年 月 日		出院日期： 年 月 日	标准住院日：≤8 天

时间	化疗前 （住院第 1~2 天）	化疗期间 （住院第 2~7 天）	化疗后 （住院第 4~7 天）	出院日 （住院第 4~8 天）
主要诊疗工作	□ 询问病史及体格检查 □ 完成病历书写 □ 完善检查 □ 根据体检、影像学检查、病理结果等，行病例讨论并确定化疗方案 □ 必要的相关科室会诊 □ 住院医师完成上级医师查房记录等病历书写 □ 签署化疗知情同意书、自费用品协议书、输血同意书 □ 向患者及家属交代化疗注意事项	□ 上级医师查房，根据检查结果完善诊疗方案 □ 完成化疗前准备 □ 向患者及家属交代病情及化疗后注意事项	□ 住院医师完成病程记录 □ 上级医师查房 □ 向患者及家属交代病情及化疗后注意事项	□ 完成出院记录、病案首页、出院证明等书写 □ 向患者交代出院后注意事项，重点交代复诊时间及发生紧急情况时处理方法
重点医嘱	**长期医嘱：** □ 护理常规 □ 二级护理 □ 饮食 □ 腹盆腔增强 CT、盆腔超声、胸部 X 线或 CT □ 病理学活组织检查（必要时） **化疗前检查项目：** □ 血、尿、大便常规检查 □ 肝肾功能、电解质、血糖、凝血功能、CEA、SCCA 等 □ 心电图	**长期医嘱：** □ 患者基础用药 □ 护理常规 □ 补液治疗（水化、碱化） **临时医嘱：** □ 化疗 □ 重要脏器保护药物 □ 止吐 □ 其他特殊医嘱	**长期医嘱：** □ 患者基础用药 □ 护理常规 □ 补液治疗（水化、碱化） **临时医嘱：** □ 复查血常规、肝肾功能 □ 重要脏器保护药物 □ 止吐、止泻等 □ 其他特殊医嘱	**出院医嘱：** □ 必要的出院带药

续　表

时间	化疗前 （住院第 1~2 天）	化疗期间 （住院第 2~7 天）	化疗后 （住院第 4~7 天）	出院日 （住院第 4~8 天）
病情 变异 记录	□无　□有，原因： 1. 2.	□无　□有，原因： 1. 2.	□无　□有，原因： 1. 2'	□无　□有，原因： 1. 2.
医师 签名				

（二）护士表单

宫颈癌姑息化疗临床路径护士表单

适用对象：第一诊断为子宫颈癌

患者姓名：		性别： 年龄： 门诊号：	住院号：
住院日期： 年 月 日		出院日期： 年 月 日	标准住院日：≤8 天

时间	化疗前 （住院第1~2天）	化疗期间 （住院第2~7天）
健康宣教	□ 入院宣教 介绍病房环境、设施 介绍主管医师、责任护士、护士长 介绍住院注意事项 告知探视制度 □ 化疗前宣教 告知化疗前检查项目及注意事项 宣教疾病知识、说明术前化疗的目的 化疗前准备及化疗过程 告知相关药物知识及不良反应预防 责任护士与患者沟通，了解心理反应指导应对方法 指导患者进行相关辅助检查	□ 化疗中宣教 告知监护设备的功能及注意事项 告知输液管路功能及化疗过程中的注意事项 告知化疗后可能出现情况的应对方式 给予患者及家属心理支持 再次明确探视陪伴须知
护理处置	□ 核对患者信息，佩戴腕带 □ 卫生处置：剪指（趾）甲、洗澡，更换病号服 □ 入院评估 □ 协助医师完成化疗前检查化验 □ 化疗前准备	□ 核对患者及资料，签字确认 □ 接通各管路，保持畅通 □ 心电监护
基础护理	□ 二级护理 □ 卫生处置 □ 患者睡眠管理 □ 患者安全管理 □ 饮食管理	□ 一级护理 □ 患者安全管理
专科护理	□ 护理查体 □ 相关指征监测，如血压、体温、心率、血糖等 □ 跌倒、压疮等风险因素评估需要时安置危险标志 □ 心理护理 □ 饮食指导	□ 病情观察，记特护记录 □ 评估生命体征、患者症状、穿刺输液部位 □ 心理护理 □ 静脉通路管理
重点医嘱	□ 详见医嘱执行单	□ 详见医嘱执行单

续 表

时间	化疗前 （住院第 1~2 天）	化疗期间 （住院第 2~7 天）
病情 变异 记录	□无 □有，原因 1. 2.	□无 □有，原因 1. 2.
护士 签名		

时间	化疗后 （住院第 4~7 天）	出院日 （住院第 4~8 天）
健康宣教	□ 化疗后宣教 　药物作用及频率 　饮食、活动指导 　复查患者对化疗前宣教内容的掌握程度 　静脉通路保护技巧	□ 出院宣教 　复查时间 　服药方法 　活动指导 　饮食指导 　告知办理出院的流程
护理处置	□ 遵医嘱完成相应检查及治疗	□ 办理出院手续
基础护理	□ 二级护理 □ 晨晚间护理 □ 患者安全管理	□ 二级护理 □ 晨晚间护理 □ 患者安全管理
专科护理	□ 病情观察，记护理记录 □ 评估生命体征、穿刺输液部位、皮肤、水化情况 □ 心理护理	□ 病情观察 □ 心理护理
重点医嘱	□ 详见医嘱执行单	□ 详见医嘱执行单
病情变异记录	□ 无　□ 有，原因： 1. 2.	□ 无　□ 有，原因： 1. 2.
护士签名		

（三）患者表单

宫颈癌姑息化疗临床路径患者表单

适用对象：第一诊断为子宫颈癌

患者姓名：		性别：　　　年龄：　　　门诊号：	住院号：
住院日期：　　　年　月　日		出院日期：　　　年　月　日	标准住院日：≤8 天

时间	化疗前 （住院第 1~2 天）	化疗期间 （住院第 2~7 天）
医患配合	□ 配合询问病史、收集资料，详细告知既往史、用药史、过敏史、家族史，配合进行体格检查 □ 有任何不适请告知医师 □ 配合完善化疗前相关检查：腹盆腔增强 CT、盆腔超声、胸部 X 线或 CT、病理学活组织检查（必要时）；血、尿、大便常规检查；肝肾功能、电解质、血糖、凝血功能、CEA、SCCA 等；心电图 □ 医师和与患者及家属介绍病情及化疗谈话及签字	□ 及时告知医护化疗过程中特殊情况和症状 □ 配合上级医师查房
护患配合	□ 配合测量体温、脉搏、呼吸、血压、体重 □ 配合完成入院护理评估 □ 接受入院宣教（环境介绍、病室规定、订餐制度、探视制度、贵重物品保管等） □ 有任何不适请告知护士 □ 接受化疗前宣教 □ 自行卫生处置：剪指（趾）甲、剃胡须、沐浴 □ 准备好必要用物、吸水管、纸巾	□ 配合测量体温、脉搏、呼吸、血压，询问排便次数及量 □ 配合进行静脉通路的维护及观察 □ 配合护士巡视病房 □ 有任何不适请及时告知护士
饮食	□ 清淡饮食，忌辛辣、油腻、刺激 □ 多饮水	□ 清淡饮食，忌辛辣、油腻、刺激 □ 多饮水
排泄	□ 正常排尿便	□ 正常排尿便
活动	□ 正常适度活动，避免疲劳	□ 正常适度活动，避免疲劳

时间	化疗后 （住院第 4~7 天）	出院日 （住院第 4~8 天）
医患配合	□ 及时告知化疗过程中特殊情况和症状 □ 向患者及家属交代化疗后注意事项 □ 上级医师查房 □ 完成病程记录和上级医师查房记录	□ 上级医师查房，对化疗近期反应进行评估 □ 完成病历书写 □ 根据情况决定是否需要复查实验室检查
护患配合	□ 配合定时测量生命体征、每日询问排便 □ 接受补液治疗及其他辅助治疗如止吐等 □ 配合病情观察及按时巡视病房 □ 配合晨晚间护理 □ 复查血常规、肝肾功能 □ 配合静脉管理 □ 配合活动，注意活动安全，避免坠床或跌倒 □ 配合执行探视及陪伴	□ 接受出院宣教 □ 办理出院手续 □ 获取出院带药 □ 知道服药方法、作用、注意事项 □ 知道复印病历方法
饮食	□ 清淡饮食，忌辛辣、油腻、刺激 □ 多饮水	□ 清淡饮食，忌辛辣、油腻、刺激
排泄	□ 正常排尿便	□ 正常排尿便
活动	□ 正常适度活动，避免疲劳	□ 正常适度活动，避免疲劳

附：原表单（2016年版）

宫颈癌姑息化疗临床路径表单

适用对象：第一诊断为子宫颈癌

患者姓名：	性别：　　年龄：　　门诊号：	住院号：
住院日期：　　年　月　日	出院日期：　　年　月　日	标准住院日：≤8天

时间	化疗前 （住院第1~2天）	化疗期间 （住院第2~7天）	化疗后 （住院第4~7天）	出院日 （住院第4~8天）
主要诊疗工作	□ 询问病史及体格检查 □ 完成病历书写 □ 完善检查 □ 根据体检、影像学检查、病理结果等，行病例讨论并确定化疗方案 □ 必要的相关科室会诊 □ 住院医师完成上级医师查房记录等病历书写 □ 签署化疗知情同意书、自费用品协议书、输血同意书 □ 向患者及家属交代化疗注意事项	□ 上级医师查房，根据检查结果完善诊疗方案 □ 完成化疗前准备 □ 向患者及家属交代病情及化疗后注意事项	□ 住院医师完成病程记录 □ 上级医师查房 □ 向患者及家属交代病情及化疗后注意事项	□ 完成出院记录、病案首页、出院证明等书写 □ 向患者交代出院后注意事项，重点交代复诊时间及发生紧急情况时处理方法
重点医嘱	长期医嘱： □ 护理常规 □ 二级护理 □ 饮食 □ 腹盆腔增强CT、盆腔超声、胸部X线或CT □ 病理学活组织检查（必要时） 化疗前检查项目： □ 血、尿、大便常规检查 □ 肝肾功能、电解质、血糖、凝血功能、CEA、SCCA等 □ 心电图	长期医嘱： □ 患者基础用药 □ 护理常规 □ 补液治疗（水化、碱化） 临时医嘱： □ 化疗 □ 重要脏器保护药物 □ 止吐 □ 其他特殊医嘱	长期医嘱： □ 患者基础用药 □ 护理常规 □ 补液治疗（水化、碱化） 临时医嘱： □ 复查血常规、肝肾功能 □ 重要脏器保护药物 □ 止吐、止泻等 □ 其他特殊医嘱	出院医嘱： □ 必要的出院带药

续　表

时间	化疗前 （住院第1~2天）	化疗期间 （住院第2~7天）	化疗后 （住院第4~7天）	出院日 （住院第4~8天）
主要护理工作	□ 入院介绍 □ 入院评估 □ 指导患者进行相关辅助检查 □ 必要的化疗前药物准备	□ 化疗前准备 □ 宣教 □ 心理护理	□ 观察患者病情变化 □ 定时巡视病房	□ 指导患者办理出院手续 □ 出院指导，重点是出院后用药方法
病情变异记录	□ 无　□ 有，原因： 1. 2.	□ 无　□ 有，原因： 1. 2.	□ 无　□ 有，原因： 1. 2.	□ 无　□ 有，原因： 1. 2.
护士签名				
医师签名				

第二十七章

宫颈癌放射治疗临床路径释义

一、宫颈癌放射治疗编码

疾病名称与编码：宫颈癌（ICD-10：C53）
放射治疗（ICD-10：Z51.0）

二、临床路径检索方法

C53 伴 Z51.0

三、宫颈癌放射治疗临床路径标准住院流程

（一）适用对象

第一诊断为宫颈癌，行放射治疗。

宫颈癌Ⅰ~Ⅳ期选择放射治疗患者。

> **释义**
>
> ■ 本路径适用对象为诊断明确的宫颈癌患者，以放射治疗为主要治疗方法者。
>
> ■ 宫颈癌患者不手术或不能手术者，或者术后有危险因素需要进行辅助治疗者可以进入本路径。

（二）诊断依据

根据中华医学会妇科肿瘤学组《妇科常见肿瘤诊治指南》等。

1. 症状：接触性阴道流血或不规则阴道流血等。
2. 体征：妇科检查可见宫颈肿物。
3. 辅助检查：组织病理学诊断明确。

> **释义**
>
> ■ 多数宫颈癌患者的主要临床表现为白带增多或不规则阴道出血或接触性出血，少数患者有盆腔下坠感或疼痛。
>
> ■ 局部晚期病灶可侵犯或压迫周围器官或组织引起相应症状如排便排尿异常，输尿管梗阻等。
>
> ■ 多数患者妇科检查可以见到宫颈肿瘤情况，少数患者肿瘤内生型，宫颈表明可能正常，需要进一步影像学检查。
>
> ■ 组织病理学诊断是治疗的必要条件。

（三）进入路径标准

1. 第一诊断必须符合 ICD-C53. 902 宫颈癌疾病编码。

2. 无放疗禁忌证。

3. 当患者合并其他疾病，但住院期间不需要特殊处理也不影响第一诊断的临床路径流程实施时，可以进入路径。

> **释义**
>
> ■患者血常规中白细胞低于3000，血红蛋白低于6g，血小板低于4万，是不能进行外照射放疗的。肝肾功能不正常时候，需要慎重进行。以往手术史，盆腔内肠道粘连者，外照射放疗技术需要慎重选择。
>
> ■患者因输尿管狭窄或梗阻造成肾积水者，需要先进行处理如输尿管或肾造瘘等后再进入此临床路径。贫血患者在基本纠正贫血后进入此路径。

（四）标准住院日为≤48 天

> **释义**
>
> ■早期宫颈癌术后进行辅助放疗，治疗住院日在48天以内。也可在门诊进行放射治疗，按照相关检查治疗程序在门诊进行。
>
> ■根治性放射治疗需要外照射和内照射结合进行，整体治疗需要8周时间。
>
> ■对局部进展期和早期术后高危因素的患者进行同步放化疗是目前宫颈癌治疗的标准方案。根治性放疗和术后放疗，多数患者需要进行同步增敏化疗，化疗方式可以是周疗4~6次或3周1次。化疗期间可以住院进行，不计入本路径住院日内。
>
> ■标准住院日不超过48天，主要指外照射部分，内照射住院日不计入本路径住院日内。
>
> ■宫颈癌进行根治性放疗也可在门诊进行。

（五）住院期间的检查项目

1. 必需的检查项目：

（1）血常规、尿常规、大便常规。

（2）肝功能、肾功能。

（3）感染性疾病筛查（乙型肝炎、丙型肝炎、艾滋病、梅毒等）。

（4）肿瘤标志物（血 SCCA、血 CA125 等）。

（5）心电图、X 线胸片。

（6）盆腔增强 CT 或 MRI 扫描。

（7）腹部超声检查。

（8）盆腔定位 CT。

2. 根据情况可选择的检查项目：

（1）凝血功能+D-二聚体。

（2）ECT 或 PET-CT 检查。

（3）临床需要的其他检查项目。

■ 血、尿、大便常规是最基本的三大常规检查，每个进入路径的患者均需完成，治疗前发现重度贫血应予输血纠正；肝肾功能、电解质、血糖、凝血功能、心电图、X线胸片主要是评估有无基础病及放疗禁忌；感染性疾病筛查主要是用于内照射前的准备。

■ 局部病灶的大小和局部扩展情况，盆腔和腹膜后淋巴结情况是放疗前必须要关注的情况。盆腔 MRI 和 CT 对于判断宫颈病灶大小和对局部的侵犯有作用，腹部 CT 和超声检查可以判断有无腹膜后淋巴结转移，对于照射野的正确设计有好处。发现腹膜后淋巴结转移者建议进行胸部 CT 检查。

■ 对于可疑骨转移者进行 ECT 检查。对于局部进展期病灶和高危淋巴结转移的患者进行 ^{18}F-FDG PET-CT 检查是有益的，对于发现没有引起症状的病灶，对决定放疗照射范围和强度是有好处的。

■ 进行同步化疗前需要进行双肾血流灌注显像。

（六）放射治疗方案

放射治疗：照射范围应包括肿瘤以及区域淋巴结引流区。

■ 放射治疗包括外照射和内照射两部分，对于宫颈癌根治性放疗，内照射是不可缺少的项目。

■ 对于术后进行辅助放射治疗的患者，照射野的范围需要根据术后病理，手术方式和影像学资料等决定，可选择外照射联合阴道残端内照射。

■ 对于根治性放疗的患者，外照射和内照射的合理结合是取得良好局部控制的基础。外照射的照射范围需要根据临床妇科检查，临床分期，特别是影像学资料来决定。外照射剂量一般给予 45~50.4Gy/25~28 次，宫旁侵犯者需要进行宫旁补量。外照射技术可以采用三维适形或调强放疗技术，调强放疗技术对于保护正常组织和给予肿大淋巴结加量有好处，但需要在图像引进技术条件下进行。

■ 腔内放疗是根治性放疗不可缺少的部分。一般采用高剂量率后装腔内照射。根据临床分期和肿瘤大小及局部侵犯，一般给予 4~6 次照射，每次 A 点剂量或高危 CTV 剂量 5~7Gy，每周 1~2 次。

（七）放射治疗中的检查和不良反应的治疗处理

1. 至少每周复查血常规，必要时复查肝肾功能。
2. 密切观察病情，针对急性副反应，给予必要的治疗。
3. 治疗中根据病情复查影像学检查，酌情对治疗计划进行调整或重新定位。

■ 治疗期间需要每周检查血常规，在血常规基本正常条件下才可进行放射治疗。同步化疗者更需要关注血常规变化。每 2 周检查肝肾功能。

　　■ 血液系统和胃肠道反应是常见的急性反应，需要对症处理。术后患者特别是植入输尿管 DJ 管者，需要注意泌尿系感染。

　　■ 放射治疗中一般在 4 周左右，可进行影像学检查或重新定位，评估治疗情况，必要时对治疗方案进行修订。

（八）治疗后复查

1. 血常规、肝功能、肾功能、肿瘤标志物。
2. 盆腔 CT。
3. 腹部 B 超。

> **释义**
>
> 　　■ 治疗结束时需要进行妇科检查，检查宫颈病灶退缩情况和治疗反应。
>
> 　　■ 治疗结束后第一个月，需要进行影像学评估和肿瘤标志物检查，结合妇科检查，判断肿瘤治疗结果，必要时补充治疗或巩固治疗。

（九）出院标准

1. 完成全部放射治疗计划。
2. 无严重毒性反应需要住院处理。
3. 无需要住院处理的其他合并症/并发症。

> **释义**
>
> 　　■ 出院时，需要向患者交代对阴道的定期冲洗和功能保护措施，以及定期复查时间和要求。
>
> 　　■ 消化道放疗反应一般在放疗结束 2 周后逐渐恢复正常或轻微反应状态。

（十）变异及原因分析

因病情变化或放疗并发症无法继续放射治疗。

> **释义**
>
> 　　■ 变异是指医疗不能按照预定的路径进行或不能达到预期的医疗目标。
>
> 　　■ 微小变异：由于某种原因，表单中的检查或操作提前或延后进行，但不影响总体治疗进程和康复，或者整体住院日有小的出入，不影响纳入路径。
>
> 　　■ 重大变异：是指入选临床路径的患者未能按路径流程完成医疗行为或未达到预期的医疗质量控制目标，需要终止执行路径；或者是因严重合并症或并发症导致治疗时间延长、治疗费用增加而无法按照规定完成路径。主管医师可决定退出临床路径，并需在表单中明确说明变异原因，包括以下情况。

（1）同步放化疗造成血液毒性，恢复困难，致使治疗疗程延长或无法继续进行，影响住院时间和产生额外治疗费用；合并严重感染需要抗感染、甚至感染性休克需要转入重症监护病房治疗；合并肝肾功能异常，不能顺利完成治疗。对这些患者，主管医师均应进行变异原因的分析，并在临床路径的表单中予以说明。

（2）进行腔内或组织间插值放疗中发生大出血需要中断放疗，进一步进行其他治疗者，主管医师均应进行变异原因的分析，并在临床路径的表单中予以说明。

（3）住院期间行肺CT、肝脏CT等影像学检查发现已有全身多处转移者，需要按照4B期给予化疗等影响患者住院时间及治疗费用者。

（4）治疗中出现严重并发症需进行相应诊断和治疗，导致住院时间明显延长和费用显著增加者，如严重出血导致失血性休克、感染性休克、肺部广泛转移、病灶出血坏死等需转重症监护病房治疗；治疗中发生子宫穿孔、肠道损伤、肠瘘等并发症需要治疗等。

四、宫颈癌放射治疗方案

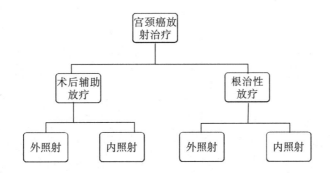

【放疗方案的选择】

1. 对于术后进行辅助放射治疗的患者，照射野的范围需要根据术后病理，手术方式和影像学资料等决定。如果进行根治性手术后病理显示没有盆腔淋巴结转移，照射野上界在髂总水平即可；如果盆腔淋巴结转移，照射野上界需要包括至腹主动脉分叉水平；如果髂总淋巴结有转移，照射野上界需要包括腹膜后淋巴引流区，一般在L1上缘。术后放疗的剂量一般在45~50.4Gy/25~28次。放疗技术可采用调强放疗技术或三维适形放疗技术。阴道残端阳性的患者需要进行内照射补量。

2. 对于根治性放疗的患者，外照射和内照射的合理结合是取得良好局部控制的基础。外照射的照射范围需要根据临床妇科检查，临床分期，特别是影像学资料来决定。如果影像学显示没有盆腔淋巴结转移，照射野上界在腹主动脉分叉水平；如果髂总淋巴结有转移，照射野上界需要包括腹膜后淋巴引流区，一般在L1上缘或以上。外照射下界一般在宫颈肿瘤和其扩展区下3cm，要注意在治疗前检查阴道，不要遗漏阴道病变。一般在外照射36~40Gy左右开始增加内照射，内照射开始时间也可以个体化实施。外照射剂量一般给予45~50.4Gy/25~28次，宫旁侵犯者需要进行宫旁补量。外照射技术可以采用三维适形或调强放疗技术，调强放疗技术对于保护正常组织和给予肿大淋巴结加量有好处，但需要在图像引进技术条件下进行。

3. 腔内放疗是根治性放疗不可缺少的部分。一般采用高剂量率后装腔内照射。根据临床分期和肿瘤大小及局部侵犯，一般给予 4~6 次照射，每次 A 点剂量或高危 CTV 剂量 5~7Gy，每周 1~2 次。内照射需要个体化进行，每次实施治疗前需要妇科查体，施源器位置验证和实时治疗计划设计。

【放疗提示】

对行根治性放疗的患者和有术后危险因素的术后患者，建议放疗期间行同步化疗，化疗方案首选顺铂周疗，如患者肾功能不能耐受，建议行紫杉醇周疗。

【注意事项】

1. 对根治性放疗的患者，如外照射行调强放疗，需密切关注患者子宫、宫颈、阴道及危及器官的活动，行影像引导的放射治疗。
2. 对根治性放疗的患者，每次治疗前应记录患者肿瘤大小、位置、侵犯范围等。
3. 放疗期间，密切监测患者的毒性反应。

五、推荐表单

（一）医师表单

宫颈癌放射治疗临床路径医师表单

适用对象：第一诊断为宫颈癌

患者姓名：	性别：　　年龄：　　门诊号：	住院号：
住院日期：　　年　月　日	出院日期：　　年　月　日	标准住院日：≤48 天

日期	住院第 1 天	住院第 2~5 天
主要诊疗工作	□ 询问病史及体格检查 □ 完成病历书写 □ 入院检查申请单	□ 上级医师查房和评估 □ 初步确定诊疗方案 □ 完成放疗前检查、准备 □ 根据病理结果影像学资料等，结合患者的基础疾病和综合治疗方案，行放疗前讨论，确定放疗方案 □ 放疗定位，定位后 CT 扫描或直接行模拟定位 CT 或模拟机定位 □ 医师勾画靶区 □ 物理师初步制订计划 □ 医师评估并确认计划 □ 模拟机及加速器计划确认和核对 □ 住院医师完成病程日志 □ 完成必要的相关科室会诊 □ 签署放疗知情同意书、授权委托同意书、向患者及家属交代病情及放疗注意事项
重点医嘱	长期医嘱： □ 二级护理 □ 饮食 临时医嘱： □ 血常规、尿常规、大便常规、心电图 □ 肝肾功能、电解质、肿瘤标志物检查 □ 盆腔增强 CT 或 MRI 扫描、腹部超声检查、盆腔定位 CT □ 根据病情：心电图、X 线胸片/胸部 CT、ECT 或 PET-CT 等 □ 其他特殊医嘱	长期医嘱： □ 患者既往基础用药 □ 其他医嘱 临时医嘱： □ 其他特殊医嘱
病情变异记录	□ 无　□ 有，原因： 1. 2.	□ 无　□ 有，原因： 1. 2.
医师签名		

日期	放疗期间	出院前 1~3 天	出院日 住院第 45~48 天
主要诊疗工作	□ 上级医师查房 □ 住院医师完成必要病程记录 □ 视患者情况给予对应的对症治疗	□ 上级医师查房，治疗效果评估 □ 进行病情评估 □ 确定是否符合出院标准、是否出院 □ 确定出院后治疗方案 □ 完成上级医师查房纪录	□ 完成出院小结 □ 向患者交代放疗后注意事项 □ 预约复诊日期
重点医嘱	长期医嘱： □ 护理常规 □ 二级护理（根据病情） □ 正常组织放疗保护剂 临时医嘱： □ 根据需要，复查有关检查 □ 对症处理 □ 其他特殊医嘱	长期医嘱： □ 护理常规 □ 二/三级护理（根据病情） 临时医嘱： □ 血常规 □ 根据需要，复查有关检查 □ 对症处理	出院医嘱： □ 出院带药 □ 门诊随诊
病情变异记录	□ 无 □ 有，原因： 1. 严重放疗不良反应 2. 出现其他疾病需要治疗	□ 无 □ 有，原因： 1. 2.	□ 无 □ 有，原因： 1. 2.
医师签名			

（二）护士表单

宫颈癌放射治疗临床路径护士表单

适用对象：第一诊断为宫颈癌

患者姓名：	性别： 年龄： 门诊号：	住院号：
住院日期： 年 月 日	出院日期： 年 月 日	标准住院日：≤48 天

时间	住院第 1 天	住院第 2~5 天
健康宣教	□ 入院宣教 　介绍病房环境、设施 　介绍主管医师、责任护士、护士长 　介绍住院注意事项 　告知探视制度	□ 放疗前宣教 　告知放疗前检查、化验项目及注意事项 　宣教疾病知识、说明放疗的目的 　放疗前准备：告知患者每次外照射前需排大便、憋尿，告知相关不良反应预防 　责任护士与患者沟通，了解心理反应指导应对方法 　告知家属等候区位置
护理处置	□ 核对患者信息，佩戴腕带 □ 卫生处置：剪指（趾）甲、沐浴，更换病号服 □ 入院评估	□ 协助医师完成放疗前检查化验 □ 放疗前准备：内照射前备皮
基础护理	□ 三级护理 □ 患者安全管理	□ 三级护理 □ 卫生处置 □ 患者睡眠管理 □ 患者安全管理
专科护理	□ 护理查体 □ 跌倒、压疮等风险因素评估需要时安置危险标志 □ 心理护理	□ 相关指征监测，如血压、血糖等 □ 心理护理 □ 饮食指导
重点医嘱	□ 详见医嘱执行单	□ 详见医嘱执行单
病情变异记录	□ 无　□ 有，原因： 1. 2.	□ 无　□ 有，原因： 1. 2.
护士签名		

时间	住院第 5~44 天 （放疗过程）	住院第 45~49 天 （出院日）
健康宣教	□ 放疗过程宣教 　放疗次数、单次剂量及可能出现的不良反应 　饮食、活动指导 　内照射后阴道冲洗 　复查患者对放疗过程宣教内容的掌握程度	□ 出院宣教 　阴道冲洗及扩张宣教 　复查时间 　服药方法 　活动指导 　饮食指导 　告知办理出院的流程
护理处置	□ 遵医嘱完成相应检查及治疗 □ 内照射开始前需外阴备皮，并清洗外阴，注意无菌操作。 □ 腔内照射开始后，需行阴道冲洗，每周 1~2 次	□ 办理出院手续
基础护理	□ 特/一级护理（根据患者病情和自理能力给予相应的护理级别） 　晨晚间护理 　患者安全管理	□ 二级护理 　晨晚间护理 　协助进食 　患者安全管理
专科护理	□ 观察放疗期间患者病情变化：如有无恶心、呕吐、腹泻、腹痛、发热、皮肤脱皮等 □ 遵医嘱使用止吐、止泻等药物 □ 遵医嘱使用 G-CSF 类升白细胞药物 □ 阴道冲洗 □ 心理护理	□ 病情观察 □ 心理护理
重点医嘱	□ 详见医嘱执行单	□ 详见医嘱执行单
病情变异记录	□ 无　□ 有，原因： 1. 2.	□ 无　□ 有，原因： 1. 2.
护士签名		

（三）患者表单

宫颈癌放射治疗临床路径患者表单

适用对象：第一诊断为宫颈癌

患者姓名：	性别： 年龄： 门诊号：	住院号：
住院日期： 年 月 日	出院日期： 年 月 日	标准住院日：≤48 天

时间	住院第 1 天	住院第 2~5 天
医患配合	□ 配合询问病史、收集资料，详细告知既往史、用药史、过敏史、家族史 □ 如服用抗凝药，请明确告知 □ 配合进行体格检查 □ 有任何不适请告知医师	□ 配合完善放疗前相关检查化验：采血、留尿便、心电图、胸腹盆 CT、盆腔 MRI 等常规项目。需要时完成特殊检查，如 PET-CT 等 □ 医师与患者及家属介绍病情及放疗谈话签字
护患配合	□ 配合测量体温、脉搏、呼吸、血压、体重 □ 配合完成入院护理评估 □ 接受入院宣教（环境介绍、病室规定、订餐制度、探视制度、贵重物品保管等） □ 有任何不适请告知护士	□ 配合测量体温、脉搏、呼吸、询问排便次数 □ 接受放疗前宣教 □ 自行卫生处置：剪指（趾）甲、剃胡须、沐浴 □ 准备好必要用物、吸水管、纸巾 □ 配合完成外阴备皮
饮食	□ 正常饮食	□ 半流质饮食
排泄	□ 正常排尿便	□ 正常排尿便
活动	□ 正常活动	□ 正常活动

时间	住院第 5~44 天 （放疗过程）	住院第 45~49 天 （出院日）
医患配合	□ 配合完成外照射 □ 配合完成内照射 □ 如有不适，如恶心、呕吐、腹泻等，及时向医师反馈 □ 配合完成医师查房	□ 配合上级医师妇科检查，对放疗近期疗效进行评估 □ 配合完成必要的实验室检查
护患配合	□ 配合定时测量生命体征、每日询问排便 □ 配合检查皮肤反应情况 □ 接受输液、注射、服药等治疗 □ 配合晨晚间护理 □ 接受照射野皮肤护理：皮肤忌水洗 □ 接受进食、进水等生活护理 □ 每日排大便，每次治疗前适量憋尿 □ 配合活动，预防压疮 □ 注意活动安全，避免坠床或跌倒 □ 配合执行探视及陪伴	□ 接受出院宣教 □ 办理出院手续 □ 获取出院带药 □ 知道服药方法、作用、注意事项 □ 知道复印病历方法
饮食	□ 治疗前可能恶心呕吐，注意加强营养	□ 普通饮食
排泄	□ 每日排大便，放疗前适量憋尿	□ 正常排尿便
活动	□ 根据医嘱，正常适度活动，避免劳累，注意放疗标记	□ 正常适度活动，避免疲劳

附：原表单（2016 年版）

宫颈癌放射治疗临床路径执行表单

适用对象：第一诊断为宫颈癌

| 患者姓名： | 性别： | 年龄： | 门诊号： | 住院号： |

| 住院日期： 年 月 日 | 出院日期： 年 月 日 | 标准住院日：≤48 天 |

日期	住院第 1 天	住院第 2~5 天
主要诊疗工作	□ 询问病史及体格检查 □ 完成病历书写 □ 入院检查申请单	□ 上级医师查房和评估 □ 初步确定诊疗方案 □ 完成放疗前检查、准备 □ 根据病理结果影像学资料等，结合患者的基础疾病和综合治疗方案，行放疗前讨论，确定放疗方案 □ 放疗定位，定位后 CT 扫描或直接行模拟定位 CT 或模拟机定位 □ 医师勾画靶区 □ 物理师初步制定计划 □ 医师评估并确认计划 □ 模拟机及加速器计划确认和核对 □ 住院医师完成病程日志 □ 完成必要的相关科室会诊 □ 签署放疗知情同意书、授权委托同意书、向患者及家属交代病情及放疗注意事项
重点医嘱	**长期医嘱：** □ 二级护理 □ 饮食 **临时医嘱：** □ 血常规、尿常规、大便常规、心电图 □ 肝肾功能、电解质、肿瘤标志物检查 □ 盆腔增强 CT 或 MRI 扫描、腹部超声检查、盆腔定位 CT □ 根据病情：心电图、X 线胸片/胸部 CT、ECT 或 PET-CT 等 □ 其他特殊医嘱	**长期医嘱：** □ 患者既往基础用药 □ 其他医嘱 **临时医嘱：** □ 其他特殊医嘱
主要护理工作	□ 介绍病房环境、设施和设备 □ 入院护理评估，护理计划 □ 静脉采血 □ 协助完成各项实验室检查及辅助检查	□ 放疗前准备 □ 放疗前宣教 □ 心理护理 □ 观察患者病情变化 □ 定时巡视病房
病情变异记录	□ 无 □ 有，原因： 1. 2.	□ 无 □ 有，原因： 1. 2.

续　表

日期	住院第 1 天	住院第 2~5 天
护士 签名		
医师 签名		

日期	放疗期间	出院前 1~3 天	出院日 住院第 45~48 天
主要诊疗工作	□ 上级医师查房 □ 住院医师完成必要病程记录 □ 视患者情况给予对应的对症治疗	□ 上级医师查房，治疗效果评估 □ 进行病情评估 □ 确定是否符合出院标准、是否出院 □ 确定出院后治疗方案 □ 完成上级医师查房纪录	□ 完成出院小结 □ 向患者交代放疗后注意事项 □ 预约复诊日期
重点医嘱	长期医嘱： □ 护理常规 □ 二级护理（根据病情） 临时医嘱： □ 根据需要，复查有关检查 □ 对症处理 □ 其他特殊医嘱	长期医嘱： □ 护理常规 □ 二/三级护理（根据病情） 临时医嘱： □ 血常规 □ 根据需要，复查有关检查 □ 对症处理	出院医嘱： □ 出院带药 □ 门诊随诊
主要护理工作	□ 放疗前心理疏导及相关知识的宣教 □ 观察放疗期间病情变化 □ 定时巡视病房	□ 观察患者一般情况 □ 恢复期生活和心理护理 □ 出院准备指导	□ 出院宣教 □ 指导患者办理出院手续
病情变异记录	□ 无　□ 有，原因： 1. 严重放疗不良反应 2. 出现其他疾病需要治疗	□ 无　□ 有，原因： 1. 2.	□ 无　□ 有，原因： 1. 2.
护士签名			
医师签名			

第二十八章

卵巢良性肿瘤临床路径释义

一、卵巢良性肿瘤手术治疗编码

1. 卫计委原编码

疾病名称及编码：卵巢良性肿瘤（ICD-10：D27. x00）

手术操作名称及编码：卵巢肿瘤剥除术或附件切除术（ICD-9-CM-3：65. 22/65. 24 /65. 25/
65. 29/65. 4/65. 6）

2. 修改编码

疾病名称及编码：卵巢良性肿瘤（ICD-10：D27）

手术操作名称及编码：卵巢手术（ICD-9-CM3：65. 2-65. 9）

二、临床路径检索方法

D27 伴（65. 2-65. 9）

三、卵巢良性肿瘤手术治疗临床路径标准住院流程

（一）适用对象

第一诊断为卵巢良性肿瘤（ICD-10：D27. x00）

行卵巢肿瘤剥除术或附件切除术（ICD-9-CM-3：65. 22/65. 24 /65. 25/65. 29/65. 4/65. 6）。

> **释义**
>
> ■ 本路径适用对象为卵巢良性肿瘤，并将卵巢肿瘤剥除术或附件切除术作为首要治疗手段。对于发生卵巢肿瘤扭转、破裂等急腹症需要急诊手术者，也进入本路径。
>
> ■ 高度怀疑卵巢恶性肿瘤或卵巢交界性肿瘤者不进入本路径。
>
> ■ 卵巢良性肿瘤行期待治疗者不进入本路径。

（二）诊断依据

根据《临床诊疗指南·妇产科学分册》（中华医学会编著，人民卫生出版社）。

1. 症状：不特异，常规查体发现。

2. 体征：附件区扪及肿物。

3. 辅助检查：盆腔超声。

> **释义**
>
> ■ 卵巢良性肿瘤较小时多无症状，常在妇科检查时偶然发现。肿瘤增大时，患者可感觉腹胀或腹部可扪及肿块。肿瘤增大占据盆腹腔时，可出现尿频、便秘、气急、心悸等压迫症状。

■检查时可见腹部膨隆，包块活动性差，叩诊实音，无移动性浊音。双合诊及三合诊检查可在子宫一侧或双侧触及圆形或类圆形肿块，多为囊性，表面光滑，活动，与子宫无粘连。

■盆腔超声检查可显示肿瘤部位、大小、形态，有无腹腔积液及血流情况，有助于鉴别肿瘤的良恶性。其他辅助检查：如腹部平片可显示畸胎瘤的骨质成分；CT可初步判断肿瘤的性质，良性肿瘤多呈均匀性、囊壁薄、包膜完整、光滑，血运不丰富，无腹膜后淋巴结转移等。

■组织病理诊断为卵巢肿瘤诊断的唯一标准。如术后病理提示为交界性肿瘤或恶性肿瘤，不进入该路径。

■卵巢良性肿瘤和恶性肿瘤的鉴别（表28-1）。

表 28-1　卵巢肿瘤良恶性鉴别

鉴别内容	良性肿瘤	恶性肿瘤
病史	病程长，逐渐增大	病程短，迅速增大
体征	多为单侧，活动，囊性，表面光滑，常无明显腹腔积液	多为双侧，固定；实性或囊实性，表面不平，结节状；常有腹腔积液，多为血性，可查到癌细胞
一般情况	良好	恶病质
B 型超声	为液性暗区，可有间隔光带，边缘清晰	液性暗区内有杂乱光团、光点，肿块边界不清

（三）治疗方案的选择

根据《临床诊疗指南·妇产科学分册》（中华医学会编著，人民卫生出版社）。

1. 手术方式：卵巢肿瘤剥除术或附件切除术。
2. 手术途径：经腹腔镜或开腹或经阴道。

释义

■在临床上第一次发现卵巢肿瘤时，尤其是超声提示为无回声且直径小于5cm的肿瘤，如无急诊手术指征，可在下一次月经周期的第5~7天复查超声了解肿瘤情况，以排除生理性囊肿，避免不必要的手术。

■目前一般认为：最大径≥5cm的卵巢肿瘤应及时手术，<5cm者可短期观察，如肿瘤持续存在，则应手术。绝经后的卵巢肿瘤应及时手术。

■年轻单侧肿瘤患者应行卵巢肿瘤剥除术或患侧附件切除术，双侧肿瘤争取行肿瘤剥除术；绝经后妇女和部分围绝经期妇女可行附件切除术或全子宫双附件切除。

■手术方式应根据患者个人意愿、身体状况、有无合并症和继往手术史，以及术者的经验，以保证医疗安全和减少手术创伤为目的选择腹腔镜或开腹或阴式。

（四）标准住院日为≤10天

> **释义**
>
> ■住院治疗包括术前检查和准备（1~3天）、手术治疗、术后恢复（3~7天）三部分，总住院时间不超过10天符合本路径要求。

（五）进入路径标准

1. 第一诊断符合 ICD-10：D27. x00 卵巢良性肿瘤疾病编码。
2. 符合手术适应证，无手术禁忌证。
3. 当患者同时具有其他疾病诊断，但在住院期间不需要特殊处理也不影响第一诊断的临床路径流程实施时，可以进入路径。

> **释义**
>
> ■进入本路径的患者第一诊断为卵巢良性肿瘤，术前检查应注意排除卵巢恶性肿瘤、卵巢交界性肿瘤患者，还应注意排除卵巢转移性肿瘤的情况。
>
> ■同时合并子宫肌瘤者不建议进入该路径。
>
> ■入院后检查发现以往未发现的疾病或既往有基础病（如高血压、冠状动脉粥样硬化性心脏病、糖尿病、肝肾功能不全等），经系统评估后对治疗无特殊影响，仅需要药物维持治疗者，可进入路径。但可能会增加医疗费用，延长住院时间。

（六）术前准备（术前评估）1~3天

1. 必需的检查项目：
(1) 血常规、尿常规。
(2) 肝肾功能、电解质、血糖、血型、凝血功能。
(3) 血清肿瘤标志物。
(4) 感染性疾病筛查（乙型肝炎、丙型肝炎、艾滋病、梅毒等）。
(5) 宫颈细胞学筛查。
(6) 盆腔超声、心电图、胸部 X 线片。
2. 根据患者病情可选择的项目：上腹部超声，盆腔 CT 或 MRI 检查，肠道、泌尿系造影，心、肺功能测定等。

> **释义**
>
> ■血、尿常规是最基本的常规检查，每个进入路径的患者均需完成，术前发现重度贫血应予输血纠正；肝肾功能、电解质、血糖、凝血功能、心电图、X 线胸片主要是评估有无基础病及手术禁忌；血型、Rh 因子、感染性疾病筛查主要是用于输血前准备。
>
> ■盆腔超声用于评估卵巢肿瘤性质及有无子宫合并疾病，应作为必做检查。如果病情复杂，为明确肿瘤性质，可选做盆腔 CT 或 MRI 检查。如果肿瘤较大或存在压迫症状，可选做上腹部超声、肠道或泌尿道造影。

■ 对于 1 年内未行宫颈筛查的女性，术前应完善宫颈细胞学检查以除外宫颈病变及早期宫颈癌（一般 5 个工作日出报告，需提前检查）；推荐联合高危型 HPV 检测。

■ 卵巢肿瘤的肿瘤标志物血 CA125、CA19-9、CEA、AFP 应在有条件的医院作为常规检查。

■ 年龄较大及伴有心肺基础疾病者应在术前进行心肺功能检测，评估手术风险，必要时给予干预，保证围术期安全。

(七) 预防性抗菌药物选择与使用时机

抗菌药物使用：按照《抗菌药物临床应用指导原则（2015 年版）》（国卫办医发〔2015〕43 号）执行，并根据患者的病情决定抗菌药物的选择与使用时间。

> **释义**
>
> ■ 卵巢肿瘤剥除术或附件切除术，如为开腹手术或腹腔镜手术未举宫，则为清洁手术（Ⅰ类），不需要预防性使用抗菌药物。如腹腔镜手术举宫或阴式手术，则为清洁-污染手术（Ⅱ类），需预防性使用抗菌药。
>
> ■ 预防性抗菌药物的使用：预防用药从术前 0.5~2 小时或麻醉开始时给药，使手术切口暴露时局部组织中已达到足以杀灭手术过程中入侵切口细菌的药物浓度。如手术时间大于 3 小时或术中出血超过 1500ml，可在手术中再次给抗菌药预防感染。抗生素的有效覆盖时间应包括整个手术过程和手术结束后 4 小时，总的预防用药时间为 24 小时，必要时延长至 48 小时。预防性抗菌药物首选第二代头孢菌素，可与抗厌氧菌药物合用。
>
> ■ 治疗性抗菌药物的使用：术前卵巢良性肿瘤已扭转、破裂，可疑合并感染者，术中应留取拭子送细菌培养，根据病原菌种类和药敏结果选用治疗性抗菌药物。在无法得到或者没有得到病原体培养和药敏结果前，经验性使用抗生素时建议使用广谱抗生素，如二代以上头孢菌素，并配合抗厌氧菌药物。疗程应根据体温、症状、血白细胞等酌情处理。

(八) 手术日为入院第 3~5 天

1. 麻醉方式：全麻或腰硬联合麻醉或硬膜外麻醉。
2. 术中用药：麻醉常规用药、止血药物和其他必需用药。
3. 输血：视术中情况而定。
4. 病理：术后石蜡切片，必要时术中冷冻切片。

> **释义**
>
> ■ 卵巢囊肿剥除术或附件切除术，根据手术方式选择麻醉方法；如选择腹腔镜手术，建议首选全身麻醉，便于术中监测肌松、循环等。

■ 术中除麻醉药、常规补液外，高血压患者酌情给予降压药，术中出血较多者可酌情给予止血药物。具有出血高危因素的患者术前可酌情给予止血药物，对局部创面出血有一定的止血效果。

■ 术中不常规输血，在出血量较大，为保证术中循环稳定和术后恢复的情况下可根据出血量及术中血红蛋白测量决定输血的量，提倡成分输血。

■ 术中必要时可送快速冷冻，明确卵巢肿瘤性质。术中切除的所有标本术后常规进行石蜡切片组织病理学检查以明确组织学类型，为下一步治疗提供依据。

（九）术后住院恢复≤7天

1. 必须复查的检查项目：血常规、尿常规。
2. 术后用药：根据情况予镇痛、止吐、补液、维持水和电解质平衡治疗。
3. 抗菌药物使用：按照《抗菌药物临床应用指导原则（2015年版）》（国卫办医发〔2015〕43号）执行，并根据患者的病情决定抗菌药物的选择与使用时间。

> **释义**
>
> ■ 术后必须复查的检查项目应在术后3日内完成，以了解患者术后身体状况，及时发现贫血、低钾血症等常见的异常情况以便对症处理；有异常发现者治疗后应予复查。如术前有肿瘤标志物明显增高者，术后可酌情复查。
>
> ■ 术后应常规观察患者生命体征、出入量及各脏器功能恢复情况，以确定对症治疗手段与时间；尤其应关注伤口愈合、肠道功能恢复等方面，鼓励患者尽早下床活动，减少卧床输液治疗时间。
>
> ■ 术后恢复正常，无感染证据，应及时停用预防性抗菌药物。

（十）出院标准

1. 患者一般情况良好，体温正常，完成复查项目。
2. 伤口愈合好。
3. 没有需要住院处理的并发症和（或）合并症。

> **释义**
>
> ■ 出院标准以患者无不适症状、无异常体征和血液生化复查结果正常为评判标准。患者出院前应达到生命体征平稳，无发热，无严重贫血和电解质异常，已排气、排便，肠道功能恢复。
>
> ■ 伤口对合良好，无红肿、渗出，无脂肪液化或感染征象可出院。
>
> ■ 术后恢复正常无并发症，或出现并发症但无需住院治疗可出院。

（十一）变异及原因分析

1. 因实验室检查异常需要复查，导致术前住院时间延长。

2. 有影响手术的合并症，需要进行相关的诊断和治疗。

3. 因手术并发症需要进一步治疗。

4. 术后病理提示为恶性肿瘤，则转入相应的路径治疗。

释义

■ 变异是指医疗不能按照预定的路径进行或不能达到预期的医疗目标。

■ 微小变异：由于某种原因，表单中的检查或操作提前或延后进行，但不影响总体治疗进程和康复，或者整体住院日有小的出入，不影响纳入路径。

■ 重大变异：是指入选临床路径的患者未能按路径流程完成医疗行为或未达到预期的医疗质量控制目标，需要终止执行路径；或者是因严重合并症或并发症导致治疗时间延长、治疗费用增加而无法按照规定完成路径。主管医师可决定退出临床路径，并需在表单中明确说明变异原因，包括以下情况：

（1）术前检查发现严重合并症，如血栓栓塞性疾病需抗凝、放置下腔静脉滤网；严重感染需要抗感染、无法控制的活跃出血需要介入治疗止血；合并未控制的高血压、糖尿病等需要时间治疗而影响住院时间和产生额外治疗费用等。

（2）术中发现术前检查未能发现的病变，导致无法按照术前计划实施卵巢肿瘤剥除术或附件切除术，例如严重的盆腹腔粘连无法完成手术；术中冷冻病理提示卵巢恶性肿瘤或交界性肿瘤；发现消化道肿瘤转移至卵巢需要改变手术范围及术后治疗的情况等。

（3）术后组织病理学检查发现恶性肿瘤，需要二次手术或放化疗等辅助治疗，影响患者住院时间及治疗费用者。

（4）术中、术后出现严重并发症需进行相应诊断和治疗，导致住院时间明显延长和费用显著增加者，如肠梗阻需要手术治疗和肠道外营养支持；术中术后因严重出血、感染、肺栓塞等需转重症监护病房治疗；术中术后发生肠道损伤、肠瘘、输尿管瘘等并发症需要治疗等。

（5）因患者主观原因，如放弃手术改为期待治疗，导致本路径无法施行，也需医师在表单中予以说明。

四、卵巢良性肿瘤手术治疗给药方案

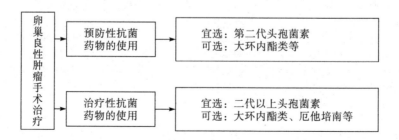

预防性抗菌药物使用时机：术前30分钟。术后是否给药及给药疗程根据患者有无感染高危因素决定。首选第二代头孢菌素，特殊复杂的情况可用第三代头孢菌素。有头孢菌素类药敏史者慎用头孢类抗菌药，如必须使用可选择喹诺酮类药物。

五、推荐表单

（一）医师表单

卵巢良性肿瘤临床路径医师表单

适用对象：第一诊断为卵巢良性肿瘤（ICD-10：D27. x00）

行卵巢肿瘤剥除术或附件切除术（ICD-9-CM-3：65.22/65.24 /65.25/65.29/65.4/65.6）

患者姓名：	性别： 年龄： 门诊号：	住院号：
住院日期： 年 月 日	出院日期： 年 月 日	标准住院日：≤10 天

时间	住院第 1 天	住院第 2 天	住院第 3~5 天（手术日）
主要诊疗工作	□ 询问病史及体格检查 □ 完成病历书写 □ 开检查单 □ 上级医师查房与术前评估 □ 初步确定手术方式和日期	□ 上级医师查房 □ 完成术前准备与术前评估 □ 术前讨论，确定手术方案 □ 完成必要的相关科室会诊 □ 完成术前小结、上级医师查房记录等病历书写 □ 向患者及家属交代病情、围术期注意事项 □ 签署手术知情同意书、自费用品协议书、输血同意书	□ 手术 □ 手术标本常规送石蜡组织病理学检查 □ 术者完成手术记录 □ 完成术后病程记录 □ 上级医师查房 □ 向患者及家属交代病情及术后注意事项
重点医嘱	**长期医嘱：** □ 妇科护理常规 □ 二级护理 □ 普通饮食 □ 患者既往基础用药 **临时医嘱：** □ 血常规、尿常规 □ 肝肾功能、电解质、血糖、凝血功能、血型、感染性疾病筛查、血清肿瘤标志物 □ 宫颈细胞学筛查 □ 盆腔超声、X 线胸片、心电图 □ 必要时行腹部超声，盆腔 CT 或 MRI，肠道及泌尿系造影，心、肺功能测定（必要时）	**长期医嘱：** □ 妇科护理常规 □ 二级护理 □ 普通饮食 □ 患者既往基础用药 **临时医嘱：** □ 术前医嘱：常规准备明日在全麻或腰硬联合麻醉下经腹腔镜或开腹或经阴道行卵巢肿瘤剥除术或附件切除术 □ 手术野皮肤准备 □ 备血 □ 术前禁食、禁水 □ 阴道准备 □ 肠道准备 □ 抗菌药物 □ 导尿包 □ 其他特殊医嘱	**长期医嘱：** □ 妇科术后护理常规 □ 一级护理 □ 术后饮食 □ 保留腹腔引流管，记引流量（酌情） □ 留置导尿，记尿量 **临时医嘱：** □ 今日在全麻或腰硬联合麻醉下经腹腔镜或开腹或经阴道行卵巢肿瘤剥除术或附件切除术 □ 心电监护、吸氧（必要时） □ 补液，维持水电解质平衡 □ 酌情使用止吐、镇痛药物 □ 其他特殊医嘱
病情变异记录	□ 无 □ 有，原因： 1. 2.	□ 无 □ 有，原因： 1. 2.	□ 无 □ 有，原因： 1. 2.
医师签名			

时间	住院4~6日 （术后第1日）	住院5~7日 （术后第2~3日）	住院第6~10天 （出院日）
主要诊疗工作	□ 上级医师查房 □ 观察病情变化 □ 完成病历书写 □ 注意腹腔引流量 □ 注意观察体温、血压等	□ 上级医师查房 □ 完成病历书写 □ 拔除腹腔引流管（酌情） □ 拔除导尿管	□ 上级医师查房，进行手术及 　伤口评估，明确是否出院 □ 完成出院记录、病案首页、 　出院证明书等 □ 向患者交代出院后的注意 　事项
重点医嘱	**长期医嘱：** □ 妇科术后护理常规 □ 一级护理 □ 术后饮食 □ 抗菌药物 □ 可停留置导尿管 **临时医嘱：** □ 换药 □ 酌情使用止吐、镇痛药物 □ 补液、维持水电解质平衡 □ 其他特殊医嘱	**长期医嘱：** □ 妇科术后护理常规 □ 二级护理 □ 术后饮食 □ 停腹腔引流记量 □ 停尿管接袋记量 **临时医嘱：** □ 换药 □ 复查血常规、尿常规 □ 复查血肿瘤标志物（必要 　时）	**出院医嘱：** □ 全休4周 □ 禁盆浴和性生活1个月，经 　阴手术延长至3个月 □ 出院带药
病情变异记录	□ 无　□ 有，原因： 1. 2.	□ 无　□ 有，原因： 1. 2	□ 无　□ 有，原因： 1. 2.
医师签名			

（二）护士表单

卵巢良性肿瘤临床路径护士表单

适用对象：第一诊断为卵巢良性肿瘤（ICD-10：D27. x00）

行卵巢肿瘤剥除术或附件切除术（ICD-9-CM-3：65. 22/65. 24 /65. 25/65. 29/
65. 4/65. 6）

患者姓名：	性别： 年龄： 门诊号：	住院号：
住院日期： 年 月 日	出院日期： 年 月 日	标准住院日：≤10 天

时间	住院第 1 天（手术前）	住院第 2 天（手术当天）
健康宣教	□ 入院宣教 　介绍主管医师、护士，介绍环境设施，介绍住院注意事项、探视制度、查房制度、订餐制度等 □ 术前准备及宣教 　宣教疾病知识、术前准备内容 　告知术前饮食要求 　告知术后可能出现的情况及应对措施	□ 手术当日宣教 □ 告知饮食要求 □ 告知疼痛注意事项 □ 告知术后可能出现情况的应对措施 □ 给予患者及家属心理支持、再次说明探视陪伴须知
护理处置	□ 核对患者、办理入院手续、佩戴腕带、安排床位、入院评估 □ 完善术前检查 □ 术前准备（遵医嘱）、配血、备皮、阴道冲洗、肠道准备	□ 与接手术人员核对患者姓名、病案号、带药等 □ 嘱患者摘除义齿及各种活动物品 □ 填写手术交接单，签字确认
基础护理	□ 入院宣教 □ 介绍病房环境、设施和设备 □ 入院护理评估	□ 术前宣教、备皮等术前准备 □ 通知患者晚 24 时后禁食、禁水
专科护理	□ 护理查体 □ 填写跌倒及压疮防范表（需要时） □ 请家属陪伴	□ 病情观察，写护理记录 □ 定时评估生命体征、意识、肢体活动、皮肤情况、伤口辅料、阴道出血情况、出入量、尿液引流液性质及量 □ 遵医嘱给予治疗及护理
病情变异记录	□ 无 □ 有，原因： 1. 2.	□ 无 □ 有，原因： 1. 2.
护士签名		

时间	住院第 3 天（术后第 1 天）	住院第 4~5 天（术后第 2~3 天）
健康宣教	□ 术后宣教 　饮食、活动指导 　术后用药的作用 　疾病恢复期注意事项 　拔尿管后注意事项 　下床活动注意事项 　留置引流管的注意事项 　阴道出血的观察	□ 出院宣教 □ 复查时间 □ 服药方法 □ 活动休息、饮食指导 □ 伤口及阴道出血的观察 □ 沐浴及禁性生活时间 □ 指导办理出院手续
护理处置	□ 遵医嘱完成相关检查 □ 遵医嘱完成治疗及护理 □ 督促患者排尿 □ 定时测量生命体征，询问排尿、排便、排气及腹胀情况 □ 评估患者进食、进水情况 □ 协助患者活动 □ 注意活动安全，避免坠床或跌倒，配合执行探视及陪伴	□ 办理出院手续 □ 通知患者家属办理出院手续 □ 遵医嘱执行治疗及护理
基础护理	□ 一级护理 □ 晨晚间护理 □ 协助进食、进水 □ 协助下床活动 □ 排泄护理 □ 患者安全管理	□ 二/三级护理 □ 协助或指导进食、进水 □ 协助或指导床旁活动 □ 患者安全护理
专科护理	□ 病情观察，写术后评估 □ 评估生命体征、肢体活动、皮肤情况、伤口辅料，遵医嘱予各项治疗及护理，需要时及时联系主管医师给予相关治疗及用药 □ 评估患者腹胀情况 □ 评估患者拔出尿管后排尿情况 □ 阴道出血情况	□ 病情观察 □ 评估生命体征、肢体活动、皮肤情况、伤口辅料、遵医嘱予各项治疗及护理，需要时联系主管医师给予相关治疗及用药
病情变异记录	□ 无　□ 有，原因： 1. 2.	□ 无　□ 有，原因： 1. 2.
护士签名		

（三）患者表单

卵巢良性肿瘤临床路径患者表单

适用对象：第一诊断为卵巢良性肿瘤（ICD-10：D27. x00）

行卵巢肿瘤剥除术或附件切除术（ICD-9-CM-3：65. 22/65. 24/65. 25/65. 29/65. 4/65. 6）

患者姓名：		性别： 年龄： 门诊号：	住院号：
住院日期： 年 月 日		出院日期： 年 月 日	标准住院日：≤10 天

时间	入院	手术前	手术当天
医患配合	□ 询问病史、过敏史，妇科检查 □ 心电图、X 线胸片、妇科超声检查、实验室检查等 □ 麻醉科医师会诊 □ 手术前谈话、签字	□ 行术前准备 □ 麻醉科医师会诊 □ 术前谈话、签字	□ 向家属交代手术情况
护患配合	□ 护士行入院护理评估（简单询问病史） □ 接受入院宣教（环境介绍、病房规定、订餐制度、贵重物品保管、查房制度） □ 测量体温、脉搏、呼吸、血压、体重 1 次 □ 三级护理	□ 术前宣教 □ 宣教疾病知识及手术过程 □ 术前准备 □ 宣教术后注意事项 □ 术前用品准备 □ 宣教术后可能发生的情况及应对方式 □ 术前配血 □ 测量体温、脉搏、呼吸 3 次	□ 清晨测体温、脉搏、呼吸、血压 1 次 □ 取下义齿、饰品等 □ 等待手术室人员接患者 □ 核对患者姓名、病案号及手术带药
排泄	□ 无 □ 有，原因： 1. 2.	□ 无 □ 有，原因： 1. 2	□ 无 □ 有，原因： 1. 2.
饮食	□ 遵医嘱	□ 遵医嘱	□ 手术当天禁食、禁水
活动	□ 正常活动	□ 正常活动	□ 休息

时间	术后第 1 天	术后第 2~3 天	出院当天
医患配合	□ 饮食、活动指导 □ 观察伤口及阴道出血 □ 适当活动，注意活动安全 □ 注意排尿、排便、排气及腹胀情况，及时向主管医师反馈	□ 饮食、活动指导 □ 疾病恢复期注意事项 □ 观察伤口及阴道出血	□ 出院宣教 □ 沐浴及禁性生活时间 □ 复查时间 □ 伤口及阴道出血的观察
护患配合	□ 清晨测体温、脉搏、呼吸、血压 1 次 □ 督促患者排尿 □ 询问排尿、排便、排气及腹胀情况 □ 评估患者进食、进水情况 □ 协助患者活动 □ 一级护理	□ 饮食、活动指导 □ 询问排尿、排便、排气及腹胀情况 □ 评估患者进食、进水情况 □ 协助患者活动 □ 二/三级护理	□ 出院宣教 □ 活动休息、饮食指导 □ 指导办理出院手续
排泄	□ 无 □ 有，原因： 1. 2.	□ 无 □ 有，原因： 1. 2	□ 无 □ 有，原因： 1. 2.
饮食	□ 流食或半流食	□ 半流食或普食	□ 半流食或普食
活动	□ 适当活动	□ 正常活动	□ 正常活动

附：原表单（2016年版）

卵巢良性肿瘤手术治疗临床路径表单

适用对象：第一诊断为卵巢良性肿瘤（ICD-10：D27.x00）

行卵巢肿瘤剥除术或附件切除术（ICD-9-CM-3：65.22/65.24 /65.25/65.29/65.4/65.6）

患者姓名：	性别：　年龄：　门诊号：	住院号：
住院日期：　年　月　日	出院日期：　年　月　日	标准住院日：≤10 天

时间	住院第 1 天	住院第 2 天	住院第 3~5 天（手术日）
主要诊疗工作	□ 询问病史及体格检查 □ 完成病历书写 □ 开检查单 □ 上级医师查房与术前评估 □ 初步确定手术方式和日期	□ 上级医师查房 □ 完成术前准备与术前评估 □ 术前讨论，确定手术方案 □ 完成必要的相关科室会诊 □ 完成术前小结、上级医师查房记录等病历书写 □ 向患者及家属交代病情、围术期注意事项 □ 签署手术知情同意书、自费用品协议书、输血同意书	□ 手术 □ 手术标本常规送石蜡组织病理学检查 □ 术者完成手术记录 □ 完成术后病程记录 □ 上级医师查房 □ 向患者及家属交代病情及术后注意事项
重点医嘱	**长期医嘱：** □ 妇科护理常规 □ 二级护理 □ 普通饮食 □ 患者既往基础用药 **临时医嘱：** □ 血、尿常规 □ 肝肾功能、电解质、血糖、凝血功能、血型、感染性疾病筛查、血清肿瘤标志物 □ 宫颈细胞学筛查 □ 盆腔超声、X 线胸片、心电图 □ 必要时行腹部超声，盆腔 CT 或 MRI，肠道及泌尿系造影，心、肺功能测定（必要时）	**长期医嘱：** □ 妇科护理常规 □ 二级护理 □ 普通饮食 □ 患者既往基础用药 **临时医嘱：** □ 术前医嘱：常规准备明日在全麻或腰硬联合麻醉下经腹腔镜或开腹或经阴道行卵巢肿瘤剥除术或附件切除术 □ 手术野皮肤准备 □ 备血 □ 术前禁食、禁水 □ 阴道准备 □ 肠道准备 □ 抗菌药物 □ 导尿包 □ 其他特殊医嘱	**长期医嘱：** □ 妇科术后护理常规 □ 一级护理 □ 术后饮食 □ 保留腹腔引流管，记引流量（酌情） □ 留置导尿，记尿量 **临时医嘱：** □ 今日在全麻或腰硬联合麻醉下经腹腔镜或开腹或经阴道行卵巢肿瘤剥除术或附件切除术 □ 心电监护、吸氧（必要时） □ 补液，维持水电平衡 □ 酌情使用止吐、镇痛药物 □ 其他特殊医嘱
主要护理工作	□ 入院宣教 □ 介绍病房环境、设施和设备 □ 入院护理评估	□ 术前宣教、备皮等术前准备 □ 通知患者晚 24 时后禁食、禁水	□ 观察患者病情变化 □ 术后心理与生活护理

时间	住院第1天	住院第2天	住院第3~5天（手术日）
病情 变异 记录	□无　□有，原因： 1. 2.	□无　□有，原因： 1. 2.	□无　□有，原因： 1. 2.
护士 签名			
医师 签名			

时间	住院 4~6 日 （术后第 1 日）	住院 5~7 日 （术后第 2~3 日）	住院第 6~10 天 （出院日）
主要诊疗工作	□ 上级医师查房 □ 观察病情变化 □ 完成病历书写 □ 注意腹腔引流量 □ 注意观察体温、血压等	□ 上级医师查房 □ 完成病历书写 □ 拔除腹腔引流管（酌情） □ 拔除导尿管	□ 上级医师查房，进行手术及伤口评估，明确是否出院 □ 完成出院记录、病案首页、出院证明书等 □ 向患者交代出院后的注意事项
重点医嘱	长期医嘱： □ 妇科术后护理常规 □ 一级护理 □ 术后饮食 □ 抗菌药物 □ 可停留置导尿管 临时医嘱： □ 换药 □ 酌情使用止吐、镇痛药物 □ 补液、维持水电解质平衡 □ 其他特殊医嘱	长期医嘱： □ 妇科术后护理常规 □ 二级护理 □ 术后饮食 □ 停腹腔引流记量 □ 停尿管接袋记量 临时医嘱： □ 换药 □ 复查血常规、尿常规 □ 复查血肿瘤标志物（必要时）	出院医嘱： □ 全休 4 周 □ 禁盆浴和性生活 1 个月，经阴手术延长至 3 个月 □ 出院带药
主要护理工作	□ 观察患者情况 □ 术后心理与生活护理 □ 指导术后患者功能锻炼	□ 观察患者情况 □ 术后心理与生活护理 □ 指导术后患者功能锻炼	□ 指导患者术后康复 □ 出院宣教 □ 指导患者办理出院手续
病情变异记录	□ 无 □ 有，原因： 1. 2.	□ 无 □ 有，原因： 1. 2	□ 无 □ 有，原因： 1. 2.
护士签名			
医师签名			

第二十九章

初治的上皮性卵巢癌手术治疗临床路径释义

一、初治的上皮性卵巢癌编码

疾病名称及编码：卵巢癌（ICD-10：C56）

手术、操作名称及编码：卵巢癌全面分期术（ICD-9-CM-3：68.8）

卵巢癌细胞减灭术（ICD-9-CM-3：68.8）

二、临床路径检索方法

C56 伴 68.8

三、上皮性卵巢癌手术治疗（初治）临床路径标准住院流程

（一）适用对象

第一诊断为上皮性卵巢癌。

行卵巢肿瘤全面分期手术或肿瘤细胞减灭术。

（二）诊断依据

根据中华医学会妇科肿瘤学组《妇科常见肿瘤诊治指南》、NCCN《卵巢癌临床实践指南》等。

1. 症状：早期一般无症状。晚期主要症状为腹胀、盆腹部肿块、腹水、恶病质、下肢疼痛水肿等。

2. 体征：

（1）腹部检查可触及肿块或是大网膜饼，腹水征阳性。注意检查腹股沟、锁骨上、腋下等浅表淋巴结有无肿大。

（2）妇科检查（有性生活者行三合诊，无性生活者行肛诊）可触及盆腔肿块，可为单侧或双侧，多为囊实性，表面凹凸不平，活动受限，盆腔及直肠子宫陷凹可触及无痛质硬结节。

3. 辅助检查：

（1）影像学检查：妇科彩色多普勒超声、盆腔或腹腔 CT 或 MRI，有条件者可选择性行 PET/CT 检查。

（2）血清肿瘤标志物，包括 CA125、CEA、CA19-9、AFP、HE4 等。

（3）细胞学或组织学检查：腹水或胸腔积液细胞学检查；腹腔镜检查活检或细针穿刺活检病理组织学检查。

> **释义**
>
> ■ 对于不能排除盆腔肿物来源于胃肠道的患者，或者大便隐血 2 次阳性的患者，需要进行胃肠镜检查。

（三）选择治疗方案的依据

根据中华医学会妇科肿瘤学组《妇科常见肿瘤诊治指南》、NCCN《卵巢癌临床实践指

南》等。

1. 妇科超声、盆腔 CT 或 MRI 提示为卵巢肿瘤。

2. 腹水或胸腔积液细胞学检查找到腺癌细胞。

3. 患者一般情况可耐受手术，无手术禁忌证。

4. 术前评估可行分期手术或满意的细胞减灭术。

（四）标准住院日为 ≤25 天

（五）进入路径标准

1. 第一诊断必须符合上皮性卵巢癌（ICD-10：C56.02）编码。

2. 当患者同时具有其他疾病诊断时，但在住院期间不需特殊处理也不影响第一诊断的临床路径流程实施时，可以进入路径。

释义

■ 术前如果评估无法进行满意的肿瘤细胞减灭术，可考虑先期化疗，则患者需要先退出本路径。

（六）术前准备 1~7 天

1. 必需的检查项目：

（1）血常规、尿常规、大便常规。

（2）肝肾功能、电解质、血糖、血型、凝血功能。

（3）感染性疾病筛查（乙型肝炎、丙型肝炎、艾滋病、梅毒等）。

（4）盆、腹腔超声，泌尿系统超声，胸部 X 片或胸部 CT，心电图。

（5）肿瘤标志物（CA125、CEA、CA19-9、AFP、HE4 等）。

（6）盆腔 MRI 或 CT。

2. 根据病情需要而定：胃肠镜，超声心动图，心、肺功能测定，排泄性尿路造影、PET-CT 等。

（七）预防性抗菌药物选择与使用时机

抗菌药物使用：按照《抗菌药物临床应用指导原则（2015 年版）》（国卫办医发〔2015〕43 号）执行，并根据患者的病情决定抗菌药物的选择与使用时间。

（八）手术日为入院第 3~8 天

1. 麻醉方式：全麻或腰硬联合麻醉。

2. 手术方式：卵巢肿瘤全面分期手术或肿瘤细胞减灭术。

3. 手术内置物：肠管切除吻合者，可能使用吻合器，皮肤钉合器。

4. 术中用药：麻醉常规用药、止血药物、按规范使用抗菌药物，和其他必需用药（如化疗药等）。

5. 输血：非常规输血，视术中出血量而定。

6. 病理：切除标本部分送冷冻切片检查，全部送石蜡病理检查。

释义

■ 若有条件，首选全身麻醉，肌肉松弛的效果更好，患者痛苦更少。

■ 手术是卵巢癌最重要的治疗方法，根据病情轻重程度，手术方式分为以下几种：早期卵巢癌的全面的分期手术或再分期手术；晚期卵巢癌的肿瘤细胞减灭术，又分为初次肿瘤细胞减灭术和中间型肿瘤细胞减灭术。其他手术还包括卵巢癌保留生育功能的手术，晚期卵巢癌的姑息性手术。

■　全面分期的手术，适合于早期卵巢癌，内容包括：做耻骨联合至脐上的大切口；留取腹水或腹腔冲洗液；进行包括盆腔至横膈的全面的腹腔探查；切除原发肿瘤，必要时送冷冻病理检查，切除时尽量保持肿瘤包膜的完整性；切除大网膜；切除子宫和双侧附件；对盆腔和腹主动脉旁淋巴结进行全面评估、活检或切除；对腹膜、肠系膜、双侧结肠旁、横膈等部位进行多点活检；处理阑尾（黏液性癌需要切除阑尾）。

■　对转诊来的初次手术后患者，无精确手术分期，尚未开始或刚开始化疗，可行再分期手术，目的是准确分期，确定治疗方案，改善预后。

■　肿瘤细胞减灭术，适合于晚期卵巢癌，目的是尽最大努力切除原发灶及一切肉眼可见的转移瘤。手术内容与全面分期手术相近，但手术难度更大，包括做耻骨联合至脐上的大切口；留取腹水或腹腔冲洗液；进行包括盆腔至横膈的全面的腹腔探查；切除原发肿瘤，必要时送冷冻病理检查，切除时尽量保持肿瘤包膜的完整性；切除大网膜；切除肉眼可见原发瘤、转移瘤，并切除子宫和双侧附件；进行盆腔和腹主动脉旁淋巴结的切除；盆腹腔的多点活检；阑尾的切除；必要时行肠切除或脾切除。

■　中间型肿瘤细胞减灭术，指以下几种情况：晚期卵巢癌病灶估计手术难以切净，或有肺、肝等远处转移，而先用几个疗程（不满6个疗程）化疗，再行肿瘤细胞减灭术；初次手术时因病灶无法切除仅行开腹活检的患者，先用几个疗程化疗，再行肿瘤细胞减灭术；初次肿瘤细胞减灭术不满意患者（残余癌>2cm）先行2~4个疗程化疗，再进行二次肿瘤细胞减灭术；在彻底的肿瘤细胞减灭术前接受了不规范的化疗（6个疗程以下），再进行手术，也可称为中间型肿瘤细胞减灭术。

■　卵巢癌的手术记录必须包括以下内容：①描述减瘤术前盆腔，中腹部，上腹部原发疾病的范围；②描述减瘤术后残留病灶的数量；③描述完整或不完整切除，如果完整切除，记录病灶的大小和数目。如果不完整切除，记录是粟粒状病灶还是小病灶。

■　肿瘤细胞减灭术的彻底性评价。肿瘤细胞减灭术的彻底性是影响患者预后的独立预后因素，分为理想的肿瘤细胞减灭术（Optimal debulking），即残存瘤直径<1cm和次理想的肿瘤细胞减灭术（Suboptimal debulking），即残存瘤直径>1cm。

（九）术后住院恢复8~17天

1. 必须复查的检查项目：血常规、血电解质、凝血常规、生化全套、血清肿瘤标志物。

2. 术后用药：镇痛、止吐、补液、电解质，有化疗指征者予以化疗。

3. 适当的静脉营养支持治疗。

4. 抗菌药物使用：按照《抗菌药物临床应用指导原则（2015年版）》（国卫办医发〔2015〕43号）执行，并根据患者的病情决定抗菌药物的选择与使用时间。

> **释义**
>
> ■ 初治卵巢癌的化疗。化疗是卵巢癌的主要辅助治疗方法，按与手术的时间关系分为先期化疗（也称新辅助化疗）和术后辅助化疗。先期化疗是指对前述需要进行中间型肿瘤细胞减灭术的患者进行的化疗。
>
> ■ 术后辅助化疗应尽早进行，一般在患者恢复正常饮食后即可开始化疗。
>
> ■ 关于化疗的总体原则。①鼓励卵巢癌、输卵管癌或腹膜癌患者在诊断和治疗时都参与临床试验；②在任何初始治疗之前，有生育要求需要行保留生育功能者必须转诊至合适的生殖专家，讨论系统治疗的目标；③开始化疗前，确保患者的一般状态和器官功能可耐受化疗；④应密切观察和随访化疗患者，及时处理化疗过程中出现的各种并发症。化疗期间监测患者的血常规及生化指标。根据化疗过程中出现的毒性反应和治疗目标对化疗方案及剂量进行调整；⑤化疗结束后，需要对治疗效果、后续治疗及远期并发症等进行评估；⑥不主张采用体外药敏试验方法来选择化疗药物。美国临床肿瘤协会同样不建议在临床试验以外的情况下使用体外药敏试验。
>
> ■ 初治卵巢癌的化疗原则。①如果患者需要化疗，须告知患者目前有多种化疗方式可供选择，包括静脉化疗、静脉联合腹腔化疗以及其他处于临床试验阶段的化疗方案（包括不同剂量和给药方案）；②选择联合静脉和腹腔化疗者，有必要告知患者：与单独进行静脉化疗相比，联合化疗的毒性反应如骨髓抑制、肾脏毒性、腹痛、神经毒性、消化道毒性、代谢系统毒性和肝脏毒性的发生率和（或）严重程度会更明显；③选择顺铂腹腔化疗和紫杉醇腹腔化疗/静脉化疗的患者肾功能必须正常，对腹腔/静脉化疗方案的后续毒性有良好的耐受性，同时不能有在化疗过程中会明显恶化的内科疾病（如既往存在神经病变）；④患者每次使用顺铂前后都必须进行水化，通过足够的静脉补液来减少肾毒性。每一疗程化疗结束后，必须对患者进行仔细检查以明确是否存在骨髓抑制、脱水、电解质紊乱、重要器官毒性反应（如肝脏和肾脏）和其他毒性反应。患者化疗结束后常需在门诊接受静脉补液以防止或治疗脱水。

（十）出院标准

1. 患者一般情况良好，体温正常，完成复查项目。
2. 伤口愈合好。
3. 没有需要住院处理的并发症和（或）合并症。

（十一）变异及原因分析

1. 有影响手术的合并症，需要进行相关的诊断和治疗。
2. 术中根据患者年龄、冷冻报告结果、ⅠA或ⅠC期有生育要求者可予保留生育功能，行患侧附件+大网膜+阑尾切除+盆腔淋巴结清扫术。
3. 术中病变涉及外科情况者应请外科医师会诊并共同手术。
4. 出现手术并发症需对症处理。

释义

■ 卵巢癌保留生育功能的手术。即手术中保留子宫和对侧附件，其余手术范围同分期手术。生殖细胞肿瘤的患者，不受临床期别的限制，都可以考虑保留生育功能；年轻的、临床期别早的性索间质肿瘤患者，年轻的、有生育要求的上皮性交界瘤也可考虑保留生育功能；ⅠA期、高分化（G1）、有生育要求的上皮癌患者可谨慎考虑保留生育功能。

四、推荐表单

（一）医师表单

卵巢上皮癌（初治）临床路径医师表单

适用对象：第一诊断为上皮性卵巢癌

行卵巢肿瘤全面分期手术或肿瘤细胞减灭术

患者姓名：	性别：　年龄：　门诊号：	住院号：
住院日期：　　年　月　　日	出院日期：　　年　月　　日	标准住院日：≤25 天

日期	住院第 1~2 天	住院第 2~7 天	住院第 3~8 天（手术日）
主要诊疗工作	□ 询问病史及体格检查 □ 完成病历书写 □ 开化验单 □ 上级医师查房与术前评估 □ 初步确定手术方式和日期	□ 上级医师查房 □ 完成术前准备与术前评估 □ 根据体检、超声、病理结果等，行术前讨论，确定手术方案 □ 完成必要的相关科室会诊 □ 住院医师完成术前小结、上级医师查房记录等病历书写 □ 签署手术知情同意书、自费用品协议书、输血同意书 □ 向患者及家属交代围术期注意事项	□ 手术 □ 术者完成手术记录 □ 住院医师完成术后病程记录 □ 上级医师查房 □ 向患者及家属交代病情、术中情况及术后注意事项
重点医嘱	**长期医嘱：** □ 妇科护理常规 □ 饮食 **临时医嘱：** □ 血常规、尿常规、大便常规 □ 肝肾功能、电解质、血糖、血型、凝血功能 □ 感染性疾病筛查（乙型肝炎、丙型肝炎、艾滋病、梅毒等）； □ 盆、腹腔超声，泌尿系统超声，胸部 X 片或胸部 CT，心电图 □ 肿瘤标志物（CA125、CEA、CA19-9、AFP、HE4 等） □ 盆腔 MRI 或 CT □ 必要时胃肠镜，超声心动图、心、肺功能测定，排泄性尿路造影、PET-CT 等	**长期医嘱：** □ 妇科护理常规 □ 饮食 □ 患者既往基础用药 **临时医嘱：** □ 术前医嘱：常规准备明日在全麻下行开腹探查术（具体术式根据探查结果决定） □ 术区皮肤准备 □ 配血 □ 术前禁食、禁水 □ 阴道准备 □ 肠道准备 □ 导尿包 □ 抗菌药物 □ 胃肠减压 □ 其他特殊医嘱	**长期医嘱：** □ 妇科护理常规 □ 饮食（根据病情决定） □ 腹腔引流或淋巴引流：酌情处理 □ 留置导尿，记尿量 **临时医嘱：** □ 今日在全麻下行开腹探查术（具体术式根据手术具体范围决定） □ 心电监护、吸氧（必要时） □ 静脉营养、补液、维持水电解质平衡 □ 酌情使用止吐、镇痛药物 □ 其他特殊医嘱

日期	住院第 1~2 天	住院第 2~7 天	住院第 3~8 天（手术日）
主要护理工作	□ 介绍病房环境、设施和制度 □ 入院护理评估	□ 术前宣教、备皮等术前准备 □ 通知患者 24 时后禁食、禁水	□ 随时观察患者病情变化 □ 术后心理与生活护理
病情变异记录	□ 无 □ 有，原因： 1. 2.	□ 无 □ 有，原因： 1. 2.	□ 无 □ 有，原因： 1. 2.
医师签名			

日期	住院第 4~9 日 （术后第 1 日）	住院第 5~25 日 （术后第 2~17 日）	住院第 15~25 天 （出院日）
主要诊疗工作	□ 上级医师查房，注意生命体征及病情变化 □ 住院医师完成病程记录的书写 □ 注意引流量及尿量 □ 注意切口情况 □ 查血电解质	□ 上级医师查房 □ 住院医师完成病程记录书写 □ 根据引流情况明确是否拔除引流管 □ 根据情况拔除尿管 □ 复查血、尿常规、电解质 □ 根据病理结果回报及病情决定是否给予化疗	□ 上级医师查房，进行手术及伤口评估，确定有无手术并发症和切口愈合不良情况，明确是否出院 □ 完成出院记录、病案首页、出院证明书等，向患者交代出院后的注意事项，如返院复诊的时间、地点，发生紧急情况时的处理等 □ 根据术后病理及病情告知后续治疗方案
重点医嘱	**长期医嘱：** □ 妇科护理常规 □ 一级护理 □ 饮食（根据病情决定） □ 腹腔引流或淋巴引流：酌情处理 □ 留置导尿，记尿量 **临时医嘱：** □ 心电监护、吸氧（必要时） □ 静脉营养、补液、维持水电解质平衡 □ 酌情使用止吐、镇痛药物 □ 伤口换药 □ 其他特殊医嘱	**长期医嘱：** □ 妇科护理常规 □ 护理级别（根据病情决定） □ 饮食（根据病情决定） □ 腹腔引流或淋巴引流（根据病情拔除） □ 留置导尿，记尿量（根据病情拔除） **临时医嘱：** □ 心电监护、吸氧（必要时） □ 静脉营养、补液、维持水电解质平衡 □ 酌情使用止吐、镇痛药物 □ 伤口换药（酌情） □ 复查血、尿常规、电解质（必要时） □ 化疗药物（酌情） □ 其他特殊医嘱	**出院医嘱：** □ 出院带药
主要护理工作	□ 随时观察患者情况 □ 术后心理与生活护理 □ 指导术后患者功能锻炼	□ 随时观察患者情况 □ 术后心理与生活护理 □ 指导术后患者功能锻炼	□ 出院宣教 □ 指导患者办理出院手续
病情变异记录	□ 无 □ 有，原因： 1. 2.	□ 无 □ 有，原因： 1. 2.	□ 无 □ 有，原因： 1. 2.
医师签名			

（二）护士表单

卵巢上皮癌（初治）临床路径护士表单

适用对象：第一诊断为上皮性卵巢癌

　　　　　行卵巢肿瘤全面分期手术或肿瘤细胞减灭术

患者姓名：	性别：　　年龄：　　门诊号：		住院号：
住院日期：　　年　月　日	出院日期：　　年　月　日		标准住院日≤25 天

时间	住院第 1~2 天	住院第 2~7 天	住院第 3~8 天（手术日）
健康宣教	□ 入院宣教 　介绍主管医师、责任护士 　介绍病室环境、设施 　介绍住院注意事项 　介绍探视制度、查房制度、 　订餐制度、陪伴制度 　介绍紧急呼叫器的使用、卫 　生间的使用 　告知准备的住院物品、术前 　准备用物 　告知患者病房紧急疏散图， 　了解紧急情况时疏散逃生 　路线 □ 安全宣教	□ 术前宣教 　告知术前准备的目的及内容 　告知术前饮食要求 　告知肠道准备药物使用的注 　意事项 　术前一天晚要求沐浴进行皮 　肤的清洁 □ 告知穿着弹力袜的方法 □ 讲解术后预防下肢静脉血栓 　的活动方法 □ 讲解术后早期活动的必要性 □ 讲解避免术后各种引流管脱 　落的注意事项	□ 术后宣教 　告知术后饮食 　告知用药的名称、作用 　告知术后可能出现的情况及 　应对方式 　告知患者床上翻身活动的时 　间及方法 □ 责任护士与患者、家属沟 　通，予心理支持 □ 再次明确探视陪伴制度，告 　知家属术后陪住的目的及注 　意事项 □ 告知并指导家属患者术后穿 　着弹力袜的方法 □ 讲解并指导家属预防患者下 　肢静脉血的方法 □ 讲解避免术后各种引流管脱 　落的注意事项
护理处置	□ 核对患者，佩戴腕带 □ 办理入院手续，测量生命体 　征、身高、体重，充分评估 　患者病情、生活自理能力、 　皮肤等，护士全面了解患者 　情况 □ 遵医嘱采血 □ 遵医嘱留取尿便送检 □ 卫生处置：剪指（趾）甲、 　卸指甲油，更换病号服	□ 遵医嘱完成各项术前准备 □ 遵医嘱配血 □ 再次询问患者过敏史，遵医 　嘱进行药物过敏试验 □ 遵医嘱准备手术带药	□ 患者术前正确穿着弹力袜 □ 手术室工作人员接患者，患 　者入手术室前进行核对交 　接，确认患者姓名、病历 　号，核对药物皮试结果、手 　术带药，带腹带、沙袋，嘱 　患者摘除饰品、义齿、隐形 　眼镜，评估患者皮肤情况 □ 填写手术交接单，确认签字 □ 患者从手术室返回病室的接 　诊和交接 □ 遵医嘱进行治疗、护理，如 　氧气吸入、心电监护、静脉 　输液等 □ 密切观察生命体征（体温、 　脉搏、呼吸、血压） □ 密切观察患者病情变化，做 　好特护记录

续　表

时间	住院第1~2天	住院第2~7天	住院第3~8天（手术日）
			□ 出入量管理 □ 疼痛的评估 □ 遵医嘱采血，监测异常化验
基础护理	□ 二级护理 □ 晨晚间护理 □ 患者安全管理	□ 一/二级护理 □ 术前准备 □ 晨晚间护理 □ 患者安全管理	□ 特级护理 □ 晨晚间护理 □ 术后生活护理 □ 患者安全管理
专科护理	□ 观察患者精神意识状态 □ 需要时填写跌倒及压疮防范表 □ 必要时请家属陪伴 □ 了解患者异常检查结果，做好病情观察	□ 术前心理护理 □ 肠道准备：口服泻药等 □ 会阴、阴道冲洗 □ 皮肤准备：消毒液擦拭腹部、会阴部皮肤，备皮，脐部清洁 □ 遵医嘱静脉补液 □ 饮食：普通饮食/半流质饮食/流食/禁质饮食 □ 观察排便情况	□ 准确记录并观察出入量 □ 禁食、禁水 □ 各种引流管的护理：妥善固定，保持通畅，接袋记量，观察引流液的量、色、性质 □ 静脉通路的护理，包括：外周静脉、PICC、CVC、输液港 □ 伤口的护理：遵医嘱使用沙袋，观察伤口渗血情况 □ 阴道出血的观察 □ 遵医嘱使用止吐、镇痛、止血等药物，并观察用药效果 □ 预防皮肤压疮的护理：观察皮肤的情况，协助患者翻身、移动 □ 预防血栓的护理，遵医嘱使用间歇式充气压力泵
病情变异记录	□ 无　□ 有，原因： 1. 2.	□ 无　□ 有，原因： 1. 2.	□ 无　□ 有，原因： 1. 2.
护士签名			

时间	住院第 4~9 日 （术后第 1 日）	住院第 5~25 天 （术后第 2~17 日）	住院第 15~25 天 （出院日）
健康宣教	□ 饮食指导 □ 术后体位的宣教 □ 鼓励患者床上翻身及早期下床活动，预防皮肤压疮、肠梗阻的发生 □ 讲解避免管路滑脱的方法 □ 讲解预防下肢静脉血栓的活动方法 □ 鼓励患者如有痰液及时咳出，预防肺部感染 □ 进行安全宣教	□ 饮食指导 □ 术后体位的宣教 □ 鼓励患者较前逐渐增加活动量，预防皮肤压疮、肠梗阻的发生 □ 讲解避免管路滑脱的方法 □ 再次讲解预防下肢静脉血栓的活动方法 □ 鼓励患者如有痰液及时咳出，预防肺部感染 □ 强化安全宣教	□ 出院宣教 □ 遵医嘱时间进行复查 □ 服药方法 □ 饮食指导 □ 活动指导 □ 淋浴时间 □ 伤口及阴道出血的观察 □ 进行预防血栓、淋巴水肿等并发症的宣教 □ 遵医嘱时间进行休假，至少6 周 □ 禁止盆浴及性生活 3 个月 □ 出现异常情况随时就诊 □ 指导办理出院手续
护理处置	□ 遵医嘱采血，复查血常规、肝肾功能等 □ 密切观察患者病情变化，做好护理记录 □ 评估患者疼痛 □ 遵医嘱进行术后治疗护理 □ 观察患者排气、排便及腹胀情况 □ 密切观察患者病情变化，做好护理记录 □ 遵医嘱测生命体征，每日测体温 3~4 次	□ 遵医嘱采血，复查血常规、肝肾功能等 □ 遵医嘱行术后必要检查，如下肢静脉彩超等 □ 密切观察患者病情变化，做好护理记录 □ 评估患者疼痛 □ 遵医嘱进行术后治疗护理 □ 观察患者排气、排便及腹胀情况 □ 遵医嘱拔除尿管后，观察排尿情况 □ 密切观察患者病情变化，做好护理记录 □ 遵医嘱测生命体征，每日测体温 1~4 次	□ 评估患者出院状态 □ 办理出院手续 □ 填写护理记录
基础护理	□ 一级护理 □ 遵术后饮食医嘱，协助进食、进水 □ 协助患者翻身、下床活动 □ 协助患者如厕 □ 安全管理 □ 心理护理 □ 晨晚间护理及生活护理	□ 一/二级护理 □ 遵术后饮食医嘱，协助进食、进水 □ 协助患者翻身、下床活动 □ 协助患者如厕 □ 安全管理 □ 心理护理 □ 晨晚间护理及生活护理	□ 一/二级护理 □ 半流质饮食/普通饮食 □ 观察患者情况 □ 心理护理

续　表

时间	住院第 4~9 日 （术后第 1 日）	住院第 5~25 天 （术后第 2~17 日）	住院第 15~25 天 （出院日）
专科护理	□ 妇科术后护理常规 □ 腹部伤口的护理 □ 观察阴道出血 □ 会阴擦洗 □ 遵医嘱准确记录出入量 □ 各种引流管的护理：妥善固定，保持通畅，接袋记量，观察引流液的量、色、性质 □ 静脉通路的护理，如外周静脉、PICC、CVC、输液港 □ 遵医嘱静脉抗炎、补液等治疗 □ 遵医嘱使用抗凝药物 □ 评估患者皮肤，预防压疮，需要时填写压疮防范表 □ 指导患者进行功能锻炼，预防下肢静脉血栓 □ 拍背咳痰，预防肺部感染 □ 填写防跌倒防范表	□ 妇科术后护理常规 □ 腹部伤口的护理 □ 观察阴道出血 □ 会阴擦洗 □ 遵医嘱准确记录出入量 □ 各种引流管的护理：妥善固定，保持通畅，接袋记量，观察引流液的量、色、性质 □ 静脉通路的护理，如外周静脉、PICC、CVC、输液港 □ 遵医嘱静脉抗炎、补液等治疗 □ 遵医嘱使用抗凝药物 □ 评估患者皮肤，预防压疮的护理，需要时填写压疮防范表 □ 指导患者进行功能锻炼，预防下肢静脉血栓 □ 拍背咳痰，预防肺部感染 □ 填写防跌倒防范表 □ 遵医嘱进行化疗护理	□ 出院带药 □ 腹部伤口的护理 □ 居家功能锻炼指导 □ 出院前拔除引流管，对于保留引流管出院患者进行居家护理指导 □ 出院前拔除 CVC，对于保留 PICC、输液港出院患者进行居家护理指导
病情变异记录	□ 无　□ 有，原因： 1. 2.	□ 无　□ 有，原因： 1. 2.	□ 无　□ 有，原因： 1. 2.
护士签名			

（三）患者表单

卵巢上皮癌（初治）临床路径患者表单

适用对象：第一诊断为上皮性卵巢癌

行卵巢肿瘤全面分期手术或肿瘤细胞减灭术

患者姓名：	性别：　　年龄：　　门诊号：	住院号：
住院日期：　　年　月　日	出院日期：　　年　月　日	标准住院日≤25 天

时间	住院第 1~2 天	住院第 2~7 天	住院第 3~8 天（手术日）
医患配合	□ 配合询问病史、收集资料，请务必详细告知既往史、用药史、过敏史 □ 如服用抗凝药，请明确告知 □ 配合进行体格检查、妇科检查 □ 有任何不适请告知医师 □ 配合完善术前检查与评估，如心电图、胸部 X 线正位片、妇科超声检查、实验室检查	□ 继续配合完善术前检查与评估，如心电图、胸部 X 线正位片、妇科超声检查、实验室检查 □ 配合术前准备、肠道准备等 □ 配合麻醉科医师术前访视、会诊等 □ 配合手术前谈话，签署手术知情同意书等	□ 向家属交代手术情况 □ 配合检查腹部伤口 □ 配合记尿量、引流量等 □ 配合使用抗炎、抗凝血药物，配合抽血等实验室检查
护患配合	□ 配合完成入院护理评估（询问病史、过敏史、用药史等） □ 配合测量体温、脉搏、呼吸、血压、体重、身高 □ 接受入院宣教（环境介绍、病室规定、订餐制度、贵重物品保管、查房制度、安全教育、陪伴制度、探视制度等） □ 有任何不适告知护士 □ 准备住院用物 □ 配合执行探视及陪伴制度	□ 配合备好术前准备用物，便盆等 □ 配合接受腹部及会阴部皮肤准备 □ 配合完成术前准备、肠道准备、药物皮试等 □ 配合接受并掌握术前宣教、术后注意事项 □ 配合接受术前配血 □ 配合输液等治疗 □ 配合测量体温、呼吸、脉搏等 □ 配合并掌握弹力袜穿着方法，预防下肢静脉血栓的活动方法，避免引流管脱落等注意事项	□ 清晨测量体温、脉搏、呼吸 □ 配合术前穿弹力袜 □ 取下义齿、饰品等，贵重物品交家属保管 □ 等待手术室人员来接 □ 核对患者手术带药 □ 接受术后宣教 □ 配合返病床 □ 配合检查腹部伤口、阴道出血等情况 □ 遵医嘱采取正确体位 □ 配合执行探视及陪伴制度 □ 家属配合并掌握弹力袜穿着方法，预防下肢静脉血栓的活动方法，避免引流管脱落等注意事项
排泄	□ 术前遵医嘱肠道准备，喝泻药	□ 术前遵医嘱肠道准备，喝泻药	□ 手术当天留置尿管
饮食	□ 术前遵医嘱饮食过渡，并静脉补充营养	□ 术前遵医嘱饮食过渡，并静脉补充营养	□ 手术当天禁食、禁水
活动	□ 正常活动	□ 正常活动	□ 卧床休息、翻身活动

时间	住院第 4~9 日 （术后第 1 日）	住院第 5~25 天 （术后第 2—17 日）	住院第 15~25 天 （出院日）
医患配合	□ 配合饮食过渡 □ 配合伤口观察、换药 □ 配合记尿量、引流量等 □ 配合拔除导尿管、引流管等 □ 配合使用抗炎、抗凝血药物等，配合抽血等实验室检查 □ 遵医嘱采取正确体位及下地活动	□ 配合饮食过渡 □ 配合伤口观察、换药 □ 配合记尿量、引流量等 □ 配合使用抗炎、抗凝血药物等，配合抽血等实验室检查 □ 配合伤口拆线 □ 配合拔除引流管、深静脉留置针等 □ 遵医嘱采取正确体位及下地活动	□ 接受出院前指导 □ 指导复诊程序 □ 获取出院诊断
护患配合	□ 配合静脉输液、皮下注射、雾化吸入、会阴冲洗等操作治疗 □ 有任何不适请告知护士 □ 配合进行疼痛评估 □ 配合定时测量生命体征、每日询问尿便 □ 配合饮食过渡 □ 配合出入量、大小便等计量 □ 配合留置针、引流管等护理 □ 采取正确卧位 □ 配合术后及早下床活动 □ 注意活动安全，避免坠床或跌倒 □ 配合执行探视及陪伴制度 □ 配合并掌握弹力袜穿着方法，预防下肢静脉血栓的活动方法，避免引流管脱落等注意事项	□ 配合静脉输液、皮下注射、雾化吸入、会阴冲洗等操作治疗 □ 有任何不适请告知护士 □ 配合进行疼痛评估 □ 配合定时测量生命体征、每日询问尿便 □ 配合饮食过渡 □ 配合出入量、大小便等计量 □ 配合留置针、引流管等护理 □ 采取正确卧位 □ 配合术后及早下床活动 □ 注意活动安全，避免坠床或跌倒 □ 配合执行探视及陪伴制度 □ 配合并掌握弹力袜穿着方法，预防下肢静脉血栓的活动方法，避免引流管脱落等注意事项 □ 配合进行化疗	□ 接受出院宣教 □ 办理出院手续 □ 获取出院带药 □ 指导服药方法、作用、注意事项 □ 指导护理伤口方法 □ 指导复印病历方法
排泄	□ 正常排尿便，如医嘱需要计算出入量，则需尿便计量 □ 避免便秘	□ 正常排尿便，如医嘱需要计算出入量，则需尿便计量 □ 避免便秘	□ 正常排尿便 □ 避免便秘
饮食	□ 术后遵医嘱进食，配合饮食过渡	□ 术后遵医嘱进食，配合饮食过渡	□ 术后遵医嘱进食/正常饮食
活动	□ 遵医嘱适度活动，避免疲劳，注意安全	□ 遵医嘱适度活动，避免疲劳，注意安全	□ 正常适度活动，避免疲劳，注意安全

附：原表单（2016 年版）

卵巢上皮癌（初治）临床路径表单

适用对象：第一诊断为上皮性卵巢癌

行卵巢肿瘤全面分期手术或肿瘤细胞减灭术

患者姓名：	性别： 年龄： 门诊号：	住院号：
住院日期： 年 月 日	出院日期： 年 月 日	标准住院日≤25 天

日期	住院第 1~2 天	住院第 2~7 天（ ）	住院第 3~8 天（手术日）
主要诊疗工作	□ 询问病史及体格检查 □ 完成病历书写 □ 开检查单 □ 上级医师查房与术前评估 □ 初步确定手术方式和日期	□ 上级医师查房 □ 完成术前准备与术前评估 □ 根据体检、超声、病理结果等，行术前讨论，确定手术方案 □ 完成必要的相关科室会诊 □ 住院医师完成术前小结、上级医师查房记录等病历书写 □ 签署手术知情同意书、自费用品协议书、输血同意书 □ 向患者及家属交代围术期注意事项	□ 手术 □ 术者完成手术记录 □ 住院医师完成术后病程记录 □ 上级医师查房 □ 向患者及家属交代病情、术中情况及术后注意事项
重点医嘱	**长期医嘱：** □ 妇科护理常规 □ 饮食 **临时医嘱：** □ 血常规、尿常规、大便常规 □ 肝肾功能、电解质、血糖、血型、凝血功能 □ 感染性疾病筛查（乙型肝炎、丙型肝炎、艾滋病、梅毒等） □ 盆、腹腔超声，泌尿系统超声，胸部 X 片或胸部 CT，心电图 □ 肿瘤标志物（CA125、CEA、CA19-9、AFP、HE4 等） □ 盆腔 MRI 或 CT □ 必要时胃肠镜，超声心动图、心、肺功能测定，排泄性尿路造影、PET-CT 等	**长期医嘱：** □ 妇科护理常规 □ 饮食 □ 患者既往基础用药 **临时医嘱：** □ 术前医嘱：常规准备明日在全麻下行开腹探查术（具体术式根据探查结果决定） □ 术区皮肤准备 □ 配血 □ 术前禁食、禁水 □ 阴道准备 □ 肠道准备 □ 导尿包 □ 抗菌药物 □ 胃肠减压 □ 其他特殊医嘱	**长期医嘱：** □ 妇科护理常规 □ 饮食（根据病情决定） □ 腹腔引流或淋巴引流：酌情处理 □ 留置导尿，记尿量 **临时医嘱：** □ 今日在全麻下行开腹探查术（具体术式根据手术具体范围决定） □ 心电监护、吸氧（必要时）静脉营养、补液、维持水电解质平衡 酌情使用止吐、镇痛药物 □ 其他特殊医嘱
主要护理工作	□ 介绍病房环境、设施和制度 □ 入院护理评估	□ 术前宣教、备皮等术前准备 □ 通知患者 24 时后禁食、禁水	□ 随时观察患者病情变化 □ 术后心理与生活护理

续　表

日期	住院第1~2天	住院第2~7天（　）	住院第3~8天（手术日）
病情 变异 记录	□无　□有，原因： 1. 2.	□无　□有，原因： 1. 2.	□无　□有，原因： 1. 2.
护士 签名			
医师 签名			

日期	住院第 4~9 日 （术后第 1 日）	住院第 5~25 日 （术后第 2~17 日）	住院第 15~25 天 （出院日）
主要诊疗工作	□ 上级医师查房，注意生命体征及病情变化 □ 住院医师完成病程记录的书写 □ 注意引流量及尿量 □ 注意切口情况 □ 查血电解质	□ 上级医师查房 □ 住院医师完成病程记录书写 □ 根据引流情况明确是否拔除引流管 □ 根据情况拔除尿管 □ 复查血、尿常规、电解质 □ 根据病理结果回报及病情决定是否给予化疗	□ 上级医师查房，进行手术及伤口评估，确定有无手术并发症和切口愈合不良情况，明确是否出院 □ 完成出院记录、病案首页、出院证明书等，向患者交代出院后的注意事项，如返院复诊的时间、地点，发生紧急情况时的处理等 □ 根据术后病理及病情告知后续治疗方案
重点医嘱	**长期医嘱：** □ 妇科护理常规 □ 一级护理 □ 饮食（根据病情决定） □ 腹腔引流或淋巴引流：酌情处理 □ 留置导尿，记尿量 **临时医嘱：** □ 心电监护、吸氧（必要时） □ 静脉营养、补液、维持水电解质平衡 □ 酌情使用止吐、镇痛药物 □ 伤口换药 □ 其他特殊医嘱	**长期医嘱：** □ 妇科护理常规 □ 护理级别（根据病情决定） □ 饮食（根据病情决定） □ 腹腔引流或淋巴引流（根据病情拔除） □ 留置导尿，记尿量（根据病情拔除） **临时医嘱：** □ 心电监护、吸氧（必要时） □ 静脉营养、补液、维持水电解质平衡 □ 酌情使用止吐、镇痛药物 □ 伤口换药（酌情） □ 复查血、尿常规、电解质（必要时） □ 化疗药物（酌情） □ 其他特殊医嘱	**出院医嘱：** □ 出院带药
主要护理工作	□ 随时观察患者情况 □ 术后心理与生活护理 □ 指导术后患者功能锻炼	□ 随时观察患者情况 □ 术后心理与生活护理 □ 指导术后患者功能锻炼	□ 出院宣教 □ 指导患者办理出院手续
病情变异记录	□ 无　□ 有，原因： 1. 2.	□ 无　□ 有，原因： 1. 2.	□ 无　□ 有，原因： 1. 2.
护士签名			
医师签名			

第三十章

多发性骨髓瘤临床路径释义

一、多发性骨髓瘤编码

1. 卫计委原编码

疾病名称及编码：多发性骨髓瘤（ICD-10：C90.0，M97320/3）

2. 修改编码

疾病名称及编码：多发性骨髓瘤（ICD-10：C90.0，M9732/3）

二、临床路径检索方法

C90.0+ M9732/3

三、多发性骨髓瘤临床路径标准住院流程

（一）适用对象

第一诊断为多发性骨髓瘤（ICD-10：C90.0，M97320/3）。

当患者同时具有其他疾病诊断，但住院期间不需要特殊处理也不影响第一诊断的临床路径流程实施时，可以进入路径。

> **释义**
>
> ■ 多发性骨髓瘤（multiple myeloma，MM）是浆细胞恶性增殖性疾病，其特征为骨髓中克隆性浆细胞异常增生，分泌单克隆免疫球蛋白或其片段（M蛋白），并导致相关器官或组织损伤。常见临床表现为骨痛、贫血、高钙、肾功能不全和感染。
>
> ■ 根据临床有无靶器官损害的症状分为有症状骨髓瘤和无症状骨髓瘤。

（二）诊断依据

根据《中国多发性骨髓瘤诊治指南（2015年修订）》（黄晓军等，中华内科杂志）、《血液病诊断和疗效标准（第3版）》（张之南、沈悌主编，科学出版社）、《International Myeloma Working Group updated criteria for the diagnosis of multiple myeloma》（2014）。

1. 实验室检查项目：

（1）血细胞计数及分类；肝肾功能、血钙、β_2 微球蛋白、免疫球蛋白及轻链定量、血清/尿蛋白电泳、血/尿免疫固定电泳；出凝血；感染相关标志。

（2）骨髓检查：形态学（包括组化）。

（3）流式免疫分型。

（4）细胞遗传学：核型分析，FISH（IgH重排）、17p-（p53缺失）、13q14缺失、1q21扩增；若FISH检测IgH重排阳性，则进一步检测 t（4；14）、t（11；14）、t（14；16）、t（14；20）等。

（5）骨髓活检、免疫组化。

（6）全身骨骼片或CT或PET-CT。必要时行肾活检或髓外肿块活检。

2. 诊断标准：

（1）活动性（有症状）多发性骨髓瘤诊断标准（需满足第 1 条及第 2 条，加上第 3 条中任何 1 项）。

1）骨髓单克隆浆细胞比例≥10%和（或）组织活检证明有浆细胞瘤。

2）血清和（或）尿出现单克隆 M 蛋白。

3）骨髓瘤引起的相关表现：

靶器官损害表现（CRAB）：

C：校正血清钙>2.75mmol/L。

R：肾功能损害（肌酐清除率<40ml/min 或肌酐>177μmol/L）。

A：贫血（血红蛋白低于正常下限 20g/L 或<100g/L）。

B：溶骨性破坏，通过影像学检查（X 线片、CT 或 PET-CT）。

显示 1 处或多处溶骨性病变。

无靶器官损害表现：但出现以下 1 项或多项指标异常（SLiM）。

S：骨髓单克隆浆细胞比例≥60%。

Li：受累/非受累血清游离轻链比≥100。

M：MRI 检查出现>1 处 5mm 以上局灶性骨质破坏。

（2）无症状骨髓瘤（冒烟型骨髓瘤）诊断标准［需满足第 3 条，加上第 1 条和（或）第 2 条］。

1）血清单克隆 M 蛋白 IgG>30g/L，IgA>1g/L（参照 NCCN 指南 2015）或 24 小时尿轻链≥1g。

2）骨髓单克隆浆细胞比例 10%~60%。

3）无相关器官及组织的损害（无 SLiM、CRAB 等终末器官损害表现，包括溶骨改变）。

（3）分型：依照异常增殖的免疫球蛋白类型分为：IgG 型、IgA 型、IgD 型、IgM 型、IgE 型、轻链型、双克隆型以及不分泌型。每一种又可以根据轻链类型分为 K 型和 λ 型。

（4）分期：按照传统的 Durie-Salmon（DS）分期体系和国际分期体系（ISS）进行分期。

1）Durie-Salmon 分期体系：

分期：

Ⅰ期：满足以下所有条件：①血红蛋白>100g/L；②血清钙≤2.65mmol/L（11.5mg/dl）；③骨骼 X 线片：骨骼结构正常或骨型孤立性浆细胞瘤；④血清骨髓瘤蛋白产生率低：IgG<50g/L；lgA<30g/L；本周蛋白<4g/24h。

Ⅱ期：不符合 Ⅰ 和Ⅲ期的所有患者。

Ⅲ期：满足以下 1 个或多个条件：①血红蛋白<85g/L；②血清钙>2.65mmol/L（11.5mg/dl）；③骨骼检查中溶骨病变多于 3 处；④血清或尿骨髓瘤蛋白产生率高：IgG>70g/L；IgA>50g/L；本周蛋白>12g/24h。

亚型：

A 亚型：肾功能正常［肌酐清除率>40ml/min 或血清肌酐水平<177μmol/L（2.0mg/dl）］。

B 亚型：肾功能不全［肌酐清除率≤40ml/min 或血清肌酐水平≥177μmo/L（2.0mg/d）］。

2）国际分期体系（ISS）及修改的国际分期体系（R-ISS）：

ISS 标准：

Ⅰ期：β_2MG<3.5mg/L 和白蛋白>35g/L。

Ⅱ：不符合 Ⅰ 和Ⅲ期的所有患者。

Ⅲ期：β_2MG>5.5 mg/L。

R-ISS 标准：

Ⅰ期：ISS Ⅰ期和细胞遗传学标危患者同时 LDH 正常水平。

Ⅱ期：不符合 R-ISS Ⅰ 和Ⅲ期的所有患者。

Ⅲ期：ISS Ⅲ期同时细胞遗传学高危患者或 LDH 高于正常水平。

治疗开始于患者诊断和分型明确后。

释义

■ 2015 年中国多发性骨髓瘤诊治指南中，首次明确规定对于初诊的 MM 患者，应完成的必须检查项目（表 30-1）。

表 30-1　初诊 MM 患者应完成的必须检查项目

检测项目	具体内容
血液检查	血常规、肝肾功能（含白蛋白）、电解质（含钙离子）、凝血、血清蛋白电泳（含 M 蛋白百分数）、血清免疫固定电泳、外周血涂片（包括外周血浆细胞百分数）、血清免疫球蛋白定量、血清 β_2 微球蛋白（β_2MG）、C 反应蛋白（CRP）、输血全套检查（乙型肝炎、艾滋病、梅毒、丙型肝炎、血型）
尿液检查	尿常规、24 小时尿轻链、尿免疫固定电泳
骨髓检查	骨髓细胞学涂片分类
影像学检查	骨骼 X 线平片（包括头颅、颈椎、胸椎、腰椎、骨盆、股骨、肱骨）
其他检查	胸部 CT、心电图、腹部 B 超

■ 建议对于有条件的医疗机构及个人，尽可能地完善以下对其他诊断及预后判断有关的检查（表 30-2）

表 30-2　对其他诊断及预后判断相关的检查

检查项目	具体内容
血液检查	血清游离轻链、心功能不全及怀疑合并心脏淀粉样变性患者中检测肌钙蛋白、N-末端脑钠肽前体（NT-proBNP）
尿液检查	24 小时尿蛋白定量、尿蛋白电泳（MM 肾病及怀疑淀粉样变性者）
骨髓检查	骨髓活检+免疫组化（骨髓免疫组化建议应包括抗体：CD5、CD19、CD23、CD25、CD20、CD38、CD56、CD138、κ、λ）
	流式细胞术（建议至少包括的免疫标记：CD45、CD138、CD38、CD56、CD19、κ、λ，有条件者可增加 CD28、CD27、CD117、CD81、CD200）
	荧光原位杂交技术（FISH）［建议 CD138 分选骨髓瘤细胞或同时行胞质免疫球蛋白染色以区别浆细胞，检测位点建议包括：IgH 重排、17p-（p53 缺失）、13q14 缺失、1q21 扩增；若 FISH 检测 IgH 重排阳性，则进一步检测 t（4；14）、t（11；14）、t（14；16）、t（14；20）等］
影像学检查	CT（X 线平片未能提示而怀疑骨病变以及需要三维重建者）
	MRI（怀疑髓外病变、脊髓及脊柱损伤及神经根受压者）
	正电子发射计算机体层成像 CT（PET-CT）（怀疑骨病变或髓外病变，评估病变部位增殖代谢情况）
其他检查	心脏彩色超声（心功能不全及怀疑合并心脏淀粉样变性者）
	腹部皮下脂肪或受累器官、部位活检，需要刚果红染色（怀疑淀粉样变性者）

■ 2014 年国际骨髓瘤工作组（International Myeloma Working Group，IMWG）在

原有的 CRAB 临床表现基础上加入了 SLiM 3 个生物学标志，组成了新的 SLiM CRAB 诊断标准，使得一部分高危冒烟型骨髓瘤（smoldering multiple myeloma, SMM）患者得以提前干预，以期整体提高多发性骨髓瘤（multiple myeloma, MM）患者的疗效和生存期。

■ 无血、尿 M 蛋白量的限制，如未检测出 M 蛋白（诊断不分泌型 MM），则需骨髓瘤单克隆浆细胞≥30%或活检为浆细胞瘤并需要免疫组化等证实 κ 或 λ 轻链限制性表达；校正血清钙（mmol/L）= 血清总钙（mmol/L）- 0.025×血清白蛋白浓度（g/L）+1.0（mmol/L），或校正血清钙（mg/dl）= 血清总钙（mg/dl）- 血清白蛋白浓度（g/L）+4.0（mg/dl）；浆细胞克隆性可通过流式细胞学、免疫组化、免疫荧光的方法鉴定其轻链 κ、λ 限制性表达，骨髓浆细胞比例优先于骨髓细胞涂片和骨髓活检方法，在穿刺和活检比例不一致时，选用浆细胞比例高的数值。

■ MM 预后分期各体系中，Durie-Salmon 分期主要反映肿瘤负荷；ISS 主要用于判断预后；R-ISS 是新修订的用于预后判断的分期系统。IMWG 总结了 2005 年至 2012 年的全球 11 个多中心临床研究，共计 4445 例初诊 MM 患者的临床数据，整合具有明确预后指导价值的传统 ISS 分期、LDH 和 FISH 因素，分别以总生存（OS）作为第 1 临床研究终点，无进展生存（PFS）作为第 2 临床研究终点。结果显示 R-ISS 较传统 ISS 具有更好的预后判断能力，对 MM 患者的预后区分更加清晰有效（表 30-3）。

表 30-3 修改的国际分期体系（R-ISS）

分期	R-ISS 的标准
I 期	ISS I 期和细胞遗传学标危患者同时 LDH 正常水平
II 期	不符合 ISS I 期和Ⅲ期的所有患者
Ⅲ期	ISSⅢ期同时细胞遗传学高危患者[a]或 LDH 高于正常水平

注：β_2MG: β_2 微球蛋白；[a] 细胞遗传学高危指间期荧光原位杂交检出 del（17p）、t（4；14）或 t（14；16），标危即未出现此类异常

（三）选择治疗方案的依据

根据中国多发性骨髓瘤诊治指南、NCCN 指南、mSMART 指南等。MM 需要长期的治疗：从诱导、巩固（包括移植）、到维持的一个完整的治疗过程，即整体治疗（total therapy, TT）策略。由于 MM 具有高度异质性，随着对疾病本质认识的深入，MM 的治疗也逐渐发展根据危险度分层的个体化治疗策略。目前的危险度分层主要依据患者的生化、肾功能、细胞遗传学和基因表达谱等。根据患者的上述特征，对选择治疗方案具有指导意义：①现已证实包含硼替佐米的方案可能克服包括高 β_2 微球蛋白、肾功能损害、13q-、t（4；14）等因素对预后的不良影响；而 17p-或基因表达谱高危的患者，现今的治疗（包括 HDT/ASCT 和新药）均不能有效消除对预后的不良影响，需要探索更佳有效的药物和治疗方法；②另一方面，根据患者的危险度分层，选择患者接受不同强度的诱导、巩固和维持治疗（如美国 Mayo 医学中心根据 mSMART 危险度分层指导的治疗策略），使者获得治疗疗效和毒性平衡的最佳化，同时也优化利用社会和医疗资源。

1. 诱导治疗：一般为 4~5 个疗程，可选方案：

（1）（V）DTPACE：每 4~6 周 1 个疗程，适合年轻高危体能状态良好的患者。

硼替佐米：1.3mg/m²，第 1、4、8、11 天。

地塞米松：30mg（体表面积≤1.8m²）/40mg（体表面积>1.8m²），第1~4天。

沙利度胺：50毫克/晚开始，无明显不良反应则1周后加量至100毫克/晚，最大至200毫克/晚。

顺铂：10mg/m²，第1~4天持续96小时静点。

多柔比星：9mg/m²或表柔比星：15mg/m²，第1~4天持续静点，或脂质体多柔比星：30~40 mg/m²，第1天。

CTX：400mg/m²，第1~4天持续96小时静点。

VP-16：40mg/m²，第1~4天持续96小时静点。

（2）PAd/BCd：每3~4周1个疗程。

硼替佐米（Bzb）：1.3mg/m²，第1、4、8、11天。

多柔比星：9mg/m²或表柔比星：15mg/m²，第1~4天持续静点，或脂质体多柔比星：30~40 mg/m²，第1天（复方环磷酰胺片300~500mg/m²，第1、8、15天）。

地塞米松（DXM）：20mg/d，第1、2、4、5、8、9、11、12天。

（3）TA（C）d：每3~4周1个疗程。

沙利度胺（Thal）：200mg/d，第1~28天。

多柔比星：9mg/m²或表柔比星15mg/m²，第1~4天持续静点，或脂质体多柔比星30~40 mg/m²，第1天（复方环磷酰胺片300~500mg/m²，第1、8、15天）。

地塞米松（DXM）：20mg/d，第1~4、8~11天。

（4）BdT：每3~4周1个疗程。

硼替佐米：1.3mg/m²，第1，4，8，11天。

地塞米松：20mg，第1、2、4、5、8、9、11、12天。

沙利度胺：200毫克/晚，持续口服。

（5）RCd/RDd：每4周1个疗程。

来那度胺：25mg，第1~21天。

脂质体多柔比星：30~40 mg/m²，第1天（复方环磷酰胺片300~500mg/m²，第1、8、15天）。

地塞米松（DXM）：20mg/d，第1~4、8~11天。

（6）MdT：适合于不适合移植的患者，每4周1个疗程。

马法兰：6mg/m²，第1~4天。

地塞米松：40mg，第1、8、15、22天。

沙利度胺：200mg/晚，持续口服。

（7）MPV：每4到6周1个疗程。

马法兰：6mg/m²，第1~4天。

泼尼松：60mg/m²，第1~4天。

硼替佐米：1.3mg/m²，第1、4、8、11天。

（8）MPT：每4~6周1个疗程。

马法兰：6mg/m²，第1~4天。

泼尼松：60mg/m²，第1~4天。

沙利度胺：200毫克/晚，持续口服。

2. 巩固治疗：经诱导治疗后未发生疾病进展的患者可以进入巩固治疗。

（1）不适合自体造血干细胞移植的患者（年龄≥65岁，或者一般状态差，伴有移植禁忌证）：用原诱导方案巩固4~5个疗程。

（2）适合自体造血干细胞移植的患者（年龄≤65岁，且一般状态良好，无移植禁忌证）：以G-CSF或联合大剂量环磷酰胺动员自体周血干细胞后，行ASCT巩固治疗。

采集的总有核细胞数：≥（3~5）×10⁸/kg；CD34⁺细胞数：≥2×10⁶/kg。

预处理方案：静脉 Mel 200mg/m²，−2 天±Vel：1.3mg/m²，−6、−3、+1 天，如果不能购买到马法兰可参考国内有经验的移植中心制定的预处理方案。

3. 维持治疗：经巩固治疗后未发生疾病进展的患者可以进入维持治疗。维持治疗的最佳持续时间目前尚无定论，可以维持治疗 2 年或维持治疗直至疾病进展。可选方案：

（1）T（d）：每 28 天 1 个疗程。

沙利度胺（Thal）：200mg/d，第 1~28 天。

地塞米松（DXM）：20mg，第 1、8、15 天。

（2）R（d）：每 28 天 1 个疗程。

来那度胺（Len）：25mg/d，第 1~21 天。

地塞米松（DXM）：20mg，第 1、8、15 天。

（3）有周围神经病变的患者可考虑，干扰素治疗。

4. 支持治疗以及并发症防治：

（1）骨病的治疗：

1）二膦酸盐（帕米膦酸二钠及唑来膦酸）：适合所有有症状（包括骨质疏松）的患者；在临床试验中可考虑给冒烟型骨髓瘤或 I 期骨髓瘤应用二膦酸盐。这些患者应每年进行相应的骨检查；应用二膦酸盐时需监测测肾功能；用药期间注意监测下颌骨坏死。

2）放疗：低剂量放疗（10~30Gy）可作为控制疼痛、预防病理性骨折或者脊髓压迫的姑息性治疗手段；应将放疗范围限制在受累野，以减少对干细胞采集或后续治疗的影响。

3）对于可能出现或已经出现的长骨骨折或脊髓压迫或脊柱不稳定，应请矫形科/骨科会诊；

4）对于有症状的脊椎压缩性骨折应考虑椎体成形术或后凸成形术。

（2）高钙血症：水化/呋塞米利尿；二膦酸盐；皮质激素和（或）降钙素。

（3）高黏质血症：有症状的高黏质血症应考虑血浆置换。

（4）贫血：输红细胞、EPO。

（5）感染：当反复出现危及生命的严重感染科考虑静脉输注入丙种球蛋白；如果应用大剂量地塞米松（≥320 毫克/疗程）治疗时应进行疱疹及真菌的预防性治疗；如果应用硼替佐米治疗应进行带状疱疹的预防。

（6）肾功能不全：持续水化避免肾衰竭；避免应用 NSAIDs；避免静脉造影；血浆置换；并不是移植的禁忌证；长期应用二磷酸盐需监测肾功能。

（7）高黏/血栓形成：接受以沙利度胺及来那度胺为基础联合地塞米松治疗的应预防性抗凝。既往无血栓病史，推荐：阿司匹林 75mg/d，口服；既往有血栓病史，推荐：低分子量肝素或华法林（后者需监测 INR，目标 INR=2~3）至少 4 个月后，可以改用阿司匹林 75mg/d，口服。

释义

■ 使用简单的生化指标及临床表现，如 β_2 微球蛋白、白蛋白、血红蛋白等，可以在诊断时对患者预后分层，但不论 DS 分期还是 ISS 分期均反映的是初诊时患者的肿瘤负荷和一般状态，不能反映 MM 克隆内异质性及克隆演变的过程。随着染色体显带分析、荧光原位杂交（FISH）、基因芯片等技术的发展，骨髓瘤在发生过程中基因组层面的遗传学改变得以展现，而运用常规生化指标与遗传学异常相结合可以更好地识别的 MM 患者具有的生物学特征。

■ 梅奥中心于 2007 首次发表了基于细胞分子遗传 mSMART 预后分层标准，将 MM 患者分为标危组和高危组，主张对不同预后的患者采用不同的治疗策略。在随后第 2 版 mSMART 预后分层标准中，梅奥中心将初诊 MM 患者进一步分为标危、中危和高危组 3 组（表 30-4）。

表 30-4　梅奥中心推荐的 MM 预后分层标准

预后	分层标准
高危	del（17p）、t（14；16）、t（14；20） 基因表达谱（GEP）提示为高危
中危	t（4；14）、传统核型检测为 13 号染色体缺失或亚二倍体 浆细胞标记指数≥3%
低危	其他遗传学异常如：超二倍体、t（11；14）、t（6；14）

■2014 年 IMWG 共识中联合应用 ISS 和荧光原位杂交（FISH）结果对患者进行危险分层（表 30-5）。

表 30-5　国际骨髓瘤工作组（IMWG）的多发性骨髓瘤危险分层

危险分层	分层标准	患者比例（%）	中位总生存期
低危	ISS I/II 期，无 t（4；14）、del（17p） 和 1q21 扩增，年龄<55 岁	20	
中危	所有不符合低危和高危者	60	
高危	ISS II/III 期和 t（4；14）/del（17p）	20	

■无症状骨髓瘤的治疗：目前国内外指南中对于无症状骨髓瘤仅建议随访观察，而不建议化疗。但高危无症状骨髓瘤患者绝大多数患者两年内均进展到症状性 MM，因此可根据患者意愿进行综合考虑或进入临床试验。

■有症状骨髓瘤的治疗：①对于有症状的 MM 应采用系统治疗，包括诱导、巩固治疗（含造血干细胞移植）以及维持治疗，达到微小缓解（MR）及以上疗效时，可用原方案继续治疗，直到获得最大程度的缓解；不建议在治疗有效的患者变更治疗方案；未获得 MR 的患者，应变更治疗方案；②对适合自体造血干细胞移植的患者，应尽量采用含新药的诱导治疗+造血干细胞移植；诱导治疗避免使用造血干细胞毒性药物（如烷化剂和亚硝基脲类药物）；③所有适合临床试验者，均可考虑进入临床试验。

（四）标准住院日 21 天内

释义

■初诊的多发性骨髓瘤患者，在治疗前需完成诊断及分期相关的检查，住院时间可能较长，病情稳定的患者，可在门诊完成部分检查，以适当缩短住院天数。如果患者条件允许，住院时间可以低于上述住院天数。

■根据多发性骨髓瘤患者选择化疗的方案不同，标准住院时间有所差异。如选用 TAD、DECP 等 4 天化疗方案的复诊 MM 患者，标准住院天数在 7 天左右，而选用 PAD、BCD、RVD 等 11 天化疗方案的复诊 MM 患者，标准住院天数在 14 天左右。

（五）出院标准

1. 一般情况良好。

2. 没有需要住院处理的并发症和（或）合并症。

> **释义**
>
> ■ 如果出现并发症，是否需要继续住院处理，由主管医师具体决定。

（六）变异及原因分析

1. 治疗中或治疗后有感染、贫血、出血及其他合并症者，进行相关的诊断和治疗，并适当延长住院时间。

2. 病情进展或合并严重并发症需要进行其他诊断和治疗者退出路径。

> **释义**
>
> ■ 微小变异：因为医院检验项目的及时性，不能按照要求完成检查；因为节假日不能按照要求完成检查；患者不愿配合完成相应检查，短期不愿按照要求出院随诊。
>
> ■ 重大变异：因基础疾病需要进一步诊断和治疗；因各种原因需要其他治疗措施；医院与患者或家属发生医疗纠纷，患者要求离院或转院；不愿按照要求出院随诊而导致入院时间明显延长。
>
> ■ 治疗中或治疗后出现感染、贫血、出血及其他合并者，应积极进行相关的诊断和治疗，并适当延长住院时间。
>
> ■ 若有髓外症状，建议影像学检查，同时退出此路径。
>
> ■ 年轻高危预后不良、常规治疗反应不佳、疾病进展或复发需要选择其他治疗的患者退出路径。

四、多发性骨髓瘤给药方案

（一）可供选择的化疗方案

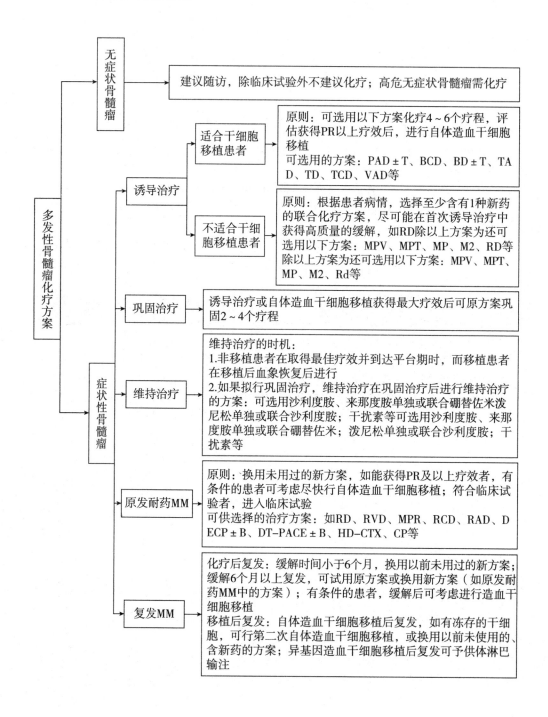

（二）多发性骨髓瘤的支持治疗

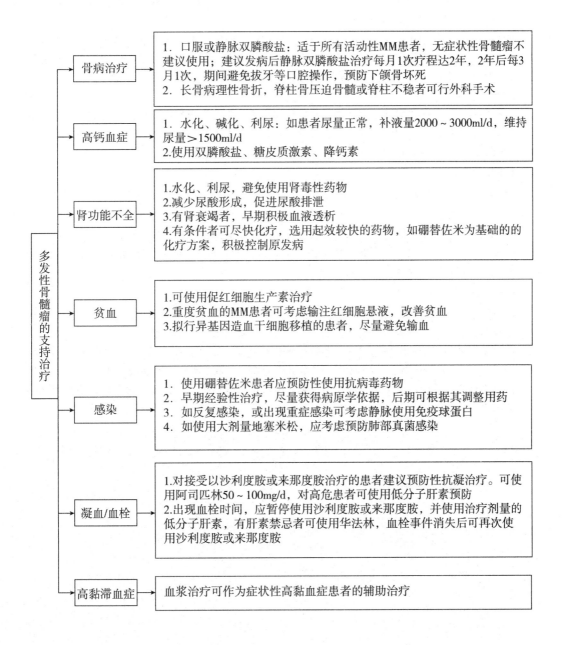

【用药选择】

随着靶向药物在多发性骨髓瘤中的成功应用，越来越多的患者开始采用至少含一种靶向药物的方案进行诱导治疗，以期获得快速及高质量的缓解，从而延长生存期。目前含有靶向药物的初治治疗，联合自体造血干细胞移植已成为初治 MM 标准治疗方案。

多发性骨髓瘤具有明显的异质性，危险分层对于患者预后的判断以及临床治疗选择具有很大的指导意义。为避免过度治疗或治疗强度不足，对不同危险分层的患者实现分层治疗甚至个体化治疗是当今血液肿瘤治疗的重要的发展趋势之一。目前对于高危型 MM 患者，推荐早期采用更为积极的治疗。多个研究组已经根据 MM 细胞的基因表达谱芯片（gene expression profiling，GEP）分子特征识别、开发了 15-基因、70-基因、92-基因模型，提示不良预后。尽管 GEP 目前并未常规用于临床实践，但是 GEP 是一个很有价值的工具，可能有助于估计疾病的侵袭性和帮助制定个体化治疗。

MM 治疗过程中近 80% 的患者出现不同程度周围神经病变。来那度胺导致周围神经病变发生率较沙利度胺和硼替佐米低，推荐合并周围神经病变患者选用。在已存在前期周围神经病变的患者中，拟使用具有潜在神经毒性的药物，如硼替佐米时，推荐临床调整药物剂量、给药时间间隔及给药途径。

以硼替佐米为主的方案并不增加血栓事件的发生率，是近期出现血栓事件患者的首选。而沙利度胺和来那度胺治疗中容易出现血管栓塞症，一般不推荐高凝状态患者使用，但当治疗选择较少或证明药物敏感时，可以在抗凝治疗的前提下谨慎使用。

【药学提示】

MM 好发于老年患者，其基础疾病可能影响药代动力学，增加不良反应发生率。因此在 MM 个体化治疗中应充分考虑合并症对治疗的影响。硼替佐米具有不经过肾脏代谢且起效快的特点，适于肾功能不全的患者。来那度胺是通过肾脏排泄的，故对肾功能不全的患者毒性作用会更大，因此选用以来那度胺为主的方案时，需要根据肌酐清除率选择合适的药物起始剂量，并且监测肾功能的变化情况。

【注意事项】

近 10 余年随着靶向新药及干细胞移植的广泛应用，多发性骨髓瘤治疗模式几经转换并取得了革命性的进步，患者生存期明显延长，部分患者甚至可以获得长期生存。但迄今为止骨髓瘤仍是一种不能治愈的疾病，绝大多数患者仍会复发，即便是那些获得完全缓解（complete response，CR）的患者也同样如此。随着疾病的发展，MM 耐药克隆选择性增殖，致使疾病侵袭性增高，治疗难度增加。如何为骨髓瘤患者选择合适的治疗方案仍然是临床医师所面临的一大挑战。

五、推荐表单

（一）医师表单

多发性骨髓瘤临床路径医师表单

适用对象：第一诊断为 MM（ICD-10：M97320/3）、有治疗指征的

患者姓名：	性别： 年龄： 门诊号：	住院号：
住院日期： 年 月 日	出院日期： 年 月 日	标准住院日：18~21 天

时间	住院第 1 天	住院第 2 天	住院第 3~7 天
主要诊疗工作	□ 询问病史及体格检查 □ 完成病历书写 □ 开实验室检查单 □ 上级医师查房与化疗前评估 □ 向家属交代病情	□ 上级医师查房 □ 完成化疗前准备与评估 □ 穿刺活检（视情况而定） □ 完成必要的相关科室会诊 □ 住院医师完成病程记录、上级医师查房记录等病历书写 □ 签署化疗知情同意书、输血同意书、治疗相关文书（如自费协议书）	□ 根据实验室检查结果、X 线片、穿刺病理结果等，确定诊断、分期和分型，行化疗前讨论，确定化疗方案 □ 上级医师查房
重点医嘱	**长期医嘱：** □ 血液科二级护理常规 □ 饮食 **临时医嘱：** □ 血常规+血型，尿、大便常规，血生化，血尿免疫固定电泳、免疫球蛋白、CRP、β_2MG、血尿轻链定量 □ 感染性疾病筛查，凝血功能、红细胞沉降率 □ 心电图、超声心动图、B 超（必要时） □ 影像学检查：X 线头颅、胸片、脊柱、骨盆平片（根据临床表现增加其他部位），全身 PET 检查（必要时） □ 骨髓穿刺+骨髓活检+免疫分型 □ 流式细胞学+染色体核型+FISH+血清游离轻链检测（有条件时）	**长期医嘱：** □ 患者既往基础用药 **临时医嘱：** □ 视病情给予相应处理	**长期医嘱：** □ 患者既往基础用药 **临时医嘱：** □ 建立静脉通道 □ 复查血常规 □ 其他特殊医嘱
病情变异记录	□ 无 □ 有，原因： 1. 2.	□ 无 □ 有，原因： 1. 2.	□ 无 □ 有，原因： 1. 2.
医师签名			

时间	住院第 8~11 天 （化疗第 1~4 日）	住院第 12~20 天 （化疗第 5~13 日）	住院第 21 天 （化疗第 14 日，出院日）
主要诊疗工作	□ 上级医师查房，注意病情变化 □ 住院医师完成常规病历书写 □ 注意血象，根据血象情况预约红细胞悬液或血小板 □ 注意观察生命体征，如有感染，行抗感染治疗	□ 上级医师查房 □ 住院医师完成常规病历书写 □ 注意血象，根据血象情况预约红细胞悬液或血小板	□ 通知出院处 □ 通知患者及其家属明天出院 □ 向患者交代出院后注意事项，预约复诊日期、地点，发生紧急情况时的处理等 □ 将出院记录的副本交给患者 □ 如果患者不能出院，请在病程记录中说明原因和继续治疗的方案
重点医嘱	长期医嘱： □ 血液病护理常规 □ 饮食 临时医嘱： □ 血常规、生化 □ 止吐 □ 并发症处理：高钙血症：水化、碱化/骨痛：双膦酸盐/水钠潴留：利尿 □ 化疗方案（根据情况）	长期医嘱： □ 血液病护理常规 □ 饮食 临时医嘱： □ 血常规、生化 □ 止吐 □ 并发症处理：高钙血症：水化、碱化/骨痛：双膦酸盐/水钠潴留：利尿 □ 化疗方案（根据情况）	出院医嘱： □ 出院带药
主要护理工作	□ 观察患者情况 □ 化疗过程中心理与生活护理 □ 指导化疗过程中环境及饮食卫生 □ 指导化疗中患者功能锻炼	□ 观察患者情况 □ 化疗过程中心理与生活护理 □ 指导化疗过程中环境及饮食卫生 □ 指导化疗中患者功能锻炼	□ 指导患者办理出院手续
病情变异记录	□ 无　□ 有，原因： 1. 2.	□ 无　□ 有，原因： 1. 2.	□ 无　□ 有，原因： 1. 2.
护士签名			
医师签名			

（二）护士表单

多发性骨髓瘤临床路径护士表单

适用对象：第一诊断为 MM（ICD-10：M97320/3）、有治疗指征的

患者姓名：		性别：　　年龄：　　门诊号：	住院号：
住院日期：　　年　月　日		出院日期：　　年　月　日	标准住院日：18~21 天

时间	住院第 1 天	住院第 2 天	住院第 3~7 天
健康宣教	□ 介绍病区环境、制度、主任、护士长、主管医师、责任护士 □ 贵重物品妥善保管 □ 介绍病房设施及其使用方法	□ 主管护士与患者沟通，了解并指导心理应对 □ 宣教疾病知识、用药知识及特殊检查操作过程 □ 告知检查及操作前后饮食、活动及探视注意事项及应对方式	□ 密切观察病情变化，发现问题及时通知医师，遵医嘱给予对症处理 □ 协助医师完成各项检查
护理处置	□ 监测生命体征，及时处理，入院护理评估 □ 核对患者姓名，佩戴腕带 □ 建立入院护理病历 □ 卫生处置：修剪指〔趾〕甲，剃胡须、沐浴，更换清洁衣物	□ 密切观察病情变化，发现问题及时通知医师，遵医嘱给予对症处理 □ 协助医师完成各项检查化验	□ 密切观察病情变化，发现问题及时通知医师，遵医嘱给予对症处理 □ 协助医师完成各项检查
基础护理	□ 二级护理 □ 晨晚间护理 □ 患者安全管理	□ 二级护理 □ 晨晚间护理 □ 患者安全管理	□ 二级护理 □ 晨晚间护理 □ 患者安全管理
专科护理	□ 护理查体 □ 记录体重、24 小时尿量 □ 需要时填写跌倒及压疮防范表 □ 需要时请家属陪护 □ 心理护理	□ 遵医嘱完成相关检查 □ 监测生命体征 □ 心理护理 □ 遵医嘱正确给药 □ 密切观察各种药物作用和不良反应	□ 遵医嘱继续完成相关检查 □ 监测生命体征 □ 心理护理 □ 遵医嘱正确给药 □ 密切观察各种药物作用和不良反应
重点医嘱	□ 详见医嘱执行单	□ 详见医嘱执行单	□ 详见医嘱执行单
病情变异记录	□ 无　□ 有，原因： 1. 2.	□ 无　□ 有，原因： 1. 2.	□ 无　□ 有，原因： 1. 2.
护士签名			

时间	住院第 8~11 天 （化疗第 1~4 日）	住院第 12~20 天 （化疗第 5~13 日）	住院第 21 天 （化疗第 14 日，出院日）
健康宣教	□ 主管护士与患者沟通，了解并指导心理应对 □ 宣教疾病知识、用药知识及特殊检查操作过程 □ 告知检查及操作前后饮食、活动及探视注意事项及应对方式	□ 主管护士与患者沟通，了解并指导心理应对 □ 宣教疾病知识、用药知识及特殊检查操作过程 □ 告知检查及操作前后饮食、活动及探视注意事项及应对方式	□ 康复和锻炼 □ 定时复查 □ 出院带药服用方法 □ 饮食休息等注意事项指导 □ 讲解增强体质的方法，减少感染的机会
护理处置	□ 保证静脉通畅，无外渗 □ 密切观察病情变化，发现问题及时通知医师，遵医嘱给予对症处理 □ 遵医嘱正确使用化疗药物 □ 协助医师完成各项检查化验	□ 保证静脉通畅，无外渗 □ 密切观察病情变化，发现问题及时通知医师，遵医嘱给予对症处理 □ 遵医嘱正确使用化疗药物 □ 协助医师完成各项检查化验	□ 办理出院手续 □ 书写出院小结
基础护理	□ 二级护理 □ 晨晚间护理 □ 患者安全管理	□ 二级护理 □ 晨晚间护理 □ 患者安全管理	□ 二级护理 □ 晨晚间护理 □ 患者安全管理
专科护理	□ 遵医嘱完成相关检查 □ 监测生命体征 □ 心理护理 □ 遵医嘱正确给药 □ 密切观察各种药物作用和不良反应	□ 遵医嘱完成相关检查 □ 监测生命体征 □ 心理护理 □ 遵医嘱正确给药 □ 密切观察各种药物作用和不良反应	□ 病情观察：评估患者生命体征 □ 心理护理
重点医嘱	□ 详见医嘱执行单	□ 详见医嘱执行单	□ 详见医嘱执行单
病情变异记录	□ 无 □ 有，原因： 1. 2.	□ 无 □ 有，原因： 1. 2.	□ 无 □ 有，原因： 1. 2.
护士签名			

（三）患者表单

多发性骨髓瘤临床路径患者表单

适用对象：第一诊断为 MM（ICD-10：M97320/3）、有治疗指征的

患者姓名：	性别： 年龄： 门诊号：	住院号：
住院日期： 年 月 日	出院日期： 年 月 日	标准住院日：1~21 天

时间	住院第 1 天	住院第 2 天	住院第 3~7 天
医患配合	□ 配合询问病史、收集资料，请务必详细告知既往史、用药史、过敏史 □ 配合进行体格检查 □ 有任何不适告知医师	□ 配合完善相关检查，如采血、留尿、骨髓穿刺、X 线片等 □ 医师向患者及家属介绍病情，如有异常检查结果需进一步检查 □ 配合用药及治疗 □ 有任何不适告知医师	□ 配合完善相关检查，如采血、留尿、骨髓穿刺、X 线片等 □ 医师向患者及家属介绍病情，如有异常检查结果需进一步检查 □ 配合用药及治疗 □ 配合医师调整用药 □ 有任何不适告知医师
护患配合	□ 配合测量体温、脉搏、呼吸、血压、血氧饱和度、体重 □ 配合完成入院护理评估单（简单询问病史、过敏史、用药史） □ 接受入院宣教（环境介绍、病室规定、订餐制度、贵重物品保管等） □ 有任何不适告知护士	□ 配合测量体温、脉搏、呼吸，询问每日二便情况 □ 接受相关检查宣教，正确留取标本，配合检查 □ 有任何不适告知护士 □ 接受输液、服药治疗 □ 注意活动安全，避免坠床或跌倒 □ 配合执行探视及陪护 □ 接受疾病及用药等相关知识指导	□ 配合测量体温、脉搏、呼吸，询问每日二便情况 □ 接受相关检查宣教，正确留取标本，配合检查 □ 有任何不适告知护士 □ 接受输液、服药治疗 □ 注意活动安全，避免坠床或跌倒 □ 配合执行探视及陪护 □ 接受疾病及用药等相关知识指导
饮食	□ 普通饮食 □ 可根据病情调整	□ 普通饮食 □ 可根据病情调整	□ 普通饮食 □ 可根据病情调整
排泄	□ 正常排尿便	□ 正常排尿便	□ 正常排尿便
活动	□ 适量活动	□ 适量活动	□ 适量活动

时间	住院第 4~11 天 （化疗第 1~4 日）	住院第 8~20 天 （化疗第 4~13 日）	住院第 21 天 （化疗第 14 日，出院日）
医患配合	□ 配合完善相关检查，如采血、留尿、骨髓穿刺、X 线片等 □ 医师向患者及家属介绍病情，如有异常检查结果需进一步检查 □ 配合用药及治疗 □ 配合医师调整用药 □ 有任何不适告知医师	□ 配合完善相关检查，如采血、留尿、骨髓穿刺、X 线片等 □ 医师向患者及家属介绍病情，如有异常检查结果需进一步检查 □ 配合用药及治疗 □ 配合医师调整用药 □ 有任何不适告知医师	□ 接受出院前指导 □ 知道复查程序 □ 获取出院诊断书
护患配合	□ 配合测量体温、脉搏、呼吸，询问每日二便情况 □ 接受相关检查宣教，正确留取标本，配合检查 □ 有任何不适告知护士 □ 接受输液、服药治疗 □ 注意活动安全，避免坠床或跌倒 □ 配合执行探视及陪护 □ 接受疾病及用药等相关知识指导	□ 配合测量体温、脉搏、呼吸，询问每日二便情况 □ 接受相关检查宣教，正确留取标本，配合检查 □ 有任何不适告知护士 □ 接受输液、服药治疗 □ 注意活动安全，避免坠床或跌倒 □ 配合执行探视及陪护 □ 接受疾病及用药等相关知识指导	□ 接受出院宣教 □ 办理出院手续 □ 获取出院带药 □ 知道服药方法、作用、注意事项 □ 知道复印病历方法
饮食	□ 普通饮食 □ 可根据病情调整	□ 普通饮食 □ 可根据病情调整	□ 普通饮食 □ 可根据病情调整
排泄	□ 正常排尿便	□ 正常排尿便	□ 正常排尿便
活动	□ 适量活动	□ 适量活动	□ 适量活动

附：原表单（2016 年版）

多发性骨髓瘤临床路径表单

适用对象：第一诊断为 MM（ICD-10：M97320/3）、有治疗指征的

患者姓名：		性别：　　年龄：　　门诊号：	住院号：
住院日期：　　年　月　日		出院日期：　　年　月　日	标准住院日：1~21 天

时间	住院第 1~2 天	住院第 3~5 天 （化疗前）
主要诊疗工作	□ 询问病史及体格检查，完成病历书写 □ 患者家属签署输血同意书、骨髓穿刺同意书 □ 开检查单并完成入院检查，包括骨髓涂片分类、活检等 □ 上级医师查房，提出初步诊断意见，分析评估病情，补充必要检查 □ 根据情况给予必要的对症支持处理，如抗感染、输血、碱化利尿、并发症防治等 □ 住院医师完成上级医师查房记录等病历书写	□ 及时追问、分析回报的检查结果，并观察患者病情 □ 根据情况给予必要的预治疗或并发症的防治 □ 补充必要的检查 □ 申请必要的相关科室会诊 □ 综合判断，明确诊断及分期、预后 □ 主任查房、制定观察或治疗策略 □ 向患者及家属谈话，介绍病情及治疗策略 □ 必要时签署静脉插管同意书，行深静脉（PICC）插管 □ 患者家属签署化疗知情同意书 □ 住院医师完成病程记录
重要医嘱	长期医嘱： □ 血液病二级护理常规 □ 饮食：普通饮食/糖尿病饮食/其他 □ 患者既往基础用药 □ 抗菌药物（必要时） □ 其他医嘱 临时医嘱： □ 血、尿、大便常规、血型、血生化、电解质、凝血功能、输血前检查 □ 骨髓穿刺 □ 骨髓形态学、流式、病理、FISH 等检测 □ X 线胸片、心电图、腹部 B 超、超声心动（必要时） □ 病原微生物培养（必要时） □ 输血医嘱（必要时） □ 其他医嘱	长期医嘱： □ 抗菌药物（必要时） □ 其他医嘱 临时医嘱： □ 补充必要的检查 □ 输血医嘱（必要时） □ 其他医嘱
主要护理工作	□ 介绍病房环境、设施和设备 □ 入院护理评估 □ 宣教（血液病知识）	□ 宣教（血液病知识） □ 辅助完成各种检查
病情变异记录	□ 无　□ 有，原因： 1. 2.	□ 无　□ 有，原因： 1. 2.
护士签名		
医师签名		

时间	住院第 6~18 天 （化疗过程中）	住院第 19~20 天 （化疗结束）
主要诊疗工作	□ 再次查看患者是否适合马上化疗 □ 住院医师完成病程记录 □ 按照方案化疗 □ 止吐及重要脏器保护 □ 每日查看患者，注意饮食、二便及并发症情况 □ 注意复查电解质、血常规等检查 □ 必要时调整治疗方案 □ 必要时抗菌药物、G-CSF 等治疗	□ 上级医师查房，评估并发症情况 □ 住院医师完成病程记录 □ 注意观察体温、血压、体重等 □ 成分输血、抗感染等支持治疗（必要时） □ 必要时复查电解质、血常规等检查 □ 必要时 G-CSF 等治疗
重要医嘱	**长期医嘱：** □ 补液治疗（水化、碱化） □ 止吐、保肝、保胃、预防病毒感染等医嘱 □ 其他医嘱 **临时医嘱：** □ 化疗医嘱：PAD、TAD、（V）DPACE、DECP 等 □ 输血医嘱（必要时） □ 心电监护（必要时） □ 复查血常规、血生化、电解质 □ 血培养（高热时） □ 静脉插管维护、换药 □ 其他医嘱	**长期医嘱：** □ 继续补液治疗（必要时） □ 继续保肝、保胃、预防病毒感染等（必要时） □ 抗菌药物（根据体温及症状、体征及影像学调整） □ 其他医嘱 **临时医嘱：** □ 输血医嘱（必要时） □ 复查血常规、血生化、电解质 □ 静脉插管维护、换药 □ G-CSF 5μg/（kg·d）（必要时） □ 其他医嘱
主要护理工作	□ 随时观察患者病情变化 □ 心理与生活护理 □ 化疗期间嘱患者多饮水	□ 随时观察患者情况 □ 心理与生活护理
病情变异记录	□ 无　□ 有，原因： 1. 2.	□ 无　□ 有，原因： 1. 2.
护士签名		
医师签名		

时间	住院第 21 天 （出院日）
主要 诊疗 工作	□ 上级医师查房，评估并发症情况，明确是否出院 □ 完成出院记录、病案首页、出院证明书等 □ 向患者交代出院后的注意事项，如返院复诊的时间、地点，发生紧急情况时的处理等
重 要 医 嘱	出院医嘱： □ 出院带药 □ 定期门诊随访 □ 监测血常规、血生化、电解质
主要 护理 工作	□ 指导患者办理出院手续 □ 指导患者院外服药及注意事项
病情 变异 记录	□ 无　□ 有，原因： 1. 2.
护士 签名	
医师 签名	

第三十一章

骨髓增殖性肿瘤临床路径释义

一、骨髓增殖性肿瘤编码

诊断名称及编码：骨髓增殖性肿瘤（ICD-10：D47）

注：骨髓增殖性肿瘤（myeloproliferative neoplasm，MPN）是一类以一系或多系髓系细胞（包括红系、粒系和巨核系）增殖为主要特征的克隆性造血干细胞疾病。包括慢性髓系白血病（CML）、慢性中性粒细胞白血病（CNL）、真性红细胞增多症（PV）、骨髓纤维化（MF）、原发性血小板增多症（ET）、非特指性慢性嗜酸性粒细胞白血病（CEL，NOS）和未分类的骨髓增殖性肿瘤，该病种与多个临床路径存在包含关系，故骨髓增殖性肿瘤不适合单独作为临床路径，并且该病无法给出准确编码。

二、临床路径检索方法

D47

三、骨髓增殖性肿瘤临床路径标准住院流程

（一）适用对象

第一诊断为骨髓增殖性肿瘤。

> **释义**
>
> ■ 骨髓增殖性肿瘤（myeloproliferative neoplasm，MPN）是一类以一系或多系髓系细胞（包括红系、粒系和巨核系）增殖为主要特征的克隆性造血干细胞疾病。主要包括慢性髓系白血病（CML）、慢性中性粒细胞白血病（CNL）、真性红细胞增多症（PV）、骨髓纤维化（MF）、原发性血小板增多症（ET）、非特指性慢性嗜酸性粒细胞白血病（CEL，NOS）和未分类的骨髓增殖性肿瘤。其特点是骨髓有核细胞增多，增殖的细胞可向终末分化成熟，多不伴发育异常。外周血出现一种或多种血细胞质和量的异常，可伴有肝脾肿大、出血倾向、血栓形成等临床表现。后期出现骨髓纤维化、骨髓衰竭及转化为急性白血病。

（二）诊断依据

血细胞 1~3 系增多，骨髓增生明显——极度活跃，粒系、红系、巨核系明显增生，JAK2V617F、MPL、CALR、JAK2 外显子突变。

> **释义**
>
> ■ 上述诊断为 MPN 综合诊断，每个亚型还各有具体诊断标准。
>
> ■ CML：

根据白细胞增多、脾大、NAP 积分低或为 0 分、Ph 染色体和（或）BCR-ABL 融合基因阳性可做出诊断。对于临床上符合 CML 而 Ph 染色体阴性者，应进一步做荧光原位杂交（FISH）和实时定量聚合酶链反应（RT-PCR）检测 BCR-ABL 融合基因，如阴性则可排除 CML。CML 临床上可分为慢性期（CP）、加速期（AP）和急变期（BP 或 BC）。CML 的预后评估可根据 Sokal 积分和 Hasford 积分系统将初诊患者分为低危、中危、高危组。

- CNL：

1. 外周血白细胞≥25×10^9/L，中性分叶核和杆状核细胞>80%，幼稚细胞（包括早幼粒、中幼粒和晚幼粒）<10%，原始粒细胞罕见，单核细胞<1%，中性粒细胞无病态造血。

2. 骨髓穿刺活检细胞数显著增生，中性粒细胞数量和百分数增高，成熟中性粒细胞形态正常，骨髓有核细胞计数原始粒细胞<5%。

3. 无 Ph 染色体和（或）BCR/ABL1 融合基因。不符合 WHO 诊断为真性红细胞增多症、原发性血小板增多症或原发性骨髓纤维化。

4. 无 PDGFRA、PDGFRB、FGFR1 或 PCM1-JAK2 等基因重组。

5. 存在 CSF3R T618I 8 突变或其他激活 CSF3R 的突变。或缺乏 CSFR3R 突变的情况下，持续性中性粒细胞增多症（至少 3 个月），脾大，而缺乏反应性中性粒细胞增多的诱因，也可诊断为 CNL。若有反应性中性粒细胞增多的诱因，但有遗传学或分子学证据表明中性粒细胞为克隆性增殖，也可诊断为 CNL。

- PV：

确诊需要满足 3 项主要标准，或者前 2 项主要标准及 1 项次要标准。

1. 主要标准：①Hb>16.5g/dl（男性），Hb>16.0g/dl（女性）或 HCT>49%（男性），HCT>48%（女性）或者红细胞比容在正常预测均值的基础上升高>25%；②骨髓病理提示相对于年龄而言的高增生（全髓），包括显著的红系、粒系增生和多形性、大小不等的成熟的巨核细胞增殖；③存在 JAK2 V617F 突变或者 JAK2 外显子 12 的突变。

2. 次要标准：血清 EPO 水平低于正常参考值。

主要标准②（骨髓病理）在以下情况不必要求：如果主要标准③和次要标准同时满足，且 Hb>18.5g/dl（男性），Hb>16.5g/dl（女性）或 HCT>55%（男性），HCT>49.5%（女性）。但是诊断时骨髓纤维化仅能通过骨髓病理发现（约占诊断 PV 时的 20%），而这类患者将明显更快的进展至 post-PV MF。

- PMF：

诊断 prePMF 需符合 3 条主要标准及至少 1 条次要标准。

1. 主要标准：①有巨核细胞增生和异型巨核细胞，无显著的网状纤维增多（MF-1），巨核细胞改变必须伴有以粒细胞增生且常有红系造血减低为特征的按年龄调整后的骨髓增生程度增高；②不能满足 PV、慢性髓系白血病（Ph+）、MDS 或其他髓系肿瘤的 WHO 诊断标准；③有 JAK2 V617F、CALR、MPL 基因突变。如果没有以上突变，需有其他克隆性增殖的证据，如有 ASX1、EZH2、TET2、IDH1/IDH2、SRSF2、SF3B1 基因突变。或不满足反应性骨髓网状纤维增生的最低标准。

2. 次要标准（以下检查需要重复 1 次）：①贫血非其他疾病伴发；②白细胞计数>11×10^9/L；③可触及的脾脏肿大；④LDH 增高。

- overt PMF：

诊断 overt PMF 需符合 3 条主要标准及至少 1 条次要标准。

1. 主要标准：①有巨核细胞增生和异型巨核细胞，伴有网状纤维增多（MF 2~3 级）；②不能满足 PV、慢性髓系白血病（Ph+）、MDS 或其他髓系肿瘤的 WHO 诊断标准；③有 JAK2 V617F、CALR、MPL 基因突变。如果没有以上突变，需有其他克隆性增殖的证据，ASX1、EZH2、TET2、IDH1/IDH2、SRSF2、SF3B1 基因突变。或不满足反应性骨髓网状纤维增生的最低标准。

2. 次要标准（以下检查需要重复一次）：①贫血非其他疾病伴发；②WBC>11×10^9/L；③可触及的脾脏肿大；④LDH 增高；⑤骨髓病性贫血。

*诊断 prePMF 和 overt PMF 应除外感染（主要是结核）、自身免疫性疾病或其他慢性炎性疾病、毛细胞白血病或其他淋系肿瘤、骨髓转移瘤或中毒性（慢性）骨髓疾患等引起继发性 MF 的疾病。

- ET：

诊断 ET 需满足全部四个主要标准，或前三个主要标准及次要标准。

1. 主要标准：①血小板计数持续≥450×10^9/L；②骨髓活检示巨核细胞系增生，胞体大而形态成熟的巨核细胞增多。没有明显的中性粒细胞增多或核左移，或红细胞生成增多。偶见低级别（1 级）网状纤维增多；③不符合 WHO 关于 PV、PMF、BCR-ABL 阳性 CML 或 MDS 或其他髓系肿瘤的诊断标准；④存在 JAK2V617F、CALR 或 MPL 突变。

2. 次要标准：有克隆性标志或无反应性血小板增多的证据。

- CEL，NOS：

诊断标准：①嗜酸性粒细胞≥1.5×10^9/L；②无 Ph 染色体或 BCR-ABL 融合基因或其他 MPN（PV，ET，PMF，系统性肥大细胞增多症）或 MDS/MPN（CMML 或不典型 CML）；③无染色体 t（5；12）或其他 PDGFRB 基因重排；④无 FIP1L1-PDGFRA 融合基因或其他 PDGFRA 的重排；⑤无 FGFR1 重排；⑥外周血和骨髓原始细胞<20%；无 inv（16）（p13q22）或 t（16；16）（p13；q22）或其他符合 AML 的依据；⑦有克隆性细胞遗传学或分子遗传学异常或外周血或骨髓原始细胞分别>2% 或 5%。

（三）进入路径标准

确诊骨髓增殖性肿瘤。

> 释义
>
> - 患者同时具有其他疾病影响第一诊断的临床路径流程实施时均不适合进入临床路径。
> - 急变期骨髓增殖性肿瘤，按照急性髓细胞白血病处理，不适合进入临床路径。

（四）标准住院日 10 天

> **释义**
>
> ■ 如果患者条件允许，住院时间可以低于上述天数。

（五）住院期间的检查项目

1. 必需的检查项目：骨髓穿刺，JAK2V617F、MPL、CALR、JAK2 外显子突变。
2. 根据患者情况进行：骨髓活检。

> **释义**
>
> ■ 部分检查可以在门诊完成。
>
> ■ 必做的检查还包括骨髓形态及免疫组织化学染色、免疫分型、染色体核型分析、融合基因检测、二代测序、骨髓病理及网状纤维染色。融合基因检测、二代测序基因突变的范围可根据情况有选择地进行。
>
> ■ 根据患者情况进行：EPO、脑利钠肽、降钙素原、肝炎病毒 DNA 定量。

（六）治疗方案的选择

羟基脲，干扰素，必要且条件许可时加用芦可替尼。

> **释义**
>
> ■ MPN 患者高白细胞时如出现白细胞淤滞症状，或诊断时即为 CML 急变期或 PMF 急变期伴白细胞极度增高首选白细胞分离术紧急降低细胞负荷。而降白细胞药物首选羟基脲（HU）。
>
> ■ CML 治疗主要目标是可更快获得更高比例的完全细胞遗传学反应（CCyR）、主要分子学反应（MMR）以及更深层次的分子学反应、预防疾病进展、延长生存期、提高生活质量和治愈疾病。因此在确诊后应尽快选择 TKI 治疗。
>
> ■ PMF 的治疗首先要改善全身症状，严重贫血需输红细胞。有症状的脾脏变大患者的首选药物是芦可替尼，可使大部分患者达到快速而持续的缩脾效果，其次羟基脲。
>
> ■ ET 和 PV 抗血小板治疗：每天 100mg 的阿司匹林（ASP）作用有效安全，主要益处在于降低心血管原因死亡事件，以及非致命性心肌梗死、非致命性卒中和静脉血栓等事件，而不会增加出血的风险。
>
> ■ 有怀孕需求或正处于孕期的 MPN 患者可选择干扰素（IFN-α），不通过胎盘。

（七）预防性抗菌药物选择与使用时机

> **释义**
>
> 一般不需要预防性使用抗菌药物。

（八）出院标准

血象基本正常，无发热、肌肉疼痛等不良反应。

> **释义**
>
> ■ 如果出现并发症或靶器官的损害，是否需要继续住院处理由主管医师具体决定。

（九）变异及原因分析

严重感染，重要脏器功能不全，治疗周期延长。

> **释义**
>
> ■ 微小变异：因为医院检验项目的及时性，不能按照要求完成检查；因为节假日不能按照要求完成检查；患者不愿配合完成相应检查，短期不愿按照要求出院随诊。
>
> ■ 重大变异：因其他基础疾病迫切需要进一步诊断和治疗；因各种原因需要其他治疗措施；医院与患者或家属发生医疗纠纷，患者要求离院或转院；不愿按照要求出院随诊而导致入院时间明显延长。

四、骨髓增殖性肿瘤给药方案

【用药选择】

1. CML 药物：NCCN 和 ELN 指南已将达沙替尼和尼洛替尼作为 CML-CP 的一线治疗，目前数据表明 Sokal 或 Hasford 评分为中、高危的患者从二代 TKI 中获益更多。

2. 进展期 CML 患者或 TKI 治疗失败需行 BCR-ABL 突变检测，T315I 对三种 TKI 均耐药；超过一半的突变型对伊马替尼耐药；V299L、F317L/V/I/C 和 T315A 对达沙替尼耐药；Y253F/H、E255K/V 和 F359V/I/C 对尼洛替尼耐药；对于以上突变类型选择合适的治疗策略和 TKI。对于其他突变类型，可以参考已报道的 IC50 数据及患者自身情况选择 TKI。

3. PMF 药物：患者在以下情况首选芦可替尼治疗：①症状性脾脏大；②影响生活质量的 MF 相关症状；③MF 导致的肝大和门脉高压。

4. EPO 对输血依赖及血清 EPO>125 U/L 的患者无益处，同时可能加重脾大，不推荐用于脾脏中重度变大的患者（左肋缘下可触及的脾脏>5cm）。

【药学提示】

1. 芦可替尼：前 4 周不应增加剂量，调整剂量间隔至少 2 周，最大用量为 25mg 每日 2 次。治疗过程中 $PLT<100\times10^9/L$ 应考虑减量；$PLT<50\times10^9/L$ 或中性粒细胞绝对值 $<0.5\times10^9/L$ 应停药。芦可替尼最常见的血液学不良反应为 3/4 级的贫血、血小板减少以及中性粒细胞减少，但极少导致治疗中断。治疗过程中出现贫血的患者可加用 EPO 或达那唑。停药应在 7~10 天内逐渐减停，应避免突然停药，推荐停药过程中加用泼尼松 20~30mg/d。

2. 临床试验表明阿那格雷与 HU 相比，尽管血小板计数相当，阿那格雷治疗的患者动脉血栓发生率、严重出血及发展为 MF 的比率增高，且耐受性相对较差。在 JAK2V617F 突变的 ET 患者中，阿那格雷与 HU 相比降低血栓发生率的作用有限。充血性心力衰竭者及孕妇禁用阿那格雷，年老及心脏病史患者慎用。

【注意事项】

1. PV 患者放血后维持疗效 1 个月以上，年轻患者如无血栓并发症可单独采用，但放血后有引起红细胞及血小板反跳性增高的可能，注意反复放血有加重缺铁的倾向。PV 患者缺铁为出血或红系细胞过度增殖而造成的相对缺铁（也可引起 PLT 增高），这种情况一般不需补充铁剂，但是如有严重的缺铁症状，可以短期补铁治疗 5~10 天。老年及有心血管疾病患者，因放血可能引发栓塞并发症，应慎用，每次不宜超过 200~300ml，间隔期可稍延长。

2. ET 患者行外科手术存在围术期血栓及出血风险，在重大手术或重要脏器手术前 7~10 天停用阿司匹林，并在外科医师确定已经止血后尽早恢复抗凝治疗。

3. 妊娠合并 ET 有流产及宫内发育迟缓等危险，建议使用阿司匹林，避免使用 HU 和阿那格雷，可选择 IFN。如既往有血栓病史，预防血栓的治疗至少维持到产后 6 周。

4. Post-ET MF 的治疗同 PMF，进展为 AML 预后很差，诱导治疗获得缓解的年轻患者应尽早 allo-SCT。

5. 沙利度胺及来那度胺避免用于育龄妇女，沙利度胺禁忌用于外周神经病变的患者，来那度胺骨髓抑制较重，避免用于中重度中性粒细胞减少和血小板减少的患者，应用时密切监测血常规。对于二者所引起的血栓并发症可予阿司匹林预防，但需注意血小板计数>50×10^9/L 时才可应用。

6. 糖皮质激素应避免用于糖尿病及骨质疏松患者；雄激素避免用于血清前列腺特异抗原升高及前列腺癌的患者。

7. 伊马替尼治疗非特指性 CEL 反应出现较快，但受累心脏常不能恢复。伊马替尼治疗可能发生治疗相关性心功能不全甚至心源性休克。

五、推荐表单

（一）医师表单

骨髓增殖性肿瘤临床路径医师表单

适用对象：第一诊断为骨髓增殖性肿瘤

患者姓名：		性别： 年龄： 门诊号：	住院号：
住院日期： 年 月 日		出院日期： 年 月 日	标准住院：10 天内

时间	住院第 1 天	住院第 2 天
主要诊疗工作	□ 询问病史及体格检查 □ 完成病历书写 □ 开实验室检查单 □ 对症支持治疗 □ 病情告知，必要时向患者家属告知病重或病危，并签署病重或病危通知书 □ 患者家属签署红细胞单采知情同意书、骨髓穿刺同意书	□ 上级医师查房 □ 完成入院检查 □ 骨髓穿刺术 □ 继续对症支持治疗 □ 完成必要的相关科室会诊 □ 完成上级医师查房记录等病历书写 □ 向患者及家属交代病情及注意事项
重点医嘱	**长期医嘱：** □ 血液病护理常规 □ 二级护理 □ 饮食 □ 视病情通知病重或病危 □ 其他医嘱 **临时医嘱：** □ 血常规（含分类）、尿常规、大便常规+隐血 □ 血型、输血前检查、肝肾功能、电解质、凝血功能、动脉血气分析、EPO、铁蛋白、血清铁 □ X 线胸片、心电图、腹部 B 超 □ 头颅 CT、血管超声（疑诊血栓） □ 红细胞单采术（必要时） □ 其他医嘱	**长期医嘱：** □ 患者既往基础用药 □ 其他医嘱 **临时医嘱：** □ 血常规 □ 骨髓穿刺及活检术 □ 骨髓形态学、细胞/分子遗传学、骨髓病理、基因突变检测 □ 其他医嘱
病情变异记录	□ 无 □ 有，原因： 1. 2.	□ 无 □ 有，原因： 1. 2.
医师签名		

时间	住院第 3~9 天	住院第 10 天 （出院日）
主要诊疗工作	□ 上级医师查房 □ 复查血常规 □ 根据体检、骨髓检查结果和既往资料，进行鉴别诊断和确定诊断 □ 根据其他检查结果进行鉴别诊断，判断是否合并其他疾病 □ 开始治疗 □ 保护重要脏器功能 □ 注意观察药物的不良反应，并对症处理 □ 完成病程记录	□ 上级医师查房，进行评估，确定有无并发症情况，明确是否出院 □ 完成出院记录、病案首页、出院证明书等 □ 向患者交代出院后的注意事项，如返院复诊的时间、地点，发生紧急情况时的处理等
重点医嘱	**长期医嘱：**（视情况可第 2 天起开始治疗），根据 HCT 水平调整 □ 阿司匹林 □ 羟基脲 □ 干扰素 □ ^{32}P □ 红细胞单采或静脉放血 □ 其他医嘱 **临时医嘱：** □ 复查血常规 □ 复查血生化、电解质 □ 对症支持 □ 其他医嘱	**出院医嘱：** □ 出院带药 □ 定期门诊随访 □ 监测血常规
病情变异记录	□ 无　□ 有，原因： 1. 2.	□ 无　□ 有，原因： 1. 2.
医师签名		

（二）护士表单

骨髓增殖性肿瘤临床路径护士表单

适用对象：第一诊断为骨髓增殖性肿瘤

患者姓名：	性别：	年龄：	门诊号：	住院号：
住院日期：　　年　月　日	出院日期：　　年　月　日			标准住院日：10 天内

时间	住院第 1 天	住院第 2 天
健康宣教	□ 介绍主管医师、护士 □ 介绍环境、设施 □ 介绍住院注意事项	□ 介绍骨髓穿刺后注意事项 □ 主管护士与患者沟通，了解并指导心理应对 □ 宣教疾病知识、用药知识及特殊检查操作过程 □ 告知检查及操作前后饮食、活动及探视注意事项及应对方式
护理处置	□ 核对患者姓名，佩戴腕带 □ 建立入院护理病历 □ 卫生处置：剪指甲、洗澡、更换病号服	□ 随时观察患者病情变化 □ 遵医嘱正确使用药物 □ 协助医师完成各项检查
基础护理	□ 二级护理 □ 晨晚间护理 □ 患者安全管理	□ 二级护理 □ 晨晚间护理 □ 患者安全管理
专科护理	□ 护理查体 □ 检测生命体征特别是心率、脉搏 □ 需要时填写跌倒及压疮防范表 □ 需要时请家属陪护 □ 心理护理	□ 遵医嘱完成相关检查 □ 检测生命体征特别是心率、脉搏 □ 心理护理 □ 必要时吸氧 □ 遵医嘱正确给药 □ 指导患者咳嗽并观察痰液性状 □ 提供并发症征象的依据
重点医嘱	□ 详见医嘱执行单	□ 详见医嘱执行单
病情变异记录	□ 无　□ 有，原因： 1. 2.	□ 无　□ 有，原因： 1. 2.
护士签名		

时间	住院第 3~9 天	住院第 10 天 （出院日）
健康 宣教	□ 观察患者骨髓穿刺创口 □ 主管护士与患者沟通，了解并指导心理应对 □ 宣教疾病知识、用药知识及特殊检查操作过程 □ 告知检查及操作前后饮食、活动及探视注意事项 　及应对方式	□ 康复和锻炼 □ 定时复查 □ 出院带药服用方法 □ 饮食休息等注意事项指导 □ 讲解增强体质的方法，减少感染的机会
护理 处置	□ 随时观察患者病情变化 □ 遵医嘱正确使用药物 □ 协助医师完成各项检查	□ 办理出院手续 □ 书写出院小结
基础 护理	□ 二级护理 □ 晨晚间护理 □ 患者安全管理	□ 二级护理 □ 晨晚间护理 □ 患者安全管理
专 科 护 理	□ 遵医嘱完成相关检查 □ 检测生命体征特别是心率、脉搏 □ 心理护理 □ 必要时吸氧 □ 遵医嘱正确给药 □ 指导患者咳嗽并观察痰液性状 □ 提供并发症征象的依据	□ 病情观察：评估患者生命体征，特别是心 　率、脉搏及行动能力 □ 心理护理
重点 医嘱	□ 详见医嘱执行单	□ 详见医嘱执行单
病情 变异 记录	□ 无　□ 有，原因： 1. 2.	□ 无　□ 有，原因： 1. 2.
护士 签名		

（三）患者表单

骨髓增殖性肿瘤临床路径患者表单

适用对象：第一诊断为骨髓增殖性肿瘤

患者姓名：	性别：	年龄：	门诊号：	住院号：
住院日期： 年 月 日	出院日期： 年 月 日		标准住院日：10 天内	

时间	住院第 1 天	住院第 2 天
医患配合	□ 配合询问病史、收集资料，请务必详细告知既往史、用药史、过敏史 □ 配合进行体格检查 □ 有任何不适告知医师	□ 配合完善相关检查，如采血、留尿、心电图、X 线胸片等 □ 医师向患者及家属介绍病情，如有异常检查结果需进一步检查 □ 配合用药及治疗 □ 配合医师调整用药 □ 有任何不适告知医师
护患配合	□ 配合测量体温、脉搏、呼吸、血压、血氧饱和度、体重 □ 配合完成入院护理评估单（简单询问病史、过敏史、用药史） □ 接受入院宣教（环境介绍、病室规定、订餐制度、贵重物品保管等） □ 有任何不适告知护士	□ 配合测量体温、脉搏、呼吸，询问每日排便情况 □ 接受相关检查宣教，正确留取标本，配合检查 □ 有任何不适告知护士 □ 接受输液、服药治疗 □ 注意活动安全，避免坠床或跌倒 □ 配合执行探视及陪护 □ 接受疾病及用药等相关知识
饮食	□ 普通饮食	□ 普通饮食
排泄	□ 正常排尿便	□ 正常排尿便
活动	□ 适量活动	□ 适量活动

时间	住院第 3~9 天	住院第 10 天 （出院日）
医 患 配 合	□ 配合完善相关检查，如采血、留尿、心电图、X 线 　胸片等 □ 医师向患者及家属介绍病情，如有异常检查结果需 　进一步检查 □ 配合用药及治疗 □ 配合医师调整用药 □ 有任何不适告知医师	□ 接受出院前指导 □ 知道复查程序 □ 获取出院诊断书
护 患 配 合	□ 配合测量体温、脉搏、呼吸，询问每日排便情况 □ 接受相关化验检查宣教，正确留取标本，配合检查 □ 有任何不适告知护士 □ 接受输液、服药治疗 □ 注意活动安全，避免坠床或跌倒 □ 配合执行探视及陪护 □ 接受疾病及用药等相关知识	□ 接受出院宣教 □ 办理出院手续 □ 获取出院带药 □ 知道服药方法、作用、注意事项 □ 知道复印病历方法
饮食	□ 普通饮食	□ 普通饮食
排泄	□ 正常排尿便	□ 正常排尿便
活动	□ 适量活动	□ 适量活动

附：原表单（2009 版）

骨髓增殖性肿瘤临床路径表单

适用对象：第一诊断为骨髓增殖性肿瘤

患者姓名：	性别：	年龄：	门诊号：	住院号：
住院日期： 年 月 日	出院日期： 年 月 日			标准住院日：10 天内

时间	住院第 1 天	住院第 2 天
主要诊疗工作	□ 询问病史及体格检查 □ 完成病历书写 □ 开实验室检查单 □ 对症支持治疗 □ 病情告知，必要时向患者家属告知病重或病危，并签署病重或病危通知书 □ 患者家属签署红细胞单采知情同意书、骨髓穿刺同意书	□ 上级医师查房 □ 完成入院检查 □ 骨髓穿刺术 □ 继续对症支持治疗 □ 完成必要的相关科室会诊 □ 完成上级医师查房记录等病历书写 □ 向患者及家属交代病情及注意事项
重点医嘱	**长期医嘱：** □ 血液病护理常规 □ 二级护理 □ 饮食 □ 视病情通知病重或病危 □ 其他医嘱 **临时医嘱：** □ 血常规（含分类）、尿常规、大便常规+隐血 □ 血型、输血前检查、肝肾功能、电解质、凝血功能、动脉血气分析、EPO、铁蛋白、血清铁 □ X 线胸片、心电图、腹部 B 超 □ 头颅 CT、血管超声（疑诊血栓） □ 红细胞单采术（必要时） □ 其他医嘱	**长期医嘱：** □ 患者既往基础用药 □ 其他医嘱 **临时医嘱：** □ 血常规 □ 骨髓穿刺及活检术 □ 骨髓形态学、细胞/分子遗传学、骨髓病理、基因突变检测 □ 其他医嘱
主要护理工作	□ 介绍病房环境、设施和设备 □ 入院护理评估 □ 宣教	□ 观察患者病情变化
病情变异记录	□ 无 □ 有，原因： 1. 2.	□ 无 □ 有，原因： 1. 2.
护士签名		
医师签名		

时间	住院第 3~9 天	住院第 10 天 （出院日）
主要诊疗工作	□ 上级医师查房 □ 复查血常规 □ 根据体检、骨髓检查结果和既往资料，进行鉴别诊断和确定诊断 □ 根据其他检查结果进行鉴别诊断，判断是否合并其他疾病 □ 开始治疗 □ 保护重要脏器功能 □ 注意观察药物的不良反应，并对症处理 □ 完成病程记录	□ 上级医师查房，进行评估，确定有无并发症情况，明确是否出院 □ 完成出院记录、病案首页、出院证明书等 □ 向患者交代出院后的注意事项，如返院复诊的时间、地点，发生紧急情况时的处理等
重点医嘱	长期医嘱：（视情况可第 2 天起开始治疗），根据 HCT 水平调整 □ 阿司匹林 □ 羟基脲 □ 干扰素 □ ^{32}P □ 红细胞单采或静脉放血 □ 其他医嘱 临时医嘱： □ 复查血常规 □ 复查血生化、电解质 □ 对症支持 □ 其他医嘱	出院医嘱： □ 出院带药 □ 定期门诊随访 □ 监测血常规
主要护理工作	□ 观察患者病情变化	□ 指导患者办理出院手续
病情变异记录	□ 无 □ 有，原因： 1. 2.	□ 无 □ 有，原因： 1. 2.
护士签名		
医师签名		

第三十二章

臂丛神经鞘瘤临床路径释义

一、臂丛神经鞘瘤编码

1. 卫计委编码

疾病名称及编码：臂丛神经鞘瘤（ICD-10：D36.001）

手术操作名称及编码：臂丛神经鞘瘤切除术

2. 修改编码

疾病名称及编码：臂丛神经鞘瘤（ICD-10：D36.113　M95600/0）

手术操作名称及编码：臂丛神经鞘瘤切除术（ICD-9-CM-3：04.0715）

二、临床路径检索方法

（D36.113　M95600/0）伴 04.0715

三、臂丛神经鞘瘤临床路径标准住院流程

（一）适用对象

第一诊断为臂丛神经鞘瘤（ICD-10：D36.001），行臂丛神经鞘瘤切除术。

（二）诊断依据

根据《临床诊疗指南·手外科学分册》（中华医学会编著，人民卫生出版社，2007），《手外科学（第2版）》（王澍寰主编，人民卫生出版社，2006）。

1. 病史：锁骨上窝局部明显放射性疼痛肿物。

2. 体征：肿瘤与神经走行方向一致，呈圆形或椭圆形肿块。早期无明显症状，肿瘤增大压迫神经时可出现局部肿块、肢体酸痛、疼痛及受累神经支配区放射痛。肿块边界清楚、活动，按压或叩击肿瘤时有麻痛感沿神经干向肢体远端放射。偶有肌肉麻痹、运动功能障碍。

3. 彩超见臂丛神经肿物。

4. MRI 可显示臂丛神经肿物及与臂丛神经关系。

> **释义**
>
> ■ 肿物位于锁骨上窝，部分为患者无意中发现无症状性肿物，也可因肢体酸痛、肩部不适等就诊。
>
> ■ 查体主要需要注意肿物的位置、大小、形状、按压时的疼痛和有无放射痛或者不适感等，根据肿物的部位，上述特征可能不尽相同。
>
> ■ 臂丛神经的神经鞘瘤有时也可导致神经功能障碍，因此，应根据神经症状检查相应神经区域感觉与运动功能及肌电图检查。
>
> ■ 超声和 MRI 检查可提示肿物的具体特点，尤其可提示神经与肿物的关系。与神经主干相对，肿物的偏心性生长是其特点，而神经大体结构均正常。

（三）治疗方案的选择及依据

根据《临床诊疗指南·手外科学分册》（中华医学会编著，人民卫生出版社，2007），《手外科学（第2版）》（王澍寰主编，人民卫生出版社，2006）。

1. 臂丛神经鞘瘤。

2. 明确肿物选择手术治疗。

> **释义**
>
> ■ 病史+体征+影像学检查（B超和MRI）可提示臂丛神经鞘瘤。
>
> ■ 对于肿物较小、无神经症状的患者，可以定期复查，密切观察。
>
> ■ 对于肿物较大、生长速度快或有神经症状者，应考虑手术治疗。需要注意的是，显微镜下手术，术后神经症状暂时可能加重。

（四）标准住院日为7~15天

> **释义**
>
> ■ 怀疑臂丛神经鞘瘤的患者入院后，术前准备2~4天，明确诊断后可于第4~5天行手术治疗，术后观察3~10天可出院，总住院时间不超过15天符合本路径要求。

（五）进入路径标准

1. 第一诊断必须符合神经鞘瘤诊断标准。

2. 当患者同时具有其他疾病，但在住院期间不需要特殊处理也不影响第一诊断的临床路径流程实施时，可以进入路径。

3. 病情需手术治疗。

> **释义**
>
> ■ 本路径适用对象为臂丛神经鞘瘤，如因各种原因的创伤、肿瘤、炎症等原因所致，可以进入该相应路径，但需同时增加相应处理的费用。
>
> ■ 入院后常规检查发现有基础疾病，如高血压、冠状动脉粥样硬化性心脏病、糖尿病、肝肾功能不全等，经系统评估后对疾病诊断治疗无特殊影响者，可进入路径，但可能增加医疗费用，延长住院时间。
>
> ■ 符合手术适应证，需要进行手术治疗者进入。

（六）术前准备3~5天

1. 必需的检查项目：

（1）血常规、尿常规。

（2）肝肾功能、电解质、血糖。

（3）凝血功能。

（4）感染性疾病筛查（乙型肝炎、丙型肝炎、艾滋病、梅毒等）。

（5）X线胸片、心电图。

（6）局部彩超和MRI。

2. 根据患者病情可选择：

（1）肺功能、超声心动图（老年人或既往有相关病史者）。

（2）有相关疾病者必要时请相应科室会诊。

> **释义**
>
> ■ 血常规、尿常规、X线胸片、心电图和肌电图是最基本的常规检查，进入路径的患者均需完成。肝肾功能、电解质、血糖、凝血功能、心电图、X线胸片可评估有无基础疾病，是否影响住院时间、费用及其治疗预后。B超和MRI是为了进一步确诊肿物的部位及其毗邻关系为手术治疗提供帮助。
>
> ■ 对于老年患者或有相关病史者，应行肺功能和超声心动图检查，以确保患者可耐受手术。
>
> ■ 由于合并糖尿病可导致伤口感染、神经生长缓慢等问题，因此，应经相关科室调整血糖后方可进行手术，推荐血糖控制在7~8mmol/L。
>
> ■ 合并其他可能影响手术进程或者恢复的疾病，应在相关科室会诊完成、明确无明显影响后进行手术。

（七）选择用药

术前半小时及术后24小时预防应用抗菌药物。

> **释义**
>
> ■ 预防性抗菌药物常规剂量在术前半小时使用，如果手术时间超过4~6小时，可以术中加用1次。术后24小时按照常规剂量给药，对于手术时间长、出血多、有植入物等情况，可延长使用时间到48~72小时。

（八）手术日为入院第4~6天

1. 麻醉方式：全麻。

2. 手术方式：肿物局部切除术。

3. 输血：视术中情况而定。

> **释义**
>
> ■ 手术需全身麻醉。
>
> ■ 手术体位为仰卧位，颈肩后垫高。颈后仰，头偏向一侧。
>
> ■ 切口在锁骨上窝横行切口。根据术前的定位寻找相应部位，保护正常神经结构后切除肿物。
>
> ■ 肿物应送病理检查。
>
> ■ 手术一般无需输血，但是对于肿物邻近锁骨下血管者，应有输血准备。

（九）术后住院恢复5~11天

术后处理：

1. 抗菌药物：按照《抗菌药物临床应用指导原则（2015年版）》（国卫办医发〔2015〕43号）执行。

2. 术后镇痛：参照《骨科常见疼痛的处理专家建议》。

> **释义**
>
> ■ 预防性抗菌药物的使用按照常规参照标准进行即可。
>
> ■ 术后注意镇痛治疗，可根据具体情况选择口服非甾体类镇痛药、肌内注射麻醉类镇痛药，或者使用镇痛泵镇痛。
>
> ■ 术后第2天检查伤口情况，更换伤口敷料。
>
> ■ 根据引流量拔除引流管。
>
> ■ 术后第2天开始关节活动度练习，并逐渐增多。
>
> ■ 达到下述出院标准后可出院继续治疗。

（十）出院标准

1. 体温正常，常规实验室检查指标无明显异常。

2. 伤口情况良好：引流管拔除，伤口无感染征象（或可在门诊处理的伤口情况），无皮瓣坏死。

3. 没有需要住院处理的并发症和（或）合并症。

> **释义**
>
> ■ 出院标准主要是与伤口情况有关，在化验检查和伤口检查良好的情况下应考虑出院。
>
> ■ 没有发生相关并发症和（或）合并症，或者已经处理好，无需进一步住院治疗。

（十一）变异及原因分析

内科合并症：老年患者常合并基础疾病，如脑血管或心血管病、糖尿病、血栓等，手术可能导致这些疾病加重而需要进一步治疗，从而延长治疗时间，并增加住院费用。

> **释义**
>
> 并发症和合并症的发生应根据具体情况进行治疗，住院时间和住院费用相应延长和增加。

四、推荐表单

（一）医师表单

臂丛神经鞘瘤临床路径医师表单

适用对象：第一诊断为臂丛神经鞘瘤（ICD-10：D36.113　M95600/0）
　　　　　行臂丛神经鞘瘤切除术（ICD-9-CM-3：04.0715）

患者姓名：	性别：　　年龄：　　门诊号：	住院号：
住院日期：　　年　月　日	出院日期：　　年　月　日	标准住院日：7~15 日

时间	住院第 1 天	住院第 2 天	住院第 3 天（手术日前 1 天）
临床诊断与病情评估	□ 第一诊断为臂丛神经鞘瘤 □ 病情评估：评估病情有无明显变化	□ 第一诊断为臂丛神经鞘瘤 □ 病情评估：评估病情有无明显变化	□ 第一诊断为臂丛神经鞘瘤 □ 病情评估：评估病情有无明显变化
主要诊疗工作	□ 询问病史及体格检查 □ 完成病历书写 □ 开化验单及相关检查单 □ 上级医师查房与术前评估 □ 根据检查结果对患者的手术风险进行评估，必要者请相关科室会诊	□ 上级医师查房 □ 继续完成术前检查 □ 完成必要的相关科室会诊	□ 根据病史、体检、彩超、MRI 等行术前讨论，确定手术方案 □ 完成必要的相关科室会诊 □ 完成术前准备与术前评估 □ 完成术前小结、上级医师查房记录等病历书写 □ 签署手术知情同意书、自费用品协议书、输血同意书 □ 向患者及家属交代病情及围术期注意事项
重点医嘱	**长期医嘱：** □ 手外科护理常规 □ 二级护理 □ 饮食 □ 患者既往基础用药 **临时医嘱：** □ 血常规、尿常规 □ 凝血功能 □ 肝肾功能、电解质、血糖 □ 感染性疾病筛查 □ X 线胸片、心电图 □ 局部 X 线平片、彩超、MRI □ 心肌酶、肺功能、超声心动图（根据病情需要决定） □ 请相关科室会诊	**长期医嘱：** □ 手外科护理常规 □ 二级护理 □ 饮食 □ 患者既往基础用药 **临时医嘱：** □ 根据会诊科室要求安排检查和化验单	**临时医嘱：** □ 术前医嘱：常规准备明日在全麻下行肿物切除术 □ 术前禁食、禁水 □ 抗菌药物皮试 □ 配血 □ 一次性导尿包

时间	住院第 1 天	住院第 2 天	住院第 3 天（手术日前 1 天）
病情 变异 记录	□无　□有，原因： 1. 2.	□无　□有，原因： 1. 2.	□无　□有，原因： 1. 2.
特殊 医嘱			
医师 签名			

时间	住院第 4 天	住院第 5 天	住院第 6 天
临床诊断与病情评估	□ 第一诊断为臂丛神经鞘瘤 □ 病情评估：评估病情有无明显变化	□ 第一诊断为臂丛神经鞘瘤 □ 病情评估：评估病情有无明显变化	□ 第一诊断为臂丛神经鞘瘤 □ 病情评估：评估病情有无明显变化
主要诊疗工作	□ 手术 □ 肿物送检病理 □ 术者完成手术记录 □ 住院医师完成术后病程记录 □ 上级医师查房 □ 注意出血、血运情况 □ 向患者及家属交代手术过程概况及术后注意事项	□ 上级医师查房，注意病情变化 □ 完成常规病历书写 □ 注意引流量 □ 注意观察体温 □ 注意神经功能变化	□ 上级医师查房 □ 完成常规病历书写 □ 根据引流情况明确是否拔除引流管 □ 注意观察体温 □ 注意神经功能变化 □ 注意伤口情况
重点医嘱	长期医嘱： □ 全麻护理常规 □ 一级护理 □ 明日普通饮食/糖尿病饮食/低盐低脂饮食 □ 伤口引流记量 □ 留置尿管 □ 抗菌药物 □ 激素 □ 神经营养药物 临时医嘱： □ 心电血压监护、吸氧 □ 补液（根据病情） □ 其他特殊医嘱	长期医嘱： □ 饮食 □ 一级护理 □ 脱水（根据情况） □ 激素 □ 神经营养药物 □ 消炎镇痛药物 □ 雾化吸入（根据情况） □ 抗凝治疗（根据情况） 临时医嘱： □ 通便 □ 镇痛 □ 补液	长期医嘱： □ 饮食 □ 一级护理 □ 拔除尿管 □ 拔除引流（根据情况） 临时医嘱： □ 换药（根据情况） □ 补液（根据情况）
病情变异记录	□ 无　□ 有，原因： 1. 2.	□ 无　□ 有，原因： 1. 2.	□ 无　□ 有，原因： 1. 2.
特殊医嘱			
医师签名			

时间	住院第 7 天	住院第 8 天	住院第 9~15 天（出院日）
临床诊断与病情评估	□ 第一诊断为臂丛神经鞘瘤 □ 病情评估：评估病情有无明显变化	□ 第一诊断为臂丛神经鞘瘤 □ 病情评估：评估病情有无明显变化	□ 第一诊断为臂丛神经鞘瘤 □ 病情评估：评估病情有无明显变化
主要诊疗工作	□ 上级医师查房 □ 完成常规病历书写 □ 注意观察体温 □ 注意伤口情况 □ 根据引流情况明确是否拔除引流管	□ 上级医师查房 □ 完成常规病历书写 □ 注意观察体温 □ 注意伤口情况	□ 上级医师查房，进行手术及伤口评估，确定有无手术并发症和切口愈合不良情况，明确能否出院 □ 完成出院记录、病案首页、出院证明书等，向患者交代出院后的注意事项，如返院复诊的时间、地点，发生紧急情况时的处理等 □ 患者办理出院手续，出院
重点医嘱	长期医嘱： □ 饮食 □ 一级护理 □ 停抗菌药物 □ 拔除引流（根据情况） 临时医嘱： □ 换药（根据情况） □ 补液（根据情况）	长期医嘱： □ 饮食 □ 二级护理 临时医嘱： □ 换药（根据情况）	出院医嘱： □ 出院带药：神经营养药物、消炎镇痛药、口服抗菌药物 □ 预约拆线时间
病情变异记录	□ 无　□ 有，原因： 1. 2.	□ 无　□ 有，原因： 1. 2.	□ 无　□ 有，原因： 1. 2.
特殊医嘱			
医师签名			

（二）护士表单

臂丛神经鞘瘤临床路径护士表单

适用对象：第一诊断为臂丛神经鞘瘤（ICD-10：D36.113　M95600/0）

行臂丛神经鞘瘤切除术（ICD-9-CM-3：04.0715）

患者姓名：	性别：　　年龄：　　门诊号：	住院号：
住院日期：　　年　月　日	出院日期：　　年　月　日	标准住院日：7~15 日

时间	住院第 1 天	住院第 2 天	住院第 3 天（手术日前 1 天）
健康宣教	□ 入院宣教 □ 介绍主管医师、护士 □ 介绍环境、设施 □ 介绍住院注意事项 □ 介绍探视和陪伴制度 □ 介绍贵重物品制度	□ 药物宣教 □ 解答患者的相关疑虑 □ 告知神经损伤的临床特点 □ 告知神经鞘瘤的性质和病变特点	□ 手术前宣教 □ 宣教手术前准备及手术后注意事项 □ 告知手术后饮食 □ 告知患者在手术中配合医师 □ 主管护士与患者沟通，消除患者紧张情绪 □ 告知手术后可能出现的情况及应对方式
护理处置	□ 核对患者，佩戴腕带 □ 建立入院护理病历 □ 协助患者留取各种标本 □ 测量体重	□ 协助医师完成手术前的相关检查 □ 护理等级评定	□ 术前常规准备（腕带、对接单） □ 术区备皮 □ 女性患者发型准备 □ 术后床上如厕模拟训练 □ 吸气练习
基础护理	□ 三级护理 □ 晨晚间护理 □ 排泄管理 □ 患者安全管理	□ 三级护理 □ 晨晚间护理 □ 排泄管理 □ 患者安全管理	□ 二/一级护理 □ 晨晚间护理 □ 患者安全管理
专科护理	□ 护理查体 □ 告知辅助检查的注意事项 □ 确定饮食种类 □ 心理护理	□ 病情观察 □ 神经功能改变 □ 肿物变化的观察 □ 遵医嘱完成相关检查 □ 心理护理	□ 病情观察 □ 神经功能改变 □ 肿物变化的观察 □ 遵医嘱完成相关检查 □ 心理护理
重点医嘱	□ 详见医嘱执行单	□ 详见医嘱执行单	□ 详见医嘱执行单
病情变异记录	□ 无　□ 有，原因： 1. 2.	□ 无　□ 有，原因： 1. 2.	□ 无　□ 有，原因： 1. 2.
护士签名			

时间	住院第4天（手术日）	住院第5天（术后第1天）	住院第6天（术后第2天）
健康宣教	□ 手术当日宣教 □ 告知饮食、体位要求 □ 告知手术后需禁食4~6小时 □ 给予患者及家属心理支持 □ 再次明确探视陪伴须知 □ 手术后宣教 □ 再次告知饮食、体位要求 □ 告知患者家属辅助观察患者精神状态	□ 饮食指导：禁烟酒，忌生冷辛辣刺激性食物	□ 饮食指导：禁烟酒，忌生冷辛辣刺激性食物
护理处置	□ 手术接患者时核对患者信息 □ 患者基本信息 □ 手术肢体和部位并标记 □ 核对术中带药 □ 核对病历和影像资料 □ 摘除患者义齿 □ 摘除患者佩戴的眼镜、首饰等物品 □ 接手术后患者 □ 核对患者及资料 □ 即刻监护患者的生命体征 □ 记录患者的液体和引流量 □ 记录其他带回的患者资料	□ 完成当日医嘱核对	□ 完成当日医嘱核对
基础护理	□ 二/一级护理 □ 遵医嘱补液和抗菌药物 □ 心电血压监护、吸氧 □ 患者安全管理	□ 二/一级护理 □ 遵医嘱补液和抗菌药物 □ 口腔护理、拍背咳痰，鼓励早期下床活动 □ 患者安全管理	□ 二/一级护理 □ 遵医嘱补液和抗菌药物 □ 口腔护理、拍背咳痰，鼓励早期下床活动 □ 患者安全管理
专科护理	□ 体位护理：去枕平卧，头偏向一侧 □ 肢体观察：观察患肢血运情况，注意感觉功能变化 □ 引流护理：密切观察引流液的质量，必要时使用盐袋压迫止血 □ 管路护理：做好管路观察、记录、标识及维护护理 □ 疼痛护理 □ 心理护理	□ 疼痛护理：若患肢疼痛，可视情况遵医嘱合理使用镇痛药 □ 用药观察护理 □ 伤口护理 □ 心理护理	□ 疼痛护理：若患肢疼痛，可视情况遵医嘱合理使用镇痛药 □ 用药观察护理 □ 伤口护理 □ 心理护理
重点医嘱	□ 详见医嘱执行单	□ 详见医嘱执行单	□ 详见医嘱执行单
病情变异记录	□ 无　□ 有，原因： 1. 2.	□ 无　□ 有，原因： 1. 2.	□ 无　□ 有，原因： 1. 2.
护士签名			

时间	住院第 7 天（术后第 3 天）	住院第 8 天 （术后第 4 天）	住院第 9~15 天 （出院日）
健康宣教	□ 饮食指导：禁烟酒，忌生冷辛辣刺激性食物	□ 饮食指导：禁烟酒，忌生冷辛辣刺激性食物	□ 出院宣教 □ 复查时间 □ 服药方法 □ 指导办理出院手续 □ 电刺激治疗、肌肉按摩防止肌肉萎缩，患肢不可过早负重，按期服用促神经生长药物的方法
护理处置	□ 完成当日医嘱核对	□ 完成当日医嘱核对	□ 办理出院手续 □ 书写出院小结
基础护理	□ 二/一级护理 □ 遵医嘱补液和抗菌药物 □ 口腔护理、拍背咳痰，鼓励早期下床活动 □ 患者安全管理	□ 二/一级护理 □ 遵医嘱补液和抗菌药物 □ 口腔护理、拍背咳痰，鼓励早期下床活动 □ 患者安全管理	□ 三级护理 □ 患者安全管理
专科护理	□ 疼痛护理：若患肢疼痛，可视情况遵医嘱合理使用镇痛药 □ 用药观察护理 □ 伤口护理 □ 心理护理	□ 疼痛护理：若患肢疼痛，可视情况遵医嘱合理使用镇痛药 □ 用药观察护理 □ 伤口护理 □ 心理护理	□ 瘢痕护理：告知预防瘢痕的意义及方法
重点医嘱	□ 详见医嘱执行单	□ 详见医嘱执行单	□ 详见医嘱执行单
病情变异记录	□ 无　□ 有，原因： 1. 2.	□ 无　□ 有，原因： 1. 2.	□ 无　□ 有，原因： 1. 2.
护士签名			

（三）患者表单

臂丛神经鞘瘤临床路径患者表单

适用对象：第一诊断为臂丛神经鞘瘤（ICD-10：D36.113 M95600/0）

行臂丛神经鞘瘤切除术（ICD-9-CM-3：04.0715）

患者姓名：	性别： 年龄： 门诊号：	住院号：
住院日期： 年 月 日	出院日期： 年 月 日	标准住院日：7~15日

时间	入院	术前	手术当天
医患配合	□ 配合询问病史、收集资料，请务必详细告知既往史、用药史、过敏史 □ 配合进行体格检查 □ 有任何不适请告知医师	□ 配合完善手术检查前相关检查，如采血、留尿、心电图、X线胸片 □ 医师与患者及家属介绍病情及手术检查谈话、胃镜检查前签字	□ 配合完善相关检查、化验 □ 如采血、留尿 □ 配合医师摆好检查体位
护患配合	□ 配合测量体温、脉搏、呼吸3次，血压、体重1次 □ 配合完成入院护理评估（简单询问病史、过敏史、用药史） □ 接受入院宣教（环境介绍、病室规定、订餐制度、贵重物品保管等） □ 配合执行探视和陪伴制度 □ 有任何不适请告知护士	□ 配合测量体温、脉搏、呼吸3次，询问大便1次 □ 接受手术前宣教 □ 接受饮食宣教 □ 接受药物宣教	□ 配合测量体温、脉搏、呼吸3次、询问大便1次 □ 送手术室前，协助完成核对，带齐影像资料及用药 □ 返回病房后，配合接受生命体征的测量 □ 配合检查意识（全麻者） □ 配合缓解疼痛 □ 接受手术后宣教 □ 接受饮食宣教：手术当天禁食 □ 接受药物宣教 □ 有任何不适请告知护士
饮食	□ 遵医嘱饮食	□ 遵医嘱饮食	□ 手术前禁食、禁水 □ 手术后，根据医嘱4~6小时后试饮水，无恶心、呕吐可进少量流食或半流食
排泄	□ 正常排尿便	□ 正常排尿便	□ 正常排尿便
活动	□ 正常活动	□ 正常活动	□ 正常活动

时间	手术后	出院
医患配合	□ 配合肢体检查 □ 配合完善术后检查，如采血，留尿、便等	□ 接受出院前指导 □ 知道复查程序 □ 获取出院诊断书
护患配合	□ 配合定时监测生命体征，每日询问大便情况 □ 配合检查伤口 □ 接受输液、服药等治疗 □ 接受进食、进水、排便等生活护理 □ 配合活动，预防皮肤压力伤 □ 注意活动安全，避免坠床或跌倒 □ 配合执行探视及陪伴	□ 接受出院宣教 □ 办理出院手续 □ 获取出院带药 □ 知道服药方法、作用、注意事项 □ 知道复印病历程序
饮食	□ 遵医嘱饮食	□ 遵医嘱饮食
排泄	□ 正常排尿便	□ 正常排尿便
活动	□ 正常适度活动，避免疲劳	□ 正常适度活动，避免疲劳

附：原表单（2016 年版）

臂丛神经鞘瘤临床路径表单

适用对象：第一诊断为臂丛神经鞘瘤患者（ICD-10：D36.001）

患者姓名：	性别： 年龄： 门诊号：	住院号：
住院日期： 年 月 日	出院日期： 年 月 日	标准住院日：7~15 日

时间	住院第 1 天	住院第 2 天	住院第 3 天（手术日前 1 天）
临床诊断与病情评估	□ 第一诊断为臂丛神经鞘瘤 □ 病情评估：评估病情有无明显变化	□ 第一诊断为臂丛神经鞘瘤 □ 病情评估：评估病情有无明显变化	□ 第一诊断为臂丛神经鞘瘤 □ 病情评估：评估病情有无明显变化
主要诊疗工作	□ 询问病史及体格检查 □ 完成病历书写 □ 开化验单及相关检查单 □ 上级医师查房与术前评估 □ 根据检查结果对患者的手术风险进行评估，必要时请相关科室会诊	□ 上级医师查房 □ 继续完成术前检查 □ 完成必要的相关科室会诊	□ 根据病史、体检、彩超、MRI 等行术前讨论，确定手术方案 □ 完成必要的相关科室会诊 □ 完成术前准备与术前评估 □ 完成术前小结、上级医师查房记录等病历书写 □ 签署手术知情同意书、自费用品协议书、输血同意书 □ 向患者及家属交代病情及围术期注意事项
重点医嘱	长期医嘱： □ 手外科护理常规 □ 二级护理 □ 饮食 □ 患者既往基础用药 临时医嘱： □ 血常规、尿常规 □ 凝血功能 □ 肝肾功能、电解质、血糖 □ 感染性疾病筛查 □ X 线胸片、心电图 □ 局部平片、彩超、MRI □ 心肌酶、肺功能、超声心动图（根据病情需要决定） □ 请相关科室会诊	长期医嘱： □ 手外科护理常规 □ 二级护理 □ 饮食 □ 患者既往基础用药 临时医嘱： □ 根据会诊科室要求安排检查	临时医嘱： □ 术前医嘱：常规准备明日在全麻下行肿物切除术 □ 术前禁食、禁水 □ 抗菌药物皮试 □ 配血 □ 一次性导尿包
主要护理工作	□ 介绍病区环境、设施；介绍患者主管医师和责任护士；入院常规宣教；患者全身评估；告知辅助检查的注意事项；心理评估及护理	□ 护理等级评定；药物过敏史；既往病史；在陪检护士指导下完成辅助检查；做好晨晚间护理；解答患者的相关疑虑；失功能肢体保护	□ 术前常规准备（腕带、对接单）；术区备皮；女性患者发型准备；术前宣教；心理护理；告知手术相关配合；术后床上如厕模拟训练；吸气练习

续　表

时间	住院第 1 天			住院第 2 天			住院第 3 天（手术日前 1 天）		
病情 变异 记录	□无　□有，原因： 1. 2.			□无　□有，原因： 1. 2.			□无　□有，原因： 1. 2.		
特殊 医嘱									
护士 签名	白班	小夜	大夜	白班	小夜	大夜	白班	小夜	大夜
医师 签名									

时间	住院第 4 天	住院第 5 天	住院第 6 天
临床诊断与病情评估	□ 第一诊断为臂丛神经鞘瘤 □ 病情评估：评估病情有无明显变化	□ 第一诊断为臂丛神经鞘瘤 □ 病情评估：评估病情有无明显变化	□ 第一诊断为臂丛神经鞘瘤 □ 病情评估：评估病情有无明显变化
主要诊疗工作	□ 手术 □ 肿物送检病理 □ 术者完成手术记录 □ 住院医师完成术后病程记录 □ 上级医师查房 □ 注意出血及血运情况 □ 向患者及家属交代手术过程概况及术后注意事项	□ 上级医师查房，注意病情变化 □ 完成常规病历书写 □ 注意引流量 □ 注意观察体温 □ 注意神经功能变化	□ 上级医师查房 □ 完成常规病历书写 □ 根据引流情况明确是否拔除引流管 □ 注意观察体温 □ 注意神经功能变化 □ 注意伤口情况
重点医嘱	长期医嘱： □ 全麻护理常规 □ 一级护理 □ 明日普通饮食/糖尿病饮食/低盐低脂饮食 □ 伤口引流记量 □ 留置尿管 □ 抗菌药物 □ 激素 □ 神经营养药物 临时医嘱： □ 心电血压监护、吸氧 □ 补液（根据病情） □ 其他特殊医嘱	长期医嘱： □ 饮食 □ 一级护理 □ 脱水（根据情况） □ 激素 □ 神经营养药物 □ 消炎镇痛药物 □ 雾化吸入（根据情况） □ 抗凝治疗（根据情况） 临时医嘱： □ 通便 □ 镇痛 □ 补液	长期医嘱： □ 饮食 □ 一级护理 □ 拔除尿管 □ 拔除引流（根据情况） 临时医嘱： □ 换药（根据情况） □ 补液（根据情况）
主要护理工作	□ 体位护理：去枕平卧，头偏向一侧 □ 肢体观察：观察患肢血运情况，注意感觉功能变化 □ 引流护理：密切观察引流液，必要时使用盐袋压迫止血 □ 管路护理：做好管路观察、记录，标识及维护护理 □ 疼痛护理	□ 饮食指导：禁烟酒，忌生冷辛辣刺激性食物 □ 基础护理：口腔护理、拍背咳痰，鼓励早期下床活动 □ 疼痛护理：若患肢疼痛，可视情况遵医嘱合理使用镇痛药 □ 心理护理 □ 用药观察护理	□ 饮食指导：禁烟酒，忌生冷辛辣刺激性食物 □ 基础护理：口腔护理、拍背咳痰，鼓励早期下床活动 □ 疼痛护理：若患肢疼痛，可视情况遵医嘱合理使用镇痛药 □ 心理护理 □ 用药观察护理
病情变异记录	□ 无　□ 有，原因： 1. 2.	□ 无　□ 有，原因： 1. 2.	□ 无　□ 有，原因： 1. 2.

续　表

时间	住院第 4 天			住院第 5 天			住院第 6 天		
特殊医嘱									
护士签名	白班	小夜	大夜	白班	小夜	大夜	白班	小夜	大夜
医师签名									

时间	住院第 7 天	住院第 8 天	住院第 9~15 天（出院日）
临床诊断与病情评估	□ 第一诊断为臂丛神经鞘瘤 □ 病情评估：评估病情有无明显变化	□ 第一诊断为臂丛神经鞘瘤 □ 病情评估：评估病情有无明显变化	□ 第一诊断为臂丛神经鞘瘤 □ 病情评估：评估病情有无明显变化
主要诊疗工作	□ 上级医师查房 □ 完成常规病历书写 □ 注意观察体温 □ 注意伤口情况 □ 根据引流情况明确是否拔除引流管	□ 上级医师查房 □ 完成常规病历书写 □ 注意观察体温 □ 注意伤口情况	□ 上级医师查房，进行手术及伤口评估，确定有无手术并发症和切口愈合不良情况，明确能否出院 □ 完成出院记录、病案首页、出院证明书等，向患者交代出院后的注意事项，如：返院复诊的时间、地点，发生紧急情况时的处理等 □ 患者办理出院手续，出院
重点医嘱	长期医嘱： □ 饮食 □ 一级护理 □ 停抗菌药物 □ 拔除引流（根据情况） 临时医嘱： □ 换药（根据情况） □ 补液（根据情况）	长期医嘱： □ 饮食 □ 二级护理 临时医嘱： □ 换药（根据情况）	出院医嘱： □ 出院带药：神经营养药物、消炎镇痛药、口服抗菌药物 □ 预约拆线时间
主要护理工作	□ 饮食指导：禁烟酒，忌生冷辛辣刺激性食物 □ 基础护理：口腔护理、拍背咳痰，鼓励早期下床活动 □ 疼痛护理：若患肢疼痛，可视情况遵医嘱合理使用镇痛药 □ 心理护理 □ 用药观察护理	□ 饮食指导：禁烟酒，忌生冷辛辣刺激性食物 □ 基础护理：口腔护理、拍背咳痰，鼓励早期下床活动 □ 疼痛护理：若患肢疼痛，可视情况遵医嘱合理使用镇痛药 □ 心理护理 □ 用药观察护理	□ 出院指导：电刺激治疗、肌肉按摩防止肌肉萎缩，患肢不可过早负重，按期服用促神经生长药物的方法 □ 瘢痕护理：告知预防瘢痕的意义及方法 □ 告知随诊的意义 □ 告知出院流程
病情变异记录	□ 无　□ 有，原因： 1. 2.	□ 无　□ 有，原因： 1. 2.	□ 无　□ 有，原因： 1. 2.
特殊医嘱			
护士签名	白班　小夜　大夜	白班　小夜　大夜	白班　小夜　大夜
医师签名			

第三十三章

内生性软骨瘤临床路径释义

一、内生性软骨瘤编码

1. 卫计委原编码

疾病名称及编码：内生性软骨瘤（ICD-10：D16.-）

手术操作名称及编码：软骨瘤切除术（ICD-9-CM-3：80.902）

2. 修改编码

疾病名称及编码：内生性软骨瘤（ICD-10：D16 M9220/0）

手术操作名称及编码：软骨瘤切除术（ICD-9-CM-3：77.6）

二、临床路径检索方法

（D16 M9220/0）伴 77.6

三、内生性软骨瘤临床路径标准住院流程

（一）适用对象

1. 第一诊断为内生性软骨瘤（ICD-10：D16.-）

2. 行软骨瘤切除术（ICD-9CM-3：80.902）。

> **释义**
>
> ■ 适用对象编码参见第一部分。
>
> ■ 本路径适用对象为临床诊断为手足单发内生性软骨瘤的患者。
>
> ■ 诊断为多发性内生性软骨瘤病（Ollier 病）；Maffucci 综合征（多发性内生性软骨瘤合并软组织多发性血管瘤）；或病变范围较大、破坏严重，需要行整段骨切除或整块骨移植者，需进入其他相应路径。

（二）诊断依据

根据《手外科学（第3版）》（王澍寰主编，人民卫生出版社，2011），《手外科手术学（第2版）》（顾玉东、王澍寰、侍德主编，复旦大学出版社，2010），《格林手外科手术学（第六版）》（北京积水潭医院译，人民军医出版社，2012）。

1. 病史：局部肿胀或膨隆，无痛或轻痛，或病理性骨折。

2. 体格检查：局部肿块，表面光滑，质地坚硬，有时有压痛；有时出现肿胀、疼痛、活动受限、畸形，反常活动等病理性骨折征象。

3. 辅助检查：X 线检查发现骨内有密度减低区，或呈磨玻璃状 上有散在的沙粒样钙化点，较大的肿瘤，骨皮质可呈梭形膨大。有时骨皮质破裂，呈病理性骨折。必要时可做 CT 或 MRI 检查。

> **释义**
>
> ■ 本路径的制订主要参考国内权威参考书籍和诊疗指南。
> ■ 单发性内生性软骨瘤病程缓慢，临床症状轻微，手足病变可表现为无痛性或轻度不适的肿块，手指、掌骨或足趾呈梭形膨大；由于骨皮质变薄可发生病理性骨折。影像学表现：通常为干骺端偏干中心生长，位于手、足短管状骨的病变可出现梭形膨胀，长骨皮质膨胀不明显，肿瘤周围可见薄层骨质增生硬化，透亮区内可出现散在的沙粒样钙化点；CT有助于显示骨内膜受侵、软骨样基质及微小骨折程度；MRI可呈分叶状T_1低信号和T_2高信号。

（三）治疗方案的选择及依据

根据《手外科学（第3版）》（王澍寰主编，人民卫生出版社，2011），《手外科手术学（第2版）》（顾玉东、王澍寰、侍德主编，复旦大学出版社，2010），《格林手外科手术学（第六版）》（北京积水潭医院译，人民军医出版社，2012）。

1. 全身状况允许手术。
2. 根据情况选择单纯病灶刮除术、刮除植骨术或植骨内固定术。

> **释义**
>
> ■ 本病的治疗视病情决定：对没有明显临床症状的长骨内生软骨瘤，可以定期观察而暂不手术治疗。对于合并临床症状、病变范围较大、有病理骨折风险的病变，可行病灶刮除术，并根据骨缺损范围和部位决定重建方式。
> ■ 刮除术是治疗良性骨肿瘤的标准术式，良性骨肿瘤刮除术的流程包括：完整显露肿瘤的外侧面；次全切除肿瘤的薄壁，充分显露肿瘤内侧面，能在直视下全部切除肿瘤实体，直径达正常的皮质骨和骨髓腔为止；瘤腔内凹凸不平的骨嵴要用高速磨钻磨平，彻底冲洗、清洗组织细屑；对侵袭性较强的病损，如复发或累及骨内膜的病变，还需采取局部辅助灭活包膜及组织反应区内的残留微小病灶，辅助灭活包括化学灭活（苯酚、无水乙醇等）和物理灭活（低温、氩气刀等），通常选取一种辅助灭活方式即可。
> ■ 刮除后的重建选择：儿童患者，范围较小的病变，选用自体骨或自体骨加异体骨填充为主，有利于骨的正常发育和手、足的功能恢复；也可选用异体骨或人工骨填充；范围较大的病变，残留骨质不坚固，为防止术后病理骨折，可应用预防性内固定，从而实现早期活动、早期负重，获得良好功能。

（四）标准住院日为8~12天

> **释义**
>
> ■ 诊断为内生性软骨瘤的患者入院后，第1天完善术前检查，第2天完善术前风险评估，术前查房及术前准备工作，第3天施行手术，第4~6天为术后病情观察期，包括伤口、引流、实验室检查指标的观察及对症处理，术后7~11天为伤口换药、

并发症处理、明确病理阶段，如患者手术恢复顺利、病理诊断明确且无相关手术并发症出现，可于第8~12天办理出院并交代术后康复及复查等注意事项。

（五）进入路径标准

1. 第一诊断必须符合（ICD-10：D16.-）内生性软骨瘤疾病编码。
2. 单发的指骨或掌骨内生性软骨瘤。
3. 除外多发性内生性软骨瘤病（Ollier病）。
4. 除外病变范围较大、破坏严重，需要行整段骨切除或整块骨移植者。
5. 除外对手术治疗有较大影响的疾病（如心脑血管疾病、糖尿病等）。
6. 需要进行手术治疗。

> **释义**
>
> ■ 进入本路径的患者为第一诊断为单发内生性软骨瘤，需除外多发性内生性软骨瘤病（Ollier病）；Maffucci综合征（多发性内生性软骨瘤合并软组织多发性血管瘤）等。对病变范围较大、破坏严重，需要行整段骨切除或整块骨移植者，因治疗方案有别，不应进入本路径。
>
> ■ 入院后常规检查发现有基础疾病，如高血压、冠状动脉粥样硬化性心脏病、糖尿病、肝肾功能不全等，经系统评估后对疾病诊断治疗无特殊影响者，可进入路径。但可能增加医疗费用，延长住院时间。
>
> ■ 本病的治疗视病情决定：对没有明显临床症状的内生软骨瘤，可以定期观察而暂不手术治疗。对于合并临床症状、病变范围较大、有病理骨折风险的病变，可行病灶刮除术，并根据骨缺损范围和部位决定重建方式。

（六）术前准备（术前评估）1~3天

必需的检查项目：

1. 血常规、血型、尿常规、肝肾功能、血糖、电解质、凝血功能检查、感染性疾病筛查。
2. 胸部X线片、心电图。
3. 手部X线检查，必要时行CT或MRI检查。
4. 其他根据患者情况需要而定：如超声心动图、动态心电图等。
5. 有相关疾病者必要时请相应科室会诊。

> **释义**
>
> ■ 血常规、尿常规是最基本的常规检查，进入路径的患者均需完成。肝肾功能、电解质、血糖、凝血功能、心电图、X线胸片可评估有无基础疾病，是否影响住院时间、费用及其治疗预后；超声心动图、动态心动图适用于手术需要全身麻醉且心电图提示异常或既往有冠心病史的患者。

■本病需与其他骨良性病变相鉴别，如非骨化性纤维瘤、动脉瘤样骨囊肿，以及低度恶性软骨肉瘤等。本病 X 线主要表现为：通常为干骺端偏干中心生长，位于手、足短管状骨的病变可出现梭形膨胀，肿瘤周围可见薄层骨质增生硬化，透亮区内可出现散在的砂粒样钙化点；CT 有助于显示骨内膜受侵、软骨样基质及微小骨折程度；MRI 可呈分叶状 T_1 低信号和 T_2 高信号。

（七）预防性抗菌药物选择与使用时机

1. 按照《抗菌药物临床应用指导原则（2015 年版）》（国卫办医发〔2015〕43 号）选择用药。
2. 预防性用药时间为术前 30 分钟。
3. 手术超时 3 小时加用 1 次。

释义

　　■外科手术预防用药目的：预防手术后切口感染，以及清洁-污染或污染手术后手术部位感染及术后可能发生的全身性感染。

　　■本路径入径患者应为清洁手术：手术野为人体无菌部位，局部无炎症、无损伤，也不涉及呼吸道、消化道、泌尿生殖道等人体与外界相通的器官。在下列情况时可考虑预防用药：①手术范围大、时间长、污染机会增加；②异物植入手术，如异体骨、人工骨植骨，内固定物植入术等；③高龄或免疫缺陷者等高危人群。

　　■外科预防用抗菌药物的选择及给药方法：抗菌药物的选择视预防目的而定。为预防术后切口感染，应针对金黄色葡萄球菌（以下简称金葡菌）选用药物。预防手术部位感染或全身性感染，则需依据手术野污染或可能的污染菌种类选用，选用的抗菌药物必须是疗效肯定、安全、使用方便及价格相对较低的品种。

　　■给药方法：接受清洁手术者，在术前 0.5~2 小时给药，或麻醉开始时给药，使手术切口暴露时局部组织中已达到足以杀灭手术过程中入侵切口细菌的药物浓度。如果手术时间超过 3 小时，可手术中给予第 2 剂。抗菌药物的有效覆盖时间应包括整个手术过程和手术结束后 4 小时，总的预防用药时间不超过 24 小时，个别情况可延长至 48 小时。手术时间较短（<2 小时）的清洁手术，术前用药一次即可。

（八）手术日为入院第 3~4 天

1. 麻醉方式：局部麻醉、神经阻滞麻醉或全麻。
2. 手术方式：单纯病灶刮除术、刮除植骨术或植骨内固定术。
3. 手术内植物：克氏针或钢板螺钉、各种植骨骨材料。
4. 术中用药：麻醉用药、抗菌药。
5. 术后病理：所切除肿瘤组织送病理科做病理检查。

释义

■ 刮除术是治疗良性骨肿瘤的标准术式，良性骨肿瘤刮除术的流程包括：完整显露肿瘤的外侧面；次全切除肿瘤的薄壁，充分显露肿瘤内侧面，能在直视下全部切除肿瘤实体，直径达正常的皮质骨和骨髓腔为止；瘤腔内凹凸不平的骨嵴要用高速磨钻磨平，彻底冲洗、清洗组织细屑；对侵袭性较强的病损，如复发或累及骨内膜的病变，还需采取局部辅助灭活包膜及组织反应区内的残留微小病灶，辅助灭活包括化学灭活（苯酚、无水乙醇等）和物理灭活（低温、氩气刀等），通常选取一种辅助灭活方式即可。

■ 刮除后的重建选择：儿童患者，范围较小的病变，选用自体骨或自体骨加异体骨填充为主，有利于骨的正常发育和手、足的功能恢复；也可选用异体骨或人工骨填充；范围较大的病变，残留骨质不坚固，为防止术后病理骨折，可应用预防性内固定，从而实现早期活动、早期负重，获得良好功能。

■ 术中抗菌药物应用：接受清洁手术者，在术前 0.5~2 小时给药，或麻醉开始时给药，使手术切口暴露时局部组织中已达到足以杀灭手术过程中入侵切口细菌的药物浓度。如果手术时间超过 3 小时，可手术中给予第 2 剂。抗菌药物的有效覆盖时间应包括整个手术过程和手术结束后 4 小时。

■ 病理表现：组织肉眼呈分叶状或结节状，灰白色，坚实或略呈黏液样变的透明软骨，可伴有钙化。镜下主要由软骨细胞和软骨基质构成，软骨细胞分化较成熟，多寡分布不均，有隐窝存在；软骨基质 HE 染色下为淡蓝色，透明质酸构成大小不等的小叶，小叶周围和中心可出现黏液样变和钙化。本病的诊断与发病部位相关，一般认为靠近肢体中轴骨的部位容易恶变，手、足的内生软骨瘤较长骨病变镜下细胞更丰富，细胞学特点不典型，但临床很少恶变，而发生于扁骨的病变则常诊断为软骨肉瘤。

（九）术后住院恢复 5~6 天

1. 必须复查的项目：手术部位 X 线检查。
2. 必要时复查的项目：血常规，肝肾功能，血糖，血生化；手术部位 CT 检查。
3. 术后用药：
（1）抗菌药物：按《抗菌药物临床应用指导原则（2015 年版）》（国卫办医发〔2015〕43号）执行。
（2）其他对症药物：消肿、镇痛等。
4. 功能锻炼。

释义

■ 术后复查 X 线主要观察病变部位刮除是否彻底，植骨是否充分，内固定位置是否符合标准，判断手术效果，为术后康复及复查方案提供依据，同时为日后复查提供影像学依据。

■ 血常规、肝肾功能、血糖、血生化等为评估术后失血、感染及基础疾病状况提供临床提示及依据。术后 CT 有助于显示骨内刮除及植骨范围的细节，在术后 X 线片显示不清或有可疑肿瘤残留部位时可选择检查。

■ 术后用药：接受清洁手术者，抗菌药物的有效覆盖时间应包括整个手术过程和手术结束后 4 小时，总的预防用药时间不超过 24 小时，个别情况可延长至 48 小时。手术时间较短（<2 小时）的清洁手术，术前用药 1 次即可。

（十）出院标准

1. 体温正常、常规实验室检查无明显异常。
2. X 线片证实复位固定符合标准。
3. 切口无异常。
4. 无与本病相关的其他并发症。
5. 病理回报符合内生性软骨瘤诊断。

释义

■ 患者出院前应完成所有必需检查项目且无明显异常，需要住院处理的手术并发症包括：感染、伤口愈合不良、局部神经血管损伤、血肿、植入物排斥反应、静脉血栓栓塞等。

（十一）有无变异及原因分析

1. 并发症：尽管严格掌握入选标准，但仍有一些患者因病理性骨折或手术带来的一些并发症而延期治疗，如局部神经血管损伤、血肿、感染、植入物排斥反应等情况。
2. 合并症：如患者自身有及较多合并症，如糖尿病、心脑血管疾病等，手术后这些疾病可能加重，需同时治疗，或需延期治疗。
3. 植入物选择：根据病灶大小及病理性骨折类型选择适当人工骨材料以及合适的内固定物，植入物材料费用可能会较高。
4. 病理情况：若病理回报结果与内生性软骨瘤不符合，则需要退出临床路径。

释义

■ 按标准治疗方案治疗后出现相关术后并发症如感染、伤口愈合不良、局部神经血管损伤、血肿、植入物排斥反应、静脉血栓栓塞等，需延长治疗时间，增加治疗费用，需转入相应路径。

■ 治疗过程中如患者自身有及较多合并症，如糖尿病、心脑血管疾病等，手术需同时治疗，增加治疗费用，医师需在表单中明确说明。如围术期基础疾病进展，需调整治疗方案或继续其他基础疾病的治疗，则终止本路径。

■ 植入物选择：儿童患者，范围较小的病变，选用自体骨或自体骨加异体骨填充为主，有利于骨的正常发育和手、足的功能恢复；也可选用异体骨或人工骨填充；范围较大的病变，残留骨质不坚固，为防止术后病理骨折，可应用预防性内固定，从而实现早期活动、早期负重，获得良好功能。植入物的费用可能因病情选择而差异较大，医师需在表单中明确说明。

> ■ 认可的变异原因主要是指患者入选路径后，在检查及治疗过程中发现患者合并存在事前未预知的、对本路径治疗可能产生影响的情况，需要终止执行路径或延长治疗时间、增加治疗费用。医师需在表单中明确说明。
>
> ■ 因患者方面的主观原因导致执行路径出现变异，需医师在表单中予以说明。

四、内生性软骨瘤给药方案

【用药选择】

抗菌药物：按照《抗菌药物临床应用指导原则（2015 年版）》（国卫办医发〔2015〕43 号）选择用药。内生性软骨瘤术在下列情况时可考虑预防性使用抗菌药物：①手术范围大、时间长、污染机会增加；②异物植入手术，如异体骨、人工骨植骨，内固定物植入术等；③高龄或免疫缺陷者等高危人群。应用时间为术前 30 分钟，手术超过 3 小时可加用 1 次，建议使用第一、二代头孢菌素，头孢曲松等。对于术后明确感染患者，可根据药敏试验结果调整抗菌药物。

【药学提示】

头孢类抗菌药物使用相对安全，不良反应与治疗的剂量、疗程有关。局部反应有静脉炎，此外可有皮疹、皮炎、瘙痒、荨麻疹、水肿、发热、支气管痉挛和血清病等过敏反应，头痛或头晕，软便、腹泻、恶心、呕吐、口炎、腹痛、结肠炎、黄疸、胀气、味觉障碍和消化不良等消化道反应。

【注意事项】

术后不可长期使用抗菌药物，可引起菌群紊乱等问题。

五、推荐表单

(一) 医师表单

内生软骨瘤临床路径医师表单

适用对象：第一诊断为内生性软骨瘤（ICD-10：D16 M9220/0）

行软骨瘤切除术（ICD-9-CM-3：77.6）

患者姓名：	性别： 年龄： 门诊号：	住院号：
住院日期： 年 月 日	出院日期： 年 月 日	标准住院日：8~12日

时间	住院第1天	住院第2天	住院第2天（手术日前1天）
主要诊疗工作	□ 询问病史与体格检查 □ 完成首次病程记录 □ 完成大病历 □ 开具检查单 □ 上级医师查房 □ 确定诊断	□ 上级医师查房与手术前评估 □ 确定手术方案和麻醉方式 □ 根据检查结果对患者的手术风险进行评估，必要者请相关科室会诊 □ 完成必要的相关科室会诊	□ 完成术前小结、上级医师查房记录 □ 完成术前准备与术前评估 □ 签署手术知情同意书、自费用品协议书 □ 向患者及家属交代病情及围术期的注意事项
重点医嘱	**长期医嘱：** □ 骨科常规护理 □ 二级护理 □ 饮食医嘱（普通饮食/流质饮食/糖尿病饮食） **临时医嘱：** □ 血常规、血型 □ 尿常规 □ 凝血功能 □ 肝肾功能血糖离子 □ 感染性疾病筛查 □ 胸部 X 线检查 □ 心电图 □ 肢体摄片（必要时） □ MRI 检查（必要时）	**长期医嘱：** □ 骨科常规护理 □ 二级护理 □ 饮食医嘱（普通饮食/流质饮食/糖尿病饮食） **临时医嘱：** □ 请相关科室会诊	**长期医嘱：** □ 骨科常规护理 □ 二级护理 □ 饮食医嘱（普通饮食/流质饮食/糖尿病饮食） **临时医嘱：** □ 明日在局麻、臂丛麻醉或全麻下行软骨瘤切除或加植骨术 □ 术晨禁饮食 □ 术区备皮 □ 抗菌药物皮试（必要时）
病情变异记录	□ 无 □ 有，原因： 1. 2.	□ 无 □ 有，原因： 1. 2.	□ 无 □ 有，原因： 1. 2.
医师签名			

时间	住院第 3 天 （手术日）	住院第 4 天 （术后第 1 日）	住院第 5 天 （术后第 2 日）
主要诊疗工作	□ 实施手术 □ 切除肿物送检病理 □ 完成术后病程记录 □ 24 小时内完成手术记录 □ 上级医师查房 □ 向患者及家属交代手术过程概况及术后注意事项 □ 检查有无手术并发症及相应处理	□ 查看患者 □ 上级医师查房 □ 完成术后病程记录 □ 向患者及其家属交代手术后注意事项 □ 换药，观察切口情况，拔除引流（根据情况） □ 注意血运及肿胀情况 □ 注意有无发热 □ 复查血常规（必要时） □ 复查患肢 X 线片 □ 指导患肢功能锻炼	□ 查看患者 □ 上级医师查房 □ 完成术后病程记录 □ 换药，观察切口情况，拔除引流（根据情况） □ 注意石膏外固定、血运及肿胀情况 □ 注意有无发热 □ 复查血常规（必要时） □ 指导患肢功能锻炼 □ 向患者及家属交代病情变化
重点医嘱	长期医嘱： □ 术后常规护理 □ 特殊疾病护理 □ 普通饮食/流质饮食/糖尿病饮食（术后 6 小时后） □ 心电监护或生命体征监测 □ 吸氧 □ 留置导尿（必要时） □ 术后抗菌药物（根据情况） □ 术后营养神经药物应用（必要时） □ 中频理疗（必要时） 临时医嘱： □ 补液（必要时） □ 术后止血药物（必要时） □ 术后镇痛药物（必要时）	长期医嘱： □ 术后常规护理 □ 一级护理 □ 饮食医嘱（普通饮食/流质饮食/糖尿病饮食） □ 术后抗菌药物（根据情况） □ 术后营养神经药物应用（必要时） □ 术后改善循环药物应用（必要时） □ 中频理疗（必要时） 临时医嘱： □ 补液（必要时） □ 术后镇痛药物（必要时） □ 复查血常规（必要时） □ 复查患肢 X 线片	长期医嘱： □ 术后常规护理 □ 一级护理 □ 饮食医嘱（普通饮食/流质饮食/糖尿病饮食） □ 术后抗菌药物（根据情况） □ 术后营养神经药物应用（必要时） □ 术后改善循环药物应用（必要时） □ 中频理疗（必要时） 临时医嘱： □ 术后镇痛药物（必要时） □ 复查血常规（必要时）
病情变异记录	□ 无 □ 有，原因： 1. 2.	□ 无 □ 有，原因： 1. 2.	□ 无 □ 有，原因： 1. 2.
医师签名			

时间	住院第 6~11 天 （出院前 1 日）	住院第 8~12 天 （出院日）	
主要诊疗工作	□ 上级医师查房 □ 收回病理报告单，根据病理结果向患者及家属进一步交代病情 □ 切口换药，进行伤口评估，确定有无手术并发症和切口愈合不良情况，明确能否出院 □ 完成出院记录，病案首页，出院诊断书，病程记录等 □ 向患者交代出院后的注意事项，如：返院复诊的时间，地点，发生紧急情况时的处理等	□ 患者办理出院手续，出院	
重点医嘱	**长期医嘱：** □ 二级护理 □ 饮食医嘱（普通饮食/流质饮食/糖尿病饮食） □ 术后营养神经药物应用（必要时） □ 术后改善循环药物应用（必要时） □ 中频理疗（必要时） **临时医嘱：** □ 术后镇痛药物（必要时）	**临时医嘱：** □ 今日出院	
病情变异记录	□ 无　□ 有，原因： 1. 2.	□ 无　□ 有，原因： 1. 2.	□ 无　□ 有，原因： 1. 2.
医师签名			

（二）护士表单

内生软骨瘤临床路径护士表单

适用对象：第一诊断为内生性软骨瘤（ICD-10：D16　M9220/0）

行软骨瘤切除术（ICD-9-CM-3：77.6）

患者姓名：	性别：　　年龄：　　门诊号：		住院号：
住院日期：　　年　月　日	出院日期：　　年　　月　　日		标准住院日：8~12 日

时间	住院第 1 天	住院第 2 天	住院第 2 天（术前 1 日）
健康宣教	□ 入院宣教 □ 介绍主管医师、护士 □ 介绍环境、设施 □ 介绍住院注意事项 □ 介绍探视和陪伴制度 □ 介绍贵重物品制度	□ 手术前宣教 □ 告知术前准备事项 □ 告知术后注意事项 □ 告知术后饮食 □ 告知患者如何配合医师	□ 术前 1 日宣教 □ 告知饮食、体位要求 □ 告知术前禁食时间 □ 给予患者及家属心理支持 □ 告知术后可能出现的情况及应对方式 □ 主管护士与患者沟通，消除患者紧张情绪
护理处置	□ 核对患者，佩戴腕带 □ 建立入院护理病历 □ 协助患者留取各种标本 □ 测量体重	□ 协助医师完成术前的相关检查 □ 在陪检护士指导下完成辅助检查	□ 术前准备 □ 禁食、禁水
基础护理	□ 二级护理 □ 晨晚间护理 □ 患者安全管理	□ 二级护理 □ 晨晚间护理 □ 患者安全管理	□ 二级护理 □ 晨晚间护理 □ 患者安全管理
专科护理	□ 护理查体 □ 病情观察 □ 患肢症状观察及皮肤评估 □ 患肢保护 □ 需要时，请家属陪伴 □ 确定饮食种类 □ 心理护理	□ 护理等级评定 □ 药物过敏史 □ 既往病史 □ 定期巡视病房 □ 心理护理	□ 术前常规准备（腕带、对接单） □ 术区备皮 □ 术前皮试 □ 术前肠道准备 □ 心理护理
重点医嘱	□ 详见医嘱执行单	□ 详见医嘱执行单	□ 详见医嘱执行单
病情变异记录	□ 无　□ 有，原因： 1. 2.	□ 无　□ 有，原因： 1. 2.	□ 无　□ 有，原因： 1. 2.
护士签名			

时间	住院第 3 天 （手术日）	住院第 4 天 （术后第 1 日）	住院第 5 天 （术后第 2 日）
健康宣教	□ 术后宣教 □ 药物作用及频率 □ 饮食、活动指导 □ 再次明确探视陪伴须知	□ 术后宣教 □ 药物作用及频率 □ 饮食、活动指导	□ 术后宣教 □ 药物作用及频率 □ 饮食、活动指导
护理处置	□ 送患者至手术室 □ 摘除患者义齿 □ 核对患者资料及带药 □ 接患者 □ 核对患者及资料	□ 引流护理：密切观察伤口敷料及供骨区敷料渗出情况。如有引流，保持引流管无受压、折曲，引流通畅。	□ 引流护理：密切观察伤口敷料及供骨区敷料渗出情况。如有引流，保持引流管无受压、折曲，引流通畅
基础护理	□ 一级护理 □ 根据麻醉方式做好口腔、拍背等基础护理 □ 患肢舒适卧位。	□ 一级护理 □ 晨晚间护理 □ 患者安全管理	□ 一级护理 □ 晨晚间护理 □ 患者安全管理
专科护理	□ 护理查体 □ 病情观察 □ 患肢感觉、运动及血运观察 □ 皮肤评估 □ 疼痛护理：根据疼痛程度，选择合理镇痛方法。 □ 需要时，请家属陪伴 □ 确定饮食种类 □ 心理护理	□ 护理查体 □ 病情观察 □ 患肢感觉、运动及血运观察 □ 皮肤评估 □ 疼痛护理：根据疼痛程度，选择合理镇痛方法。 □ 需要时，请家属陪伴 □ 适时提供疾病信息	□ 护理查体 □ 病情观察 □ 患肢感觉、运动及血运观察 □ 皮肤评估 □ 疼痛护理：根据疼痛程度，选择合理镇痛方法。 □ 需要时，请家属陪伴 □ 心理护理
重点医嘱	□ 详见医嘱执行单	□ 详见医嘱执行单	□ 详见医嘱执行单
病情变异记录	□ 无　□ 有，原因： 1. 2.	□ 无　□ 有，原因： 1. 2.	□ 无　□ 有，原因： 1. 2.
护士签名			

时间	住院第 6~11 天 （出院前 1 日）	住院第 8~12 天 （出院日）
健康宣教	□ 术后宣教 □ 药物作用及频率 □ 饮食、活动指导	□ 出院宣教 □ 复查时间 □ 服药方法 □ 活动休息 □ 指导办理出院手续
护理处置	□ 遵医嘱完成相关检查 □ 引流护理：密切观察伤口敷料及供骨区敷料渗出情况。如有引流，保持引流管无受压、折曲，引流通畅。	□ 办理出院手续 □ 书写出院小结
基础护理	□ 二级护理 □ 晨晚间护理 □ 患者安全管理	□ 二级护理 □ 晨晚间护理 □ 患者安全管理
专科护理	□ 护理查体 □ 病情观察 □ 患肢感觉、运动及血运观察 □ 皮肤评估 □ 心理护理	□ 护理查体 □ 病情观察 □ 患肢感觉、运动及血运观察 □ 皮肤评估 □ 心理护理 □ 出院指导（复查影像和病理回报）
重点医嘱	□ 详见医嘱执行单	□ 详见医嘱执行单
病情变异记录	□ 无　□ 有，原因： 1. 2.	□ 无　□ 有，原因： 1. 2.
护士签名		

（三）患者表单

内生软骨瘤临床路径患者表单

适用对象：第一诊断为内生性软骨瘤（ICD-10：D16 M9220/0）
行软骨瘤切除术（ICD-9-CM-3：77.6）

患者姓名：	性别： 年龄： 门诊号：	住院号：
住院日期： 年 月 日	出院日期： 年 月 日	标准住院日：8~12日

时间	入院	术前一天	手术当天
医患配合	□ 配合询问病史、收集资料，请务必详细告知既往史、用药史、过敏史 □ 配合进行体格检查 □ 有任何不适请告知医师	□ 配合完善术查前相关检查，如采血、留尿、心电图、X线胸片 □ 医师与患者及家属介绍病情及术前谈话、术前签字	□ 配合完善相关检查，如采血、留尿 □ 配合手术室接送
护患配合	□ 配合测量体温、脉搏、呼吸3次，血压、体重1次 □ 配合完成入院护理评估（简单询问病史、过敏史、用药史） □ 接受入院宣教（环境介绍、病室规定、订餐制度、贵重物品保管等） □ 配合执行探视和陪伴制度 □ 有任何不适请告知护士	□ 配合测量体温、脉搏、呼吸2次 □ 接受术前宣教 □ 接受饮食宣教 □ 接受药物宣教	□ 配合测量体温、脉搏、呼吸2次 □ 送手术室前，协助完成核对，带齐影像资料及用药 □ 返回病房后，配合接受生命体征的测量 □ 配合检查意识（全麻者） □ 配合缓解疼痛 □ 接受术后宣教 □ 接受饮食宣教 □ 接受药物宣教 □ 有任何不适请告知护士
饮食	□ 遵医嘱饮食	□ 遵医嘱饮食 □ 术前晚禁食、禁水	□ 术前禁食、禁水 □ 术后根据医嘱逐步恢复饮食
排泄	□ 正常排尿便	□ 正常排尿便	□ 正常排尿便
活动	□ 正常活动 □ 必要时保护患肢	□ 正常活动 □ 必要时保护患肢	□ 患肢制动、抬高 □ 配合医护检查患肢活动、感觉及血运

时间	手术后	出院
医患配合	□ 配合患肢检查 □ 配合定期伤口换药 □ 配合完善术后检查：如采血、留尿、便等	□ 配合完善术后影像学检查 □ 接受出院前指导 □ 知道复查程序 □ 获取出院诊断书
护患配合	□ 配合定时监测生命体征 □ 配合检查患肢 □ 接受输液、服药等治疗 □ 接受进食、进水、排便等生活护理 □ 配合活动，预防皮肤压疮 □ 注意活动安全，保护患肢 □ 配合执行探视及陪伴	□ 接受出院宣教 □ 办理出院手续 □ 获取出院带药 □ 知道服药方法、作用、注意事项 □ 知道复印病历程序
饮食	□ 遵医嘱饮食	□ 遵医嘱饮食
排泄	□ 正常排尿便	□ 正常排尿便
活动	□ 遵医嘱活动并进行患肢功能锻炼 □ 配合医护检查患肢活动、感觉及血运	□ 遵医嘱活动并进行患肢功能锻炼

附：原表单（2016 年版）

内生软骨瘤临床路径表单

适用对象：第一诊断为内生性软骨瘤的患者（ICD-10：D16）

患者姓名：	性别：　年龄：　门诊号：	住院号：
住院日期：　　年　月　日	出院日期：　　年　月　日	标准住院日：8~12 日

时间	住院第 1 天	住院第 2 天	住院第 3 天（手术日前 1 天）
主要诊疗工作	□ 询问病史与体格检查 □ 完成首次病程记录 □ 完成大病历 □ 开具检查单 □ 上级医师查房 □ 确定诊断	□ 上级医师查房与手术前评估 □ 确定手术方案和麻醉方式 □ 根据化验及相关检查结果对患者的手术风险进行评估，必要者请相关科室会诊 □ 完成必要的相关科室会诊	□ 完成术前小结、上级医师查房记录 □ 完成术前准备与术前评估 □ 签署手术知情同意书、自费用品协议书 □ 向患者及家属交代病情及围术期的注意事项
重点医嘱	长期医嘱： □ 骨科常规护理 □ 二级护理 □ 饮食医嘱（普通饮食/流质饮食/糖尿病饮食） 临时医嘱： □ 血常规、血型 □ 尿常规 □ 凝血功能 □ 肝肾功能血糖离子 □ 感染性疾病筛查 □ 胸部 X 线检查 □ 心电图 □ 肢体摄片（必要时） □ MRI 检查（必要时）	长期医嘱： □ 骨科常规护理 □ 二级护理 □ 饮食医嘱（普通饮食/流质饮食/糖尿病饮食） 临时医嘱： □ 请相关科室会诊	长期医嘱： □ 骨科常规护理 □ 二级护理 □ 饮食医嘱（普通饮食/流质饮食/糖尿病饮食） 临时医嘱： □ 明日在局麻、臂丛麻醉或全麻下行软骨瘤切除或加植骨术 □ 术晨禁饮食 □ 术区备皮 □ 抗菌药物皮试（必要时）
主要护理工作	□ 介绍病区环境、设施 □ 介绍患者主管医师和责任护士 □ 入院常规宣教 □ 患肢皮肤评估 □ 告知辅助检查的注意事项	□ 护理等级评定 □ 药物过敏史 □ 既往病史 □ 在陪检护士指导下完成辅助检查 □ 做好晨晚间护理 □ 定期巡视病房	□ 术前常规准备（腕带、对接单） □ 术区备皮 □ 术前宣教 □ 心理护理
病情变异记录	□ 无　□ 有，原因： 1. 2.	□ 无　□ 有，原因： 1. 2.	□ 无　□ 有，原因： 1. 2.
护士签名			
医师签名			

日期	住院第 4 天 （手术日）	住院第 5 天 （术后第 1 日）	住院第 6 天 （术后第 2 日）
主要诊疗工作	□ 实施手术 □ 切除肿物送检病理 □ 完成术后病程记录 □ 24 小时内完成手术记录 □ 上级医师查房 □ 向患者及家属交代手术过程概况及术后注意事项 □ 检查有无手术并发症及相应处理	□ 查看患者 □ 上级医师查房 □ 完成术后病程记录 □ 向患者及其家属交代手术后注意事项 □ 换药，观察切口情况，拔除引流（根据情况） □ 注意血运及肿胀情况 □ 注意有无发热 □ 复查血常规（必要时） □ 复查患肢 X 片 □ 指导患肢功能锻炼	□ 查看患者 □ 上级医师查房 □ 完成术后病程记录 □ 换药，观察切口情况，拔除引流（根据情况） □ 注意石膏外固定、血运及肿胀情况 □ 注意有无发热 □ 复查血常规（必要时） □ 指导患肢功能锻炼 □ 向患者及家属交代病情变化
重点医嘱	长期医嘱： □ 术后常规护理 □ 特殊疾病护理 □ 普通饮食/流质饮食/糖尿病饮食（术后 6 小时后） □ 心电监护或生命体征监测 □ 吸氧 □ 留置导尿（必要时） □ 术后抗菌药（根据情况） □ 术后营养神经药物应用（必要时） □ 中频理疗（必要时） 临时医嘱： □ 补液（必要时） □ 术后止血药物（必要时） □ 术后镇痛药物（必要时）	长期医嘱： □ 术后常规护理 □ 一级护理 □ 饮食医嘱（普通饮食/流质饮食/糖尿病饮食） □ 术后抗生素（根据情况） □ 术后营养神经药物应用（必要时） □ 术后改善循环药物应用（必要时） □ 中频理疗（必要时） 临时医嘱： □ 补液（必要时） □ 术后镇痛药物（必要时） □ 复查血常规（必要时） □ 复查患肢 X 片	长期医嘱： □ 术后常规护理 □ 一级护理 □ 饮食医嘱（普通饮食/流质饮食/糖尿病饮食） □ 术后抗菌药（根据情况） □ 术后营养神经药物应用（必要时） □ 术后改善循环药物应用（必要时） □ 中频理疗（必要时） 临时医嘱： □ 术后镇痛药物（必要时） □ 复查血常规（必要时）
主要护理工作	□ 基础护理：根据麻醉方式做好口腔、拍背等基础护理。患肢舒适卧位。 □ 血运观察：观察患肢血运情况，植骨患者注意供骨区切口护理。 □ 疼痛护理：根据疼痛程度，选择合理镇痛方法。	□ 饮食指导：禁烟酒，忌生冷辛辣刺激性食物，给予适度补钙 □ 引流护理：密切观察伤口敷料及供骨区敷料渗出情况。如有引流，保持引流管无受压、折曲，引流通畅。 □ 适时提供疾病信息 □ 心理护理	□ 饮食指导：禁烟酒，忌生冷辛辣刺激性食物，给予适度补钙 □ 引流护理：密切观察伤口敷料及供骨区敷料渗出情况。如有引流，保持引流管无受压、折曲，引流通畅。 □ 适时提供疾病信息 □ 心理护理
病情变异记录	□ 无 □ 有，原因： 1. 2.	□ 无 □ 有，原因： 1. 2.	□ 无 □ 有，原因： 1. 2.
护士签名			
医师签名			

日期	住院第 7~11 天 （出院前 1 日）	住院第 8~12 天 （出院日）	
主要诊疗工作	□ 上级医师查房 □ 收回病理报告单，根据病理结果向患者及家属进一步交代病情 □ 切口换药，进行伤口评估，确定有无手术并发症和切口愈合不良情况，明确是否出院 □ 完成出院记录，病案首页，出院诊断书，病程记录等 □ 向患者交代出院后的注意事项，如：返院复诊的时间，地点，发生紧急情况时的处理等	□ 患者办理出院手续，出院	
重点医嘱	长期医嘱： □ 二级护理 □ 饮食医嘱（普通饮食/流质饮食/糖尿病饮食） □ 术后营养神经药物应用（必要时） □ 术后改善循环药物应用（必要时） □ 中频理疗（必要时） 临时医嘱： □ 术后镇痛药物（必要时）	临时医嘱： □ 今日出院	
主要护理工作	□ 饮食指导：禁烟酒，忌生冷辛辣刺激性食物，给予适度补钙。 □ 引流护理：密切观察伤口敷料及供骨区敷料渗出情况。如有引流，保持引流管无受压、折曲，引流通畅。 □ 适时提供疾病信息 □ 心理护理	出院指导：根据病理结果，告知相关注意事项以及相关后续治疗。预防瘢痕以及软骨瘤复发。 告知随诊的意义 告知出院流程	
病情变异记录	□ 无　□ 有，原因： 1. 2.	□ 无　□ 有，原因： 1. 2.	□ 无　□ 有，原因： 1. 2.
护士签名			
医师签名			

第三十四章

恶性肿瘤骨转移临床路径释义

一、恶性肿瘤骨转移编码

1. 卫计委原编码

疾病名称及编码：恶性肿瘤骨转移（ICD-10：C79.500）

2. 修改编码

疾病名称及编码恶性肿瘤骨转移（ICD-10：C79.5）

二、临床路径检索方法

C79.500

三、恶性肿瘤骨转移手术治疗临床路径标准住院流程

（一）适用对象

1. 第一诊断为骨继发恶性肿瘤（ICD-10：C79.500）。

2. 具有手术治疗指征。

> **释义**
>
> ■ 恶性肿瘤骨转移的治疗目标：①缓解疼痛，恢复功能，改善生活质量；②预防或延缓骨相关事件的发生。
>
> ■ 手术治疗也是恶性肿瘤骨转移治疗的重要手段。在患者发生病理骨折前进行手术治疗，能极大提高生存质量，使患者免受骨折痛苦。
>
> ■ 恶性肿瘤骨转移手术治疗原则：①预计患者可以存活3月以上；②全身状况可，能够耐受手术创伤及麻醉；③预计手术治疗后较手术治疗前有更好生存质量，能够立即活动，有助于进一步治疗和护理；④预计原发肿瘤治疗后有较长无瘤期；⑤孤立性骨转移病灶；⑥病理骨折风险高者。
>
> ■ 恶性肿瘤骨转移的手术时机：①有癌症病史，影像学及组织学检查为单发骨转移患者；②负重骨出现X线片可见的破坏；③保守治疗后，骨破坏继续加重患者；④保守治疗后，疼痛持续加重患者；⑤保守治疗后，运动系统功能仍不能恢复的患者；⑥已经出现病理骨折患者；⑦有神经压迫症状患者；⑧脊柱溶骨破坏，截瘫危险性大患者；⑨放化疗不敏感骨转移灶。

（二）诊断依据

根据中华医学会骨科学分会骨肿瘤学组《骨转移瘤外科治疗专家共识》（2009）等。

1. 临床症状：早期可无明显症状。常见的症状有癌性骨痛、活动障碍等。

3. 辅助检查：X线、CT、MRI、全身骨显像、PET-CT、肿瘤标志物等。

4. 有明确癌症病史，影像学符合骨转移典型表现。

5. 病理学检查可明确诊断。

> **释义**
>
> ■ 恶性肿瘤骨转移的诊断要点：放射性核素全身骨扫描是初步诊断骨转移的筛查方法，进一步确诊需要根据情况选择 X 线片、MRI 或 CT 等方法，必要时还可以行骨穿刺活检。
> ■ 恶性肿瘤骨转移诊断一般需同时具备两项条件：①经组织病理学或细胞学检查诊断为非骨骼系统恶性肿瘤，或骨病灶穿刺活检或细胞学诊断为恶性肿瘤骨转移；②骨病灶经 X 线片或 MRI 或 CT 或 PET-CT 检查，诊断为恶性肿瘤骨转移。

(三) 进入路径标准

1. 第一诊断符合骨继发恶性肿瘤（ICD-10：C79.500）疾病编码。
2. 无手术禁忌，当患者原发肿瘤及同时具有其他疾病诊断，但在住院期间不需特殊处理，不影响第一诊断的临床路径流程实施时，可以进入路径。

> **释义**
>
> ■ 恶性肿瘤骨转移手术适应证：
> 1. 负重长管状骨：①即将发生骨折；②已经发生骨折；③病变直径>2.5cm；④病变范围>50%骨皮质；⑤完全溶骨破坏；⑥负重下疼痛；⑦放疗后疼痛。
> 2. 脊柱转移：①神经功能受损；②脊柱不稳定；③即将发生骨折；④疼痛。
> 3. 骨盆转移：①髋臼即将或已经发生病理骨折；②顽固性疼痛；③对侧即将发生骨折而需要手术治疗。
> ■ 对于以下因素应考虑非手术治疗：①原发肿瘤高度恶性；②预计原发肿瘤治疗后无瘤生存期很短；③全身多发骨破坏；④多器官转移；⑤全身一般条件差，不耐受手术。

(四) 标准住院日≤16 天

> **释义**
>
> ■ 如果患者条件允许，住院时间可以低于上述住院天数。

(五) 住院期间的检查项目

1. 必需的检查项目：
(1) 血常规、尿常规、血型。
(2) 凝血功能、肝肾功能、血电解质、血糖、感染性疾病筛查（乙型肝炎、丙型肝炎、艾滋病、梅毒等）、肿瘤标志物系列。
(3) 心电图、胸部 CT。
(4) 肿瘤部位 X 线片、CT、MRI 检查，包括强化或增强扫描。
(5) 全身骨显像。

2. 根据患者病情进行的检查项目：根据患者病情，行必要时行心肺功能检查、血气分析、PET-CT 检查、病理学检查。

> **释义**
>
> ■ 为了缩短平均住院日，部分检查可以在门诊完成。

(六) 治疗方案的选择

根据中华医学会骨科学分会骨肿瘤学组《骨转移瘤外科治疗专家共识》（2009）等。

1. 符合骨继发恶性肿瘤需手术治疗者。根据肿瘤的具体部位选择合适的手术方式。脊柱转移瘤可选：椎板切除、椎体部分切除、全脊椎切除、经皮椎体成形术及后凸成形术；四肢骨转移瘤可选病灶灭活刮除、病灶灭活切除术，并根据病情选择固定方式外固定支架、骨水泥、髓内针、钢板螺钉、关节假体等。

2. 手术风险较大者（高龄、妊娠期、合并较严重内科疾病），需向患者或家属交代病情；如不同意手术，应当充分告知风险，履行签字手续，并予严密观察。

> **释义**
>
> ■ 手术治疗恶性肿瘤骨转移的主要目的是恢复运动系统功能，提高患者生存质量，对于多发骨转移患者，手术方式去除肿瘤组织不是主要目的。

(七) 预防性抗菌药物选择与使用时机

1. 按照《抗菌药物临床应用指导原则（2015 年版）》（国卫办医发〔2015〕43 号）选择用药。建议使用第一、二代头孢菌素，头孢曲松等；明确感染患者，可根据药敏试验结果调整抗菌药物。

2. 预防性用抗菌药物，时间为术前 30 分钟，手术超过 3 小时可加用 1 次。

> **释义**
>
> ■ 外科手术预防用药目的：预防手术后切口感染，以及清洁-污染或污染手术后手术部位感染及术后可能发生的全身性感染。
>
> ■ 清洁手术在下列情况时可考虑预防用药：①手术范围大、时间长、污染机会增加；②异物植入手术，如异体骨、人工骨植骨、内固定物植入术等；③高龄或免疫缺陷者等高危人群。
>
> ■ 外科预防用抗菌药物的选择及给药方法：抗菌药物的选择视预防目的而定。为预防术后切口感染，应针对金黄色葡萄球菌（以下简称金葡菌）选用药物。预防手术部位感染或全身性感染，则需依据手术野污染或可能的污染菌种类选用，选用的抗菌药物必须是疗效肯定、安全、使用方便及价格相对较低的品种。
>
> ■ 给药方法：接受清洁手术者，在术前 0.5~2 小时给药或麻醉开始时给药，使手术切口暴露时局部组织中已达到足以杀灭手术过程中入侵切口细菌的药物浓度。如果手术时间超过 3 小时，或失血量大（>1500ml），可手术中给予第 2 剂。抗菌药

物的有效覆盖时间应包括整个手术过程和手术结束后 4 小时，总的预防用药时间不超过 24 小时，个别情况可延长至 48 小时。手术时间较短（<2 小时）的清洁手术，术前用药 1 次即可。

（八）手术日

1. 麻醉方式：局部麻醉、神经阻滞麻醉或全麻。
2. 手术方式及手术内植物：脊柱转移瘤可选椎板切除、椎体部分切除、全脊椎切除、经皮椎体成形术及后凸成形术并根据病情选择内植物，如椎弓根钉棒、钢板螺钉等；四肢骨转移瘤可选病灶刮除、病灶切除术，并根据病情选择固定方式外固定支架、骨水泥、髓内针、钢板螺钉、关节假体等。
3. 术中用药：麻醉用药、抗菌药。
4. 术后病理：所切除肿瘤组织送病理科做病理检查。

> **释义**
>
> ■ 术中抗菌药物应用：接受清洁手术者，在术前 0.5~2 小时给药或麻醉开始时给药，使手术切口暴露时局部组织中已达到足以杀灭手术过程中入侵切口细菌的药物浓度。如果手术时间超过 3 小时，或失血量大（>1500ml），可手术中给予第 2 剂。抗菌药物的有效覆盖时间应包括整个手术过程和手术结束后 4 小时。

（九）术后恢复

1. 术后复查的检查项目：X 线片、MRI、CT、全身骨显像、PET-CT、血常规、尿常规、肝肾功能、电解质、血糖。
2. 术后用药：根据病情选用激素、脱水药、抗菌药物。

> **释义**
>
> ■ 血常规、肝肾功能、血糖、血生化等化验为评估术后失血、感染及基础疾病状况提供临床提示及依据。
>
> ■ 术后用药：接受清洁手术者，抗菌药物的有效覆盖时间应包括整个手术过程和手术结束后 4 小时，总的预防用药时间不超过 24 小时，个别情况可延长至 48 小时。手术时间较短（<2 小时）的清洁手术，术前用药 1 次即可。

（十）出院标准

1. 患者病情稳定，体温正常，手术切口愈合良好，生命体征平稳。
2. 没有需要住院处理的并发症和（或）合并症。

> **释义**
>
> ■ 需要住院处理的手术并发症，如感染、伤口愈合不良、静脉血栓栓塞症等。

（十一）变异及原因分析

1. 术后血肿等并发症，严重者需要 2 次手术，导致住院时间延长、费用增加。
2. 术后切口感染、切口渗液、脑脊液漏和神经功能障碍等，导致住院时间延长与费用增加。
3. 术后继发其他内、外科疾病需进一步诊治，导致住院时间延长。
4. 植入物选择：根据病变的部位和大小选择适当的内固定物，植入物材料费用可能会较高。
5. 病理情况：若病理回报结果不符合，则需要退出临床路径。
6. 术前行病理检查患者，因病理结果需多日方回报，需延长住院时间。

> **释义**
>
> ■ 部分患者需行术前病理检查，因病理结果需多日方回报，可在门诊进行检查。

四、推荐表单

（一）医师表单

恶性肿瘤骨转移手术治疗临床路径医师表单

适用对象：第一诊断为恶性肿瘤骨转移（ICD-10：C79.5）

患者姓名：	性别： 年龄： 门诊号：	住院号：
住院日期： 年 月 日	出院日期： 年 月 日	标准住院日：≤16 天

时间	住院第 1 天	住院第 2 天	住院第 3 天
主要诊疗工作	□ 询问病史及体格检查 □ 完成病历书写 □ 上级医师查房与术前评估 □ 依据体检，进行相关的术前检查 □ 初步确定手术方式和日期	□ 完成相关科室会诊 □ 上级医师查房 □ 完成术前准备与术前评估	□ 术前讨论 □ 术前准备与评估 □ 完成术前小结、术前讨论记录 □ 向患者和家属交代围术期注意事项，签署手术同意书、输血同意书、委托书
重点医嘱	**长期医嘱：** □ 一级护理 □ 饮食 **临时医嘱：** □ 血常规、血型、尿常规、肝肾功能、血电解质、血糖、凝血功能、感染性疾病筛查 □ 心电图，胸部 CT □ 肿瘤部位 X 线片、CT、MRI 检查，包括强化或增强扫描 □ 全身核素骨扫描 □ 必要时查肺功能、超声心动图、血气分析、PET-CT 检查、病理学检查	**长期医嘱：** □ 一级护理 □ 饮食 **临时医嘱：** □ 激素及脱水药（酌情） □ 其他特殊医嘱	**长期医嘱：** □ 一级护理 □ 饮食 **临时医嘱：** □ 备皮（颈椎病变酌情剃头） □ 抗菌药物皮试 □ 术前禁食、禁水 □ 激素及脱水药（酌情） □ 其他特殊医嘱 □ 术前禁食、禁水
病情变异记录	□ 无 □ 有，原因： 1. 2.	□ 无 □ 有，原因： 1. 2.	□ 无 □ 有，原因： 1. 2.
医师签名			

时间	住院第＿天（手术日）	住院第＿＿天 （手术后第1天）	住院第＿＿天 （术后第2天）
主要诊疗工作	□ 麻醉下肿瘤切除及重建手术 □ 脊柱肿瘤，术中电生理监测 □ 术者完成手术记录 □ 完成术后病程记录 □ 上级医师查房 □ 向患者及家属交代手术情况，嘱咐注意事项 □ 观察术后病情变化	□ 上级医师查房，完成病程记录 □ 根据引流情况决定是否拔除引流 □ 注意体温、血象及生化指标变化（对症处理） □ 脊柱肿瘤神经学查体	□ 上级医师查房，注意病情变化 □ 完成病程记录 □ 根据引流情况决定是否拔除引流 □ 注意体温、血象及生化指标变化（对症处理） □ 注意有无意识障碍、呼吸、吞咽障碍、偏瘫、腹胀、大小便障碍、远端血运、感觉及运动情况
重点医嘱	长期医嘱： □ 一级护理 □ 禁食、禁水 □ 吸氧及生命体征监测 □ 保留导尿 □ 术中用抗菌药物 □ 补液治疗 □ 激素、脱水药、抑酸药 临时医嘱： □ 根据病情需要下达相应医嘱 □ 镇痛、止吐等 □ 血常规，肝肾功能及血电解质，凝血功能、血气等	长期医嘱： □ 一级护理 □ 流质饮食 □ 激素、抗菌药物 临时医嘱： □ 镇痛 □ 补液（酌情） □ 拔除引流管（如术中置放）	长期医嘱： □ 一级护理 □ 流质饮食/半流质饮食 □ 激素、抗菌药物 临时医嘱： □ 镇痛 □ 补液（酌情） □ 拔除引流管（如术中置放）
病情变异记录	□ 无　□ 有，原因： 1. 2.	□ 无　□ 有，原因： 1. 2.	□ 无　□ 有，原因： 1. 2.
医师签名			

时间	住院第 7 天 （术后第 3 天）	住院第 8 天 （术后第 4 天）	住院第 __ 天 （出院日）
主要诊疗工作	□ 上级医师查房，注意病情变化 □ 完成病程记录 □ 切口换药，注意有无皮下积液、切口渗液 □ 调整激素用量，逐渐减量 □ 根据情况停用抗菌药物	□ 注意病情变化 □ 完成病程记录 □ 激素减量或停药	□ 上级医师查房，进行手术及伤口评估，确定有无并发症和切口愈合不良情况，明确能否出院 □ 完成出院记录、病案首页、出院证明书等，向患者交代出院后的注意事项，如返院复诊的时间、地点，发生紧急情况时的处理等 □ 患者办理出院手续，出院
重点医嘱	长期医嘱： □ 一级护理 □ 半流质饮食/普通饮食 临时医嘱： □ 换药 □ 根据病情需要下达相应医嘱	长期医嘱： □ 一级护理 □ 普通饮食 临时医嘱： □ 根据病情需要下达相应医嘱	出院医嘱： □ 出院带药：神经营养药物、镇痛药、预约拆线时间 □ 出院指导：根据病理结果，告知相关注意事项 □ 告知随诊的意义 □ 告知出院流程
病情变异记录	□ 无 □ 有，原因： 1. 2.	□ 无 □ 有，原因： 1. 2.	□ 无 □ 有，原因： 1. 2.
医师签名			

（二）护士表单

恶性肿瘤骨转移手术治疗临床路径护士表单

适用对象：第一诊断为恶性肿瘤骨转移（ICD-10：C79.5）

患者姓名：	性别： 年龄： 门诊号：	住院号：
住院日期： 年 月 日	出院日期： 年 月 日	标准住院日：≤16 天

时间	住院第 1 天	住院第 2 天	住院第 3 天（术前 1 日）
健康宣教	□ 入院宣教 □ 介绍主管医师、护士 □ 介绍环境、设施 □ 介绍住院注意事项 □ 介绍探视和陪伴制度 □ 介绍贵重物品制度	□ 手术前宣教 □ 告知术前准备事项 □ 告知术后注意事项 □ 告知术后饮食 □ 告知患者如何配合医师	□ 术前 1 日宣教 □ 告知饮食、体位要求 □ 告知术前禁食时间 □ 给予患者及家属心理支持 □ 告知术后可能出现的情况及应对方式 □ 主管护士与患者沟通，消除患者紧张情绪
护理处置	□ 核对患者，佩戴腕带 □ 建立入院护理病历 □ 协助患者留取各种标本 □ 测量体重	□ 协助医师完成术前的相关检查 □ 在陪检护士指导下完成辅助检查	□ 术前准备 □ 禁食、禁水
基础护理	□ 二级护理 □ 晨晚间护理 □ 患者安全管理	□ 二级护理 □ 晨晚间护理 □ 患者安全管理	□ 二级护理 □ 晨晚间护理 □ 患者安全管理
专科护理	□ 护理查体 □ 病情观察 □ 患肢症状观察及皮肤评估 □ 患肢保护 □ 需要时，请家属陪伴 □ 确定饮食种类 □ 心理护理	□ 护理等级评定 □ 药物过敏史 □ 既往病史 □ 定期巡视病房 □ 心理护理	□ 术前常规准备（腕带、对接单） □ 术区备皮 □ 术前皮试 □ 术前肠道准备 □ 心理护理
重点医嘱	□ 详见医嘱执行单	□ 详见医嘱执行单	□ 详见医嘱执行单
病情变异记录	□ 无 □ 有，原因： 1. 2.	□ 无 □ 有，原因： 1. 2.	□ 无 □ 有，原因： 1. 2.
护士签名			

时间	住院第__天 （手术日）	住院第__天 （术后第1日）	住院第__天 （术后第2日）
健康宣教	□ 术后宣教 □ 药物作用及频率 □ 饮食、活动指导 □ 再次明确探视陪伴须知	□ 术后宣教 □ 药物作用及频率 □ 饮食、活动指导	□ 术后宣教 □ 药物作用及频率 □ 饮食、活动指导
护理处置	□ 送患者至手术室 □ 摘除患者义齿 □ 核对患者资料及带药 □ 接患者 □ 核对患者及资料	□ 引流护理：密切观察伤口敷料及供骨区敷料渗出情况。如有引流，保持引流管无受压、折曲，引流通畅	□ 引流护理：密切观察伤口敷料及供骨区敷料渗出情况。如有引流，保持引流管无受压、折曲，引流通畅
基础护理	□ 一级护理 □ 根据麻醉方式做好口腔、拍背等基础护理 □ 患肢舒适卧位	□ 一级护理 □ 晨晚间护理 □ 患者安全管理	□ 一级护理 □ 晨晚间护理 □ 患者安全管理
专科护理	□ 护理查体 □ 病情观察 □ 患肢感觉、运动及血运观察 □ 皮肤评估 □ 疼痛护理：根据疼痛程度选择合理镇痛方法 □ 需要时，请家属陪伴 □ 确定饮食种类 □ 心理护理	□ 护理查体 □ 病情观察 □ 患肢感觉、运动及血运观察 □ 皮肤评估 □ 疼痛护理：根据疼痛程度选择合理镇痛方法 □ 需要时，请家属陪伴 □ 适时提供疾病信息	□ 护理查体 □ 病情观察 □ 患肢感觉、运动及血运观察 □ 皮肤评估 □ 疼痛护理：根据疼痛程度选择合理镇痛方法 □ 需要时，请家属陪伴 □ 心理护理
重点医嘱	□ 详见医嘱执行单	□ 详见医嘱执行单	□ 详见医嘱执行单
病情变异记录	□ 无　□ 有，原因： 1. 2.	□ 无　□ 有，原因： 1. 2.	□ 无　□ 有，原因： 1. 2.
护士签名			

时间	住院第__天 （术后第3日）	住院第__天 （出院前1日）	住院第__天 （出院日）
健康宣教	□ 术后宣教 □ 药物作用及频率 □ 饮食、活动指导	□ 术后宣教 □ 药物作用及频率 □ 饮食、活动指导	□ 出院宣教 □ 复查时间 □ 服药方法 □ 活动休息 □ 指导办理出院手续
护理处置	□ 引流护理：密切观察伤口敷料及供骨区敷料渗出情况。如有引流，保持引流管无受压、折曲，引流通畅	□ 遵医嘱完成相关检查 □ 引流护理：密切观察伤口敷料及供骨区敷料渗出情况。如有引流，保持引流管无受压、折曲，引流通畅	□ 办理出院手续 □ 书写出院小结
基础护理	□ 一级护理 □ 晨晚间护理 □ 患者安全管理	□ 二级护理 □ 晨晚间护理 □ 患者安全管理	□ 二级护理 □ 晨晚间护理 □ 患者安全管理
专科护理	□ 护理查体 □ 病情观察 □ 患肢感觉、运动及血运观察 □ 皮肤评估 □ 疼痛护理：根据疼痛程度，选择合理镇痛方法 □ 需要时，请家属陪伴 □ 心理护理	□ 护理查体 □ 病情观察患肢感觉、运动及血运观察 □ 皮肤评估 □ 心理护理	□ 护理查体 □ 病情观察患肢感觉、运动及血运观察 □ 皮肤评估 □ 心理护理 □ 出院指导（复查影像和病理报告）
重点医嘱	□ 详见医嘱执行单	□ 详见医嘱执行单	□ 详见医嘱执行单
病情变异记录	□ 无 □ 有，原因： 1. 2.	□ 无 □ 有，原因： 1. 2.	□ 无 □ 有，原因： 1. 2.
护士签名			

（三）患者表单

恶性肿瘤骨转移手术治疗临床路径患者表单

适用对象：第一诊断为恶性肿瘤骨转移（ICD-10：C79.5）

患者姓名：	性别： 年龄： 门诊号：	住院号：
住院日期： 年 月 日	出院日期： 年 月 日	标准住院日：≤16 天

时间	入院	术前 1 天	手术当天
医患配合	□ 配合询问病史、收集资料，请务必详细告知既往史、用药史、过敏史 □ 配合进行体格检查 □ 有任何不适请告知医师	□ 配合完善术前相关检查，如采血、留尿、心电图、X 线胸片 □ 医师与患者及家属介绍病情及术前谈话、术前签字	□ 配合完善相关检查，如采血、留尿 □ 配合手术室接送
护患配合	□ 配合测量体温、脉搏、呼吸 3 次，血压、体重 1 次 □ 配合完成入院护理评估（简单询问病史、过敏史、用药史） □ 接受入院宣教（环境介绍、病室规定、订餐制度、贵重物品保管等） □ 配合执行探视和陪伴制度 □ 有任何不适请告知护士	□ 配合测量体温、脉搏、呼吸 2 次 □ 接受术前宣教 □ 接受饮食宣教 □ 接受药物宣教	□ 配合测量体温、脉搏、呼吸 2 次 □ 送手术室前，协助完成核对，带齐影像资料及用药 □ 返回病房后，配合接受生命体征的监测 □ 配合检查意识（全麻者） □ 配合缓解疼痛 □ 接受术后宣教 □ 接受饮食宣教 □ 接受药物宣教 □ 有任何不适请告知护士
饮食	□ 遵医嘱饮食	□ 遵医嘱饮食 □ 术前晚禁食、禁水	□ 术前禁食、禁水 □ 术后根据医嘱逐步恢复饮食
排泄	□ 正常排尿便	□ 正常排尿便	□ 正常排尿便
活动	□ 正常活动 □ 必要时保护患肢	□ 正常活动 □ 必要时保护患肢	□ 患肢制动、抬高 □ 配合医护检查患肢活动、感觉及血运情况

时间	手术后	出院
医患配合	□ 配合患肢检查 □ 配合定期伤口换药 □ 配合完善术后检查，如采血、留尿便等	□ 配合完善术后影像学检查 □ 接受出院前指导 □ 知道复查程序 □ 获取出院诊断书
护患配合	□ 配合定时监测生命体征 □ 配合检查患肢 □ 接受输液、服药等治疗 □ 接受进食、进水、排便等生活护理 □ 配合活动，预防皮肤压疮 □ 注意活动安全，保护患肢 □ 配合执行探视及陪伴	□ 接受出院宣教 □ 办理出院手续 □ 获取出院带药 □ 知道服药方法、作用、注意事项 □ 知道复印病历程序
饮食	□ 遵医嘱饮食	□ 遵医嘱饮食
排泄	□ 正常排尿便	□ 正常排尿便
活动	□ 遵医嘱活动并进行患肢功能锻炼 □ 配合医护检查患肢活动、感觉及血运情况	□ 遵医嘱活动并进行患肢功能锻炼

附：原表单（2016 年版）

恶性肿瘤骨转移手术治疗临床路径表单

适用对象：第一诊断为骨继发恶性肿瘤（ICD-10：C79.500）

患者姓名：		性别：　　年龄：　　门诊号：	住院号：
住院日期：　　　年　月　日		出院日期：　　　年　月　日	标准住院日：≤16 天

时间	住院第 1 天	住院第 2 天	住院第 3 天
主要诊疗工作	□ 询问病史及体格检查 □ 完成病历书写 □ 上级医师查房与术前评估 □ 依据体检，进行相关的术前检查 □ 初步确定手术方式和日期	□ 完成相关科室会诊 □ 上级医师查房 □ 完成术前准备与术前评估	□ 术前讨论 □ 术前准备与评估 □ 完成术前小结、术前讨论记录 □ 向患者和家属交代围术期注意事项，签署手术同意书、输血同意书、委托书
重点医嘱	长期医嘱： □ 一级护理 □ 饮食 临时医嘱： □ 血常规、血型、尿常规、肝肾功能、血电解质、血糖、凝血功能、感染性疾病筛查 □ 心电图、胸部 CT □ 肿瘤部位 X 线片、CT、MRI 检查，包括强化或增强扫描 □ 全身核素骨扫描 □ 必要时查肺功能、超声心动图、血气分析、PET-CT 检查、病理学检查	长期医嘱： □ 一级护理 □ 饮食 临时医嘱： □ 激素及脱水药（酌情） □ 其他特殊医嘱	长期医嘱： □ 一级护理 □ 饮食 临时医嘱： □ 备皮（颈椎病变酌情剃头） □ 抗菌药物皮试 □ 术前禁食、禁水 □ 激素及脱水药（酌情） □ 其他特殊医嘱 □ 术前禁食、禁水
主要护理工作	□ 入院评估，完成首次护理文件记录及护理安全告知书签字 □ 遵医嘱给药 □ 观察患者一般状况 □ 观察肿瘤相关状况 □ 协助完成手术前检查 □ 完成入院宣教及特殊检查前宣教工作	□ 观察患者一般状况 □ 观察肿瘤相关状况 □ 遵医嘱给药 □ 遵医嘱完成手术前实验室检查标本留取 □ 协助完成手术前检查 □ 心理护理及基础护理	□ 观察患者一般状况 □ 观察肿瘤相关状况 □ 术前宣教 □ 完成术前准备 □ 遵医嘱给药并观察用药后反应 □ 协助完成手术前检查 □ 心理护理及基础护理 □ 完成护理记录
病情变异记录	□ 无　□ 有，原因： 1. 2.	□ 无　□ 有，原因： 1. 2.	□ 无　□ 有，原因： 1. 2.
护士签名			
医师签名			

时间	住院第＿天（手术日）	住院第＿＿天 （手术后第1天）	住院第＿＿＿天 （术后第2天）
主要诊疗工作	□ 麻醉下肿瘤切除及重建手术 □ 脊柱肿瘤，术中电生理监测 □ 术者完成手术记录 □ 完成术后病程记录 □ 上级医师查房 □ 向患者及家属交代手术情况，嘱咐注意事项 □ 观察术后病情变化	□ 上级医师查房，完成病程记录 □ 根据引流情况决定是否拔除引流 □ 注意体温、血象及生化指标变化（对症处理） □ 脊柱肿瘤神经学查体	□ 上级医师查房，注意病情变化 □ 完成病程记录 □ 根据引流情况决定是否拔除引流 □ 注意体温、血象及生化指标变化（对症处理） □ 注意有无意识障碍、呼吸、吞咽障碍、偏瘫、腹胀、大小便障碍、远端血运、感觉及运动情况
重点医嘱	长期医嘱： □ 一级护理 □ 禁食、禁水 □ 吸氧及生命体征监测 □ 保留导尿 □ 术中用抗菌药物 □ 补液治疗 □ 激素、脱水、抑酸药 临时医嘱： □ 根据病情需要下达相应医嘱 □ 镇痛、止吐等 □ 血常规、肝肾功能及血电解质、凝血功能、血气等	长期医嘱： □ 一级护理 □ 流质饮食 □ 激素、抗菌药物 临时医嘱： □ 镇痛 □ 补液（酌情） □ 拔除引流管（如术中置放）	长期医嘱： □ 一级护理 □ 流质饮食/半流质饮食 □ 激素、抗菌药物 临时医嘱： □ 镇痛 □ 补液（酌情） □ 拔除引流管（如术中置放）
主要护理工作	□ 观察患者一般状况 □ 观察患者肿瘤相关功能恢复情况 □ 观察记录患者生命体征、手术切口敷料情况 □ 有引流者观察引流性质、引流量 □ 遵医嘱给药，并观察用药后反应 □ 遵医嘱完成检查 □ 预防并发症护理 □ 完成护理记录	□ 观察患者一般状况 □ 观察患者肿瘤相关功能恢复情况 □ 观察记录生命体征、切口敷料情况 □ 有引流者观察引流性质、引流量 □ 遵医嘱给药，并观察用药后反应 □ 遵医嘱完成检查 □ 预防并发症护理 □ 术后心理护理及基础护理 □ 完成护理记录	□ 观察患者一般状况 □ 观察患者肿瘤相关功能恢复情况 □ 观察记录患者生命体征、手术切口敷料情况 □ 遵医嘱给药，并观察用药后反应 □ 遵医嘱完成检查 □ 预防并发症护理 □ 术后心理护理及基础护理 □ 完成护理记录
病情变异记录	□ 无 □ 有，原因： 1. 2.	□ 无 □ 有，原因： 1. 2.	□ 无 □ 有，原因： 1. 2.
护士签名			
医师签名			

时间	住院第 7 天 （术后第 3 天）	住院第 8 天 （术后第 4 天）	住院第 __ 天 （出院日）
主要诊疗工作	□ 上级医师查房，注意病情变化 □ 完成病程记录 □ 切口换药，注意有无皮下积液、切口渗液 □ 调整激素用量，逐渐减量 □ 根据情况停用抗菌药物	□ 注意病情变化 □ 完成病程记录 □ 激素减量或停药	□ 上级医师查房，进行手术及伤口评估，确定有无并发症和切口愈合不良情况，明确能否出院 □ 完成出院记录、病案首页、出院证明书等，向患者交代出院后的注意事项，如返院复诊的时间、地点，发生紧急情况时的处理等 □ 患者办理出院手续，出院
重点医嘱	长期医嘱： □ 一级护理 □ 半流质饮食/普通饮食 临时医嘱： □ 换药 □ 根据病情需要下达相应医嘱	长期医嘱： □ 一级护理 □ 普通饮食 临时医嘱： □ 根据病情需要下达相应医嘱	出院医嘱： □ 出院带药：神经营养药物、镇痛药、预约拆线时间 □ 出院指导：根据病理结果，告知相关注意事项 □ 告知随诊的意义 □ 告知出院流程
主要护理工作			
病情变异记录	□ 无 □ 有，原因： 1. 2.	□ 无 □ 有，原因： 1. 2.	□ 无 □ 有，原因： 1. 2.
护士签名			
医师签名			

第三十五章

骨肉瘤化疗临床路径释义

一、骨肉瘤化疗编码

1. 卫计委原编码

疾病名称及编码：未提供编码

2. 修改编码

疾病名称及编码：肢体骨肉瘤（ICD-10：M91800/3，M91800/6）

化疗（ICD-10：Z51.1）

二、临床路径检索方法

Z51.1 伴（M91800/3/M91800/6）

三、骨肉瘤化疗临床路径标准住院流程

（一）适用对象

第一诊断为骨肉瘤，符合以下情形：

1. 术前新辅助化疗。

2. 保肢或截肢术后化疗。

3. 复发/转移的骨肉瘤患者。

> 释义
>
> ■ 本路径适用对象是确诊为骨肉瘤的患者，包括术前新辅助化疗或术后的辅助化疗，以及复发/转移的患者；入院手术的骨肉瘤患者，低度恶性骨肉瘤不需要化疗的患者无需进入此路径。

（二）诊断依据

根据《NCCN 骨肿瘤指南（2015）》及中国临床肿瘤学会（CSCO）骨肉瘤专家委员会，中国抗癌协会肉瘤专业委员会《经典型骨肉瘤临床诊疗专家共识》（2012）等。

1. 症状：疼痛，局部肿胀。

2. 体征：可有患处皮温升高、浅静脉怒张、压痛、包块，有些出现关节活动受限。

3. X 线片：骨质破坏，骨膜反应，不规则新生骨。

4. CT 和 MRI：可清晰显示骨皮质破坏情况和髓腔内肿瘤浸润范围。

5. ECT（全身骨扫描）：病变部位核素异常浓聚。

6. 穿刺活检病理确诊。

7. 实验室检查：可以有碱性磷酸酶（ALP）和乳酸脱氢酶（LDH）的升高。

释义

■ 本路径的制订主要参考国内权威参考书籍和诊疗指南。

■ 骨肉瘤 (osteosarcoma) 是最常见的骨原发恶性肿瘤, 年发病为 2~3/100 万, 占人类恶性肿瘤的 0.2%, 占原发骨肿瘤的 11.7%。

■ 病史和临床症状是诊断骨肉瘤的初步依据。青少年患儿, 肢体出现肿胀、软组织包块, 需要警惕骨肉瘤可能。骨肉瘤的病史常为 1~3 个月, 多数患者的首发症状常为疼痛和肿胀, 局部疼痛可发生在肿块出现以前, 起初为间断性疼痛, 渐转为持续性剧烈疼痛, 尤以夜间为甚。体格检查可能发现局限肿块, 硬度不一, 有压痛, 可伴有运动受限, 局部发热和毛细血管扩张及听诊上的血管杂音。在病情进展期, 常见到局部炎症表现和静脉曲张。病理性骨折发生在 5%~10% 的患者中, 多见于以溶骨性病变为主的骨肉瘤。

■ X 线表现为骨皮质破坏、不规则新生骨。在长管状骨, 多于干骺端发病。

■ CT 则可显示骨破坏状况、显示肿瘤内部矿化程度、强化后可显示肿瘤的血运状况、肿瘤与血管的关系、在骨与软组织中的范围。MRI 对软组织显示清楚, 对术前计划非常有用、可显示肿瘤在软组织内侵及范围、骨髓腔内侵及范围、发现跳跃病灶。与 CT 相比, MRI 在显示肿瘤的软组织侵犯方面更具优势, 能精确显示肿瘤与邻近肌肉、皮下脂肪、关节以及主要神经血管束的关系。另外, MRI 可以很好地显示病变远近端的髓腔情况, 以及发现有无跳跃病灶。

■ 骨肉瘤在放射性核素骨扫描上表现为放射性浓聚, 浓聚范围往往大于实际病变。在骨肉瘤的定性或定位诊断方面, 起到一定的参考作用。对肿瘤有无其他骨的转移, 是否存在多发病变以及有无跳跃灶的判断很有帮助。

■ 血浆碱性磷酸酶 (AKP) 和乳酸脱氢酶 (LDH) 中度至大幅度的升高。但 AKP 和 LDH 是非特异性指标, 受年龄、肝肾功能的影响, 对于多中心骨肉瘤的监测意义更大些。

■ 所有疑似骨肉瘤患者标准诊断步骤应包括体检、原发病灶的影像学检查 [X 线平片、局部磁共振成像 (MRI) 和 (或) 增强 CT 扫描]、骨扫描、胸部影像学检查 [胸部 CT 是首选的用于发现肺转移的影像学检查手段) 和实验室检查 (如乳酸脱氢酶 (LDH)、碱性磷酸酶 (ALP)]; 然后进行活检获得组织学诊断。

(三) 选择化疗方案

根据《NCCN 骨肿瘤指南 (2015)》及中国临床肿瘤学会 (CSCO) 骨肉瘤专家委员会, 中国抗癌协会肉瘤专业委员会《经典型骨肉瘤临床诊疗专家共识》(2012) 等指南, 结合患者分期、分型、疾病阶段, 由临床医师进行判断。

释义

■ 本路径的制订主要参考国内权威参考书籍和诊疗指南。

■ 多中心骨肉瘤协作组 (Multi-Institutional osteosarcoma study, MIOS) 和加州大学洛杉矶医院 (University of california, los angeles, UCLA) 进行了前瞻性的随机对照研究才证实辅助化疗的确切疗效, 辅助化疗组和单行手术组的 2 年生存率分别为 63% 和 12% (P<0.01)。此后, 众多数据均证明了辅助化疗能够显著提高患者生存率, 其主要原因在于化疗能够杀灭肺微小转移灶或者延迟肺转移灶出现的时间。

> ■ 新辅助化疗并不能在辅助化疗的基础上提高生存率，但至少有以下优点：①化疗期间有足够的时间进行保肢手术设计；②化疗诱导肿瘤细胞死亡，促使肿瘤边界清晰化，使得外科手术更易于进行；③有效的新辅助化疗可以有效地降低术后复发率，使得保肢手术可以更安全地进行；④对手术后的标本进行坏死率评估，一方面进行预后评估，另一方面根据化疗反应进行辅助化疗方案的修订，即所谓挽救化疗（salvage chemotherapy）。
>
> ■ 多柔比星、大剂量氨甲蝶呤、顺铂和异环磷酰胺是骨肉瘤化疗中最常用的药物，也就是所谓的"骨肉瘤化疗四大经典药物"。

（四）临床路径标准住院 ≤23 日

> 释义
>
> ■ 骨肉瘤患者入院后，化疗前需要评估诊断、分期、年龄、一般状况、辅助化疗/新辅助化疗，临床医师根据患者病情进行化疗设计、剂量计算、化疗实施、化疗后毒副反应预防、监测与处理。每次化疗的总住院时间不超过23天符合本路径要求。

（五）进入路径标准

1. 第一诊断必须符合骨肉瘤。
2. 术前新辅助化疗的骨肉瘤患者；保肢或截肢术后骨肉瘤患者；复发/转移骨肉瘤患者。
3. 当患者合并其他疾病，但住院期间不需要特殊处理也不影响第一诊断的临床路径流程实施时，可以进入路径。

> 释义
>
> ■ 本路径适用对象是确诊为骨肉瘤的患者，包括术前新辅助化疗或术后的辅助化疗以及复发/转移的患者；入院手术的骨肉瘤患者，以及低度恶性骨肉瘤不需要化疗的患者无需进入此路径。
>
> ■ 入院后常规检查发现有基础疾病，如高血压、冠状动脉粥样硬化性心脏病、糖尿病、肝肾功能不全等，经系统评估后对化疗无特殊影响者可进入路径。但可能增加医疗费用，延长住院时间。
>
> ■ 入院评估有化疗禁忌，如骨髓抑制未恢复、肝功能异常，经对症升白细胞、纠正贫血、保肝治疗后恢复正常者可进入路径，但会增加医疗费用，延长住院时间。

（六）化疗前准备需 1~3 天

1. 基线检查及疗效评价时检查的项目：
（1）发病部位 X 线检查，发病部位 CT 平扫+强化，发病部位 MRI 平扫+增强，胸部 CT 平扫，ECT（全身骨扫描），碱性磷酸酶及乳酸脱氢酶。
（2）病理检查：必要时行免疫组化（骨组织脱钙及免疫组化检查，可延长临床路径住院时间）。

（3）PICC 置入，置入后复查胸部 X 线平片，确认导管位置。

2. 每次入院必需的检查项目：

（1）血常规、尿常规、大便常规、传染病。

（2）肝功能、肾功能、电解质、凝血功能、血糖、碱性磷酸酶（ALP）、乳酸脱氢酶（LDH）。

（3）心电图。

3. 每周期化疗必需检查项目：血常规、尿常规、大便常规、肝功能、肾功能、电解质。

4. 根据情况可选择的检查项目：应用甲氨蝶呤时需进行甲氨蝶呤血药浓度监测。

释义

■诊断（病理）及分期检查（发病部位 X 线/CT/MRI/ECT/肺 CT）进入路径的患者均需完成，这是骨肉瘤患者的治疗基础。

■化疗药物具有刺激性，且由于水化过程液体量多，为减少血管毒性反应及方便输液，所有化疗患者初次化疗前完成 PICC 或输液港置管，置管后行胸部正位片了解 PICC 管顶端位置，并记录 PICC 外留刻度值，PICC 管口定期护理以避免感染及脱出。

■血常规、尿常规、大便常规+隐血是最基本的三大常规检查，进入路径的患者均需完成。便潜血试验和血红蛋白检测可以进一步了解患者有无急性或慢性失血；肝肾功能、电解质、血糖、凝血功能、心电图可评估有无基础疾病，是否影响住院时间、费用及其治疗预后。

■有乙型肝炎或丙型肝炎的患者，需要进一步评估病毒复制情况，如病毒有复制，将影响化疗，化疗前需要进行口服抗病毒药物治疗，以防止化疗期间乙型肝炎或丙型肝炎病毒性肝炎暴发。

■大剂量氨甲蝶呤（HD-MTX）是目前公认的最有效的单药抗骨肉瘤药物，其疗效与用药剂量呈正相关关系，研究证明 MTX 的剂量强度是影响预后的主要因素，同时 MTX 延迟代谢会增加化疗的毒性反应，因此需要进行氨甲蝶呤血药浓度监测。

（七）化疗方案

1. 一线方案（可用于初治、术前及术后辅助治疗及转移的骨肉瘤患者）：

大剂量氨甲蝶呤+顺铂+多柔比星+异环磷酰胺±人血管内皮抑制素。

大剂量氨甲蝶呤+顺铂。

多柔比星+异环磷酰胺。

顺铂+多柔比星±人血管内皮抑制素。

大剂量氨甲蝶呤+顺铂+多柔比星。

异环磷酰胺+顺铂+表柔比星。

2. 二线方案（用于复发、难治或转移的骨肉瘤的治疗）：

多西他赛+吉西他滨±人血管内皮抑制素。

环磷酰胺+依托泊苷。

环磷酰胺+拓扑替康。

吉西他滨±人血管内皮抑制素。

异环磷酰胺+卡铂+依托泊苷。

大剂量甲氨蝶呤+依托泊苷+异环磷酰胺。

索拉非尼。

> **释义**
>
> ■ 多柔比星、大剂量甲氨蝶呤、顺铂和异环磷酰胺是骨肉瘤化疗中最常用的药物，称为骨肉瘤的一线方案。国内各地区发展水平不一，各大中心一线方案组合及剂量强度各有不同，但这几种药物多药联合化疗已获公认。
>
> ■ 转移性骨肉瘤的二线治疗是骨肉瘤化疗的难点。据 Bacci 报道，长期生存率不足 20%，但到目前为止，国际上没有标准的骨肉瘤二线治疗方案。COSS 协作组的研究显示：对于转移灶不能完整切除的病例，二线治疗方案有一定的疗效，但有限；对于转移灶能够完整切除的病例，尽管某些回顾性的研究中显示一定的疗效，但没有设计良好的随机对照研究能够证实某种二线治疗方案有显著的疗效。借鉴 NCCN 指南推荐，可用的二线方案有多西他赛+吉西他滨、环磷酰胺+依托泊苷、环磷酰胺+拓扑替康、索拉非尼等。
>
> ■ 抗血管生成治疗是近 10 年兴起的一种新的肿瘤治疗策略，其原理是通过阻断肿瘤新生血管生成，进而"饿死肿瘤"达到治疗肿瘤的目的。我国自主研发的抗血管生成药物重组人血管内皮抑制素（恩度）与 NP 联合在非小细胞肺癌治疗中获得了显著的疗效。由于抗血管生成治疗没有肿瘤特异性，将其借鉴用于治疗骨肉瘤，尤其是通过与传统化疗药物联合有可能降低骨肉瘤肺转移的发生。

（八）化疗后必需复查的检查项目

1. 血常规，建议每周复查 1~2 次。根据具体化疗方案及血象变化，复查时间间隔可酌情增减。

2. 肝肾功能：每周期复查 1 次，根据具体化疗方案及血象变化，复查时间间隔可酌情增减。

> **释义**
>
> ■ 骨肉瘤的化疗为大剂量化疗，化疗后骨髓抑制最为常见，因此需要密切监测血常规了解白细胞/中性粒细胞、血红蛋白、血小板的情况，每周复查 2~3 次，如出现 IV 度骨髓抑制者，需要每天监测。
>
> ■ MTX 是通过肝脏代谢的，肝功能损伤是较常见的毒性反应，建议每周查 1 次，出现严重肝功能损伤者需要缩短复查时间间隔，用于指导保肝药的调整。
>
> ■ 骨肉瘤化疗中应用到多柔比星，阿霉素有特异性心脏毒性反应，需要监测心功能，如心电图、心肌酶、超声心动等。

（九）化疗中及化疗后治疗

化疗期间脏器功能损伤的相应防治：止吐、保肝、水化、碱化、抑酸剂、止泻剂、预防过敏、利尿、保护黏膜、维持电解质平衡、提高免疫、升白细胞、升血小板、纠正贫血治疗、神经毒性的预防和治疗、营养支持等。

> **释义**
>
> ■ 骨肉瘤的化疗可出现恶心、呕吐、腹泻等消化道反应，肝功能损伤，肾功能损伤，电解质紊乱，白细胞减少、贫血、血小板减少等骨髓抑制反应，出血性膀胱炎、食欲减退等严重不良反应，化疗中需要预防治疗，化疗后监测患者一般情况和化验指标进行对症支持治疗。

（十）出院标准

1. 患者一般情况良好，无明显自觉症状，体温正常。
2. 白细胞 ≥2×10⁹/L，血小板 ≥70×10⁹/L，无严重电解质紊乱。
3. 没有需要住院处理的并发症。

> **释义**
>
> ■ 患者出院前应完成所有必需的检查项目和治疗。
> ■ 化疗结束后患者一般情况良好，无需要住院处理的并发症。

（十一）变异及原因分析

1. 围治疗期有感染、贫血、出血、白细胞低、血小板低及其他合并症者，需进行相关的诊断和治疗，可能延长住院时间并致费用增加。
2. 化疗后出现骨髓抑制，需要对症处理，导致治疗时间延长、费用增加。
3. 药物不良反应需特殊处理：如过敏反应、神经毒性、肝肾毒性、心脏毒性、皮肤黏膜反应等，导致治疗时间延长、费用增加。
4. 高龄患者及未成年患者根据个体化情况具体实施。
5. 医师认可的变异原因分析，如药物剂量调整、用药时间调整等。
6. 因病理检查，或必要时行免疫组化检查，可治疗时间延长、费用增加。
7. 其他患者方面的原因等。

> **释义**
>
> ■ 围治疗期有呕吐、肝肾功能损害、化疗药物相关特殊并发症、感染、出血及其他合并症者，需进行相关的诊断和治疗而终止化疗，则退出本路径。
> ■ 化疗后出现明显毒性，尤其是持续的Ⅳ度骨髓抑制，需要强化升白细胞、预防感染、输血、输血小板；以及过敏反应、神经毒性、肝肾毒性、心脏毒性、皮肤黏膜反应，导致治疗时间延长、费用增加。
> ■ 老年人有高血压、糖尿病、冠心病，需要充分评估心血管情况和原有疾病对化疗的影响后方可化疗，化疗剂量和化疗时间间隔按具体情况实施，与常规路径稍有不同。
> ■ 患者化疗剂量调整，要根据体表面积变化情况、既往化疗毒性情况来调整此次用药剂量和时间间隔。

■ 病理是诊断金标准，也是化疗的依据，一般病理结果回报时间为1周，多数患者在门诊完成病理不影响住院化疗，少数患者住院后方活检或病理学显微镜下形态不典型需要进一步免疫组化/FISH等辅助病理手段时，住院时间会延长、治疗费用会增加。

■ 因患者方面的主观原因导致执行路径出现变异，需医师在表单中予以说明。

■ 认可的变异原因主要是指患者入选路径后，在检查及治疗过程中发现患者合并存在事前未预知的、对本路径治疗可能产生影响的情况，需要终止执行路径或延长治疗时间、增加治疗费用。医师需在表单中明确说明。

四、骨肉瘤化疗给药方案

【用药选择】

1. 氨甲蝶呤：是一种广泛用于临床的抗叶酸类抗肿瘤的药物，化学结构与叶酸相似，可与二氢叶酸还原酶（DHFR）形成不可逆性结合，阻止DHFR将体内的二氢叶酸（FH_2）还原为四氢叶酸（FH_4），使DNA和RNA的合成中断而产生细胞毒作用，从而阻止肿瘤细胞合成，对肿瘤细胞的生长与繁殖起到抑制作用。大剂量氨甲蝶呤（High-dose methotrexate, HD-MTX），一般是指每次使用比常规剂量大100倍（20mg/kg或1.0克/次）以上的MTX静滴，一般点滴4~6小时，使一段时间内血液中药物浓度达到较高水平，促使MTX进入细胞内的数量增加，达到0.1mmol/L以上的有效浓度。根据国内外治疗经验，骨肉瘤大剂量MTX化疗推荐剂量为8~12g/m^2。

2. 多柔比星（阿霉素）：是最早的运用于骨肉瘤化疗的药物，属于蒽环类药物的一种，是一种抗肿瘤抗菌药物，可抑制RNA和DNA的合成，抗瘤谱较广，对多种肿瘤均有作用，属周期非特异性药物，在骨肉瘤化疗中ADM常用剂量单用时为90mg/m^2，与DDP合用时为60~75mg/m^2，用法为静脉点滴1小时内完成或持续24~72小时。

3. 顺铂：在体内先将氯解离，然后呈双叉矛状与双链DNA上的核碱形成链间或链内的交叉联接结，主要与鸟嘌呤、胞嘧啶和腺嘌呤结合，属非细胞周期特异性药物，为广谱的抗肿瘤药物。顺铂的常规用量40~60mg/m^2，大剂量为100~120mg/m^2。Abe等报道术前单独使用的临床反应率（包括临床、影像学评估）和组织学反应率分别为56.8%和47.6%。在骨肉瘤化疗中，目前DDP主要与ADM联合应用，二者的联合应用对骨肉瘤的有效率在40%~65%。顺铂通常采用静脉滴注方式给药，但其对骨肉瘤有良好的局部治疗效果，是骨肉瘤动脉内给药的首选药物。大剂量顺铂化疗时常规给予水化和甘露醇、呋塞米利尿，使用方法：治疗前12小时开始给予1000~2000ml生理盐水，治疗前6小时开始给予甘露醇12.5g利尿，化疗开始后继续使用等渗盐水至24小时（总液量3000ml以上），治疗期间尿量100~150ml/h为宜。

4. 异环磷酰胺IFO为环磷酰胺异构体，与环磷酰胺不同处是有一个氯乙基接在环内的N原子上，在体外无活性，静脉滴注进入血液，很快分布在各组织中，经肝微粒酶激活后，变成异环磷酰胺氮芥后起细胞毒作用。本品活化物和肿瘤细胞DNA发生交叉联结，阻止DNA复制、裂解DNA，作用较强，属于细胞周期非特异性药物，作用优于环磷酰胺或相等。常见的用法用量：静脉滴注 每次40~50mg/kg，溶于0.9%氯化钠注射液或复方氯化钠500~1000ml中，滴注3~4小时，每天1次，连续5天；或每天1.2~2.8g，连续4~5天为1个疗程，3~4周重复。为防止泌尿系统毒性，同时给予尿路保护剂美司钠，于同时及以后的4、8、12小时各静脉注射美司钠1次，每次剂量为本品的20%，并需补充液体。在骨肉瘤中所使用的

IFO 为大剂量，可至 15g/m²，每 21 天为一周期。

【药学提示】

1. 大剂量甲氨蝶呤应用时易诱发严重不良反应，如肾衰竭、严重骨髓抑制、肝损害、胃肠道反应、皮肤黏膜反应以及因此而引起的继发性感染、出血等，利用正常细胞与肿瘤细胞之间的差异，以叶酸解救 HD-MTX 对正常细胞的毒性。同时应注意，"第三空间"的问题，即胸腔积液、腹水。在这些地方 MTX 排泄缓慢，容易造成半衰期延长和加重毒性反应。

2. 多柔比星较特异的毒性为心脏毒性作用，可表现为心律失常，如室上性心动过速、室性早搏、ST-T 改变，多出现在停药后的 1~6 个月，严重时可出现心力衰竭。

3. 顺铂是一种经典的广谱抗肿瘤药物，不良反应较大，最常见的有：①肾脏毒性：单次中、大剂量用药后，偶会出现轻微、可逆的肾功能障碍，可出现微量血尿。多次高剂量和短期内重复用药，会出现不可逆的肾功能障碍，严重时肾小管坏死，导致无尿和尿毒症；②消化系统：包括恶心、呕吐、食欲减低和腹泻等，反应常在给药后 1~6 小时内发生，最长不超过 24~48 小时。偶见肝功能障碍、血清转氨酶增加，停药后可恢复；③造血系统：表现为白细胞和（或）血小板的减少，一般与用药剂量有关，骨髓抑制一般在 3 周左右达高峰，4~6 周恢复；④耳毒性：可出现耳鸣和高频听力减低，多为可逆性，不须特殊处理；⑤神经毒性：多见于总量超过 300mg/m² 的患者，周围神经损伤多见，表现为运动失调、肌痛、上下肢感觉异常等；少数患者可能出现大脑功能障碍，亦可出现癫痫、球后视神经炎等。

4. 异环磷酰胺的骨髓抑制毒性反应较严重，白细胞及血小板最低时间分别为第 14 日及第 8 日，恢复至正常时间需 1~2 周；血尿是异环磷酰胺的剂量限制毒性，当异环磷酰胺剂量超过 2.2g/m² 时更易发生。中枢神经系统发生率为 20%，典型症状为嗜睡、昏睡、定向力障碍及幻觉，个别可出现昏迷。

【注意事项】

1. 患者同时使用水杨酸类、苯妥英、巴比妥、磺胺类、皮质类固醇等药物时，会延长 MTX 的作用和毒性反应。因此在 MTX 点滴结束后必须采取解毒措施，使患者脱离险境。
HD-MTX 的解救措施主要包括亚叶酸钙（CF）解救、水化、碱化尿液等。

2. 多柔比星的心肌毒性和给药累积量密切相关：总量达 450~550mg/m² 者，发生率 1%~4%，总量超过 550mg/m² 者发生率明显增加，可达 30%。心脏毒性可因联合应用其他药物加重，如 herceptin、PTX 等同样有心脏毒性的抗肿瘤药物；及早应用维生素 B₆ 和辅酶 Q10、心脏保护剂等有可能减低其对心脏的毒性。

3. 顺铂使用的注意事项：①在运用较大剂量（80~120mg/m²）时，必须同时进行水化和利尿；②为减轻不良反应，用药期间尚应多饮水；用药前宜选用各类止吐药；③本品可减少 BLM 的肾排泄而增加其肺毒性；与氨基苷类抗菌药物合用可发生致命的肾衰竭，并可能加重耳的损害；抗组胺药、吩噻嗪类等可能会掩盖 DDP 的耳毒性。

4. 异环磷酰胺：肝、肾功能不良者禁用，一侧肾切除、脑转移者应慎用。以往应用化疗曾引起骨髓明显抑制的病例应适当减量。

五、推荐表单

（一）医师表单

骨肉瘤化疗临床路径医师表单

适用对象：第一诊断为骨肉瘤

行肢体骨肉瘤（ICD-10：M91800/3，M91800/6），化疗（ICD-10：Z51.1）

患者姓名：	性别： 年龄： 门诊号：	住院号：
住院日期： 年 月 日	出院日期： 年 月 日	标准住院日：23天

时间	住院第1天	住院第2~3天
主要诊疗工作	□ 询问病史和体格检查 □ 入院病历及首次病程记录书写 □ 拟定检查项目 □ 制订初步治疗方案 □ 对患者/家属进行有关骨肉瘤的宣教	□ 上级医师查房 □ 明确下一步诊疗计划 □ 完成上级医师查房记录 □ 向患者及家属交代病情，并签署PICC及骨肉瘤化疗同意书 □ 完善PICC置入等各项化疗前准备 □ 评估患者ECOG评分、血常规、肝肾功能、凝血功能、心电图等影响化疗的指标
重点医嘱	长期医嘱： □ 肿瘤内科/骨肿瘤科护理常规 □ 二/一级护理 □ 普通饮食/糖尿病饮食/低盐低脂饮食 临时医嘱： □ 血、尿、大便常规，感染性疾病筛查 □ 肝肾功能、电解质、血糖、凝血功能、ALP、LDH、心电图 □ 必要时行：CT、MRI以评估原发肿瘤变化。胸部CT平扫明确有无肺转移 □ 其他检查（酌情）	长期医嘱： □ 肿瘤内科/骨肿瘤科护理常规 □ 二/一级护理 □ 普通饮食/糖尿病饮食/低盐低脂饮食 临时医嘱： □ 评估ECOG、血常规、肝肾功能、凝血功能及肿瘤大小、远处转移等情况，选择全身化疗患者 □ 其他检查及治疗（酌情）
主要护理工作	□ 入院宣教 □ 健康宣教：疾病相关知识 □ 根据医师医嘱指导患者完成相关检查 □ 完成护理记录 □ 记录入院时患者体重和血压等生命体征	□ 基本生活和心理护理 □ 监督患者血压、体温变化 □ 正确执行医嘱 □ 认真完成交接班
病情变化记录	□ 无　□ 有，原因： 1. 2.	□ 无　□ 有，原因： 1. 2.
护士签名		
医师签名		

时间	住院第 3~20 天	住院第 5~23 天
主要诊疗工作	□ 上级医师查房 □ 完成病历记录 □ 行骨肉瘤化疗方案 □ 根据所用药物不同提前进行水化、碱化、预防过敏、保护黏膜、维持电解质平衡、提高免疫等预处理 □ 对症处理化疗不良反应	□ 上级医师查房，确定患者可以出院 □ 完成上级医师查房记录、出院记录、出院证明书和病历首页的书写 □ 通知出院 □ 向患者交代出院注意事项及随诊时间 □ 若患者不能出院，在病程记录中说明原因和继续治疗的方案
重点医嘱	**长期医嘱：** □ 肿瘤内科/骨肿瘤科护理常规 □ 二/一级护理 □ 普通饮食/糖尿病饮食/低盐低脂饮食 □ 保肝、护胃、预防呕吐、保护黏膜等治疗 □ 骨肉瘤化疗药物 □ 化疗结束 24 小时后开始根据病情选择升白细胞、升血小板、纠正贫血治疗 **临时医嘱：** □ 监测血药浓度（必要时） □ 水化、碱化（应用需要水化及碱化药物时） □ 根据病情需要抗化疗副反应对症治疗 □ 化疗后每 2~3 天查血常规、肝肾功能（必要时）	**出院医嘱：** □ 今日出院 □ 二/一级护理 □ 普通饮食/糖尿病饮食/低盐低脂饮食 □ 嘱定期监测血常规、肝肾功能 □ 继续治疗
主要护理工作	□ 基本生活和心理护理 □ 密切观察患者生命体征，遵医嘱记录出入水量。 □ 正确执行医嘱 □ 认真完成交接班	□ 帮助患者办理出院手续、交费等事宜 □ 出院指导
病情变异记录	□ 无　□ 有，原因： 1. 2.	□ 无　□ 有，原因： 1. 2.
护士签名		
医师签名		

（二）护士表单

骨肉瘤化疗临床路径护士表单

适用对象：第一诊断为骨肉瘤

行肢体骨肉瘤（ICD-10：M91800/3，M91800/6），化疗（ICD-10：Z51.1）

患者姓名：	性别： 年龄： 门诊号：	住院号：
住院日期： 年 月 日	出院日期： 年 月 日	标准住院日：23 天

时间	住院第 1 天	住院第 2~3 天
健康宣教	□ 入院宣教 □ 介绍主管医师、护士 □ 介绍环境、设施 □ 介绍住院注意事项 □ 介绍探视和陪伴制度 □ 介绍贵重物品制度 □ 给予患者及家属心理支持 □ 再次明确探视陪伴须知	□ 药物宣教 □ 告知患者在检查中配合医师 □ 主管护士与患者沟通，消除患者紧张情绪 □ 告知检查后可能出现的情况及应对方式 □ 化疗宣教 □ 肢体活动注意事项 □ PICC、输液港置管宣教
护理处置	□ 核对患者，佩戴腕带 □ 建立入院护理病历 □ 协助患者留取各种标本 □ 测量体重和升高 □ 记录入院时患者体重和血压等生命体征	□ 协助医师完成胃镜检查前的相关化验 □ PICC 输液港置管前准备 □ 化疗前准备 □ 基本生活和心理护理 □ 监督患者血压、体温变化 □ 正确执行医嘱 □ 认真完成交接班
基础护理	□ 三级护理 □ 晨晚间护理 □ 患者安全管理	□ 三级护理 □ 晨晚间护理 □ 患者安全管理
专科护理	□ 护理查体 □ 病情观察 □ 需要时，填写跌倒及压疮防范表 □ 需要时，请家属陪伴 □ 确定饮食种类	□ 病情观察 □ 遵医嘱完成相关检查 □ 心理护理
重点医嘱	□ 详见医嘱执行单	□ 详见医嘱执行单
病情变异记录	□ 无 □ 有，原因： 1. 2.	□ 无 □ 有，原因： 1. 2.
护士签名		

时间	住院第 3~20 天	住院第 5~23 天 （出院日）
健康宣教	□ 化疗后宣教 □ 药物作用及频率 □ 饮食、活动指导	□ 出院宣教 □ 复查时间 □ 服药方法 □ 活动休息 □ 指导饮食 □ 指导办理出院手续
护理处置	□ 遵医嘱完成相关检查	□ 办理出院手续 □ 书写出院小结
基础护理	□ 二级护理 □ 晨晚间护理 □ 患者安全管理	□ 三级护理 □ 晨晚间护理 □ 协助或指导进食、进水 □ 协助或指导活动 □ 患者安全管理
专科护理	□ 病情观察 □ 监测生命体征 □ 化疗等并发症的观察 □ 体温的观察 □ 尿量和尿 pH 值的观察 □ 恶心、呕吐的观察 □ 皮肤反应的观察 □ 化验的监测 □ 心理护理 □ 基本生活和心理护理 □ 正确执行医嘱 □ 认真完成交接班	□ 病情观察 □ 监测生命体征 □ 化疗等并发症的观察 □ 体温的观察 □ 尿量和尿 pH 值的观察 □ 恶心、呕吐的观察 □ 皮肤反应的观察 □ 实验室检查的监测 □ 出院指导、帮助患者办理出院手续、交费等事宜 □ 心理护理
重点医嘱	□ 详见医嘱执行单	□ 详见医嘱执行单
病情变异记录	□ 无　□ 有，原因： 1. 2.	□ 无　□ 有，原因： 1. 2.
护士签名		

（三）患者表单

骨肉瘤化疗临床路径患者表单

适用对象：第一诊断为骨肉瘤

行肢体骨肉瘤（ICD-10：M91800/3，M91800/6），化疗（ICD-10：Z51.1）

患者姓名：	性别： 年龄： 门诊号：	住院号：
住院日期： 年 月 日	出院日期： 年 月 日	标准住院日：23 天

时间	入院	化疗前
医患配合	□ 配合询问病史、收集资料，请务必详细告知既往史、用药史、过敏史 □ 配合进行体格检查 □ 有任何不适请告知医师	□ 配合完善化疗前相关检查，如采血、留尿、心电图、X 线胸片 □ 医师与患者及家属介绍病情及化疗前、PICC 置管前签字及谈话
护患配合	□ 配合测量体温、脉搏、呼吸 3 次，血压、体重 1 次 □ 配合完成入院护理评估（简单询问病史、过敏史、用药史） □ 接受入院宣教（环境介绍、病室规定、订餐制度、贵重物品保管等） □ 配合执行探视和陪伴制度 □ 有任何不适请告知护士	□ 配合测量体温、脉搏、呼吸 3 次，询问大便 1 次 □ 接受化疗前及 PICC 置管前宣教 □ 接受饮食宣教 □ 接受药物宣教
饮食	□ 遵医嘱饮食	□ 遵医嘱饮食
排泄	□ 正常排尿便	□ 正常排尿便
活动	□ 正常活动	□ 正常活动

时间	化疗后	出院
医患 配合	□ 配合体格检查 □ 配合化疗后检查，如采血、留尿便等	□ 接受出院前指导 □ 知道复查程序 □ 获取出院诊断书
护 患 配 合	□ 配合定时监测生命体征，每日询问大便情况 □ 配合体格检查 □ 接受输液、服药等治疗 □ 接受进食、进水、排便等生活护理 □ 配合活动，预防皮肤压力伤 □ 注意活动安全，避免坠床或跌倒 □ 配合执行探视及陪伴	□ 接受出院宣教 □ 办理出院手续 □ 获取出院带药 □ 知道服药方法、作用、注意事项 □ 知道复印病历程序
饮 食	□ 遵医嘱饮食	□ 遵医嘱饮食
排 泄	□ 正常排尿便	□ 正常排尿便
活 动	□ 正常适度活动，避免疲劳	□ 正常适度活动，避免疲劳

附：原表单（2016 年版）

骨肉瘤全身化疗临床路径表单

适用对象：第一诊断为骨肉瘤患者

患者姓名：	性别：	年龄：	门诊号：	住院号：
住院日期： 年 月 日	出院日期： 年 月 日			标准住院日：23 天

时间	住院第 1 天	住院第 2~3 天
主要诊疗工作	□ 询问病史和体格检查 □ 入院病历及首次病程记录书写 □ 拟定检查项目 □ 制订初步治疗方案 □ 对患者/家属进行有关骨肉瘤的宣教	□ 上级医师查房 □ 明确下一步诊疗计划 □ 完成上级医师查房记录 □ 向患者及家属交代病情，并签署 PICC 及骨肉瘤化疗同意书 □ 完善 PICC 置入等各项化疗前准备 □ 评估患者 ECOG 评分、血常规、肝肾功能、凝血功能、心电图等影响化疗的指标
重点医嘱	**长期医嘱：** □ 肿瘤内科/骨肿瘤科护理常规 □ 二/一级护理 □ 普通饮食/糖尿病饮食/低盐低脂 **临时医嘱：** □ 血、尿、大便常规、感染性疾病筛查 □ 肝肾功能、电解质、血糖、凝血功能、ALP、LDH、心电图 □ 必要时行：CT、MRI 以评估原发肿瘤变化。胸部 CT 平扫明确有无肺转移 □ 其他检查（酌情）	**长期医嘱：** □ 肿瘤内科/骨肿瘤科护理常规 □ 二/一级护理 □ 普通饮食/糖尿病饮食/低盐低脂饮食 **临时医嘱：** □ 评估 ECOG、血常规、肝肾功能、凝血功能及肿瘤大小、远处转移等情况，选择全身化疗患者 □ 其他检查及治疗（酌情）
主要护理工作	□ 入院宣教 □ 健康宣教：疾病相关知识 □ 根据医师医嘱指导患者完成相关检查 □ 完成护理记录 □ 记录入院时患者体重和血压等生命体征	□ 基本生活和心理护理 □ 监督患者血压、体温变化 □ 正确执行医嘱 □ 认真完成交接班
病情变化记录	□ 无 □ 有，原因： 1. 2.	□ 无 □ 有，原因： 1. 2.
护士签名		
医师签名		

时间	住院第 3~20 天	住院第 5~23 天
主要诊疗工作	□ 上级医师查房 □ 完成病历记录 □ 行骨肉瘤化疗方案 □ 根据所用药物不同提前进行水化、碱化、预防过敏、保护黏膜、维持电解质平衡、提高免疫等预处理 □ 对症处理化疗不良反应	□ 上级医师查房，确定患者可以出院 □ 完成上级医师查房记录、出院记录、出院证明书和病历首页的书写 □ 通知出院 □ 向患者交代出院注意事项及随诊时间 □ 若患者不能出院，在病程记录中说明原因和继续治疗的方案
重点医嘱	长期医嘱： □ 肿瘤内科/骨肿瘤科护理常规 □ 二/一级护理 □ 普通饮食/糖尿病饮食/低盐低脂饮食 □ 保肝、护胃、预防呕吐、保护黏膜等治疗 □ 骨肉瘤化疗药物 □ 化疗结束 24 小时后开始根据病情选择升白、升血小板、纠正贫血治疗 临时医嘱： □ 监测血药浓度（必要时） □ 水化、碱化（应用需要水化及碱化药物时） □ 根据病情需要抗化疗副反应对症治疗 □ 化疗后每 2~3 天查血常规、肝肾功能（必要时）	出院医嘱： □ 今日出院 □ 二/一级护理 □ 普通饮食/糖尿病饮食/低盐低脂饮食 □ 嘱定期监测血常规、肝肾功能 □ 继续治疗
主要护理工作	□ 基本生活和心理护理 □ 密切观察患者生命体征，遵医嘱记录出入水量 □ 正确执行医嘱 □ 认真完成交接班	□ 帮助患者办理出院手续、交费等事宜 □ 出院指导
病情变异记录	□ 无 □ 有，原因： 1. 2.	□ 无 □ 有，原因： 1. 2.
护士签名		
医师签名		

第三十六章

肢体骨肉瘤临床路径释义

一、肢体骨肉瘤编码

1. 原肢体骨肉瘤编码：

疾病名称及编码：肢体骨肉瘤（ICD-10：C40）

2. 修改编码：

疾病名称及编码：肢体骨肉瘤（ICD-10：C40，M91800/3）

二、临床路径检索方法

C40+M9180/3

三、肢体骨肉瘤临床路径标准住院流程

（一）适用对象

第一诊断为肢体骨肉瘤（ICD-10：C40）。

> **释义**
>
> ■ 适用对象编码参见第一部分。
> ■ 本路径适用对象为临床诊断为肢体骨肉瘤的患者，如多中心骨肉瘤及合并肺转移的骨肉瘤患者，需进入其他相应路径。

（二）诊断依据

根据《外科学（下册）》（8 年制和 7 年制临床医学专用教材，陈孝平，第 2 版，人民卫生出版社，2010），《骨与软组织肿瘤学》（徐万鹏，人民卫生出版社，2008）。

1. 病史：局部疼痛和（或）软组织肿块。

2. 体征：可有患处皮温升高、浅静脉怒张、压痛、包块，有的出现相邻关节活动受限。

3. X 线片：肢体骨破坏、边界不清、溶骨或有成骨，常有软组织包块，可见 Codman 三角、日光射线征，有的出现病理性骨折。

4. CT 和 MRI：清晰显示骨皮质破坏情况和髓腔内肿瘤浸润范围，胸部 CT 早期发现有无肺转移。

5. ECT（全身骨扫描）：病灶处核素异常浓聚，同时排除多发骨肉瘤的可能。

6. 实验室检查：可有血清碱性磷酸酶（AKP）和乳酸脱氢酶（LDH）升高。

7. 病理检查可明确诊断。

释义

■ 骨肉瘤的诊断需要临床、影像及病理三结合，病史和临床症状是诊断肢体骨肉瘤的初步依据。骨肉瘤的病史短，往往只有数月，患者的临床症状较重且进展快，夜间痛较明显，肢体肿胀，关节活动受限。X 线片是骨肉瘤影像诊断的基础，X 线片上可见干骺端病变，成骨或溶骨，往往伴有骨膜反应和软组织肿块，CT 上可见更清楚地明确肿瘤内的成骨或溶骨，皮质破坏情况及软组织肿块，MRI 可见肿瘤在髓腔内的浸润及软组织侵犯范围。肢体骨肉瘤易发生肺转移，胸部 CT 是发现是否肺转移的重要手段。骨扫描能发现多中心病变，但对骨扫描异常的部位应行 X 线片及 CT 检查再次确认。肢体骨肉瘤患者可有血清碱性磷酸酶（AKP）和乳酸脱氢酶（LDH）升高，但动态观察意义更大，经过治疗后，例如化疗后 AKP 及 LDH 可降低。

■ 病理组织学表现符合经典型骨肉瘤定义。病理活检注意事项：①治疗前一定要进行活检术；②应在外科治疗单位进行活检术；③活检应在影像学检查完备后进行；④活检位置的选择对以后的保肢手术非常重要；⑤活检时应注意避免引起骨折；⑥骨肿瘤科、放射科及病理科联合诊断非常重要；⑦需要新鲜标本以行分子生物学研究；⑧不恰当的活检会造成对患者的不良后果；⑨推荐带芯针吸活检；⑩带芯针吸活检如果失败推荐进行切开活检；⑪不推荐冰冻活检，因为污染范围大，而且组织学检测不可靠；⑫避免切除活检。

（三）治疗方案的选择

根据《外科学（下册）》（8 年制和 7 年制临床医学专用教材，陈孝平，第 2 版，人民卫生出版社，2010），《骨与软组织肿瘤学》（徐万鹏，人民卫生出版社，2008）。

1. 手术：应该行肿瘤广泛切除术，包括保肢和截肢。
2. 化疗：常用药物有顺铂、多柔比星、异环磷酰胺、大剂量甲氨蝶呤。

释义

■ 肢体骨肉瘤的手术原则：①应达到广泛或根治性外科边界切除；②对于个别病例，截肢更能达到肿瘤局部控制的作用；③如能预测术后功能良好，应行保肢术；④化疗反应好是保肢治疗的前提；⑤无论是截肢还是保肢，术后都应进行康复训练。肢体骨肉瘤保肢适应证：①ⅡA 期肿瘤；②化疗有效的ⅡB 期肿瘤；③重要血管神经束未受累；④软组织覆盖完好；⑤预计保留肢体功能优于义肢。远隔转移不是保肢的绝对禁忌证。肢体骨肉瘤截肢适应证：①患者要求截肢；②化疗无效的ⅡB 期肿瘤；③重要血管神经束受累；④缺乏保肢后骨或软组织重建条件；⑤预计义肢功能优于保肢。Ⅲ期患者不是截肢手术的禁忌证。

■ 化疗分为术前化疗和术后化疗，常用药物常采用大剂量甲氨蝶呤（HD-MTX-CF）、异环磷酰胺（IFO）、多柔比星（ADM）和顺铂（DDP）等。给药方式：①序贯用药或联合用药；⑤选用两种以上药物；③动脉或静脉给药（MTX、IFO 不适合动脉给药）。

（四）进入路径标准

1. 第一诊断必须符合肢体骨肉瘤疾病编码（ICD-10：C40）。

2. 应该排除多发骨肉瘤和有肺转移的骨肉瘤。

3. 当患者同时具有其他疾病诊断，但在住院期间不需要特殊处理也不影响第一诊断的临床路径流程实施时，可以进入路径。

> **释义**
>
> ■ 诊断是肢体骨肉瘤（经典骨肉瘤），骨肉瘤各亚型均不适合进入此临床路径。因为各亚型的诊断标准、治疗原则及预后均不相同。
>
> ■ 多发骨肉瘤和有肺转移的骨肉瘤比肢体的经典骨肉瘤预后差，不适合进入此临床路径，在手术方案及化疗方案的选择上有些区别。

（五）住院期间的检查项目

必需的检查项目：

（1）血常规、尿常规。

（2）肝功能、肾功能、电解质、血型、血糖、凝血功能、感染性疾病筛查（乙型肝炎、丙型肝炎、梅毒、艾滋病等）。

（3）心电图。

（4）局部 X 线片、增强 CT 或 MRI。

（5）胸部 X 线片或胸部 CT、ECT。

（6）穿刺活检。

> **释义**
>
> ■ 为了缩短平均住院日，部分检查可在门诊进行，例如化验检查、心电图等。
>
> ■ 肢体骨肉瘤一般应进行胸部 CT 检查，而取代 X 线胸片。
>
> ■ 增强 CT 及增强 MRI 和全身骨扫描是肢体骨肉瘤必需检查的项目，增强 CT 可以观察肿瘤的血运及肿瘤与邻近重要血管的关系，增强 MRI 可以观察肿瘤的范围，指导手术切除。全身骨扫描可以发现多发的骨病变、骨转移灶等。
>
> ■ 肢体骨肉瘤推荐进行穿刺活检以取得病理诊断。骨肿瘤的诊断需要临床、影像及病理三结合，穿刺活检不是获得诊断的捷径，必须在详细的病史询问、查体及影像学检查之后进行，应该在最终进行手术的部位进行穿刺活检，因为穿刺活检的入点、操作流程对后续的手术有影响，在同一部位进行穿刺活检可以避免不利的影响。穿刺活检的病理需要经验丰富的骨病理医师进行分析，因为穿刺活检获得的标本量比手术获得的要少很多，因此需要经验丰富的病理医师才能做出诊断。

（六）治疗方案与药物选择

1. 新辅助化疗（术前化疗）：采用单药序贯治疗，每 2~3 周为 1 个周期，共 4 个周期。常用药物及剂量：①顺铂 $100mg/m^2$；②多柔比星 $30mg/m^2$（连续 3 天）；③异环磷酰胺 $3g/m^2$（连续 5 天）；④大剂量甲氨蝶呤 $8~12g/m^2$。

2. 手术：应该行广泛切除术。手术方式：①截肢；②保肢。

保肢的条件：①ⅡA 期肿瘤；②术前化疗有效的ⅡB 期肿瘤；③下肢重要血管神经未受侵；④软组织条件好，术后可良好覆盖假体；⑤预计保留肢体功能优于义肢。

保肢的常用方法有：①人工假体置换；②肿瘤骨灭活再植。

3. 术后辅助化疗：药物及剂量同新辅助化疗，共12个周期。

释义

■ 新辅助化疗，有以下优点：①化疗期间有足够的时间进行保肢手术设计；②诱导肿瘤细胞凋亡，促使肿瘤边界清晰化，使得外科手术更易于进行；③有效的新辅助化疗可以有效地降低术后复发率，使得保肢手术可以更安全地进行。

■ 肢体骨肉瘤术前化疗推荐药物为大剂量甲氨蝶呤、异环磷酰胺、多柔比星和顺铂，给药方式可考虑序贯用药或联合用药，每例患者选用两种以上药物，经动脉或静脉给药（MTX、IFO 不适合动脉给药）。推荐的药物剂量范围：甲氨蝶呤 8~10g/m^2（2 周），异环磷酰胺 15g/m^2（3 周），多柔比星 90mg/m^2（3 周），顺铂 120~140mg/m^2（2 周），用药时间达 4~6 周期（2~3 个月）。

■ 肢体骨肉瘤新辅助化疗后需要进行疗效评估，从临床表现、肢体周径变化可以获取化疗疗效好坏的初步判断，后续需通过影像学检查（X 线：肿瘤的表现及累及范围变化；CT：骨破坏程度变化；MRI：肿瘤局部累及范围、卫星灶、跳跃转移变化；骨扫描：范围及浓集度变化；PET-CT：肿瘤局部累及范围及骨外病灶变化）来进一步评估。术前化疗反应好表现为症状减轻、影像学上肿瘤界限变清晰、骨化更完全、肿块缩小和核素浓集减低。

■ 肢体骨肉瘤的手术包括保肢及截肢手术，都需要达到广泛的外科边界。目前大约90%的患者可接受保肢治疗。保肢适应证包括：①ⅡA 期肿瘤；②术前化疗有效的ⅡB 期肿瘤；③下肢重要血管神经未受侵；④软组织条件好，术后可良好覆盖假体；⑤预计保留肢体功能优于义肢。对于Ⅲ期肿瘤也可以进行保肢治疗，甚至可以行姑息性保肢治疗。但是需要引起重视的是化疗反应好仍然是保肢治疗的前提。

■ 保肢手术的重建方法包括骨重建与软组织重建。骨重建即重建支撑及关节功能；软组织重建则是为了修复动力、提供良好的软组织覆盖，按照重建的特点又可以分为生物重建和非生物重建。目前常用的重建方法有：①人工假体置换，可以提供足够的稳定性和强度，允许早期负重行走，目前组配式假体功能良好，易于操作，但人工假体最主要的问题仍然是松动、感染和机械性损坏；②肿瘤骨灭活再植术，肿瘤瘤段截除后可用液氮进行灭活，该重建方式属于生物重建，灭活骨与宿主骨愈合后可长期使用。

■ 术后化疗药物及剂量与术前新辅助化疗相同，共进行 12 个周期。

（七）出院标准

1. 手术后伤口愈合。

2. 化疗完成，化疗间歇期。

> **释义**
>
> ■ 肢体骨肉瘤进行手术后需伤口愈合才能出院，如果出现伤口感染等并发症时需住院处理。化疗完成后可出院，在院外等待下次化疗周期时再入院。化疗间歇期应在门诊定期复查血常规、尿常规、肝肾功能等。

（八）标准住院日

1. 手术 21 天。
2. 化疗 3~5 天。

> **释义**
>
> ■ 肢体骨肉瘤进行手术时术前准备约 7 天，术后约 14 天可出院，总住院日 21 天，化疗患者 3~5 天即可完成化疗药物输入，住院日 3~5 天。

四、肢体骨肉瘤给药方案

【用药选择】

1. 化疗药：肢体骨肉瘤化疗使用的药物为顺铂 $100mg/m^2$，多柔比星 $30mg/m^2$（连续 3 天），异环磷酰胺 $3g/m^2$（连续 5 天），大剂量甲氨蝶呤 $8~12g/m^2$

2. 抗菌药物：按照《抗菌药物临床应用指导原则（2015 年版）》（国卫办医发〔2015〕43 号）选择用药。肢体骨肉瘤围术期需预防性使用抗菌药物，时间为术前 30 分钟，手术超过 3 小时可加用 1 次，建议使用第一、二代头孢菌素，头孢曲松等。对于术后明确感染患者，可根据药敏试验结果调整抗菌药物。

3. 抗凝药：肢体骨肉瘤术后可使用低分子肝素钠注射液预防术后血栓形成。

【药学提示】

1. 化疗药物可发生较多不良反应，包括骨髓抑制、胃肠道反应、肝肾损伤、出血性膀胱炎、心肺毒性、神经毒性、过敏反应和静脉炎等。

2. 头孢类抗菌药物使用相对安全，不良反应与治疗的剂量、疗程有关。

3. 低分子肝素钠的不良反应：包括出血，注射部位淤点、淤斑、轻度血肿和坏死，局部或全身过敏反应，血小板减少症等。

【注意事项】

1. 化疗时可同时使用止吐药物，注意保护肝肾功能，使用多柔比星化疗时注意使用心脏功能保护剂。

2. 术后不可长期使用抗菌药物，可引起菌群紊乱等问题。

3. 抗凝药使用时需定期复查凝血功能，避免出现凝血功能紊乱。

五、推荐表单

(一) 医师表单

肢体骨肉瘤初次入院活组织检查临床路径医师表单

适用对象：第一诊断为肢体骨肉瘤（ICD-10：C40，M91800/3）

患者姓名：	性别：　　年龄：　　门诊号：	住院号：
住院日期：　　年　月　日	出院日期：　　年　月　日	标准住院日：7 天

时间	住院第 1 天	住院第 2~3 天	住院第 4~5 天	第 6~7 天
主要诊疗工作	□ 完成病史询问和体格检查 □ 初步评估病情 □ 疼痛评分 □ 患肢制动保护（必要时） □ 基础疾病的相关治疗	□ 上级医师查房，病情严重程度分期及分级 □ 评估辅助检查结果 □ 处理异常结果 □ 完成三级医师查房记录 □ 向患者及家属交代病情并准备活组织检查	□ 施行穿刺活检术 □ 术后交代制动、压迫及保护患肢等事项	□ 伤口换药，上级医师查房，评估病情，确定患者近期是否可以出院 如可以出院： □ 出院后注意事项指导 □ 等待病理结果回报 □ 完成出院小结 如不可以出院： □ 在病程记录中说明原因及继续治疗的方案
重点医嘱	**长期医嘱：** □ 骨肿瘤科护理常规 □ 二级护理 □ 普通饮食 □ 疼痛治疗（必要时） **临时医嘱：** □ 检查血常规、血型、尿常规 □ 生化、凝血、感染性疾病筛查、红细胞沉降率、C 反应蛋白 □ 完善影像学检查：局部 X 线、CT、MRI，全身骨扫描，胸部 CT	**长期医嘱：** □ 骨肿瘤科护理常规 □ 二级护理 □ 普通饮食 □ 疼痛治疗（必要时） **临时医嘱：** □ 手术医嘱 □ 常规活检病理检查 □ 次日禁食	**长期医嘱：** □ 骨肿瘤科护理常规 □ 二级护理 □ 普通饮食 □ 疼痛治疗（必要时） **临时医嘱：** □ 术后补液（必要时） □ 6 小时后可进食、进水 □ 对症处理相关临床症状	**长期医嘱：** □ 停长期医嘱 **临时医嘱：** □ 伤口换药 **出院医嘱：** □ 出院带药
病情变异记录	□无 □有，原因： 1. 2.	□无 □有，原因： 1. 2.	□无 □有，原因： 1. 2.	□无 □有，原因： 1. 2.
医师签名				

（二）护士表单

肢体骨肉瘤初次入院活组织检查临床路径护士表单

适用对象：第一诊断为肢体骨肉瘤（ICD-10：C40，M91800/3）

患者姓名：	性别： 年龄： 门诊号：	住院号：
住院日期： 年 月 日	出院日期： 年 月 日	标准住院日：7 天

时间	住院第 1 天	住院第 2~3 天	住院第 4~5 天	第 6~7 天
健康宣教	□ 介绍病房环境、设施和设备 □ 入院病情评估 □ 健康宣教、戒烟宣教 □ 疼痛评估 □ 饮食宣教及注意事项宣教 □ 肢体摆放位置宣教	□ 活组织检查前相关护理及宣教	□ 活组织检查后相关护理及宣教	□ 出院注意事项 □ 出院宣教
护理处置	□ 核对患者，佩戴腕带 □ 建立入院护理病历 □ 协助患者留取各种标本 □ 测量身高、体重、血压等	□ 监测血压等	□ 监测血压等	□ 协助办理出院
基础护理	□ 二级护理 □ 晨晚间护理 □ 患者安全管理	□ 二级护理 □ 晨晚间护理 □ 患者安全管理	□ 二级护理 □ 晨晚间护理 □ 患者安全管理	□ 二级护理 □ 患者安全管理
专科护理	□ 预防疾病相关不良事件发生	□ 观察病情变化 □ 用药指导，密切观察药物疗效及不良反应 □ 疼痛评估 □ 饮食宣教及注意事项宣教 □ 肢体摆放位置宣教	□ 观察病情变化 □ 用药指导 □ 疼痛评估 □ 饮食宣教及注意事项宣教 □ 肢体摆放位置宣教	□ 指导复诊计划、就医指南
重点医嘱	□ 详见医嘱执行单	□ 详见医嘱执行单	□ 详见医嘱执行单	□ 详见医嘱执行单
病情变异记录	□ 无 □ 有，原因： 1. 2.	□ 无 □ 有，原因： 1. 2.	□ 无 □ 有，原因： 1. 2.	□ 无 □ 有，原因： 1. 2.
护士签名				

（三）患者表单

肢体骨肉瘤初次入院活组织检查临床路径患者表单

适用对象：第一诊断为肢体骨肉瘤（ICD-10：C40，M91800/3）

患者姓名：	性别：	年龄：	门诊号：	住院号
住院日期：　　年　月　日	出院日期：　　年　月　日		标准住院日：7 天	

时间	入院	活检前	活检手术当天
医患配合	□ 配合询问病史、收集资料，请务必详细告知既往史、用药史、过敏史、手术史 □ 配合进行体格检查 □ 有任何不适请告知医师	□ 配合完善术前相关检查，如采血、留尿、心电图、X 线片、CT、MRI 等 □ 医师及麻醉师分别与患者及家属介绍病情及谈话、签字	□ 配合麻醉及手术医师摆好体位
护患配合	□ 配合测量体温、脉搏、呼吸3 次，血压、体重1 次 □ 配合完成入院护理评估（简单询问病史、过敏史、用药史、手术史） □ 接受入院宣教（环境介绍、病室规定、订餐制度、贵重物品保管等） □ 配合执行探视和陪伴制度 □ 有任何不适告知护士	□ 接受术前宣教 □ 接受饮食宣教 □ 接受药物宣教	□ 配合手术室护士监测生命体征 □ 接受术前宣教 □ 有任何不适告知护士
饮食	□ 遵医嘱饮食	□ 遵医嘱饮食	□ 术前禁食、禁水 □ 术后根据麻醉医师意见进行饮食
排泄	□ 正常排尿便	□ 正常排尿便	□ 正常排尿便
活动	□ 正常活动	□ 正常活动	□ 卧床

时间	活检后	出院
医患配合	□ 配合术后伤口换药	□ 接受出院前指导 □ 知道复查程序 □ 获取出院诊断书
护患配合	□ 配合定时监测生命体征 □ 接受进食、进水、排便等生活护理 □ 配合活动，预防皮肤压力伤 □ 注意活动安全，避免坠床或跌倒 □ 配合执行探视及陪伴	□ 接受出院宣教 □ 办理出院手续
饮食	□ 遵医嘱饮食	□ 遵医嘱饮食
排泄	□ 正常排尿便	□ 正常排尿便
活动	□ 卧床，适当功能锻炼	□ 按医师指导进行活动及功能锻炼

附：原表单（2016 年版）

包括初次入院活检表单、化疗表单、截肢表单和人工关节置换表单。

肢体骨肉瘤初次入院活组织检查临床路径表单

适用对象：第一诊断为肢体骨肉瘤（ICD-10：C40）

患者姓名：		性别：　　年龄：　　门诊号：		住院号：
住院日期：　　　年　月　日		出院日期：　　　年　月　日		标准住院日：7 天

时间	住院第 1 天	住院第 2~3 天	住院第 4~5 天	第 6~7 天
主要诊疗工作	□ 完成病史询问和体格检查 □ 初步评估病情 □ 疼痛评分 □ 患肢制动保护（必要时） □ 基础疾病的相关治疗	□ 上级医师查房，病情严重程度分期及分级 □ 评估辅助检查结果 □ 处理异常结果 □ 完成三级医师查房记录 □ 向患者及家属交代病情并准备活组织检查	□ 施行穿刺活检术 □ 术后交代制动、压迫及保护患肢等事项	□ 伤口换药，上级医师查房，评估病情，确定患者近期是否可以出院 如可以出院： □ 出院后注意事项指导 □ 等待病理结果回报 □ 完成出院小结 如不可以出院： □ 请在病程记录中说明原因及继续治疗的方案
重点医嘱	长期医嘱： □ 骨肿瘤科护理常规 □ 二级护理 □ 普通饮食 □ 疼痛治疗（必要时） 临时医嘱： □ 检查血常规、血型、尿常规、 □ 生化、凝血、感染性疾病筛查、红细胞沉降率、C 反应蛋白 □ 完善影像学检查：局部 X 线、CT、MRI，全身骨扫描，胸部 CT	长期医嘱： □ 骨肿瘤科护理常规 □ 二级护理 □ 普通饮食 □ 疼痛治疗（必要时） 临时医嘱： □ 手术医嘱 □ 常规活检病理检查 □ 次日禁食	长期医嘱： □ 骨肿瘤科护理常规 □ 二级护理 □ 普通饮食 □ 疼痛治疗（必要时） 临时医嘱： □ 术后补液（必要时） □ 6 小时后可进食、进水 □ 对症处理相关临床症状	长期医嘱： □ 停长期医嘱 临时医嘱： □ 伤口换药 出院医嘱： □ 出院带药

续　表

时间	住院第1天	住院第2~3天	住院第4~5天	第6~7天
主要护理工作	□ 介绍病房环境、设施和设备 □ 入院病情评估 □ 随时观察患者情况 □ 用药指导 □ 健康宣教、戒烟宣教 □ 疼痛评估 □ 饮食宣教及注意事项宣教 □ 肢体摆放位置宣教 □ 预防疾病相关不良事件发生	□ 观察病情变化 □ 用药指导，密切观察药物疗效及不良反应 □ 疼痛评估 □ 饮食宣教及注意事项宣教 □ 肢体摆放位置宣教 □ 活检前相关护理	□ 观察病情变化 □ 用药指导 □ 疼痛评估 □ 饮食宣教及注意事项宣教 □ 肢体摆放位置宣教 □ 活组织检查后相关护理	□ 出院注意事项 □ 出院宣教 □ 指导复诊计划、就医指南
病情变化记录	□无　□有，原因： 1. 2.	□无　□有，原因： 1. 2.	□无　□有，原因： 1. 2.	□无　□有，原因： 1. 2.
是否退出路径	□无　□有，原因： 1. 2.	□无　□有，原因： 1. 2.	□无　□有，原因： 1. 2.	□无　□有，原因： 1. 2.
医师签名				

肢体骨肉瘤化疗临床路径表单

适用对象：第一诊断为肢体骨肉瘤（ICD-10：C40）

患者姓名：	性别：　　年龄：　　门诊号：		住院号：
住院日期：　　年　月　日	出院日期：　　年　月　日		标准住院日：≤7 天

时间	住院第 1 天	住院第 2~6 天	住院第 7 天
主要诊疗工作	□ 完成病史询问和体格检查 □ 初步评估病情（病理诊断、血常规、生化、心电图等），是否有化疗禁忌证 □ 确定化疗方案 □ 肢体功能锻炼指导（术后）	□ 上级医师查房 □ 评估辅助检查结果 □ 无化疗禁忌证者开始化疗	□ 上级医师查房：确定患者近期是否可以出院 **如可以出院：** □ 化疗出院后注意事项指导 □ 预约复诊时间及下周期化疗时间或手术时间 □ 指导门诊复查 □ 完成出院小结 **如不可以出院：** □ 在病程记录中说明原因及继续治疗的方案
重点医嘱	**长期医嘱：** □ 骨肿瘤科护理常规 □ 二级护理 □ 普通饮食 **临时医嘱：** □ 检查血常规、生化、尿常规、心电图 □ 超声心动图、心肌酶、感染性疾病筛查、凝血、双下肢深静脉多普勒超声（必要时） □ 基础疾病的相关治疗 □ 肢体功能锻炼指导（术后）	**长期医嘱：** □ 骨肿瘤科护理常规 □ 二级护理 □ 普通饮食 □ 出入量 **临时医嘱：** □ 根据化疗方案开具化疗医嘱	**长期医嘱：** □ 维持所开的长期医嘱 **临时医嘱：** □ 预约化疗后评价检查或术前检查 □ 血常规、肝功能、肾功能、尿常规 □ 重症不良反应的处理 □ 继续监测化疗不良反应 □ 肢体功能锻炼指导 **出院医嘱：** □ 出院带药 □ 升白细胞药物 □ 保肝药物 □ 其他内科疾病用药
主要护理工作	□ 介绍病房环境、设施和设备 □ 入院病情评估 □ 随时观察患者情况 □ 用药指导 □ 健康宣教、戒烟宣教 □ 疼痛评估 □ 化疗饮食宣教及注意事项宣教	□ 观察病情变化 □ 用药指导 □ 疼痛评估 □ 化疗饮食宣教及注意事项宣教 □ 肢体摆放位置宣教	□ 出院注意事项（戒烟、经外周静脉置入中心静脉导管换膜、加强营养、注意保暖） □ 指导复诊计划、就医指南
病情变化记录	□ 无　□ 有，原因： 1. 2.	□ 无　□ 有，原因： 1. 2.	□ 无　□ 有，原因： 1. 2.
是否退出路径	□ 无　　□ 有，原因： 1. 2.	□ 无　　□ 有，原因： 1. 2.	□ 无　　□ 有，原因： 1. 2.
医师签名			

肢体骨肉瘤截肢术临床路径表单

适用对象：第一诊断为骨肢体肉瘤（ICD-10：C40）

患者姓名：	性别：	年龄：	门诊号：	住院号：
住院日期： 年 月 日	出院日期： 年 月 日			准住院日：14 天

时间	住院第 1 天	住院第 2~3 天	住院第 4~6 天	第 7~14 天
主要诊疗工作	□ 完成病史询问和体格检查 □ 初步评估病情（病理诊断、血常规、尿常规、生化、凝血、心电图、下肢深静脉彩色多普勒超声等），是否有手术禁忌证 □ 影像学评估，是否具备截肢手术的适应证	□ 上级医师查房，病情严重程度分期及分级 □ 评估辅助检查结果 □ 全科查房确定是否具备截肢手术适应证 □ 术前如白细胞低给予 G-CSF 升白细胞；如肝氨基转移酶水平较高给予保肝治疗 □ 向患者及家属交代截肢手术的风险及并发症	□ 行截肢手术 □ 术后观察患者生命体征及引流量 □ 观察并处理伤口并发症 □ 指导患者进行术后功能锻炼	□ 上级医师查房：伤口愈合情况。确定患者近期是否可以出院 如可以出院： □ 出院后注意事项指导 □ 术后化疗事项 □ 预约复诊时间 □ 指导门诊复查 □ 完成出院小结 如不可以出院： □ 请在病程记录中说明原因及继续治疗的方案
重点医嘱	长期医嘱： □ 骨肿瘤科护理常规 □ 二级护理 □ 普通饮食 临时医嘱： □ 血常规、血生化、尿常规、心电图检查 □ 感染性疾病筛查、凝血、双下肢深静脉彩色多普勒超声（必要时） □ 基础疾病的相关治疗	长期医嘱： □ 骨肿瘤科护理常规 □ 二级护理 □ 普通饮食 临时医嘱： □ 手术医嘱	长期医嘱： □ 骨肿瘤科护理常规 □ 一级护理 □ 普通饮食 □ 抗菌药物 □ 低分子肝素（必要时） 临时医嘱： □ 血常规 □ 床旁备止血带 □ 基础疾病的相关治疗	长期医嘱： □ 维持所开的长期医嘱 临时医嘱： □ 术后影像检查 □ 术后功能锻炼指导 □ 指导进行术后化疗 出院医嘱： □ 出院带药 □ 术后 2 周拆线
主要护理工作	□ 介绍病房环境、设施和设备 □ 入院病情评估 □ 随时观察患者情况 □ 用药指导 □ 健康宣教、戒烟宣教 □ 疼痛评估 □ 饮食宣教及注意事项宣教 □ 肢体摆放位置宣教	□ 观察病情变化 □ 用药指导 □ 疼痛评估 □ 饮食宣教及注意事项宣教 □ 肢体摆放位置宣教 □ 截肢术前心理护理	□ 观察病情变化 □ 用药指导 □ 疼痛评估 □ 饮食宣教及注意事项宣教 □ 肢体摆放位置宣教 □ 截肢术后心理和生活护理	□ 出院注意事项（伤口护理、术后化疗时间等） □ 指导复诊计划、就医指南

时间	住院第 1 天	住院第 2~3 天	住院第 4~6 天	第 7~14 天
病情 变化 记录	□无 □有，原因： 1. 2.	□无 □有，原因： 1. 2.	□无 □有，原因： 1. 2.	□无 □有，原因： 1. 2.
是否 退出 路径	□无 □有，原因： 1. 2.	□无 □有，原因： 1. 2.	□无 □有，原因： 1. 2.	□无 □有，原因： 1. 2.
医师 签名				

肢体骨肉瘤人工关节置换术临床路径表单

适用对象：第一诊断为肢体骨肉瘤（ICD-10：C40）

患者姓名：	性别：	年龄：	门诊号：	住院号：
住院日期：　　年　月　日	出院日期：　　年　月　日			标准住院日：18 天

时间	住院第 1 天	住院第 2~4 天	住院第 5~7 天	第 8~18 天
主要诊疗工作	□ 完成病史询问和体格检查 □ 初步评估病情（病理诊断、血常规、尿常规、生化、凝血、心电图、下肢深静脉彩色多普勒超声等），是否有手术禁忌 □ 影像学评估，是否具备关节置换手术的适应证	□ 上级医师查房，病情严重程度分期及分级 □ 评估辅助检查结果 □ 全科查房确定是否具备关节置换手术适应证，明确关节置换类型，测量人工关节参数 □ 术前如白细胞低给予 G-CSF 升白细胞；如肝转氨酶水平较高给予保肝治疗 □ 向患者及家属交代关节置换手术的风险及并发症	□ 施行关节置换手术 □ 必要时支具制动患肢（胫骨近端，肱骨近端） □ 术后观察患者生命体征及引流量变化 □ 监测血红蛋白变化，必要时输血纠正贫血 □ 抗菌药物预防感染	□ 继续观察患者生命体征及引流量，根据引流量拔除引流 □ 继续监测血常规 □ 定期伤口换药，观察并处理伤口并发症 □ 监测红细胞沉降率、C 反应蛋白及体温变化，必要时调整抗菌药物方案 □ 指导患者进行术后功能锻炼 □ 确定术后化疗方案
重点医嘱	长期医嘱： □ 骨肿瘤科护理常规 □ 二级护理 □ 普通饮食 临时医嘱： □ 血常规、生化、尿常规、心电图 □ 感染性疾病筛查、凝血、双下肢深静脉彩色多普勒超声（必要时） □ 基础疾病的相关治疗	长期医嘱： □ 骨肿瘤科护理常规 □ 二级护理 □ 普通饮食 临时医嘱： □ 手术医嘱 □ 备血 500ml	长期医嘱： □ 骨肿瘤科护理常规 □ 一级护理逐步改为二级护理 □ 禁食逐步改为普通饮食 □ 抗菌药物 □ 抗凝治疗：低分子肝素 临时医嘱： □ 血常规 □ 输血（必要时） □ 基础疾病的相关控制	长期医嘱： □ 骨肿瘤科护理常规 □ 二级护理 □ 普通饮食 □ 抗凝治疗：低分子肝素 临时医嘱： □ 伤口换药 □ 术后局部 X 线 □ 术后 2 周拆线 □ 定期复查血常规，C 反应蛋白，红细胞沉降率 □ 术后化疗 □ 术后功能锻炼指导

续　表

时间	住院第 1 天	住院第 2~4 天	住院第 5~7 天	第 8~18 天
主要护理工作	□ 介绍病房环境、设施和设备 □ 入院病情评估 □ 随时观察患者情况 □ 用药指导 □ 健康宣教、戒烟宣教 □ 疼痛评估 □ 饮食宣教及注意事项宣教 □ 肢体摆放位置宣教	□ 观察病情变化 □ 用药指导 □ 疼痛评估 □ 饮食宣教及注意事项宣教 □ 肢体摆放位置宣教 □ 术前心理指导	□ 观察病情变化 □ 用药指导 □ 疼痛评估 □ 饮食宣教及注意事项宣教 □ 肢体摆放位置宣教 □ 术后心理指导和生活护理	□ 观察病情变化 □ 用药指导 □ 疼痛评估 □ 饮食宣教及注意事项宣教 □ 肢体摆放位置宣教 □ 术后心理指导和生活护理
病情变化记录	□ 无　□ 有，原因： 1. 2.	□ 无　□ 有，原因： 1. 2.	□ 无　□ 有，原因： 1. 2.	□ 无　□ 有，原因： 1. 2.
是否退出路径	□ 无　□ 有，原因： 1. 2.	□ 无　□ 有，原因： 1. 2.	□ 无　□ 有，原因： 1. 2.	□ 无　□ 有，原因： 1. 2.
医师签名				

第三十七章

肢体骨肉瘤保肢术临床路径释义

一、肢体骨肉瘤保肢术编码

1. 卫计委原编码

疾病名称及编码：

手术操作名称及编码：肢体骨肉瘤保肢术：

瘤段骨切除、定制关节/骨干假体置换术；

瘤段骨切除、组配假体置换术；

瘤段骨切除、异体骨移植、内固定术；

肿瘤骨灭活回植、内固定术；

瘤段骨切除、可延长假体置换术等。

2. 修改编码

疾病名称及编码：肢体骨肉瘤（ICD-10：C40 M91800/3）

手术操作名称及编码：肱骨瘤段骨切除（ICD-9-CM-3：77.62）

桡骨瘤段骨切除（ICD-9-CM-3：77.63）

尺骨瘤段骨切除（ICD-9-CM-3：77.63）

股骨瘤段骨切除（ICD-9-CM-3：77.65）

胫骨瘤段骨切除（ICD-9-CM-3：77.67）

腓骨瘤段骨切除（ICD-9-CM-3：77.67）

二、临床路径检索方法

（C40+M9180/3）伴（77.62 / 77.63 / 77.65 / 77.67）

三、肢体骨肉瘤保肢术临床路径标准住院流程

（一）适用对象

第一诊断为肢体骨肉瘤，且拟行保肢术。

> 释义
>
> ■ 适用对象编码参见第一部分。
> ■ 本路径适用对象为临床诊断为肢体骨肉瘤且拟行保肢术的患者，如多中心骨肉瘤及合并肺转移的骨肉瘤患者，需进入其他相应路径。

（二）诊断依据

根据《NCCN 骨肿瘤指南（2015）》及中国临床肿瘤学会（CSCO）骨肉瘤专家委员会，中国抗癌协会肉瘤专业委员会《经典型骨肉瘤临床诊疗专家共识》（2012）等。

1. 症状：疼痛，局部肿胀。

2. 体征：可有患处皮温升高、浅静脉怒张、压痛、包块，有些出现关节活动受限。

3. X 线片：骨质破坏，骨膜反应，不规则新生骨。

4. CT 和 MRI：可清晰显示骨皮质破坏情况和髓腔内肿瘤浸润范围。

5. ECT（全身骨扫描）：病变部位核素异常浓聚。

6. 穿刺活检病理确诊。

7. 实验室检查：可以有碱性磷酸酶（AKP）和乳酸脱氢酶（LDH）的升高。

> **释义**
>
> ■ 本路径的制订主要参考国内权威参考书籍和诊疗指南。
>
> ■ 肢体骨肉瘤的诊断需要临床、影像及病理三结合。临床症状主要有疼痛、肿胀及功能障碍等，影像学检查主要包括 X 线、CT、MRI 及全身骨扫描。
>
> （1）X 线表现：骨质破坏、骨膜反应、不规则新生骨。
>
> （2）CT 表现：①显示骨破坏状况；②显示肿瘤内部矿化程度；③强化后可显示肿瘤的血运状态；④肿瘤与血管的关系；⑤肿瘤在骨与软组织中的范围。
>
> （3）MRI 表现：①对软组织显示清楚；②有助于术前计划；③可以显示肿瘤在软组织内侵及范围；④可显示骨内侵及范围；⑤发现跳跃病灶。
>
> （4）骨扫描有助于发现其他无症状病变。实验室检查可见 AKP 及 LDH 升高，但动态观察意义更大。肢体骨肉瘤的活检首先选取穿刺活检，通过活检得到病理诊断。

（三）进入路径标准

1. 第一诊断必须符合肢体骨肉瘤。

2. 具有保肢手术指征。

3. 当患者合并其他疾病，但住院期间不需要特殊处理也不影响第一诊断的临床路径流程实施时，可以进入路径。

> **释义**
>
> ■ 诊断是肢体骨肉瘤（经典骨肉瘤），骨肉瘤各亚型均不适合进入此临床路径。因为各亚型的诊断标准、治疗原则及预后均不相同。
>
> ■ 多发骨肉瘤和有肺转移的骨肉瘤比肢体的经典骨肉瘤预后差，不适合进入此临床路径，在手术方案及化疗方案的选择上有些区别。
>
> ■ 肢体骨肉瘤进行保肢手术的适应证包括：①ⅡA 期肿瘤；②术前化疗有效的ⅡB 期肿瘤；③下肢重要血管神经未受侵；④软组织条件好，术后可良好覆盖假体；⑤预计保留肢体功能优于义肢。对于Ⅲ期肿瘤也可以进行保肢治疗。

（四）标准住院时间为 10~14 日

> **释义**
>
> ■ 肢体骨肉瘤进行保肢手术前可在门诊完善实验室及影像学检查以减少平均住院日，手术后待伤口愈合后可出院。

（五）住院期间的检查项目

1. 必需的检查项目：

（1）发病部位 X 线检查，发病部位 CT 平扫+强化，发病部位 MRI 平扫+增强，胸部 CT 平扫，ECT（全身骨扫描），碱性磷酸酶及乳酸脱氢酶。

（2）病理检查，必要时行免疫组化（骨组织脱钙及免疫组化检查，可延长临床路径住院时间）。

（3）心电图。

（4）血常规、尿常规、血型、凝血功能、肝肾功能、血电解质、血糖、感染性疾病筛查（乙型肝炎、丙型肝炎、艾滋病、梅毒等）。

2. 根据患者病情进行的检查项目：根据患者病情，行必要时行心肺功能检查、血气分析、PET-CT 检查、血管造影、血管超声等检查。

> **释义**
>
> ■ 为了缩短平均住院日，部分检查可在门诊进行，例如化验检查、心电图、影像学检查等。
>
> ■ 增强 CT 及增强 MRI 和全身骨扫描是肢体骨肉瘤必需检查的项目，增强 CT 及增强 MRI 可以观察肿瘤的范围，指导手术切除。全身骨扫描可以发现多发的骨病变、骨转移灶等。
>
> ■ 肢体骨肉瘤患者应根据病情行其他检查，对于心肺功能差的患者需行心肺功能检查、血气分析，怀疑有软组织及其他远隔转移的患者可行 PET-CT 检查，肿瘤与周围重要血管关系密切的患者可行血管造影、血管超声等检查。

（六）选择保肢术方案

根据《NCCN 骨肿瘤指南（2015）》及中国临床肿瘤学会（CSCO）骨肉瘤专家委员会，中国抗癌协会肉瘤专业委员会《经典型骨肉瘤临床诊疗专家共识》（2012）等指南，结合患者分期、分型、疾病阶段、患者要求等决定手术方案，如定制或组配假体置换、异体骨移植、瘤骨灭活回植等。

> **释义**
>
> ■ 肢体骨肉瘤符合保肢适应证的患者可进行保肢术式的选择。保肢手术包括肿瘤切除和功能重建两个步骤，对应的是骨肿瘤学所涵盖的两部分内容，即肿瘤学和骨科学。肢体骨肉瘤的切除需达到广泛的外科边界，术后标本需进行评估，确认达到了安全的边界。重建方法有人工假体置换（包括定制或组配式假体）、异体骨移植、瘤骨灭活回植等。人工假体置换优点在于可以提供足够的稳定性和强度，允许早期负重行走，目前组配式假体功能良好，易于操作，但人工假体最主要的问题仍然是松动、感染和机械性损坏。异体骨移植的优点在于这是生物重建，愈合之后患者可长期使用，但缺点在于愈合时间长，不能早期下地负重，感染和异体骨骨折风险仍很大。瘤骨灭活回植优点在于重建材料易于获得，生物重建可长期使用，但缺点在于仍有肿瘤复发及感染风险。保肢术后都应积极进行康复训练。

（七）术前准备需 3~7 天

1. 评估患者一般状况，排除手术禁忌。
2. 手术方案的制订：
（1）肿瘤侵犯范围的判断，确定截骨长度。
（2）肢体重建物的准备，如定制假体、异体骨等。

> **释义**
>
> ■ 肢体骨肉瘤保肢术是需要仔细准备的计划手术，需要排除患者的手术禁忌证。在术前化疗后根据影像学的检查结果，主要根据化疗后的 CT 及 MRI 判断肿瘤的具体位置、大小及其与重要解剖结构的关系，从而设计肿瘤切除所需要的外科边界，即所要切除的正常软组织及截骨长度。确定截骨长度时主要根据 MRI 检查确认肿瘤在髓内的范围，在肿瘤外 3~5cm 进行截骨。重建材料需在手术前准备齐全并在开台前再次确认，以保证手术的安全。

（八）预防性抗菌药物选择与使用时机

1. 按照《抗菌药物临床应用指导原则（2015 年版）》（国卫办医发〔2015〕43 号）选择用药。建议使用第一、二代头孢菌素，头孢曲松等；明确感染患者，可根据药敏试验结果调整抗菌药物。
2. 预防性用抗菌药物，时间为术前 30 分钟，手术超过 3 小时可加用 1 次。

> **释义**
>
> ■ 肢体骨肉瘤保肢术一般为预防性使用抗菌药物，使用时间为术前 30 分钟，如果手术超过 3 小时加用 1 次，术后使用 24~48 小时。如果明确为感染患者需进行药敏试验，根据药敏结果选择抗菌药物。

（九）手术日

1. 麻醉方式：硬膜外麻醉或全麻。
2. 保肢手术方式：瘤段骨切除、定制关节/骨干假体置换术；瘤段骨切除、组配假体置换术；瘤段骨切除、异体骨移植、内固定术；肿瘤骨灭活回植、内固定术；瘤段骨切除、可延长假体置换术等。
3. 术中用药：麻醉用药、抗菌药。
4. 术后病理：所切除肿瘤组织送病理科做病理检查。

> **释义**
>
> ■ 肢体骨肉瘤保肢术的麻醉方式根据患者情况而定，一般为硬膜外麻醉或全麻，不推荐使用神经阻滞麻醉，因为神经阻滞麻醉不利于术后观察神经功能情况。保肢手术的术式根据术前设计进行，术前 30 分钟使用抗菌药物，如果手术时间超过 3 小时再加用抗菌药物。

> ■ 肢体骨肉瘤行保肢术后的标本需送至病理科进行病理检查。病理检查包括病名的诊断及术后外科边界和肿瘤坏死率的评价：①标本外科边界：标本各方向均达到广泛以上的外科边界。②肿瘤坏死率评估（Huvos方法）：Ⅰ级：几乎未见化疗所致的肿瘤坏死；Ⅱ级：化疗轻度有效，肿瘤组织坏死率>50%，尚存有活的肿瘤组织；Ⅲ级：化疗部分有效，肿瘤组织坏死率>90%，部分组织切片上可见残留的存活的肿瘤组织；Ⅳ级：所有组织切片未见活的肿瘤组织。Ⅲ级和Ⅳ级为化疗反应好，Ⅰ级和Ⅱ级为化疗反应差。

（十）术后恢复

1. 术后复查的检查项目：X线片、胸部CT、全身骨显像、血管超声、血常规、尿常规、肝肾功能、电解质、血糖。
2. 术后用药：根据病情选用抗凝、镇痛、抗菌药物等。
3. 功能锻炼：根据手术部位与重建方式决定肢体功能锻炼方法。

> **释义**
>
> ■ 肢体骨肉瘤保肢术后需复查X线片及肢体全长正位片（测量肢体长度）。骨肉瘤保肢术的手术创面大，术中出血及术后渗血较多，所以术后需要严密观察引流量，复查血常规，如果有输血指征需要进行输血。
>
> ■ 肢体骨肉瘤保肢术后预防性使用抗菌药物24~48小时，同时静脉输注镇痛药，常规皮下注射低分子肝素钠抗凝，同时可辅以抗血栓弹力袜及足底泵等进行抗凝，预防深静脉血栓形成。
>
> ■ 肢体骨肉瘤保肢术后需根据手术部位及重建方式的选择来决定功能锻炼，早期应练习肌肉收缩，以主动练习为主。如果是胫骨近段的骨肉瘤保肢术后需使用伸直位石膏或支具固定8~12周，以保护重建的髌韧带。

（十一）出院标准

1. 患者病情稳定，体温正常，手术切口愈合良好；生命体征平稳。
2. 没有需要住院处理的并发症和（或）合并症。

> **释义**
>
> ■ 肢体骨肉瘤保肢术后需病情稳定、伤口愈合良好才能出院，如果出现伤口感染、伤口愈合不良、深静脉血栓形成等并发症时需住院处理。

（十二）变异及原因分析

1. 术后切口感染、切口渗液、深静脉血栓等，导致住院时间延长与费用增加。
2. 术后继发其他内、外科疾病需进一步诊治，导致住院时间延长。
3. 植入物选择：根据病变的部位和范围，选择适当的内固定物，植入物材料准备时间和费用可能会较高。

4. 病理情况：若病理回报结果不符合，则需要退出临床路径。

> **释义**
>
> ■肢体骨肉瘤保肢术患者存在个体差异，包括肿瘤大小、软组织侵犯范围大小等，因此术后出现并发症的风险不同，如果出现需要住院治疗的并发症则会增加住院时间及费用。肿瘤切除后的重建方法多样，不同重建方法的费用不同，人工假体的费用较高，而异体骨或灭活骨重建需要使用钢板等内固定物，视内固定物使用多少而费用不同。
>
> ■肢体骨肉瘤保肢术后的标本需送至病理科进行病理分析，如果病理回报为其他肿瘤则后续的治疗方案及预后均不同，需退出此临床路径。

四、肢体骨肉瘤保肢术给药方案

【用药选择】

1. 抗菌药物：按照《抗菌药物临床应用指导原则（2015 年版）》（国卫办医发〔2015〕43 号）选择用药。肢体骨肉瘤保肢术需预防性使用抗菌药物，时间为术前 30 分钟，手术超过 3 小时可加用 1 次，建议使用第一、二代头孢菌素，头孢曲松等。对于术后明确感染患者，可根据药敏试验结果调整抗菌药物。

2. 抗凝药：肢体骨肉瘤保肢术后第 2 天起可皮下注射抗凝药，可使用低分子肝素钠注射液预防术后血栓形成。

【药学提示】

1. 头孢类抗菌药物使用相对安全，不良反应与治疗的剂量、疗程有关。局部反应有静脉炎，此外可有皮疹、皮炎、瘙痒、荨麻疹、水肿、发热、支气管痉挛和血清病等过敏反应，头痛或头晕，软便、腹泻、恶心、呕吐、口炎、腹痛、结肠炎、黄疸、胀气、味觉障碍和消化不良等消化道反应。

2. 低分子肝素钠的不良反应：包括出血，注射部位淤点、淤斑、轻度血肿和坏死，局部或全身过敏反应，血小板减少症等。

【注意事项】

1. 术后不可长期使用抗菌药物，可引起菌群紊乱等问题。

2. 抗凝药使用时需定期复查凝血功能，避免出现凝血功能紊乱。

五、推荐表单

（一）医师表单

肢体骨肉瘤保肢术临床路径医师表单

适用对象：第一诊断为内生性软骨瘤（ICD-10：D16 M9220/0）

行肱骨瘤段骨切除（ICD-9-CM-3：77.62），桡骨瘤段骨切除（ICD-9-CM-3：77.63），尺骨瘤段骨切除（ICD-9-CM-3：77.63），股骨瘤段骨切除（ICD-9-CM-3：77.65），胫骨瘤段骨切除（ICD-9-CM-3：77.67），腓骨瘤段骨切除（ICD-9-CM-3：77.67）

患者姓名：	性别： 年龄： 门诊号：	住院号：
住院日期： 年 月 日	出院日期： 年 月 日	标准住院日：10~14 天

时间	住院第 1 天	住院第 2~3 天	住院第 3~7 天
主要诊疗工作	□ 询问病史和体格检查 □ 入院病历及首次病程记录书写 □ 拟定检查项目 □ 制订初步治疗方案 □ 对患者/家属进行有关骨肉瘤的宣教	□ 上级医师查房 □ 明确下一步诊疗计划 □ 完成上级医师查房记录 □ 向患者及家属交代病情 □ 完善各项手术前准备 □ 评估患者血常规、肝肾功能、凝血功能、心电图等影响手术的指标 □ 评估肿瘤侵犯范围，确定保肢术指征	□ 上级医师查房 □ 术前讨论 □ 术前准备与评估 □ 确定保肢手术方案 □ 联系准备肢体重建物 □ 完成术前小结、术前讨论记录 □ 向患者交流保肢术方案 □ 签署手术知情同意书、输血治疗同意书院 □ 向患者和家属交代围术期注意事项，签署手术同意书、输血同意书、委托书
重点医嘱	**长期医嘱：** □ 骨肿瘤科护理常规 □ 二/一级护理 □ 普通饮食/糖尿病饮食/低盐低脂 **临时医嘱：** □ 血、尿、大便常规，传染病、血型 □ 肝肾功能、电解质、血糖、凝血功能、ALP、LDH、心电图 □ 必要时行 CT、MRI 以评估原发肿瘤变化。胸部 CT 平扫明确有无肺转移 □ 其他检查（酌情）	**长期医嘱：** □ 骨肿瘤科护理常规 □ 二/一级护理 □ 普通饮食/糖尿病饮食/低盐低脂饮食 **临时医嘱：** □ 其他检查及治疗（酌情）	**长期医嘱：** □ 肿瘤科护理常规 □ 二/一级护理 □ 普通饮食/糖尿病饮食/低盐低脂饮食 **临时医嘱：** □ 术前医嘱：常规准备明日在全麻/硬膜外麻醉下下行肿瘤切除、肢体重建术 □ 备皮 □ 抗菌药物皮试 □ 术前禁食、禁水 □ 术中带药 □ 其他特殊医嘱
病情变异记录	□ 无 □ 有，原因： 1. 2.	□ 无 □ 有，原因： 1. 2.	□ 无 □ 有，原因： 1. 2.
医师签名			

时间	住院第4~8天（手术日）	住院第4~12天	住院第9~12天（出院前1日）
主要诊疗工作	□ 行全麻下肿瘤切除手术 □ 术者完成手术记录 □ 完成术后病程记录 □ 上级医师查房 □ 向患者及家属交代手术情况，嘱咐注意事项 □ 观察术后病情变化	□ 上级医师查房，完成病程记录 □ 根据引流情况决定是否拔除引流 □ 注意体温、血象及生化指标变化（对症处理） □ 指导患者功能锻炼 □ 换药，观察刀口愈合情况	□ 上级医师查房，进行手术及伤口评估，确定有无并发症和切口愈合不良情况，明确能否出院 □ 完成常规病历书写 □ 注意观察体温 □ 指导功能锻炼 □ 完成出院记录、病案首页、出院证明书等，向患者交代出院后的注意事项，如返院复诊的时间、地点，发生紧急情况时的处理等
重点医嘱	长期医嘱： □ 一级护理 □ 禁食、禁水 □ 吸氧及生命体征监测 □ 保留导尿 □ 抗菌药物 □ 补液治疗 □ 镇痛、抑酸药、抗凝 临时医嘱： □ 根据病情需要下达相应医嘱 □ 镇痛、止吐等 □ 血常规、肝肾功能及血电解质、凝血功能、血气等	长期医嘱： □ 骨肿瘤科护理常规 □ 二/一级护理 □ 普通饮食/糖尿病饮食/低盐低脂饮食 □ 补液治疗 □ 抗凝 □ 抗菌药物 □ 镇痛、抑酸药物 □ 保留导尿 临时医嘱： □ 换药 □ 拔除导尿管 □ 退热药物 □ 实验室检查 □ 输血	长期医嘱： □ 骨肿瘤科护理常规 □ 二/一级护理 □ 普通饮食/糖尿病饮食/低盐低脂饮食 □ 补液治疗 □ 抗凝 □ 抗菌药物 □ 镇痛、抑酸药 临时医嘱： □ 换药 □ 实验室检查
病情变异记录	□ 无 □ 有，原因： 1. 2.	□ 无 □ 有，原因： 1. 2.	□ 无 □ 有，原因： 1. 2.
医师签名			

时间	住院第 9~12 天（出院前 1 日）	住院第 10~14 天（出院日）
主要诊疗工作	□ 上级医师查房，进行手术及伤口评估，确定有无并发症和切口愈合不良情况，明确能否出院 □ 完成常规病历书写 □ 注意观察体温 □ 指导功能锻炼 □ 完成出院记录、病案首页、出院证明书等，向患者交代出院后的注意事项，如返院复诊的时间、地点，发生紧急情况时的处理等	□ 上级医师查房，医嘱出院 □ 交付出院记录、诊断证明 □ 交代出院医嘱，预约换药、拆线、复查时间 □ 患者办理出院手续，出院
重点医嘱	**长期医嘱：** □ 骨肿瘤科护理常规 □ 二/一级护理 □ 普通饮食/糖尿病饮食/低盐低脂饮食 □ 补液治疗 □ 抗凝 □ 抗菌药物 □ 镇痛、抑酸药 **临时医嘱：** □ 换药 □ 实验室检查	**出院医嘱：** □ 出院带药
病情变异记录	□ 无 □ 有，原因： 1. 2.	□ 无 □ 有，原因： 1. 2.
医师签名		

（二）护士表单

肢体骨肉瘤保肢术临床路径护士表单

适用对象：第一诊断为内生性软骨瘤（ICD-10：D16 M9220/0）

行肱骨瘤段骨切除（ICD-9-CM-3：77.62），桡骨瘤段骨切除（ICD-9-CM-3：77.63），尺骨瘤段骨切除（ICD-9-CM-3：77.63），股骨瘤段骨切除（ICD-9-CM-3：77.65），胫骨瘤段骨切除（ICD-9-CM-3：77.67），腓骨瘤段骨切除（ICD-9-CM-3：77.67）

患者姓名：		性别： 年龄： 门诊号：		住院号：
住院日期： 年 月 日		出院日期： 年 月 日		标准住院日：10~14 天

时间	住院第 1 天	住院第 2~3 天	住院第 3~7 天
健康宣教	□ 入院宣教 □ 介绍主管医师、护士 □ 介绍环境、设施 □ 介绍住院注意事项 □ 介绍探视和陪伴制度 □ 介绍贵重物品制度	□ 检查前宣教 □ 主管护士与患者沟通，消除患者紧张情绪 □ 告知检查后可能出现的情况及应对方式	□ 术前宣教
护理处置	□ 核对患者，佩戴腕带 □ 建立入院护理病历 □ 协助患者留取各种标本 □ 测量身高、体重、血压等	□ 监督患者血压、体温变化	□ 正确执行医嘱 □ 认真完成交接班 □ 观察患者一般状况
基础护理	□ 二级护理 □ 晨晚间护理 □ 患者安全管理	□ 二级护理 □ 晨晚间护理 □ 患者安全管理	□ 二级护理 □ 晨晚间护理 □ 患者安全管理
专科护理	□ 护理查体 □ 病情观察 □ 需要时，请家属陪伴 □ 心理护理	□ 病情观察 □ 遵医嘱完成相关检查 □ 心理护理	□ 完成术前准备 □ 遵医嘱给药并观察用药后反应 □ 协助完成手术前检查 □ 完成护理记录
重点医嘱	□ 详见医嘱执行单	□ 详见医嘱执行单	□ 详见医嘱执行单
病情变异记录	□ 无 □ 有，原因： 1. 2.	□ 无 □ 有，原因： 1. 2.	□ 无 □ 有，原因： 1. 2.
护士签名			

时间	住院第 4~8 天（手术日）	住院第 4~12 天
健康宣教	□ 术后注意事项宣教	□ 术后宣教
护理处置	□ 完成护理记录	□ 完成护理记录
基础护理	□ 一级护理 □ 晨晚间护理 □ 患者安全管理	□ 二级护理 □ 晨晚间护理 □ 患者安全管理
专科护理	□ 观察患者一般状况 □ 观察患者肢端感觉、血运情况 □ 观察记录患者生命体征、手术切口敷料情况 □ 有引流者观察引流性质、引流量 □ 遵医嘱给药并观察用药后反应 □ 遵医嘱完成化验检查 □ 预防并发症护理	□ 基本生活和心理护理 □ 正确执行医嘱 □ 认真完成交接班 □ 观察患者一般状况 □ 遵医嘱给药并观察用药后反应 □ 指导功能锻炼
重点医嘱	□ 详见医嘱执行单	□ 详见医嘱执行单
病情变异记录	□ 无　□ 有，原因： 1. 2.	□ 无　□ 有，原因： 1. 2.
护士签名		

时间	住院第 9~12 天（出院前 1 日）	住院第 10~14 天（出院日）
健康宣教	□ 出院宣教	□ 出院宣教 □ 复查时间 □ 服药方法 □ 功能锻炼
护理处置	□ 告知出院流程 □ 完成护理记录	□ 办理出院手续 □ 书写出院小结
基础护理	□ 二级护理 □ 晨晚间护理 □ 患者安全管理	□ 二级护理 □ 患者安全管理
专科护理	□ 观察记录患者生命体征、手术切口敷料情况 □ 功能锻炼，预防并发症护理	□ 帮助患者办理出院手续、交费等事项
重点医嘱	□ 详见医嘱执行单	□ 详见医嘱执行单
病情变异记录	□ 无　□ 有，原因： 1. 2.	□ 无　□ 有，原因： 1. 2.
护士签名		

（三）患者表单

肢体骨肉瘤保肢术临床路径患者表单

适用对象：第一诊断为内生性软骨瘤（ICD-10：D16 M9220/0）

行肱骨瘤段骨切除（ICD-9-CM-3：77.62），桡骨瘤段骨切除（ICD-9-CM-3：77.63），尺骨瘤段骨切除（ICD-9-CM-3：77.63），股骨瘤段骨切除（ICD-9-CM-3：77.65），胫骨瘤段骨切除（ICD-9-CM-3：77.67），腓骨瘤段骨切除（ICD-9-CM-3：77.67）

患者姓名：	性别： 年龄： 门诊号：	住院号：
住院日期： 年 月 日	出院日期： 年 月 日	标准住院日：10~14 天

时间	入院	术前	手术当天
医患配合	□ 配合询问病史、收集资料，请务必详细告知既往史、用药史、过敏史、手术史 □ 配合进行体格检查 □ 有任何不适请告知医师	□ 配合完善术前相关检查，如采血、留尿、心电图、X 线片、CT、MRI 等 □ 医师及麻醉师分别与患者及家属介绍病情及谈话、签字	□ 配合麻醉及手术医师摆好体位
护患配合	□ 配合测量体温、脉搏、呼吸 3 次，血压、体重 1 次 □ 配合完成入院护理评估（简单询问病史、过敏史、用药史、手术史） □ 接受入院宣教（环境介绍、病室规定、订餐制度、贵重物品保管等） □ 配合执行探视和陪伴制度 □ 有任何不适请告知护士	□ 接受术前宣教 □ 接受饮食宣教 □ 接受药物宣教	□ 配合手术室护士监测生命体征 □ 接受术前宣教 □ 有任何不适请告知护士
饮食	□ 遵医嘱饮食	□ 遵医嘱饮食	□ 术前禁食、禁水 □ 术后根据麻醉医师意见进行饮食
排泄	□ 正常排尿便	□ 正常排尿便	□ 正常排尿便
活动	□ 正常活动	□ 正常活动	□ 卧床

时间	术后	出院
医患配合	□ 配合术后伤口换药	□ 接受出院前指导 □ 知道复查程序 □ 获取出院诊断书
护患配合	□ 配合定时监测生命体征 □ 接受输液、服药等治疗 □ 接受进食、进水、排便等生活护理 □ 配合活动，预防皮肤压力伤 □ 注意活动安全，避免坠床或跌倒 □ 配合执行探视及陪伴	□ 接受出院宣教 □ 办理出院手续 □ 获取出院带药 □ 知道服药方法、作用、注意事项 □ 知道复印病历程序
饮食	□ 遵医嘱饮食	□ 遵医嘱饮食
排泄	□ 正常排尿便	□ 正常排尿便
活动	□ 卧床，适当功能锻炼	□ 按医师指导进行活动及功能锻炼

附：原表单（2016年版）

肢体骨肉瘤保肢术临床路径表单

适用对象：第一诊断为肢体骨肉瘤，且拟行保肢术

患者姓名：		性别： 年龄： 门诊号：	住院号：
住院日期： 年 月 日		出院日期： 年 月 日	标准住院日：10~14日

时间	住院第1天	住院第2~3天
主要诊疗工作	□ 询问病史和体格检查 □ 入院病历及首次病程记录书写 □ 拟定检查项目 □ 制订初步治疗方案 □ 对患者/家属进行有关骨肉瘤的宣教	□ 上级医师查房 □ 明确下一步诊疗计划 □ 完成上级医师查房记录 □ 向患者及家属交代病情 □ 完善各项手术前准备 □ 评估患者血常规、肝肾功能、凝血功能、心电图等影响手术的指标 □ 评估肿瘤侵犯范围，确定保肢术指征
重点医嘱	**长期医嘱：** □ 骨肿瘤科护理常规 □ 二/一级护理 □ 普通饮食/糖尿病饮食/低盐低脂 **临时医嘱：** □ 血、尿、大便常规，传染病、血型 □ 肝肾功能、电解质、血糖、凝血功能、ALP、LDH、心电图 □ 必要时行CT、MRI以评估原发肿瘤变化。胸部CT平扫明确有无肺转移 □ 其他检查（酌情）	**长期医嘱：** □ 骨肿瘤科护理常规 □ 二/一级护理 □ 普通饮食/糖尿病饮食/低盐低脂饮食 **临时医嘱：** □ 其他检查及治疗（酌情）
主要护理工作	□ 入院宣教 □ 健康宣教：疾病相关知识 □ 根据医师医嘱指导患者完成相关检查 □ 完成护理记录 □ 记录入院时患者体重和血压等生命体征	□ 基本生活和心理护理 □ 监督患者血压、体温变化 □ 正确执行医嘱 □ 认真完成交接班
病情变化记录	□ 无 □ 有，原因： 1. 2.	□ 无 □ 有，原因： 1. 2.
护士签名		
医师签名		

时间	住院第 3~7 天	住院第 4~8 天（手术日）
主要诊疗工作	□ 上级医师查房 □ 术前讨论 □ 术前准备与评估 □ 确定保肢手术方案 □ 联系准备肢体重建物 □ 完成术前小结、术前讨论记录 □ 向患者交流保肢术方案 □ 签署手术知情同意书、输血治疗同意书院 □ 向患者和家属交代围术期注意事项，签署手术同意书、输血同意书、委托书	□ 行全麻下肿瘤切除手术 □ 术者完成手术记录 □ 完成术后病程 □ 上级医师查房 □ 向患者及家属交代手术情况，嘱咐注意事项 □ 观察术后病情变化
重点医嘱	**长期医嘱：** □ 肿瘤科护理常规 □ 二/一级护理 □ 普通饮食/糖尿病饮食/低盐低脂饮食 **临时医嘱：** □ 术前医嘱：常规准备明日在全麻/硬膜外麻醉下下行肿瘤切除、肢体重建术 □ 备皮 □ 抗菌药物皮试 □ 术前禁食、禁水 □ 术中带药 □ 其他特殊医嘱	**长期医嘱：** □ 一级护理 □ 禁食、禁水 □ 吸氧及生命体征监测 □ 保留导尿 □ 抗菌药物 □ 补液治疗 □ 镇痛、抑酸药、抗凝 **临时医嘱：** □ 根据病情需要下达相应医嘱 □ 镇痛、止吐等 □ 血常规、肝肾功能及血电解质、凝血功能、血气等
主要护理工作	□ 基本生活和心理护理 □ 正确执行医嘱 □ 认真完成交接班 □ 观察患者一般状况 □ 术前宣教 □ 完成术前准备 □ 遵医嘱给药并观察用药后反应 □ 协助完成手术前检查 □ 完成护理记录	□ 观察患者一般状况 □ 观察患者肢端感觉、血运情况 □ 观察记录患者生命体征、手术切口敷料情况 □ 有引流者观察引流性质、引流量 □ 遵医嘱给药并观察用药后反应 □ 遵医嘱完成化验检查 □ 预防并发症护理 □ 完成护理记录
病情变化记录	□ 无　□ 有，原因： 1. 2.	□ 无　□ 有，原因： 1. 2.
护士签名		
医师签名		

时间	住院第 4~12 天	住院第 9~12 天 （出院前 1 日）	住院第 10~14 天 （出院日）
主要诊疗工作	□ 上级医师查房，完成病程记录 □ 根据引流情况决定是否拔除引流 □ 注意体温、血象及生化指标变化（对症处理） □ 指导患者功能锻炼 □ 换药，观察刀口愈合情况	□ 上级医师查房，进行手术及伤口评估，确定有无并发症和切口愈合不良情况，明确能否出院 □ 完成常规病历书写 □ 注意观察体温 □ 指导功能锻炼 □ 完成出院记录、病案首页、出院证明书等，向患者交代出院后的注意事项，如返院复诊的时间、地点，发生紧急情况时的处理等	□ 上级医师查房，医嘱出院 □ 交付出院记录、诊断证明 □ 交代出院医嘱，预约换药、拆线、复查时间 □ 患者办理出院手续，出院
重点医嘱	长期医嘱： □ 骨肿瘤科护理常规 □ 二/一级护理 □ 普通饮食/糖尿病饮食/低盐低脂饮食 □ 补液治疗 □ 抗凝 □ 抗菌药物 □ 镇痛、抑酸药物 □ 保留导尿 临时医嘱： □ 换药 □ 拔除导尿管 □ 退热药物 □ 实验室化验 □ 输血	长期医嘱： □ 骨肿瘤科护理常规 □ 二/一级护理 □ 普通饮食/糖尿病饮食/低盐低脂饮食 □ 补液治疗 □ 抗凝 □ 抗菌药物 □ 镇痛、抑酸药 临时医嘱： □ 换药 □ 实验室化验	出院医嘱： □ 出院带药
主要护理工作	□ 基本生活和心理护理 □ 正确执行医嘱 □ 认真完成交接班 □ 观察患者一般状况 □ 术后宣教 □ 遵医嘱给药并观察用药后反应 □ 指导功能锻炼 □ 完成护理记录	□ 观察患者一般状况 □ 观察患者肢端感觉血运情况 □ 观察记录患者生命体征、手术切口敷料情况 □ 遵医嘱给药并观察用药后反应 □ 遵医嘱完成化验检查 □ 功能锻炼，预防并发症护理 □ 告知出院流程 □ 完成护理记录	□ 帮助患者办理出院手续、交费等事项
病情变化记录	□ 无　□ 有，原因： 1. 2.	□ 无　□ 有，原因： 1. 2.	□ 无　□ 有，原因： 1. 2.
护士签名			
医师签名			

时间	住院第 10~14 天（出院日）	
主要 诊疗 工作	□ 上级医师查房，医嘱出院 □ 交付出院记录、诊断证明 □ 交代出院医嘱，预约换药、拆线、复查时间 □ 患者办理出院手续，出院	
重点 医嘱	出院医嘱： □ 出院带药	
主要 护理 工作	□ 帮助患者办理出院手续、交费等事项	
病情 变化 记录	□ 无　□ 有，原因： 1. 2.	
护士 签名		
医师 签名		

第三十八章

股骨下端骨肉瘤临床路径释义

一、股骨下端骨肉瘤编码

疾病名称及编码：股骨下端骨肉瘤（ICD-10：C40.2 M9180/3）

手术操作及编码：肿瘤瘤段截除，肿瘤型膝关节置换术（ICD-9-CM-3：77.85-77.87 伴 81.5402）

二、临床路径检索方法

C40.2 M9180/3 伴 77.85-77.87

三、股骨下端骨肉瘤临床路径标准住院流程

（一）适用对象

第一诊断为股骨下端骨肉瘤（ICD-10：C40.2 M9180/3）。

行肿瘤瘤段截除，肿瘤型膝关节置换术（ICD-9-CM-3：77.85-77.87 伴 81.5402）（已完成术前诊断及化疗，不包括术后化疗）。

> **释义**
>
> ■ 骨肉瘤（osteosarcoma）分为经典型骨肉瘤及亚型（包括骨旁骨肉瘤、毛细血管扩张型骨肉瘤、髓内高分化骨肉瘤、继发性骨肉瘤等）。此路径适用对象为经典型骨肉瘤（conventional osteosarcoma）：是原发髓腔内高度恶性肿瘤，肿瘤细胞产生骨样组织，可能是极少量。（Conventional osteosarcoma is a primary intramedullary high grade malignant tumor in which the neoplastic cells produce osteoid, even if only in small amounts. 引自：《Pathology & Genetics - Tumours of Soft and tissue and Bone》World Health Organization Classification of Tumors 2002）
>
> ■ 骨肉瘤需要临床、影像、病理三结合来确诊。明确诊断后，先进行新辅助化疗，全面评估化疗效果，有保肢条件，决定行瘤段截除、肿瘤型人工假体置换的患者，方可进入路径。

（二）诊断依据

根据《外科学（下册）》（8 年制和 7 年制临床医学专用教材，人民卫生出版社，2005 年 8 月），《骨与软组织肿瘤学》（人民卫生出版社，2008 年 8 月）。

1. 病史：局部疼痛和（或）软组织肿块。
2. 体征：可有患处皮温升高、浅静脉怒张、压痛、包块，有的出现膝关节活动受限。
3. X 线片：股骨下端成骨性破坏、Codman 三角、日光射线现象，有的出现病理性骨折。
4. CT 和 MRI：清晰显示骨皮质破坏情况和髓腔内肿瘤浸润范围，肺 CT 早期发现有无肺转移。
5. ECT（全身骨扫描）：股骨下端核素异常浓聚，同时排除多发骨肉瘤的可能。

6. 实验室检查：可有血清碱性磷酸酶（AKP）和乳酸脱氢酶（LDH）升高。

7. 病理检查可明确诊断。

释义

■ 骨肉瘤的诊断需要临床、影像、病理三结合。

■ 临床表现：骨肉瘤好发于青少年，大约75%的患者发病年龄在15~25岁。骨肉瘤的病史常为1~3个月，局部疼痛为早期症状，可发生在肿瘤出现以前，起初为间断性疼痛，渐转为持续性剧烈疼痛，尤以夜间为甚。骨端近关节处肿瘤大，硬度不一，有压痛，局部温度高，静脉扩张，有时可触及搏动，可有病理骨折。

■ 影像学检查：X线表现为骨皮质破坏、不规则新生骨。CT则可显示骨破坏状况、显示肿瘤内部矿物化程度、强化后可显示肿瘤在骨与软组织中的范围、肿瘤与血管的关系。MRI对软组织显示清楚、对术前计划非常有用、可显示肿瘤在软组织内侵及范围、骨内侵及范围、发现跳跃病灶。CT或MRI确定的肿瘤范围的精确性已被手术切除标本所证实，因此CT或MRI是骨肉瘤影像学检查的必要手段，CT可以较好地显示皮质破坏的界限以及三维的解剖情况。与CT相比，MRI在显示肿瘤的软组织侵犯方面更具优势，能精确显示肿瘤与邻近肌肉、皮下脂肪、关节以及主要神经血管束的关系。另外，MRI可以很好地显示病变远近端的髓腔情况以及发现有无跳跃灶。

骨肉瘤主要转移途径为血行转移，最常见转移部位为肺，其次为其他骨，所以胸部CT和全身骨扫描（ECT）是必需的检查。

■ 实验室检查：乳酸脱氢酶（LDH）、碱性磷酸酶（AKP）与骨肉瘤诊断及预后相关，但是这两项化验增高在骨肉瘤患者中约占30%，所以LDH、AKP动态变化更有意义。

■ 病理：组织学表现符合骨肉瘤定义，即原发于髓腔内的高度恶性肿瘤，肿瘤细胞可产生骨样组织，该定义说明两个问题，其一，肿瘤起源于髓腔，并且是恶性肿瘤；其二，肿瘤细胞能够产生骨样组织，不管量的多少。

当病变的临床和影像学表现都提示为比较典型的骨肉瘤时，常用穿刺活检确诊。外科治疗前一定要行活检术，一般来说，没有遵循适当的活检程序可能引致不良的治疗效果，活检位置选择对以后的保肢手术非常重要，穿刺点必须位于最终手术的切口线部位，以便于最终手术时能够切除穿刺道。因此建议在外科治疗单位由最终手术医师或其助手进行活检术。活检时注意避免骨折，推荐进行针吸活检（Core needle biopsy），针吸活检失败后可行切开活检，尽量避免切除活检，不推荐冰冻活检。细针活检（Fine needle biopsy）在某些骨肿瘤中心也作为常规的活检诊断方法，但需要有经验的病理科医师配合。在活检尽量获得较多的组织，以便病理科进行常规的病理检查，还可对新鲜标本进行分子生物学分析。

（三）选择治疗方案的依据

根据《外科学（下册）》（8年制和7年制教材临床医学专用，人民卫生出版社，2005年8月），《骨与软组织肿瘤学》（人民卫生出版社，2008年8月）。

1. ⅡA期肿瘤。

2. 术前化疗有效的ⅡB期肿瘤。

3. 下肢重要血管神经未受侵。

4. 软组织条件好，术后可良好覆盖假体。

5. 预计保留肢体功能优于义肢。

6. 远隔转移不是保肢的禁忌证。

> **释义**
>
> ■ 骨肿瘤外科分期：目前临床上使用最为广泛的分期系统是 Enneking 提出的外科分期系统，此分期系统与肿瘤的预后有很好的相关性，后被国际骨骼肌肉系统肿瘤协会（Musculoskeletal Tumor Society，MSTS）采纳，又称 MSTS 外科分期。此系统根据肿瘤的组织学级别（低度恶性：I期；高度恶性：II期）和局部累及范围（A：间室内；B：间室外）对局限性恶性骨肿瘤进行分期，肿瘤的间室状态取决于肿瘤是否突破骨皮质，出现远隔转移的患者为III期（表 38-1）。

表 38-1　Enneking 外科分期

分期	分级	部位	转移
I A	G_1	T_1	M_0
I B	G_1	T_2	M_0
II A	G_2	T_1	M_0
II B	G_2	T_2	M_0
III	$G_{1\sim2}$	$T_{1\sim2}$	M_1

> ■ 骨肉瘤的外科治疗方式通常分为截肢和保肢两种。

在 20 世纪 70 年以前，由于缺乏有效的重建方法，临床上常采用截肢术，直到现在，截肢仍然是治疗骨肉瘤的重要手段之一，包括高位截肢和关节离断术。其优点在于能最大限度地切除原发病灶，手术操作简单，无需特别技术及设备，而且费用低廉，术后即可尽快施行化疗以及其他辅助治疗控制和杀灭原发病灶以外的转移。截肢的适应证包括患者要求截肢、化疗无效的IIB 期肿瘤、重要血管神经束受侵、缺乏保肢后骨或软组织重建条件、预计义肢功能优于保肢。

目前，大约90%的患者可接受保肢治疗，保肢适应证为IIA 期肿瘤、化疗有效的IIB 期肿瘤、重要血管神经未受侵、软组织覆盖完好、预计保留肢体功能优于义肢。远隔转移不是保肢的禁忌证，因此对于III期肿瘤，也可以进行保肢治疗，甚至可以行姑息性保肢治疗。但是需要引起重视的是，化疗反应好仍然是保肢治疗的前提。

保肢手术包括肿瘤切除和功能重建两个步骤。对应的就是骨肿瘤学所涵盖的两部分内容，即肿瘤学和骨科学。在对骨肉瘤的治疗上也要满足肿瘤学及骨科学两方面的要求，即完整地彻底切除肿瘤（细胞学意义上去除肿瘤）及重建因切除肿瘤所造成的运动系统功能病损（骨及软组织的重建）。骨科医师最常犯的错误是过分地重视肢体功能的保留及重建，而忽略了肿瘤的治疗，即以牺牲肿瘤治疗的外科边界为代价，保留维持良好功能所需的组织解剖结构。骨肉瘤的生物学行为是影响肢体及生命是否得以存留的主要因素，而运动系统功能的优劣则影响患者的生存质量。如果肿瘤复发，其后果不仅仅是影响患者的肢体功能、增加再截肢的风险，以及加重患者的痛苦和医疗费用负担，它还使得复发患者的肺转移率远远高于无复发患者，而绝大部分生命终结于恶性骨肿瘤的患者都是因为出现了肺转移。只有能够生存，才谈得到质量的好坏。生命已不存在，再完美的功能也只是空谈。

保肢手术的重建方法包括骨重建与软组织重建，骨重建重建支撑及关节功能，软组织重建修复动力、需提供良好覆盖，按照重建的特点又可以分为生物重建和非生物重建。目前临床上可供选择的重建方法有：①人工假体，可以提供足够的稳定性和强度，允许早期负重行走，目前组配式假体功能良好，易于操作，但人工假体最主要的问题仍然是松动、感染和机械性损坏；②异体骨关节移植，在历史上特定的时期曾经起过重要的作用，即使是现在，如果掌握好适应证，仍然是比较好的重建方法。其最大优点是可以提供关节表面、韧带和肌腱附着点，但缺点是并发症的发生率高，有报道包括感染、骨折等在内的并发症发生率高达40%~50%；③人工假体-异体骨复合体（APC），一般认为可以结合人工假体和异体骨两者的特点，肢体功能恢复快，但同样也结合两种重建方式的缺点；④游离的带血管蒂腓骨或髂骨移植；⑤瘤段灭活再植入，该重建方式在历史上曾经广泛应用，在特定的历史时期起到了很大的作用，但由于肿瘤灭活不确切，复发率高，并且死骨引起的并发症高，目前已基本弃用；⑥可延长式人工假体，适宜儿童患者，须定期实行延长手术；⑦旋转成形术，适宜于儿童患者，但患者容易存在心理接受力差。

（四）标准住院日≤21天

> **释义**
>
> ■ 如果患者条件允许，住院时间可以低于上述住院天数。

（五）进入路径标准

1. 第一诊断必须符合ICD-10：C40.2 M9180/3股骨下端骨肉瘤疾病编码。
2. 当患者合并其他疾病，但住院期间不需要特殊处理也不影响第一诊断的临床路径流程实施时，可以进入路径。
3. 除外跳跃病灶及多发骨肉瘤。
4. 除外身体其他部位的感染病灶。

> **释义**
>
> ■ 诊断是股骨下端骨肉瘤（经典骨肉瘤），骨肉瘤亚型均不适合进入临床路径。因为各亚型的诊断标准、治疗原则、预后均不相同。
>
> ■ 有跳跃灶或多发骨肉瘤为Ⅲ期骨肉瘤，预后差，如果患者一般情况好，手术方案仍为股骨下端瘤段截除、人工假体置换，可以进入此路径。但是有跳跃病灶时，对假体的选择有变化，不能用单纯的股骨下端假体，有时需要行全股骨置换，或者带胫骨上端的全膝关节置换，就不能用此路径。多发骨肉瘤要视病灶情况，确定手术方案。

（六）术前准备3~6天

1. 必需的检查项目：

（1）血常规、尿常规、大便常规。

（2）凝血功能、肝功能、肾功能、碱性磷酸酶和乳酸脱氢酶。

（3）感染性疾病筛查（乙型肝炎、丙型肝炎、梅毒、艾滋病）。

（4）股骨中下段正侧位 X 线片。

（5）X 线胸片、心电图。

2. 根据患者病情可选择的检查项目：

（1）CT 和（或）MRI 和（或）全身骨扫描。

（2）必要时行下肢血管造影。

（3）有相关疾病者必要时请相关科室会诊。

释义

■ 为了缩短平均住院日，部分检查可以在门诊完成。

■ X 线胸片已经被胸部 CT 取代。

■ 股骨下端增强 CT、MRI 和全身骨扫描是骨肉瘤的必需检查项目。增强 CT 可以清楚观察肿瘤和股动静脉的关系，可以代替血管造影。

■ 术前计划：骨肿瘤的外科切除边界分为囊内切除、边缘切除、广泛切除和根治性切除 4 种，骨肉瘤要求达到广泛以上的外科边界。根据影像学的检查结果，判断肿瘤的具体位置、大小及其与重要解剖结构的关系，从而设计肿瘤切除所需要的外科边界，即所要切除的正常软组织及截骨长度（图 38-1，截骨处距肿瘤 3~5cm）。

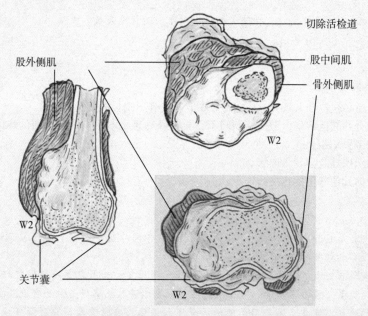

图 38-1　股骨下骨肉瘤，肿瘤软组织包块偏向内、后侧

■假体的定制：现在股骨下人工假体多为组配式，术中可以根据切除的长度、患者骨质的大小组配相应的假体。但术前仍需绘制假体设计图（图38-2）。

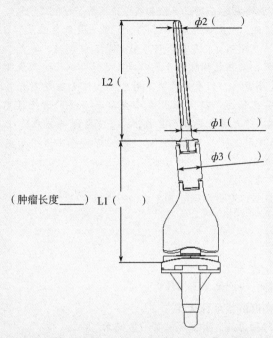

图38-2　股骨下端组配式假体设计图，需标注左右。L1为截骨长度（肿瘤长度+3~5cm）

■备血800ml。

（七）选择用药

1. 抗菌药物：按照《抗菌药物临床应用指导原则》（卫医发〔2004〕285号）执行，并根据患者的病情决定抗菌药物的选择与使用时间。建议使用第一、二代头孢菌素、青霉素类、克林霉素类、氨基苷类，预防性用药时间为术前半小时（克林霉素为术前2小时）。

2. 根据患者病情预防静脉血栓栓塞症，可参照《中国骨科大手术后静脉血栓栓塞症预防指南》。

> **释义**
>
> ■预防使用抗菌药物时间为术前半小时，术后24~48小时。
> ■骨科大手术（人工髋关节置换术、人工膝关节置换术和髋部周围骨折手术）可造成静脉损伤、静脉血流停滞及血液高凝状态，如不采取有效的预防措施，术后患者容易发生静脉血栓栓塞症（venous thromboemlolism, VTE）。VTE危险因素包括：手术、创伤、既往VTE病史、老年、瘫痪、制动、术中应用止血带、全身麻醉、恶性肿瘤、中心静脉插管、慢性静脉功能不全等，股骨下端骨肉瘤行人工假体置换术，包含以上多项危险因素，所以预防VTE是术后常规。

1. 基本预防措施：①手术操作轻巧、精细，避免损伤静脉内膜；②规范使用止血带；③术后抬高患肢，防止深静脉回流障碍；④对患者进行预防静脉血栓知识教育，鼓励患者勤翻身、早期功能锻炼、下床活动以及做深呼吸及咳嗽动作；⑤术中和术后适度补液，避免脱水而增加血液黏度。

2. 物理预防措施：足底静脉泵（VFP）、间歇充气加压装置（IPC）及梯度压力弹力袜（GCS），均利用机械性原理促使下肢静脉血流加速，避免血液滞留，降低术后下肢 DVT 发病率，与药物预防联合应用疗效更佳。单独使用物理预防适用于合并凝血异常疾病、有高危出血因素的患者。对于患侧肢无法或不宜采取物理预防的患者，可在对侧肢实施预防。建议应用前筛查禁忌。以下情况禁用物理预防措施：①充血性心力衰竭，肺水肿或腿部严重水肿；②下肢深静脉血栓症、血栓（性）静脉炎或肺栓塞；③间歇充气加压装置和梯度压力弹力袜不适用于腿部局部情况异常（如皮炎、坏疽、近期接受皮肤移植手术）、下肢血管严重的动脉硬化或其他缺血性血管病、腿部严重畸形。

3. 药物预防措施：有出血风险患者应权衡降低 VTE 的发生率与增加出血危险的关系。

（八）手术日为入院第 4~7 天（工作日）

1. 麻醉方式：椎管内麻醉或全身麻醉。
2. 手术方式：肿瘤瘤段截除，肿瘤型膝关节置换术。
3. 手术内植物：肿瘤型膝关节假体、骨水泥、异体骨、Mesh。
4. 输血：视围术期出血情况而定。

> **释义**
>
> ■ 手术切除肿瘤应该严格按术前设计执行。
> ■ 人工假体有水泥型和生物型，二者优劣尚无循证医学证据。有些假体在与股骨交界处喷有钛涂层，可以骨长入，术中需要用异体骨条围绕假体和股骨交界处，增加假体的长期稳定性，降低松动率。Mesh 一般用于胫骨假体，来重建髌韧带；股骨假体不用。

（九）术后住院恢复≤14 天

1. 必须复查的检查项目：血常规、手术部位正侧位 X 线片。
2. 术后处理：
（1）抗菌药物：抗菌药物使用按照《抗菌药物临床应用指导原则》（卫医发〔2004〕285号）执行，并根据患者的病情决定抗菌药物的选择与使用时间。建议使用第一、二代头孢、青霉素类、克林霉素类或氨基苷类。
（2）术后根据伤口引流量拔除引流管。
（3）术后根据病情预防静脉血栓栓塞症：可参照《中国骨科大手术后静脉血栓栓塞症预防指南》。
（4）术后镇痛：参照《骨科常见疼痛的处理专家建议》。

（5）术后康复：以主动锻炼为主，被动锻炼为辅。

> **释义**
>
> ■骨肿瘤手术切除创面大，即使术中出血少、术后渗血较多，所以术后需要严密观察引流量，复查血常规，综合判断，有输血指标时及时输血。
>
> ■术后每日记录引流量，<20ml 可以拔除，引流管放置时间不要超过 1 周为宜。术后加压包扎可以有效减少渗血。
>
> ■预防使用抗菌药物时间为术前半小时、术后 24~48 小时。
>
> ■静脉血栓栓塞症的预防：基本预防措施、物理预防措施和药物预防措施。药物预防的具体使用方法：手术 12 小时前或术后 12~24 小时（硬膜外腔导管拔除后 2~4 小时）皮下给予常规剂量低分子肝素；或术后 4~6 小时给予常规剂量的一半，次日增加至常规剂量。持续时间不少于 7~10 天。
>
> ■术后常规拍片，包括股骨上段正侧位、股骨下段正侧位、膝关节正侧位片。双下肢全长正位片（测量双下肢长度）。
>
> ■功能锻炼：术后第 2 天开始股四头肌收缩练习，2 周后开始膝关节屈伸练习，以主动练习为主。

（十）出院标准

1. 体温正常，血常规无明显异常。
2. 伤口无明显异常征象（或可在门诊处理的伤口情况）。
3. 术后 X 线片证实假体位置满意，置换侧膝关节稳定。
4. 没有需要住院处理的并发症和（或）合并症。

> **释义**
>
> ■是否有需要住院处理的手术并发症，如感染、静脉血栓栓塞症等。

（十一）变异及原因分析

1. 围术期并发症：膝关节积液、伤口不愈合/感染、假体周围感染、神经血管损伤、深静脉血栓形成、白细胞计数降低、贫血等造成住院日延长和费用增加。
2. 肿瘤型膝关节假体的选择：根据患者病情选择不同的关节假体类型，可能导致住院费用存在差异。

> **释义**
>
> ■由于患者的个体差异，包括肿瘤大小、软组织受累情况的不同，手术切除范围、切除软组织多少的不同。患者全身情况的差异。导致围术期并发症发生不一，影响住院时间和费用。常见并发症有：①膝关节积液：可以通过严格无菌操作下抽出，加压包扎治疗；②伤口不愈合或延迟愈合：需要经过换药或手术清创治疗；③假体周围感染：此为灾难性并发症，目前尚无有效的治疗方法，往往需要取出假体，或者截肢治疗；④静脉血栓栓塞症：即使积极预防，仍有可能发生，需要转血管

外科治疗；⑤术中神经血管损伤：需要术中即刻行神经吻合，血管移植术，术中行神经营养药如弥可保等治疗，血管移植后行抗血栓形成药物治疗；⑥术后出血：肿瘤切除时多经肌肉，软组织损伤很大，术后渗血多，术后当日引流量为500ml左右。如果患者凝血机制差，或术中止血欠彻底，术后有大出血风险，所以患肢术后应加压包扎，密切观察引流量和肢体肿胀情况，若有大出血必要时急诊探查。

■ 人工假体的不同，价格差异很大，从而影响住院费用。

四、股骨下端骨肉瘤瘤段截除、人工假体置换术给药方案

【用药选择】

1. 抗菌药物：抗菌药物使用按照《抗菌药物临床应用指导原则》（卫医发〔2004〕285号）执行。建议使用第一、二代头孢菌素、青霉素类、克林霉素类或氨基苷类。

2. 预防使用抗菌药物时间为术前半小时，术后持续24~48小时。如果48小时后患者仍有体温高，伤口肿胀，引流量多，血常规白细胞增高，红细胞沉降率和C反应蛋白增高1倍以上，要考虑延长使用抗菌药物，此时为治疗使用抗菌药物。

3. 静脉血栓栓塞症的药物预防：手术12小时前或术后12~24小时（硬膜外腔导管拔除后2~4小时）皮下给予常规剂量低分子肝素；或术后4~6小时给予常规剂量的一半，次日增加至常规剂量。持续时间不少于7~10天。

【药学提示】

静脉血栓栓塞症的药物预防禁忌证：

1. 绝对禁忌证：①大量出血：指能够改变患者治疗过程和治疗结果的出血，对于大量出血病例，如未开始抗凝，应推迟；如已经开始，应立即停止，同时停止康复训练，并予以制动。明确的活动性出血或多发创伤病情不稳定的患者是抗凝的禁忌证；②骨筋膜室综合征；③肝素诱发血小板减少症（heparin-induced thrombocytopenia，HIT）；④孕妇禁用华法林；⑤严重头颅外伤或急性脊髓损伤。

2. 相对禁忌证：①既往颅内出血；②既往胃肠道出血；③急性颅内损害/肿物；④血小板减少（thrombocytopenia）或凝血障碍（coagulopathy）；⑤类风湿视网膜病患者抗凝可能眼内出血。

【注意事项】

即使积极预防，仍不能完全排除静脉血栓栓塞症的发生。一旦发生，需要立即进行相应的诊断与治疗。

五、推荐表单

（一）医师表单

股骨下端骨肉瘤临床路径医师表单

适用对象：第一诊断为股骨下端骨肉瘤（ICD-10：C40.2 M9180/3）

行肿瘤瘤段截除，肿瘤型膝关节置换术（ICD-9-CM-3：77.85-77.87 伴 81.5402）

患者姓名：	性别： 年龄： 门诊号：	住院号：
住院日期： 年 月 日	出院日期： 年 月 日	标准住院日：≤21 天

时间	住院第 1 天	住院第 2 天	住院第 3~6 天（术前日）
主要诊疗工作	□ 询问病史及体格检查 □ 上级医师查房 □ 初步的诊断和治疗方案 □ 住院医师完成住院志、首次病程记录、上级医师查房等病历书写 □ 完善术前检查及医嘱	□ 上级医师查房与术前评估 □ 继续完成术前检查 □ 完成必要的相关科室会诊	□ 上级医师查房，术前评估和决定手术方案 □ 完成上级医师查房记录等 □ 向患者和（或）家属交代围术期注意事项，并签署手术知情同意书、输血同意书、委托书（患者本人不能签字时）、自费用品协议书 □ 麻醉医师查房，并与患者和（或）家属交代麻醉注意事项，签署麻醉知情同意书 □ 完成各项术前准备
重点医嘱	**长期医嘱：** □ 骨科护理常规 □ 二级护理 □ 饮食 **临时医嘱：** □ 血常规、尿常规、大便常规 □ 凝血功能、肝肾功能、碱性磷酸酶、乳酸脱氢酶 □ 感染性疾病筛查 □ X 线胸片、心电图 □ 股骨下段正侧位片 □ 双下肢全长正位片 □ CT/MRI/ECT	**临时医嘱：** □ 骨科护理常规 □ 二级护理 □ 饮食 □ 患者既往内科基础疾病用药 **临时医嘱：** □ 根据会诊科室要求安排检查 □ 镇痛等对症处理	**长期医嘱：** 同前 **临时医嘱：** □ 术前医嘱：准备明日在（椎管内麻醉）全麻下行肿瘤瘤段截除，肿瘤型膝关节置换术 □ 术前禁食、禁水 □ 术前用抗菌药物皮试 □ 术前留置导尿管 □ 术区备皮 □ 术前灌肠（全麻） □ 配血 □ 其他特殊医嘱
病情变异记录	□ 无 □ 有，原因： 1. 2.	□ 无 □ 有，原因： 1. 2.	□ 无 □ 有，原因： 1. 2.
医师签名			

时间	住院第 4~7 天 （手术日）	住院第 5~8 天 （术后第 1 日）	住院第 6~9 天 （术后第 2 日）
主要诊疗工作	□ 手术 □ 向患者和（或）家属交代手术过程概况及术后注意事项 □ 术者完成手术记录 □ 完成术后病程记录 □ 上级医师查房 □ 麻醉医师查房 □ 观察有无术后并发症，并做相应处理	□ 上级医师查房 □ 完成常规病程记录 □ 观察伤口、引流量、生命体征情况等，并做出相应处理	□ 上级医师查房 □ 完成病程记录 □ 伤口换药 □ 指导患者功能锻炼
重点医嘱	长期医嘱： □ 骨科术后护理常规 □ 一级护理 □ 饮食 □ 患肢抬高 □ 留置引流管并记引流量 □ 抗菌药物 □ 术后抗凝 □ 其他特殊医嘱 临时医嘱： □ 今日在（椎管内麻醉）全麻麻醉下行肿瘤瘤段截除，肿瘤型膝关节置换术 □ 心电监护、吸氧（根据病情需要） □ 补液 □ 胃黏膜保护剂（酌情） □ 止吐、镇痛等对症处理 □ 急查血常规 □ 输血（根据病情需要）	长期医嘱： □ 骨科术后护理常规 □ 一级护理 □ 饮食 □ 患肢抬高 □ 留置引流管并记引流量 □ 抗菌药物 □ 术后抗凝 □ 其他特殊医嘱 临时医嘱： □ 复查血常规 □ 输血和（或）补晶体、胶体液（根据病情需要） □ 换药 □ 镇痛等对症处理	长期医嘱： □ 骨科术后护理常规 □ 一级护理 □ 饮食 □ 患肢抬高 □ 留置引流管并记引流量 □ 抗菌药物 □ 术后抗凝 □ 其他特殊医嘱 临时医嘱： □ 复查血常规（必要时） □ 输血和（或）补晶体、胶体液（必要时） □ 换药 □ 镇痛等对症处理
病情变异记录	□ 无　□ 有，原因： 1. 2.	□ 无　□ 有，原因： 1. 2.	□ 无　□ 有，原因： 1. 2.
医师签名			

时间	住院第 7~10 天 （术后第 3 日）	住院第 8~11 天 （术后第 4 日）	住院第 9~21 天 （术后第 5~14 日）
主要诊疗工作	□ 上级医师查房 □ 住院医师完成病程记录 □ 拔除引流管，伤口换药（必要时） □ 指导患者功能锻炼	□ 上级医师查房 □ 住院医师完成病程记录 □ 拔除引流管，伤口换药（必要时） □ 指导患者功能锻炼 □ 摄患侧股骨上段、股骨中下段和胫骨中上段正侧位片 □ 双下肢全长正位片	□ 上级医师查房，进行手术及伤口评估，确定有无手术并发症和切口愈合不良情况，如体温正常、伤口情况良好，明确能否出院 □ 完成出院志、病案首页、出院诊断证明书等病历书写 □ 向患者交代出院后的康复锻炼及注意事项，如继续术后化疗、复诊的时间、地点，发生紧急情况时的处理等
重点医嘱	**长期医嘱：** □ 骨科术后护理常规 □ 二级护理 □ 饮食 □ 抗菌药物 □ 术后抗凝 □ 其他特殊医嘱 □ 术后功能锻炼 **临时医嘱：** □ 复查血尿常规、生化（必要时） □ 补液（必要时） □ 换药（必要时） □ 镇痛等对症处理	**长期医嘱：** □ 骨科术后护理常规 □ 二级护理 □ 饮食 □ 抗菌药物：如体温正常，伤口情况良好，无明显红肿时可以停止抗菌药物治疗 □ 术后抗凝 □ 其他特殊医嘱 □ 术后功能锻炼 **临时医嘱：** □ 复查血尿常规、生化（必要时） □ 补液（必要时） □ 换药（必要时） □ 镇痛等对症处理	**出院医嘱：** □ 出院带药 □ 术后继续化疗 □ ___日后拆线换药（根据伤口愈合情况预约拆线时间） □ 1 个月后门诊或康复科复查 □ 不适随诊
病情变异记录	□ 无　□ 有，原因： 1. 2.	□ 无　□ 有，原因： 1. 2.	□ 无　□ 有，原因： 1. 2.
医师签名			

（二）护士表单

股骨下端骨肉瘤临床路径护士表单

适用对象：第一诊断为股骨下端骨肉瘤（ICD-10：C40.2 M9180/3）

行肿瘤瘤段截除，肿瘤型膝关节置换术（ICD-9-CM-3：77.85-77.87 伴 81.5402）

患者姓名：	性别： 年龄： 门诊号：	住院号：
住院日期： 年 月 日	出院日期： 年 月 日	标准住院日：≤21 天

时间	住院第 1 天	住院第 2 天	住院第 3~6 天（术前日）
健康宣教	□ 介绍主管医师、护士 □ 介绍环境、设施 □ 介绍住院规章制度及注意事项 □ 向患者进行安全宣教（防火、防盗） □ 向患者进行垃圾分类宣教	□ 主管护士与患者沟通，了解并指导心理应对 □ 宣教疾病知识、疼痛评估及用药知识 □ 告知各项检查前后注意事项及特殊检查操作流程 □ 宣教日常饮食、活动和陪、探视注意事项及应对方式 □ 宣教压疮、跌倒、病理骨折的预防	□ 向患者和（或）家属讲解围术期注意事项，通知手术费用 □ 介绍术前准备内容及配合方法 □ 告知护理用具准备内容及使用方法 □ 告知术前禁食、禁水及相关药物服用方法
护理处置	□ 核对患者、确定床位 □ 建立入院护理病历 □ 卫生处置：剪指甲、沐浴、更换病号服 □ 测量体温、脉搏、呼吸、血压、身高、体重 □ 进行抽血检查 □ 进行心电图检查	□ 观察患者病情变化 □ 完成生活护理，防止皮肤压疮护理 □ 协助医师完成各项检查 □ 遵医嘱进行药物治疗	□ 病情观察：评估患者生命体征及疼痛情况 □ 完成术前准备内容（备皮、皮试、配血、发放药物、标记手术部位）
基础护理	□ 二级护理 □ 晨晚间护理 □ 患者安全管理	□ 二级护理 □ 晨晚间护理 □ 患者安全管理	□ 二级护理 □ 晨晚间护理 □ 患者安全管理
专科护理	□ 完成入院护理评估单（简单询问病史、过敏史、用药史） □ 评估患者活动情况及自理能力 □ 评估患者疼痛情况 □ 进行护理查体（皮肤、各种管路、病变部位、伤口、造口） □ 必要时留家属陪住	□ 指导、协助患者完成相关检查 □ 给予患者心理支持 □ 指导、协助患者合理应用镇痛药物并观察疗效 □ 指导、协助患者使用护理用具（轮椅、拐杖等） □ 给予患者管路维护（PICC 换药）	□ 进行术前心理护理 □ 指导护理用具的使用 □ 疼痛评估 □ 进行术前肠道准备 □ 指导术前用药（降压药） □ 评估患者皮肤情况

续　表

时间	住院第1天	住院第2天	住院第3~6天（术前日）
重点医嘱	□ 详见医嘱执行单	□ 详见医嘱执行单	□ 详见医嘱执行单
病情变异记录	□ 无　□ 有，原因： 1. 2.	□ 无　□ 有，原因： 1. 2.	□ 无　□ 有，原因： 1. 2.
护士签名			

时间	住院第4~7天 （手术日）	住院第5~8天 （术后第1日）	住院第6~9天 （术后第2日）
健康宣教	□ 手术 □ 向患者和（或）家属讲解术后注意事项 □ 完成护理记录 □ 术后饮食宣教	□ 讲解术后注意事项 □ 术后饮食宣教 □ 宣教功能锻炼的重要性 □ 血栓预防宣教	□ 讲解术后并发症及护理对策 □ 术后饮食宣教 □ 宣教功能锻炼的重要性 □ 血栓预防宣教 □ 术后用药指导
护理处置	□ 保持患肢有效体位 □ 留置引流管并记引流量 □ 遵医嘱应用抗菌药物 □ 遵医嘱应用术后抗凝药物 □ 指导患者术后进食时机及饮食处置 □ 监测生命体征（心电监护、吸氧） □ 根据病情遵医嘱予以对症治疗、护理（镇痛、止吐、降温等） □ 监测血常规变化 □ 输血（根据病情需要）	□ 患者体位管理 □ 术后饮食管理 □ 留置管路的管理 □ 遵医嘱进行药物治疗 □ 复查血常规 □ 输血和（或）补晶体、胶体液（根据病情需要） □ 协助医师换药 □ 镇痛护理 □ 抗血栓护理	□ 患者体位管理 □ 术后饮食管理 □ 留置管路的管理 □ 遵医嘱进行药物治疗 □ 复查血常规 □ 输血和（或）补晶体、胶体液（根据病情需要） □ 协助医师换药 □ 镇痛护理 □ 抗血栓护理
基础护理	□ 观察患者病情变化并及时报告医师 □ 术后心理与生活护理 □ 术后患者安全管理	□ 观察患者病情，并做好引流量等相关记录 □ 术后心理与生活护理 □ 术后患者安全管理	□ 观察患者病情变化 □ 术后心理与生活护理 □ 术后患者安全管理
专科护理	□ 监测生命体征，吸氧（必要时使用面罩） □ 进行各种管路护理，观察引流变化 □ 保持肢体功能位或遵医嘱摆放特殊体位 □ 观察患肢血运、感觉、活动情况及伤口情况观察 □ 遵医嘱查血，监测血象变化 □ 疼痛护理 □ 输血护理 □ 评估压疮风险，进行皮肤护理 □ 指导术后患者功能锻炼	□ 保持肢体功能位或遵医嘱摆放特殊体位 □ 进行各种管路护理，观察引流变化 □ 患肢护理（伤口、血运、感觉、运动情况等） □ 术后并发症的观察及护理 □ 输血护理 □ 疼痛护理 □ 血栓预防护理（抗血栓压力带、足底泵等） □ 皮肤评估及护理 □ 指导术后患者功能锻炼 □ 监测生命体征	□ 保持肢体功能位或遵医嘱摆放特殊体位 □ 进行各种管路护理，观察引流变化 □ 患肢护理（伤口、血运、感觉、运动情况等） □ 术后并发症的观察及护理 □ 输血护理 □ 疼痛护理 □ 血栓预防护理（抗血栓压力带、足底泵等） □ 皮肤评估及护理 □ 指导术后患者功能锻炼 □ 监测生命体征
病情变异记录	□ 无　□ 有，原因： 1. 2.	□ 无　□ 有，原因： 1. 2.	□ 无　□ 有，原因： 1. 2.
护士签名			

时间	住院第 7~10 天 （术后第 3 日）	住院第 8~11 天 （术后第 4 日）	住院第 9~21 天 （术后第 5~14 日）
健康宣教	□ 功能锻炼宣教 □ 血栓预防宣教 □ 术后用药指导 □ 术后抗感染宣教	□ 功能锻炼宣教 □ 血栓预防宣教 □ 术后用药指导 □ 术后抗感染宣教	□ 告知患者出院流程 □ 进行出院宣教（康复锻炼 方法及注意事项、复诊的 时间、地点，发生紧急情 况时的处理等） □ 指导出院带药服用方法 □ 讲解饮食休息等注意事项 □ 讲解增强体质的方法，减 少感染的机会
护理处置	□ 患者体位管理 □ 术后饮食管理 □ 留置管路的管理 □ 患肢护理 □ 药物治疗护理 □ 协助医师换药 □ 镇痛护理 □ 抗血栓护理	□ 患者体位管理 □ 术后饮食管理 □ 留置管路的管理 □ 患肢护理（伤口、运动、清洁 等） □ 药物治疗护理 □ 协助医师换药 □ 镇痛护理 □ 抗血栓护理 □ 相关检查护理	□ 办理出院手续 □ 完成护理病例
基础护理	□ 观察患者病情变化 □ 术后心理与生活护理 □ 术后患者安全管理	□ 观察患者病情变化 □ 术后心理与生活护理 □ 术后患者安全管理	□ 指导患者办理出院手续 □ 出院宣教
专科护理	□ 保持肢体功能位或遵医嘱摆 放特殊体位 □ 进行各种管路护理，观察引 流变化 □ 患肢护理（伤口、运动、清 洁等） □ 术后并发症的观察及护理 □ 输血护理 □ 疼痛护理 □ 血栓预防护理 □ 皮肤评估及护理 □ 指导术后患者功能锻炼 □ 监测生命体征	□ 保持肢体功能位或遵医嘱摆 放特殊体位 □ 进行各种管路护理，观察引 流变化 □ 患肢护理（伤口、运动、清 洁等） □ 术后并发症的观察及护理 □ 输血护理 □ 疼痛护理 □ 血栓预防护理 □ 皮肤评估及护理 □ 指导术后患者功能锻炼 □ 监测生命体征	□ 完成护理病例及日常生活 能力评估表，打印体温单 □ 协助患者办理出院手续 □ 给予留置 PICC 患者换药， 讲解注意事项 □ 指导伤口护理方法 □ 指导患者继续进行功能锻炼 □ 指导护理用具的应用及维 护方法 □ 发放诊断证明及出院带 药，告知药物使用方法 □ 告知患者复印病历的时间 及方法
病情变异记录	□ 无 □ 有，原因： 1. 2.	□ 无 □ 有，原因： 1. 2.	□ 无 □ 有，原因： 1. 2.
护士签名			

（三）患者表单

股骨下端骨肉瘤临床路径护士表单

适用对象：第一诊断为股骨下端骨肉瘤（ICD-10：C40.2 M9180/3）

行肿瘤瘤段截除，肿瘤型膝关节置换术（ICD-9-CM-3：77.85-77.87 伴 81.5402）

患者姓名：	性别： 年龄： 门诊号：	住院号：
住院日期： 年 月 日	出院日期： 年 月 日	标准住院日：≤21 天

时间	住院第 1 天	住院第 2 天	住院第 3~6 天（术前日）
医患配合	□ 配合询问病史、收集资料，请务必详细告知既往史、用药史、过敏史 □ 配合进行体格检查 □ 有任何不适告知医师	□ 配合完善相关检查，如采血、留尿、心电图、X 线、CT、MRI、ECT 等 □ 医师向患者及家属介绍病情，如有异常检查结果需进一步检查 □ 配合用药及治疗 □ 有任何不适告知医师	□ 医师向患者及家属交代手术方案 □ 医师向患者和（或）家属交代围术期注意事项，并签署手术知情同意书、输血同意书、委托书（患者本人不能签字时）、自费用品协议书 □ 麻醉医师与患者和（或）家属交代麻醉注意事项，并签署麻醉知情同意书
护患配合	□ 配合测量体温、脉搏、呼吸、血压、血氧饱和度、体重 □ 配合完成入院护理评估单（简单询问病史、过敏史、用药史） □ 接受入院宣教（环境介绍、病室规定、订餐制度、贵重物品保管等） □ 有任何不适告知护士	□ 配合测量体温、脉搏、呼吸，询问每日排便情况 □ 接受相关检查宣教，正确留取标本，配合检查 □ 有任何不适告知护士	□ 交代术前注意事项 □ 术前禁食、禁水 □ 术前用抗菌药物皮试 □ 术前留置导尿管 □ 术区备皮 □ 术前灌肠（全麻） □ 配血 □ 其他特殊注意事项
饮食	□ 普通饮食	□ 普通饮食	□ 普通饮食
排泄	□ 正常排尿便	□ 正常排尿便	□ 正常排尿便
活动	□ 卧床	□ 卧床	□ 卧床

时间	住院第 4~7 天 （手术日）	住院第 5~20 天 （术后第 1~13 日）	住院第 18~21 天 （出院日）
医患配合	□ 向家属交代手术概况 □ 交代术后注意事项 □ 有任何不适告知医师	□ 指导功能锻炼 □ 术后定期换药 □ 术后摄 X 线片 □ 有任何不适告知医师	□ 交代注意事项：拆线时间；术后化疗 □ 指导功能锻炼 □ 复查时间 □ 出院带药
护患配合	□ 交代术后注意事项 □ 有任何不适告知护士 □ 记引流量 □ 血压、脉搏、呼吸监测 □ 疼痛处理 □ 饮食	□ 指导饮食 □ 患肢抬高 □ 留置引流管并记引流量 □ 遵医嘱抽血化验 □ 完成 X 线检查 □ 指导功能锻炼	□ 接受出院宣教，交代注意事项 □ PICC 换药 □ 获取诊断证明书 □ 办理出院手续 □ 出院带药使用方法、注意事项 □ 知道复印病历方法
饮食	□ 麻醉清醒后给予流质饮食	□ 普通饮食	□ 普通饮食
排泄	□ 留置导尿 □ 正常大便	□ 拔除尿管 □ 正常大便	□ 正常排便
活动	□ 卧床	□ 股四头肌主动练习	□ 股四头肌主动练习

附：原表单（2011 年版）

股骨下端骨肉瘤临床路径表单

适用对象：第一诊断为股骨下端骨肉瘤（ICD-10：C40.2 M9180/3）
行肿瘤瘤段截除，肿瘤型膝关节置换术（ICD-9-CM-3：77.85-77.87 伴 81.5402）

患者姓名：	性别：　　年龄：　　门诊号：	住院号：
住院日期：　　年　月　日	出院日期：　　年　月　日	标准住院日：≤21 天

时间	住院第 1 天	住院第 2 天	住院第 3~6 天（术前日）
主要诊疗工作	□ 询问病史及体格检查 □ 上级医师查房 □ 初步的诊断和治疗方案 □ 住院医师完成住院志、首次病程记录、上级医师查房等病历书写 □ 完善术前检查及医嘱	□ 上级医师查房与术前评估 □ 继续完成术前化验检查 □ 完成必要的相关科室会诊	□ 上级医师查房，术前评估和决定手术方案 □ 完成上级医师查房记录等 □ 向患者和（或）家属交代围术期注意事项，并签署手术知情同意书、输血同意书、委托书（患者本人不能签字时）、自费用品协议书 □ 麻醉医师查房并与患者和（或）家属交代麻醉注意事项，并签署麻醉知情同意书 □ 完成各项术前准备
重点医嘱	**长期医嘱：** □ 骨科护理常规 □ 一级护理 □ 饮食 **临时医嘱：** □ 血常规、尿常规、便常规 □ 凝血功能、肝肾功能、碱性磷酸酶、乳酸脱氢酶 □ 感染性疾病筛查 □ X 线胸片、心电图 □ 股骨下段正侧位片 □ 根据患者病情选择：CT/MRI/ECT	**临时医嘱：** □ 骨科护理常规 □ 一级护理 □ 饮食 □ 患者既往内科基础疾病用药 **临时医嘱：** □ 根据会诊科室要求安排检查 □ 镇痛等对症处理	**长期医嘱：** 同前 **临时医嘱：** □ 术前医嘱： □ 准备明日在椎管内麻醉/全麻下行肿瘤瘤段截除，肿瘤型膝关节置换术 □ 术前禁食、禁水 □ 术前用抗菌药物皮试 □ 术前留置导尿管 □ 术区备皮 □ 术前灌肠（全麻） □ 配血 □ 其他特殊医嘱
主要护理工作	□ 介绍病房环境、设施设备 □ 入院护理评估 □ 防止皮肤压疮护理	□ 观察患者病情变化 □ 防止皮肤压疮护理 □ 心理和生活护理	□ 做好备皮等术前准备 □ 提醒患者术前禁食、禁水 □ 术前心理护理
病情变异记录	□ 无　□ 有，原因： 1. 2.	□ 无　□ 有，原因： 1. 2.	□ 无　□ 有，原因： 1. 2.
护士签名			
医师签名			

时间	住院第 4~7 天 （手术日）	住院第 5~8 天 （术后第 1 日）	住院第 6~9 天 （术后第 2 日）
主要诊疗工作	□ 手术 □ 向患者和（或）家属交代手术过程概况及术后注意事项 □ 术者完成手术记录 □ 完成术后病程记录 □ 上级医师查房 □ 麻醉医师查房 □ 观察有无术后并发症并做相应处理	□ 上级医师查房 □ 完成常规病程记录 □ 观察伤口、引流量、生命体征情况等，并做出相应处理。	□ 上级医师查房 □ 完成病程记录 □ 伤口换药 □ 指导患者功能锻炼
重点医嘱	**长期医嘱：** □ 骨科术后护理常规 □ 一级护理 □ 饮食 □ 患肢抬高 □ 留置引流管并记引流量 □ 抗菌药物 □ 术后抗凝 □ 其他特殊医嘱 **临时医嘱：** □ 今日在椎管内麻醉/全麻麻醉下行肿瘤瘤段截除，肿瘤型膝关节置换术 □ 心电监护、吸氧（根据病情需要） □ 补液 □ 胃黏膜保护剂（酌情） □ 止吐、镇痛等对症处理 □ 急查血常规 □ 输血（根据病情需要）	**长期医嘱：** □ 骨科术后护理常规 □ 一级护理 □ 饮食 □ 患肢抬高 □ 留置引流管并记引流量 □ 抗菌药物 □ 术后抗凝 □ 其他特殊医嘱 **临时医嘱：** □ 复查血常规 □ 输血和（或）补晶体、胶体液（根据病情需要） □ 换药 □ 镇痛等对症处理	**长期医嘱：** □ 骨科术后护理常规 □ 一级护理 □ 饮食 □ 患肢抬高 □ 留置引流管并记引流量 □ 抗菌药物 □ 术后抗凝 □ 其他特殊医嘱 **临时医嘱：** □ 复查血常规（必要时） □ 输血和（或）补晶体、胶体液（必要时） □ 换药 □ 镇痛等对症处理
主要护理工作	□ 观察患者病情变化并及时报告医师 □ 术后心理与生活护理 □ 指导术后患者功能锻炼	□ 观察患者病情，并做好引流量等相关记录 □ 术后心理与生活护理 □ 指导术后患者功能锻炼	□ 观察患者病情变化 □ 术后心理与生活护理 □ 指导术后患者功能锻炼
病情变异记录	□ 无 □ 有，原因： 1. 2.	□ 无 □ 有，原因： 1. 2.	□ 无 □ 有，原因： 1. 2.
护士签名			
医师签名			

时间	住院第 7~10 天 （术后第 3 日）	住院第 8~11 天 （术后第 4 日）	住院第 9~21 天 （术后第 5~14 日）
主要诊疗工作	□ 上级医师查房 □ 住院医师完成病程记录 □ 拔除引流管，伤口换药（必要时） □ 指导患者功能锻炼	□ 上级医师查房 □ 住院医师完成病程记录 □ 伤口换药（必要时） □ 指导患者功能锻炼 □ 摄患侧股骨中下段和胫骨中上段正侧位片	□ 上级医师查房，进行手术及伤口评估，确定有无手术并发症和切口愈合不良情况，如体温正常，伤口情况良好。明确能否出院 □ 完成出院志、病案首页、出院诊断证明书等病历书写 □ 向患者交代出院后的康复锻炼及注意事项，如继续术后化疗、复诊的时间、地点，发生紧急情况时的处理等
重点医嘱	长期医嘱： □ 骨科术后护理常规 □ 二级护理 □ 饮食 □ 抗菌药物 □ 术后抗凝 □ 其他特殊医嘱 □ 术后功能锻炼 临时医嘱： □ 复查血尿常规、生化（必要时） □ 补液（必要时） □ 换药（必要时） □ 镇痛等对症处理	长期医嘱： □ 骨科术后护理常规 □ 二级护理 □ 饮食 □ 抗菌药物：如体温正常，伤口情况良好，无明显红肿时可以停止抗菌药物治疗 □ 术后抗凝 □ 其他特殊医嘱 □ 术后功能锻炼 临时医嘱： □ 复查血尿常规、生化（必要时） □ 补液（必要时） □ 换药（必要时） □ 镇痛等对症处理	出院医嘱： □ 出院带药 □ ___日后拆线换药（根据伤口愈合情况预约拆线时间） □ 1 个月后门诊或康复科复查 □ 不适随诊
主要护理工作	□ 观察患者病情变化 □ 术后心理与生活护理 □ 指导患者功能锻炼	□ 观察患者病情变化 □ 指导患者功能锻炼 □ 术后心理和生活护理	□ 指导患者办理出院手续 □ 出院宣教
病情变异记录	□ 无 □ 有，原因： 1. 2.	□ 无 □ 有，原因： 1. 2.	□ 无 □ 有，原因： 1. 2.
护士签名			
医师签名			

第三十九章

血管瘤临床路径释义

一、血管瘤编码

1. 卫计委原编码

疾病名称及编码：未提供编码

2. 修改编码

疾病名称及编码：血管瘤（ICD-10：D18.0）

手术操作名称及编码：血管瘤切除术（ICD-9-CM-3：86.3）

二、临床路径检索方法

D18.0 伴 86.3

三、血管瘤临床路径标准住院流程

（一）适用对象

第一诊断为血管瘤。行血管瘤切除术。

> **释义**
>
> - 适用对象编码见上。
> - 本临床路径适用对象为第一诊断为血管瘤，且治疗方式为手术切除的患者。
> - 需除外其他诊断，如血管内皮瘤、血管肉瘤、动脉瘘等。

（二）诊断依据

根据《临床诊疗指南·手外科学分册》（中华医学会编著，人民卫生出版社，2007），《手外科学（第 2 版）》（王澍寰主编，人民卫生出版社，2006）。

1. 病史：手和前臂的任何部位、任何组织内大小不一肿物，一般为先天性。

2. 体征：肿瘤表面为蓝色或紫红色，其范围不规则，随血管瘤所侵及的组织范围而异。肿瘤呈可压缩性，即大小呈可变性。用力压迫肿瘤或抬高患肢肿瘤体积缩小，反之则恢复原状，患肢下垂时体积还可增大。

3. 超声、血管造影、MRI 检查。

5. 病理组织学检查确诊。

> **释义**
>
> - 本路径的制订主要参考国内外权威参考书籍。
> - 此类患者多数发生于肢体，常为单发。
> - 临床查体肿瘤体积可因位置发生变化。

■ 大部分肿瘤 B 超检查可明确诊断。血管造影或磁共振检查可提供更为清晰的影像。

（三）治疗方案的选择及依据

根据《临床诊疗指南·手外科学分册》（中华医学会编著，人民卫生出版社，2007），《手外科学（第 2 版）》（王澍寰主编，人民卫生出版社，2006）。

1. 血管瘤。
2. 保守治疗无效时选择手术治疗。

释义

■ 保守治疗无效时，出现疼痛、出血、肿瘤增大的情况可以进行手术治疗。

（四）标准住院日为 7~15 天

释义

■ 术前完善病历、实验室检查 2 天，手术 1 天，术后 48 小时内复查伤口 1 次，如果有出血较多，术后可以预防性应用抗菌药物 3 天；有需要输血的可能。

（五）进入路径标准

1. 第一诊断必须符合血管瘤诊断标准。
2. 当患者同时具有其他疾病，但在住院期间不需要特殊处理也不影响第一诊断的临床路径流程实施时，可以进入路径。
3. 病情需手术治疗。

释义

■ 需除外其他诊断，如血管内皮瘤、血管肉瘤、动脉瘘等。
■ 出现疼痛、出血、肿瘤增大的情况可以进行手术治疗。

（六）术前准备 3~5 天

1. 必需的检查项目：
（1）血常规、尿常规。
（2）肝肾功能、电解质、血糖。
（3）凝血功能。
（4）感染性疾病筛查（乙型肝炎、丙型肝炎、艾滋病、梅毒等）。
（5）X 线胸片、心电图。

（6）局部 X 线片、彩超、MRI。

2. 根据患者病情可选择：

（1）肺功能、超声心动图（老年人或既往有相关病史者）。

（2）有相关疾病者必要时请相应科室会诊。

> **释义**
>
> ■ 必需的检查项目是了解患者全身情况以评估手术风险的检查，进入路径的患者均需完成。

（七）手术日为入院第 4~6 天

1. 麻醉方式：局麻+强化或全麻。

2. 手术方式：肿物局部切口。

3. 输血：视术中情况而定。

（八）术后住院恢复 5~11 天

术后处理：

1. 抗菌药物：按照《抗菌药物临床应用指导原则（2015 年版）》（国卫办医发〔2015〕43 号）执行。

2. 术后镇痛：参照《骨科常见疼痛的处理专家建议》。

3. 术后康复：支具保护下逐渐进行功能锻炼。

> **释义**
>
> ■ 术后 48 小时内需复查切口，拔除引流，若切口无异常，可适当延长复查间隔时间。
>
> ■ 如果血管瘤比较大、手术时间较长或出血较多，有需要输血可能。

（九）出院标准

1. 体温正常，常规实验室检查指标无明显异常。

2. 伤口情况良好：引流管拔除，伤口无感染征象（或可在门诊处理的伤口情况），无皮瓣坏死。

3. 没有需要住院处理的并发症和（或）合并症。

> **释义**
>
> ■ 术后第一次复查切口在 48 小时内，术后复查 X 线片，关节位置良好、皮肤无坏死表现、切口无感染征象即可出院。
>
> ■ 出院后可在门诊复查切口 1~2 次。

（十）变异及原因分析

1. 并发症：手术的一些并发症而延期治疗，如局部神经血管损伤、血肿、感染等情况。

2. 合并症：如患者自身有及较多合并症，如糖尿病、心脑血管疾病等，手术后这些疾病可能加重，需同时治疗，或需延期治疗并增加费用。

3. 病理情况：若病理回报结果与血管瘤不符合，则需要退出临床路径。

> **释义**
>
> - 如果局部皮肤发红，则需延长住院，每天复查切口直至皮肤恢复正常。
> - 合并症较多时，可能会增加住院时间。
> - 内科并发症可以门诊或转科治疗。
> - 少数情况下，病理可能与临床诊断血管瘤不一致，此时要退出路径。

四、推荐表单

(一) 医师表单

血管瘤临床路径医师表单

适用对象：第一诊断为血管瘤（ICD10：D18.0）

　　　　　行血管瘤切除术（ICD-9-CM-3：86.3）

患者姓名：	性别： 年龄： 门诊号：	住院号：
住院日期： 年 月 日	出院日期： 年 月 日	标准住院日：7~15 日

时间	住院第 1 天	住院第 2 天	住院第 3 天（手术日前 1 天）
主要诊疗工作	□ 询问病史及体格检查 □ 完成病历书写 □ 开检查单 □ 上级医师查房与术前评估 □ 上级医师查房 □ 根据化验及相关检查结果对患者的手术风险进行评估，必要者请相关科室会诊	□ 上级医师查房 □ 继续完成术前检查 □ 完成必要的相关科室会诊	□ 根据病史、体检、X 线平片、彩超、MRI 等行术前讨论，确定手术方案 □ 完成必要的相关科室会诊 □ 完成术前准备与术前评估 □ 完成术前小结、上级医师查房记录等病历书写 □ 签署手术知情同意书、自费用品协议书、输血同意书 □ 向患者及家属交代病情及围术期注意事项
重点医嘱	**长期医嘱：** □ 护理常规 □ 二级护理 □ 饮食 □ 患者既往基础用药 **临时医嘱：** □ 血常规、尿常规 □ 凝血功能 □ 肝肾功能、电解质、血糖 □ 感染性疾病筛查 □ X 线胸片、心电图 □ 局部平片、彩超、MRI □ 心肌酶、肺功能、超声心动图（根据病情需要决定） □ 请相关科室会诊	**长期医嘱：** □ 护理常规 □ 二级护理 □ 饮食 □ 患者既往基础用药 **临时医嘱：** □ 根据会诊科室要求安排检查	**临时医嘱：** □ 术前医嘱：常规准备明日在全麻/局麻＋强化下行/肿物切除术 □ 术前禁食、禁水 □ 抗菌药物皮试 □ 配血 □ 一次性导尿包
医师签名			

时间	住院第 4 天（手术日）	住院第 5 天 （术后第 1 日）	住院第 6 天 （术后第 2 日）
主要诊疗工作	□ 手术 □ 术者完成手术记录 □ 住院医师完成术后病程记录 □ 上级医师查房 □ 注意出血、血运 □ 向患者及家属交代手术过程概况及术后注意事项	□ 上级医师查房，注意病情变化 □ 完成常规病历书写 □ 注意引流量 □ 注意观察体温 □ 注意神经功能变化	□ 上级医师查房 □ 完成常规病历书写 □ 根据引流情况明确是否拔除引流管 □ 注意观察体温 □ 注意神经功能变化 □ 注意伤口情况
重点医嘱	长期医嘱： □ 全麻/局麻+强化后护理常规 □ 一级护理 □ 明日普通饮食/糖尿病饮食/低盐低脂饮食 □ 伤口引流记量 □ 留置尿管 □ 抗菌药物 □ 激素 □ 神经营养药物 临时医嘱： □ 心电血压监护、吸氧 □ 补液（根据病情） □ 其他特殊医嘱	长期医嘱： □ 饮食 □ 一级护理 □ 脱水剂（根据情况） □ 激素 □ 神经营养药物 □ 消炎镇痛药物 □ 雾化吸入（根据情况） □ 抗凝治疗（根据情况） 临时医嘱： □ 通便 □ 镇痛 □ 补液	长期医嘱： □ 饮食 □ 一级护理 □ 拔除尿管 □ 拔除引流（根据情况） 临时医嘱： □ 换药（根据情况） □ 补液（根据情况）
医师签名			

时间	住院第 7 天 （术后第 3 日）	住院第 8 天 （出院前 1 日）	住院第 9 天 （出院日）
主要诊疗工作	□ 上级医师查房 □ 完成常规病历书写 □ 注意观察体温 □ 注意伤口情况 □ 根据引流情况明确是否拔除 　引流管	□ 上级医师查房 □ 完成常规病历书写 □ 注意观察体温 □ 注意伤口情况	□ 上级医师查房，进行手术 　及伤口评估，确定有无手 　术并发症和切口愈合不良 　情况，明确能否出院 □ 完成出院记录、病案首 　页、出院证明书等，向患 　者交代出院后的注意事 　项，如返院复诊的时间、 　地点，发生紧急情况时的 　处理等 □ 患者办理出院手续，出院
重点医嘱	**长期医嘱：** □ 饮食 □ 一级护理 □ 拔除引流（根据情况） **临时医嘱：** □ 换药（根据情况） □ 补液（根据情况）	**长期医嘱：** □ 饮食 □ 二级护理 **临时医嘱：** □ 换药（根据情况）	**出院医嘱：** □ 出院带药：神经营养药 　物、消炎镇痛药 □ 预约拆线时间
医师签名			

（二）护士表单

血管瘤临床路径护士表单

适用对象：第一诊断为血管瘤的患者

行血管瘤切除术（ICD-9-CM-3：86.3）

患者姓名：	性别：　　年龄：　　门诊号：	住院号：
住院日期：　　年　月　日	出院日期：　　年　月　日	标准住院日：7~15 日

时间	住院第 1 天	住院第 2 天	住院第 3 天（手术日前 1 天）
主要护理工作	□ 介绍病区环境、设施 □ 介绍患者主管医师和责任护士 □ 入院常规宣教 □ 患肢皮肤评估 □ 告知辅助检查的注意事项	□ 护理等级评定 □ 药物过敏史 □ 既往病史 □ 在陪检护士指导下完成辅助检查 □ 做好晨晚间护理 □ 定期巡视病房	□ 术前常规准备（腕带、对接单） □ 术区备皮 □ 术前宣教 □ 心理护理 □ 造影护理
病情变异记录	□ 无　□ 有，原因： 1. 2.	□ 无　□ 有，原因： 1. 2.	□ 无　□ 有，原因： 1. 2.
护士签名			

时间	住院第 4 天（手术日）	住院第 5 天（术后第 1 日）	住院第 6 天（术后第 2 日）
主要护理工作	□ 基础护理：根据麻醉方式做好口腔、拍背等基础护理。患肢舒适卧位 □ 血运观察：观察患肢血运及渗出情况，植皮患者注意供皮区切口护理 □ 疼痛护理：根据疼痛程度选择合理镇痛方法	□ 饮食指导：禁烟酒，忌生冷辛辣刺激性食物，给予适度补钙 □ 切口护理：为减少出血倾向，加压包扎时注意血运的观察 □ 心理护理	□ 饮食指导：禁烟酒，忌生冷辛辣刺激性食物，给予适度补钙 □ 切口护理：为减少出血倾向，加压包扎时注意血运的观察 □ 心理护理
病情变异记录	□ 无　□ 有，原因： 1. 2.	□ 无　□ 有，原因： 1. 2.	□ 无　□ 有，原因： 1. 2.
护士签名			

时间	住院第 7 天 （术后第 3 日）	住院第 8 天 （出院前 1 日）	住院第 9 天 （出院日）
主要护理工作	□ 饮食指导：禁烟酒，忌生冷辛辣刺激性食物，给予适度补钙 □ 切口护理：为减少出血倾向，加压包扎时注意血运的观察 □ 心理护理	□ 饮食指导：禁烟酒，忌生冷辛辣刺激性食物，给予适度补钙 □ 切口护理：为减少出血倾向，加压包扎时注意血运的观察 □ 心理护理	□ 出院指导：根据病理结果，告知相关注意事项。预防瘢痕以及血管瘤复发 □ 告知随诊的意义 □ 告知出院流程
病情变异记录	□ 无　□ 有，原因： 1. 2.	□ 无　□ 有，原因： 1. 2.	□ 无　□ 有，原因： 1. 2.
护士签名			

（三）患者表单

血管瘤临床路径患者表单

适用对象：第一诊断为血管瘤的患者
　　　　　行血管瘤切除术（ICD-9-CM-3：86.3）

患者姓名：		性别： 年龄： 门诊号：		住院号：
住院日期： 年 月 日		出院日期： 年 月 日		标准住院日：7~15日

时间	入院	术前	手术当天
医患配合	□ 配合询问病史、收集资料，请务必详细告知既往史、用药史、过敏史 □ 配合进行体格检查 □ 有任何不适请告知医师	□ 配合完善相关检查	□ 配合完善相关检查，如采血、留尿
护患配合	□ 配合测量体温、脉搏、呼吸3次，血压、体重1次 □ 配合完成入院护理评估（简单询问病史、过敏史、用药史） □ 接受入院宣教（环境介绍、病室规定、订餐制度、贵重物品保管等） □ 配合执行探视和陪伴制度 □ 有任何不适请告知护士	□ 配合测量体温、脉搏、呼吸3次，询问大便1次 □ 接受饮食宣教 □ 接受药物宣教	□ 配合测量体温、脉搏、呼吸3次，询问大便1次 □ 送内镜中心前，协助完成核对，带齐影像资料及用药 □ 返回病房后，配合接受生命体征的监测 □ 配合检查意识（全麻者） □ 配合缓解疼痛 □ 接受药物宣教 □ 有任何不适请告知护士
饮食	□ 遵医嘱饮食	□ 遵医嘱饮食	□ 遵医嘱饮食
排泄	□ 正常排尿便	□ 正常排尿便	□ 正常排尿便
活动	□ 正常活动	□ 正常活动	□ 正常活动

时间	手术后	出院
医患配合	□ 配合腹部检查 □ 配合完善术后检查：如采血、留尿便等	□ 接受出院前指导 □ 知道复查程序 □ 获取出院诊断书
护患配合	□ 配合定时监测生命体征、每日询问大便 □ 配合检查腹部 □ 接受输液、服药等治疗 □ 接受进食、进水、排便等生活护理 □ 配合活动，预防皮肤压力伤 □ 注意活动安全，避免坠床或跌倒 □ 配合执行探视及陪伴	□ 接受出院宣教 □ 办理出院手续 □ 获取出院带药 □ 知道服药方法、作用、注意事项 □ 知道复印病历程序
饮食	□ 遵医嘱饮食	□ 遵医嘱饮食
排泄	□ 正常排尿便	□ 正常排尿便
活动	□ 正常适度活动，避免疲劳	□ 正常适度活动，避免疲劳

附：原表单（2016年版）

血管瘤临床路径表单

适用对象：第一诊断为血管瘤的患者

患者姓名：	性别： 年龄： 门诊号：	住院号：
住院日期： 年 月 日	出院日期： 年 月 日	标准住院日：7~15日

时间	住院第1天	住院第2天	住院第3天（手术日前1天）
主要诊疗工作	□ 询问病史及体格检查 □ 完成病历书写 □ 开检查单 □ 上级医师查房与术前评估 □ 上级医师查房 □ 根据相关检查结果对患者的手术风险进行评估，必要时请相关科室会诊	□ 上级医师查房 □ 继续完成术前检查 □ 完成必要的相关科室会诊	□ 根据病史、体检、X线平片、彩超、MRI等行术前讨论，确定手术方案 □ 完成必要的相关科室会诊 □ 完成术前准备与术前评估 □ 完成术前小结、上级医师查房记录等病历书写 □ 签署手术知情同意书、自费用品协议书、输血同意书 □ 向患者及家属交代病情及围术期注意事项
重点医嘱	**长期医嘱：** □ 护理常规 □ 二级护理 □ 饮食 □ 患者既往基础用药 **临时医嘱：** □ 血常规、尿常规 □ 凝血功能 □ 肝肾功能、电解质、血糖 □ 感染性疾病筛查 □ X线胸片、心电图 □ 局部平片、彩超、MRI □ 心肌酶、肺功能、超声心动图（根据病情需要决定） □ 请相关科室会诊	**长期医嘱：** □ 护理常规 □ 二级护理 □ 饮食 □ 患者既往基础用药 **临时医嘱：** □ 根据会诊科室要求安排检查和化验单	**临时医嘱：** □ 术前医嘱：常规准备明日在全麻/局麻+强化下行/肿物切除术 □ 术前禁食、禁水 □ 抗菌药物皮试 □ 配血 □ 一次性导尿包
主要护理工作	□ 介绍病区环境、设施 □ 介绍患者主管医师和责任护士 □ 入院常规宣教 □ 患肢皮肤评估 □ 告知辅助检查的注意事项	□ 护理等级评定 □ 药物过敏史 □ 既往病史 □ 在陪检护士指导下完成辅助检查 □ 做好晨晚间护理 □ 定期巡视病房	□ 术前常规准备（腕带、对接单） □ 术区备皮 □ 术前宣教 □ 心理护理 □ 造影护理
病情变异记录	□ 无 □ 有，原因： 1. 2.	□ 无 □ 有，原因： 1. 2.	□ 无 □ 有，原因： 1. 2.
护士签名			
医师签名			

时间	住院第 4 天（手术日）	住院第 5 天 （术后第 1 日）	住院第 6 天 （术后第 2 日）
主要诊疗工作	□ 手术 □ 术者完成手术记录 □ 住院医师完成术后病程记录 □ 上级医师查房 □ 注意出血、血运 □ 向患者及家属交代手术过程概况及术后注意事项	□ 上级医师查房，注意病情变化 □ 完成常规病历书写 □ 注意引流量 □ 注意观察体温 □ 注意神经功能变化	□ 上级医师查房 □ 完成常规病历书写 □ 根据引流情况明确是否拔除引流管 □ 注意观察体温 □ 注意神经功能变化 □ 注意伤口情况
重点医嘱	长期医嘱： □ 全麻/局麻+强化后护理常规 □ 一级护理 □ 明日普通饮食/糖尿病饮食/低盐低脂饮食 □ 伤口引流记量 □ 留置尿管 □ 抗菌药物 □ 激素 □ 神经营养药物 临时医嘱： □ 心电血压监护、吸氧 □ 补液（根据病情） □ 其他特殊医嘱	长期医嘱： □ 饮食 □ 一级护理 □ 脱水剂（根据情况） □ 激素 □ 神经营养药物 □ 消炎镇痛药物 □ 雾化吸入（根据情况） □ 抗凝治疗（根据情况） 临时医嘱： □ 通便 □ 镇痛 □ 补液	长期医嘱： □ 饮食 □ 一级护理 □ 拔除尿管 □ 拔除引流（根据情况） 临时医嘱： □ 换药（根据情况） □ 补液（根据情况）
主要护理工作	□ 基础护理：根据麻醉方式做好口腔、拍背等基础护理。患肢舒适卧位 □ 血运观察：观察患肢血运及渗出情况，植皮患者注意供皮区切口护理 □ 疼痛护理：根据疼痛程度，选择合理镇痛方法	□ 饮食指导：禁烟酒，忌生冷辛辣刺激性食物，给予适度补钙 □ 切口护理：为减少出血倾向，加压包扎时，注意血运的观察 □ 心理护理	□ 饮食指导：禁烟酒，忌生冷辛辣刺激性食物，给予适度补钙 □ 切口护理：为减少出血倾向，加压包扎时注意血运的观察 □ 心理护理
病情变异记录	□ 无　□ 有，原因： 1. 2.	□ 无　□ 有，原因： 1. 2.	□ 无　□ 有，原因： 1. 2.
护士签名			
医师签名			

时间	住院第 7 天 （术后第 3 日）	住院第 8 天 （出院前 1 日）	住院第 9 天 （出院日）
主要诊疗工作	□ 上级医师查房 □ 完成常规病历书写 □ 注意观察体温 □ 注意伤口情况 □ 根据引流情况明确是否拔除引流管	□ 上级医师查房 □ 完成常规病历书写 □ 注意观察体温 □ 注意伤口情况	□ 上级医师查房，进行手术及伤口评估，确定有无手术并发症和切口愈合不良情况，明确能否出院 □ 完成出院记录、病案首页、出院证明书等，向患者交代出院后的注意事项，如：返院复诊的时间、地点，发生紧急情况时的处理等 □ 患者办理出院手续，出院
重点医嘱	长期医嘱： □ 饮食 □ 一级护理 □ 拔除引流（根据情况） 临时医嘱： □ 换药（根据情况） □ 补液（根据情况）	长期医嘱： □ 饮食 □ 二级护理 临时医嘱： □ 换药（根据情况）	出院医嘱： □ 出院带药：神经营养药物、消炎镇痛药 □ 预约拆线时间
主要护理工作	□ 饮食指导：禁烟酒，忌生冷辛辣刺激性食物，给予适度补钙 □ 切口护理：为减少出血倾向，加压包扎时，注意血运的观察 □ 心理护理	□ 饮食指导：禁烟酒，忌生冷辛辣刺激性食物，给予适度补钙 □ 切口护理：为减少出血倾向，加压包扎时，注意血运的观察 □ 心理护理	□ 出院指导：根据病理结果，告知相关注意事项。预防瘢痕以及血管瘤复发 □ 告知随诊的意义 □ 告知出院流程
病情变异记录	□ 无　□ 有，原因： 1. 2.	□ 无　□ 有，原因： 1. 2.	□ 无　□ 有，原因： 1. 2.
护士签名			
医师签名			

第四十章

外周 T 细胞淋巴瘤临床路径释义

一、外周 T 细胞淋巴瘤编码

1. 卫计委原编码

疾病名称及编码：外周 T 细胞淋巴瘤（ICD-10：C84.400）

2. 修改编码

疾病名称及编码：外周 T 细胞淋巴瘤（ICD-10：C84.4）

二、临床路径检索方法

C84.4

三、外周 T 细胞淋巴瘤临床路径标准住院流程

（一）适用对象

第一诊断为外周 T 细胞淋巴瘤（ICD-10：C84.400）。

> **释义**
>
> ■ 适用对象编码参见第一部分。
> ■ 本路径适用对象为病理诊断为外周 T 细胞淋巴瘤，且未经抗肿瘤治疗的患者。

（二）诊断及分期依据

根据《NCCN 非霍奇金淋巴瘤指南（2016）》，《血液病诊断和疗效标准（第 3 版）》（张之南、沈悌主编，科学出版社），《World Health Organization Classification of Tumors. Pathology and Genetic of Tumors of Haematopoietic and Lymphoid Tissue》（2008）。

诊断标准：

1. 临床表现：无痛性淋巴结肿大是主要临床表现之一，常常伴有脾脏累及和骨髓侵犯。瘤块浸润、压迫周围组织而有相应临床表现。可有发热、乏力、盗汗、消瘦等症候。

2. 实验室检查：血清乳酸脱氢酶（LDH）可升高。侵犯骨髓可造成贫血、血小板减少，中性粒细胞可减低、正常或升高；涂片或可见到淋巴瘤细胞。

3. 病理组织学检查：系确诊本病必需的依据。

外周 T 细胞淋巴瘤-非特指型

肿瘤细胞表达 CD45、全 T 细胞标志物（CD2、CD3、CD5、CD7）、CD45RO、CD43，大多病例 $CD4^+/CD8^-$，部分大细胞的肿瘤可表达 CD30，仅极少数结内 PTCL 病例表达 CD56 和细胞毒颗粒蛋白（TIA-1、granzyme B、perforin），偶可检出 EB 病毒（多在反应性 B 细胞中）。

临床实践中，石蜡切片免疫组化辅助诊断 PTCL 常用抗体组合及典型免疫表型：肿瘤细胞 $CD45 （LCA）^+$、$CD3^+$、$CD45RO （UCHL1）^+$、$CD43 （Leu22）^+$、$CD20 （L26）^-$、$CD79a^-$、$CD68 （KP1）^-$、$Ki-67^+$（检测瘤细胞增殖活性）。

90%患者有 TCR 基因重排，以 γ 位点的重排多见。遗传学异常较常见，如+7q、+8q、+17q、+22q、5q-、10q-、12q-、13q-等。

4. 影像学检查：颈、胸、腹、盆腔 CT。外周 T 细胞淋巴瘤，非特指型按照 CT 以及体检所发现的肿大淋巴结分布区域进行分期及评价疗效。分期标准（Anne Arbor-Cotswolds 分期，表40-1）。PET-CT 对于淋巴瘤的分期和疗效评价更可靠，有条件者可直接行 PET-CT 检查。

表 40-1　Ann Arbor-Cotswolds 分期

Ⅰ期	单一淋巴结或淋巴组织器官区（Ⅰ）；单一结外器官或部位（ⅠE）
Ⅱ期	膈上或膈下同侧受累淋巴结区≥2 个；或病变局限侵犯结外器官或部位，并膈肌同侧 1 个以上淋巴结区（ⅡE）
Ⅲ期	膈上下两侧均有淋巴结受累（Ⅲ）；伴结外器官或组织局部侵犯（ⅢE），或脾脏受累（ⅢS），或两者皆受累（ⅢSE）
Ⅳ期	1 个或多个结外器官或组织广泛受累，伴或不伴淋巴结肿大

注：有 B 症状者需在分期中注明，如Ⅱ期患者，应记作ⅡB；肿块直径超过 10cm 或纵隔肿块超过胸腔最大内径的1/3 者，标注 X；受累脏器也需注明，如脾脏、肝脏、骨骼、皮肤、胸膜、肺等分别标记为 S、H、O、D、P 和 L

释义

■ 本路径的制订主要参考诊疗指南和国内权威参考书籍。

■ 外周 T 细胞淋巴瘤是一组起源于胸腺后的成熟 T 细胞的异质性的淋巴瘤，临床表现多样且无特异性，无痛性淋巴结肿大是最常见的临床表现之一，有部分患者以淋巴结外受侵起病，如肝脏、骨髓、胃肠道或皮肤，伴或不伴有全身症状。

■ 病理组织学诊断是确诊本病的唯一依据。推荐淋巴结（肿物）的切除或切取活检；如果切除或切取活检困难，可以选择超声或 CT 引导下淋巴结（肿物）粗针穿刺活检。细针抽吸活检（Fine needle aspiration, FNA）不足以诊断本病。

■ 由于本型淋巴瘤病理诊断依赖于临床特征，因此送检病理时需提供完善的临床资料；由于病理诊断的复杂性及较低的一致性，对诊断困难患者可能需反复活检以及病理医师与临床医师的密切沟通。

■ 本路径除了适用于外周 T 细胞淋巴瘤-非特指型（PTCL-U）外，还适用于外周 T 细胞淋巴瘤的一些其他亚型，包括血管免疫母 T 细胞淋巴瘤（AITL）、间变大细胞淋巴瘤 ALK 阳性（ALCL ALK⁺）、间变大细胞淋巴瘤 ALK 阴性（ALCL ALK⁻）、肠病相关 T 细胞淋巴瘤（EATL）。

■ 明确病理诊断之后，需进行全身检查以明确肿瘤侵犯的范围（分期诊断）、各脏器功能及伴随疾病的状态。查体时需注意皮肤、韦氏环是否受累；影像学检查建议增强 CT；如有条件可以选择 PET-CT。

■ 结外 NK/T 细胞淋巴瘤，鼻型（NKTL）是我国最常见的外周 T 细胞淋巴瘤，好发于上呼吸消化道，包括鼻腔、鼻咽、鼻窦、扁桃体及下咽部。部分患者可能鼻外起病，包括皮肤、睾丸及胃肠道等。病理学表现为肿瘤细胞弥漫浸润，血管中心性及血管破坏性生长，坏死明显，黏膜广泛溃疡形成。典型的免疫表型为 CD2⁺，CD3ε⁺，CD56⁺，细胞毒蛋白⁺，EBER⁺，Pan B（-）。分期检查时应注意皮肤、睾丸是否受累，行鼻咽镜检查了解上呼吸消化道受累情况，有条件者检测 EBV-DNA 滴度。

（三）治疗方案的选择

根据《NCCN 非霍奇金淋巴瘤指南（2016）》。

PTCL-U 呈侵袭性（表 40-2），预后较差，5 年整体存活率和无病存活率仅为 20%~30%。EBV 阳性、NF-κB 信号途径失调、增殖指数高、表达细胞毒性分子的患者预后较差。

表 40-2 PTCL-U 预后指数（PIT）

危险因子	预后风险
年龄>60 岁	1 组 0
LDH>正常值	2 组 1
一般状况评分 2~4	3 组 2
骨髓侵犯	4 组 3 或 4

释义

■ 本病为侵袭性淋巴瘤，治疗以全身化疗为主。除了 ALK+ 的 ALCL 之外，其他亚型对标准的联合化疗方案（如 CHOP 方案）疗效不佳，且易复发，预后差。以蒽环类为基础的方案并未改善大多数 PTCL 的预后（ALCL ALK+ 除外），但是目前尚无更好的化疗方案，更强烈的化疗方案也未能改善生存，因此 CHOP 或 CHOP 样方案仍是目前应用最广泛的一线治疗方案，有条件者鼓励参加合适的临床研究。

■ 结外 NK/T 细胞淋巴瘤应根据原发部位及分期进行分层治疗：对于原发于上呼吸消化道的局限期（Ⅰ/Ⅱ期）患者，首选化疗联合放疗的综合治疗；对于原发于上呼吸消化道外的患者（Ⅰ~Ⅳ期）或原发于上呼吸消化道的播散期（Ⅲ/Ⅳ期）患者，以全身化疗为主。，推荐含有门冬酰胺酶的联合化疗方案。

■ 依据指南，同时根据患者的分期、肿瘤侵犯部位及肿瘤负荷、一般情况、伴随疾病及各脏器功能等来选择合适的治疗方案。

PIT 预后模型适用于 PTCL-U，其他外周 T 细胞淋巴瘤（包括 ALCL、AITL、EATL）的预后模型采用 IPI 评分或是年龄调整的 IPI 评分（≤60 岁患者），见表 40-3~40-6。

表 40-3 IPI 预后指数

危险因子	预后风险 （风险组/危险因素）	
年龄>60 岁	低危组	0~1
血清 LDH 升高	低中危组	2
ECOG 2~4 分	高中危组	3
Ⅲ/Ⅳ期	高危组	4~5
结外侵犯>1		

表 40-4 年龄调整的 IPI 预后指数（aaIPI，适用于 ≤60 岁）

危险因子	预后风险 （风险组/危险因素）	
Ⅲ/Ⅳ期	低危组	0
血清 LDH 升高	低中危组	1
ECOG 2~4 分	高中危组	2
	高危组	3

结外 NK/T 细胞淋巴瘤预后模型如下：

表 40-5　PINK 预后指数

危险因子	预后风险 （风险组/危险因素）	
年龄>60 岁	低危组	0
Ⅲ/Ⅳ期	中危组	1
远隔淋巴结侵犯	高危组	≥2
原发于上呼吸消化道外		

表 40-6　PINK-E 预后指数

危险因子	预后风险 （风险组/危险因素）	
年龄>60 岁	低危组	0~1
Ⅲ/Ⅳ期	中危组	2
远隔淋巴结侵犯	高危组	≥3
原发于上呼吸消化道外		
EBV-DNA		

（四）标准住院日 5~9 天（如为初次诊断，诊断明确后起）

> **释义**
>
> ■ 初次疑诊淋巴瘤患者在病理诊断明确及分期检查完善后开始计算进入路径时间，依据不同化疗方案完成每周期化疗时间为 5~8 天，因此总住院时间不超过 9 天即基本符合本路径要求。

（五）进入路径标准

1. 第一诊断必须符合 ICD-10：C84.400 外周 T 细胞淋巴瘤疾病编码。
2. 当患者同时具有其他疾病诊断，但住院期间不需要特殊处理也不影响第一诊断的临床路径流程实施时，可以进入路径。

> **释义**
>
> ■ 进入本路径的患者第一诊断为外周 T 细胞淋巴瘤，且无化疗禁忌证，可以接受标准方案化疗者。患者第一诊断为血管免疫母 T 细胞淋巴瘤、间变大细胞淋巴瘤或肠病相关 T 细胞淋巴瘤患者，符合上述条件亦可进入本路径。如果患者因伴随疾病

或一般情况欠佳不能接受标准化疗时或因肿瘤并发症（如胃肠道穿孔、出血、梗阻等）需其他手段干预（如手术等）而不能开始化疗时需应排除在外。患者初诊时伴有中枢神经系统受侵时，需排除在外，不能进入此路径。

■ 入院后常规检查发现有基础疾病，如高血压、冠心病、糖尿病、肺部病变、肝肾功能不全、乙型肝炎或丙肝病史、结核病史等，经系统评估后对淋巴瘤的诊断及治疗无特殊影响者，可以进入路径，但是可能会增加医疗费用及延长住院时间。

■ 对于肿瘤合并症，如血象改变、消化道侵犯所致出血梗阻、脏器功能损伤等，经综合评估后可以接受标准方案化疗者，可以进入本路径，但是可能增加医疗费用，延长住院时间。

■ 对于诊断时存在双重或多重恶性肿瘤患者，经多学科会诊评估应以淋巴瘤治疗为主时，可以进入本路径。

（六）住院期间检查项目

1. 必需的检查项目：

（1）病变淋巴组织的活检，行常规病理和免疫组织病理学检查。

（2）影像学检查：颈、胸、腹、盆腔 CT（根据临床表现增加其他部位）、浅表淋巴结及腹部 B 超、超声心动图。

（3）血常规及分类、尿及大便常规和隐血、心电图。

（4）肝肾功能、LDH、电解质、血型、输血前检查。

（5）骨髓穿刺涂片及活检：形态学、免疫组化。

（6）病毒学检查（包括 HBV、EBV、HSV、CMV，有条件行 HTLV 等）。

（7）出凝血功能检查。

2. 根据患者情况可选择的检查项目：

（1）MRI、PET-CT 检查。

（2）发热或疑有某系统感染者应行病原微生物检查。

（3）流式细胞仪免疫表型分析、细胞分子遗传学。

释义

■ 诊断淋巴瘤最重要的第一步就是正确的病理诊断，包括病理组织学及免疫组化检查，明确淋巴瘤及其亚型诊断。常用的免疫组化指标包括：CD20，CD3，CD10，BCL6，Ki-67，CD5，CD30，CD2，CD4，CD8，CD7，CD56，CD57，CD21，CD23，EBER-ISH，ALK；如有条件可以行基因检测助诊及区分预后，如 t（2；5），TCR 基因重排，DUSP22 重排（ALCL ALK⁻）。

■ 完善全面的影像学检查可以明确肿瘤的分期及肿瘤负荷，包括 CT、超声检查，根据侵犯部位增加相应部位的检查（如头部 MRI、内镜检查、脑脊液筛查等），如果有条件可以行 PET-CT 检查。

■ 骨髓活检+骨髓穿刺涂片±骨髓流式细胞检查明确骨髓有无侵犯，并了解骨髓的增生情况。其中骨髓活检阳性率最高。

■ 三大常规、生化、凝血功能及心电图可基本评估患者各脏器功能，有无基础疾病，是否影响住院时间、费用及对化疗的耐受；如果心电图有异常者，必要时行动态心电图检查。

■ 输血前筛查（包括乙型肝炎、丙肝、艾滋病、梅毒等）可以了解机体病毒感染状况，不同的感染状态可能会影响后续化疗方案的选择及用药调整；如果乙型肝炎或丙肝患者尚需行 HBV-DNA 或 HCV-RNA 检测以评价病毒复制水平，决定是否抗病毒治疗；其他病毒学检测（包括 EBV、HSV、CMV，有条件行 HTLV 等）有助于淋巴瘤亚型的诊断、伴随疾病的鉴别、判断是否影响后续化疗以及判定是否早期干预。

■ 既往有基础心脏病史或是拟采用蒽环类药物化疗前应进行心脏超声检查以评价心功能。

■ 由于淋巴瘤患者可能出现发热等全身症状，肿瘤热的诊断是一排除性诊断，应完善相关病原学检查、降钙素原及可能的影像学检查等以排除可能存在的感染。

（七）治疗开始时间

确诊并完善检查后第 1 天。

释义

■ 本病为侵袭性淋巴瘤，患者明确病理、完善分期检查及脏器功能评估后尽快开始抗肿瘤治疗。

■ 对于起病时伴有肿瘤相关症状，如癌痛、肿瘤热、肿瘤压迫导致的脏器功能不全者，在完善检查期间可以给予相应的对症支持治疗；如果患者伴有肿瘤热、肿瘤相关的压迫症状等时，常规对症支持疗效不佳，在已有病理诊断后，且无禁忌证时，分期检查期间可以给予激素缓解症状。值得注意的是，激素可能导致肿瘤细胞坏死变性从而影响病理诊断，因此尽量在病理明确后再给予激素缓解症状；激素可能导致消化道溃疡，因此对于合并胃肠道侵犯者（尤其表现为巨大溃疡者）慎用。

（八）治疗方案与药物选择

Ⅰ、Ⅱ期（aaIPI 低危/低中危）：临床试验或 4~6 周期联合化疗+局部放疗（30~40Gy）。

Ⅰ、Ⅱ期（aaIPI 高危/中高危）及Ⅲ、Ⅳ期：临床试验或 6~8 周期联合化疗±放疗。

治疗结束后复查所有原阳性检查，若 PET-CT 仍有阳性结果，在更换方案前建议再次活检。

达到 CR 后可行临床试验，或考虑干细胞移植，或观察。未达 CR 改用二线方案。

1. 化疗：

（1）一线方案：

CHOEP

CHOPGDPT

CHOP 序贯 ICE

CHOP 序贯 IVE（IFO+VP-16+EPI）与中剂量 MTX 交替，

Da-EPOCH

HyperCVAD

（2）二线方案：

GDPT 吉西他滨 $0.8g/m^2$，第 1、8 天，ivgtt

顺铂 $75mg/m^2$，分 3~4 天，ivgtt

地塞米松 20mg，第 1~5 天，ivgtt

沙利度胺 200mg/d，qn，po

（3）一线巩固方案：

所有患者均应考虑大剂量化疗联合干细胞移植

2. 抗感染及对症支持治疗，抗菌治疗可参考：①《美国传染病学会（IDSA）中性粒细胞减少肿瘤患者抗菌药物应用临床实践指南（2010 年）》；②《中国中性粒细胞缺乏伴发热患者抗菌药物临床应用指南（2012 年）》；③《2013 年 ASCO 成人中性粒细胞减少伴发热指南》。

3. 必要时局部放疗。

释义

■ 由于 ALCL ALK$^+$ 对蒽环类为主的联合化疗方案反应好，5 年总生存率为 70%，因此 CHOP 或 CHOEP 方案是 ALCL ALK$^+$ 首选的一线治疗方案。伴 DUSP22 基因重排的 ALCL ALK$^-$ 的预后与 ALCL ALK$^+$ 相似，因此治疗可以参照 ALCL ALK$^+$。

■ 其他类型的 PTCL（包括 ALCL ALK$^-$，AITL，EATL，PTCL-U）对蒽环类为主的方案疗效不佳，因此推荐参加合适的临床研究。即使如此，目前其他方案（包括更强化的方案，如 HyperCVAD）与 CHOP 或 CHOP 样方案相比，亦未能改善总生存（OS），因此 CHOP、CHOEP、Da-EPOCH 依然是最常用的一线方案。

■ CHOEP 与 CHOP 相比，改善了年轻患者（<60 岁）的 EFS，但是对于 OS 影响不大。因此，对于 ≥60 岁患者，CHOP-21 依然是标准一线方案；而对于 <60 岁患者可首选 CHOEP 方案。

■ CHOP 序贯 IVE（IFO+VP-16+EPI）与中剂量 MTX 交替方案序贯自体造血干细胞移植巩固，目前仅有 EATL 小样本报道。

■ 除了低危组 ALCL ALK$^+$ 患者之外，其他患者在一线治疗获得 CR 后，如果有条件建议行自体造血干细胞移植巩固。

■ 结外 NK/T 细胞淋巴瘤由于肿瘤细胞表达多药耐药蛋白，因此对蒽环类药物耐药，不建议含蒽环类的化疗方案。推荐含门冬酰胺酶的联合化疗方案，如 AspaMetDex、SMILE、GELOX 等。由于左旋门冬酰胺酶易于发生过敏反应，已被脂质体门冬酰胺酶（pegaspargase）代替。对于原发于上呼吸消化道的局限期患者，首选化疗联合放疗的综合治疗（包括同步放化疗、序贯放化疗及三明治样放化疗），但是何种含门冬酰胺酶的化疗方案最佳，何种放化疗方式最佳，目前尚缺乏多中心随机对照研究比较。对于播散期患者或是原发于上呼吸消化道外的患者，如果一线治疗能达 CR，建议造血干细胞移植巩固。

■ 患者对一线化疗未能获得 CR，或是复发难治患者，需根据患者年龄、脏器功能、一般情况、对既往化疗耐受性来选择合适的挽救方案，如 GDPT、GDP、GEMOX、ICE、DHAP、ESHAP 等联合方案；有条件者亦可选择组蛋白去乙酰化酶抑制剂（如西达本胺单药或是与化疗药物联合）。如果挽救治疗有效（CR/PR），有条件者尽早考虑造血干细胞移植巩固，残存病灶可以考虑在移植前/后给予局部放疗。

■ 对于肿瘤负荷大的患者，化疗中注意肿瘤溶解综合征的预防及处理。

■ 治疗中每2~4周期全面复查进行疗效评估。

（九）出院标准

1. 一般情况良好。

2. 没有需要住院处理的并发症和（或）合并症。

> **释义**
>
> ■ 患者出院前应完成所有必须检查项目、所有治疗及治疗后初步复查项目，观察临床症状是否减轻或消失，有无明显的药物相关不良反应，并给予相应处理。
>
> ■ 如果患者化疗后出现严重不良反应（Ⅲ/Ⅳ度），应暂缓出院并给予对症处理。
>
> ■ 出院后应于门诊定期复查并随诊化疗相关不良反应。

（十）变异及原因分析

1. 治疗中或治疗后有感染、贫血、出血及其他合并症者，进行相关的诊断和治疗，并适当延长住院时间。

2. 若有中枢神经系统症状，建议腰椎穿刺检查，并鞘注化疗药物直至脑脊液检查正常，同时退出此途径，进入相关途径。

3. 常规治疗反应不佳、疾病进展或复发需要选择其他治疗的患者退出路径，进入相关路径。

> **释义**
>
> ■ 患者在治疗中或治疗后出现化疗不良反应，如骨髓抑制、感染、脏器功能损伤等，或是发现其他严重基础疾病，需要进行相关的诊断及治疗，可能增加治疗费用及延长住院时间；如果该状况将影响后续化疗或导致化疗方案进行调整，则终止本路径。患者在治疗前或治疗中出现消化道出血、穿孔或梗阻等并发症，需外科或其他科室处理时，需退出本路径。
>
> ■ 患者对常规一线治疗反应不佳，或病情出现复发进展（包括中枢受侵者），需退出本路径。
>
> ■ 对于符合临床研究的患者，如果研究方案较目前治疗更有可能让患者受益，且患者已同意入组临床研究，可以退出此路径。
>
> ■ 认可的变异原因主要指患者入选路径后，在检查及治疗过程中发现患者合并存在事前未预知的、对本路径治疗可能产生影响的情况，需要终止执行路径或延长治疗时间、增加治疗费用。医师需在表单中明确说明。
>
> 因患者方面的主观原因导致执行路径出现变异，需医师在表单中予以说明。

（十一）参考费用标准

3000~30 000元，针对不同治疗方案。

> **释义**
>
> ■ 根据分期检查及不同治疗方案，费用 3000~30 000 元。
>
> ■ 如为初次诊断，诊断明确后算起。
>
> ■ 如果治疗后出现严重并发症（包括化疗不良反应）或是由于患者合并疾病出现变化需要干预时，可能导致费用增加

四、外周 T 细胞淋巴瘤给药方案

【用药选择】

1. 在外周 T 细胞淋巴瘤各亚型中，ALCL ALK$^+$ 接受含蒽环类的联合化疗方案的 5 年无失败生存率（FFS）为 60%，5 年 OS 为 70%，因此 CHOP 或 CHOEP 方案是首选的一线治疗方案。伴 DUSP22 基因重排的 ALCL ALK$^-$ 的预后与 ALCL ALK$^+$ 相似，因此治疗可以参照 ALCL ALK$^+$。

2. 其他类型的 PTCL（包括 ALCL ALK$^-$、AITL、PTCL-U、EATL）接受蒽环类的联合化疗的 5 年生存率依次为 49%、32%、32% 和 20% 左右。但是其他更为强化的化疗方案（如 HyperC-VAD）并没有改善 OS（强化方案及 CHOP 方案的 3 年 OS 分别为 49% 和 43%），因此在没有合适的临床研究条件下，CHOP、CHOEP、Da-EPOCH 依然是最常用的一线方案。

3. 更为强化的 HyperCVAD 方案（包括 A、B 方案的交替），由于 B 方案中的阿糖胞苷的剂量大（3g/m^2，q12h，第 2~3 天），氨甲蝶呤（1g/m^2，第 1 天）需要监测血药浓度，且骨髓抑制重，因此需在有条件的中心进行尝试。

4. 德国一项 320 例的 DSHNHL 研究显示：CHOEP 与 CHOP 相比，对于年轻患者（<60 岁）改善了 EFS（无事件生存率，3 年 EFS 分别为 75.4% 和 51%），但是对于 OS 影响不大（3 年 OS 分别为 75.2% 和 81.3%）。因此对于 ≥60 岁患者，CHOP-21 依然是标准一线方案；而对于 <60 岁患者可首选 CHOEP 方案。

5. 各常用化疗方案剂量如下：

CHOP 方案：环磷酰胺 750mg/m^2，iv，第 1 天；多柔比星 50mg/m^2，iv，第 1 天；长春新碱 1.4mg/m^2，iv，第 1 天（单次最大剂量 ≤2mg）；泼尼松 100mg，po，第 1~5 天。

CHOEP 方案：依托泊苷 100 mg/m^2，iv，第 1~3 天；其他药物同 CHOP。

Da-EPOCH 方案：依托泊苷 50mg/m^2，civ 24h，第 1~4 天；多柔比星 10mg/m^2，civ 24h，第 1~4 天；长春新碱 0.4 mg/m^2，civ 24h，第 1~4 天；环磷酰胺 750mg/m^2，iv，第 5 天；泼尼松 60mg/m^2，po，第 1~5 天，化疗第 6 天预防性使用 G-CSF，并根据化疗出现的不良反应强度调整下周期剂量。该方案需要化疗药物 96 小时持续泵入，因此需在有深静脉导管护理经验的中心尝试。

6. CHOP 序贯 IVE（IFO+VP-16+EPI）与中剂量 MTX 交替方案序贯自体造血干细胞移植巩固，目前仅有 EATL 小样本报道，26 例接受该方案的 EATL 患者 5 年 PFS 及 OS 分别为 52% 和 60%，预后较历史对照明显改善，因此对于年轻、一般状况好，有条件移植的 EATL 患者可以在有条件的中心考虑尝试。

7. 一线治疗失败或是复发难治者，需根据患者年龄、脏器功能、一般情况、对既往化疗耐受性及是否能接受移植来选择合适的挽救方案。GDP、GDPT 及 GEMOX 方案耐受性较好，而 ICE、DHAP、ESHAP 等方案骨髓抑制重，消化道反应明显，有条件移植者可以考虑在有经验的中心尝试；亦可尝试组蛋白去乙酰化酶抑制剂西达本胺：单药剂量 30mg，2 次/周；如果与其他化疗药物联合，剂量减至 20mg，2 次/周。

【药学提示】

1. 环磷酰胺（CTX）：是烷化剂，为细胞周期非特异性药物，可以干扰 DNA 及 RNA 功能。骨髓抑制是最常见的不良反应，白细胞常于给药后 10~14 天最低，血小板减少较为少见；其他常见的不良反应包括消化道反应（如恶心呕吐等）、脱发、出血性膀胱炎、肝损伤、生殖毒性及免疫抑制，常规剂量的 CTX 不产生心脏毒性，但高剂量时可能出现心肌坏死，长期应用可能出现第二肿瘤。

2. 多柔比星（ADM）：是抗菌药物类抗肿瘤药，可以抑制 RNA 及 DNA 的合成，对 RNA 的抑制作用最强，为细胞周期非特异性药物。主要不良反应为骨髓抑制（60%~80%）、脱发（100%）、心脏毒性、口腔溃疡及消化道反应。药物溢出血管外可引起组织溃疡及坏死，因此建议 ADM 化疗时采用中心静脉置管（包括 PICC、CVC 或输液港）。用药后尿液可出现红色。ADM 的心脏毒性较其他药物常见，可引起迟发性严重心力衰竭，有时可在停药半年后发生。出现心肌损害时可表现为心率增快、心律失常、传导阻滞或心力衰竭，心肌毒性与累积量密切相关，总量达 450~550mg/m^2 者，发生率为 1%~4%，总量超过 550mg/m^2 者，发生率明显增高，可达 30%。因此临床上此药的累积剂量不能超过 450~550mg/m^2。

3. 长春新碱（VCR）：是植物碱类抗肿瘤药，主要作用靶点在微管，主要抑制微管蛋白的聚合而影响纺锤体微管的形成。剂量限制性毒性是神经系统毒性，主要引起外周神经症状，如指尖/足趾麻木、腱反射迟钝或消失。腹痛、便秘及麻痹性肠梗阻偶见。运动神经、感觉神经和脑神经也可受到破坏，并产生相应症状。神经毒性常发生于 40 岁以上者。骨髓抑制及消化道反应较轻。有局部组织刺激作用，药液不能外漏，否则可引起局部坏死。单次最大剂量≤2mg。

4. 依托泊苷（VP-16）：为细胞周期特异性抗肿瘤药物，作用于 DNA 拓扑异构酶Ⅱ，形成药物-酶-DNA 的稳定的可逆性复合物，阻碍 DNA 的修复。主要不良反应为骨髓抑制，包括白细胞及血小板减少，消化道反应（如恶心、呕吐、食欲减退及口腔炎等）和脱发亦常见。若静脉滴注速度过快（<30 分钟），可能出现低血压、喉痉挛等过敏反应。

5. 泼尼松（PDN）：为肾上腺皮质激素类药物，较大剂量可能导致血糖升高、血压升高、消化道溃疡和类 Cushing 综合征症状，对下丘脑-垂体-肾上腺轴抑制作用较强，抑制免疫。并发感染为主要的不良反应。本药需经肝脏代谢活化为氢化泼尼松才有效，因此肝功能不全者不宜使用。

【注意事项】

1. 多柔比星总累积剂量不能超过 550mg/m^2。对于既往心脏基础疾病患者，左室功能不良患者，NCCN 指南推荐可以用脂质体多柔比星代替，后者心脏毒性明显减轻。

2. 长春新碱由于神经毒性，使用过程中应密切注意患者症状的改变，必要时可以给予营养神经的治疗，并调整药物剂量。对于老年患者或长期卧床者，应警惕严重便秘甚至麻痹性肠梗阻的发生。

3. CTX 剂量≥1g/m^2 时，在无有效预防措施时，易致出血性膀胱炎，表现为膀胱刺激症状、少尿、血尿及蛋白尿，多于 48 小时内出现。因此应用大剂量 CTX 时，应充分水化、碱化及利尿治疗，保证足够尿量，同时使用巯基化合物类保护剂（如美司钠）。美司钠总量按照 100%~160% CTX 量，分第 0、4、8、12 小时静注。

4. 由于化疗将会抑制免疫，对于合并 HBV、HCV、HIV、EBV、CMV 等病毒感染或既往感染患者，化疗中需定期监测病毒水平，警惕病毒复燃；对于 HBsAg 阳性患者，化疗中需抗乙型肝炎病毒治疗；对于合并丙肝患者，应咨询传染科医师是否需抗病毒治疗。

5. 如果可能，尽量按照标准剂量用药，以保证足够剂量强度。但是对于老年患者、合并脏器功能损伤或是对化疗不能耐受者，应根据患者一般情况进行剂量调整及用药调整，以保证化疗安全，减少化疗相关死亡率。

五、推荐表单

（一）医师表单

外周 T 细胞淋巴瘤（初治）临床路径医师表单

适用对象：第一诊断为外周 T 细胞淋巴瘤（ICD-10：C84.400）

患者姓名：	性别：　　年龄：　　门诊号：	住院号：
住院日期：　　年　月　日	出院日期：　　年　月　日	标准住院日：5~9 天内

时间	住院第 1 天	住院第 2 天
主要诊疗工作	□ 询问病史及体格检查 □ 完成病历书写 □ 开实验室检查单 □ 病情告知，必要时向患者家属告知病重或病危，并签署病重或病危通知书 □ 患者家属签署输血同意书、骨髓穿刺同意书、静脉插管同意书	□ 上级医师查房 □ 完成入院检查 □ 淋巴组织活检（常规病理、免疫病理） □ 骨髓穿刺（骨髓形态学、骨髓活检、免疫分型、染色体检测） □ 完成必要的相关科室会诊 □ 完成上级医师查房记录等病历书写 □ 确定化疗方案和日期（如果病理明确及分期检查已完成）
重点医嘱	**长期医嘱：** □ 血液病护理常规 □ 二级护理 □ 饮食：普通饮食/糖尿病饮食/其他 □ 抗菌药物（必要时） □ 其他医嘱 **临时医嘱：** □ 血常规、尿常规、大便常规+大便隐血 □ 病毒学检测：乙型肝炎病毒、丙型肝炎病毒、HIV、EB 病毒、CMV 病毒（必要时） □ 肝肾功能、电解质、红细胞沉降率、凝血功能、血型、输血前检查、乳酸脱氢酶、β_2 微球蛋白、免疫球蛋白检测（IgM、IgA、IgG、IgE）（必要时）、血清蛋白电泳（必要时）、尿蛋白定量（24 小时）（必要时）、α1-微球蛋白测定（尿液）（必要时）、肿瘤标志物（必要时）、血细胞簇分化抗原 CD4+CD25（必要时）、血细胞簇分化抗原 CD8+CD28（必要时）、TBNK 淋巴细胞亚群流式细胞术检测（必要时）、自身免疫系统疾病筛查（必要时） □ 影像学检查：胸、腹、盆腔 CT 增强（根据临床表现增加其他部位），心电图、腹部 B 超，心动超声（必要时），肺功能检测（必要时），MRI（必要时），骨扫描（必要时），全身 PET-CT 检查（有条件进行） □ 静脉插管术 □ 血气分析（必要时） □ 病原微生物培养（必要时） □ 输血（有指征时）等支持对症治疗 □ 其他医嘱	**长期医嘱：** □ 患者既往基础用药 □ 抗菌药物（必要时） □ 其他医嘱 **临时医嘱：** □ 骨髓穿刺 □ 骨髓形态学、骨髓活检、免疫分型、染色体（有条件时）、FISH（必要时） □ 淋巴结活检+免疫组化、FISH（必要时） □ 输血医嘱（必要时） □ 其他医嘱

时间	住院第 1 天	住院第 2 天
主要护理工作	□ 介绍病房环境、设施和设备 □ 入院护理评估	□ 宣教（血液病知识）
病情变异记录	□ 无　□ 有，原因： 1. 2.	□ 无　□ 有，原因： 1. 2.
护士签名		
医师签名		

时间	住院第 3~4 天
主要诊疗工作	□ 患者家属签署化疗知情同意书 □ 上级医师查房，制订化疗方案（在病理已明确，并完成分期检查后） □ 住院医师完成病程记录 □ 化疗 □ 重要脏器功能保护 □ 止吐
重点医嘱	**长期医嘱：** □ 化疗医嘱（详细治疗方案见治疗部分） 　CHOP（每 21 天 1 个周期） 　环磷酰胺：750mg/m², ivgtt, 第 1 天 　多柔比星：50mg/m², ivgtt, 第 1 天 　长春新碱：1.4mg/m², iv, 第 1 天；单次最大量为 2mg 　泼尼松：100mg/d 或 1mg/(kg·d), 酌选, po, 第 1~5 天 　CHOPE 　Da-EPOCH 　CHOP 序贯 ICE 　CHOP 序贯 IVE（IFO+VP-16+EPI）与中剂量 MTX 交替, 　HyperCVAD 　GDPT（每 21 天 1 个周期） 　吉西他滨 0.8g/m², 第 1、8 天, ivgtt 　顺铂 75 mg/m², 分 3~4 天, ivgtt 　地塞米松 20mg, 第 1~5 天, ivgtt 　沙利度胺 200mg/d, qn, po（从 100mg, qn 起步, 如果能耐受, 可逐渐增加至足量 200mg, qn） □ 补液治疗（碱化、水化） □ 止吐、保肝、抗感染等医嘱 □ 其他医嘱 **临时医嘱：** □ 输血医嘱（必要时）　　□ 心电监护（必要时） □ 血常规　　　　　　　　□ 血培养（高热时） □ 静脉插管维护、换药　　□ 其他医嘱
主要护理工作	□ 观察患者病情变化 □ 心理与生活护理 □ 化疗期间嘱患者多饮水，注意大便
病情变异记录	□ 无　□ 有，原因： 1. 2.
护士签名	
医师签名	

时间	住院第 5~8 天	住院第 9 天 （出院日）
主要诊疗工作	□ 上级医师查房，注意病情变化 □ 住院医师完成常规病历书写 □ 复查血常规 □ 注意观察体温、血压、体重等 □ 成分输血、抗感染等支持治疗（必要时） □ 造血生长因子（必要时）	□ 上级医师查房，确定有无并发症情况，明确是否出院 □ 完成出院记录、病案首页、出院证明书等 □ 向患者交代出院后的注意事项，如返院复诊的时间、地点、发生紧急情况时的处理等
重点医嘱	**长期医嘱：** □ 洁净饮食 □ 抗感染等支持治疗 □ 其他医嘱 **临时医嘱：** □ 血常规、尿常规、大便常规 □ 肝肾功能、电解质 □ 输血医嘱（必要时） □ G-CSF 5μg/(kg·d)（必要时） □ 影像学检查（必要时） □ 血培养（高热时） □ 病原微生物培养（必要时） □ 静脉插管维护、换药 □ 其他医嘱	**出院医嘱：** □ 出院带药 □ 定期门诊随访 □ 定期监测血常规、肝肾功能、电解质 □ 深静脉置管定期护理 □ 下周期治疗时间
主要护理工作	□ 观察患者情况 □ 心理与生活护理 □ 化疗期间嘱患者多饮水，注意大便 □ 注意化疗不良反应	□ 指导患者办理出院手续
病情变异记录	□ 无 □ 有，原因： 1. 2.	□ 无 □ 有，原因： 1. 2.
护士签名		
医师签名		

（二）护士表单

外周 T 细胞淋巴瘤（初治）临床路径护士表单

适用对象：第一诊断为外周 T 细胞淋巴瘤（ICD-10：C84.400）

患者姓名：	性别： 年龄： 门诊号：	住院号：
住院日期： 年 月 日	出院日期： 年 月 日	标准住院日：5~9 天内

时间	住院第 1 天	住院第 2 天	住院第 3~4 天
健康宣教	□ 入院宣教 　介绍主管医师、护士 　介绍病房环境及设施 　介绍住院注意事项 　介绍探视和陪护制度 　介绍医院订餐制度 　介绍药师咨询事宜 □ 按需要签署临床用血知情同意书 □ 告知并签署住院期间请假制度	□ 骨髓穿刺、腰椎穿刺检查前宣教 　宣教骨髓穿刺、腰椎穿刺检查前准备及检查后注意事项 　与患者沟通、消除紧张情绪 □ 静脉置管宣教 　告知患者留置导管的重要性 　告知置管前准备及置管后注意事项 　告知导管维护注意事项	□ 药物宣教 　化疗药物作用及毒不良反应 　告知激素、止吐、保肝、护胃及碱化尿液药物服用方法 □ 饮食、活动宣教 □ 出入量记录宣教 　宣教准确记录出入量的重要性 　告知出入量记录方法 □ 心理护理 □ 给予患者及家属心理支持 □ 化疗期间宣教
护理处置	□ 核实患者姓名，佩戴腕带 □ 采集病史，完善入院护理病历 □ 协助患者留取各种标本 □ 预约各项检查时间 □ 测量身高、体重、生命体征	□ 腰椎穿刺前准备（鞘内药物配制） □ 骨髓穿刺前准备 □ 留置导管前准备（必要时备皮）	□ 化疗配制
基础护理	□ 二级护理 □ 晨晚间护理 □ 症状管理 □ 患者安全管理	□ 二级护理 □ 晨晚间护理 □ 症状管理 □ 患者安全管理	□ 一级护理 □ 晨晚间护理 □ 症状管理 □ 患者安全管理
专科护理	□ 护理查体 □ 病情观察 □ 有无疼痛、发热、憋气等症状 □ 完善跌倒、生活自理能力及压疮风险评估表 □ 需要时，请家属陪护 □ 确定饮食种类 □ 心理护理	□ 病情观察 □ 骨、腰椎穿刺后观察有无头晕、头痛症状、穿刺点有无渗血 □ 静脉置管后观察局部有无红肿热痛、穿刺点有无渗血 □ 遵医嘱完成相关检查 □ 心理护理	□ 遵医嘱予补液（碱化、水化） □ 病情观察 □ 恶心、呕吐 □ 生命体征 □ 大小便 □ 中心静脉导管维护 □ 心理护理
重点医嘱	□ 详见医嘱执行单	□ 详见医嘱执行单	□ 详见医嘱执行单
病情变异记录	□ 无 □ 有，原因： 1. 2.	□ 无 □ 有，原因： 1. 2.	□ 无 □ 有，原因： 1. 2.
护士签名			

时间	住院第 5~8 天	住院第 9 天 （出院日）
健康宣教	□ 化疗后宣教 　　观察化疗后的毒不良反应 　　监测生命体征、体重等 □ 饮食、活动指导 □ 用药指导	□ 出院宣教 　　办理出院手续的流程 　　领取出院带药流程 　　服药方法 　　院外饮食及活动原则 　　定期监测血常规及生化指标 　　院外静脉导管维护注意事项 　　复查时间或下次入院流程 　　院外发生紧急情况的处理
护理处置	□ 遵医嘱完成各项检查	□ 办理出院手续 □ 书写出院护理记录并及时归档
基础护理	□ 二级护理 □ 晨晚间护理 □ 症状管理 □ 患者安全管理	□ 三级护理 □ 晨晚间护理 □ 指导活动 □ 患者安全管理
专科护理	□ 病情观察 　　监测生命体征、体重 　　药物输注过程中是否出现过敏反应 　　用药后是否存在呕吐、发热等表现 □ 化疗期间请家属陪护 □ 中心静脉导管的维护 □ 预防感染、出血 □ 心理护理	□ 病情观察 　　监测生命体征、体重 　　化疗药物不良反应的观察 □ 出院指导（定期门诊随访，发生紧急情况时的处理） □ 心理护理
重点医嘱	□ 详见医嘱执行单	□ 详见医嘱执行单
病情变异记录	□ 无　□ 有，原因： 1. 2.	□ 无　□ 有，原因： 1. 2.
护士签名		

（三）患者表单

外周 T 细胞淋巴瘤（初治）临床路径患者表单

适用对象：第一诊断为外周 T 细胞淋巴瘤（ICD-10：C84.400）

患者姓名：	性别： 年龄： 门诊号：	住院号：
住院日期： 年 月 日	出院日期： 年 月 日	标准住院日：5~9 天内

时间	入　院	淋巴组织活检	分期检查
医患配合	□ 配合询问病史、收集资料，请务必详细告知既往史、用药史、过敏史 □ 配合进行体格检查 □ 有任何不适请告知医师	□ 配合完善淋巴组织活检前相关检查，如采血、留尿、心电图 □ 医师与患者及家属介绍病情及淋巴组织活检谈话、活检术前签字	□ 配合完善相关检查，如采血、留尿、CT、超声，或其他检查（如 PET-CT、内镜等） □ 配合完成骨髓检查 □ 配合完成脑脊液检查（必要时） □ 配合医师摆好检查体位
护患配合	□ 配合测量体温、脉搏、呼吸 3 次、血压、体重 1 次 □ 配合完成入院护理评估（简单） □ 询问病史、过敏史、用药史 □ 接受入院宣教（环境介绍、病室规定、订餐制度、贵重物品保管等） □ 配合执行探视和陪护制度 □ 有任何不适请告知护士	□ 配合测量体温、脉搏、呼吸 3 次、询问大便 1 次 □ 接受淋巴组织活检前宣教 □ 送至手术室或活检室前，协助完成核对，带齐影像学资料 □ 返回病房后，配合接受生命体征的测量 □ 接受活检术后宣教 □ 监测活检术可能出现的不良反应 □ 接受饮食宣教 □ 接受药物宣教	□ 配合测量体温、脉搏、呼吸 3 次、询问大便 1 次 □ 配合检查 □ 配合缓解疼痛 □ 接受有创检查后宣教 □ 接受饮食宣教：PET-CT、腹部超声或腹盆 CT 检查前禁食 □ 接受药物宣教 □ 有任何不适请告知护士
饮食	□ 遵医嘱饮食	□ 遵医嘱饮食	□ PET-CT、腹部超声或腹盆 CT 检查前禁食、禁水
排泄	□ 正常排尿便	□ 正常排尿便	□ 正常排尿便
活动	□ 正常活动	□ 正常活动	□ 正常活动

时间	治　疗	出　院
医患配合	□ 向患者及家属讲述治疗治疗方案选择、治疗不良反应及疾病预后 □ 配合签署化疗知情同意书 □ 按照制订方案完成治疗 □ 配合询问病史（包括症状的改变及不良反应） □ 配合进行体格检查 □ 有任何不适请告知医师	□ 接受出院前指导 □ 知道复查程序及下周期化疗时间 □ 获取出院诊断书
护患配合	□ 配合定时测量生命体征，每日询问大便情况 □ 配合完成深静脉置管护理 □ 接受输液、服药等治疗 □ 接受进食、进水、排便等生活护理 □ 接受化疗不良反应的宣教 □ 配合活动，预防皮肤压力伤 □ 注意活动安全，避免坠床或跌倒 □ 配合执行探视和陪护制度 □ 有任何不适请告知护士	□ 接受出院宣教 □ 办理出院手续 □ 获取出院带药 □ 知道服药方法、作用、注意事项 □ 知道复印病历程序
饮食	□ 遵医嘱饮食	□ 遵医嘱饮食
排泄	□ 正常排尿便	□ 正常排尿便
活动	□ 正常适度活动，避免疲劳	□ 正常适度活动，避免疲劳

附：原表单（2016年版）

外周T细胞淋巴瘤（初治）临床路径表单

适用对象：第一诊断为外周T细胞淋巴瘤（ICD-10：C84.400）

患者姓名：	性别：　　年龄：　　门诊号：	住院号：
住院日期：　　年　月　日	出院日期：　　年　月　日	标准住院日：5~9天内

时间	住院第1天	住院第2天
主要诊疗工作	□ 询问病史及体格检查 □ 完成病历书写 □ 开实验室检查单 □ 病情告知，必要时向患者家属告知病重或病危，并签署病重或病危通知书 □ 患者家属签署输血同意书、骨髓穿刺同意书、静脉插管同意书	□ 上级医师查房 □ 完成入院检查 □ 淋巴组织活检（常规病理、免疫病理） □ 骨髓穿刺（骨髓形态学、骨髓活检、免疫分型、染色体检测） □ 完成必要的相关科室会诊 □ 完成上级医师查房记录等病历书写 □ 确定化疗方案和日期
重点医嘱	**长期医嘱：** □ 血液病护理常规 □ 二级护理 □ 饮食：普通饮食/糖尿病饮食/其他 □ 抗菌药物（必要时） □ 其他医嘱 **临时医嘱：** □ 血常规、尿常规、大便常规 □ 病毒学检测：EB病毒、乙型肝炎病毒、丙肝炎病毒、HIV、CMV病毒（必要时） □ 肝肾功能、电解质、红细胞沉降率、凝血功能、血型、输血前检查、乳酸脱氢酶、β_2微球蛋白、免疫球蛋白检测（IgM、IgA、IgG、IgE）、血清蛋白电泳、尿蛋白定量（24小时）、α1微球蛋白测定（尿液）、肿瘤标志物、血细胞簇分化抗原CD4+CD25（必要时）、血细胞簇分化抗原CD8+CD28（必要时）、TBNK淋巴细胞亚群流式细胞术检测（必要时）、自身免疫系统疾病筛查（必要时） □ 影像学检查：胸、腹、盆腔CT增强（根据临床表现增加其他部位），心电图、腹部B超，心动超声（必要时），肺功能检测（必要时），MRI（必要时），骨扫描（必要时），全身PET检查（有条件进行） □ 静脉插管术 □ 血气分析（必要时） □ 病原微生物培养 □ 输血（有指征时）等支持对症治疗 □ 其他医嘱	**长期医嘱：** □ 患者既往基础用药 □ 抗菌药物（必要时） □ 其他医嘱 **临时医嘱：** □ 骨髓穿刺 □ 骨髓形态学、骨髓活检、免疫分型、染色体）、FISH（必要时） □ 淋巴结活检＋免疫组化、FISH（必要时） □ 输血医嘱（必要时） □ 其他医嘱

时间	住院第 1 天	住院第 2 天
主要 护理 工作	□ 介绍病房环境、设施和设备 □ 入院护理评估	□ 宣教（血液病知识）
病情 变异 记录	□ 无　□ 有，原因： 1. 2.	□ 无　□ 有，原因： 1. 2.
护士 签名		
医师 签名		

时间	住院第 3~4 天
主要诊疗工作	□ 患者家属签署化疗知情同意书 □ 上级医师查房，制订化疗方案 □ 住院医师完成病程记录 □ 化疗 □ 重要脏器功能保护 □ 止吐
重点医嘱	**长期医嘱：** 化疗医嘱（详细治疗方案见治疗部分） □ GDPT（每 21 天 1 个周期） 　　吉西他滨：$0.8g/m^2$，第 1、8 天，ivgtt；顺铂：$75mg/m^2$，分 3~4 天，ivgtt 　　地塞米松：20mg，第 1~5 天，ivgtt；沙利度胺：200mg/d，qn，po □ CHOP（每 21 天 1 个周期） 　　环磷酰胺：$750mg/m^2$，ivgtt，第 1 天；多柔比星：$50mg/m^2$，iv gtt，第 1 天 　　长春新碱：$1.4mg/m^2$，iv，第 1 天，最大量为 2mg；泼尼松：100mg/d 或 1mg/(kg·d)，酌选，po 　　CHOP 序贯 ICE 　　CHOP 序贯 IVE（IFO+VP-16+EPI）与中剂量 MTX 交替 　　Da-EPOCH 　　HyperCVAD □ 补液治疗（碱化、水化） □ 止吐、保肝、抗感染等医嘱 □ 其他医嘱 **临时医嘱：** □ 输血医嘱（必要时） □ 心电监护（必要时） □ 血常规 □ 血培养（高热时） □ 静脉插管维护、换药 □ 其他医嘱
主要护理工作	□ 观察患者病情变化 □ 心理与生活护理 □ 化疗期间嘱患者多饮水
病情变异记录	□ 无　□ 有，原因： 1. 2.
护士签名	
医师签名	

时间	住院第5~8天	住院第9天 （出院日）
主要诊疗工作	□ 上级医师查房，注意病情变化 □ 住院医师完成常规病历书写 □ 复查血常规 □ 注意观察体温、血压、体重等 □ 成分输血、抗感染等支持治疗（必要时） □ 造血生长因子（必要时）	□ 上级医师查房，确定有无并发症情况，明确是否出院 □ 完成出院记录、病案首页、出院证明书等 □ 向患者交代出院后的注意事项，如返院复诊的时间、地点、发生紧急情况时的处理等
重点医嘱	**长期医嘱：** □ 洁净饮食 □ 抗感染等支持治疗 □ 其他医嘱 **临时医嘱：** □ 血常规、尿常规、大便常规 □ 肝肾功能、电解质 □ 输血医嘱（必要时） □ G-CSF 5μg/（kg·d）（必要时） □ 影像学检查（必要时） □ 血培养（高热时） □ 病原微生物培养（必要时） □ 静脉插管维护、换药 □ 其他医嘱	**出院医嘱：** □ 出院带药 □ 定期门诊随访 □ 监测血常规、肝肾功能、电解质
主要护理工作	□ 观察患者情况 □ 心理与生活护理 □ 化疗期间嘱患者多饮水	□ 指导患者办理出院手续
病情变异记录	□ 无 □ 有，原因： 1. 2.	□ 无 □ 有，原因： 1. 2.
护士签名		
医师签名		

第四十一章

弥漫大 B 细胞淋巴瘤（初治）临床路径释义

一、弥漫大 B 细胞淋巴瘤（初治）编码

1. 卫计委原编码

疾病名称及编码：弥漫大 B 细胞淋巴瘤：（ICD-10：C83.3）

2. 修改编码

疾病名称及编码：弥漫大 B 细胞淋巴瘤：（ICD-10：C83.306，M96803/3）

二、临床路径检索方法

C83.306+M96803/3

三、弥漫大 B 细胞淋巴瘤（初治）临床路径标准住院流程

（一）适用对象

第一诊断为初诊弥漫大 B 细胞淋巴瘤（diffuse large B cell lymphoma，DLBCL）（ICD-10：C83.3）。

> 释义
>
> ■ 弥漫大 B 细胞淋巴瘤是非霍奇金淋巴瘤最常见的病理类型，本身包括很多亚型，本临床路径的适用对象不包括：
>
> 1. 原发中枢神经系统弥漫大 B 细胞淋巴瘤。
>
> 2. FISH 检测提示为 double-hit 或者 triple-hit 的大 B 细胞淋巴瘤。

（二）诊断及分期依据

根据《World Health Organization Classification of Tumors of Haematopoietic and Lymphoid Tissue》（2016 年版）、《血液病诊断和疗效标准（第 3 版）》（张之南、沈悌主编，科学出版社）、最新淋巴瘤临床实践指南（2017 年 NCCN Clinical Practice Guidelines in Oncology），并结合临床表现、实验室及相关影像学检查等。

诊断依据

1. 临床表现：主要表现为无痛性进行性淋巴结肿大，但也可发生于淋巴结以外的器官或组织，包括胃肠道、肝、脾、中枢神经系统、睾丸、皮肤等。肿瘤浸润、压迫周围组织而出现相应临床表现。部分患者伴有乏力、发热、盗汗、消瘦等症状。

2. 实验室检查：血清乳酸脱氢酶（LDH）、红细胞沉降率及 β_2 微球蛋白（β_2-MG）可升高。侵犯骨髓可导致贫血、血小板减少，淋巴细胞升高，中性粒细胞可减低、正常或升高；外周血涂片可见到淋巴瘤细胞。中枢神经系统受累时出现脑脊液异常。胃肠道侵犯时大便隐血可阳性。

3. 组织病理学检查：是诊断该病的决定性依据。

病理形态学特征为淋巴结正常结构破坏，内见大淋巴细胞呈弥漫增生，胞质量中等，核大，核仁突出，可有一个以上的核仁。

免疫组织化学病理检查对于确诊 DLBCL 至关重要。常采用的单抗应包括 CD20、CD19、

CD79、CD3、CD5、CD10、Bcl-2、Bcl-6、Ki-67、MUM1 和 MYC 等。

4. 分子生物学检查：有条件可开展荧光原位杂交（fluorescence in situ hybridization，FISH）检测 Bcl-2、Bcl-6 和 Myc 等基因是否发生重排。如果 Myc 伴 Bcl-2 /Bcl-6 基因断裂称双重打击（double hit）或三重打击（triple hit）淋巴瘤，提示预后不良。

5. 影像学检查：颈、胸、腹、盆腔 CT 或超声波检查。按照 CT 以及体检所发现的病变范围进行分期及评价疗效。有条件者可行 PET-CT 检查。分期标准（Anne Arbor 分期，表 41-1）。

表 41-1 Ann Arbor 分期

Ⅰ 期	单一淋巴结区域受累（Ⅰ）；或单一结外器官或部位局限受累（ⅠE）
Ⅱ 期	膈上或膈下同侧受累淋巴结区≥2 个（Ⅱ）；或单个结外器官或部位的局限性侵犯及其区域淋巴结受累，伴或不伴膈肌同侧其他淋巴结区域受累（ⅡE）
Ⅲ 期	膈肌上下两侧均有淋巴结区受累（Ⅲ）；脾脏受累（ⅢS），或两者皆受累（ⅢSE）
Ⅳ 期	1 个或多个结外器官或组织广泛受累，伴或不伴相关淋巴结受累，或孤立性结外器官或组织受累伴远处（非区域性）淋巴结受累

注：有 B 症状者需在分期中注明，如Ⅱ期患者，应记作ⅡB；肿块直径超过 7.5 cm 或纵隔肿块超过胸腔最大内径的 1/3 者，标注 X；受累脏器也需注明，如脾脏、肝脏、骨骼、皮肤、胸膜、肺等分别标记为 S、H、O、D、P 和 L。B 症状包括：不明原因的发热（体温>38℃）；夜间盗汗；或 6 个月内体重下降>10%

释义

■ 除了发热、盗汗、消瘦及乏力等全身症状以外，其他弥漫大 B 细胞淋巴瘤患者可能表现出来的症状取决于疾病侵及的部位；CD10，Bcl-6 和 MUM-1 可以判断弥漫大 B 细胞淋巴瘤是否为生发中心来源，正确率约为 70%。对于 Ki-67>90% 的患者、免疫组化显示 Bcl-2 和 c-Myc 高表达的患者、病理形态学类似 Burkitt 的弥漫大 B 细胞淋巴瘤患者，IPI 评分高危的患者建议进行 FISH 检测，确认是否存在基因学异常。

■ 目前 NCCN 指南建议的弥漫大 B 细胞淋巴瘤免疫组化检查常规项目包括：CD20、CD3、CD5、CD10、CD45、Bcl-2、Bcl-6、Ki-67、IRF4/MUM1 和 MYC 等。和其他类型淋巴瘤相鉴别，还可能需要的免疫组化包括：CyclinD1，kappa/lambda，CD30，CD138，EBER，ALK，HHV8，SOX11；PET-CT 相较于超声和 CT 而言，对弥漫大 B 细胞淋巴瘤患者分期及疗效评价都更加精准；如患者为原发胃肠道弥漫大 B 细胞淋巴瘤，请使用 Lugano 分期系统（表 41-2、41-3）：

表 41-2 胃肠道 Lugano 分期系统

ⅠE 期	局限于胃肠道
	ⅠE1＝黏膜，黏膜下层
	ⅠE2＝固有肌层，浆膜层
ⅡE 期	扩散至腹腔
	ⅡE1＝局部淋巴结侵犯
	ⅡE2＝远处淋巴结侵犯
ⅢE 期	穿透浆膜层，至周围的组织或器官
Ⅳ 期	远处组织器官侵犯或者是膈上淋巴结侵犯

表 41-3 2014 Lugano 改良版 Ann Arbor 分期

局限期	
Ⅰ期	仅侵及单一的区域淋巴结（Ⅰ），或侵及单一结外器官不伴有淋巴结受累（ⅠE）
Ⅱ期	侵及 2 个或 2 个以上淋巴结区域，但均在膈肌同侧（Ⅱ），可伴有同侧淋巴结区域相关局限性结外器官受累（ⅡE）（例如：甲状腺受累伴颈部淋巴结受累，或纵隔淋巴结受累直接延伸至肺脏受累）
Ⅱ期 bulky *	Ⅱ期伴有大包块者
进展期	
Ⅲ期	侵及膈肌上下淋巴结区域，或侵及膈上淋巴结+脾受累（Ⅲ）
Ⅳ期	侵及淋巴结引流区域之外的结外器官（Ⅳ）

注：（1）＊所示：根据 2014 年 Lugano 改良分期标准，不再对淋巴瘤的 bulky 病灶进行具体的数据限定，只需在病例中明确记载最大病灶之最大径即可；Ⅱ期伴有大肿块的患者，应根据病理类型及疾病不良预后因素而酌情选择治疗原则，如伴有大包块的惰性淋巴瘤患者可选择局限期治疗模式，但是伴有大包块的侵袭性淋巴瘤患者，则应选择进展期治疗模式

（2）Paired-organ，即同一器官有双侧部位者（如肺脏、肾脏、肾上腺、乳腺、睾丸、卵巢、眼球、腮腺等），根据淋巴瘤 Ann Arbor 分期的基本定义，不能被一个放射野涵盖者即为两个器官，与预后无关。因此，肺脏、肾脏、肾上腺、乳腺、睾丸、卵巢、眼球、腮腺等如果双侧受累，均应视为 2 个结外受累器官，应分为Ⅳ期。甲状腺及扁桃体除外

（3）肝脏多发或弥漫病灶，视为 1 个结外受累器官、多部位受累，分期为Ⅳ期；其他器官多灶或弥漫性受累，视为 1 个结外受累器官、一个部位受累，分期需结合其他受侵部位综合判断；胃肠道淋巴瘤多灶/弥漫侵及，无论病灶连续抑或不连续，均视为 1 个结外受累器官，分期参见原发胃肠 Lugano 分期。

（4）由于制订 Ann Arbor 分期标准时，存在争议，且未能有效解决，因此侵及胸膜、胸腔积液、心包、心包积液、腹膜、腹腔积液者，不影响分期、不算作结外受累器官，例如：纵隔淋巴结受累直接延伸至左侧肺脏受累伴胸腔积液及胸膜受累，无论是肺脏直接侵及胸膜还是肺脏病灶距离胸膜甚远，均为 ⅡE 期，结外受累器官为 1（单侧肺脏）

（5）B 症状主要在 HL 中有预后意义并需要记录；最新文献中 B 症状在 NHL 的价值较低，但是仍然建议在病例中记录。所谓 B 症状：不明原因体重下降 10%（诊断前 6 个月内），发热>38℃并排除其他原因发热，盗汗（夜间大量出汗，需要更换衣服被褥）

（6）扁桃体、胸腺、脾脏视为淋巴器官

■ 正确的诊断和分期要基于患者的临床表现、病理学检查、遗传学检查、实验室检查，影像学检查结果综合评定；弥漫大 B 细胞淋巴瘤要注意和 Burkitt 淋巴瘤、套细胞淋巴瘤、转化的惰性淋巴瘤等其他淋巴瘤相鉴别。

（三）治疗方案的选择

根据《最新弥漫大 B 细胞淋巴瘤 NCCN 指南》及《恶性淋巴瘤（第 2 版）》（沈志祥、朱雄增主编，人民卫生出版社）。

首先应当根据患者临床表现、病理形态学及免疫表型等明确诊断，然后根据临床亚型分期、国际预后指数（IPI）、分子生物学检查、患者全身状况、各脏器功能及伴随疾病等来制订治疗方案。国际预后指数（IPI）是根据患者年龄、血清 LDH 水平、ECOG 体能状况评分、Ann Arbor 分期和淋巴结外组织器官受累部位 5 个特征估计预后，并据此进行分层治疗的一个体系。若患

者年龄>60 岁、LDH 高于正常、ECOG 体能状况评分为 2~4、Ann Arbor 分期为Ⅲ或Ⅳ期、结外受累超过 1 个部位，则每项记 1 分，累计加分既得 IPI 评分。IPI 为 0 或 1 者为低危，2 和 3 分别属低中危和高中危，4 或 5 者为高危。年轻患者可选用年龄调整的 IPI（aa-IPI）。

> **释义**
>
> ■ IPI 评分是目前非霍奇金淋巴瘤应用最广泛的预后评价模型。
> ■ aa-IPI 评分适用于年龄≤60 岁的患者（表41-4）。

表 41-4　aa-IPI

危险因素	得分
LDH>正常	1
PS≥2	1
Ⅲ-Ⅳ期	1

注：低危：0 分；低中危：1 分；高中危：2 分；高危：3 分

> ■ NCCN-IPI（弥漫大 B 细胞淋巴瘤）（表41-5）。

表 41-5　NCCN-IPI

得分	发病年龄（岁）	ECOG	DH/LDH 最高上限	分期	结外受累
0	<40	0~1	≤1	Ⅰ~Ⅱ	-
1	41~60	2~4	1<x≤3	Ⅲ~Ⅳ	受累范围包括：骨髓、中枢、肝、肺、消化道（食管、胃、十二指肠、小肠、结肠、直肠肛管、阑尾），任意 1 个或多个
2	61~75	-	>3	-	-
3	≥75	-	-	-	-

注：危险分级：0~1 分为低危、2~3 分为低中危、4~5 分为高中危、≥6 为高危

> ■ 治疗方案的选择是在判断患者分期、风险因素、身体状况后进行，目前主要参照 NCCN 2017 V2 版指南。

（四）标准住院日 21 天（第 1 个疗程含诊断）

> **释义**
>
> ■ 明确病理诊断 3~5 天；完善分期检查，评估患者身体状况 3~4 天；CHOPE，CHOP/EPOCH±R 方案 5~7 天；初步观察化疗后的不良反应 3~5 天。

（五）进入路径标准

1. 第一诊断必须符合 ICD-10：C83.3 弥漫大 B 细胞淋巴瘤疾病编码。

2. 当患者同时具有其他疾病诊断，但住院期间不需要特殊处理也不影响第一诊断的临床路

径流程实施时，可以进入路径。

> **释义**
>
> ■ 进入本路径的患者第一诊断为弥漫大 B 细胞淋巴瘤；入院后常规检查发现有基础疾病，如高血压、冠状动脉粥样硬化性心脏病、糖尿病、肝肾功能不全、慢性乙型肝炎、慢性丙型肝炎、HIV 感染等，经系统评估后对弥漫大 B 细胞淋巴瘤诊断治疗无特殊影响者，可进入路径。但可能增加医疗费用，延长住院时间；如患者存在的其他内科合并症或者是诊断时身体状况不允许使用 CHOP/EPOCH±R，或者是 CHOPE 方案，则不能进入路径；如患者诊断时存在急症，如呼吸道或消化道出血，消化道穿孔时，需要寻求内镜室、介入科和外科的多学科治疗协作，不能进入路径；如患者同时患有其他恶性肿瘤，则需请相关科室评估不同肿瘤治疗先后顺序，如弥漫大 B 细胞淋巴瘤需要首先进行治疗，则可考虑进行路径。

（六）住院期间检查项目

1. 必需的检查项目：

（1）病变淋巴结或病变组织的活检，行常规病理形态学和免疫组织化学检查；必要时行 FISH 检查。

（2）影像学检查：颈、胸、腹、盆腔 CT（根据临床表现增加其他部位），全身浅表淋巴结及腹部 B 超，超声心动图检查。

（3）血常规及分类、尿及大便常规和隐血。

（4）肝肾功能、LDH、电解质、血糖、血型。

（5）骨髓穿刺涂片，有条件行流式细胞术及活检。

（6）病毒学检查（包括 HBV、HCV、EBV、HIV 等）。

（7）出凝血功能检查。

（8）心电图检查了解患者有无心脏疾患及对化疗的耐受能力，必要时心脏超声心动图及动态心电图（Holter）。

（9）疑有中枢侵犯或者高危患者（参考 NCCN 指南），进行腰椎穿刺检查和鞘内用药。

2. 根据患者情况可选择的检查项目：

（1）MRI、PET-CT 检查。

（2）发热或疑有某系统感染者应行病原微生物检查。

> **释义**
>
> ■ 如病变位于体表，建议完整切除，以获得组织病理学诊断充足标本；如病变位于深部，请进行粗针穿刺，尽量获得较多组织标本；如病变位于鼻咽、气管、消化道，则需进行内镜检查获取标本，淋巴瘤一般位黏膜下层，因此内镜取材需要深取且多点取材；FISH 检查要根据病理的免疫组化结果以及患者的临床表现来选择，怀疑存在 double-hit 或者 triple-hit 的患者，或者需和其他 B 细胞淋巴瘤进行鉴别的患者，才考虑进行 FISH 检查。
>
> ■ 血常规、尿常规、大便常规+隐血是最基本的三大常规检查，进入路径的患者均需完成。血常规可以初步判断患者的骨髓功能状况。生化检查可以判断患者的肝

肾功能状况及电解质状况；LDH 反映淋巴瘤的增殖速度，LDH 高于正常属于淋巴瘤预后不良因素之一。β₂微球蛋白的水平反映淋巴瘤的肿瘤负荷；骨髓检查需要包括穿刺涂片、流式和活检。除了解是否存在骨髓侵犯，还可以评价骨髓造血功能；感染筛查：了解乙型肝炎病毒、丙型肝炎病毒和 HIV 感染状况，不同的病毒感染状况会影响治疗方案的细节；凝血功能从某种程度上也反映了肝脏合成功能如何，有些化疗药物会影响肝脏的合成代谢，进一步影响凝血功能；弥漫大 B 细胞淋巴瘤的一线治疗方案中的烷化剂、蒽环类药物均存在心脏损伤的不良反应，因此治疗前需要评估心脏功能，尤其是对于老年患者，在治疗期间更需要严密监测；中枢神经系统占位病变进行 MRI 检查更为敏感；脑脊液检查只在一部分弥漫 B 细胞淋巴瘤患者中进行（NCCN 指南 2017 V2 版推荐）：HIV 阳性，原发睾丸，双表达淋巴瘤，预后模型风险达 4~6 分的患者。中枢侵犯风险因子评估见表41-6。

表 41-6　中枢侵犯风险因子评估

危险因素	得分
年龄>60 岁	1
LDH>正常水平	1
PS>1	1
Ⅲ~Ⅳ期	1
结外器官侵及>1 个部位	1
肾和（或）肾上腺受侵犯	1

注：低危：0~1分；中危：2~3分；高危：4~6分

■建议路径中删除：高度侵袭性淋巴瘤包括淋巴母细胞淋巴瘤、Burkitt 淋巴瘤，本身不属于弥漫大 B 细胞淋巴瘤，并且高度侵袭性淋巴瘤脑脊液检查和中枢预防都是必须要进行的；PET-CT 检查对于弥漫大 B 细胞淋巴瘤的分期和评价更为精准；肿瘤治疗会抑制人体免疫功能，在进行全身化疗/免疫化疗前，一定确认患者是否存在活动性感染。

（七）治疗方案与药物选择

1. 治疗方案（如果诊断为浆母细胞淋巴瘤，因不表达 CD20，不适合使用利妥昔单抗）
方案 1. R-CHOP（有条件时使用）：
利妥昔单抗：375mg/m²，iv gtt，第 1 天。
环磷酰胺：750mg/m²，iv gtt，第 2 天。
多柔比星：50mg/m²，或表柔比星 70mg/m²，iv gtt，第 2 天；根据患者情况，可酌情调整。
长春新碱：1.4mg/m²，iv，第 2 天；最大剂量为 2mg。
泼尼松：100mg/d 或 1mg/(kg·d)，po，第 2~6 天。
每 14 天或每 21 天重复 1 个疗程；通常 6~8 个疗程。
方案 2. CHOP：
环磷酰胺：750mg/m²，iv gtt，第 1 天。
多柔比星：50mg/m²。

长春新碱：1.4mg/m^2，iv，第 1 天；最大剂量为 2mg。

泼尼松：100mg/d 或 1mg/(kg·d)，po，第 1~5 天。

每 14 天或每 21 天重复 1 个疗程；通常 6~8 个疗程。

方案 3. R-EPOCH（有条件使用利妥昔单抗的原发纵隔弥漫大 B 细胞淋巴瘤或预后不良患者）：

利妥昔单抗：375mg/m^2，iv gtt，第 1 天。

依托泊苷：50mg/(m^2·d)，iv gtt，第 2~5 天（96 小时，连续输注）。

多柔比星：10mg/(m^2·d)。

长春新碱：0.4mg/(m^2·d)，iv gtt，第 2~5 天（96 小时，连续输注）。

环磷酰胺：750mg/m^2，iv gtt，第 6 天。

泼尼松：60mg/(m^2·d)，po，第 2~6 天。

每 21 天重复 1 个疗程，通常 6~8 个疗程。

方案 4. EPOCH（无条件使用利妥昔单抗的原发纵隔弥漫大 B 细胞淋巴瘤或预后不良患者）：

依托泊苷：50mg/(m^2·d)，iv gtt，第 1~4 天（96 小时，连续输注）。

多柔比星：10mg/(m^2·d)，或表柔比星 20/(m^2·d)，iv gtt，第 1~4 天（96 小时，连续输注）。

长春新碱：0.4mg/(m^2·d)，iv gtt，第 1~4 天（96 小时，连续输注）。

环磷酰胺：750mg/m^2，iv gtt，第 5 天。

泼尼松：60mg/(m^2·d)，po，第 1~5 天。

每 21 天重复 1 个疗程，通常 6~8 个疗程。

方案 5. CHOPE（无条件使用利妥昔单抗，耐受性良好而预后不好的患者）：

环磷酰胺：750mg/m^2，iv gtt，第 1 天。

多柔比星：50mg/m^2。

长春新碱：1.4mg/m^2，iv，第 1 天；最大剂量为 2mg。

依托泊苷：100mg/m^2，iv gtt，第 1~3 天。

泼尼松：100mg/d 或 1mg/(kg·d)，po，第 1~5 天。

每 21 天重复 1 个疗程，通常 6~8 个疗程。

2. 如有乙型肝炎病毒携带或既往感染者，给予相应治疗并监测病毒变化。

3. 造血干细胞移植：初治年轻高危或存在双重打击的患者、复发或难治的患者。

4. R-CHOP-14（有条件时使用）或 CHOP-14 组化疗期间，常规使用粒细胞集落刺激因子（G-CSF），G-CSF 的使用剂量为 5~6μg/(kg·d)，皮下注射（6~10 天/疗程），若白细胞>10×10^9/L，则停用。

5. 如果淋巴瘤侵及胃肠道，需要预防胃肠道穿孔和出血的风险。

6. 抗感染及对症支持治疗。

释义

■ 对于 CD20 阳性的非特指型弥漫大 B 细胞淋巴瘤，CHOP+R 仍然是目前推荐的一线治疗方案；对于原发纵隔大 B 细胞淋巴瘤，推荐 DA-EPOCH+R 作为一线推荐治疗方案；对于无条件使用利妥昔单抗的弥漫大 B 细胞淋巴瘤年轻高危患者，可以选择 CHOPE 作为一线治疗；要保证 CHOP±R14 天方案的顺利进行，需要在化疗结束后 48 小时内开始进行预防性升白细胞治疗，减少骨髓抑制的程度、减少感染风险；对于其他方案，如果在前期治疗出现严重粒缺，在后继化疗周期中也可以给予预防性升白治疗；标准的 CHOP/DA-EPOCH/CHOPE 方案中蒽环类药物都是选择多柔比星。对于心脏左室功能差的患者，NCCN 指南推荐选择脂质体多柔比星更为安全；

其他类型蒽环类药物的选择并没有指南推荐，DA-EPOCH方案中多柔比星是持续灌注，其他的蒽环类药物持续灌注并没有相应报道，建议路径中将表柔比星删除；对于乙型肝炎表面抗原阳性患者，进行全身化疗/免疫化疗的同时需进行抗乙型肝炎病毒治疗，并监测乙型肝炎病毒拷贝变化；对于乙型肝炎病毒既往感染的患者，在给予利妥昔单抗治疗时可以：①给予预防性抗乙型肝炎病毒治疗，同时定期监测乙型肝炎病毒拷贝变化；②仅定期监测乙型肝炎病毒拷贝变化。抗乙型肝炎病毒治疗要持续至利妥昔单抗停止后12个月，同时连续监测乙型肝炎病毒拷贝，连续3次处于正常范围才能停药，或者是在传染科医师指导下停药；慢性丙型肝炎患者，通常情况下不影响治疗方案的选择，但是否需要同时进行抗丙型肝炎病毒治疗需咨询传染病专科医师。

■ 方案中所有药物的剂量强度都要根据患者的身体状况来进行调整；预防性鞘内注射用药包括：地塞米松、阿糖胞苷、氨甲蝶呤；高危弥漫大B细胞淋巴瘤患者一线治疗后进行自体造血干细胞移植可能会改善生存，中期评效未达到CR的患者，尽管有争议，但是可以考虑一线自体造血干细胞移植。请删除双重打击患者，因为不属于此路径中，对于双打击的弥漫大B细胞淋巴瘤患者，进行自体造血干细胞移植的作用目前并不十分明确；复发难治患者都不再属于此路径，请删除；原发胃弥漫大B细胞淋巴瘤，可以预防性的给予质子泵抑制剂和胃黏膜保护剂以减少胃出血和穿孔风险；减少或不使用激素并没有确切的界定，建议删除；对于有其他内科基础病的患者，在治疗弥漫大B细胞淋巴瘤的同时需积极控制内科基础病；根据患者身体状况及治疗期间不良反应给予相应对症支持治疗；蒽环类药物对于外周血管存在损伤，如发生渗漏对局部软组织损伤严重，因此对于使用CHOP/CHOPE/DA-EPOCH方案的患者建议进行深静脉置管（CVC、PICC、输液港），以减少血管损伤风险，方便输液。深静脉置管可能会出现静脉机械性损伤，静脉炎，静脉血栓发生率增加的风险；化疗/免疫化疗的疗程要根据患者的分期、风险因素来综合考虑，一般给予6~8个疗程不等；每2~4个疗程化疗/免疫化疗后进行疗效评估。

（九）出院标准

1. 一般情况良好。
2. 没有需要住院处理的并发症和（或）合并症。

> **释义**
>
> ■ 患者出院前应完成所有治疗、所有复查项目，观察临床症状是否减轻或消失，有无明显药物相关不良反应，并给予相应处理；出院后要监测血象变化和肝肾功能电解质变化；定期在门诊就诊，尤其是出现不适症状时请及时到门诊处理；按照医师要求返院进行后继治疗。

（十）变异及原因分析

1. 治疗中或治疗后发生感染、贫血、出血及其他合并症者，进行相关的诊断和治疗，并适当延长住院时间。
2. 若有中枢神经系统症状，建议腰椎穿刺检查，并鞘注化疗药物直至脑脊液恢复正常，同时退出此途径，进入相关途径。

3. 年轻高危、常规治疗反应不佳、疾病进展或复发需要选择其他治疗的患者退出路径，进入相关路径。

> 释义
>
> ■ 除了骨髓抑制、肝肾功能损伤、胃肠道反应及感染等常见并发症以外，还需要注意药物性肺损伤这一不良反应。如严重不良反应导致患者无法耐受继续原方案治疗，则退出路径；化疗前存在大包块的患者，化疗后存在残留病灶的患者，需要评估是否需要局部放疗。
>
> 如治疗期间出现中枢神经系统症状，并经影像学或脑脊液检查证实为中枢侵犯，则需要退出路径，调整治疗方案；难治弥漫大 B 细胞淋巴瘤患者，需退出路径，选择相应挽救治疗方案。
>
> 对于符合临床研究的患者，如研究方案较目前一线治疗方案更可能让患者获益，患者同意入组临床研究，则退出路径；因患者方面的主观原因导致执行路径出现变异，需医师在表单中予以说明。

四、弥漫大 B 细胞淋巴瘤（初诊）给药方案

【用药选择】

CHOP 联合利妥昔单抗（R-CHOP）是 NCCN 推荐用于 CD20 阳性非特指型弥漫大 B 细胞淋巴瘤患者的一线治疗方案，R-CHOP 对于高危弥漫大 B 细胞淋巴瘤患者的疗效实际上是差强人意的，但目前对于高危患者没有标准方案，如果患者无条件使用利妥昔单抗，CHOPE 方案可以作为一个选择；原发纵隔大 B 细胞淋巴瘤推荐使用 EPOCH+R 方案，较 CHOP+R 更有生存优势。

1. 利妥昔单抗是第一种用于临床的 CD20 单克隆抗体，目前的多项临床研究证实在利妥昔单抗联合 CHOP 方案应用于弥漫大 B 细胞淋巴瘤相较于单纯 CHOP 方案相比可以提高有效率，延长某些患者的生存期；一般建议利妥昔单抗剂量强度为 $375mg/m^2$，在化疗前使用。

2. 环磷酰胺是最常用的烷化剂类抗肿瘤药，多柔比星是蒽环类药物，因为蒽环类药物的应用，使得弥漫大 B 细胞淋巴瘤的治愈成为可能；依托泊苷为细胞周期特异性抗肿瘤药物，作用于 DNA 拓扑异构酶 Ⅱ；长春新碱是一种生物碱类药物，以与微管蛋白结合而抑制其生物活性；泼尼松是中效肾上腺皮质激素类药物，具有抗炎、抗过敏、抑制结缔组织增生等作用，除了控制淋巴瘤，还可以改善患者身体状况。

3. CHOP 方案的药物剂量强度如下：环磷酰胺 $750mg/m^2$，多柔比星 $50mg/m^2$，长春新碱 $1.4mg/m^2$（最大 $\leq 2mg$），泼尼松 100mg，qd，持续 5 天。环磷酰胺、多柔比星和长春新碱为静脉用药，泼尼松为口服用药。CHOPE 方案的药物剂量强度：依托泊苷 $100mg/m^2$，qd 连续 3 天，其他药物和 CHOP 相同。DA-EPOCH 方案的药物剂量强度如下：依托泊苷：$50mg/(m^2 \cdot d)$，96 小时连续输注，多柔比星：$10mg/(m^2 \cdot d)$，96 小时连续输注，长春新碱：$0.4mg/(m^2 \cdot d)$，96 小时连续输注，环磷酰胺：$750mg/m^2$，iv gtt，第 5 天；泼尼松：$60mg/(m^2 \cdot d)$，po，第 1~5 天，根据血象变化调整剂量。

【药学提示】

1. 利妥昔单抗：总体来说比较安全，不良反应包括发热和寒战，流感样症状。相对不常见的不良反应（10%~30%的患者发生）：虚弱、恶心、头痛、咳嗽、流鼻涕、呼吸困难、鼻窦炎、喉咙刺激不适。利妥昔单抗治疗的一个潜在不良反应是一种严重的输注反应，通常发生

在第 1 次输注（输注过程中或在输注的 20~30 分钟内）。其他利妥昔单抗罕见但严重的不良反应包括胸痛或心律不齐（心跳不规则）复发，利妥昔单抗的使用可以激活或加剧某些病毒感染，包括 JC 病毒（可在免疫功能低下时引起脑部感染）、乙型和丙型肝炎、带状疱疹和巨细胞病毒。与利妥昔单抗使用有关的迟发性中性粒细胞减少症也曾被报告过，药物性肺间质性病变也是一种少见的不良反应。

2. 环磷酰胺：骨髓抑制是其最常见的不良反应，主要为白细胞减少；泌尿道症状主要来自化学性膀胱炎，如尿频、尿急、膀胱尿感强烈、血尿，甚至排尿困难；会引起消化系统症状和脱发；环磷酰胺存在生殖毒性，偶可影响肝功能，出现黄疸及凝血酶原减少，肝功能不良者慎用。环磷酰胺会引起免疫抑制；肺纤维化和心脏毒性相对少见。

3. 多柔比星：常见不良反应包括脱发（约见于 90% 的患者）、骨髓抑制、口腔溃疡、胃肠道反应，少数患者如注射处药液外溢，可导致红肿疼痛甚或蜂窝织炎和局部坏死。心脏毒性较其他化疗药物常见，多柔比星可引起迟发性严重心力衰竭，有时可在停药半年后发生。有心肌损害时可出现心率增快，心律失常，传导阻滞或喷射性心力衰竭，这些情况偶可突然发生而常规心电图无异常迹象。心肌毒性和给药累积量密切相关。多柔比星总量达 450~550mg/m^2 者，发生率约 1%~4%，总量超过 550mg/m^2 者，发生率明显增加，可达 30%。心脏毒性可因联合应用其他药物加重。

4. 长春新碱：剂量限制性毒性是神经系统毒性，主要引起外周神经症状，如手指、足趾麻木，外周神经炎，腹痛等，神经毒性与累积量有关。便秘、麻痹性肠梗阻偶见。运动神经、感觉神经和脑神经也可受到破坏，并产生相应症状。神经毒性常发生于 40 岁以上者，儿童的耐受性好于成人，恶性淋巴瘤患者出现神经毒性的倾向高于其他肿瘤患者；骨髓抑制和消化道反应较轻；有局部组织刺激作用，药液不能外漏，否则可引起局部坏死；可见脱发，偶见血压的改变。

5. 依托泊苷：骨髓抑制最为常见，包括白细胞及血小板减少；消化道反应，脱发亦常见；若静脉滴注过速（<30 分钟），可有低血压，喉痉挛等过敏反应。

6. 泼尼松：不良反应包括体重增加、多毛症、痤疮、血糖、血压及眼压升高，水钠潴留。泼尼松还可引起低血钾、兴奋、胃肠溃疡甚至出血穿孔、骨质疏松、伤口愈合不良。泼尼松抑制抗原抗体反应，抑制白细胞移行和吞噬作用，减弱机体对外部感染的防御功能，长期使用会容易并发感染。

【注意事项】

1. 利妥昔单抗第 1 次输注时可能发生输液反应，因此输注之前，先给予预防性药物，一般给予非甾体类药物、激素（地塞米松），抗组胺药物（苯海拉明/盐酸异丙嗪），以减少输注反应的发生和输注反应的严重程度，并在输注过程中仔细监测。如果出现输注反应的迹象，应停止输注。在大多数情况下，一旦症状消退，输注可以在较慢的滴速下重新开始。

2. 单药利妥昔单抗或者是 CHOP 方案出现药物性肺间质病变的发生率很低，但 CHOP 和利妥昔单抗联合使用后出现药物性肺间质病变的可能性大大增加，在 5% 以上。因此对于使用 R-CHOP 方案治疗期间出现发热的患者，除了最常见的感染并发症以外，一定要考虑到间质性肺病变的可能，及时发现及时处理。

3. 化疗/免疫化疗均有免疫抑制作用，对于存在病毒感染（乙型肝炎、丙型肝炎、HIV、EBV、CMV）的患者或既往病毒感染的患者，除了治疗性或预防性给予抗病毒治疗以外，需要定期监测病毒拷贝数变化，请传染科医师协助治疗，警惕病毒复燃导致的严重后果。

4. 对于心脏左室功能差的患者，NCCN 指南推荐选择脂质体多柔比星更为安全，心脏毒性相对多柔比星要低。

5. 弥漫大 B 细胞淋巴瘤对于化疗相对敏感，对于高肿瘤负荷患者第 1 次进行化疗/免疫化疗时要警惕肿瘤溶解综合征的发生。

6. 在用药安全的情况下一定保证化疗/免疫化疗的药物剂量强度及疗程，这是保证疗效的基础。

五、推荐表单

（一）医师表单

弥漫大 B 细胞淋巴瘤（初治）临床路径医师表单

适用对象：第一诊断为初治的弥漫大 B 细胞淋巴瘤（ICD-10：C83.3）

患者姓名：	性别： 年龄： 门诊号： 住院号：	
住院日期： 年 月 日	出院日期： 年 月 日	标准住院日：21 天内

时间	住院第 1~5 天	住院第 6~9 天
主要诊疗工作	□ 询问病史及体格检查 □ 完成病历及病程书写 □ 完成入院检查 □ 病情告知，必要时向患者家属告知病重或病危，并签署病重或病危通知书 □ 如果需要签署输血同意书、骨髓穿刺同意书、腰椎穿刺同意书、静脉插管同意书 □ 淋巴组织活检（常规病理、免疫组化） □ 内镜检查，活检（病变位于胃肠道或者呼吸道）	□ 上级医师查房 □ 完成分期检查 □ 住院医师完成病程记录 □ 骨髓穿刺（骨髓形态学、骨髓活检及流式） □ 腰椎穿刺及预防性鞘内注射（必要时） □ 完成必要的相关科室会诊 □ 完成上级医师查房记录等病历书写
重点医嘱	**长期医嘱：** □ 血液病护理常规 □ 二级护理 □ 饮食 □ 抗菌药物（必要时） □ 其他医嘱 **临时医嘱：** □ 血常规、尿常规、大便常规、大便隐血 □ 病毒学检测：感染筛查包括乙型肝炎病毒、丙肝病毒、EB 病毒、HIV 病毒等 □ 病毒拷贝数检测（必要时） □ 肝肾功能、LDH、电解质、血糖、血型、凝血功能，免疫球蛋白（必要时） □ 淋巴组织/内镜活检 □ 标本常规病理、免疫组化 □ FISH 检测（必要时）	**长期医嘱：** □ 患者既往基础用药 □ 抗菌药物（必要时） □ 其他医嘱 **临时医嘱：** □ 骨髓穿刺 □ 骨髓形态学、骨髓活检及流式细胞学检测 □ 腰椎穿刺（必要时） □ 脑脊液常规、生化、细胞学检查。脑脊液流式检查（必要时） □ 预防性鞘内注射（必要时） □ 输血医嘱（必要时） □ 影像学检查：胸、腹、盆腔 CT（根据临床表现增加其他部位），心电图、腹部 B 超，全身 PET-CT 检查 □ 超声心动图 □ 静脉置管术及护理 □ 病原微生物培养（必要时） □ 其他医嘱
主要护理工作	□ 介绍病房环境、设施和设备 □ 入院护理评估	□ 宣教（血液病知识）
病情变异记录	□ 无 □ 有，原因： 1. 2.	□ 无 □ 有，原因： 1. 2.
护士签名		
医师签名		

时间	住院第 10~16 天
主要诊疗工作	□ 上级医师查房，制订化疗方案，确定化疗日期 □ 住院医师完成病程记录 □ 患者家属签署化疗知情同意书 □ 化疗 □ 重要脏器功能保护 □ 预防和对症处理化疗不良反应
重点医嘱	**长期医嘱**：化疗医嘱（以下方案选一），通常用 6~8 个疗程 □ R-CHOP（每 21 天 1 个疗程，耐受性好的患者可每 14 天 1 个疗程）： 　利妥昔单抗：375mg/m²，ivgtt，第 1 天；环磷酰胺：750mg/m²，ivgtt，第 2 天；多柔比星：50mg/m²，ivgtt，第 2 天；长春新碱：1.4mg/m²（最大剂量为 2mg），iv，第 2 天；泼尼松：100mg，po，第 2~6 天 □ CHOP（每 21 天 1 个疗程，耐受性好的患者可每 14 天 1 个疗程）： 　环磷酰胺：750mg/m² ivgtt，第 1 天；多柔比星：50mg/m²，ivgtt，第 1 天；长春新碱：1.4mg/m²（最大剂量为 2mg），iv，第 1 天；泼尼松：100mg，po，第 1~5 天 □ R-EPOCH（用于原发纵隔弥漫大 B 细胞淋巴瘤，每 21 天 1 个疗程）： 　利妥昔单抗：375mg/m²，ivgtt，第 1 天；依托泊苷：50mg/(m²·d)，ivgtt，第 2~5 天（96 小时，连续输注）；多柔比星：10mg/(m²·d)，ivgtt，第 2~5 天（96 小时，连续输注）；长春新碱：0.4mg/(m²·d)，ivgtt，第 2~5 天（96 小时，连续输注）；环磷酰胺：750mg/m²，ivgtt，第 6 天；泼尼松：60mg/(m²·d)，po，第 2~6 天 □ CHOPE（用于耐受性好的患者，每 21 天 1 个疗程）： 　环磷酰胺：750mg/m²，ivgtt，第 1 天；多柔比星 50mg/m²，ivgtt，第 1 天；长春新碱：1.4mg/m²，iv，第 1 天，最大剂量为 2mg；泼尼松 100mg，po，第 1~5 天；依托泊苷：100mg/m²，ivgtt，第 1~3 天 □ 补液治疗（碱化、水化） □ 止吐、保肝等对症支持医嘱 □ 抗感染（必要时） □ 其他医嘱 **临时医嘱**： □ 输血医嘱（必要时）　　　　□ 心电监护 □ 血常规　　　　　　　　　　□ 血培养（高热时） □ 静脉插管维护、换药　　　　□ 其他医嘱
主要护理工作	□ 观察患者病情变化 □ 心理与生活护理 □ 化疗期间嘱患者多饮水
病情变异记录	□ 无 □ 有，原因： 1. 2.
护士签名	
医师签名	

时间	住院第 17~20 天	住院第 21 天 （出院日）
主要诊疗工作	□ 上级医师查房，注意病情变化 □ 住院医师完成常规病历书写 □ 复查血常规，生化（必要时） □ 注意观察体温、血压、体重等 □ 成分输血、抗感染等支持治疗（必要时） □ 造血生长因子（必要时）	□ 上级医师查房，确定有无并发症情况，明确是否出院 □ 完成出院记录、病案首页、出院证明书等 □ 向患者交代出院后的注意事项，如返院复诊的时间、地点、发生紧急情况时的处理等
重点医嘱	**长期医嘱：** □ 洁净饮食 □ 抗感染等支持治疗 □ 其他医嘱 **临时医嘱：** □ 血常规、尿常规、大便常规 □ 肝肾功能、电解质 □ 输血医嘱（必要时） □ G-CSF 2~5μg/（kg·d）（必要时） □ 影像学检查（必要时） □ 血培养（高热时） □ 病原微生物培养（必要时） □ 静脉插管维护、换药 □ 其他医嘱	**出院医嘱：** □ 出院带药 □ 深静脉置管定期护理 □ 定期门诊随访 □ 定期监测血常规、肝肾功能、电解质 □ 后继治疗时间
主要护理工作	□ 观察患者情况 □ 心理与生活护理 □ 注意化疗后不良反应	□ 指导患者办理出院手续
病情变异记录	□ 无　□ 有，原因： 1. 2.	□ 无　□ 有，原因： 1. 2.
护士签名		
医师签名		

（二）护士表单

弥漫大 B 淋巴瘤（初治）临床路径护士表单

适用对象：第一诊断为初治的弥漫大 B 细胞淋巴瘤（ICD-10：C83.3）

患者姓名：	性别：	年龄：	门诊号：	住院号：
住院日期：　　年　月　日	出院日期：　　年　月　日		标准住院日：21 天内	

时间	住院第 1~2 天	住院第 3~4 天	住院第 5~10 天
健康宣教	□ 入院宣教 　介绍主管医师、护士 　介绍病房环境及设施 　介绍住院注意事项 　介绍探视和陪护制度 　介绍医院订餐制度 　介绍药师咨询事宜 □ 按需要签署临床用血知情同意书 □ 告知并签署住院期间请假制度	□ 骨髓穿刺、腰椎穿刺检查前宣教 □ 宣教骨髓穿刺、腰椎穿刺检查前准备及检查后注意事项 □ 告知患者在检查中配合医师 □ 与患者沟通、消除其紧张情绪 □ 静脉置管宣教 □ 告知患者留置导管的重要性 　告知置管前准备及置管后注意事项 □ 告知导管维护注意事项	□ 药物宣教 □ 靶向药物作用及过敏表现 □ 化疗药物作用及毒不良反应 □ 告知激素、止吐、保肝、护胃及碱化尿液药物服用方法 □ 饮食、活动宣教 □ 出入量记录宣教 □ 告知准确记录出入量重要性 □ 告知出入量记录方法 □ 心理护理 □ 给予患者及家属心理支持 □ 化疗期间宣教
护理处置	□ 核对患者姓名，佩戴腕带 □ 采集病史，完善入院护理病历 □ 协助患者留取各种标本 □ 预约各项检查时间 □ 测量身高、体重、生命体征	□ 腰椎穿刺前准备（鞘内药物配制） □ 骨髓穿刺前准备 □ 留置导管前准备（必要时备皮）	□ 化疗配制
基础护理	□ 二级护理 □ 晨晚间护理 □ 症状管理 □ 患者安全管理	□ 二级护理 □ 晨晚间护理 □ 症状管理 □ 患者安全管理	□ 一级护理 □ 晨晚间护理 □ 症状管理 □ 患者安全管理
专科护理	□ 护理查体 □ 病情观察 □ 有无疼痛、发热、喘憋等症状 □ 完善跌倒、生活自理能力及压疮风险评估表 □ 需要时，请家属陪护 □ 确定饮食种类 □ 心理护理	□ 病情观察 　骨、腰椎穿刺术后观察有无头晕、头痛等症状、穿刺点有无渗血 　静脉置管后观察局部有无红肿热痛、穿刺点有无渗血 □ 遵医嘱完成相关检查 □ 心理护理	□ 遵医嘱予补液（碱化、水化） □ 病情观察 　恶心、呕吐 　生命体征 　大小便 □ 中心静脉导管维护 □ 心理护理
重点医嘱	□ 详见医嘱执行单	□ 详见医嘱执行单	□ 详见医嘱执行单
病情变异记录	□ 无　□ 有，原因： 1. 2.	□ 无　□ 有，原因： 1. 2.	□ 无　□ 有，原因： 1. 2.
护士签名			

时间	住院第 11~14 天	住院第 15~21 天 （出院日）
健康宣教	□ 化疗后宣教 　观察化疗后的毒不良反应 　监测生命体征、体重等 □ 饮食、活动指导 □ 用药指导	□ 出院宣教 　办理出院手续的流程 　领取出院带药流程 　服药方法 　院外饮食及活动原则 　定期监测血常规及生化指标 　院外静脉导管维护注意事项 　复查时间或下次入院流程 　院外发生紧急情况的处理
护理处置	□ 遵医嘱完成各项检查	□ 办理出院手续 □ 书写出院护理记录并及时归档
基础护理	□ 二级护理 □ 晨晚间护理 □ 症状管理 □ 患者安全管理	□ 三级护理 □ 晨晚间护理 □ 指导活动 □ 患者安全管理
专科护理	□ 病情观察 　监测生命体征、体重 　药物输注过程中是否出现过敏反应 　用药后是否存在呕吐、发热等表现 □ 化疗期间请家属陪护 □ 中心静脉导管的维护 □ 预防感染、出血 □ 心理护理	□ 病情观察 　监测生命体征、体重 　化疗药物不良反应的观察 □ 出院指导（定期门诊随访，发生紧急情况 　时的处理） □ 心理护理
重点医嘱	□ 详见医嘱执行单	□ 详见医嘱执行单
病情变异记录	□ 无　□ 有，原因： 1. 2.	□ 无　□ 有，原因： 1. 2.
护士签名		

（三）患者表单

弥漫大 B 淋巴瘤（初治）临床路径患者表单

适用对象：第一诊断为初治的弥漫大 B 细胞淋巴瘤（ICD-10：C83.3）

患者姓名：	性别： 年龄： 门诊号：	住院号：
住院日期： 年 月 日	出院日期： 年 月 日	标准住院日：21 天内

时间	入 院	淋巴组织活检	分期检查
医患配合	□ 配合询问病史、收集资料，请务必详细告知既往史、用药史、过敏史 □ 配合进行体格检查 □ 有任何不适请告知医师	□ 配合完善淋巴组织活检前检查，如采血、留尿、心电图 □ 医师与患者及家属介绍病情及淋巴组织活检谈话、淋巴组织活检术前签字 □ 配合医师摆好手术体位 □ 配合内镜活检（病变位于胃肠道或者呼吸道） □ 完成活检 □ 监测活检可能出现并发症 □ 送标本至病理科 □ 完成病理检查	□ 配合完善相关检查 □ 如采血、留尿、超声、CT □ PET-CT 检查（必要时） □ MRI（必要时） □ 骨髓检查 □ 脑脊液检查（必要时） □ 签有创操作同意书
护患配合	□ 配合测量体温、脉搏、呼吸 3 次，血压、体重 1 次 □ 配合完成入院护理评估（简单询问病史、过敏史、用药史） □ 接受入院宣教（环境介绍、病室规定、订餐制度、贵重物品保管等） □ 配合执行探视和陪护制度 □ 有任何不适请告知护士	□ 配合测量体温、脉搏、呼吸 3 次，询问大便 1 次 □ 接受淋巴组织活检前宣教 □ 送至手术室/内镜室前，协助完成核对，带齐影像资料 □ 返回病房后，配合接受生命体征的测量 □ 接受活检术后宣教 □ 内镜检查后宣教 □ 监测活检可能出现并发症 □ 接受饮食宣教 □ 接受药物宣教	□ 配合测量体温、脉搏、呼吸 3 次，询问大便 1 次 □ 配合检查 □ 配合缓解疼痛 □ 接受骨髓穿刺/脑脊液穿刺等有创检查后宣教 □ 接受饮食宣教：PET-CT 前禁食 □ 接受药物宣教 □ 有任何不适请告知护士
饮食	□ 遵医嘱饮食	□ 遵医嘱饮食	□ PET-CT 前禁食，腹部超声/CT 检查前禁食、禁水
排泄	□ 正常排尿便	□ 正常排尿便	□ 正常排尿便
活动	□ 正常活动	□ 正常活动	□ 正常活动

时间	治 疗	出 院
医患配合	□ 向患者及家属讲述治疗方案选择，治疗相关不良反应，治疗预后 □ 向患者及家属讲述深静脉置管的必要性及可能出现并发症 □ 签化疗/免疫化疗同意书 □ 签深静脉置管同意书 □ 按照制定方案进行化疗/免疫化疗 □ 预防和治疗化疗/免疫化疗相关不良反应	□ 接受出院前指导 □ 指导门诊就诊 □ 指导复查血象及生化 □ 指导监测治疗相关不良反应 □ 获取出院诊断书
护患配合	□ 配合定时测量生命体征、每日询问大便 □ 深静脉置管护理 □ 接受输液、服药等治疗 □ 化疗/免疫化疗常见不良反应宣教 □ 生活护理 □ 配合活动，预防皮肤压力伤 □ 注意活动安全，避免坠床或跌倒 □ 配合执行探视及陪护	□ 接受出院宣教 □ 办理出院手续 □ 获取出院带药 □ 知道服药方法、作用、注意事项 □ 知道深静脉定期护理程序 □ 知道复印病历程序
饮食	□ 遵医嘱饮食	□ 遵医嘱饮食

附：原表单（2016 年版）

弥漫大 B 淋巴瘤（初治）临床路径表单

适用对象：第一诊断为初治的弥漫大 B 细胞淋巴瘤（ICD-10：C83.3）

患者姓名：	性别：	年龄：	门诊号：	住院号：
住院日期：　　年　月　日	出院日期：　　年　月　日		标准住院日：21 天内	

时间	住院第 1~2 天	住院第 3~4 天
主要诊疗工作	□ 询问病史及体格检查 □ 完成病历及病程书写 □ 开实验室检查单及影像学检查单 □ 病情告知，必要时向患者家属告知病重或病危，并签署病重或病危通知书 □ 如果需要签署输血同意书、骨髓穿刺同意书、腰椎穿刺同意书、静脉插管同意书	□ 上级医师查房 □ 完成入院检查 □ 住院医师完成病程记录 □ 淋巴组织活检（常规病理、免疫病理） □ 骨髓穿刺（骨髓形态学、骨髓活检及流式） □ 完成必要的相关科室会诊 □ 完成上级医师查房记录等病历书写 □ 确定化疗方案和日期
重点医嘱	**长期医嘱：** □ 血液病护理常规 □ 二级护理 □ 饮食 □ 抗菌药物（必要时） □ 其他医嘱 **临时医嘱：** □ 血常规、尿常规、大便常规、大便隐血 □ 病毒学检测：感染筛查包括乙型肝炎病毒、丙型肝炎病毒、EB 病毒、HIV 病毒等。根据需要增加乙型肝炎 DNA 滴度检测 □ 肝肾功能、LDH、电解质、血糖、血型、凝血功能、免疫球蛋白 □ 影像学检查：胸、腹、盆腔 CT（根据临床表现增加其他部位），心电图，腹部 B 超，全身 PET-CT 检查 □ 超声心动图 □ 静脉置管术及护理 □ 病原微生物培养 □ 输血医嘱 □ 其他医嘱	**长期医嘱：** □ 患者既往基础用药 □ 抗菌药物（必要时） □ 其他医嘱 **临时医嘱：** □ 骨髓穿刺 □ 骨髓形态学、骨髓活检及流式细胞学检测 □ 淋巴组织活检 □ 淋巴组织常规病理、免疫病理 □ 输血医嘱（必要时） □ 其他医嘱
主要护理工作	□ 介绍病房环境、设施和设备 □ 入院护理评估	□ 宣教（血液病知识）
病情变异记录	□ 无　□ 有，原因： 1. 2.	□ 无　□ 有，原因： 1. 2.
护士签名		
医师签名		

时间	住院第 5~10 天
主要诊疗工作	□ 上级医师查房，制定化疗方案 □ 住院医师完成病程记录 □ 患者家属签署化疗知情同意书 □ 化疗 □ 重要脏器功能保护 □ 止吐

重点医嘱	**长期医嘱：** 化疗医嘱（以下方案选一）
	□ R-CHOP（每 21 天 1 个疗程，耐受性好的患者可每 14 天 1 个疗程；通常用 6~8 个疗程）：
	  利妥昔单抗：$375mg/m^2$，ivgtt，第 1 天；环磷酰胺：$750mg/m^2$，ivgtt，第 2 天；多柔比星：$50mg/m^2$，或表柔比星 70、$90mg/m^2$，ivgtt，第 2 天；长春新碱：$1.4mg/m^2$，最大剂量为 2mg，iv，第 2 天；泼尼松：100mg，po，第 2~6 天
	□ CHOP（每 21 天 1 个疗程，耐受性好的患者可每 14 天 1 个疗程；通常用 6~8 个疗程）：
	  环磷酰胺：$750mg/m^2$，ivgtt，第 1 天；多柔比星：$50mg/m^2$，或表柔比星 70、$90mg/m^2$，ivgtt，第 1 天；长春新碱：$1.4mg/m^2$，最大剂量为 2mg，iv，第 1 天；泼尼松：100mg，po，第 1~5 天
	□ R-EPOCH（用于原发纵隔弥漫大 B 细胞淋巴瘤或预后不良患者，每 21 天 1 个疗程；通常用 6~8 个疗程）：
	  利妥昔单抗：$375mg/m^2$，ivgtt，第 1 天；依托泊苷：$50mg/(m^2 \cdot d)$，ivgtt，第 2~5 天（96 小时，连续输注）；多柔比星：$10mg/(m^2 \cdot d)$，或表柔比星 $20mg/(m^2 \cdot d)$，ivgtt，第 2~5 天（96 小时，连续输注）；长春新碱：$0.4mg/(m^2 \cdot d)$，ivgtt，第 2~5 天（96 小时，连续输注）；环磷酰胺：$750mg/m^2$，ivgtt，d6；泼尼松：$60mg/(m^2 \cdot d)$，po，第 2~6 天
	□ CHOPE（用于耐受性好的患者，每 21 天 1 个疗程；通常用 6~8 个疗程）：
	  环磷酰胺：$750mg/m^2$，ivgtt，第 1 天；多柔比星 $50mg/m^2$，或表柔比星 70~$90mg/m^2$，ivgtt，第 1 天；长春新碱：$1.4mg/m^2$，iv，第 1 天，最大剂量为 2mg；泼尼松 100mg，po，第 1~5 天；依托泊苷：$100mg/m^2$，ivgtt，第 1~3 天
	□ 补液治疗（碱化、水化）
	□ 止吐、保肝、抗感染等医嘱
	□ 其他医嘱
	临时医嘱：
	□ 输血医嘱（必要时） □ 心电监护（必要时）
	□ 血常规 □ 血培养（高热时）
	□ 静脉插管维护、换药 □ 其他医嘱

主要护理工作	□ 观察患者病情变化 □ 心理与生活护理 □ 化疗期间嘱患者多饮水
病情变异记录	□ 无 □ 有，原因： 1. 2.
护士签名	
医师签名	

时间	住院第 11~14 天	住院第 15 天 （出院日）
主要诊疗工作	□ 上级医师查房，注意病情变化 □ 住院医师完成常规病历书写 □ 复查血常规 □ 注意观察体温、血压、体重等 □ 成分输血、抗感染等支持治疗（必要时） □ 造血生长因子（必要时）	□ 上级医师查房，确定有无并发症情况，明确是否出院 □ 完成出院记录、病案首页、出院证明书等 □ 向患者交代出院后的注意事项，如返院复诊的时间、地点、发生紧急情况时的处理等
重点医嘱	**长期医嘱：** □ 洁净饮食 □ 抗感染等支持治疗 □ 其他医嘱 **临时医嘱：** □ 血常规、尿常规、大便常规 □ 肝肾功能、电解质 □ 输血医嘱（必要时） □ G-CSF $5\mu g/(kg \cdot d)$（必要时） □ 影像学检查（必要时） □ 血培养（高热时） □ 病原微生物培养（必要时） □ 静脉插管维护、换药 □ 其他医嘱	**出院医嘱：** □ 出院带药 □ 定期门诊随访 □ 监测血常规、肝肾功能、电解质
主要护理工作	□ 观察患者情况 □ 心理与生活护理 □ 注意化疗后不良反应	□ 指导患者办理出院手续
病情变异记录	□ 无　□ 有，原因： 1. 2.	□ 无　□ 有，原因： 1. 2.
护士签名		
医师签名		

第四十二章

滤泡性淋巴瘤（初诊）临床路径释义

一、滤泡性淋巴瘤（初诊）编码

疾病诊断及编码：滤泡性淋巴瘤（ICD-10：C82）

二、临床路径检索方法

C82

三、滤泡性淋巴瘤（初诊）临床路径标准住院流程

（一）适用对象

第一诊断为滤泡性淋巴瘤（FL）（ICD-10：C82）并具备治疗指征需要治疗的患者。

> **释义**
>
> ■ 滤泡性淋巴瘤（FL）是非霍奇金淋巴瘤（NHL）中较常见的类型，在我国占非霍奇金淋巴瘤患者的 8.1%~23.5%，发病率有逐年增加的倾向。最常见的临床表现是无痛性淋巴结肿大。

（二）诊断依据

根据《血液病诊断和疗效标准（第 3 版）》（张之南、沈悌主编，科学出版社）《World Health Organization Classification of Tumors. Pathology and Genetic of Tumors of Haematopoietic and Lymphoid Tissue.》（2008 年版），《NCCN 非霍奇金淋巴瘤指南（2016）》。

主要诊断依据有：

1. 临床表现：无痛性淋巴结肿大是主要临床表现之一，常见于颈部、腋窝、腹股沟等表浅淋巴结肿大，但也可原发于深部淋巴结及淋巴结以外的淋巴器官或组织。肿大的淋巴结有时可自行缩小，极少数可消失。淋巴结肿大有时被患者忽视，经多年后才发现。就诊时淋巴结多为轻度到中等度大。有时患者由于深部淋巴结的缓慢肿大造成相应压迫症状而发病。

2. 实验室检查：血清乳酸脱氢酶（LDH）、β_2 微球蛋白可升高。侵犯骨髓可造成贫血、血小板减少；涂片或可见到淋巴瘤细胞。

3. 病理组织学检查：系确诊本病必需的依据。淋巴结活检是获取病理标本的主要手段，细针穿刺细胞学检查在 FL 中价值不大，一般也不作为确定诊断的依据。

普通病理学检查，其特征为正常淋巴结结构破坏，瘤细胞呈结节样或滤泡样生长，部分可以弥漫性生长。淋巴滤泡紧密相连，一般缺乏边缘区和套区，滤泡内细胞由中心细胞和中心母细胞组成，无星空样外观。小和中等大小细胞核不规则，有切迹，胞质少而淡染，大细胞核可呈泡状。

根据 2008 年 WHO 标准，按照每个高倍视野中中心母细胞的数量将 FL 分为 3 级。在不同的滤泡内观察 10 个不同的高倍视野，平均每高倍视野中心母细胞数 0~5 个为 1 级，6~15 个为 2 级，>15 个为 3 级。同时根据有无中心细胞将Ⅲ级分为 3a（有中心细胞）和 3b（无中心细

胞）。病理学分级对预后有意义，3a、3b 级一般按照弥漫性大 B 细胞淋巴瘤进行治疗。免疫组织学病理检查对于确诊 FL 至关重要。采用的单抗应包括 CD3、CD5、CD10、CD20、CD21、CD23、bcl-2、bcl-6、Ki-67 等。

4. 影像学检查：颈、胸、腹、盆腔 CT。按照 CT 以及体检所发现的肿大淋巴结分布区域进行分期及评价疗效。分期标准（Anne Arbor 分期，表 42-1）。

表 42-1　Ann Arbor 分期

Ⅰ期	单一淋巴结或淋巴组织器官区（Ⅰ）；单一结外器官或部位（ⅠE）
Ⅱ期	膈上或膈下同侧受累淋巴结区≥2 个；或病变局限侵犯结外器官或部位，并膈肌同侧一个以上淋巴结区（ⅡE）
Ⅲ期	膈上下两侧均有淋巴结受累（Ⅲ）；伴结外器官或组织局部侵犯（ⅢE），或脾脏受累（ⅢS），或两者皆受累（ⅢSE）
Ⅳ期	一个或多个结外器官或组织广泛受累，伴或不伴淋巴结肿大

注：有 B 症状者需在分期中注明，如Ⅱ期患者，应记作ⅡB；肿块直径超过 10cm 或纵隔肿块超过胸腔最大内径的 1/3 者，标注 X；受累脏器也需注明，如脾脏、肝脏、骨骼、皮肤、胸膜、肺等分别标记为 S、H、O、D、P 和 L

释义

■ FL 的诊断主要基于包括免疫组化和形态学检查在内的病理组织学检查，必要时参考流式细胞术以及细胞遗传学检查结果。

■ 典型的免疫组化标记为 CD20$^+$、CD23$^{+/-}$、CD10$^+$、CD43$^-$、Bcl-2$^+$、Bcl-6$^+$、CD5$^-$、CCND1$^-$，部分病例可以出现 Bcl-2$^-$ 或 CD10$^-$。分子遗传学检测可有 Bcl-2 重排，细胞遗传学或荧光原位杂交（FISH）检测 t（14；18）可以协助诊断。t（14；18）易位在 FL 中的发生率约为 85%，该突变使得 BCL2 与 IGH 并置，导致 bcl-2 蛋白持续过量表达，损害了正常生发中心凋亡功能。

■ PET/CT 可能有助检查出一些隐匿性病灶，但其临床价值不如 PET/CT 在 DLBCL 和霍奇金淋巴瘤亚型中的重要，可不作为初始治疗前评估的常规检查。FL 的疾病性质处于不断演变的过程中，往往从惰性疾病逐步向恶性程度更高的类型演化。而且由于 FL 常为全身多发病灶，不同病灶的肿瘤细胞并非同步演化进展，因此某部位的病理取材和病理诊断并不能代表全身疾病性质。故而，取材前 PET/CT 有助于指导病理活检，建议对代谢活性高的部位进行病理取材；治疗前 PET/CT 结合病理诊断，有助于判断疾病侵袭程度，尤其有助于排除是否已经发生大细胞转化。

■ 除了淋巴瘤的诊断外，还应该注意患者的伴随疾病，在淋巴瘤治疗中尤其是要重视乙型肝炎病毒的检查和监测，这在治疗前是必须的。否则将导致乙型肝炎激活而最终威胁患者生命。此外，还要检查患者的心肺情况等。

（三）治疗方案的选择

1. 判断治疗指征：FL Ⅰ~Ⅱ期患者可不需治疗或局部放疗。Ⅲ~Ⅳ期患者根据是否具有治疗指征选择是否化疗，无治疗指征者无需治疗，每 2~3 个月随访 1 次。治疗指征有（至少满足以下 1 个条件）：

（1）有临床相关症状。

（2）有终末器官功能受损表现。

（3）淋巴瘤继发血细胞减少症。

（4）巨块型病变。

（5）疾病呈持续进展。

（6）患者有意愿。

（7）符合临床试验标准者（进入临床试验）。

2. 若存在治疗指征可选择以下治疗：

（1）治疗药物：包括环磷酰胺、氟达拉滨、苯达莫司汀、长春新碱、肾上腺糖皮质激素、多柔比星、利妥昔单抗等药物。

（2）常用一线化疗方案有：

COP±R：环磷酰胺（CTX）750mg/m²，第 1 天；长春新碱（VCR）：1.4mg/m²，第 1 天，最大剂量 2mg；泼尼松（Pred）：60mg/m²，第 1~5 天；每 3 周 1 个疗程，有条件的可联合利妥昔单抗 375~500mg/m²。

CHOP±R 方案：在 COP 基础上，加用多柔比星 50mg/m²，第 1 天；化疗药物剂量根据患者情况可适当调整。有条件的可联合利妥昔单抗 375~500mg/m²，每 3 周 1 个疗程。

FC±R 方案：F 25mg/（m²·d），第 1~3 天；CTX 250mg/（m²·d），第 1~3 天；每 28 天 1 个疗程，有条件的联合利妥昔单抗 375~500mg/m²，每 3~4 周 1 次。

B±R 方案：利妥昔单抗 375~500mg/m²，第 1 天；苯达莫司汀 90mg/（m²·d），第 2~3 天；每 28 天 1 个疗程。

释义

■ FL 1~2 级为惰性淋巴瘤，病程进展缓慢，Ⅰ~Ⅱ期：以积极治疗为主，患者有望得到长期疾病控制，其中Ⅰ期及病灶成连续性Ⅱ期非大包块患者可考虑单纯放疗，伴有大包块或非连续性Ⅱ期患者可选择免疫治疗±化疗±放疗或观察；Ⅲ~Ⅳ期：属不可治愈性疾病，需依据治疗指征（表 42-2）判断开始治疗时间。FL 3 级应参照弥漫大 B 细胞淋巴瘤进行治疗。

表 42-2　对于Ⅱ期伴有腹部包块和Ⅲ~Ⅳ期滤泡性淋巴瘤患者的治疗指征

治疗指征	临床表现
B 症状	38℃以上不明原因发热；夜间盗汗；6 个月内体重无故下降>10%
异常体征	出现脾脏肿大、胸腔积液、腹水等
重要器官损害	重要器官受累，导致器官功能损害
血液指标	血细胞减少［WBC<1.0×10⁹/L 和（或）PLT<100×10⁹/L］；白血病表现（恶性细胞>5.0×10⁹/L）；LDH 高于正常值；Hb<120g/L
巨大肿块	3 个肿块直径均≥5cm 或 1 个肿块直径≥7cm（Ann Arhor 分期Ⅲ~Ⅳ期患者）
持续肿瘤进展	2~3 个月内肿块增大 20%~30%，6 个月内肿块增大大约 50%
符合临床试验入组标准	根据临床试验具体要求确定

注：具备以上治疗指征中的任意一项时建议给予治疗

■ 目前滤泡性淋巴瘤 3a 和 3b 患者临床治疗效果相似，治疗若干年后部分患者可能转化为侵袭性的淋巴瘤，主要为侵袭性 DLBCL，预后差。

■ 免疫化学治疗是目前国内外最常选择的治疗模式，8 个疗程利妥昔单抗（R）

联合化疗的治疗方案已经成为国内外初治 FL 患者治疗的首选标准方案。无论是 CHOP 方案、COP 方案，还是以氟达拉滨为基础的方案联合利妥昔单抗，均明显改善了患者的近期和远期疗效包括总生存期。因此，对于体质好、相对年轻的患者，建议选用常规剂量的联合化疗加利妥昔单抗；老年或体质较弱患者可考虑以化疗单药联合利妥昔单抗，甚至单独应用利妥昔单抗。

■ 在苯达莫司汀前，三种使用较多的 R+化疗方案依次为：RCHOP、RCOP、RF。苯达莫司汀是一种烷化剂，多项研究表明 R-苯达莫司汀疗效不差于 R-CHOP 或 R-COP，目前已成为 FL 治疗的主要方案之一。在这些不同的化疗方案中，是否有哪种化疗方案优于其他化疗方案仍未知。

■ 由于 FL 属于不可治愈性疾病，绝大多数将多次复发进展，因此任何治疗方案的选择均应以保护患者骨髓功能、保障后续治疗的长期可行性为前提，尽量避免应用对骨髓造血干细胞造成损伤的药物（如氟达拉滨、甲基苄肼）。

■ 出现疾病复发或进展时应考虑大细胞转化可能，需再次活检明确诊断。

（四）标准住院日 14 天内

> **释义**
>
> ■ 如果患者条件允许，住院时间可以低于上述住院天数。

（五）进入路径标准

1. 第一诊断必须符合滤泡性淋巴瘤疾病编码（ICD-10：C82），并具备治疗指征需要治疗者。
2. 当患者同时具有其他疾病诊断，但住院期间不需要特殊处理也不影响第一诊断的临床路径流程实施时，可以进入路径。

> **释义**
>
> ■ 患者同时伴有其他疾病，该疾病影响第一诊断的临床路径流程实施时均不适合进入临床路径。
>
> ■ 虽然为滤泡性淋巴瘤，但患者入院时一般情况太差，病情危重，不能按照临床路径进行标准治疗的患者，不适合进入临床路径。

（六）住院期间检查项目

1. 必需的检查项目：
（1）血常规及分类、尿常规、大便常规+隐血。
（2）淋巴结活检病理及免疫组织化学检查。
（3）肝肾功能、电解质、红细胞沉降率、病毒血清学、自身免疫系统疾病筛查。
（4）骨髓形态及病理（包括免疫组化）。
（5）影像学检查：心电图、心脏超声、全身 CT、腹部 B 超。

2. 根据患者情况可选择：输血前检查、血型、IgH 或 TCR 基因检测、染色体检测、Coombs 试验（有溶血者必查）、骨髓细胞免疫表型、凝血功能、CT、染色体荧光原位杂交（IgH/bcl-2 异位）、基因突变筛查等。

> **释义**
>
> ■ FL 的诊断性检查类似于其他的惰性淋巴瘤的检查。由于治疗方法在不同病期 FL 患者之间显著不同，因此要特别重视骨髓活检、骨髓涂片和腹部、盆腔 CT 等检查。
>
> ■ 部分检查可以在门诊完成，尤其是淋巴瘤的病理诊断常常较为困难而复杂，需时较长，最好在住院前明确。
>
> ■ 如果患者血型提示为稀有血型，在化疗前、化疗中都要注意血源的供应，尤其是大剂量化疗或干细胞移植可能会给患者带来治疗相关的风险。
>
> ■ 根据病情部分检查可以不进行，也可根据病情增加其他检查。

（七）治疗开始于患者诊断明确预后

> **释义**
>
> ■ FL 作为高异质性疾病，预后相差较大。
>
> ■ 对 FL 患者预后的预测，通常采用 FL 国际预后指数（Follicular Lymphoma International Prognosis Index，FLIPI）标准。近年随着抗 CD20 单抗治疗 FL 应用的日益普遍，新的临床预后评分系统 FLIPI-2 显示出优于 FLIPI-1 的优势。滤泡性淋巴瘤国际预后指数 FLIPI-1 与 FLIPI-2 相关参数比较（表 42-3）。每个指征得 1 分，根据得分，将 FL 患者分为低危、中危、高危 3 个危险组。

表 42-3　滤泡性淋巴瘤国际预后指数（FLIPI）-I 和 FLIPI-2 相关参数比较

参数	FLIPI-1	FLIPI-2	得分
淋巴结受累	>4 个淋巴结区域	淋巴结最长径>6cm	1
年龄	≥60 岁	≥60 岁	1
血清标志物	LDH 升高	β_2 微球蛋白升高	1
分期	晚期（Ann Arbor 分期Ⅲ~Ⅳ期）	骨髓侵犯	1
血红蛋白	<120g/L	<120g/L	1

注：低危：0~1 分；中危：2 分；高危：3~5 分

（八）选择用药

1. 并发症治疗：反复感染者可静脉注射丙种球蛋白，伴自身免疫性溶血性贫血或血小板减少性紫癜者，可用糖皮质激素治疗。

2. 化学治疗：根据患者情况，选择合适的化疗药物和化疗方案进行治疗。

> 释义
>
> ■ 一线治疗方案的选择取决于正确的病理诊断、患者的治疗目的与意愿、伴随疾病情况、肿瘤大小以及 FLIPI 评分等，病理诊断是影响患者生存和生活质量的主要因素。
>
> ■ 新的免疫化疗提高了 FL 患者的完全缓解（CR）率和长期无进展生存（PFS）率，为治愈 FL 提供了可能。无论是利妥昔单抗单药还是联合化疗治疗初治或复发难治 FL，均有较好疗效。
>
> ■ 具体用药方案选择见"四、滤泡性淋巴瘤临床路径给药方案"。

（九）出院标准

1. 一般情况良好。
2. 没有需要住院处理的并发症和（或）合并症。

> 释义
>
> ■ 如果出现并发症，是否需要继续住院处理，由主管医师具体决定。

（十）变异及原因分析

1. 治疗中或治疗后有感染、贫血、出血及其他合并症者，进行相关的诊断和治疗，并适当延长住院时间。
2. 病情进展或合并严重并发症需要进行其他诊断和治疗者退出路径。

> 释义
>
> ■ 微小变异：因为医院检验项目的及时性，不能按照要求完成检查；因为节假日不能按照要求完成检查；患者不愿配合完成相应检查，短期不愿按照要求出院随诊。
>
> ■ 重大变异：因基础疾病需要进一步诊断和治疗；因各种原因需要其他治疗措施；医院与患者或家属发生医疗纠纷，患者要求离院或转院；不愿按照要求出院随诊而导致入院时间明显延长。

四、滤泡性淋巴瘤给药方案

1. 对于 1 级和 2 级的 Ⅰ~Ⅱ 期不伴巨块的 FL 患者一线治疗：局部放疗。
2. 对于 1 级和 2 级的 Ⅰ~Ⅱ 期伴巨块和 Ⅲ~Ⅳ 期有治疗指征的 FL 患者一线治疗：①体质好，相对年轻：8R+CHOP 或 8R+CVP 或氟达拉滨+利妥昔单抗或利妥昔单抗+FND 方案；②不能耐受联合化疗：利妥昔单抗单药或单药化疗或利妥昔单抗联合单药化疗或利妥昔单抗联合放射治疗。
3. 滤泡性淋巴瘤的维持治疗：一线或二线诱导治疗缓解后的 FL 患者均需接受利妥昔单抗维持治疗。利妥昔单抗 $375mg/m^2$，每 2~3 个月重复 1 次，共维持 2 年。

4. 复发性滤泡性淋巴瘤的治疗：一线治疗后长期缓解、无转化的患者：可沿用原先的一线方案；早期复发（<12个月）：选用非交叉耐药方案。复发性FL的挽救治疗方案包括利妥昔单抗+CHOP、利妥昔单抗+氟达拉滨为基础的方案、利妥昔单抗+CVP、放射免疫治疗。

5. 转化性滤泡性淋巴瘤的治疗：转化性滤泡性淋巴瘤的临床特点：①20%~70%的FL可转化为更具侵袭性的NHL，15年后转化风险有所下降；②转化风险不受FL是否曾经接受治疗而影响；③转化类型以DLBCL最为常见，发生率为每年2%~3%；④转化后的预后较差，中位生存期10~18个月。目前尚无标准治疗方案，既往只接受过温和化疗或未接受过化疗的患者可选择蒽环类为基础的联合化疗±利妥昔单抗或蒽环类为基础的联合化疗±放疗；既往已反复剧烈化疗的患者可选择放射免疫治疗或受累野放疗或临床试验。对化疗敏感的患者，再次缓解后考虑进行造血干细胞移植，尤其是自体干细胞移植。

6. 滤泡性淋巴瘤的造血干细胞移植：自体造血干细胞移植支持下的大剂量化疗（HDC/ASCT）仍存在争议。一线诱导缓解后进行HDC/ASCT，复发率仍然较高，且未出现生存平台期。对于多次复发、但对化疗敏感的患者，可以考虑ASCT。

【用药选择】

FL可选择的治疗方案较多，总的原则是应根据患者年龄、全身状态、合并症和治疗目标，高度个体化地选择治疗方案。

滤泡性淋巴瘤仍具有不可治愈性，但长期生存的希望较大。对于无症状、低肿瘤负荷的FL患者而言，观察和等待应该是优先选择。高肿瘤负荷、有/无症状的需要治疗的患者，利妥昔单抗联合化疗已成为一线治疗方案。未来的FL的研究方向可能为：①寻找判断高危患者的预后标志物；②继续研发新型靶向治疗药物；③降低FL向其他疾病的转化率。

【药学提示】

1. 利妥昔单抗是B细胞淋巴肿瘤中的靶向药物，开创了肿瘤治疗新纪元。应用此类药物除积极预防过敏等并发症外，还需警惕乙型肝炎病毒再激活。因此，拟用利妥昔单抗患者应常规检测乙型肝炎两对半，必要时测乙型肝炎DNA。携带者或感染者须同时抗病毒治疗。

2. 有研究提示氟达拉滨具有骨髓干细胞毒性，且可能与继发肿瘤有关，因此应该避免过早使用，特别是将来拟接受自体造血干细胞移植（ASCT）治疗的患者。

3. 化疗后可出现骨髓抑制，定期复查血常规，及时使用造血因子刺激血细胞恢复，减少并发症。出现粒缺伴发热，积极使用抗菌药物治疗。

4. 化疗的局部反应表现为化疗药外渗和静脉炎。对病变血管可给予多磺酸黏多糖乳膏外用、局部热敷以及硫酸镁湿敷。对于蒽环类药物的渗出除上述处理外，可局部应用右丙亚胺。

【注意事项】

随着对淋巴瘤发病机制研究的不断深入，有众多新方法用于治疗FL，包括CAR-T细胞、组蛋白去乙酰化酶（histone deacetylase，HDAC）抑制剂、肿瘤疫苗、新型单克隆抗体、免疫调节剂等。国内临床有实用价值的包括来那度胺和硼替佐米。未来这些新药的应用可进一步提高FL患者的疗效和生活质量，提高缓解率及总体生存率。目前上述治疗研究仍处于临床试验阶段，需进一步研究发挥其治疗作用。

五、推荐表单

（一）医师表单

滤泡性淋巴瘤（初诊）临床路径医师表单

适用对象：第一诊断为滤泡性淋巴瘤（ICD-10：C82），且为初诊

患者姓名：	性别： 年龄： 门诊号：	住院号：
住院日期： 年 月 日	出院日期： 年 月 日	标准住院日：14 天内

时间	住院第 1 天	住院第 2 天
主要诊疗工作	□ 询问病史及体格检查 □ 完成病历书写 □ 开实验室检查单 □ 对症支持治疗 □ 病情告知，必要时向患者家属告知病重或病危，并签署病重或病危通知书 □ 患者家属签署输血知情同意书、骨髓穿刺同意书	□ 上级医师查房 □ 完成入院检查 □ 继续对症支持治疗 □ 完成必要的相关科室会诊 □ 完成上级医师查房记录等病历书写 □ 向患者及家属交代病情及其注意事项
重点医嘱	**长期医嘱：** □ 血液病护理常规 □ 二级护理 □ 饮食 □ 视病情通知病重或病危 □ 其他医嘱 **临时医嘱：** □ 血常规及分类、尿常规、大便常规+隐血 □ 肝肾功能、电解质、红细胞沉降率、凝血功能、血型、输血前检查、Coomb 试验 □ X 线胸片、心电图、腹部 B 超、CT □ 输血（有指征时）等支持对症治疗 □ 其他医嘱	**长期医嘱：** □ 患者既往基础用药 □ 其他医嘱 **临时医嘱：** □ 血常规及分类 □ 骨髓形态学、病理、免疫组化 □ 外周血免疫表型 □ 外周血细胞/分子遗传学 □ 自身免疫系统疾病筛查 □ 输血（有指征时） □ 其他医嘱
病情变异记录	□ 无 □ 有，原因： 1. 2.	□ 无 □ 有，原因： 1. 2.
医师签名		

时间	住院第 3~13 天	住院第 14 天（出院日）
主要诊疗工作	□ 上级医师查房 □ 根据体检、各项检查结果和既往资料，进行鉴别诊断和确定诊断 □ 根据其他检查结果判断是否合并其他疾病 □ 开始治疗，需要化疗者家属签署化疗知情同意书 □ 保护重要脏器功能 □ 注意观察化疗药物的不良反应，复查血常规、血生化、电解质等，并对症处理 □ 完成病程记录	□ 上级医师查房，进行评估，确定有无并发症情况，明确是否出院 □ 完成出院记录、病案首页、出院证明书等 □ 向患者交代出院后的注意事项，如返院复诊的时间、地点，发生紧急情况时的处理等
重点医嘱	**长期医嘱：**（视情况可第 2 天起开始治疗） *以下方案根据情况选择，有条件的均可联合利妥昔单抗 375mg/m^2，第 0 天，每 3~4 周 1 次 □ COP： 　CTX：750mg/m^2，第 1 天；VCR：1.4mg/m^2，第 1 天；Pred 60mg/m^2，第 1~5 天 □ CHOP 方案：在 COP 基础上，加用多柔比星 50mg/m^2，第 1 天 □ FC 方案： 　F：25mg（m^2·d），第 1~3 天；CTX：250mg/（m^2·d），第 1~3 天 □ 苯达莫司汀：90mg/（m^2·d），第 1~2 天；每 28 天 1 个疗程 □ 重要脏器保护，碱化水化利尿等治疗 □ 必要时抗感染等支持治疗 □ 其他医嘱 **临时医嘱：** □ 复查血常规 □ 复查血生化、电解质 □ 输血（有指征时） □ 心电监护（应用利妥昔单抗和必要时） □ 对症支持 □ 其他医嘱	**出院医嘱：** □ 出院带药 □ 定期门诊随访 □ 监测血常规
病情变异记录	□ 无　□ 有，原因： 1. 2.	□ 无　□ 有，原因： 1. 2.
医师签名		

（二）护士表单

滤泡性淋巴瘤（初诊）临床路径护士表单

适用对象：第一诊断为滤泡性淋巴瘤（ICD-10：C82），且为初诊

| 患者姓名： | | 性别： 年龄： 门诊号： | 住院号： |

| 住院日期： 年 月 日 | 出院日期： 年 月 日 | 标准住院日：14 天内 |

时间	住院第 1~2 天	住院第 3~13 天	住院第 14 天（出院日）
健康宣教	□ 介绍主管医师、护士 □ 介绍环境、设施 □ 介绍住院注意事项 □ 严重贫血和乏力的患者注意活动指导；血小板数＜20×10^9/L 时减少活动，出血严重者应绝对卧床休息	□ 主管护士与患者沟通，了解并指导心理应对 □ 指导患者注意个人及饮食卫生，减少陪护探视，防止交叉感染 □ 宣教疾病、用药知识及骨髓穿刺、PICC 置管等特殊检查操作过程 □ 如接受化疗，告知饮食、活动及探视注意事项及应对方式	□ 康复和锻炼 □ 定期复查 □ 出院带药服用方法 □ 饮食休息等注意事项指导 □ 加强个人防护，预防感染；防止外伤出血
护理处置	□ 核对患者姓名，佩戴腕带 □ 建立入院护理病历 □ 卫生处置：剪指甲、洗澡、更换病号服	□ 观察患者病情变化 □ 协助医师完成各项检查化验 □ 遵医嘱正确完成治疗用药 □ 必要时做好输血护理 □ 决定是否行 PICC 置管	□ 办理出院手续 □ 书写出院小结
基础护理	□ 三级护理 □ 晨晚间护理 □ 患者安全管理	□ 二级护理 □ 晨晚间护理 □ 患者安全管理	□ 三级护理 □ 晨晚间护理 □ 患者安全管理
专科护理	□ 护理查体，注意肝、脾、淋巴结有无肿大 □ 淋巴细胞、血红蛋白和血小板监测 □ 需要时填写跌倒及压疮防范表 □ 心理护理	□ 化疗或粒细胞减少患者注意保护性隔离 □ 做好口腔、肛周及皮肤护理 □ 首次使用利妥昔单抗者注意药物使用过程中的过敏反应 □ 伴溶血性贫血患者做好洗涤红细胞输注的护理 □ 做好化疗患者并发症护理	□ 监测体温，评估外周血象的变化，尤其是白细胞及血小板计数 □ 使用大剂量糖皮质激素治疗者注意血糖及血压的监测 □ 携带 PICC 出院患者指导其做好管道及伤口护理
重点医嘱	□ 详见医嘱执行单	□ 详见医嘱执行单	□ 详见医嘱执行单
病情变异记录	□ 无 □ 有，原因： 1. 2.	□ 无 □ 有，原因： 1. 2.	□ 无 □ 有，原因： 1. 2.
护士签名			

（三）患者表单

滤泡性淋巴瘤（初诊）临床路径患者表单

适用对象：第一诊断为滤泡性淋巴瘤（ICD-10：C82），且为初诊

患者姓名：	性别：　年龄：　门诊号：	住院号：
住院日期：　　年　月　日	出院日期：　　年　月　日	标准住院日：14 天内

时间	住院第 1 天	住院第 2~13 天 （住院期间）	住院第 14 天 （出院日）
医患配合	□ 配合询问病史、收集资料，请务必详细告知既往史、用药史、过敏史 □ 配合进行体格检查 □ 有任何不适告知医师	□ 配合完善相关检查，如采血、骨髓穿刺、留尿、心电图、CT 等 □ 医师向患者及家属介绍病情，如有异常检查结果需进一步检查 □ 配合用药及治疗 □ 配合医师调整用药 □ 有任何不适告知医师	□ 接受出院前指导 □ 知道复查程序 □ 获取出院小结
护患配合	□ 配合测量体温、脉搏、呼吸、血压、血氧饱和度、体重 □ 配合完成入院护理评估单（简单询问病史、过敏史、用药史） □ 接受入院宣教（环境介绍、病室规定、订餐制度、贵重物品保管等） □ 有任何不适告知护士	□ 配合测量体温、脉搏、呼吸，询问每日排便情况 □ 接受相关检查宣教，正确留取标本，配合检查 □ 有任何不适告知护士 □ 接受输液、服药治疗 □ 接受深静脉置管 □ 注意活动安全，避免坠床或跌倒 □ 配合执行探视及陪护 □ 接受疾病及用药等相关知识指导	□ 接受出院宣教 □ 办理出院手续 □ 获取出院带药 □ 知道服药方法、作用、注意事项 □ 知道复印病历方法
饮食	□ 普通饮食 □ 血小板减少患者软饭	□ 普通饮食 □ 血小板减少患者软饭	□ 普通饮食 □ 血小板减少患者软饭
排泄	□ 正常排尿便	□ 正常排尿便	□ 正常排尿便
活动	□ 适量活动 □ 血小板数 $<20\times10^9/L$ 时减少活动，出血严重者应绝对卧床休息	□ 适量活动 □ 血小板数 $<20\times10^9/L$ 时减少活动，出血严重者应绝对卧床休息	□ 适量活动 □ 血小板数 $<20\times10^9/L$ 时减少活动，出血严重者应绝对卧床休息

附：原表单（2016 年版）

滤泡性淋巴瘤（初诊）临床路径表单

适用对象：第一诊断为滤泡性淋巴瘤（ICD-10：C82），且为初诊

患者姓名：	性别：	年龄：	门诊号：	住院号：
住院日期：　　年　月　日	出院日期：　　年　月　日			标准住院日：8~14 天内

时间	住院第 1 天	住院第 2 天
主要诊疗工作	□ 询问病史及体格检查 □ 完成病历书写 □ 开实验室检查单 □ 对症支持治疗 □ 病情告知，必要时向患者家属告知病重或病危，并签署病重或病危通知书 □ 患者家属签署输血知情同意书、骨髓穿刺同意书	□ 上级医师查房 □ 完成入院检查 □ 继续对症支持治疗 □ 完成必要的相关科室会诊 □ 完成上级医师查房记录等病历书写 □ 向患者及家属交代病情及其注意事项
重点医嘱	**长期医嘱：** □ 血液病护理常规 □ 二级护理 □ 饮食：普通饮食/糖尿病饮食/其他 □ 视病情通知病重或病危 □ 其他医嘱 **临时医嘱：** □ 血常规及分类、尿常规、大便常规+隐血 □ 肝肾功能、电解质、红细胞沉降率、凝血功能、血型、输血前检查、Coombs 试验 □ X 线胸片、心电图、腹部 B 超、CT □ 输血（有指征时）等支持对症治疗 □ 其他医嘱	**长期医嘱：** □ 患者既往基础用药 □ 缓解症状所用药物 □ 抗菌药物（必要时） □ 其他医嘱 **临时医嘱：** □ 血常规及分类 □ 骨髓穿刺 □ 骨髓形态学、骨髓流式细胞、骨髓活检、免疫组化、FISH（必要时） □ 淋巴结活检+免疫组化 □ 输血医嘱（有指征时） □ 静脉插管术 □ 其他医嘱
主要护理工作	□ 介绍病房环境、设施和设备 □ 入院护理评估 □ 宣教	□ 观察患者病情变化
病情变异记录	□ 无　□ 有，原因： 1. 2.	□ 无　□ 有，原因： 1. 2.
护士签名		
医师签名		

时间	住院第 3~13 天	住院第 14 天 （出院日，根据具体情况可第 8 日）
主要诊疗工作	□ 上级医师查房 □ 根据体检、各项检查结果和既往资料，进行鉴别诊断和确定诊断 □ 根据其他检查结果判断是否合并其他疾病 □ 开始治疗，需要化疗者家属签署化疗知情同意书 □ 保护重要脏器功能 □ 注意观察化疗药物的不良反应，复查血常规、血生化、电解质等，并对症处理 □ 完成病程记录	□ 上级医师查房，进行评估，确定有无并发症情况，明确是否出院 □ 完成出院记录、病案首页、出院证明书等 □ 向患者交代出院后的注意事项，如返院复诊的时间、地点，发生紧急情况时的处理等
重点医嘱	**长期医嘱：**（视情况可第 2 天起开始治疗） ＊以下方案根据情况选择，有条件的均可联合利妥昔单抗 $375mg/m^2$，第 0 天，每 3~4 周 1 次 □ COP： 　CTX：$750\ mg/m^2$，第 1 天；VCR：$1.4mg/m^2$，d1；Pred：$60mg/m^2$，第 1~5 天 □ CHOP 方案：在 COP 基础上，加用多柔比星 $50mg/m^2$，第 1 天 □ FC 方案： 　F：$25mg/(m^2 \cdot d)$，第 1~3 天；CTX：$250mg/(m^2 \cdot d)$，第 1~3 天 □ 苯达莫司汀：$90mg/(m^2 \cdot d)$，第 1~2 天；每 28 天 1 个疗程 □ 重要脏器保护，碱化水化利尿等治疗 □ 必要时抗感染等支持治疗 □ 其他医嘱 **临时医嘱：** □ 复查血常规 □ 复查血生化、电解质 □ 输血（有指征时） □ 心电监护（应用利妥昔单抗和必要时） □ 对症支持 □ 其他医嘱	**出院医嘱：** □ 出院带药 □ 定期门诊随访 □ 监测血常规、肝肾功能
主要护理工作	□ 观察患者病情变化 □ 心理与生活护理 □ 化疗期间嘱患者多饮水	□ 指导患者办理出院手续
病情变异记录	□ 无　□ 有，原因： 1. 2.	□ 无　□ 有，原因： 1. 2.
护士签名		
医师签名		

第四十三章

霍奇金淋巴瘤临床路径释义

一、霍奇金淋巴瘤编码

1. 卫计委原编码

疾病名称及编码：霍奇金淋巴瘤：（ICD-10：C81）

2. 修改编码

疾病名称及编码：霍奇金淋巴瘤：（ICD-10：C81，M965-M966 其动态编码为/3 者）

二、临床路径检索方法

C81+（M965-M966）

三、霍奇金淋巴瘤临床路径标准住院流程

（一）适用对象

第一诊断为新确诊的霍奇金淋巴瘤（ICD-10：C81）。

> **释义**
>
> ■ 霍奇金淋巴瘤（Hodgkin lymphoma，HL）约占所有淋巴瘤的10%，其绝大多数（98%）起源于活化的生发中心 B 细胞、少数（2%）起源于外周 T 细胞。在世界发达地区，霍奇金淋巴瘤约占每年诊断的所有恶性肿瘤的0.6%。霍奇金淋巴瘤的诊断依赖病理：病变组织中见少数散在的巨大肿瘤细胞即 Reed-Sternberg（RS）细胞，大小不一，呈单核、双核或多核，瘤细胞胞质丰富，核仁大，核膜厚。瘤细胞周围常有多种反应性细胞。除上述形态学表现外，免疫组织化学染色（如 CD15、CD30 等）对霍奇金淋巴瘤的诊断也十分重要。
>
> ■ Reed-Sternberg（RS）细胞：根据美国病理学家 Dorothy M. Reed（1874—1964）和奥地利病理学家 Karl Sternberg（1872—1935）命名，是见于霍奇金淋巴瘤的一种特征性的变异淋巴细胞（可能源于 B 淋巴细胞），镜下表现为直径20~50μm（或更大）的双核或多核的瘤巨细胞。

（二）诊断及分期依据

根据《World Health Organization Classification of Tumors of Tumors of Haematopoietic and Lymphoid Tissue》（2008）、《血液病诊断和疗效标准（第3版）》（张之南、沈悌主编，科学出版社）、最新淋巴瘤临床实践指南（NCCN Clinical Practice Guidelines in Oncology），并结合临床表现及相关影像学检查等。

诊断标准：

1. 临床表现：无痛性进行性淋巴结肿大是主要临床表现之一，常见于颈部、腋下和纵隔区域。皮肤瘙痒相对常见，偶有饮酒后受累淋巴结区域不适。可有发热、盗汗、消瘦等症状伴随。结外病变少见。

2. 实验室检查：血清乳酸脱氢酶（LDH）、红细胞沉降率和 β_2 微球蛋白（β_2-MG）可升高。侵犯骨髓可造成贫血、血小板减少，中性粒细胞可减低、正常或升高；骨髓受侵犯时外周血涂片可见到淋巴瘤细胞。中枢神经系统受累时脑脊液异常。

3. 病理组织学检查：是确诊本病决定性的必需依据。

病理特征为病变组织中见少数散在的巨大肿瘤细胞即 RS 细胞，大小不一，呈单核、双核或多核，瘤细胞胞质丰富，核仁大，核膜厚。瘤细胞周围常有多种反应性细胞。

免疫组织化学检查对于确诊霍奇金淋巴瘤至关重要。采用的单抗应包括 CD15、CD30、CD20、CD45、CD10、Bcl-6、Ki-67、MUM1、EBER、LMP-1、CD138。

根据免疫学及分子学特点将霍奇金淋巴瘤共分为两大类，5 个亚型（表 43-1）。

表 43-1　霍奇金淋巴瘤病理分类

亚型名称
结节性淋巴细胞为主型
经典型霍奇金淋巴瘤
结节硬化型
淋巴细胞丰富型
混合细胞型
淋巴细胞消减型

4. 影像学检查：胸、腹 CT，淋巴结 B 超、盆腔 B 超。怀疑骨侵犯的患者进行放射性核素骨扫描及病变部位 MRI 检查。PET-CT 对于霍奇金淋巴瘤的分期和疗效评价更可靠，有条件者可直接行 PET-CT 检查。按照影像学检查、实验室检查以及体检所发现的肿大淋巴结分布区域进行分期及评价疗效。分期标准（Ann Arbor 分期，表 43-2）。

表 43-2　Ann Arbor 分期

Ⅰ期	单一淋巴结区域受累（Ⅰ）；或单一结外器官或部位局限受累（ⅠE）
Ⅱ期	膈上或膈下同侧受累淋巴结区≥2 个（Ⅱ）；或单个结外器官或部位的局限性侵犯及其区域淋巴结受累，伴或不伴膈肌同侧其他淋巴结区域受累（ⅡE）
Ⅲ期	膈肌上下两侧均有淋巴结区受累（Ⅲ）；可伴有相关结外器官或组织局限性受累（ⅢE），或脾脏受累（ⅢS），或两者皆受累（ⅢSE）
Ⅳ期	1 个或多个结外器官或组织广泛受累，伴或不伴相关淋巴结受累，或孤立性结外器官或组织受累伴远处（非区域性）淋巴结受累

　　注：有 B 症状者需在分期中注明，如Ⅱ期患者，应记作ⅡB；肿块直径超过 10cm 或纵隔肿块超过胸腔最大内径的 1/3 者，标注 X；受累脏器也需注明，如脾脏、肝脏、骨骼、皮肤、胸膜、肺等分别标记为 S、H、O、D、P 和 L。B 症状包括：不明原因的发热（体温>38℃）；夜间盗汗；或 6 个月内体重下降>10%

释义

　　■ 上述诊断依据及分期标准参照张之南、沈悌主编的第 3 版《血液病诊断和疗效标准》及 2008 年 WHO 诊断标准。

　　■ 诊断中的临床表现：除前述临床表现外，一部分霍奇金淋巴瘤患者是由于体检行 X 线胸片检查时发现纵隔占位而或诊断的（尚未引起局部症状）。纵隔淋巴结受累是霍奇金淋巴瘤较为常见的情况，除体检发现外，还有部分患者可由于肿物压迫引起胸痛、咳嗽、气短、胸腔积液、上腔静脉阻塞等表现。罕见情况下，霍奇金淋巴瘤患者还可以出现腹水、输尿管阻塞、肾静脉压迫、胆汁淤积性肝病、皮肤病损（鱼鳞病、多形性红斑、肢端角化症等）、副肿瘤综合征表现（如舞蹈病、边缘叶脑炎等）。

■病理检查是诊断霍奇金淋巴瘤的关键：根据肿瘤细胞的形态和免疫表型，霍奇金淋巴瘤可分为两个主要亚组：结节性淋巴细胞为主型 HL（NLPHL）和经典型 HL。后者又可根据肿瘤细胞的形态和反应性背景细胞的组成，进一步分为表 43-1 中的 4 个亚型。

■临床分期：由于霍奇金淋巴瘤的临床分期对后续治疗选择和预后判断十分重要，一旦确诊该病，则需要尽早完善疾病分期。Ann Arbor 分期是目前霍奇金淋巴瘤最常用的临床分期（依赖病史、体格检查和影像学）系统。之所以采用 Ann Arbor 分期，而不是实体肿瘤常用的 TNM（tumor node metastasis）分期系统，是由于霍奇金淋巴瘤是以连续性病变的可预测方式进行扩散的：该病最初往往发生于淋巴系统内的单个部位（常为单个淋巴结），之后沿淋巴管进展到相邻的淋巴结，再播散至远隔的不相邻部位或器官。淋巴瘤在经历了 Ann Arbor/Ann Arbor-Cotswold 改良分期后，2014 年推出新的标准分期体系 Lugano 分期，对既往分期存在的误解、不足进行了清晰的阐述和界定，并将 PET/CT 正式纳入淋巴瘤分期检查方法中，并对其应用的价值和局限性进行了规范。

■巨块型病变的标准：巨块型病变在分期系统中采用脚注"X"标注，不同研究小组对巨块型病变有不同的定义（Cancer, 1979, 43: 1101; Ann Intern Med, 1994, 120: 903; J Clin Oncol, 1989, 7: 1630），本路径采用 10cm 作为标准。

■表 43-2 中提及的"淋巴结区域"是指出于分期目的，将淋巴结分成不同解剖区域，包括：韦氏环（Waldeyer 环）（扁桃体、舌根、鼻咽部）、身体同侧颈部/锁骨上/枕部和耳前区、锁骨下区、腋窝、纵隔（纵隔所有受累淋巴结被视为单个淋巴结区域）、肺门（被视作独立于纵隔的区域）、腹主动脉旁、脾、髂部、身体同侧腹股沟/股骨区域、肱骨内上髁/肱骨区域。可根据体格检查、CT 或 PET-CT 等影像学结果来确定受累的淋巴结区域。但如果重要的治疗决策需根据可疑淋巴结的受累情况制定，则有必要对相应淋巴结进行活检。

（三）治疗方案的选择

根据《最新肿瘤学治疗指南·霍奇金淋巴瘤 NCCN 指南（第 2 版）》及《恶性淋巴瘤》（沈志祥、朱雄增主编，人民卫生出版社）。

首先根据患者临床表现、病理及免疫组化等明确诊断，然后根据本肿瘤分型、分期、全身状况、各脏器功能及伴随疾病来制订治疗方案。通常根据分期及预后因素将霍奇金淋巴瘤进一步分为以下三类：①预后良好的早期霍奇金淋巴瘤：临床分期 I~II 期不伴有任一不良预后因素；②预后不良的早期霍奇金淋巴瘤：临床分期 I~II 期伴任一不良预后因素；③进展期（晚期）霍奇金淋巴瘤：临床 III~IV 期和部分 II 期 B 患者。

释义

■由于诊疗水平的提高，相当数量的霍奇金淋巴瘤患者能够被治愈并获得长生存，但治疗相关毒性可能会增加远期死亡。所以，治疗选择需要在提高治愈率和减少远期并发症的问题上进行平衡。目前一般认为，对于早期疾病患者，采用强度较轻的治疗即可获得长期缓解，而晚期疾病患者则需要强化治疗，方可获益。因此，有必要将患者按照临床分期和不良预后因素进行区别对待。

■进展期（晚期）霍奇金淋巴瘤患者主要是指临床分期Ⅲ期和Ⅳ期疾病患者，不过有专家和临床试验将部分ⅡB期患者（伴巨块病变）也归入进展期。

Ⅰ~Ⅱ期霍奇金淋巴瘤的不良预后因素，国际各大癌症研究组织分别有不同的定义，见表43-3。对于晚期霍奇金淋巴瘤，常用国际预后评分（IPS）作为预后判断指标。

表43-3　GHSG、EORTC 和 NCIC 对Ⅰ~Ⅱ期霍奇金淋巴瘤不良预后因素的定义

危险因素	GHSG（德国）	EORTC（欧洲）	NCIC（加拿大）
年龄		≥50 岁	≥40 岁
组织学			混合细胞型或淋巴细胞消减型
红细胞沉降率和B症状	>50mm/h（无B症状）>30mm/h（有B症状）	>50mm/h（无B症状）>30mm/h（有B症状）	>50mm/h 或有B症状
纵隔肿物	MMR>0.33	MTR>0.35	MMR>0.33 或 >10cm
淋巴结数目	>2	>3	>3
结外病变	任何存在		

注：MMR=纵隔肿物比，即：纵隔肿物最大宽径/胸腔最大内径

MTR=纵隔胸腔比，即：纵隔肿物最大宽径/$T_{5~6}$水平胸腔最大内径

释义

■对于Ⅰ~Ⅱ期霍奇金淋巴瘤的不良预后因素定义，比较常用的有 GHSG (German Hodgkin Study Group, 德国霍奇金淋巴瘤研究组)、EORTC (European Organization for the Research and Treatment of Cancer, 欧洲癌症研究和治疗组织) 和 NCIC (National Cancer Institute of Canada, 加拿大国立肿瘤学会) 提出的定义（表43-4）。不符合上述（某一）定义任一危险因素的患者，被定义为"预后良好的早期霍奇金淋巴瘤"；而满足上述（某一）定义任一危险因素的患者，被定义为"预后不良的早期霍奇金淋巴瘤"。本路径主要采用 GHSG 定义制定，临床工作中可综合考虑上述三个定义为患者制订个体化治疗方案。

表 43-4　晚期霍奇金淋巴瘤国际预后评分（IPS）：每项 1 分

男性

年龄≥45 岁

Ⅳ期

白蛋白<40g/L

血红蛋白<105g/L

白细胞增多（WBC≥15.0×10^9/L）

淋巴细胞减少［淋巴细胞计数/白细胞计数<8%和（或）淋巴细胞计数<0.6×10^9/L］

> **释义**
>
> ■ 根据文献（N Engl J Med，1998，339：1506），基于 1992 年以前接受治疗的 5141 名进展期霍奇金淋巴瘤患者的临床资料，IPS 评分 0 分、1 分、2 分、3 分、4 分、5 分及以上患者的 5 年无进展生存率分别为 84%、77%、67%、60%、51%、42%，而 5 年总生存率分别为 89%、90%、81%、78%、61%、56%。
> ■ 根据文献（J Clin Oncol，2012，30：3383），基于 1980—2010 年接受治疗的 740 名进展期霍奇金淋巴瘤患者的临床资料，IPS 评分 0 分、1 分、2 分、3 分、4 分、5 分及以上患者的 5 年无进展生存率分别为 88%、84%、80%、74%、67%、62%，而 5 年总生存率分别为 98%、97%、91%、88%、85%、67%。

（四）标准住院日 10~14 天（第 1 疗程含临床诊断）

> **释义**
>
> ■ 如果患者条件允许，住院时间可以低于上述住院天数。

（五）进入路径标准

1. 第一诊断必须符合新确诊的霍奇金淋巴瘤，疾病编码为 ICD-10：C81。
2. 当患者同时具有其他疾病诊断，但住院期间不需要特殊处理也不影响第一诊断的临床路径流程实施时，可以进入路径。

> **释义**
>
> ■ 患者同时具有其他疾病影响第一诊断的临床路径流程实施时均不适合进入临床路径。
> ■ 本临床路径仅纳入新诊断、初治的霍奇金淋巴瘤患者。

（六）住院期间检查项目

1. 必需的检查项目：
（1）病变淋巴结或淋巴组织的活检，行常规病理和免疫组织化学检查。

（2）影像学检查：全身 PET-CT 或胸、腹 CT（根据临床表现增加其他部位）、浅表淋巴结及盆腔 B 超。

（3）血常规及分类、尿常规、大便常规和隐血。

（4）生化全项（包括肝肾功能、血脂、血糖、电解质）、LDH、β_2-MG、血型、输血前检查。

（5）骨髓穿刺涂片检查，骨髓活检：形态学、免疫组化；骨髓流式细胞术免疫表型分析检查。

（6）病毒学检查（包括 HBV、HCV、EBV、HIV 等）。

（7）出凝血功能检查。

（8）心电图检查了解患者有无心脏疾患及对化疗的耐受能力。

2. 根据患者情况选择的检查项目：

（1）MRI、PET-CT、骨扫描检查。

（2）对于年龄大于 75 岁的患者，建议血气分析、心脏超声了解心肺功能，必要时心脏超声心动图及动态心电图（Holter）检查。

（3）如患者存在中枢神经系统症状，建议进行头颅 CT、腰椎穿刺及脑脊液检查。

（4）伴发热或疑有某系统感染者应行病原微生物相关检查。

（5）流式细胞术细胞免疫表型分析、细胞遗传学、分子生物学检查（必要时）。

> **释义**
>
> ■ 部分检查可以在门诊完成。
>
> ■ 对于霍奇金淋巴瘤患者，首选 PET-CT 检查，若经济条件受限，可选择 CT 或 B 超检查代替。
>
> ■ 骨髓流式细胞术免疫表型分析检查并非必须。
>
> ■ 对于有基础心脏疾病或高龄患者，建议完善超声心动、holter 检查等明确心脏功能；对于有基础肺脏疾病且拟使用博莱霉素治疗的患者，治疗前应该完善肺功能检查。对于有生育需求的年轻患者，治疗前需进行生育咨询。

（七）治疗开始时间

确诊并完善检查后第 1 天。

（八）治疗方案与药物选择

1. 化疗：

方案 1. ABVD 方案：

多柔比星：25mg/m^2，或表柔比星 40mg/m^2，ivgtt，第 1、15 天。

博来霉素：10mg/ m^2（一般≤15mg），im，第 1、15 天。

长春新碱：1.4mg/ m^2（最大 2mg），iv，第 1、15 天。

达卡巴嗪：375 mg/ m^2，ivgtt，第 1、15 天。

注：博莱霉素前地塞米松预防该药的过敏、畏寒及发热。

每 28 天重复。

方案 2. BEACOPP 方案：

环磷酰胺：600mg（1200mg＊）/m^2，ivgtt，第 1 天。

多柔比星：25mg（35mg＊）/m^2，或表柔比星 40mg/m^2，ivgtt，第 1 天。

依托泊苷：100mg（200mg＊）/m^2，ivgtt，第 1~3 天。

博来霉素：10mg/m^2（一般≤15mg），im，第 8 天。

长春新碱：1.4mg/m² （最大2mg），iv，第8天。

泼尼松：40mg/m²，po，第1~14天。

甲基苄肼：100mg/m²，po，第1~7天。

注：博莱霉素前使用地塞米松预防该药所致的过敏、畏寒及发热。

每21天重复1次

＊为剂量加强方案

方案3. Stanford V方案（目前临床上应用很少）：

氮芥：6 mg/ m²，iv，第1天。

多柔比星：25mg/m²，或表柔比星40mg/m²，ivgtt，第1，15天。

长春花碱：6mg/m²，iv，第1，15天（年龄≥50岁，第3周期为4mg/m²）。

长春新碱：1.4 mg/m²（单次最大≤2mg），iv，第8，22天（年龄≥50岁，第3周期为1mg/m²）。

博来霉素：5 mg/ m²，im，第8、22天。

依托泊苷：60mg/ m²，ivgtt，第15、16天。

泼尼松：40mg/ m²，po，qod，第1~10周，第10周起开始逐渐减量，隔日减10mg。

每28天重复1次。

注：①Ⅰ期A结节性淋巴细胞为主型霍奇金淋巴瘤推荐仅给予受累部位放疗；②预后良好的早期霍奇金淋巴瘤：推荐2~4周期ABVD方案+受累部位放疗；预后不良的早期霍奇金淋巴瘤：BEACOPP加强方案2周期+2周期ABVD方案+受累部位放疗，或者4~6周期ABVD方案+受累部位放疗；进展期（晚期）霍奇金淋巴瘤：6~8周期ABVD方案，或者4周期BEA-COPP加强方案+4周期BEACOPP标准方案，根据患者情况决定是否进行放疗（放疗请参考相关途径）。

2. 抗感染及对症支持治疗。

注：同时合并乙型肝炎及丙型肝炎患者需在传染科医师指导下进行化疗。

3. 化疗期间监测血常规及肝肾功能变化，监测化疗相关不良反应并及时给予处理。

4. 化疗期间注意药物性肺损伤发生。

> **释义**
>
> ■ ABVD方案治疗患者鼓励按时治疗，不推荐因血液学毒性延迟治疗。余见治疗方案选择的释义。

（九）出院标准

1. 一般情况良好。

2. 没有需要住院处理的并发症和（或）合并症。

> **释义**
>
> ■ 治疗后病情稳定，且无严重不良反应。

（十）变异及原因分析

1. 治疗中或治疗后有感染、贫血、出血及其他合并症者，进行相关的诊断和治疗，并适当延长住院时间。

2. 若有中枢神经系统症状，建议腰椎穿刺检查，并鞘注化疗药物直至脑脊液检查正常，同时退出此途径，进入相关途径。

3. 年轻高危预后不良、常规治疗反应不佳、疾病进展或复发需要选择其他治疗的患者退出路径，进入相关路径。

释义

■ 微小变异：因为医院检验项目的及时性未保证，不能按照要求完成检查；因为节假日不能按照要求完成检查；患者不愿配合完成相应检查，短期不愿按照要求出院随诊。

■ 重大变异：因基础疾病需要进一步诊断和治疗；因各种原因需要其他治疗措施；医院与患者或家属发生医疗纠纷，患者要求离院或转院；不愿按照要求出院随诊而导致入院时间明显延长。

四、霍奇金淋巴瘤患者给药方案

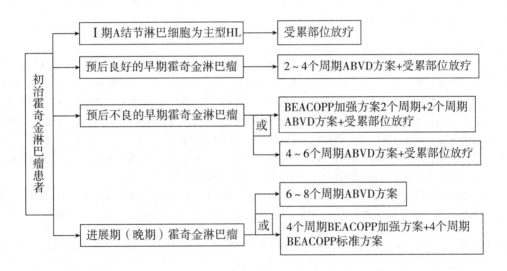

注：进展期（晚期）霍奇金淋巴瘤患者，需根据患者情况决定是否放疗

【用药选择】

1. Ⅰ期 A 结节性淋巴细胞为主型 HL（NLPHL）预后良好，肿瘤切除后，即使不进行后续治疗，5 年和 10 年总生存率也可分别高达 93% 和 80%。目前一般认为对于此类患者，采用局限野和小剂量放疗能够进一步改善患者的预后，不推荐对此类患者进行全身化疗。

2. 根据临床分期及是否存在危险因素，将霍奇金淋巴瘤患者分为 3 组：预后良好的早期霍奇金淋巴瘤，预后不良的早期霍奇金淋巴瘤，进展期（晚期）霍奇金淋巴瘤。针对各组患者，都有临床试验协助确定其适宜的治疗方案。例如，针对预后良好的早期霍奇金淋巴瘤患者，推荐使用联合化疗+受累部位放疗的治疗策略。基于这些临床研究结果以及国内药物的可获得性，本临床路径推荐选择前述用药方案。

3. 进展期（晚期）霍奇金淋巴瘤患者在化疗诱导后进行巩固性放疗的作用仍存在争议：初

始化疗基础上添加放疗似乎对总体生存率无影响。一般认为，对于那些初始没有体积较大病灶、采用 ABVD 等联合化疗方案能够缓解的患者，放疗可能并无获益。即使对于初始纵隔有大体积病变（>10cm 或>1/3 胸部直径）的患者，是否应行巩固性放疗，目前仍无定论。临床医师在决策时，需综合考虑患者的人口学特点、疾病特点、既往放疗史、计划放疗野的大小/部位等因素。

【药学提示】

1. ABVD 方案是霍奇金淋巴瘤患者常用的标准方案，该方案每 14 天给药 1 次，28 天为一个周期。该方案可引起急性毒性和长期毒性。常见的严重急性毒性包括中性粒细胞减少、恶心/呕吐和脱发。治疗过程中可考虑使用止吐药物辅助。不过 ABVD 方案后严重感染、贫血和血小板减少的情况并不太常见。另外，博来霉素可引起发热、类过敏反应，可在用药前使用地塞米松。除急性毒性外，ABVD 方案还存在长期毒性，包括：博来霉素相关肺毒性和多柔比星（或表柔比星）相关心脏毒性。最后，ABVD 对患者的生育力影响相对较小，相当部分患者能够保留生育力。

2. BEACOPP 方案是 GHSG（德国霍奇金淋巴瘤研究组）研发的方案，相比于 ABVD 方案，目前有研究认为 BEACOPP 方案能够延长患者的无进展生存期，而且在风险高的患者中优势更明显。不过该方案的治疗相关毒性较 ABVD 严重，常见的并发症包括骨髓抑制、感染、恶心、脱发、继发恶性肿瘤和影响生育力。相比于标准 BEACOPP，BEACOPP 加强方案的毒性更大，目前临床上已较少使用。

【注意事项】

1. 博来霉素诱发的肺毒性发生率可能较高（有报道可达 20%~30%），可在治疗过程中（急性）或治疗后 6 个月内（亚急性）发生，也可在治疗 6 个月以上出现临床表现。博来霉素诱导的肺毒性症状和体征包括干咳、呼吸困难、胸痛、发热、呼吸过速、肺部啰音等。肺毒性主要有四种形式：亚急性进行性肺纤维化、过敏性肺炎、机化性肺炎以及快速输注期间的急性胸痛综合征。一旦出现肺毒性，会显著降低患者的生存率，是患者预后不良的重要预测因素。因此，治疗期间应该在基线时进行肺功能评估（包括一氧化碳弥散量），并在治疗过程中定期复查。糖皮质激素对治疗博莱霉素相关的肺损伤有效。

2. BEACOPP 方案毒性大，在老年人中尤其明显。有研究表明，66~75 岁患者使用 BEACOPP，治疗相关死亡率可高达 21%。故对于老年患者，使用该方案需十分慎重。

五、推荐表单

（一）医师表单

霍奇金淋巴瘤临床路径医师表单

适用对象：第一诊断为新确诊的霍奇金淋巴瘤（ICD-10：C81）

患者姓名：		性别：	年龄：	门诊号：	住院号：
住院日期：	年　月　日	出院日期：	年　月　日	标准住院日：14 天内	

时间	住院第 1~2 天	住院第 3~4 天
主要诊疗工作	□ 询问病史及体格检查 □ 完成病历书写 □ 开实验室检查单及影像学检查单 □ 病情告知，必要时向患者家属告知病重或病危，并签署病重或病危通知书 □ 如果需要签署输血同意书、骨髓穿刺同意书、静脉置管同意书 □ 上级医师查房并记录	□ 上级医师查房 □ 完成必要的影像学检查 □ 完成必要的相关科室会诊 □ 完成病变淋巴结或淋巴组织活检 □ 完成骨髓涂片、流式及活检，完成静脉插管 □ 完成病程记录 □ 支持对症治疗并确定化疗方案和日期
重点医嘱	**长期医嘱：** □ 护理常规 □ 二级护理 □ 饮食 □ 抗菌药物（必要时） □ 其他医嘱 **临时医嘱：** □ 血常规、尿常规、大便常规、大便隐血 □ 病原微生物培养及病毒学检测：EB 病毒、乙型肝炎病毒、丙型肝炎病毒、HIV 及梅毒抗体等 □ 肝肾功能、LDH、电解质、血型、凝血功能等，必要时免疫球蛋白等 □ 影像学检查：胸腹 CT、淋巴结 B 超、盆腔 B 超、心电图，必要时进行 MRI、骨扫描、全身 PET-CT 检查、超声心动或肺功能检测 □ 血气分析（必要时） □ 输血医嘱 □ 其他医嘱	**长期医嘱：** □ 患者既往基础用药 □ 缓解症状所用药物 □ 抗菌药物（必要时） □ 其他医嘱 **临时医嘱：** □ 骨髓穿刺，骨髓形态学、骨髓流式细胞术、骨髓活检 □ 腰椎穿刺及脑脊液常规细胞检查、免疫分型 □ 输血医嘱（必要时） □ 静脉置管术及护理 □ 其他医嘱 □ 完成病变淋巴结或组织活检及病理检查
病情变异记录	□ 无　□ 有，原因： 1. 2.	□ 无　□ 有，原因： 1. 2.
医师签名		

时间	住院第 5~8 天
主要诊疗工作	□ 上级医师查房，制订化疗方案 □ 患者或患者家属签署化疗知情同意书（委托书） □ 化疗 □ 重要脏器功能保护 □ 止吐 □ 对症支持 □ 住院医师完成病程记录
重点医嘱	**长期医嘱：** 化疗医嘱（以下方案选一，根据体表面积计算，可依据患者一般状况酌减） □ ABVD 方案（每 28 天 1 个疗程）： 　多柔比星：$25mg/m^2$，或表柔比星 $40mg/m^2$，ivgtt，第 1、15 天；博来霉素：$10mg/m^2$（一般 ≤ 15mg），im，第 1、15 天 　长春新碱：$1.4mg/m^2$（最大 2mg），iv，第 1、15 天；达卡巴嗪：$375\ mg/m^2$，ivgtt，第 1、15 天 □ BEACOPP 方案（每 21 天 1 个疗程，＊为剂量加强方案）： 　环磷酰胺：600mg（1200mg＊）$/m^2$，ivgtt，第 1 天 　多柔比星：25mg（35mg＊）$/m^2$，或表柔比星 $40mg/m^2$，ivgtt，第 1 天 　依托泊苷：100mg（200mg＊）$/m^2$，ivgtt，第 1~3 天 　甲基苄肼：$100mg/m^2$，po，第 1~7 天 　博来霉素：$10mg/m^2$（一般 ≤ 15mg），im，第 8 天 　长春新碱：$1.4mg/m^2$（最大 2mg），iv，第 8 天 　泼尼松：$40mg/m^2$，po，第 1~14 天 □ 补液治疗（碱化、水化） □ 止吐、保肝、抗感染等医嘱 □ 其他医嘱 **临时医嘱：** □ 输血医嘱（必要时）　　　　□ 心电监护 □ 血常规　　　　　　　　　　□ 血培养（高热时） □ 静脉插管维护、换药　　　　□ 其他医嘱
病情变异记录	□ 无　□ 有，原因： 1. 2.
医师签名	

时间	住院第 9 天	住院第 10 天 （出院日）
主 要 诊 疗 工 作	□ 上级医师查房，注意病情变化 □ 住院医师完成常规病历书写 □ 复查血常规 □ 注意观察体温、脉搏、呼吸、血压、体重等 □ 成分输血、抗感染等支持治疗（必要时） □ 造血生长因子（必要时）	□ 上级医师查房，确定有无并发症情况，明 　确是否出院 □ 完成出院记录、病案首页、出院证明书等 □ 向患者交代出院后的注意事项，如返院复 　诊的时间、地点、发生紧急情况时的处理 　及相关医师联系方式等
重 点 医 嘱	**长期医嘱：** □ 洁净饮食 □ 抗感染等支持治疗 □ 其他医嘱 **临时医嘱：** □ 血常规、尿常规、大便常规（必要时） □ 肝肾功能、电解质 □ 输血医嘱（必要时） □ G-CSF 5μg/（kg·d）（必要时） □ 影像学检查（必要时） □ 血培养（高热时） □ 其他医嘱	**出院医嘱：** □ 出院带药 □ 定期门诊随访 □ 监测血常规、肝肾功能、电解质 □ 静脉插管维护、换药
病情 变异 记录	□ 无　□ 有，原因： 1. 2.	□ 无　□ 有，原因： 1. 2.
医师 签名		

（二）护士表单

霍奇金淋巴瘤临床路径护士表单

适用对象：第一诊断为新确诊的霍奇金淋巴瘤（ICD-10：C81）

患者姓名：		性别： 年龄： 门诊号：	住院号：
住院日期： 年 月 日		出院日期： 年 月 日	标准住院日：14 天内

时间	住院第1~2 天	住院第3~4 天
健康宣教	□ 介绍病区环境、制度、主任、护士长、主管医师、责任护士 □ 贵重物品妥善保管 □ 介绍病房设施及其使用方法	□ 主管护士与患者沟通，了解并指导心理应对 □ 宣教疾病知识、用药知识及特殊检查操作过程 □ 告知检查及操作前后饮食、活动及探视注意事项及应对方式
护理处置	□ 监测生命体征，及时处理，入院护理评估 □ 核对患者姓名，佩戴腕带 □ 建立入院护理病历 □ 卫生处置：修剪指〔趾〕甲，剃胡须、沐浴，更换清洁衣物	□ 密切观察病情变化，发现问题及时通知医师，遵医嘱给予对症处理 □ 协助医师完成各项检查
基础护理	□ 二级护理 □ 晨晚间护理 □ 患者安全管理	□ 二级护理 □ 晨晚间护理 □ 患者安全管理
专科护理	□ 护理查体 □ 记录体重、24 小时尿量 □ 需要时填写跌倒及压疮防范表 □ 需要时请家属陪护 □ 心理护理	□ 遵医嘱完成相关检查 □ 监测生命体征 □ 心理护理 □ 遵医嘱正确给药 □ 密切观察各种药物作用和不良反应
重点医嘱	□ 详见医嘱执行单	□ 详见医嘱执行单
病情变异记录	□ 无 □ 有，原因： 1. 2.	□ 无 □ 有，原因： 1. 2.
护士签名		

时间	住院第5~8天	住院第9天	住院第10天 （出院日）
健康 宣教	□ 主管护士与患者沟通，了解并指导心理应对 □ 宣教疾病知识、用药知识及特殊检查操作过程 □ 告知检查及操作前后饮食、活动及探视注意事项及应对方式	□ 主管护士与患者沟通，了解并指导心理应对 □ 宣教疾病知识、用药知识及特殊检查操作过程 □ 告知检查及操作前后饮食、活动及探视注意事项及应对方式	□ 康复和锻炼 □ 定时复查 □ 出院带药服用方法 □ 饮食休息等注意事项指导 □ 讲解增强体质的方法，减少感染的机会
护理 处置	□ 保证静脉通畅，无外渗 □ 密切观察病情变化，发现问题及时通知医师，遵医嘱给予对症处理 □ 遵医嘱正确使用化疗药物 □ 协助医师完成各项检查	□ 保证静脉通畅，无外渗 □ 密切观察病情变化，发现问题及时通知医师，遵医嘱给予对症处理 □ 遵医嘱正确使用化疗药物 □ 协助医师完成各项检查	□ 办理出院手续 □ 书写出院小结
基础 护理	□ 二级护理 □ 晨晚间护理 □ 患者安全管理	□ 二级护理 □ 晨晚间护理 □ 患者安全管理	□ 二级护理 □ 晨晚间护理 □ 患者安全管理
专科 护理	□ 遵医嘱完成相关检查 □ 监测生命体征 □ 心理与生活护理 □ 遵医嘱正确给药 □ 密切观察各种药物作用和不良反应 □ 嘱患者多饮水	□ 遵医嘱完成相关检查 □ 监测生命体征 □ 心理与生活护理 □ 遵医嘱正确给药 □ 密切观察各种药物作用和不良反应 □ 嘱患者多饮水	□ 病情观察：评估患者生命体征 □ 心理护理
重点 医嘱	□ 详见医嘱执行单	□ 详见医嘱执行单	□ 详见医嘱执行单
病情 变异 记录	□ 无　□ 有，原因： 1. 2.	□ 无　□ 有，原因： 1. 2.	□ 无　□ 有，原因： 1. 2.
护士 签名			

（三）患者表单

霍奇金淋巴瘤临床路径患者表单

适用对象：第一诊断为新确诊的霍奇金淋巴瘤（ICD-10：C81）

| 患者姓名： | | 性别： 年龄： 门诊号： | 住院号： |

| 住院日期： 年 月 日 | 出院日期： 年 月 日 | 标准住院日：14天内 |

时间	住院第1~2天	住院第3~4天
医患配合	□ 配合询问病史、收集资料，请务必详细告知既往史、用药史、过敏史 □ 配合进行体格检查 □ 有任何不适告知医师 □ 配合完善相关检查	□ 配合完善相关检查，如骨髓穿刺、活检等 □ 必要时接受静脉插管等 □ 医师向患者及家属介绍病情，如有异常检查结果需进一步检查 □ 配合用药及治疗 □ 有任何不适告知医师
护患配合	□ 配合测量体温、脉搏、呼吸、血压、血氧饱和度、体重 □ 配合完成入院护理评估单（简单询问病史、过敏史、用药史） □ 接受入院宣教（环境介绍、病室规定、订餐制度、贵重物品保管等） □ 有任何不适告知护士	□ 配合测量体温、脉搏、呼吸，询问每日二便情况 □ 接受相关检查宣教，正确留取标本，配合检查 □ 有任何不适告知护士 □ 接受输液、服药治疗 □ 注意活动安全，避免坠床或跌倒 □ 配合执行探视及陪护 □ 接受疾病及用药等相关知识指导
饮食	□ 普通饮食 □ 可根据病情调整	□ 普通饮食 □ 可根据病情调整
排泄	□ 正常排尿便	□ 正常排尿便
活动	□ 适量活动	□ 适量活动

时间	住院第 5~8 天	住院第 9 天	住院第 10 天（出院日）
医患配合	□ 配合完善相关检查 □ 医师向患者及家属介绍病情，如有异常检查结果需进一步检查 □ 配合用药及治疗 □ 配合医师调整用药 □ 有任何不适告知医师	□ 配合完善相关检查 □ 医师向患者及家属介绍病情 □ 如有异常检查结果需进一步检查 □ 配合用药及治疗 □ 配合医师调整用药 □ 有任何不适告知医师	□ 接受出院前指导 □ 知道复查程序 □ 获取出院诊断书
护患配合	□ 配合测量体温、脉搏、呼吸，询问每日二便情况 □ 接受相关检查宣教，正确留取标本，配合检查 □ 有任何不适告知护士 □ 接受输液、服药治疗 □ 注意活动安全，避免坠床或跌倒 □ 配合执行探视及陪护 □ 接受疾病及用药等相关知识指导	□ 配合测量体温、脉搏、呼吸，询问每日二便情况 □ 接受相关检查宣教，正确留取标本，配合检查 □ 有任何不适告知护士 □ 接受输液、服药治疗 □ 注意活动安全，避免坠床或跌倒 □ 配合执行探视及陪护 □ 接受疾病及用药等相关知识指导	□ 接受出院宣教 □ 办理出院手续 □ 获取出院带药 □ 知道服药方法、作用、注意事项 □ 知道复印病历方法
饮食	□ 普通饮食 □ 多饮水 □ 可根据病情调整	□ 普通饮食 □ 多饮水 □ 可根据病情调整	□ 普通饮食 □ 可根据病情调整
排泄	□ 正常排尿便	□ 正常排尿便	□ 正常排尿便
活动	□ 适量活动	□ 适量活动	□ 适量活动

附：原表单（2016 年版）

霍奇金淋巴瘤（初治）临床路径表单

适用对象：第一诊断为新确诊的霍奇金淋巴瘤（ICD-10：C81）

患者姓名：	性别： 年龄： 门诊号：	住院号：
住院日期： 年 月 日	出院日期： 年 月 日	标准住院日：14 天内

时间	住院第 1~2 天	住院第 3~4 天
主要诊疗工作	□ 询问病史及体格检查 □ 完成病历书写 □ 开实验室检查单及影像学检查单 □ 病情告知，必要时向患者家属告知病重或病危，并签署病重或病危通知书 □ 如果需要签署输血同意书、骨髓穿刺同意书、静脉置管同意书 □ 上级医师查房并记录	□ 上级医师查房 □ 完成必要的影像学检查 □ 完成必要的相关科室会诊 □ 完成病变淋巴结或淋巴组织活检 □ 完成骨髓涂片、流式及活检，完成静脉插管 □ 完成病程记录 □ 支持对症治疗并确定化疗方案和日期
重点医嘱	**长期医嘱：** □ 护理常规 □ 二级护理 □ 饮食 □ 抗菌药物（必要时） □ 其他医嘱 **临时医嘱：** □ 血常规、尿常规、大便常规、大便隐血 □ 病原微生物培养及病毒学检测：EB 病毒、乙型肝炎病毒、丙肝病毒、HIV 及梅毒抗体等 □ 肝肾功能、LDH、电解质、血型、凝血功能等，必要时免疫球蛋白等。 □ 影像学检查：胸腹 CT、淋巴结 B 超、盆腔 B 超、心电图，必要时进行 MRI、骨扫描、全身 PET-CT 检查、超声心动或肺功能检测 □ 血气分析（必要时） □ 输血医嘱 □ 其他医嘱	**长期医嘱：** □ 患者既往基础用药 □ 缓解症状所用药物 □ 抗菌药物（必要时） □ 其他医嘱 **临时医嘱：** □ 骨髓穿刺，骨髓形态学、骨髓流式细胞术、骨髓活检 □ 腰椎穿刺及脑脊液常规细胞检查、免疫分型 输血医嘱（必要时） □ 静脉置管术及护理 □ 其他医嘱 □ 完成病变淋巴结或组织活检及病理检查
主要护理工作	□ 介绍病房环境、设施和设备 □ 入院护理评估	□ 宣教（淋巴瘤知识）
病情变异记录	□ 无 □ 有，原因： 1. 2.	□ 无 □ 有，原因： 1. 2.
护士签名		
医师签名		

时间	住院第 5~8 天
主要诊疗工作	□ 上级医师查房，制定化疗方案 □ 患者或患者家属签署化疗知情同意书（委托书） □ 化疗 □ 重要脏器功能保护 □ 止吐 □ 对症支持 □ 住院医师完成病程记录
重点医嘱	**长期医嘱：** 化疗医嘱（以下方案选一，根据体表面积计算，可依据患者一般状况酌减） □ ABVD 方案（每 28 天 1 个疗程） 　　多柔比星：25mg/m^2，或表柔比星 40mg/m^2，ivgtt，第 1、15 天；博来霉素：10mg/m^2（一般 ≤ 15mg），im，第 1、15 天 　　长春新碱：1.4mg/m^2（最大 2mg），iv，第 1、15 天；达卡巴嗪：375 mg/m^2，ivgtt，第 1、15 天 □ BEACOPP 方案（每 21 天 1 个疗程，＊为剂量加强方案） 　　环磷酰胺：600mg（1200mg＊）/m^2，ivgtt，第 1 天 　　多柔比星：25mg（35mg＊）/m^2，或表柔比星 40mg/m^2，ivgtt，第 1 天 　　依托泊苷：100mg（200mg＊）/m^2，ivgtt，第 1~3 天 　　甲基苄肼：100mg/m^2，po，第 1~7 天 　　博来霉素：10mg/m^2（一般≤15mg），im，第 8 天 　　长春新碱：1.4mg/m^2（最大 2mg），iv，第 8 天 　　泼尼松：40mg/m^2，po，第 1~14 天 □ 补液治疗（碱化、水化） □ 止吐、保肝、抗感染等医嘱 □ 其他医嘱 **临时医嘱：** □ 输血医嘱（必要时）　　　□ 心电监护 □ 血常规　　　　　　　　　□ 血培养（高热时） □ 静脉插管维护、换药　　　□ 其他医嘱
主要护理工作	□ 观察患者病情变化 □ 心理与生活护理 □ 化疗期间嘱患者多饮水
病情变异记录	□ 无　□ 有，原因： 1. 2.
护士签名	
医师签名	

时间	住院第 9 天	住院第 10 天 （出院日）
主要诊疗工作	□ 上级医师查房，注意病情变化 □ 住院医师完成常规病历书写 □ 复查血常规 □ 注意观察体温、脉搏、呼吸、血压、体重等 □ 成分输血、抗感染等支持治疗（必要时） □ 造血生长因子（必要时）	□ 上级医师查房，确定有无并发症情况，明确是否出院 □ 完成出院记录、病案首页、出院证明书等 □ 向患者交代出院后的注意事项，如返院复诊的时间、地点、发生紧急情况时的处理及相关医师联系方式等
重点医嘱	**长期医嘱：** □ 洁净饮食 □ 抗感染等支持治疗 □ 其他医嘱 **临时医嘱：** □ 血常规、尿常规、大便常规（必要时） □ 肝肾功能、电解质 □ 输血医嘱（必要时） □ G-CSF 5μg/（kg·d）（必要时） □ 影像学检查（必要时） □ 血培养（高热时） □ 其他医嘱	**出院医嘱：** □ 出院带药 □ 定期门诊随访 □ 监测血常规、肝肾功能、电解质 □ 静脉插管维护、换药
主要护理工作	□ 观察患者情况 □ 心理与生活护理 □ 化疗期间嘱患者多饮水	□ 指导患者办理出院手续
病情变异记录	□ 无 □ 有，原因： 1. 2.	□ 无 □ 有，原因： 1. 2.
护士签名		
医师签名		

第四十四章

伯基特淋巴瘤临床路径释义

一、伯基特淋巴瘤编码

1. 卫计委原编码

疾病名称及编码：伯基特淋巴瘤（ICD-10：C83.701，M9687/3）

2. 修改编码

疾病名称及编码：伯基特淋巴瘤（ICD-10：C83.7，M9687/3）

二、临床路径检索方法

C83.7+M9687/3

三、伯基特淋巴瘤临床路径标准住院流程

（一）适用对象

第一诊断为伯基特淋巴瘤（ICD-10：C83.701，M9687/3）。

> **释义**
>
> ■伯基特淋巴瘤（Burkitt lymphoma，BL）最早由 Dennis Burkitt 于 1958 年报道，是一种高度侵袭性的 B 细胞非霍奇金淋巴瘤，可能起源于早期生发中心 B 细胞，以 8 号染色体上 c-MYC 基因的易位和失调为特征：最典型的易位是 t（8；14）（q24；q32）（约占 80%），其他较为常见的变异型包括 t（8；22）（q24；q11）和 t（2；8）（p12；q24）。该病的确切发病率尚不清楚（可能占全部非霍奇金淋巴瘤的 3%~5%），目前出于流行病学和诊断目的，将伯基特淋巴瘤分为 3 种不同临床类型：地方性（主要分布于非洲赤道地区）、散发性（非地方性）和免疫缺陷相关性（通常与 HIV 感染有关）。
>
> ■地方性 BL 是非洲赤道地区儿童最常见的恶性肿瘤（可占 30%~50%），发病高峰在 4~7 岁，男女比例约 2：1，几乎都与 EB 病毒感染有关，常累及颌面骨。散发性 BL 是指非洲以外的 BL，主要见于欧美地区，较少累及颌面骨，以腹部肿块起病的多见。免疫缺陷相关性 BL 通常与 HIV 感染有关，或是发生于移植后服用免疫抑制药物的患者。BL 可占艾滋病相关淋巴瘤的 35%~40%。

（二）诊断及分期依据

根据《World Health Organization Classification of Tumors. Pathology and Genetic of Tumors of Haematopoietic and Lymphoid Tissue》（2008），《血液病诊断及疗效标准（第 3 版）》（张之南、沈悌主编，科学出版社），《NCCN Clinical Practice Guidelines in Oncology：Non-Hodgkin Lymphoma》（version 1，2011）。

1. 临床表现：地方性 BL 非洲高发，常以颌面骨肿块为首发症状，散发性 BL 多以腹部肿块为首发表现，结外受累及中枢神经系统（CNS）在 BL 多见，注意询问有无头痛、视物模糊等可疑中枢神经系统（CNS）侵犯表现，患者可伴有发热、乏力、出血等症状。

2. 实验室检查：血常规、肝肾功能、电解质、乳酸脱氢酶（LDH）、EBV 血清学。

3. 组织病理检查：肿瘤细胞中等大小，形态相对单一，弥漫浸润生长，"星空现象"和高增殖指数（Ki-67>95%）是其特征。病理免疫组化抗体应包括 sIgM、CD45（LCA）、CD20、CD3、CD10、Ki-67、c-MYC、BCL-2、BCL-6、TdT。组织荧光原位杂交（FISH）检查明确是否存在 c-MYC 异位。

4. 骨髓检查：包括形态学、流式免疫分型、病理及免疫组化，有骨髓侵犯者行染色体核型检查，组织病理 FISH 结果不理想时，可行骨髓细胞 FISH 检测 MYC 异位。

5. 鞘注及脑脊液检查：发病时怀疑 CNS 受累者应进行脑脊液检查，包括常规、生化，有条件时行流式免疫分型检测。

6. 影像学检查：颈、胸、腹、盆腔 CT，明确肿瘤侵犯范围。有条件者可直接行 PET-CT 检查。必要时行 MRI 检查。

7. 分期及预后分层：

（1）Burkitt 淋巴瘤的 Murphy 分期（表 44-1）。

表 44-1　Burkitt 淋巴瘤的 Murphy 分期

分期		标准
I		侵犯单个淋巴结区或单个结外器官（除外纵隔或腹部）
		侵犯单个结外器官以及区域淋巴结
II		在横膈的同侧侵犯两个结外器官
		侵犯胃肠道伴或不伴肠系膜淋巴结受累
	II R	腹部病变可完全切除
		两个结外病变位于横膈两侧
		病变位于胸腔内（纵隔、胸膜、胸腺）
		病变位于脊柱旁或硬膜外
II		腹部病变广泛
		侵犯 2 个以上淋巴结区域位于横膈两侧
	III A	局限的、不可切除的腹部病变
	III B	广泛的涉及多个脏器的腹部病变
IV		中枢神经系统受累或者骨髓受累（骨髓肿瘤细胞比例<25%）

（2）危险度分级：

低危组：LDH 正常，腹部病灶完全切除或者单个腹外病灶直径<10cm。

高危组：不符合低危判断标准的患者即为高危。

> **释义**
>
> ■ 上述诊断依据及分期标准参照张之南、沈悌主编的第 3 版《血液病诊断和疗效标准》，2008 年 WHO 诊断标准以及 2011 年 NCCN 指南。
>
> ■ 诊断中的临床表现：伯基特淋巴瘤（BL）表现为肿瘤包块生长迅速，肿瘤体积倍增时间很短，并常有自发性溶瘤现象。某些 BL 患者会出现白血病表现，在 2008 年 WHO 诊断和分类标准中，将 BL 和伯基特白血病视为同一疾病的不同阶段。

■由于伯基特淋巴瘤常有自发溶瘤现象，除前述实验室检查外，对于怀疑溶瘤的患者，需密切监测电解质、肾功能。

■病理检查是诊断伯基特淋巴瘤的关键：BL的形态学特点是弥漫浸润生长、形态相对均一的中等大小的细胞。胞质少、呈嗜碱性，胞核较大，圆或椭圆形，染色质细，常有2~3个明显的核仁，核分裂象多见。肿瘤细胞常见凋亡、坏死。瘤细胞间散在吞噬各种细胞碎屑的巨噬细胞，形成"星空现象"（巨噬细胞吞噬凋亡肿瘤细胞）。典型的免疫表型为 CD10$^+$、CD19$^+$、CD20$^+$、CD22$^+$、BCL-2$^+$、BCL-6$^-$。BL肿瘤细胞的增殖比例非常高，接近100%，Ki-67阳性率>95%。BL与8号染色体长臂上 c-MYC 癌基因位点（8q24）及 Ig 基因的相关位点发生易位有关。组织荧光原位杂交（FISH）检查明确 c-MYC 基因易位对于诊断 BL 有帮助。但有研究表明有约5%的存在 BL 其他典型特征的淋巴瘤不存在 c-MYC 重排。根据2008年 WHO 分类标准，c-MYC 重排并非诊断 BL 的必要条件。

■临床分期：Murphy 分期是儿童非霍奇金淋巴瘤常用的分期系统，伯基特淋巴瘤的分期可借鉴该系统。HIV 感染是发生伯基特淋巴瘤的重要危险因素，不过尚无大规模研究确证 HIV 感染状态是否影响疾病的分期及危险度分层。

（三）治疗方案的选择

根据《淋巴瘤》（石远凯主编，北京大学医学出版社）、《恶性淋巴瘤》（第2版）（沈志祥、朱雄增主编，人民卫生出版社）、《肿瘤学治疗指南—非霍奇金淋巴瘤 NCCN（2015）》。

1. 治疗选择：

（1）低危组：可采用 CODOX-M 或 Hyper-CVAD 方案3~4疗程且 CR 后至少巩固1个疗程；身体状态不佳或老年患者，可采用 EPOCH 方案3~4疗程且 CR 后至少巩固1个疗程；经济条件许可建议联合利妥昔单抗治疗。

（2）高危组：可采用 CODOX-M/IVAC 交替方案共2~3个循环（含4~6个疗程）或 Hyper-CVAD/MA 交替方案共2~3个循环（含4~6个疗程）；身体状态不佳或老年患者，可采用 EPOCH 方案4~6个疗程；经济条件许可建议联合利妥昔单抗治疗。

（3）肿瘤溶解综合征的防治：化疗前2~3天开始口服别嘌呤醇，充分水化，化疗期间严密监测电解质和肾功能，高肿瘤负荷的患者可提前给予小剂量预治疗（CTX 200mg/d×3~5天，Pred 1mg/kg×3~5天）。

（4）中枢神经系统（CNS）侵犯的防治：化疗过程中每疗程均行腰椎穿刺及鞘内注射，确诊 CNS 侵犯退出本路径。

2. 化疗方案及剂量：

（1）CODOX-M/IVAC±R（AB方案）：

A方案（改良的 CODOX-M±R）：

R　375mg/（m^2·d），第0天，为预防肿瘤溶解，第1疗程时可推迟应用。

CTX　800mg/（m^2·d），第1天；200mg/（m^2·d），第2~5天。

ADM　40mg/（m^2·d），第1天。

VCR　1.5mg/（m^2·d），最大2mg，第1、8天。

MTX　3g/（m^2·d），第10天（第1小时输入总量1/3，剩余2/3持续输注23小时，输毕12小时开始亚叶酸钙解救）。

鞘注　Ara-C　50~70mg，第1、3天；MTX 10~12mg，第15天。

B 方案（IVAC±R）：

R 375mg/（m²·d），第 0 天。

IFO 1.5g/（m²·d），第 1~5 天。

美司那 360mg/（m²·次），q3h，第 1~5 天。

VP-16 60mg/（m²·d），第 1~5 天。

Ara-C 2g/（m²·次），q12h，第 1~2 天。

鞘注 MTX 10~12mg，第 5 天。

（2）HyperCVAD/MA±R（AB 方案）：

A 方案（HyperCVAD±R）：

R 375mg/（m²·d），第 0 天，为预防肿瘤溶解，第 1 疗程时可推迟至第 5 天应用。

CTX 300mg/（m²·次）q12h，每组输注 3 小时，第 1~3 天。

美司那 600mg/（m²·d），CTX 前 2 小时开始，维持 24h，至末次 CTX 后。

6 小时结束，第 1~3 天

VCR 1.4mg/（m²·d），最大 2mg，第 4、11 天。

ADM 50mg/（m²·d），维持 24 小时，第 4 天。

DXM 30~40mg/d，第 1~4，11~14 天。

鞘注 MTX 10mg+Ara-C 50mg+DXM 10mg，化疗间歇期，每疗程 2 次。

B 方案（MA±R）：

R 375mg/（m²·d），第 0 天。

MTX 1g/（m²·d），第 1 天（第 1 小时输入总量 1/3，剩余 2/3 持续输注 23 小时，输毕 12 小时开始亚叶酸钙解救）。

Ara-C 2g/（m²·次）q12h，第 1~2 天。

鞘注 MTX 10mg+Ara-C 50mg+DXM 10mg，第 1 天。

（3）EPOCH±R：

R 375mg/（m²·d），第 0 天，为预防肿瘤溶解，第 1 个疗程时可推迟至第 6 天应用。

VP-16 50mg/（m²·d），维持 24 小时，第 1~4 天。

VCR 0.4mg/（m²·d），维持 24 小时，第 1~4 天。

ADM 10mg/（m²·d），维持 24 小时，第 1~4 天。

（VP-16、VCR、ADM 混合配置在一组 500~1000ml NS 中输注）

CTX 750mg/（m²·d），第 5 天（后续美司那解救 3~4 次）。

Pred 60mg/（m²·次），po，第 1~5 天。

鞘注 MTX 10mg+Ara-C 50mg+DXM 10mg，化疗间歇期，每疗程 2 次

（4）大剂量 MTX 后亚叶酸钙解救方法：

1）MTX 使用后监测用药后 24 小时、48 小时、72 小时浓度。

2）若 MTX 代谢正常，24 小时浓度 ≤20μmol/L，48 小时浓度 ≤1μmol/L，72 小时浓度 ≤0.1μmol/L。

3）MTX 停药后 12 小时开始亚叶酸钙解救。

4）若 24 小时浓度 ≤20μmol/L，首剂 50mg iv 然后 15mg q6h 共 8 次，直到 MTX 浓度小于 0.1μmol/L；若 24h≥20μmol/L，则 50~100mg q4~6h 直到 MTX 浓度<0.05μmol/L。

释义

■ 伯基特淋巴瘤的基本治疗原则是：①强化的、频繁的多药化疗；②联合充分的中枢神经系统预防治疗。后续列举的所有治疗方案都符合这两个原则。

■ 由于BL患者对化疗的反应迅速，且疾病几乎均呈弥漫性，所以放疗在BL患者的治疗中作用不大，即使对于局限性BL患者也是如此。基于同样的原因，手术仅用于明确病理，并非BL的治疗手段。

■ 相当部分的BL患者合并HIV病毒感染，此类患者使用前述化疗方案的证据不多。在联合抗病毒治疗的前提下，似乎大部分患者也能耐受CODOX-M±R或EPOCH±R等方案，并获得较好疗效。

■ 肿瘤溶解综合征（TLS）是一种肿瘤急症，常发生于高度侵袭性淋巴瘤（特别是伯基特淋巴瘤）开始细胞毒治疗后（也可自行发生），由肿瘤细胞大量溶解而释放大量钾、磷酸盐及核酸而产生。高钾血症是TLS最严重的问题，可诱发心律失常导致猝死。此外，核酸分解代谢导致高尿酸血症，以及高磷血症合并肾小管中磷酸钙沉积，可引起急性肾损伤。因此，对于所有伯基特淋巴瘤患者，都需要积极的通过补液、碱化、降尿酸等治疗防治TLS。对于高肿瘤负荷患者，需要提前给予小剂量预化疗，以减少TLS风险。在伯基特淋巴瘤治疗过程中，需要密切监测电解质及肾功能。

■ 伯基特淋巴瘤出现中枢神经系统（CNS）受累的风险高，因此对于诊断时无CNS受累的BL患者，进行CNS预防是非常重要的治疗组成。若不进行CNS预防，高达30%~50%的BL患者将出现CNS复发，从诊断到复发的中位间隔仅为5~12个月。进行CNS预防后，该比率能够明显下降（约6%~11%）。而对于诊断时即有CNS受累的患者，需要进一步强化针对CNS的治疗，此类患者的治疗暂不在本路径讨论范围内，故不在此展开。

■ 由于对血脑屏障良好的透过性，大剂量甲氨蝶呤（HD-MTX）是高侵袭性伯基特淋巴瘤治疗方案中不可或缺的一部分，用于治疗和（或）预防CNS受累。在进行HD-MTX治疗前，一方面需要在治疗前进行详细评估（静脉通路、水合状态、尿量、尿pH、肾功能等）；一方面需要在治疗过程中尽可能避免干扰MTX排泄的药物（NSAIDs、胺碘酮、环丙沙星、苯妥英、青霉素等）；最后，在用药后监测MTX水平，并根据MTX药物浓度调整亚叶酸钙解救剂量，直到药物水平低于$0.05~0.1\mu mol/L$。

（四）根据患者的疾病状态选择路径

初治伯基特淋巴瘤临床路径和治疗有效的伯基特淋巴瘤临床路径（附后）。

第一节　初治伯基特淋巴瘤临床路径释义

一、初治伯基特淋巴瘤临床路径标准住院流程

（一）标准住院日为30天内

释义

■ 如果患者条件允许，住院时间可以低于上述住院天数。

（二）进入路径标准

1. 第一诊断必须符合伯基特淋巴瘤疾病编码（ICD-10：C83.701，M9687/3）。

2. 当患者同时具有其他疾病诊断时，但在住院期间不需要特殊处理，也不影响第一诊断的临床路径流程实施时，可以进入路径。

> **释义**
>
> ■ 患者同时具有其他疾病影响第一诊断的临床路径流程实施时均不适合进入临床路径。
>
> ■ 本临床路径仅纳入新诊断、初治的不伴有中枢浸润的伯基特淋巴瘤患者。

（三）明确诊断及入院常规检查

3~5 天（指工作日）。

1. 必需的检查项目：

（1）血常规、尿常规、大便常规。

（2）肝肾功能、LDH、电解质、凝血功能、病毒学（HBV、HCV、EBV、HIV）、血型、输血前检查。

（3）颈胸、腹盆部 CT，心电图，腹部 B 超，心脏超声（拟采用蒽环类药物化疗者）。

（4）组织病理检查。

（5）骨髓检查。

2. 根据患者情况可选择的检查项目：

（1）MRI、PET-CT 检查。

（2）脑脊液检查（可疑 CNS 侵犯者）。

（3）发热或疑有某系统感染者应行病原微生物检查。

（4）荧光原位杂交（如 EBER、BCL-2、BCL-6）。

3. 患者及家属签署以下同意书：病重或病危通知书、骨髓穿刺同意书、腰椎穿刺及鞘内注射同意书、化疗知情同意书、输血知情同意书、静脉插管同意书（有条件时）。

> **释义**
>
> ■ 部分检查可以在门诊完成。
>
> ■ 伯基特淋巴瘤首程化疗风险高，有必要签署病重或病危通知书。
>
> ■ 若检查提示中枢神经系统（CNS）受累，则退出本路径。

（四）化疗前准备

1. 发热患者需鉴别肿瘤热或感染性发热，有明确脏器感染患者应根据感染部位及病原微生物培养结果选用相应抗菌药物。

2. 对于 Hb<70g/L，PLT<20×10^9/L 或有活动性出血的患者，分别输浓缩红细胞、单采或多采血小板。

3. 化疗前 2~3 天开始口服别嘌呤醇，适当水化、碱化，预防肿瘤溶解综合征发生。

> **释义**
>
> ■伯基特淋巴瘤进展迅速，一旦确诊，应尽快开始治疗。
>
> ■别嘌呤醇是一种次黄嘌呤类似物，可竞争性地抑制黄嘌呤氧化酶，阻断次黄嘌呤和黄嘌呤代谢产生尿酸。对于具有发生肿瘤溶解综合征（TLS）风险的伯基特淋巴瘤患者，该药能够有效减少新尿酸的生成并降低肾功能不全的发生率。不过用药时需要注意该药可能与多种超敏反应（如血管炎和史-约综合征）有关。

（五）化疗开始时间

诊断明确并完善检查后第1天。

（六）化疗方案

可选用下列方案之一进行治疗，高肿瘤负荷的患者给予预治疗。

预治疗：CTX 200mg/d×3~5天，Pred 1mg/kg×3~5天。

可选择的化疗方案：CODOX-M±R、HyperCVAD±R、EPOCH±R。

> **释义**
>
> ■见治疗方案选择的释义。

（七）治疗后必须复查的检查项目

治疗后1~7天内需频繁监测的项目：血常规、肝肾功能、电解质。

治疗后21天内必须复查的项目：

1. 血常规、肝肾功能。
2. 脏器功能评估。
3. 骨髓检查（必要时）。
4. 微小残留病变检测（必要时及有条件时）。

> **释义**
>
> ■针对伯基特淋巴瘤的化疗方案强度大、毒性强，治疗期间需频繁监测。

（八）化疗中及化疗后治疗

1. 感染防治：发热患者建议立即进行病原微生物培养并使用抗菌药物，可选用头孢菌素类（或青霉素类）抗炎治疗；3天后发热不缓解者，可考虑更换碳青霉烯类和（或）糖肽类和（或）抗真菌药物治疗；有明确脏器感染的患者，应根据感染部位及病原微生物培养结果选用相应抗菌药物。

2. 防治脏器功能损伤：止吐、保肝、水化、碱化、防治尿酸肾病（别嘌呤醇）、抑酸剂等。

3. 成分输血：适用于Hb<80g/L，PLT<20×10^9/L或有活动性出血的患者，分别输浓缩红细胞、单采或多采血小板，有心脏基础疾病患者可放宽输红细胞指征。

4. 造血生长因子：化疗后中性粒细胞绝对值（ANC）≤1.5×10^9/L，可使用粒细胞集落刺激因子（G-CSF）5μg/(kg·d)。

> **释义**
>
> ■ 在对发热患者的抗菌药物选择方面，需要结合患者的中性粒细胞水平以及可疑的感染部位综合决定。对于中性粒细胞缺乏（$<0.5\times10^9$/L）患者的抗菌药物选择，可以参照《粒细胞缺乏伴发热的诊疗指南》（J Clin Oncol，2013，31：794），对于高危患者（例如预期粒细胞缺乏时间>7天，发热时正在住院患者等），初始抗菌药物选择需要考虑使用具有抗铜绿假单胞菌活性的 β-内酰胺类抗菌药物（静脉制剂）（例如头孢他啶、头孢吡肟、美罗培南、亚胺培南、哌拉西林-他唑巴坦等）

（九）出院标准

1. 一般情况良好。
2. 没有需要住院处理的并发症和（或）合并症。

> **释义**
>
> ■ 治疗后病情稳定，且无严重不良反应。

（十）变异及原因分析

1. 治疗前、中、后有感染、贫血、出血及其他合并症者，需进行相关的诊断和治疗，可能延长住院时间并致费用增加。
2. 若腰椎穿刺后脑脊液检查示存在 CNS 侵犯，退出此路径，进入相关路径。
3. 治疗反应不佳、疾病进展或复发需要选择其他治疗的患者退出路径，进入相关路径。

> **释义**
>
> ■ 微小变异：因为医院检验项目的及时性未保证，不能按照要求完成检查；因为节假日不能按照要求完成检查；患者不愿配合完成相应检查，短期不愿按照要求出院随诊。
>
> ■ 重大变异：因基础疾病需要进一步诊断和治疗；因各种原因需要其他治疗措施；医院与患者或家属发生医疗纠纷，患者要求离院或转院；不愿按照要求出院随诊而导致入院时间明显延长。

二、初治 Burkitt 淋巴瘤给药方案

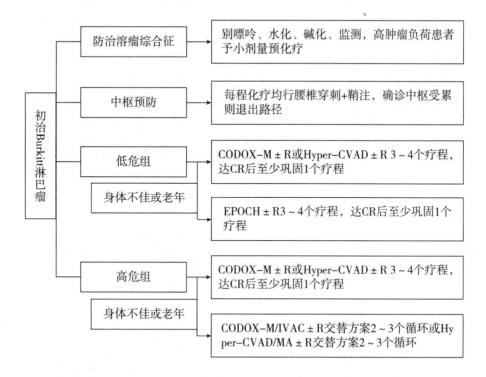

【用药选择】

1. 伯基特淋巴瘤患者需要强化且频繁的多药联合化疗，在其他 B 细胞淋巴瘤中最常用的 CHOP±R 方案已被证实对于 BL 患者强度不足，复发率高。目前成人中较为成熟的针对 BL 的化疗方案主要有三种：①CODOX-M+R 的强化、短程联合化疗；②借鉴急性淋巴细胞白血病的方案如 Hyper-CVAD±R；③EPOCH±R 方案。EPOCH±R 方案强度相对较低，比较适宜那些可能无法耐受更强方案的患者（例如身体状况较差或老年患者）。不过该方案对中枢神经系统的预防作用较弱，有必要联合较为频繁的腰椎穿刺+鞘注治疗。

2. CODOX-M/IVAC 方案：也称 Magrath 方案，是最常用于 BL 的化疗方案之一。目前一般采用根据危险度进行治疗选择：低危患者采用 CODOX-M 治疗，高危患者采用 CODOX-M/IVAC 交替方案（经济条件许可，可考虑联合利妥昔单抗），该方案中的甲氨蝶呤和阿糖胞苷均有较好的穿透血脑屏障的能力。CODOX-M/IVAC 方案毒性大，几乎所有患者都需要住院以及血制品支持。根据文献报道，采用此种方案，低危患者的 2 年生存率为 82%，高危患者的 2 年生存率为 70%。

3. 相比于 CODOX-M/IVAC 方案，Hyper-CVAD/MA 方案在伯基特淋巴瘤中的使用相对较少。有文献报道，此类方案（联合利妥昔单抗）能够使 86% 的 BL 患者达到完全缓解，3 年的总生存率为 89%。

4. EPOCH±R 的经验主要来自于 AIDS 相关的伯基特淋巴瘤患者，相对于 CODOX-M/IVAC 以及 Hyper-CVAD/MA 方案，该方案毒性较低，适宜于脆性人群，但因为该方案所用药物均无法穿透血脑屏障，故需要配合每疗程两次的鞘注治疗。

【药学提示】

1. CODOX-M/IVAC 交替方案毒性较大，根据报道：严重（3/4 级）不良反应常见，包括中性

粒细胞减少（100%）、血小板减少（66%）和黏膜炎（42%）等。由于伯基特淋巴瘤进展迅速，很难给患者留出足够的时间进行生育力保留咨询，且后续强化疗方案可能对患者生育能力产生严重损伤，故仅有较少患者在治疗结束后能够保持生育力并成功妊娠。

2. 作为借鉴自急性淋巴细胞白血病的方案，Hyper-CVAD 为基础的方案也有较大的毒性，文献中高达 45% 的患者在首个周期的化疗中出现了中性粒细胞减少伴发热（而在 EPOCH 为基础的方案中，该比例大约为 22%）。

【注意事项】

1. 大剂量氨甲蝶呤（HD-MTX）可引起包括胃肠道反应、肝毒性、肾毒性、血液学毒性、肺毒性、神经毒性、皮肤毒性等在内的多种不良反应。因此，在使用 HD-MTX 时，需要充分水化、碱化并密切监测（MTX 浓度、肾功能等）。小剂量 MTX 不具有肾毒性，但大剂量 MTX 一方面可在肾小管中沉淀并导致肾损伤，另一方面会引起肾小球滤过率的一过性下降。虽然绝大多数情况下，HD-MTX 所致的肾功能损伤是可逆的，但在少数患者中，MTX 引起肾功能障碍后，会进一步影响 MTX 的清除，导致药物排泄减少/血药浓度增加，从而引起严重的全身毒性，甚至死亡。

2. CD20 抗原在大多数伯基特淋巴瘤中表达，在细胞毒化疗基础上加用利妥昔单抗已被多项临床试验证实可以在不增加毒性的基础上改善患者的预后。不过在首程化疗中，为了减少肿瘤溶解综合征的可能性，可考虑暂缓加用该药。

三、推荐表单

（一）医师表单

初治伯基特淋巴瘤临床路径医师表单

适用对象：第一诊断为初治伯基特淋巴瘤（ICD-10：C83.701，M9687/3）
拟行诱导化疗

患者姓名：	性别： 年龄： 门诊号：	住院号：
住院日期： 年 月 日	出院日期： 年 月 日	标准住院日：30 天内

时间	住院第 1 天	住院第 2~5 天
主要诊疗工作	□ 询问病史及体格检查 □ 完成病历书写 □ 开实验室检查单 □ 根据血象及凝血功能决定是否成分输血 □ 对症处理相关并发症向家属告知病重或病危并签署病重或病危通知书（必要时） □ 患者家属签署骨髓穿刺同意书、腰椎穿刺同意书、输血知情同意书、静脉插管同意书（必要时）	□ 上级医师查房 □ 完成入院检查 □ 淋巴组织活检（常规病理、免疫病理、FISH） □ 骨髓穿刺（骨髓形态学、骨髓活检、免疫分型、染色体检测） □ 根据血象及凝血功能决定是否成分输血 □ 对症处理相关并发症 □ 完成必要的相关科室会诊 □ 完成上级医师查房记录等病历书写 □ 确定化疗方案和日期
重点医嘱	**长期医嘱：** □ 血液病护理常规 □ 饮食 □ 抗菌药物（必要时） □ 补液治疗（水化、碱化） □ 别嘌呤醇（可选） □ 其他医嘱 **临时医嘱：** □ 血常规、尿常规、大便常规 □ 肝肾功能、LDH、电解质、血型、凝血功能、输血前检查、免疫球蛋白、血 β_2 微球蛋白 □ 病毒学检测：EBV，HBV-DNA，HCV-RNA（必要时） □ 影像学检查：颈、胸、腹、盆腔 CT，心电图、腹部 B 超，超声心动图（视患者情况而定），MRI（必要时），有条件时全身 PET-CT 检查代替普通 CT □ 病原微生物培养（必要时） □ 输血医嘱（必要时） □ 白细胞单采（必要时） □ 泼尼松（必要时） □ CTX（必要时） □ 其他医嘱	**长期医嘱：** □ 患者既往基础用药 □ 抗菌药物（必要时） □ 补液治疗（水化、碱化） □ 别嘌呤醇（可选） □ 其他医嘱 **临时医嘱：** □ 骨髓穿刺 □ 骨髓形态学、骨髓活检、免疫分型、染色体检测 □ 淋巴组织活检 □ 淋巴组织常规病理、免疫病理、FISH □ 腰椎穿刺、鞘注（可疑 CNS 侵犯时） □ 脑脊液常规、生化、流式细胞检测（有条件时） □ 输血医嘱（必要时） □ 白细胞单采（必要时） □ 泼尼松（必要时） □ CTX（必要时） □ 静脉插管术（条件允许时） □ 其他医嘱
病情变异记录	□ 无 □ 有，原因： 1. 2.	□ 无 □ 有，原因： 1. 2.
医师签名		

时间	住院第 6~19 天	住院第 20~29 天	住院第 30 天（出院日）
主要诊疗工作	□ 患者家属签署化疗知情同意书 □ 上级医师查房，制订化疗方案 □ 住院医师完成病程记录 □ 化疗 □ 重要脏器功能保护 □ 止吐	□ 上级医师查房，注意病情变化 □ 住院医师完成常规病历书写 □ 复查血常规、电解质 □ 注意观察体温、血压、体重等 □ 成分输血、抗感染等支持治疗（必要时） □ 造血生长因子（必要时）	□ 上级医师查房，确定有无并发症情况，明确是否出院 □ 完成出院记录、病案首页、出院证明书等 □ 向患者交代出院后的注意事项，如返院复诊的时间、地点、发生紧急情况时的处理等
重点医嘱	**长期医嘱：化疗医嘱（以下方案选一）** □ 低危组患者可选择的方案：CODOX-M±R，Hyper CVAD±R，EPOCH±R □ 高危组患者可选择的方案：CODOX-M±R，Hyper CVAD±R，EPOCH±R □ 高肿瘤负荷者先给予预治疗 □ 别嘌呤醇 0.1g，tid，po □ 补液治疗（碱化、水化） □ 记出入量，监测体重 □ 止吐、保肝、抑酸、抗感染等医嘱 □ 其他医嘱 **临时医嘱：** □ 输血医嘱（必要时） □ 心电监护（必要时） □ 根据需要复查血常规、肝肾功能、电解质、凝血功能 □ 腰椎穿刺、鞘注 □ 脑脊液常规、生化、细胞形态（有条件时） □ 影像学检查（必要时） □ 血培养（高热时） □ 病原微生物培养（必要时） □ 静脉插管护理、换药 □ 其他医嘱	**长期医嘱：** □ 洁净饮食 □ 抗感染等支持治疗 □ 其他医嘱 **临时医嘱：** □ 血常规、尿常规、大便常规 □ 肝肾功能、电解质 □ 输血医嘱（必要时） □ G-CSF 5μg/（kg·d）（必要时） □ 影像学检查（必要时） □ 血培养（高热时） □ 病原微生物培养（必要时） □ 静脉插管维护、换药 □ 其他医嘱	**出院医嘱：** □ 出院带药 □ 出院后注意事项 □ 监测血常规、肝肾功能、电解质等 □ 下次返院化疗时间
病情变异记录	□ 无 □ 有，原因： 1. 2.	□ 无 □ 有，原因： 1. 2.	□ 无 □ 有，原因： 1. 2.
护士签名			
医师签名			

（二）护士表单

初治伯基特淋巴瘤临床路径护士表单

适用对象：第一诊断为初治伯基特淋巴瘤（ICD-10：C83.701，M9687/3）
　　　　　拟行诱导化疗

患者姓名：	性别：　　年龄：　　门诊号：	住院号：
住院日期：　　　年　月　日	出院日期：　　　年　月　日	标准住院日：30 天内

时间	住院第 1 天	住院第 2~5 天
健康宣教	□ 介绍病区环境、制度、主任、护士长、主管医师、责任护士 □ 贵重物品妥善保管 □ 介绍病房设施及其使用方法	□ 主管护士与患者沟通，了解并指导心理应对 □ 宣教疾病知识、用药知识及特殊检查操作过程 □ 告知检查及操作前后饮食、活动及探视注意事项及应对方式
护理处置	□ 监测生命体征，及时处理，入院护理评估 □ 核对患者姓名，佩戴腕带 □ 建立入院护理病历 □ 卫生处置：修剪指〔趾〕甲，剃胡须、沐浴，更换清洁衣物	□ 密切观察病情变化，发现问题及时通知医师，遵医嘱给予对症处理 □ 协助医师完成各项检查化验
基础护理	□ 二级护理 □ 晨晚间护理 □ 患者安全管理	□ 二级护理 □ 晨晚间护理 □ 患者安全管理
专科护理	□ 护理查体 □ 记录体重、24 小时尿量 □ 需要时填写跌倒及压疮防范表 □ 需要时请家属陪护 □ 心理护理	□ 遵医嘱完成相关检查 □ 监测生命体征 □ 心理护理 □ 遵医嘱正确给药 □ 密切观察各种药物作用和不良反应
重点医嘱	□ 详见医嘱执行单	□ 详见医嘱执行单
病情变异记录	□ 无　□ 有，原因： 1. 2.	□ 无　□ 有，原因： 1. 2.
护士签名		

时间	住院第 6~19 天	住院第 20~29 天	住院第 30 天 （出院日）
健康宣教	□ 主管护士与患者沟通，了解 　并指导心理应对 □ 宣教疾病知识、用药知识及 　特殊检查操作过程 □ 告知检查及操作前后饮食、 　活动及探视注意事项及应对 　方式	□ 主管护士与患者沟通，了解 　并指导心理应对 □ 宣教疾病知识、用药知识及 　特殊检查操作过程 □ 告知检查及操作前后饮食、 　活动及探视注意事项及应对 　方式	□ 康复和锻炼 □ 定时复查 □ 出院带药服用方法 □ 饮食休息等注意事项指导 □ 讲解增强体质的方法，减 　少感染的机会
护理处置	□ 保证静脉通畅，无外渗 □ 密切观察病情变化，发现问 　题及时通知医师，遵医嘱给 　予对症处理 □ 遵医嘱正确使用化疗药物 □ 协助医师完成各项检查化验	□ 保证静脉通畅，无外渗 □ 密切观察病情变化，发现问 　题及时通知医师，遵医嘱给 　予对症处理 □ 遵医嘱正确使用化疗药物 □ 协助医师完成各项检查化验	□ 办理出院手续 □ 书写出院小结
基础护理	□ 二级护理 □ 晨晚间护理 □ 患者安全管理	□ 二级护理 □ 晨晚间护理 □ 患者安全管理	□ 二级护理 □ 晨晚间护理 □ 患者安全管理
专科护理	□ 遵医嘱完成相关检查 □ 监测生命体征 □ 心理与生活护理 □ 遵医嘱正确给药 □ 密切观察各种药物作用和不 　良反应 □ 嘱患者多饮水	□ 遵医嘱完成相关检查 □ 监测生命体征 □ 心理与生活护理 □ 遵医嘱正确给药 □ 密切观察各种药物作用和不 　良反应 □ 嘱患者多饮水	□ 病情观察：评估患者生命 　体征 □ 心理护理
重点医嘱	□ 详见医嘱执行单	□ 详见医嘱执行单	□ 详见医嘱执行单
病情变异记录	□ 无　□ 有，原因： 1. 2.	□ 无　□ 有，原因： 1. 2.	□ 无　□ 有，原因： 1. 2.
护士签名			

（三）患者表单

初治伯基特淋巴瘤临床路径患者表单

适用对象：第一诊断为初治伯基特淋巴瘤（ICD-10：C83.701，M9687/3）
拟行诱导化疗

患者姓名：	性别：　　年龄：　　门诊号：	住院号：
住院日期：　　年　月　日	出院日期：　　年　月　日	标准住院日：30 天内

时间	住院第 1 天	住院第 2~5 天
医患配合	□ 配合询问病史、收集资料，请务必详细告知既往史、用药史、过敏史 □ 配合进行体格检查 □ 有任何不适告知医师 □ 配合完善相关检查，如采血、留尿、CT、心电图等	□ 配合完善相关检查，如骨髓穿刺、活检等 □ 必要时接受静脉插管等 □ 医师向患者及家属介绍病情，如有异常检查结果需进一步检查 □ 配合用药及治疗 □ 有任何不适告知医师
护患配合	□ 配合测量体温、脉搏、呼吸、血压、血氧饱和度、体重 □ 配合完成入院护理评估单（简单询问病史、过敏史、用药史） □ 接受入院宣教（环境介绍、病室规定、订餐制度、贵重物品保管等） □ 有任何不适告知护士	□ 配合测量体温、脉搏、呼吸，询问每日二便情况 □ 接受相关检查宣教，正确留取标本，配合检查 □ 有任何不适告知护士 □ 接受输液、服药治疗 □ 注意活动安全，避免坠床或跌倒 □ 配合执行探视及陪护 □ 接受疾病及用药等相关知识指导
饮食	□ 普通饮食 □ 可根据病情调整	□ 普通饮食 □ 可根据病情调整
排泄	□ 正常排尿便	□ 正常排尿便
活动	□ 适量活动	□ 适量活动

时间	住院第 6~19 天	住院第 20~29 天	住院第 30 天 （出院日）
医患配合	□ 配合完善相关检查，如采血、留尿等 □ 医师向患者及家属介绍病情，如有异常检查结果需进一步检查 □ 配合用药及治疗 □ 配合医师调整用药 □ 有任何不适告知医师	□ 配合完善相关检查，如采血、留尿等 □ 医师向患者及家属介绍病情，如有异常检查结果需进一步检查 □ 配合用药及治疗 □ 配合医师调整用药 □ 有任何不适告知医师	□ 接受出院前指导 □ 知道复查程序 □ 获取出院诊断书
护患配合	□ 配合测量体温、脉搏、呼吸，询问每日二便情况 □ 接受相关检查宣教，正确留取标本，配合检查 □ 有任何不适告知护士 □ 接受输液、服药治疗 □ 注意活动安全，避免坠床或跌倒 □ 配合执行探视及陪护 □ 接受疾病及用药等相关知识指导	□ 配合测量体温、脉搏、呼吸，询问每日二便情况 □ 接受相关检查宣教，正确留取标本，配合检查 □ 有任何不适告知护士 □ 接受输液、服药治疗 □ 注意活动安全，避免坠床或跌倒 □ 配合执行探视及陪护 □ 接受疾病及用药等相关知识指导	□ 接受出院宣教 □ 办理出院手续 □ 获取出院带药 □ 知道服药方法、作用、注意事项 □ 知道复印病历方法
饮食	□ 普通饮食 □ 多饮水 □ 可根据病情调整	□ 普通饮食 □ 多饮水 □ 可根据病情调整	□ 普通饮食 □ 可根据病情调整
排泄	□ 正常排尿便	□ 正常排尿便	□ 正常排尿便
活动	□ 适量活动	□ 适量活动	□ 适量活动

附：原表单（2016 年版）

初治伯基特淋巴瘤临床路径表单

适用对象：第一诊断为初治伯基特淋巴瘤（ICD-10：C83. 701，M9687/3）

拟行诱导化疗

| 患者姓名： | 性别： | 年龄： | 门诊号： | 住院号： |
| 住院日期： | 年 月 日 | 出院日期： | 年 月 日 | 标准住院日：30 天内 |

时间	住院第 1 天	住院第 2~5 天
主要诊疗工作	□ 询问病史及体格检查 □ 完成病历书写 □ 开实验室检查单 □ 根据血象及凝血功能决定是否成分输血 □ 对症处理相关并发症，向家属告知病重或病危，并签署病重或病危通知书（必要时） □ 患者家属签署骨髓穿刺同意书、腰椎穿刺同意书、输血知情同意书、静脉插管同意书（必要时）	□ 上级医师查房 □ 完成入院检查 □ 淋巴组织活检（常规病理、免疫病理、FISH） □ 骨髓穿刺（骨髓形态学、骨髓活检、免疫分型、染色体检测） □ 根据血象及凝血功能决定是否成分输血 □ 对症处理相关并发症 □ 完成必要的相关科室会诊 □ 完成上级医师查房记录等病历书写 □ 确定化疗方案和日期
重要医嘱	**长期医嘱：** □ 血液病护理常规 □ 饮食 □ 抗菌药物（必要时） □ 补液治疗（水化、碱化） □ 别嘌呤醇（可选） □ 其他医嘱 **临时医嘱：** □ 血常规、尿常规、大便常规 □ 肝肾功能、LDH、电解质、血型、凝血功能、输血前检查、免疫球蛋白、血 β_2 微球蛋白 □ 病毒学检测：EBV，HBV-DNA，HCV-RNA（必要时） □ 影像学检查：颈、胸、腹、盆腔 CT，心电图、腹部 B 超，超声心动图（视患者情况而定），MRI（必要时），有条件时全身 PET-CT 检查代替普通 CT □ 病原微生物培养（必要时） □ 输血医嘱（必要时） □ 白细胞单采（必要时） □ 泼尼松（必要时） □ CTX（必要时） □ 其他医嘱	**长期医嘱：** □ 患者既往基础用药 □ 抗菌药物（必要时） □ 补液治疗（水化、碱化） □ 别嘌呤醇（可选） □ 其他医嘱 **临时医嘱：** □ 骨髓穿刺 □ 骨髓形态学、骨髓活检、免疫分型、染色体检测 □ 淋巴组织活检 □ 淋巴组织常规病理、免疫病理、FISH □ 腰椎穿刺、鞘注（可疑 CNS 侵犯时） □ 脑脊液常规、生化、流式细胞检测（有条件时） □ 输血医嘱（必要时） □ 白细胞单采（必要时） □ 泼尼松（必要时） □ CTX（必要时） □ 静脉插管术（条件允许时） □ 其他医嘱

续 表

时间	住院第 1 天	住院第 2~5 天
主要 护理 工作	□ 介绍病房环境、设施和设备 □ 入院护理评估	□ 宣教（血液病知识）
病情 变异 记录	□ 无 □ 有，原因： 1. 2.	□ 无 □ 有，原因： 1. 2.
护士 签名		
医师 签名		

时间	住院第 6~19 天	住院第 20~29 天
主要诊疗工作	□ 患者家属签署化疗知情同意书 □ 上级医师查房，制订化疗方案 □ 住院医师完成病程记录 □ 化疗 □ 重要脏器功能保护 □ 止吐	□ 上级医师查房，注意病情变化 □ 住院医师完成常规病历书写 □ 复查血常规、电解质 □ 注意观察体温、血压、体重等 □ 成分输血、抗感染等支持治疗（必要时） □ 造血生长因子（必要时）
重要医嘱	**长期医嘱**：化疗医嘱（以下方案选一） □ 低危组患者可选择的方案：CODOX-M ± R，HyperCVAD±R，EPOCH±R □ 高危组患者可选择的方案：CODOX-M ± R，HyperCVAD±R，EPOCH±R □ 高肿瘤负荷者先给予预治疗 □ 别嘌呤醇 0.1g，tid，po □ 补液治疗（碱化、水化） □ 记出入量，监测体重 □ 止吐、保肝、抑酸、抗感染等医嘱 □ 其他医嘱 **临时医嘱**： □ 输血医嘱（必要时） □ 心电监护（必要时） □ 根据需要复查血常规、肝肾功能、电解质、凝血功能 □ 腰椎穿刺、鞘注 □ 脑脊液常规、生化、细胞形态（有条件时） □ 影像学检查（必要时） □ 血培养（高热时） □ 病原微生物培养（必要时） □ 静脉插管护理、换药 □ 其他医嘱	**长期医嘱**： □ 洁净饮食 □ 抗感染等支持治疗 □ 其他医嘱 **临时医嘱**： □ 血常规、尿常规、大便常规 □ 肝肾功能、电解质 □ 输血医嘱（必要时） □ G-CSF 5μg/（kg·d）（必要时） □ 影像学检查（必要时） □ 血培养（高热时） □ 病原微生物培养（必要时） □ 静脉插管维护、换药 □ 其他医嘱
主要护理工作	□ 观察患者病情变化 □ 心理与生活护理 □ 化疗期间嘱患者多饮水，保持大便通畅	□ 观察患者情况 □ 心理与生活护理
病情变异记录	□ 无 □ 有，原因： 1. 2.	□ 无 □ 有，原因： 1. 2.
护士签名		
医师签名		

时间	住院第 30 天 （出院日）
主要 诊疗 工作	□ 上级医师查房，确定有无并发症情况，明确是否出院 □ 完成出院记录、病案首页、出院证明书等 □ 向患者交代出院后的注意事项，如返院复诊的时间、地点、发生紧急情况时的处理等
重 要 医 嘱	出院医嘱： □ 出院带药 □ 出院后注意事项 □ 监测血常规、肝肾功能、电解质等 □ 下次返院化疗时间
主要 护理 工作	□ 指导患者办理出院手续
病情 变异 记录	□ 无　□ 有，原因： 1. 2.
护士 签名	
医师 签名	

第二节　治疗有效的伯基特淋巴瘤临床路径释义

一、治疗有效的伯基特淋巴瘤临床路径标准住院流程

（一）标准住院日 21 天内

> **释义**
>
> ■ 如果患者条件允许，住院时间可以低于上述住院天数。

（二）进入路径标准

1. 第一诊断必须符合伯基特淋巴瘤疾病编码（ICD-10：C83.701，M9687/3）。

2. 前期化疗有效。

3. 当患者同时具有其他疾病诊断时，但在住院期间不需要特殊处理，也不影响第一诊断的临床路径流程实施时，可以进入路径。

> **释义**
>
> ■ 患者同时具有其他疾病影响第一诊断的临床路径流程实施时均不适合进入临床路径。
>
> ■ 本临床路径仅纳入新诊断、初治的伯基特淋巴瘤患者。

（三）完善入院常规检查

2 天（指工作日）。

1. 必需的检查项目：

（1）血常规、尿常规、大便常规。

（2）肝肾功能、电解质、凝血功能、血型、输血前检查。

（3）心电图、腹部 B 超、全身 CT（每 2 疗程）、心脏超声（采用蒽环类药物化疗患者需定期复查）。

2. 发热或疑有某系统感染者可选择：病原微生物培养、影像学检查。

3. 骨髓涂片检查或（及）活检（必要时）、微小残留病检测。

4. 患者及家属签署以下同意书：化疗知情同意书、骨髓穿刺同意书、腰椎穿刺及鞘内注射同意书、输血知情同意书、静脉插管知情同意书。

> **释义**
>
> ■ 部分检查可以在门诊完成。
>
> ■ 若检查提示中枢神经系统（CNS）受累，则退出本路径。

（四）化疗开始时间

入院第 3 天内。

（五）化疗方案

1. 低危组患者可继续原方案化疗，可选择的方案：CODOX-M±R，EPOCH±R。
2. 高危组患者可采用 A/B 交替的方案化疗，可选择的方案：

   IVAC±R，CODOX-M±R，MA±R，HyperCVAD±R，EPOCH±R。
3. 中枢神经系统侵犯的防治：

采用 CODOX-M/IVAC±R 方案的患者，按照方案设计给予腰椎穿刺、鞘注。

采用 HyperCVAD/MA±R，EPOCH±R 方案的患者，每疗程行鞘注 1~2 次。

> **释义**
>
> ■ 见治疗方案选择以及初治伯基特淋巴瘤临床路径释义。

（六）化疗后恢复期复查的检查项目

1. 血常规、肝肾功能、电解质。
2. 脏器功能评估。

> **释义**
>
> ■ 针对伯基特淋巴瘤的化疗方案强度大、毒性强，治疗期间需监测。

（七）化疗中及化疗后治疗

1. 感染防治：发热患者建议立即进行病原微生物培养并使用抗菌药物，可选用头孢菌素类（或青霉素类）抗炎治疗；3 天后发热不缓解者，可考虑更换碳青霉烯类和（或）糖肽类和（或）抗真菌药物治疗；有明确脏器感染的患者，应根据感染部位及病原微生物培养结果选用相应抗菌药物。
2. 防治脏器功能损伤：止吐、保肝、水化、碱化、抑酸等。
3. 成分输血：适用于 Hb<70g/L，PLT<20×10^9/L 或有活动性出血的患者，分别输浓缩红细胞、单采或多采血小板，有心脏基础疾病患者可放宽输红细胞指征。
4. 造血生长因子：化疗后中性粒细胞绝对值（ANC）≤1.5×10^9/L，可使用粒细胞集落刺激因子（G-CSF）5μg/(kg·d)。

> **释义**
>
> ■ 在对发热患者的抗菌药物选择方面，需要结合患者的中性粒细胞水平以及可疑的感染部位综合决定。对于中性粒细胞缺乏（<0.5×10^9/L）患者的抗菌药物选择，可以参照《粒细胞缺乏伴发热的诊疗指南》（J Clin Oncol，2013，31：794），对于高危患者（例如预期粒细胞缺乏时间>7 天，发热时正在住院患者等），初始抗菌药物选择需要考虑使用具有抗铜绿假单胞菌活性的 β 内酰胺类抗菌药物（静脉制剂）（例如头孢他啶、头孢吡肟、美罗培南、亚胺培南、哌拉西林-他唑巴坦等）

（八）出院标准

1. 一般情况良好。
2. 没有需要住院处理的并发症和（或）合并症。

> **释义**
>
> ■ 治疗后病情稳定，且无严重不良反应。

（九）变异及原因分析

1. 治疗前、中、后有感染、贫血、出血及其他合并症者，需进行相关的诊断和治疗，可能延长住院时间并致费用增加。
2. 若腰椎穿刺后脑脊液检查示存在 CNS 侵犯，退出此路径，进入相关路径。
3. 治疗反应不佳、疾病进展或复发需要选择其他治疗的患者退出路径，进入相关路径。

> **释义**
>
> ■ 微小变异：因为医院检验项目的及时性未保证，不能按照要求完成检查；因为节假日不能按照要求完成检查；患者不愿配合完成相应检查，短期不愿按照要求出院随诊。
>
> ■ 重大变异：因基础疾病需要进一步诊断和治疗；因各种原因需要其他治疗措施；医院与患者或家属发生医疗纠纷，患者要求离院或转院；不愿按照要求出院随诊而导致入院时间明显延长。

二、治疗有效的 Burkitt 淋巴瘤给药方案

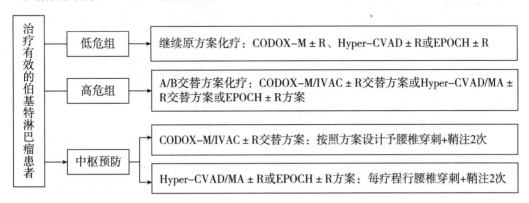

【用药选择】

参见"初治 Burkitt 淋巴瘤临床路径释义"。

【药学提示】

参见"初治 Burkitt 淋巴瘤临床路径释义"。

【注意事项】

参见"初治 Burkitt 淋巴瘤临床路径释义"。

三、推荐表单

（一）医师表单

治疗有效的伯基特淋巴瘤临床路径医师表单

适用对象：第一诊断为治疗有效的伯基特淋巴瘤（ICD-10：C83.701，M9687/3）
拟行巩固化疗

患者姓名：	性别： 年龄： 门诊号：	住院号：
住院日期： 年 月 日	出院日期： 年 月 日	标准住院日：21 天内

时间	住院第 1 天	住院第 2~5 天
主要诊疗工作	□ 询问病史及体格检查 □ 完成病历书写 □ 开实验室检查单 □ 上级医师查房与化疗前评估 □ 患者家属签署输血同意书、骨髓穿刺同意书、腰椎穿刺同意书、化疗同意书、静脉插管同意书	□ 上级医师查房 □ 完成入院检查 □ 骨髓穿刺，骨髓活检（必要时） □ 腰椎穿刺+鞘内注射 □ 根据血象决定是否成分输血 □ 依据病情对症治疗 □ 完成必要的相关科室会诊 □ 住院医师完成上级医师查房记录等病历书写 □ 确定化疗方案和日期
重点医嘱	长期医嘱： □ 血液病护理常规 □ 饮食 □ 抗菌药物（必要时） □ 其他医嘱 临时医嘱： □ 血常规、尿常规、大便常规 □ 肝肾功能、电解质、输血前检查、免疫球蛋白（必要时） □ 胸部 X 线平片，心电图、腹部 B 超、全身 CT（每 2 个疗程） □ 超声心动（采用蒽环类化疗者定期复查） □ 静脉插管术（有条件时） □ 病原微生物培养（必要时） □ 输血医嘱（必要时） □ 其他医嘱	长期医嘱： □ 患者既往基础用药 □ 抗菌药物（必要时） □ 其他医嘱 临时医嘱： □ 骨髓穿刺（必要时） □ 骨髓形态学、微小残留病检测（有条件时）、骨髓活检（必要时） □ 腰椎穿刺，鞘内注射 □ 脑脊液常规、生化、流式细胞检测（有条件时） □ 输血医嘱（必要时） □ 其他医嘱
病情变异记录	□ 无 □ 有，原因： 1. 2.	□ 无 □ 有，原因： 1. 2.
医师签名		

时间	住院第 3~18 天
主要诊疗工作	□ 上级医师查房，制订化疗方案 □ 患者家属签署化疗知情同意书 □ 化疗 □ 重要脏器功能保护 □ 止吐 □ 住院医师完成病程记录
重点医嘱	**长期医嘱：** □ 化疗医嘱 □ 低危组患者选择以下方案之一：CODOX-M±R，HyperCVAD±R，EPOCH±R □ 高危组患者选择以下方案之一：IVAC±R，MA±R，CODOX-M±R，HyperCVAD±R，EPOCH±R □ 补液治疗（水化、碱化） □ 止吐、保肝、抗感染等医嘱 □ 其他医嘱 **临时医嘱：** □ 输血医嘱（必要时） □ 心电监护（必要时） □ 血常规，肝肾功能，电解质 □ 血培养（高热时） □ 病原微生物培养（必要时） □ 静脉插管维护、换药 □ 其他医嘱
病情变异记录	□ 无 □ 有，原因： 1. 2.
护士签名	
医师签名	

时间	住院第 19~20 天	住院第 21 天 （出院日）
主要诊疗工作	□ 上级医师查房，注意病情变化 □ 住院医师完成常规病历书写 □ 复查血常规 □ 注意观察体温、血压、体重等 □ 成分输血、抗感染等支持治疗（必要时） □ 造血生长因子（必要时）	□ 上级医师查房，确定有无并发症情况，明确是否出院 □ 完成出院记录、病案首页、出院证明书等，向患者交代出院后的注意事项，如返院复诊的时间、地点，发生紧急情况时的处理等
重点医嘱	长期医嘱：（以下方案选一） □ 洁净饮食 □ 抗感染等支持治疗 □ 其他医嘱 临时医嘱： □ 血常规、尿常规、大便常规 □ 肝肾功能、电解质 □ 输血医嘱（必要时） □ G-CSF 5μg/（kg·d）（必要时） □ 影像学检查（必要时） □ 血培养（高热时） □ 病原微生物培养（必要时） □ 静脉插管护理、换药 □ 其他医嘱	出院医嘱： □ 出院带药 □ 出院后注意事项 □ 监测血常规、肝肾功能、电解质等 □ 下次返院化疗时间
病情变异记录	□ 无　□ 有，原因： 1. 2.	□ 无　□ 有，原因： 1. 2.
护士签名		
医师签名		

（二）护士表单

治疗有效的伯基特淋巴瘤临床路径护士表单

适用对象：第一诊断为治疗有效的伯基特淋巴瘤（ICD-10：C83.701，M9687/3）
拟行巩固化疗

患者姓名：	性别： 年龄： 门诊号：	住院号：
住院日期： 年 月 日	出院日期： 年 月 日	标准住院日：21 天内

时间	住院第 1 天	住院第 2 天
健康宣教	□ 介绍病区环境、制度、主任、护士长、主管医师、责任护士 □ 贵重物品妥善保管 □ 介绍病房设施及其使用方法	□ 主管护士与患者沟通，了解并指导心理应对 □ 宣教疾病知识、用药知识及特殊检查操作过程 □ 告知检查及操作前后饮食、活动及探视注意事项及应对方式
护理处置	□ 监测生命体征，及时处理，入院护理评估 □ 核对患者姓名，佩戴腕带 □ 建立入院护理病历 □ 卫生处置：修剪指（趾）甲，剃胡须、沐浴，更换清洁衣物	□ 密切观察病情变化，发现问题及时通知医师，遵医嘱给予对症处理 □ 协助医师完成各项检查
基础护理	□ 二级护理 □ 晨晚间护理 □ 患者安全管理	□ 二级护理 □ 晨晚间护理 □ 患者安全管理
专科护理	□ 护理查体 □ 记录体重、24 小时尿量 □ 需要时填写跌倒及压疮防范表 □ 需要时请家属陪护 □ 心理护理	□ 遵医嘱完成相关检查 □ 监测生命体征 □ 心理护理 □ 遵医嘱正确给药 □ 密切观察各种药物作用和不良反应
重点医嘱	□ 详见医嘱执行单	□ 详见医嘱执行单
病情变异记录	□ 无 □ 有，原因： 1. 2.	□ 无 □ 有，原因： 1. 2.
护士签名		

时间	住院第 3~18 天	住院第 19~20 天	住院第 21 天 （出院日）
健康宣教	□ 主管护士与患者沟通，了解并指导心理应对 □ 宣教疾病知识、用药知识及特殊检查操作过程 □ 告知检查及操作前后饮食、活动及探视注意事项及应对方式 □ 化疗期间嘱患者多饮水	□ 主管护士与患者沟通，了解并指导心理应对 □ 宣教疾病知识、用药知识及特殊检查操作过程 □ 告知检查及操作前后饮食、活动及探视注意事项及应对方式	□ 康复和锻炼 □ 定时复查 □ 出院带药服用方法 □ 饮食休息等注意事项指导 □ 讲解增强体质的方法，减少感染的机会
护理处置	□ 保证静脉通畅，无外渗 □ 密切观察病情变化，发现问题及时通知医师，遵医嘱给予对症处理 □ 遵医嘱正确使用化疗药物 □ 协助医师完成各项检查	□ 保证静脉通畅，无外渗 □ 密切观察病情变化，发现问题及时通知医师，遵医嘱给予对症处理 □ 遵医嘱正确使用化疗药物 □ 协助医师完成各项检查	□ 办理出院手续 □ 书写出院小结
基础护理	□ 二级护理 □ 晨晚间护理 □ 患者安全管理	□ 二级护理 □ 晨晚间护理 □ 患者安全管理	□ 二级护理 □ 晨晚间护理 □ 患者安全管理
专科护理	□ 遵医嘱完成相关检查 □ 监测生命体征 □ 心理与生活护理 □ 遵医嘱正确给药 □ 密切观察各种药物作用和不良反应 □ 化疗期间	□ 遵医嘱完成相关检查 □ 监测生命体征 □ 心理与生活护理 □ 遵医嘱正确给药 □ 密切观察各种药物作用和不良反应	□ 病情观察：评估患者生命体征 □ 心理护理
重点医嘱	□ 详见医嘱执行单	□ 详见医嘱执行单	□ 详见医嘱执行单
病情变异记录	□ 无 □ 有，原因： 1. 2.	□ 无 □ 有，原因： 1. 2.	□ 无 □ 有，原因： 1. 2.
护士签名			

（三）患者表单

治疗有效的伯基特淋巴瘤临床路径患者表单

适用对象：第一诊断为治疗有效的伯基特淋巴瘤（ICD-10：C83.701，M9687/3）
拟行巩固化疗

患者姓名：	性别：　　年龄：　　门诊号：　　住院号：		
住院日期：　　年　月　日	出院日期：　　年　月　日		标准住院日：21 天内

时间	住院第 1 天	住院第 2 天
医患配合	□ 配合询问病史、收集资料，请务必详细告知既往史、用药史、过敏史 □ 配合进行体格检查 □ 有任何不适告知医师 □ 配合完善相关检查，如采血、留尿、CT、心电图等	□ 配合完善相关检查，如骨髓穿刺、腰椎穿刺等 □ 医师向患者及家属介绍病情，如有异常检查结果需进一步检查 □ 配合用药及治疗 □ 有任何不适告知医师
护患配合	□ 配合测量体温、脉搏、呼吸、血压、血氧饱和度、体重 □ 配合完成入院护理评估单（简单询问病史、过敏史、用药史） □ 接受入院宣教（环境介绍、病室规定、订餐制度、贵重物品保管等） □ 有任何不适告知护士	□ 配合测量体温、脉搏、呼吸，询问每日二便情况 □ 接受相关检查宣教，正确留取标本，配合检查 □ 有任何不适告知护士 □ 接受输液、服药治疗 □ 注意活动安全，避免坠床或跌倒 □ 配合执行探视及陪护 □ 接受疾病及用药等相关知识指导
饮食	□ 普通饮食 □ 可根据病情调整	□ 普通饮食 □ 可根据病情调整
排泄	□ 正常排尿便	□ 正常排尿便
活动	□ 适量活动	□ 适量活动

时间	住院第 3~18 天	住院第 19~20 天	住院第 21 天 （出院日）
医患配合	□ 配合完善相关检查，如采血、留尿等 □ 医师向患者及家属介绍病情，如有异常检查结果需进一步检查 □ 配合用药及治疗 □ 配合医师调整用药 □ 有任何不适告知医师	□ 配合完善相关检查，如采血、留尿等 □ 医师向患者及家属介绍病情，如有异常检查结果需进一步检查 □ 配合用药及治疗 □ 配合医师调整用药 □ 有任何不适告知医师	□ 接受出院前指导 □ 知道复查程序 □ 获取出院诊断书
护患配合	□ 配合测量体温、脉搏、呼吸，询问每日二便情况 □ 接受相关检查宣教，正确留取标本，配合检查 □ 有任何不适告知护士 □ 接受输液、服药治疗 □ 注意活动安全，避免坠床或跌倒 □ 配合执行探视及陪护 □ 接受疾病及用药等相关知识指导	□ 配合测量体温、脉搏、呼吸，询问每日二便情况 □ 接受相关检查宣教，正确留取标本，配合检查 □ 有任何不适告知护士 □ 接受输液、服药治疗 □ 注意活动安全，避免坠床或跌倒 □ 配合执行探视及陪护 □ 接受疾病及用药等相关知识指导	□ 接受出院宣教 □ 办理出院手续 □ 获取出院带药 □ 知道服药方法、作用、注意事项 □ 知道复印病历方法
饮食	□ 普通饮食 □ 多饮水 □ 可根据病情调整	□ 普通饮食 □ 多饮水 □ 可根据病情调整	□ 普通饮食 □ 可根据病情调整
排泄	□ 正常排尿便	□ 正常排尿便	□ 正常排尿便
活动	□ 适量活动	□ 适量活动	□ 适量活动

附：原表单（2016 年版）

治疗有效的伯基特淋巴瘤临床路径表单

适用对象：第一诊断为治疗有效的伯基特淋巴瘤（ICD-10：C83.701，M9687/3）
拟行巩固化疗

| 患者姓名： | 性别： | 年龄： | 门诊号： | 住院号： |

| 住院日期：　年　月　日 | 出院日期：　年　月　日 | 标准住院日：21 天内 |

时间	住院第 1 天	住院第 2 天
主要诊疗工作	□ 询问病史及体格检查 □ 完成病历书写 □ 开实验室检查单 □ 上级医师查房与化疗前评估 □ 患者家属签署输血同意书、骨髓穿刺同意书、腰椎穿刺同意书、化疗同意书、静脉插管同意书	□ 上级医师查房 □ 完成入院检查 □ 骨髓穿刺，骨髓活检（必要时） □ 腰椎穿刺+鞘内注射 □ 根据血象决定是否成分输血 □ 依据病情对症治疗 □ 完成必要的相关科室会诊 □ 住院医师完成上级医师查房记录等病历书写 □ 确定化疗方案和日期
重要医嘱	**长期医嘱：** □ 血液病护理常规 □ 饮食 □ 抗菌药物（必要时） □ 其他医嘱 **临时医嘱：** □ 血常规、尿常规、大便常规 □ 肝肾功能、电解质、输血前检查、免疫球蛋白（必要时） □ 胸部 X 线平片，心电图、腹部 B 超、全身 CT（每 2 个疗程） □ 超声心动（采用蒽环类化疗者定期复查） □ 静脉插管术（有条件时） □ 病原微生物培养（必要时） □ 输血医嘱（必要时） □ 其他医嘱	**长期医嘱：** □ 患者既往基础用药 □ 抗菌药物（必要时） □ 其他医嘱 **临时医嘱：** □ 骨髓穿刺（必要时） □ 骨髓形态学、微小残留病检测（有条件时）、骨髓活检（必要时） □ 腰椎穿刺，鞘内注射 □ 脑脊液常规、生化、流式细胞检测（有条件时） □ 输血医嘱（必要时） □ 其他医嘱
主要护理工作	□ 介绍病房环境、设施和设备 □ 入院护理评估	□ 宣教（血液病知识）
病情变异记录	□ 无　□ 有，原因： 1. 2.	□ 无　□ 有，原因： 1. 2.
护士签名		
医师签名		

时间	住院第 3~18 天
主要诊疗工作	□ 上级医师查房，制订化疗方案 □ 患者家属签署化疗知情同意书 □ 化疗 □ 重要脏器功能保护 □ 止吐 □ 住院医师完成病程记录
重要医嘱	**长期医嘱：** □ 化疗医嘱 　　低危组患者选择以下方案之一：CODOX-M±R，HyperCVAD±R，EPOCH±R 　　高危组患者选择以下方案之一：IVAC±R，MA±R，CODOX-M±R，HyperCVAD±R，EPOCH±R □ 补液治疗（水化、碱化） □ 止吐、保肝、抗感染等医嘱 □ 其他医嘱 **临时医嘱：** □ 输血医嘱（必要时） □ 心电监护（必要时） □ 血常规，肝肾功能，电解质 □ 血培养（高热时） □ 病原微生物培养（必要时） □ 静脉插管维护、换药 □ 其他医嘱
主要护理工作	□ 观察患者病情变化 □ 心理与生活护理 □ 化疗期间嘱患者多饮水
病情变异记录	□ 无　□ 有，原因： 1. 2.
护士签名	
医师签名	

时间	住院第 19~20 天	住院第 19~21 天 （出院日）
主要诊疗工作	□ 上级医师查房，注意病情变化 □ 住院医师完成常规病历书写 □ 复查血常规 □ 注意观察体温、血压、体重等 □ 成分输血、抗感染等支持治疗（必要时） □ 造血生长因子（必要时）	□ 上级医师查房，确定有无并发症情况，明确是否出院 □ 完成出院记录、病案首页、出院证明书等，向患者交代出院后的注意事项，如返院复诊的时间、地点，发生紧急情况时的处理等
重要医嘱	**长期医嘱：** □ 洁净饮食 □ 抗感染等支持治疗 □ 其他医嘱 **临时医嘱：** □ 血常规、尿常规、大便常规 □ 肝肾功能、电解质 □ 输血医嘱（必要时） □ G-CSF 5μg/（kg·d）（必要时） □ 影像学检查（必要时） □ 血培养（高热时） □ 病原微生物培养（必要时） □ 静脉插管护理、换药 □ 其他医嘱	**出院医嘱：** □ 出院带药 □ 出院后注意事项 □ 监测血常规、肝肾功能、电解质等 □ 下次返院化疗时间
主要护理工作	□ 观察患者情况 □ 心理与生活护理 □ 化疗期间嘱患者多饮水	□ 指导患者办理出院手续
病情变异记录	□ 无 □ 有，原因： 1. 2.	□ 无 □ 有，原因： 1. 2.
护士签名		
医师签名		

第四十五章

皮肤恶性黑色素瘤临床路径释义

一、皮肤恶性黑素瘤编码

1. 卫计委原编码

疾病名称及编码：皮肤恶性黑素瘤（ICD-10：C43）

2. 修改编码

疾病名称及编码：皮肤恶性黑素瘤（ICD-10：C43 不包括 C43.1）

手术操作名称及编码：皮肤病损扩大切除术（ICD-9-CM-3：86.4）

唇病损广泛切除术（ICD-9-CM-3：27.42）

外耳病损根治性切除术（ICD-9-CM-3：18.31）

根治性外阴切除术（ICD-9-CM-3：71.5）

二、临床路径检索方法

C43（不包括 C43.1）伴（86.4/27.42/18.31/71.5）

三、皮肤恶性黑素瘤临床路径标准

（一）适用对象

第一诊断为皮肤恶性黑素瘤（ICD-10：C43）。

> **释义**
>
> ■ 适用对象编码参见第一部分。
>
> ■ 本路径适用对象为临床诊断为皮肤恶性黑素瘤的患者，而复发的皮肤黑色素瘤、黏膜黑色素瘤、眼部黑色素瘤患者，以及参加临床研究的患者，不进入本路径。

（二）诊断依据

参考国外相关文献及《中国黑色素瘤治疗指南》（临床肿瘤学协作专业委员会，2013 年）。

> **释义**
>
> ■ 本路径的制订主要参考《中国黑色素瘤诊治指南》（临床肿瘤学协作专业委员会，2013 年）。由于黑色素瘤的治疗迅速发展，取得了数次突破性进展，最新推出的《中国黑色素瘤诊治指南》2017 版，在流行病学，诊断，尤其是治疗方面更新并增添了很多内容。国外资料主要参考美国国家综合癌症网（NCCN）的黑色素瘤临床实践指南和相关文献。

1. 病史特点：30 岁后皮肤发生的黑斑、丘疹，>0.6cm，渐形成结节、溃疡；多见于肢端、特别是足，甲下黑素瘤以第 1 趾、指较多；部分继发于外伤迁延不愈，或愈后逐渐发生；病史多为 1 年左右；先天性色痣恶变多出现于 30 岁后，增长较快，黑斑中出现丘疹，或丘疹旁出现黑斑，易受伤出血；特殊病例：可发于任何年龄、任何部位，病史可 10 余年。

2. 体征：皮损>0.6cm，多为黑色、褐色，斑驳不均，可无色素，不对称，边缘不规则，可有卫星灶、溃疡、渗液、结痂、化脓。

> **释义**
>
> ■ 典型的临床表现和体征是诊断黑色素瘤的重要方法，熟悉这些症状体征对于早期诊断黑色素瘤具有重要意义。黑色素瘤可发生于任何年龄，我国患者以肢端、黏膜来源相对多见。皮损进展的速度，如几个月内发生显著变化的病史，是重要的参考依据。临床上黑色素瘤需要与良性痣、发育不良黑色素痣、脂溢性角化病、血管瘤、蓝痣、基底细胞癌等鉴别，皮肤显微镜对鉴别诊断很有帮助。病理学检查是黑色素瘤确诊的金标准，病理诊断在分类分期、治疗选择、预后判断、病因等具有决定性意义。对于通过临床观察无法确诊的病灶，需要进行活检，取得病理诊断。

3. 辅助检查：超声、CT、MRI、PET-CT 等。

> **释义**
>
> ■ 超声对黑色素瘤的分期评价起着重要作用：超声可显示淋巴结、肝、肾上腺、软组织等的转移；高频超声还可以显示皮肤病变的大小、厚度、范围，卫星结节等。CT 在黑色素瘤的分期评价中也有重要意义，尤其是转移风险高的患者以及晚期肿瘤患者。MRI 对于监测黑色素瘤的脑、肝、骨、淋巴结转移具有较高价值。PET-CT 主要用于转移灶的筛查，对于早期黑色素瘤并不优于其他影像学手段，少数患者因为 PET-CT 发现隐匿性病灶而改变了分期和治疗决策。

4. 组织病理

（1）原位黑素瘤病理改变：①表皮内黑色素细胞增生且完全限于表皮内；②肿瘤不对称，直径>6mm；③黑素细胞巢大小不一，形状不规则，倾向于融合；④黑色素细胞散布于表皮各层，呈 Paget 样增生模式；⑤黑色素细胞水平扩展，界限不清；⑥黑色素细胞有结构及细胞异型性；⑦黑素细胞坏死。

（2）浸润性黑素瘤病理改变：①表皮内改变同原位黑素瘤，真皮内有增生的黑色素细胞；②缺乏痣细胞痣的成熟现象，即瘤基底部细胞仍呈巢状，体积大，含色素；③瘤细胞形态多种多样，最常见的为上皮样细胞、梭形细胞及两者的混合；还可呈小圆形、空泡状、树枝状及各种奇异细胞，偶可见多核瘤细胞；可含色素或无色素，胞核及核仁常较大，核不规则，有核丝分裂象；④瘤内及瘤周小血管增生，血管及淋巴管内可见瘤细胞；⑤可见含大量粗颗粒的噬黑素细胞、多少不等的淋巴细胞浸润，可有浆细胞；⑥免疫组化：Ki-67 指数>5%，HMB45 阳性，Melan A 阳性。CD30、D2-40 可显示血管内、淋巴管内有无瘤细胞。

> **释义**
>
> ■ 病理学检查是黑色素瘤确诊的金标准，病理诊断在分类分期、治疗选择、预后判断、病因等具有决定性意义。对于临床判断无远端转移的患者，活检应一次性完整切除，不建议穿刺或局部切除，除非肿瘤过大或已有远端转移。早期黑色素瘤的病理报告必须包括有丝分裂率、肿瘤厚度和有无溃疡，有条件的单位还应包括肿瘤部位、切缘、脉管浸润、Clark 分级等预后相关信息。对于前哨淋巴结阳性或临床淋巴结阳性的患者，报告中还应包括转移淋巴结数目。

（三）临床分期

按 TNM 分期进行（参照 AJCC 2009 年第七版，2010 年 1 月修订黑素瘤分级标准），并根据我国目前的具体情况，不同分期的诊断机构、辅助检查列于表 45-1。

表 45-1　黑素瘤临床分期依据、诊断机构及辅助检查

临床分期	组织学特征/TNM 分类	诊断机构	辅助检查
0	表皮内/原位黑素瘤（Tis $N_0 M_0$）	二级医院皮肤科、三级医院病理科	免疫组化：HMB45、Melan A、Ki-67
ⅠA	肿瘤厚度≤1mm，无溃疡且有丝分裂率<1/mm²（$T_{1a} N_0 M_0$）	同 0 期	免疫组化同前；淋巴引流区 B 超
ⅠB	≤1mm，有溃疡（$T_{1b} N_0 M_0$） 1~2mm，无溃疡（$T_{2a} N_0 M_0$）	同ⅠA 期	同ⅠA 期
ⅡA	1.01~2mm，有溃疡（$T_{2b} N_0 M_0$） 2.01~4mm，无溃疡（$T_{3a} N_0 M_0$）	三级医院皮肤科、病理科	同ⅠA 期，免疫组化另加 CD31、DVD-40
ⅡB	2.01~4mm，有溃疡（$T_{3b} N_0 M_0$） >4mm，无溃疡（$T_{4a} N_0 M_0$）	同ⅡA 期，专家指导	同ⅡA 期，加肝脏 B 超，肺部 CT
ⅡC	>4mm，有溃疡（$T_{4b} N_0 M_0$）	同ⅡB 期	同ⅡB 期，1、2 级淋巴引流区 IMR
ⅢA	单个微小& 或 3 个以内镜下局部淋巴结转移，原发灶无溃疡	同ⅡB 期	同ⅡC 期

续　表

临床分期	组织学特征/TNM 分类	诊断机构	辅助检查
ⅢB	单个微小或 3 个以内镜下局部淋巴结转移，原发灶有溃疡；单个大的[#]或局部 2~3 个可触及的淋巴结转移，原发灶无溃疡；原发灶无溃疡的途中转移/卫星灶/原发灶术后复发[*]	同ⅡB 期	同ⅡC 期，PET-CT
ⅢC	单个大的或 2~3 个局部可触及淋巴结转移，原发灶有溃疡；4 个或以上淋巴结转移，融合的淋巴结或囊外扩散；原发灶有溃疡的病灶附近转移/卫星灶伴淋巴结转移	同ⅡB 期	同ⅢB 期
Ⅳ	远处皮肤、皮下或淋巴结转移，任何内脏转移	同ⅡB 期	同ⅢB 期，LDH

注：肿瘤厚度：使用目镜测微器测量，从颗粒层顶部到肿瘤浸润的最深处总的垂直厚度

[&]微小转移灶：经病理确诊的前哨淋巴结和/或淋巴结切除术后标本。根据我国医疗资源实际情况，不推荐前哨淋巴结检查，即无ⅢA 期诊断，部分ⅡC 可能为ⅢA、ⅢB

[#]大的转移灶：临床上可触及，并经病理学确诊的病灶或病理学确诊的囊外扩展病灶

[*]原发灶术后复发尚未写入 AJCC2009 第七版中，但预后与卫星灶相同

（四）治疗方案

参照国外研究进展及《中国黑色素瘤治疗指南》（临床肿瘤学协作专业委员会，2013 年），结合笔者经验，各期黑素瘤治疗机构、住院时间、后续治疗时间及预后估计列于表 45-2。

表 45-2　各期黑素瘤治疗路径及预后

临床分期	治疗机构及住院天数、时间	主要治疗措施	生存率（%）预期		
			>1 年	>5 年	>10 年
0	各级医院皮肤科、整形科，门诊治疗。切除物送三级医院检查，随访 1 年	扩大 0.5~1cm 切除		100	100
ⅠA	同 0 期，随访 3 年	扩大 1cm 切除，门诊治疗		97	93
ⅠB	同 0 期，随访 3 年	扩大 1cm 切除，门诊治疗。可预防性口服抗菌药物		94	87

续　表

临床分期	治疗机构及住院天数、时间	主要治疗措施	生存率（%）预期		
			>1 年	>5 年	>10 年
ⅡA	二级以上医院皮肤科、整形科，门诊治疗，必要时住院 1~5 天。切除物送检同 0 期，随访 5 年	扩大 1~2cm 切除，深度达到皮下组织，IFN-α1b：3000 万 U×3 个月，2000 万 U×3 个月，隔日 1 次皮下或肌内注射；最初 3 个月口服塞来昔布 0.2g，每天 2 次		79	66
ⅡB	三级医院皮肤科住院 3~7 天、可请整形科协助手术。后续门诊治疗 9 个月，随访 5 年	扩大 1~3cm 切除，达皮下或更深；IFN-α1b：3000 万 U×3 个月，2000 万 U×6 个月，隔日 1 次皮下或肌内注射；首月口服赛来昔布 0.2g，每天 2 次		71	57
ⅡC	同ⅡB 期。后续门诊治疗 12 个月，随访 8 年	IFN-α1b：3000 万 ~ 6000 万 U×3 个月，2000 万 U×9 个月，用法同ⅡB 期；前 6 个月口服塞来昔布 0.2g，每天 2 次		53	39
Ⅲ	同ⅡB 期，淋巴结清扫再次住院 3~7 天。后续门诊治疗 24 个月，随访 8 年	手术同ⅡB 期，2~3 周后行淋巴结清扫，IFN-α1b、塞来昔布用法同ⅡC 期。停 3 个月再用 IFN-α1b 2000 万 U×6 个月；肢体非淋巴结转移可辅以达卡巴嗪动脉灌注		59	43
Ⅲ期不能切除、Ⅳ	参考ⅡB 期	切除易手术之肿瘤，IFN-α1b、塞来昔布治疗参照Ⅲ期，若有效，持续至肿瘤消失后 1 年；基因检测阳性可选相应的靶向药物；可试用化疗药	50		

（五）进入路径标准

1. 第一诊断必须符合皮肤的恶性黑素瘤疾病编码（ICD-10：C43）。

2. 当患者同时具有其他疾病诊断，但在住院期间不需要特殊处理也不影响第一诊断的临床路径流程实施时，可以进入路径。

> **释义**
>
> ■ 本路径适用对象为临床诊断为皮肤黑色素瘤的患者，而复发的皮肤黑色素瘤、黏膜黑色素瘤、眼部黑色素瘤患者，以及参加临床研究的患者，不进入本路径。
>
> ■ 入院后常规检查发现有基础疾病，经系统评估后对皮肤黑色素瘤诊断治疗无特殊影响者，可进入路径。但可能增加医疗费用，延长住院时间。

（六）住院期间的检查项目

必需的检查项目：

（1）血常规、尿常规、大便常规。

（2）肝功能、肾功能、甲状腺功能、电解质、血型、血糖、凝血功能、感染性疾病筛查（乙型肝炎、丙型肝炎、梅毒、艾滋病等）。

（3）胸部X线片、心电图。

（4）表45-2中不同期的检查内容。

> **释义**
>
> ■ 血常规、尿常规、大便常规是最基本的三大常规检查，进入路径的患者均需完成。肝肾功能、电解质、血糖、凝血功能、心电图、X线胸片可评估有无基础疾病，是否影响住院时间、费用及其治疗预后；血型、感染性疾病筛查用于手术前和输血前准备。
>
> ■ 针对黑色素瘤的分期诊断，检查原则是：ⅠA期黑色素瘤以病史和查体为主，不常规推荐影像学检查；其他患者可根据不同分期和临床需要选择适当的检查，ⅠB～ⅡC期可选择区域淋巴结超声，胸X线片或CT，腹盆腔超声、CT或MRI；Ⅲ～Ⅳ期可选择区域淋巴结超声，胸CT，腹盆腔超声、CT或MRI，或者全身PET-CT；有症状者可加做骨扫描、脑MRI等。

（七）治疗方案与药物选择

治疗方案与药物选择：见表45-2。

> **释义**
>
> ■ 皮肤恶性黑色素瘤的切除要求完整切除皮肤以及深达肌筋膜的皮下组织。手术切缘参见《中国黑色素瘤诊治指南》或NCCN黑色素瘤指南。通常不推荐对原发肿瘤厚度≤0.75mm的患者行前哨淋巴结活检；厚度0.75～1mm的患者，如存在溃疡、高有丝分裂率及淋巴血管侵犯等高危因素，可考虑行前哨淋巴结活检；厚度>1mm的患者需行前哨淋巴结活检。如果发现前哨淋巴结阳性，一般应及时进行淋巴结清扫。前哨淋巴结内低肿瘤负荷（前哨淋巴结的转移灶直径<0.1mm）的患者无需接受扩大淋巴结清扫。对于临床可触及或超声检测到的转移性淋巴结，应进一步行淋巴结清扫。淋巴结清扫原则：受累淋巴结基部须完全切除；切除和受检淋巴结个数如下：腹股沟≥10个，腋窝≥15个，颈部≥15个；在腹股沟区，如临床发现股

浅淋巴结或转移淋巴结数≥3 个，选择性行髂窝和闭孔区淋巴结清扫；如果盆腔影像学检查提示有盆腔淋巴结转移，或术中 Cloquet（股管）淋巴结活检病理阳性，需行髂窝和闭孔区淋巴结清扫；头颈部皮肤原发灶，临床或显微镜下发现腮腺淋巴结转移，推荐腮腺切除术+引流区颈部淋巴结清扫。

■ⅠA 期黑色素瘤 5 年存活率超过 90%，术后可不做辅助治疗。ⅠB~ⅡA 期为中危，5 年生存 80%左右，应考虑辅助治疗。更高分期者应做辅助治疗。黑色素瘤的辅助内科治疗推荐高剂量干扰素治疗，不推荐低剂量干扰素。多个设计良好的临床研究显示高剂量干扰素治疗够能改善无病生存，但对总生存的作用仍有争议。美国 FDA 批准的高剂量干扰素治疗 1 年方案：干扰素 α2b 2000 万 IU/m^2，d1~5，共 4周，1000 万 IU/m^2，每周 3 次，持续 11 个月；或是长效干扰素治疗方案，需持续 5年。国内的一项研究报道了改良的高剂量干扰素治疗耐受性良好，对于高龄、耐受性差的患者可采用高剂量干扰素 1 月方案作为替代方案。

■国外的一项Ⅲ期研究中，对比了针对 CTLA-4 的单抗易普利姆玛（Ipilimumab）与安慰剂辅助治疗Ⅲ期黑色素瘤术后患者，研究组的 RFS 明显延长，但其 3/4 级毒性的发生率达到 42%，FDA 批准该药用于辅助治疗，但国内 Ipilimumab 尚未上市，因此暂不推荐 Ipilimumab 用于辅助治疗。

■转移性黑色素瘤以全身治疗为主，传统的治疗方法包括化疗、生物治疗、生物化疗等。近年来靶向治疗，免疫治疗等取得了突破性的进步，有望成为更理想的治疗选择。

■传统的细胞毒化疗药物治疗晚期黑色素瘤的有效率仅 10%~20%，数十年来总生存期（OS）并没有明显提高。最常用的药物仍是达卡巴嗪，中位生存期为5.6~11 个月。达卡巴嗪的类似物替莫唑胺，疗效与达卡巴嗪相当，口服应用更方便，该药物能够透过血脑屏障，可用于预防和治疗脑转移。铂类药物如顺铂和卡铂，有效率与达卡巴嗪相当，但缓解期短，可与达卡巴嗪、紫杉类药物联合应用。紫杉醇+卡铂联合化疗有效率 11%，PFS 4.5 个月。白蛋白结合型紫杉醇每周疗法的有效率、PFS 均优于达卡巴嗪，但 OS 无明显延长。

■生物治疗主要采用高剂量 IL-2，有效率 20%，但可引起严重的不良反应，现极少采用。生物化学治疗是将化疗与生物治疗联合，采用 CVD（顺铂+长春花碱+达卡巴嗪）或单药达卡巴嗪、替莫唑胺联合大剂量 IL-2+IFN-α，可以提高治疗反应率，但总生存与单纯化疗相仿。

■皮肤转移性黑色素瘤 BRAF 突变率可高达 40%~60%。目前美国 FDA 已批准BRAF（V600E）抑制剂威罗非尼（Vemurafenib）和达拉非尼（Dabrafenib）用于治疗 BRAF 突变黑色素瘤。我国黑色素瘤患者 BRAF 突变发生率达 20~25%，针对BRAF 突变患者，首选 BRAF 抑制剂治疗，威罗非尼（Vemurafenib）已在国内上市，但应严格限制用于 BRAF 突变的患者。

■C-KIT 突变常见于黏膜和肢端黑色素瘤，这两类黑色素瘤可占我国黑色素瘤的60%，因此，针对 C-KIT 突变的药物对于我国黑色素瘤患者有着更重要的价值。这类患者可采用 C-KIT 抑制剂伊马替尼治疗。我国的一项Ⅱ期研究显示 C-KIT 突变或扩增的 17 例黑色素瘤患者有效率达到 31.3%，中位 PFS 3.0 个月。

■晚期黑色素瘤血供丰富，肿瘤血管形成活跃。抑制肿瘤血管生成的靶向治疗是另一种合理选择。贝伐珠单抗是一种针对人血管内皮生长因子（VEGF）的单抗。已有多项Ⅱ期研究显示出紫杉醇+卡铂联合贝伐珠单抗延长 PFS 和 OS 的趋势。我国研制的另一种抗血管生成药物重组人血管内皮抑素，在与达卡巴嗪联合的Ⅱ期临床研究中，明显提高了肿瘤控制率，显著延长 PFS 和 OS，耐受性良好。

■ 细胞毒 T 细胞在抗肿瘤免疫过程中受到多种共刺激分子和共抑制分子的调节，肿瘤细胞可以通过这些共抑制分子，抑制 T 细胞激活，从而逃避免疫杀伤。而阻断免疫检查点是增强 T 细胞免疫的有效策略之一。PD-1/PD-L1 和 CTLA-4 是两个最为重要的免疫检查点信号通路。针对 CTLA-4 的单抗 Ipilimumab 治疗晚期黑色素瘤的中位生存期达到 11.2 个月，3 年 OS 22%，其主要不良反应是引起自身免疫性损伤。

■ PD-1（程序性死亡受体 1）是 T 淋巴细胞表面的一个抑制性受体，其配体是 PD-L1 和 PD-L2。许多肿瘤细胞都会高表达 PD-L1，抑制 T 细胞活化，造成肿瘤的免疫逃逸。两个 PD-1 单抗药物 Nivolumab 和 Pembrolizumab 治疗黑色素瘤的缓解率均超过 30%，有效患者可以维持长期的缓解。2014 年这两种药物均获准上市，用于治疗晚期黑色素瘤患者。除此之外，目前国内外还有多个针对 PD-1/PD-L1 的新药在进行临床研究，有望为黑色素瘤患者提供新的治疗选择。

（八）出院标准

切口：无感染，无积液，无皮瓣坏死（或门诊可处理的皮缘坏死）；没有需要住院处理的并发症和（或）合并症。

> **释义**
>
> ■ 患者出院前应完成所有必须检查项目，完成手术治疗计划，切口无并发症，需使用 IFN-α 治疗的，用药后无明显药物相关不良反应。

（九）变异及原因分析

1. 伴有影响手术的合并症，需进行相关诊断和治疗等，导致住院时间延长，治疗费用增加。
2. 出现手术并发症，需进一步诊断和治疗，导致住院时间延长，治疗费用增加。

> **释义**
>
> ■ 按标准检查项目发现患者有其他严重基础疾病，需进行相关进一步检查或治疗，导致延长住院，费用增加，则终止本路径；手术后出现伤口不愈合、感染、淋巴管渗漏等并发症时，或根据病理报告结果需增加淋巴结清扫手术等，需延长住院，则终止本路径。
>
> ■ 认可的变异原因主要是指患者入选路径后，在检查及治疗过程中发现患者合并存在事前未预知的、对本路径治疗可能产生影响的情况，需要终止执行路径或延长治疗时间、增加治疗费用。医师需在表单中明确说明。
>
> ■ 因患者方面的主观原因导致执行路径出现变异，需医师在表单中予以说明。

（十）标准住院日≤7 天

四、推荐表单

（一）医师表单

皮肤恶性黑素瘤临床路径医师表单

适用对象：第一诊断为皮肤的恶性黑素瘤（ICD-10：C43）行皮肤的恶性黑素瘤扩大切除术

患者姓名：		性别： 年龄： 门诊号：		住院号：
住院日期： 年 月 日		出院日期： 年 月 日		标准住院日：≤7 天

时间	住院第 1 天	住院第 2~3 天	住院第 3~4 天
主要诊疗工作	□ 完成询问病史和体格检查按要求完成病历书写 □ 评估有无严重并发症 □ 安排完善常规检查	□ 上级医师查房 □ 明确手术计划 □ 完成三级查房记录 □ 评估检查结果，排除手术禁忌证 □ 向患者及家属交代病情，签署手术知情同意书 □ 完善术前准备	□ 皮肤恶性黑素瘤扩大切除术 □ 前哨淋巴结活检术（酌情） □ 区域淋巴结清扫术（酌情） □ 术后观察，手术记录
重点医嘱	**长期医嘱：** □ 术前护理常规 □ 三级护理 □ 普通饮食 **临时医嘱：** □ 血常规、尿常规、大便常规 □ 肝肾功能、电解质、血糖、凝血功能、血型、感染性疾病筛查 □ 心电图、X 线胸片 □ 其他检查（酌情）（入院前完成）：引流区域淋巴结超声、腹盆 CT/超声、胸部 CT、脑 MRI、骨扫描，或 PET-CT	**长期医嘱：** □ 术前护理常规 □ 三级护理 □ 普通饮食 **临时医嘱：** □ 次晨禁食	**长期医嘱：** □ 术后护理常规 □ 二级护理 □ 普通饮食 □ 抗菌药物治疗（酌情） □ 其他对症治疗 **临时医嘱：** □ 伤口换药 □ 复查血常规
病情变异记录	□ 无 □ 有，原因： 1. 2.	□ 无 □ 有，原因： 1. 2.	□ 无 □ 有，原因： 1. 2.
医师签名			

时间	住院第 4 天	住院第 5~7 天 （出院日）
主要诊疗工作	□ 观察患者症状和体征，注意患者伤口情况 □ 上级医师查房及诊疗评估 □ 完成查房记录	□ 上级医师查房，确定能否出院 □ 通知出院处 □ 通知患者及家属准备出院 □ 向患者及家属交代出院后注意事项，预约复诊时间，定期复查 □ 酌情安排患者术后辅助治疗，或术后随访计划 □ 如果患者不能出院，在病程记录中说明原因和继续治疗的方案
重点医嘱	**长期医嘱：** □ 术后护理常规 □ 二级护理 □ 普通饮食 □ 对症治疗	**临时医嘱：** □ 出院带药（参见标准药物治疗方案） □ 门诊随诊
病情变异记录	□ 无　□ 有，原因： 1. 2.	□ 无　□ 有，原因： 1. 2.
医师签名		

（二）护士表单

皮肤恶性黑素瘤临床路径护士表单

适用对象：第一诊断为皮肤的恶性黑素瘤（ICD-10：C43）行皮肤的恶性黑素瘤扩大切除术

患者姓名：	性别：　　年龄：	住院号：
住院日期：　　年　月　日	出院日期：　　年　月　日	标准住院日：5~7 天

时间	住院第 1 天	住院第 2 天	住院第 3 天
健康宣教	□ 入院宣教 □ 介绍主管医师、护士 □ 介绍环境、设施 □ 介绍住院注意事项 □ 介绍探视和陪伴制度 □ 介绍贵重物品制度	□ 术前宣教 □ 术前注意事项 □ 告知术前后饮食 □ 告知患者术前配合医师 □ 主管护士与患者沟通，消除患者紧张情绪 □ 告知术后可能出现的情况及应对方式	□ 手术当日宣教 □ 告知饮食、体位要求 □ 给予患者及家属心理支持 □ 再次明确探视陪伴须知
护理处置	□ 核对患者，佩戴腕带 □ 建立入院护理病历 □ 协助患者留取各种标本 □ 测量体重	□ 协助医师完成术前的相关实验室检查 □ 术前准备 □ 术前禁食、禁水	□ 送患者至手术室 □ 核对患者资料及带药 □ 接术后患者 □ 核对患者及资料
基础护理	□ 三级护理 □ 晨晚间护理 □ 排泄管理 □ 患者安全管理	□ 三级护理 □ 晨晚间护理 □ 排泄管理 □ 患者安全管理	□ 二/一级护理 □ 晨晚间护理 □ 患者安全管理
专科护理	□ 护理查体 □ 病情观察 □ 体征的观察 □ 需要时，请家属陪伴 □ 确定饮食种类 □ 心理护理	□ 病情观察 □ 体征的观察 □ 遵医嘱完成相关检查 □ 心理护理	□ 遵医嘱予输液，抗菌药物 □ 病情观察 □ 体征的观察 □ 心理护理
重点医嘱	□ 详见医嘱执行单	□ 详见医嘱执行单	□ 详见医嘱执行单
病情变异记录	□ 无　□ 有，原因： 1. 2.	□ 无　□ 有，原因： 1. 2.	□ 无　□ 有，原因： 1. 2.
护士签名			

时间	住院第 4 天	住院第 5~7 天 （出院日）
健康宣教	□ 术后宣教 □ 伤口护理指导 □ 饮食、活动指导	□ 出院宣教 □ 复查时间 □ 用药方法 □ 活动休息 □ 指导饮食 □ 指导办理出院手续
护理处置	□ 遵医嘱完成相关检查	□ 办理出院手续 □ 书写出院小结
基础护理	□ 二级护理 □ 晨晚间护理 □ 排泄管理 □ 患者安全管理	□ 二级护理 □ 晨晚间护理 □ 协助或指导进食、进水 □ 协助或指导活动 □ 患者安全管理
专科护理	□ 病情观察 □ 监测生命体征 □ 疼痛、感染等并发症的观察 □ 体征的观察 □ 心理护理	□ 病情观察 □ 监测生命体征 □ 疼痛、感染等并发症的观察 □ 体征的观察 □ 出院指导（需要后继治疗或定期复查） □ 心理护理
重点医嘱	□ 详见医嘱执行单	□ 详见医嘱执行单
病情变异记录	□ 无　□ 有，原因： 1. 2.	□ 无　□ 有，原因： 1. 2.
护士签名		

（三）患者表单

皮肤恶性黑素瘤临床路径患者表单

适用对象：第一诊断为皮肤的恶性黑素瘤（ICD-10：C43）行皮肤的恶性黑素瘤扩大切除术

患者姓名：	性别： 年龄： 门诊号：	住院号：
住院日期： 年 月 日	出院日期： 年 月 日	标准住院日：5~7 天

时间	入院	手术前	手术当天
医患配合	□ 配合询问病史、收集资料，务必详细告知既往史、用药史、过敏史 □ 配合进行体格检查 □ 有任何不适告知医师	□ 配合完善术前相关检查，如采血、留尿、心电图、X 线胸片 □ 医师与患者及家属介绍病情及术前谈话、手术知情同意书签字	□ 有任何不适告知医师 □ 配合饮食 □ 配合医师摆好体位
护患配合	□ 配合测量体温、脉搏、呼吸 3 次，血压、体重 1 次 □ 配合完成入院护理评估（简单询问病史、过敏史、用药史） □ 接受入院宣教（环境介绍、病室规定、订餐制度、贵重物品保管等） □ 配合执行探视和陪伴制度 □ 有任何不适告知护士	□ 配合测量体温、脉搏、呼吸 3 次，询问大便 1 次 □ 接受术前宣教 □ 接受饮食宣教	□ 配合测量体温、脉搏、呼吸 3 次，询问大便 1 次 □ 送手术室前，协助完成核对，带齐影像资料及用药 □ 返回病房后，配合接受生命体征的测量 □ 配合检查意识（全身麻醉者） □ 配合缓解疼痛 □ 接受术后宣教 □ 接受饮食宣教 □ 有任何不适告知护士
饮食	□ 遵医嘱饮食	□ 遵医嘱饮食	□ 术前禁食、禁水（全身麻醉者） □ 术后，根据医嘱饮水、进食
排泄	□ 正常排尿便	□ 正常排尿便	□ 正常排尿便
活动	□ 正常活动	□ 正常活动	□ 正常活动

时间	术后	出院
医患配合	□ 配合术后伤口换药 □ 配合完善术后检查：如采血、留尿、便等	□ 接受出院前指导 □ 知道后继治疗或复查程序 □ 获取出院诊断书
护患配合	□ 配合定时测量生命体征 □ 配合检查 □ 接受输液、服药等治疗 □ 接受进食、进水、排便等生活护理 □ 注意活动安全，避免坠床或跌倒 □ 配合执行探视及陪伴	□ 接受出院宣教 □ 办理出院手续 □ 获取出院带药 □ 知道后继治疗方法、作用、注意事项 □ 知道复印病历程序
饮食	□ 遵医嘱饮食	□ 遵医嘱饮食
排泄	□ 正常排尿便	□ 正常排尿便
活动	□ 正常适度活动，避免疲劳	□ 正常适度活动，避免疲劳

附：原表单（2016 年版）

皮肤恶性黑素瘤临床路径表单

适用对象：第一诊断为皮肤的恶性黑素瘤（ICD-10：C43）行皮肤的恶性黑素瘤扩大切除术

患者姓名：	性别：	年龄：	门诊号：	住院号：
住院日期：　　年　月　日	出院日期：　　年　月　日			标准住院日：≤7 天

时间	入院前至住院第 1 天（手术日）	住院第 2~7 天（药物治疗）
主要诊疗工作	入院前： □ 开具常规实验室检查单和辅助检查单 □ 向患者及家属交代病情，签署手术知情同意书 □ 签署知情同意书 □ 入院当日完成手术 入院后： □ 询问病史、体格检查、初步诊断 □ 完成住院志和首次病程记录 □ 观察伤口 1~3 天	□ 上级医师查房 □ 完成上级医师查房记录
重点医嘱	长期医嘱： □ 术后护理常规 □ 二级护理 □ 普通饮食 □ 观察各生命体征及切口情况 临时医嘱： □ 下达重组人干扰素及塞来昔布医嘱，手术较大则观察 3 天后下达	长期医嘱： □ 术后护理常规 □ 二级护理 □ 普通饮食 □ 观察各生命体征及切口情况 临时医嘱： □ 用干扰素次日可办出院手续，若首次体温>40℃则用干扰素 2 次后办出院
主要护理工作	□ 入院介绍、入院评估 □ 健康宣教、心理护理 □ 术后生活护理、饮食指导、心理护理、疼痛护理 □ 定时巡视病房	□ 术后生活护理、饮食指导、心理护理、疼痛护理 □ 观察用干扰素后病情变化 □ 定时巡视病房
病情变异记录	□ 无　□ 有，原因： 1. 2.	□ 无　□ 有，原因： 1. 2.
护士签名	白班　　　　小夜班　　　　大夜班	白班　　　□ 小夜班　　　□ 大夜班
医师签名		

第四十六章

恶性黑色素瘤内科治疗临床路径释义

一、恶性黑色素瘤内科治疗编码

疾病名称及编码：恶性黑色素瘤（暂无）

二、临床路径检索方法

（暂无）

三、恶性黑色素瘤内科治疗临床路径标准住院流程

（一）适用对象

第一诊断为：

1. 恶性黑色素瘤 Ⅱ～Ⅲ 期，需行术后辅助治疗的患者。

2. 无手术指征的 ⅢB、Ⅳ 期恶性黑色素瘤患者。

3. 复发或转移的恶性黑色素瘤患者。

> 释义
>
> ■ 本路径适用对象为侵袭性恶性黑素瘤患者。不包括原位癌、Ⅰ期经单纯手术治疗可痊愈的患者。

（二）诊断依据

根据《NCCN 黑色素瘤指南（2015）》以及 2013 版卫生部《中国黑色素瘤诊治指南》。

1. 高危因素：不典型（发育不良）痣或黑色素瘤家族史、光导致色素沉着的皮肤、不容易晒黑皮肤、红色头发人种、强的间断日光暴露、日晒伤、多发黑色素细胞痣等。

2. 临床症状：皮肤恶性黑素瘤的临床症状，包括皮损的非对称性、不规则的边缘、颜色不均一、皮损直径超过 5mm 或短期内皮损增大迅速，皮损早期出现增生隆起，可总结为 ABCDE 法则。此外皮损可出现卫星灶、出血、瘙痒、压痛、溃疡及区域淋巴结和远处器官转移等症状。

3. 辅助检查：必查项目包括区域淋巴结 B 超（颈部、腋窝、腹股沟、腘窝等）、胸部（X 线或 CT）和腹部（B 超、CT 或 MRI），根据临床症状或经济情况可行全身骨扫描及头颅检查（CT 或 MRI）。对于发生于下腹部皮肤、下肢或会阴部黑素瘤，要注意行盆腔影像学检查（B 超、CT 或 MRI）。有条件者，可做 PET-CT 全身扫描，PET-CT 全身扫描尤其适用于未确定原发灶患者、查找亚临床转移灶及 Ⅲ/Ⅳ 期患者。

4. 组织病理学诊断阳性为确诊标准。

> **释义**
>
> ■ 对于不对称、不规则的边缘、颜色不均一、直径超过 5mm 或短期内增大迅速的皮损应该及时性皮肤活检。诊断主要依据组织病理，必要时可行免疫组化（S100，HMB45，Melan-A，p16 和波形蛋白）和 FISH 检测确诊，同时结合查体和影像学检查进行临床分期。

（三）标准住院日为≤20 天

（四）进入路径标准

1. 第一诊断必须符合恶性黑色素瘤疾病编码，有明确病理细胞学诊断。

2. 符合化疗适应证、无化疗禁忌证。

3. 当患者合并其他疾病，但住院期间不需要特殊处理也不影响第一诊断的临床路径流程实施时，可以进入路径。

> **释义**
>
> ■ 进入路径的患者需符合恶性黑素瘤诊断标准。
>
> ■ 恶性黑色素瘤ⅡB～Ⅲ期患者术后需要辅助治疗、无手术指征的ⅢB、Ⅳ期恶性黑色素瘤患者以及复发或转移的恶性黑色素瘤患者可进入路径。
>
> ■ 入院后常规检查发现以往没有发现的疾病或既往有基础疾病（如高血压、冠状动脉粥样硬化性心脏病、糖尿病、肝肾功能不全、各种感染等），经系统评估后对恶性黑素瘤诊断及化疗无特殊影响，可进入路径。但可能会增加医疗费用，延长住院时间。

（五）明确诊断及入院常规检查需≤7 天

1. 必需的检查项目：

（1）血常规、尿常规、便常规。

（2）肝功能、肾功能、电解质、血糖、感染性疾病四项、凝血功能、LDH。

（3）区域淋巴结 B 超（颈部、腋窝、腹股沟、腘窝等）、胸部（X 线或 CT）和腹部（B 超、CT 或 MRI）。对于发生于下腹部皮肤、下肢或会阴部黑素瘤，要注意行盆腔影像学检查（B 超、CT 或 MRI）。心电图。

（4）细胞学检查、病理检查。

2. 根据情况可选择的检查项目：

（1）超声心动图。

（2）根据临床症状或经济情况可行全身骨扫描及头颅检查（CT 或 MRI）。经济情况好的患者可以行 PET-CT 检查，尤其适用于未确定原发灶患者、查找亚临床转移灶及Ⅲ/Ⅳ期患者。

（3）对于原发于下腹部皮肤、下肢或会阴部的黑色素瘤，要注意行盆腔影像学检查（B 超、CT 或 MRI），了解髂血管旁淋巴结情况。

（4）合并其他疾病的相关检查。

> **释义**
>
> ■ 入院后完善必需检查项目以评价患者的一般情况，通过对患者各个器官的系统评价以全面了解患者身体状况。如是手术后患注意伤口有无感染。主管医师应认真分析检查结果，及时发现异常情况并采取相应处置。皮肤组织病理检查及免疫组化若未在门诊完成，入院后尽快完善。

（六）化疗前准备

1. 进行 ECOG 或 KPS 评分。
2. 评估心脏、肝肾功能、骨髓功能等。
3. 无化疗禁忌。
4. 患者、监护人或被授权人签署相关同意书。

> **释义**
>
> ■ 入院后完善必需检查项目以评价患者的一般情况，通过对患者各个器官的系统评价以全面了解患者身体状况。如是手术后患注意伤口有无感染。主管医师应认真分析检查结果，及时发现异常情况并采取相应处置。皮肤组织病理检查及免疫组化若未在门诊完成，入院后尽快完善。

（七）内科治疗方案

根据《NCCN 黑色素瘤指南（2015）》以及 2013 版卫生部《中国黑色素瘤诊治指南》。

（1）恶性黑色素瘤 ⅡB～Ⅲ期，高剂量干扰素免疫治疗方案：α-2b 干扰素 $20MIU/m^2$ d1～5 × 4w，$10MIU/m^2$ tiw × 48w 治疗，1 年。

（2）无手术指征的ⅢB、Ⅳ期恶性黑色素瘤，复发或转移的恶性黑色素瘤患者：

1）化疗药物：

a. 达卡巴嗪（DTIC）

b. 替莫唑胺（TMZ）

c. 铂类抗肿瘤药物：顺铂

d. 紫杉烷类：紫杉醇、紫杉萜、白蛋白结合型紫杉醇

e. 亚硝基脲类

2）个体化靶向治疗：

a. Kit 抑制剂：伊马替尼

b. $BRAF^{V600}$ 抑制剂

c. MEK 抑制剂

d. 联合靶向治疗

3）免疫治疗/免疫靶向治疗：

a. CTLA-4 单克隆抗体

b. PD-1 单克隆抗体

c. CTLA-4 单克隆抗体联合 PD-1 单克隆抗体

d. IL-2

4）抗血管生成靶向治疗：

a. 重组人血管内皮抑制素注射液

b. 贝伐单抗（Bevacizumab）

释义

■ 黑素瘤早期治疗以扩大切除为主，扩切范围根据 T 分期而定。术后辅助化疗推荐 1 年高剂量 α-2b 干扰素治疗，主要适应人群为ⅡB 期以上（含ⅡB 期）的高危术后患者，治疗剂量为 $20MIU/m^2$ d1~5×4w（诱导期）和 $10MIU/m^2$ tiw×48w（维持期）。我国患者也可推荐采用改良方案：α-2b 干扰素 $15MIU/m^2$ d1-5×4w（诱导期）和 $9MIU/m^2$ tiw×48w（维持期）。对于转移性黑素瘤，目前推荐的一线治疗为达卡巴嗪、替莫唑胺或达卡巴嗪/替莫唑胺单药为主的联合治疗。达卡巴嗪常规剂量为 $200\sim250mg/(m^2 \cdot d)$，三周 1 次，或者 $200\sim250mg/(m^2 \cdot d)$，三周 1 次。替莫唑胺 $250mg/(m^2 \cdot d)$，连续 5 天，重复 4 周。二线治疗一般推荐紫杉醇联合卡铂或白蛋白结合型紫杉醇方案。近来，个体化靶向治疗和免疫治疗取得了突破性进展并取得较好的疗效。BRAF 和 C-KIT 抑制剂分别作为存在恶性黑素瘤相关基因突变 BRAF 基因 V600E 突变患者和 KIT 基因突变患者的推荐治疗。PD-1 单克隆抗体、CTLA-4 单克隆抗体或 CTLA-4 单克隆抗体联合 PD-1 单克隆抗体可用于不可切除或转移性黑色素瘤患者。

（七）化疗后必须复查的检查项目

1. 化疗期间定期复查血常规，建议每周复查 1 次。根据具体化疗方案及血象变化，复查时间间隔可酌情增减。
2. 每周评估血生化、肝肾功能。

（八）化疗中及化疗后治疗

化疗期间脏器功能损伤的相应防治：止吐、保肝、水化、碱化、抑酸剂、营养心肌、营养神经、补充维生素、提高免疫力药物等。如患者合并骨转移，可给予双膦酸盐药物治疗，如帕米膦酸二钠、唑来膦酸等。

释义

■ 化疗期间及化疗后注意支持对症治疗，预防及缓解化疗药物不良反应。

（九）出院标准

1. 患者一般情况良好，体温正常。
2. 没有需要住院处理的严重不良反应或并发症。

释义

■ 完成需要复查的检查项目未发现有需要住院处理的并发症即达到出院标准。

（十）变异及原因分析

1. 治疗前、中、后有感染、贫血、出血及其他合并症者，需进行相关的诊断和治疗，可能延长住院时间并致费用增加。

2. 化疗后出现骨髓抑制，需要对症处理，导致治疗时间延长、费用增加。

3. 75 岁以上的恶性黑素瘤患者根据个体化情况具体实施。

4. 高级职称医师认可的变异原因分析。

5. 其他患者方面的原因等。

> **释义**
>
> ■ 出现化疗引起的并发症等情况均会延长患者住院时间，增加治疗费用。主管医师需在临床路径表单中分析并说明。化疗抵抗、年老患者会延长住院时间、根据具体情况制订治疗方案。

四、推荐表单

（一）医师表单

恶性黑素瘤内科治疗临床路径医师表单

适用对象：第一诊断为黑素瘤

患者姓名：		性别： 年龄： 门诊号：	住院号：
住院日期： 年 月 日		出院日期： 年 月 日	标准住院日：≤15 天

日期	住院第 1 天	住院第 2~4 天	住院第 3~8 天（化疗日）	住院第 9~15 天（出院日）
主要诊疗工作	□ 询问病史及体格检查 □ 交代病情 □ 书写病历 □ 开具化验单	□ 上级医师查房 □ 完成化疗前准备 □ 根据体检、彩超、穿刺病理结果等，行病例讨论，确定化疗方案 □ 完成必要的相关科室会诊 □ 住院医师完成上级医师查房记录等病历书写 □ 签署化疗知情同意书、自费用品协议书、输血同意书 □ 向患者及家属交代化疗注意事项 □ 上级医师查房与评估 □ 初步确定化疗方案	□ 化疗 □ 住院医师完成病程记录 □ 上级医师查房 □ 向患者及家属交代病情及化疗后注意事项	□ 完成出院记录、病案首页、出院证明等书写 □ 向患者交代出院后的注意事项，重点交代复诊时间及发生紧急情况时处理方法
重点医嘱	**长期医嘱：** □ 内科二级护理常规 □ 饮食：◎普通饮食◎糖尿病饮食◎其他 **临时医嘱：** □ 血常规、尿常规、便常规 □ 凝血功能、肝肾功能、电解质、 □ 胸部 CT、心电图 □ 超声心动、骨扫描（视患者情况而定）		**长期医嘱：** □ 患者既往基础用药 □ 抗菌药物（必要时） □ 补液治疗（水化、碱化） □ 其他医嘱（化疗期间一级护理） **临时医嘱：** □ 化疗 □ 重要脏器保护 □ 止吐 □ 其他特殊医嘱	**出院医嘱：** □ 出院带药
病情变异记录	□ 无 □ 有，原因： 1. 2.	□ 无 □ 有，原因： 1. 2.	□ 无 □ 有，原因： 1. 2.	□ 无 □ 有，原因： 1. 2.
医师签名				

（二）护士表单

恶性黑素瘤内科治疗临床路径护士表单

适用对象：第一诊断为黑素瘤

患者姓名：		性别： 年龄： 门诊号：	住院号：
住院日期： 年 月 日		出院日期： 年 月 日	标准住院日：≤15 天

日期	住院第 1 天	住院第 2~4 天	住院第 3~8 天（化疗日）	住院第 9~15 天（出院日）
健康宣教	□ 入院宣教（环境、设施、人员） □ 进行疾病和安全宣教	□ 提供有关恶性黑素瘤的护理知识 □ 指导患者完成各项检查及会诊 □ 化疗前心理护理 □ 确保患者遵医嘱完成治疗	□ 提供有关恶性黑素瘤的护理知识 □ 化疗中化疗知识的宣教 □ 心理护理 □ 确保患者遵医嘱完成治疗	□ 提供有关黑素瘤护理知识 □ 指导及确保患者定期随访，遵医嘱增减用药 □ 向患者交代出院注意事项及复查日期 □ 指导患者办理出院手续 □ 通知住院处 □ 出院健康宣教
护理处置	□ 入院护理评估 □ 制订护理计划，填写护理纪录 □ 静脉取血（当天或明晨取血）	□ 注意患者用药情况，尤其是药物不良反应。嘱其一定要遵医嘱完成用药 □ 认真观察和处理药物的不良反应，发现不良反应应及时请医师或转相关科室处理		
基础护理	□ 监测生命体征及血糖 □ 危重患者心电监护并记录 24 小时出入量	□ 监测生命体征及血糖 □ 危重患者心电监护并记录 24 小时出入量	□ 监测生命体征及血糖 □ 危重患者心电监护并记录 24 小时出入量	□ 监测生命体征及血糖 □ 危重患者心电监护并记录 24 小时出入量
专科护理	□ 观察皮疹变化（坏死、溃疡面） □ 皮肤科局部上药	□ 观察皮疹变化（坏死、溃疡面） □ 皮肤科局部上药	□ 观察皮疹变化（坏死、溃疡面） □ 皮肤科局部上药	□ 观察皮疹变化（坏死、溃疡面） □ 皮肤科局部上药
重点医嘱	□ 详见医嘱执行单	□ 详见医嘱执行单	□ 详见医嘱执行单	□ 详见医嘱执行单
病情变异记录	□ 无 □ 有，原因： 1. 2.	□ 无 □ 有，原因： 1. 2.	□ 无 □ 有，原因： 1. 2.	□ 无 □ 有，原因： 1. 2.
护士签名				

（三）患者表单

恶性黑素瘤内科治疗临床路径患者表单

适用对象：第一诊断为黑素瘤

患者姓名：		性别： 年龄： 门诊号：		住院号：
住院日期： 年 月 日		出院日期： 年 月 日		标准住院日：≤15 天

日期	住院第 1 天	住院第 2~4 天	住院第 3~8 天 （化疗日）	住院第 9~15 天 （出院日）
医患配合	□ 配合病史询问 □ 配合体格检查 □ 告知既往基础用药 □ 患者及家属与医师交流了解病情 □ 签署告知及授权委托书、病危通知书（重症者）	□ 配合医师日常查房 □ 观察皮疹变化（坏死、溃疡面） □ 配合完成各项入院常规及特殊检查 □ 如有需要，配合签署相关同意书等 □ 患者及家属与医师交流了解病情	□ 配合医师日常查房 □ 观察皮疹变化（坏死、溃疡面） □ 配合完成各项入院常规及特殊检查 □ 如有需要，配合签署相关同意书等 □ 患者及家属与医师交流了解病情	□ 配合医师日常查房 □ 观察皮疹变化（坏死，溃疡面） □ 患者及家属与医师交流了解病情 □ 学习出院注意事项 □ 了解复查程序 □ 办理出院手续 □ 获取出院诊断书 获取出院带药
护患配合	□ 接受入院宣教 □ 接受入院护理评估 □ 配合测量体温、脉搏、呼吸、血压、体重等 □ 配合完成治疗前护理评估单（简单询问病史、过敏史、用药史） □ 有任何不适告知护士	□ 配合测量体温、脉搏、呼吸，血压等情况 □ 观察皮疹变化（坏死、溃疡面） □ 接受相关检查宣教，正确留取标本，配合检查 □ 有任何不适告知护士 □ 接受疾病及用药等相关知识指导	□ 配合测量体温、脉搏、呼吸，血压等情况 □ 观察皮疹变化（坏死、溃疡面） □ 接受相关检查宣教，正确留取标本，配合检查 □ 有任何不适告知护士 □ 接受疾病及用药等相关知识指导	□ 配合测量体温、脉搏、呼吸，血压等情况 □ 观察皮疹变化（坏死、溃疡面） □ 接受相关检查宣教，正确留取标本，配合检查 □ 有任何不适告知护士 □ 接受疾病及用药等相关知识指导 □ 接受出院前健康指导
饮食	□ 多饮水，少食辛辣，忌饮酒等	□ 多饮水，少食辛辣，忌饮酒等	□ 多饮水，少食辛辣，忌饮酒等	□ 多饮水，少食辛辣，忌饮酒等
排泄	□ 保持排便通畅	□ 保持排便通畅	□ 保持排便通畅	□ 保持排便通畅
活动	□ 适量	□ 适量	□ 适量	□ 适量

附：原表单（2016 年版）

原发性黑素瘤内科治疗临床路径表单

适用对象：第一诊断为黑素瘤

患者姓名：	性别： 年龄： 门诊号：	住院号：
住院日期：　年　月　日	出院日期：　年　月　日	标准住院日：≤15 天

日期	住院第 1 天	住院第 2~4 天	住院第 3~8 天 （化疗日）	住院第 9~15 天 （出院日）
主要诊疗工作	□ 询问病史及体格检查 □ 交代病情 □ 书写病历 □ 开具化验单	□ 上级医师查房 □ 完成化疗前准备 □ 根据体检、彩超、穿刺病理结果等，行病例讨论，确定化疗方案 □ 完成必要的相关科室会诊 □ 住院医师完成上级医师查房记录等病历书写 □ 签署化疗知情同意书、自费用品协议书、输血同意书 □ 向患者及家属交代化疗注意事项 □ 上级医师查房与评估 □ 初步确定化疗方案	□ 化疗 □ 住院医师完成病程记录 □ 上级医师查房 □ 向患者及家属交代病情及化疗后注意事项	□ 完成出院记录、病案首页、出院证明等书写 □ 向患者交代出院后的注意事项，重点交代复诊时间及发生紧急情况时处理方法
重点医嘱	**长期医嘱：** □ 内科二级护理常规 □ 饮食：◎普通饮食◎糖尿病饮食◎其他 **临时医嘱：** □ 血常规、尿常规、大便常规 □ 凝血功能、肝肾功能、电解质、 □ 胸部 CT、心电图 □ 超声心动、骨扫描（视患者情况而定）		**长期医嘱：** □ 患者既往基础用药 □ 抗菌药物（必要时） □ 补液治疗（水化、碱化） □ 其他医嘱（化疗期间一级护理） **临时医嘱：** □ 化疗 □ 重要脏器保护 □ 止吐 □ 其他特殊医嘱	**出院医嘱：** □ 出院带药
主要护理工作	□ 入院介绍 □ 入院评估 □ 指导患者进行相关辅助检查	□ 化疗前准备 □ 宣教 □ 心理护理	□ 观察患者病情变化 □ 定时巡视病房	□ 协助患者办理出院手续 □ 出院指导，重点出院后用药方法
病情变异记录	□ 无　□ 有，原因： 1. 2.	□ 无　□ 有，原因： 1. 2.	□ 无　□ 有，原因： 1. 2.	□ 无　□ 有，原因： 1. 2.

续　表

日期	住院第 1 天	住院第 2~4 天	住院第 3~8 天 （化疗日）	住院第 9~15 天 （出院日）
护士 签名				
医师 签名				

第四十七章

基底细胞癌临床路径释义

一、基底细胞癌编码

疾病名称及编码：基底细胞癌（ICD-10：M80900/3 C44．-）

二、临床路径检索方法

M80900/3 C44．-

三、基底细胞癌临床路径标准住院流程

（一）适用对象

第一诊断为基底细胞癌（ICD-10：M80900/3 C44．-）

> **释义**
>
> 　　本路径使用对象为第一诊断为皮肤基底细胞癌的患者。皮肤基底细胞癌皮疹具有特征性，结合组织病理可明确诊断。

（二）诊断依据

根据《临床诊疗指南·皮肤病与性病分册》（中华医学会编著，人民卫生出版社）

1. 皮损为肤色、棕色、褐黑色小结节、斑片、斑块或是中央有溃疡的肿块，周围有珍珠状隆起边缘。

2. 好发于中老年人暴露部位，发展慢，转移少。

3. 组织病理：瘤细胞在瘤团块周边排列成栅栏状，中央无一定排列方式。其细胞具有特征性，细胞核大，呈卵圆形或长形，细胞胞质极少。单个细胞的胞质很难确定，因此瘤细胞的核似埋在合浆团块中。无细胞间桥。瘤细胞核相当一致，大小和染色强度无差别，核丝分裂象无或少见。

> **释义**
>
> 　　皮肤基底细胞癌的诊断依据典型的临床表现和特征性的组织病理。典型的临床表现为珍珠状隆起边缘的圆形斑片或斑块，伴表面糜烂、结痂或溃疡。在组织病理上其表现分为未分化型（实体性、色素性、浅表性、硬化性）和分化型（角化性、囊性和腺样）。需与老年性皮脂腺增生、角化棘皮瘤、鳞癌、黑素瘤、湿疹、Bowen病等鉴别。

（三）治疗方案的选择

根据《临床诊疗指南·皮肤病与性病分册》（中华医学会编著，人民卫生出版社）外科扩大切除手术是首选，手术切除后可直接缝合、植皮或皮瓣修复。

> **释义**
>
> ■ 手术切除为首选治疗方式，但同时需要考虑到瘤体的大小、发病部位等具体情况而采取放疗、化疗等不同的治疗手段。

（四）标准住院日为 10~15 天

无基础疾病、无手术并发症者，术前准备 1~3 天，单纯扩大切除、皮瓣修复者术后 7 天内出院，全厚植皮术后 12 天内出院。

> **释义**
>
> 住院期间应注意伤口的愈合情况，是否有渗血、渗液，皮瓣的成活情况等。四肢远端因愈合较慢，可适当延长住院时间。

（五）进入路径标准

1. 第一诊断必须符合基底细胞癌疾病编码。
2. 评估肿瘤需要住院接受治疗者可以进入路径。
3. 当患者同时具有其他疾病诊断，但在住院期间不需要特殊处理也不影响第一诊断的临床路径流程实施时，可以进入路径。

> **释义**
>
> 进入路径的患者需符合皮肤基底细胞癌的诊断标准。
>
> 伴有皮损局部皮肤感染、肿瘤转移等并发症的患者不进入本路径。
>
> 如患者同时具有其他疾病诊断，如高血压、糖尿病等，如果其他疾病病情稳定，在住院期间不需要特殊处理仅需药物维持治疗的患者可进入路径，但可能会增加医疗费用，延长住院时间。

（六）住院手术前准备（手术前评估）≤3 天

1. 必需的检查项目：
（1）血常规、尿常规、便常规。
（2）肝肾功能、电解质、血糖、血型、凝血功能、血脂、感染性疾病筛查（乙型肝炎、丙型肝炎、艾滋病、梅毒等）、细菌培养与药敏。
（3）B 超、X 线胸片、心电图。
2. 根据患者病理情况，必要时行免疫组化检查等。

释义

入院后完善必须检查项目以评价患者的一般情况，通过对患者各个器官的系统性评价以全面了解患者的皮肤外器官状况。应认真分析检查结果，以便及时发现异常情况并采取相应处置。

如出现溃疡、糜烂及脓性分泌物应行创面细菌培养及药敏试验，根据药敏结果选择外用或系统应用抗菌药物；如伴有周边大片软组织红肿疼痛及发热还应该进行血液细菌培养和药敏试验。

（七）预防性抗菌药物选择与使用时机

按照《抗菌药物临床应用指导原则（2015年版）》（国卫办医发〔2015〕43号）合理选用抗菌药物。

释义

基底细胞癌手术前应根据规定严格合理预防性选用抗菌药物，降低术后感染等并发症的发生率。

（八）手术日为入院4天内

1. 麻醉方式：根据病情选择局部麻醉、椎管内麻醉或全身麻醉。
2. 手术：见治疗方案的选择。
3. 术中用药：止血药。
4. 输血：视术中情况而定。
5. 标本送病理检查，再次确诊及监测肿瘤边缘和基底是否切净。

释义

根据患者的年龄、皮损大小及发生部位选择麻醉方式。若手术范围大，涉及大血管，应术前做好输血准备。术后病检是检测是否切除干净的重要依据。

（九）术后恢复期间的主要监测项目、检查和药物

1. 抗菌药物：按照《抗菌药物临床应用指导原则（2015年版）》（国卫办医发〔2015〕43号）合理选用抗菌药物。
2. 促进伤口愈合药物。
3. 改善循环药物。
4. 辅助抗肿瘤治疗药物。
5. 伤口换药。

> **释义**
>
> 术后可使用表皮生长因子、前列地尔等药物促进伤口的生长和愈合。对于特殊部位的肿瘤，受到手术部位及患者美观要求的影响，不能彻底切除，影响手术效果。所以，可以辅助使用5-氨基酮戊酸光动力治疗、咪喹莫特等治疗。

（十）出院标准

1. 术后病理报告与术前相同且肿瘤已切净。
2. 术后伤口愈合良好。
3. 无需住院处理的并发症。

> **释义**
>
> 出院标准以患者病理报告肿瘤切除干净为评判标准，包括术后伤口愈合良好，无感染等并发症。

（十一）变异及原因分析

1. 如果病理报告提示其他病，则按其他病方案处理。
2. 如果病理报告肿瘤尚有残留，则宜立即再次手术扩大切除。若不能耐受手术或者无法彻底手术时，建议放射治疗、PDT，或者请肿瘤专科会诊肿瘤综合治疗。

> **释义**
>
> 变异是指入选临床路径的患者未达到预期的医疗目标，治疗过程中发生的并发症或患者原有基础疾病加重以及出现新的与基底细胞癌无关的症状、器官病变等。因药物治疗而出现的药物不良反应。比如患者手术过程当中患者血压升高、手术因部位等因素需二次手术等。出现以上变异时主管医师应对变异原因进行分析，并在表单中明确说明。

四、推荐表单

（一）医师表单

基底细胞癌临床路径医师表单

适用对象：第一诊断为基底细胞癌（ICD-10：M80900/3 C44.-）

患者姓名：	性别：　年龄：　门诊号：	住院号：
住院日期：　　年　月　日	出院日期：　　年　月　日	标准住院日：9~14 天

时间	住院第 1 天	住院第 1~3 天 （术前日）	住院第 2~4 天 （手术日）
主要诊疗工作	□ 询问病史及体格检查 □ 完成病历书写 □ 上级医师查房与术前评估 □ 初步确定手术方式和日期	□ 上级医师查房 □ 完成术前准备与术前评估 □ 根据检查结果等，进行术前讨论，确定手术方案 □ 完成必要的相关科室会诊 □ 签署手术知情同意书、自费用品协议书、酌情签署输血同意书 □ 向患者及家属交代围术期注意事项	□ 手术 □ 术者完成手术记录 □ 住院医师完成术后病程 □ 上级医师查房 □ 向患者及家属交代病情及术后注意事项
重点医嘱	**长期医嘱：** □ 皮肤外科护理常规 □ 二级护理 □ 普通饮食 **临时医嘱：** □ 血常规、尿常规、便常规 □ 肝肾功能、血糖、电解质、凝血功能、感染性疾病筛查（乙型肝炎、丙型肝炎、梅毒、艾滋病等） □ X 线胸片、心电图 □ 相应区域淋巴结超声检查 □ 酌情 CT 和（或）MRI 或 B 超	**长期医嘱：** □ 皮肤外科护理常规 □ 二级护理 □ 普通饮食 □ 患者既往基础用药 **临时医嘱：** □ 术前医嘱 □ 术前禁食禁水（根据麻醉方式） □ 备皮 □ 其他特殊医嘱	**长期医嘱：** □ 皮肤外科术后护理常规 □ 一级护理 □ 普通饮食（禁饮食 3~6 小时后） □ 抗菌药物 □ 促进伤口愈合药物 □ 酌情使用改善循环药物、抗肿瘤药物 □ 术后镇痛 □ 其他特殊医嘱 **临时医嘱：** □ 酌情心电监护 □ 酌情吸氧 □ 其他特殊医嘱
病情变异记录	□ 无　□ 有，原因： 1. 2.	□ 无　□ 有，原因： 1. 2.	□ 无　□ 有，原因： 1. 2.
医师签名			

时间	术后第 1~3 天	术后第 4~11 天	术后第 5~12 天 （出院日）
主要诊疗工作	□ 上级医师查房，完成上级医师查房记录 □ 术后换药，复查血常规 　　观察术区敷料外观情况	□ 上级医师查房，完成上级医师查房记录 □ 术后换药 □ 改护理等级、停止抗感染、抗肿瘤治疗	□ 上级医生查房，进行手术及伤口评估 □ 完成出院小结 □ 向患者交代出院后注意事项，预约复诊日期
重点医嘱	**长期医嘱：** □ 皮肤外科术后护理常规 □ 一级护理 □ 术后饮食 □ 患者既往疾病基础用药 **临时医嘱：** □ 术后换药	**长期医嘱：** □ 皮肤外科术后护理常规 □ 二级护理 □ 术后饮食 □ 患者既往疾病基础用药 **临时医嘱：** □ 术后换药	**长期医嘱：** □ 皮肤外科术后护理常规 □ 二级护理 □ 术后饮食 □ 患者既往疾病基础用药 **临时医嘱：** □ 出院带药
病情变异记录	□ 无　□ 有，原因： 1. 2.	□ 无　□ 有，原因： 1. 2.	□ 无　□ 有，原因： 1. 2.
医师签名			

（二）护士表单

基底细胞癌临床路径护士表单

适用对象：第一诊断为基底细胞癌（ICD-10：M80900/3 C44.-)

患者姓名：	性别：　年龄：　门诊号：	住院号：
住院日期：　　年　月　日	出院日期：　　年　月　日	标准住院日：9~14 天

时间	住院第 1 天	住院第 1~3 天 （术前日）	住院第 2~4 天 （手术日）
健康宣教	□ 入院宣教（环境、设施、人员） □ 进行疾病和安全宣教	□ 提供有关基底细胞癌的护理知识 □ 指导患者完成各项检查及会诊 □ 术前心理护理 □ 确保患者遵医嘱完成治疗	□ 提供有关基底细胞癌的护理知识 □ 术中心理护理 □ 确保患者遵医嘱完成治疗
护理处置	□ 入院护理评估 □ 制订护理计划，填写护理纪录 □ 静脉取血（当天或明晨取血）	□ 宣教、备皮等术前准备 □ 手术前物品准备 □ 手术前心理护理	□ 观察患者病情变化 □ 做好迎接术后患者的相关准备
基础护理	□ 监测生命体征及血糖	□ 监测生命体征及血糖	□ 监测生命体征及血糖
专科护理	□ 观察皮疹变化（坏死、溃疡面）	□ 观察皮疹变化（坏死、溃疡面）	□ 观察患者病情变化 □ 做好迎接术后患者的相关准备
重点医嘱	□ 详见医嘱执行单	□ 详见医嘱执行单	□ 详见医嘱执行单
病情变异记录	□ 无　□ 有，原因： 1. 2.	□ 无　□ 有，原因： 1. 2.	□ 无　□ 有，原因： 1. 2.
护士签名			

时间	术后第 1~3 天	术后第 4~11 天	术后第 5~12 天 （出院日）
健康宣教	□ 提供有关基底细胞癌的护理知识 □ 术后心理护理 □ 确保患者遵医嘱完成治疗	□ 提供有关基底细胞癌的护理知识 □ 术后心理护理 □ 确保患者遵医嘱完成治疗	□ 提供有关基底细胞癌护理知识 □ 指导及确保患者定期随访 □ 向患者交代出院注意事项及复查日期 □ 指导患者办理出院手续 □ 通知住院处 □ 出院健康宣教
护理处置	□ 术后一级护理 □ 观察术区敷料有无渗血渗液等	□ 术后二级护理 □ 观察术区敷料有无渗血渗液等	□ 提供有关基底细胞癌护理知识 □ 指导及确保患者定期随访 □ 向患者交代出院注意事项及复查日期 □ 指导患者办理出院手续 □ 通知住院处 □ 出院健康宣教
基础护理	□ 监测生命体征及血糖	□ 监测生命体征及血糖	□ 监测生命体征及血糖
专科护理	□ 术后一级护理 □ 观察术区敷料有无渗血渗液等	□ 术后二级护理 □ 观察术区敷料有无渗血渗液等	□ 提供有关基底细胞癌护理知识 □ 指导及确保患者定期随访 □ 向患者交代出院注意事项及复查日期 □ 指导患者办理出院手续 □ 通知住院处 □ 出院健康宣教
重点医嘱	□ 详见医嘱执行单	□ 详见医嘱执行单	□ 详见医嘱执行单
病情变异记录	□ 无 □ 有，原因： 1. 2.	□ 无 □ 有，原因： 1. 2.	□ 无 □ 有，原因： 1. 2.
护士签名			

（三）患者表单

基底细胞癌临床路径患者表单

适用对象：第一诊断为基底细胞癌（ICD-10：M80900/3 C44.-）

| 患者姓名： | 性别： 年龄： 门诊号： | 住院号： |
| 住院日期： 年 月 日 | 出院日期： 年 月 日 | 标准住院日：9~14 天 |

时间	住院第 1 天	住院第 1~3 天 （术前日）	住院第 2~4 天 （手术日）
医患配合	□ 配合病史询问 □ 配合体格检查 □ 告知既往基础用药 □ 患者及家属与医师交流了解病情 □ 签署告知及授权委托书	□ 配合医师日常查房 □ 观察皮疹变化（坏死、溃疡面） □ 配合完成各项入院常规及特殊检查 □ 配合签署相关手术同意书等 □ 患者及家属与医师交流了解病情	□ 配合医师查房及手术
护患配合	□ 接受入院宣教 □ 接受入院护理评估 □ 配合测量体温、脉搏、呼吸、血压、体重等 □ 配合完成治疗前护理评估单（简单询问病史、过敏史、用药史） □ 有任何不适告知护士	□ 配合测量体温、脉搏、呼吸，血压等情况 □ 观察皮疹变化（坏死、溃疡面） □ 接受相关检查宣教，正确留取标本，配合检查 □ 有任何不适告知护士 □ 接受疾病、手术及用药等相关知识指导	□ 配合测量体温、脉搏、呼吸，血压等情况 □ 观察患者病情变化 □ 配合迎接手术患者返回病房 □ 有任何不适告知护士 □ 接受疾病、手术用药等相关知识指导
饮食	□ 多饮水，少食辛辣，忌饮酒等	□ 多饮水，少食辛辣，忌饮酒等	□ 多饮水，少食辛辣，忌饮酒等
排泄	□ 保持排便通畅	□ 保持排便通畅	□ 保持排便通畅
活动	□ 适量	□ 适量	□ 适量

时间	术后第 1~3 天	术后第 4~11 天	术后第 5~12 天 （出院日）
医患配合	□ 配合医师查房 □ 配合医师检查伤口情况及换药	□ 配合医师查房 □ 配合医师检查伤口情况及换药	□ 配合医师日常查房 □ 观察伤口变化 □ 患者及家属与医师交流了解病情 □ 学习出院注意事项 □ 了解复查程序 □ 办理出院手续 □ 获取出院诊断书 获取出院带药
护患配合	□ 配合测量体温、脉搏、呼吸、血压等 □ 观察术区敷料有无渗血渗液等 □ 有任何不适告知护士	□ 配合测量体温、脉搏、呼吸、血压等 □ 观察术区敷料有无渗血渗液等 □ 有任何不适告知护士	□ 提供有关基底细胞癌护理知识 □ 知道定期随访 □ 了解出院注意事项及复查日期 □ 办理出院手续 □ 通知住院处 □ 出院健康宣教
饮食	□ 多饮水，少食辛辣，忌饮酒等	□ 多饮水，少食辛辣，忌饮酒等	□ 多饮水，少食辛辣，忌饮酒等
排泄	□ 保持排便通畅	□ 保持排便通畅	□ 保持排便通畅
活动	□ 适量	□ 适量	□ 适量

附: 原表单 (2016 年版)

基底细胞癌临床路径表单

适用对象: 第一诊断为基底细胞癌 (ICD-10: M80900/3 C44. -)

患者姓名:	性别: 年龄: 门诊号:	住院号:
住院日期: 年 月 日	出院日期: 年 月 日	标准住院日: 9~14 天

时间	住院第 1 天	住院第 1~3 天 (术前日)	住院第 2~4 天 (手术日)
主要诊疗工作	□ 询问病史及体格检查 □ 完成病历书写 □ 上级医师查房与术前评估 □ 初步确定手术方式和日期	□ 上级医师查房 □ 完成术前准备与术前评估 □ 根据检查结果等, 进行术前讨论, 确定手术方案 □ 完成必要的相关科室会诊 □ 签署手术知情同意书、自费用品协议书、酌情签署输血同意书 □ 向患者及家属交代围术期注意事项	□ 手术 □ 术者完成手术记录 □ 住院医师完成术后病程 □ 上级医师查房 □ 向患者及家属交代病情及术后注意事项
重点医嘱	**长期医嘱:** □ 皮肤外科护理常规 □ 二级护理 □ 普通饮食 **临时医嘱:** □ 血常规、尿常规、便常规 □ 肝肾功能、血糖、电解质、凝血功能、感染性疾病筛查 (乙型肝炎、丙型肝炎、梅毒、艾滋病等) □ X 线胸片、心电图 □ 相应区域淋巴结超声检查 □ 酌情 CT 和 (或) MRI 或 B 超	**长期医嘱:** □ 皮肤外科护理常规 □ 二级护理 □ 普通饮食 □ 患者既往基础用药 **临时医嘱:** □ 术前医嘱 □ 术前禁食禁水 (根据麻醉方式) □ 备皮 □ 其他特殊医嘱	**长期医嘱:** □ 皮肤外科术后护理常规 □ 一级护理 □ 普通饮食 (禁饮食 3~6 小时后) □ 抗菌药物 □ 促进伤口愈合药物 □ 酌情使用改善循环药物、抗肿瘤药物 □ 术后镇痛 □ 其他特殊医嘱 **临时医嘱:** □ 酌情心电监护 □ 酌情吸氧 □ 其他特殊医嘱
主要护理工作	□ 介绍病房环境、设施和设备 □ 入院护理评估	□ 宣教、备皮等术前准备 □ 手术前物品准备 □ 手术前心理护理	□ 观察患者病情变化 □ 术后心理与生活护理
病情变异记录	□ 无 □ 有, 原因: 1. 2.	□ 无 □ 有, 原因: 1. 2.	□ 无 □ 有, 原因: 1. 2.
护士签名			
医师签名			

时间	术后第1~3天	术后第4~11天	术后第5~12天 （出院日）
主要诊疗工作	□ 上级医师查房，完成上级医师查房记录 □ 术后换药，复查血常规观察术区敷料外观情况	□ 上级医师查房，完成上级医师查房记录 □ 术后换药 □ 改护理等级、停止抗感染、抗肿瘤治疗	□ 上级医生查房，进行手术及伤口评估 □ 完成出院小结 □ 向患者交代出院后注意事项，预约复诊日期
重点医嘱	长期医嘱： □ 皮肤外科术后护理常规 □ 一级护理 □ 术后饮食 □ 患者既往疾病基础用药 临时医嘱： □ 术后换药	长期医嘱： □ 皮肤外科术后护理常规 □ 二级护理 □ 术后饮食 □ 患者既往疾病基础用药 临时医嘱： □ 术后换药	长期医嘱： □ 皮肤外科术后护理常规 □ 二级护理 □ 术后饮食 □ 患者既往疾病基础用药 临时医嘱： □ 出院带药
主要护理工作	□ 术后一级护理 □ 观察术区敷料有无渗血渗液等	□ 术后二级护理 □ 观察术区敷料有无渗血渗液等	□ 出院宣教
病情变异记录	□ 无 □ 有，原因： 1. 2.	□ 无 □ 有，原因： 1. 2.	□ 无 □ 有，原因： 1. 2.
护士签名			
医师签名			

参考文献

［1］美国国家综合癌症网（NCCN）. 2011 年乳腺癌临床实践指南（中国版）.

［2］国家卫生和计划生育委员会. 结直肠癌诊疗规范（2015 年）.

［3］抗菌药物临床应用指导原则（2015 年版）. 国卫办医发〔2015〕43 号.

［4］乳腺癌诊疗规范（2011 年版）. 卫办医改发〔2011〕78 号.

［5］K. S. 克利福德·查奥，编. 何侠，冯平柏，译. 实用肿瘤调强放射治疗. 天津：天津科技翻译出版有限公司，2015.

［6］卫生部医政司. 原发性肝癌诊疗规范（2011 年）.

［7］殷蔚伯，余子豪. 肿瘤放射治疗学. 4 版. 北京：中国协和医科大学出版社，2007.

［8］中华医学会核医学分会. ^{131}I 治疗分化型甲状腺癌指南（2014 版）. 中华核医学与分子影像杂志，2014，34（4）：264-278.

［9］Haugen BR, Alexander EK, Bible KC, et al. 2015 American Thyroid Association Management Guidelines for Adult Patients with Thyroid Nodules and Differentiated Thyroid Cancer：The American Thyroid Association Guidelines Task Force on Thyroid Nodules and Differentiated Thyroid Cancer. Thyroid, 2016, 26（1）：1-133.

［10］André T, Boni C, Mounedji-Boudiaf L, et al. Oxaliplatin, fluorouracil, and leucovorin as adjuvant treatment for colon cancer. N Engl J Med, 2004, 350（23）：2343-2351.

［11］André T, Louvet C, Maindrault-Goebel F, et al. CPT-11（irinotecan）addition to bimonthly, high-dose leucovorin and bolus and continuous-infusion 5-fluorouracil（FOLFIRI）for pretreated metastatic colorectal cancer. GERCOR. Eur J Cancer, 1999, 35（9）：1343-1347.

［12］Cheeseman SL, Joel SP, Chester JD, et al. A ′modified de Gramont′ regimen of fluorouracil, alone and with oxaliplatin, for advanced colorectal cancer. Br J Cancer, 2002, 87（4）：393-399.

［13］中国临床肿瘤学会（CSCO）. 原发性胃癌诊治指南 2017 版 v1.

［14］Cunningham D, Pyrhönen S, James RD, et al. Randomised trial of irinotecan plus supportive care versus supportive care alone after fluorouracil failure for patients with metastatic colorectal cancer. Lancet, 1998, 352（9138）：1413-1418.

［15］Early Breast Cancer Trialists' Group. Tamoxifen for early breast cancer：an overview of the randomized trials. Lancet, 1998, 351（9114）：1451-1467.

［16］Golden EB, Chhabra A, Chachoua A, et al. Local radiotherapy and granulocyte-macrophage colony-stimulating factor to generate abscopal responses in patients with metastatic solid tumours：a proof-of-principle trial. Lancet Oncol, 2015, 16（7）：795-803.

［17］Escudier B, Pluzanska A, Koralewski P, et al. Bevacizumab plus interferon alfa-2a for treatment of metastatic renal cell carcinoma：a randomised, double-blind phase Ⅲ trial. Lancet, 2007, 370（9605）：2103-2111.

［18］Falcone A, Ricci S, Brunetti I, et al. Phase Ⅲ trial of infusional fluorouracil, leucovorin, oxaliplatin, and irinotecan（FOLFOXIRI）compared with infusional fluorouracil, leucovorin, and irinotecan（FOLFIRI）as first-line treatment for metastatic colorectal cancer：The Gruppo

Oncologico Nord Ovest. J Clin Oncol, 2007, 25 (13): 1670-1676.

[19] Fuchs CS, Marshall J, Mitchell E, et al. Randomized, controlled trial of irinotecan plus infusional, bolus, or oral fluoropyrimidines in first-line treatment of metastatic colorectal cancer: results from the BICC-C Study. J Clin Oncol, 2007, 25 (30): 4779-4786.

[20] Fuchs CS, Moore MR, Harker G, et al. Phase III comparison of two irinotecan dosing regimens in second-line therapy of metastatic colorectal cancer. J Clin Oncol, 2003, 21 (5): 807-814.

[21] Haller DG, Tabernero J, Maroun J, et al. Capecitabine plus oxaliplatin compared with fluorouracil and folinic acid as adjuvant therapy for stage III colon cancer. J Clin Oncol, 2011, 29 (11): 1465-1471.

[22] Maindrault-Goebel F, de Gramont A, Louvet C, et al. Evaluation of oxaliplatin dose intensity in bimonthly leucovorin and 48-hour 5-fluorouracil continuous infusion regimens (FOLFOX) in pretreated metastatic colorectal cancer. Ann Oncol, 2000, 11 (11): 1477-1483.

[23] Motzer RJ, Hutson TE, Tomczak P, et al. Sunitinib versus interferon alfa in metastatic renal-cell carcinoma. N Engl J Med, 2007, 356 (2): 115-124.

[24] NCCN. Thyroid Carcinoma 2007.

[25] 美国国家综合癌症网（NCCN）. 乳腺癌 2016 版.

[26] 美国国家综合癌症网（NCCN）. 胃癌. 2017.

[27] 美国国家综合癌症网（NCCN）. 胃癌（中国版）. 2015. v3.

[28] Noh SH, Park SR, Yang HK, et al. Adjuvant capecitabine plus oxaliplatin for gastric cancer after D2 gastrectomy (CLASSIC): 5-year follow-up of an open-label, randomised phase 3 trial. Lancet Oncol, 2014, 15 (12): 1389-1396.

[29] Reddy GK. Efficacy of adjuvant capecitabine compared with bolus 5-fluorouracil/leucovorin regimen in dukes C colon cancer: results from the X-ACT trial. Clin Colorectal Cancer, 2004, 4 (2): 87-88.

[30] Ribic CM, Sargent DJ, Moore MJ, et al. Tumor microsatellite-instability status as a predictor of benefit from fluorouracil-based adjuvant chemotherapy for colon cancer. N Engl J Med, 2003, 349 (3): 247-257.

[31] Saltz LB, Clarke S, Díaz-Rubio E, et al. Bevacizumab in combination with oxaliplatin-based chemotherapy as first-line therapy in metastatic colorectal cancer: a randomized phase III study. J Clin Oncol, 2008, 26 (12): 2013-2019.

[32] Sargent DJ, Marsoni S, Monges G, et al. Defective mismatch repair as a predictive marker for lack of efficacy of fluorouracil-based adjuvant therapy in colon cancer. J Clin Oncol, 2010, 28 (20): 3219-3226.

[33] Sasako M, Sakuramoto S, Katai H, et al. Five-year outcomes of a randomized phase III trial comparing adjuvant chemotherapy with S-1 versus surgery alone in stage II or III gastric cancer. J Clin Oncol, 2011, 29 (33): 4387-4393.

[34] Schmoll HJ, Cartwright T, Tabernero J, et al. Phase III trial of capecitabine plus oxaliplatin as adjuvant therapy for stage III colon cancer: a planned safety analysis in 1, 864 patients. J Clin Oncol, 2007, 25 (1): 102-109.

[35] Schmoll HJ, Tabernero J, Maroun J, et al. Capecitabine Plus Oxaliplatin Compared With Fluorouracil/Folinic Acid As Adjuvant Therapy for Stage III Colon Cancer: Final Results of the NO16968 Randomized Controlled Phase III Trial. J Clin Oncol, 2015, 33 (32): 3733-3740.

[36] Sternberg CN, Davis ID, Mardiak J, et al. Pazopanib in locally advanced or metastatic renal cell carcinoma: results of a randomized phase III trial. J Clin Oncol, 2010, 28 (6): 1061-1068.

[37] Twelves C, Wong A, Nowacki MP, et al. Capecitabine as adjuvant treatment for stage III colon

cancer. N Engl J Med, 2005, 352 (26)：2696-2704.

[38] Yamakido M, Ishioka S, Onari K, et al. Changes in natural killer cell, antibody-dependent cell-mediated cytotoxicity and interferon activities with administration of Nocardia rubra cell wall skeleton to subjects with high risk of lung cancer. Gan, 1983, 74 (6)：896-901.

[39] 白雪，杜峻峰，苑树俊，等. 手术后应用尖吻蝮蛇血凝酶止血的安全性评价. 中国临床药理学杂志，2011，27 (4)：255-258.

[40] 曹轶俊，周梁，吴海涛，等. 下咽癌386例临床特征及疗效分析. 中华耳鼻咽喉头颈外科杂志，2016，51 (6)：433-439.

[41] 储大同. 当代肿瘤内科治疗方案评价. 3版. 北京：北京大学医学部，2010.

[42] 段梅梅，张耀晴，付佳佳，等. 注射用磷酸肌酸钠联合注射用复合辅酶对蒽环类药物所致恶性肿瘤患儿心肌损伤的防治效果研究. 实用心脑肺血管病杂志，2016，24 (9)：29-32.

[43] 葛均波，徐永健. 内科学. 8版. 北京：人民卫生出版社，2013.

[44] 郭军. 黑色素瘤. 北京：人民卫生出版社，2014

[45] 黄伟炜，郑弘宇，陈强，等. 预防乳腺癌术后辅助化疗心脏毒性初探. 实用肿瘤杂志，2010，25 (3)：342-345

[46] 中华医学会内分泌学分会，中华医学会外科学分会内分泌学组，中国抗癌协会头颈肿瘤专业委员会，等. 甲状腺结节和分化型甲状腺癌诊治指南. 中华内分泌代谢杂志，2012，28 (10)：779-797.

[47] 中华医学会肠外肠内营养学分会加速康复外科协作组. 结直肠手术应用加速康复外科中国专家共识（2015年版）. 中国实用外科杂志，2015，35 (8)：841-843.

[48] 周际昌. 抗癌药物的临床应用. 北京：化学工业出版社，2003.

[49] 兰迎春，刘明芝，王敏，等. 单病种限价评价及其发展趋势. 中国卫生质量管理，2011，2：95-98.

[50] 李宝林，周彩云，孙红革，等. 重组人血管内皮抑素联合化疗治疗晚期胃癌的临床观察. 中国医药导报，2013，10 (7)：40-41.

[51] 郭晓冬，韩克起，方盛泉，等. 紫杉醇、顺铂和替吉奥联合化疗方案治疗晚期胃癌的疗效和安全性. 肿瘤，2012，32 (6)：457-453.

[52] 彭东旭，方晓娟，杜均详，等. 奥沙利铂联合替吉奥或紫杉醇脂质体化疗方案一线治疗晚期胃癌的疗效比较. 中国肿瘤临床与康复，2016，23 (6)：686-688.

[53] 何丽琳，沈永祥，许晓东. 紫杉醇联合奥沙利铂为主的化疗方案治疗晚期胃癌的临床观察. 中国医药导报，2014，11 (6)：56-58，61.

[54] 金涛，李铁晶，吴桐，等. 紫杉醇抗肿瘤机理与毒副作用. 东北农业大学学报，2005，36 (6)：816-819

[55] 李刚，夏玉军. 胸腺五肽对胃癌患者化疗前后淋巴细胞亚群的影响及其临床意义. 泰山医学院学报，2009，30 (11)：838-840.

[56] 李怡斯，敖舒婷，金言. 胸腺五肽辅助治疗肺癌对免疫功能影响及其疗效的系统评价. 集成技术，2015 (4)：75-81.

[57] 连宝涛，黄超原，庄振杰，等. 康莱特注射液联合放疗用于非小细胞肺癌的系统评价. 中国药房，2016，27 (12)：1634-1637.

[58] 石远凯，孙燕. 临床肿瘤内科手册. 6版. 北京：人民卫生出版社，2015.

[59] 刘春香，王辉，翟静波，等. 紫龙金治疗非小细胞肺癌的系统评价. 辽宁中医杂志，2013，40 (12)：2448-2453，2637.

[60] 刘罡，向明飞，邹江，等. 临床路径在肿瘤专科医院应用情况分析. 四川医学，2015，36 (8)：1095-1098.

[61] 龙惠东，林云恩，王桦，等. 磷酸肌酸钠对含紫杉烷类药物化疗非小细胞肺癌患者心脏的

影响. 中华临床医师杂志：电子版, 2013, 7 (14)：6666-6668.

[62] 李大魁, 金有豫, 汤光, 等译. 马丁代尔药物大典 (原著第35版). 北京：化学工业出版社, 2008.

[63] 马云飞, 孙旭, 念家云, 等. 香菇多糖联合化疗治疗晚期胃癌的Meta分析. 辽宁中医杂志, 2016 (11)：2260-2265.

[64] 美国国家综合癌症网 (NCCN). 黑色素瘤临床实践指南. 2016. v2.

[65] 美国国家综合癌症网 (NCCN). 黑色素瘤临床实践指南. 2017. v1版

[66] 欧阳超珩, 马建辉, 何铁强, 等. 结肠癌临床路径导入精细化目标管理模式探讨. 中国肿瘤, 2015, 24 (3)：204-207.

[67] Dummer R, Hauschild A, Guggenheim M, et al. Cutaneous melanoma：ESMO Clinical Practice Guidelines for diagnosis, treatment and follow-up. Ann Oncol, 2012, 23 Suppl 7：vii86-91.

[68] 徐兵河. 乳腺癌. 北京：北京大学医学出版社, 2006.

[69] 盛蕾, 李岩, 陈健鹏. 斑蝥酸钠维生素B6注射液联合化疗治疗非小细胞肺癌的系统评价. 中国循证医学杂志, 2012, 12 (5)：589-595.

[70] 石远凯, 孙燕, 于金明, 等. 中国晚期原发性肺癌诊治专家共识 (2016年版). 中国肺癌杂志, 2016, 19 (1)：1-15.

[71] 石远凯, 顾晋. 临床路径释义·肿瘤疾病分册. 北京：中国协和医科大学出版社, 2015.

[72]. 支修益, 石远凯, 于金明, 等. 中国原发性肺癌诊疗规范 (2015年版). 中华肿瘤杂志 2015, 37 (1)：67-78.

[73] 孙燕. 抗肿瘤药物手册. 北京：北京大学医学出版社, 2007.

[74] 王峰, 胡世莲, 赵卫刚. 斑蝥酸钠对晚期非小细胞肺癌治疗之Meta分析. 中国循证医学杂志, 2010, 9 (增刊)：130-131.

[75] 胃癌规范化诊疗指南 (试行). 2013.

[76] 徐晓卫, 林观样, 袁拯忠, 等. 康莱特联合化疗治疗非小细胞肺癌的系统评价. 中华中医药学刊, 2014, 32 (4)：733-739.

[77] 许夕霞, 檀碧波, 宿桂霞, 等. 磷酸肌酸钠对胃癌术后疲劳综合征患者免疫功能的影响. 中国中西医结合外科杂志, 2014, 20 (2)：120-123.

[78] 许钟, 曹辉, 白班俊. 斑蝥酸钠注射液联合肝动脉化疗栓塞术治疗原发性肝癌的Meta分析. 中国生化药物杂志, 2015, 35 (5)：66-71.

[79] 游如旭, 王凯平, 黄璞, 等. 香菇多糖注射液联合化疗治疗非小细胞肺癌的疗效与安全性的Meta分析. 中国药房, 2014, 11 (32)：3033-3037.

[80] 中国抗癌协会肝癌专业委员会, 中国抗癌协会临床肿瘤学协作委员会, 中华医学会肝病学分会肝癌学组. 原发性肝癌规范化诊治专家共识. 临床肿瘤学杂志, 2009, 14 (3)：259-269.

[81] 中华医学会放射学分会介入学组协作组. 原发性肝细胞癌经导管肝动脉化疗性栓塞治疗技术操作规范专家共识. 中华放射学杂志, 2011, 45 (10)：908-912.

[82] 郑舒文, 马建辉, 尹世全, 等. 肿瘤医院电子化临床路径管理系统实施效果评价. 中国肿瘤, 2016, 25 (5)：353-356.

[83] 中国鼻咽癌临床分期工作委员会. 2010鼻咽癌调强放疗靶区及剂量设计指引专家共识. 中华放射肿瘤学杂志, 2011, 20 (4)：267-269.

[84] 中国国家处方集编委会. 中国国家处方集·化学药品与生物制品卷. 北京：人民军医出版社, 2010.

[85] CSCO黑色素瘤专家委员会. 中国黑色素瘤诊治指南 (2013版). 北京：人民卫生出版社, 2013.

[86] CSCO黑色素瘤专家委员会. 中国黑色素瘤诊治指南 (2015版). 北京：人民卫生出版

社，2015.

[87] 中国抗癌协会癌症康复与姑息治疗专业委员会. 肿瘤姑息治疗中成药使用专家共识（2013 版）. 中国中西医结合杂志，2016，36（3）：269-279.

[88] 中国抗癌协会鼻咽癌专业委员会. 中国鼻咽癌诊疗指南. 南宁：第八届全国鼻咽癌学术会议，2007.

[89] 中国抗癌协会头颈肿瘤专业委员会，中国抗癌协会放射肿瘤专业委员会. 头颈部肿瘤综合治疗专家共识. 中华耳鼻咽喉头颈外科杂志，2010，45（7）：535-541.

[90] 中华耳鼻咽喉头颈外科杂志编辑委员会头颈外科组，中华医学会耳鼻咽喉头颈外科学分会头颈外科学组. 下咽癌外科手术及综合治疗专家共识. 中华耳鼻咽喉头颈外科杂志，2017，52（1）：16-24.

[91] 中华医学会. 临床治疗指南·耳鼻喉头颈外科分册. 北京：人民卫生出版社，2009.

[92] 抗菌药物临床应用指导原则. 卫医发〔2004〕285号.

[93] 周际昌. 实用肿瘤内科治疗. 2版. 北京：北京科学技术出版社，2016.

附录 1

非小细胞肺癌化疗临床路径病案质量监控表单

1. 进入临床路径标准

疾病诊断：无化疗禁忌的患者第一诊断为非小细胞肺癌（ICD-10：C34，病理除 M80410/3 外），需行新辅助、根治性化疗、姑息性化疗及同步放化疗。

2. 病案质量监控表

住院时间 ＼ 监控项目 ＼ 监控重点		评估要点	监控内容	分数	减分理由	备注
病案首页		主要诊断名称及编码	非小细胞肺癌（ICD-10：C34，病理除 M80410/3 外）	5□ 4□ 3□ 1□ 0□		
		其他诊断名称及编码	无遗漏，编码准确			
		其他项目	内容完整、准确、无遗漏	5□ 4□ 3□ 1□ 0□		
住院第1天	入院记录	主诉	简明扼要的提炼主要症状和体征及持续时间	5□ 4□ 3□ 1□ 0□		入院24小时内完成
		现病史　主要症状	是否描述： 1. 主要症状发热、咳嗽、咳痰或原有呼吸道疾病症状加重 2. 发病加重诱因、咳嗽特点、咳痰性状、发热特点等 3. 原有呼吸道疾病症状加重的具体情况	5□ 4□ 3□ 1□ 0□		
		现病史　病情演变过程	是否描述病情的演变过程，如： 1. 咳嗽、痰的性状、痰量、体温变化 2. 逐渐出现一些严重情况，如呼吸困难、胸痛，直至出现呼吸衰竭、循环衰竭	5□ 4□ 3□ 1□ 0□		

监控项目 / 监控重点 / 住院时间		评估要点	监控内容	分数	减分理由	备注
		其他伴随症状	是否记录伴随症状，如：呼吸困难、寒战、乏力、肌肉酸痛、纳差、恶心、呕吐、腹泻、精神、睡眠改变及意识状态体重、二便等	5□ 4□ 3□ 1□ 0□		
		院外诊疗过程	是否记录诊断、治疗情况，如： 1. 是否做过血常规检查、胸部 X 线检查等 2. 胸部 CT 等 3. 是否做过病理检查、何种病理检查 4. 是否做过手术、放疗、化疗、靶向治疗等	5□ 4□ 3□ 1□ 0□		
		既往史个人史家族史	是否按照病历书写规范记录，并重点记录： 1. 饮食习惯、环境因素、精神因素及烟酒嗜好 2. 慢性疾病史 3. 家族中有无肿瘤家族史	5□ 4□ 3□ 1□ 0□		
		体格检查	是否按照病历书写规范记录，并记录重要体征，无遗漏，如： 1. 身高、体重、体表面积 2. 肺部体征等	5□ 4□ 3□ 1□ 0□		
		辅助检查	是否记录辅助检查结果，如： 1. 血常规、血肝肾功能、C 反应蛋白等 2. 胸部 X 线检查 3. 胸部 CT 检查 4. 腹部 B 超检查 5. 血气检查 6. 其他实验室检查：心电图、病理等	5□ 4□ 3□ 1□ 0□		
	首次病程记录	病例特点	是否简明扼要，重点突出，无遗漏： 1. 年龄、特殊的生活习惯及烟酒嗜好等 2. 病情特点 3. 突出的症状和体征 4. 辅助检查结果 5. 其他疾病史	5□ 4□ 3□ 1□ 0□		入院 8 小时内完成
		初步诊断	第一诊断为：非小细胞肺癌（ICD-10：C34，病理除 M80410/3 外）	5□ 4□ 3□ 1□ 0□		

续　表

监控项目　　监控重点 住院时间	评估要点	监控内容	分数	减分理由	备注
	诊断依据	是否充分、分析合理： 1. 临床症状：咳嗽、咯血、呼吸困难、上腔静脉压迫综合征、远处转移引起的症状及肺外非特异性表现等 2. 体征：浅表淋巴结肿大、呼吸音改变及远处转移所致的体征 3. 辅助检查：胸部 CT；纤维支气管镜、腹部 CT 或超声，头颅 CT 或 MRI，骨扫描等 4. 病理学诊断明确：包括胸水脱落细胞学、痰脱落细胞学、纤支镜活检、经皮肺穿刺活检、淋巴结穿刺活检或术后病理	5□ 4□ 3□ 1□ 0□		
	鉴别诊断	是否根据病例特点与下列疾病鉴别： 1. 肺结核 2. 肺真菌病 3. 肺寄生虫病 4. 非感染性疾病：肺不张，肺水肿，肺栓塞，肺嗜酸性粒细胞浸润症，肺间质性疾病，肺血管炎等	5□ 4□ 3□ 1□ 0□		
	诊疗计划	是否全面并具有个性化： 1. 必需的检查项目 （1）血常规、尿常规、大便常规 （2）肝肾功、电解质、凝血功能、肿瘤标志物 （3）心电图 （4）胸部 CT，腹部 CT 或 B 超，头颅 CT 或 MRI；ECT 全身骨扫描 2. 根据患者病情进行的检查项目 （1）PET/CT （2）提示肿瘤有转移时，相关部位 CT、MRI （3）肺功能和心功能测定 （4）合并其他疾病需进行相关检查：如心肌酶谱、24 小时动态心电图、心肺功能检查、BNP、痰培养等 （5）基因检测 3. 化疗前准备 （1）体格检查、体能状况评分 （2）排除化疗禁忌 （3）患者、监护人或被授权人签署相关同意书 4. 化疗方案	5□ 4□ 3□ 1□ 0□		

监控项目 监控重点 住院时间		评估要点	监控内容	分数	减分理由	备注
	病程记录	上级医师查房记录	是否有重点内容并结合本病例： 1. 补充病史和查体 2. 诊断、鉴别诊断分析 3. 病情评估和预后评估 4. 治疗方案分析，提出诊疗意见，如化疗方案选择，提示需要观察和注意的内容、评价指标	5□ 4□ 3□ 1□ 0□		入院48小时内完成
		住院医师查房记录	是否记录、分析全面，如： 1. 病情：发热、咳嗽、咳痰、胸痛、呼吸困难等体征 2. 具体治疗措施 3. 分析：辅助检查结果、治疗方案、病情及评估、预后评估等 4. 记录：上级医师查房意见的执行情况；患者及家属意见以及医师的解释内容，是否签署了知情同意书；非患者本人签署知情同意书，是否有委托书	5□ 4□ 3□ 1□ 0□		
住院期间	病程记录	住院医师查房记录	是否记录、分析如下内容： 1. 病情变化、化疗药物的不良反应 2. 辅助检查结果，对诊断治疗的影响 3. 治疗效果、更改的治疗措施及原因 4. 上级医师查房意见的执行情况	5□ 4□ 3□ 1□ 0□		
		上级医师查房记录	是否记录： 对病情、已完成的诊疗进行总结分析，并提出下一步诊疗意见，补充、更改诊断分析和确定诊断分析	5□ 4□ 3□ 1□ 0□		
住院第2~3天	病程记录	住院医师查房记录	是否记录、分析如下内容： 1. 病情变化、化疗药物的不良反应 2. 辅助检查结果，对诊断治疗的影响 3. 治疗效果、更改的治疗措施及原因 4. 上级医师查房意见的执行情况			
		上级医师查房记录	是否记录： 对病情、已完成的诊疗进行总结分析，并提出下一步诊疗意见，补充、更改诊断分析和确定诊断分析			

续 表

监控项目 / 监控重点 / 住院时间		评估要点	监控内容	分数	减分理由	备注
住院第4~6天	病程记录	住院医师查房记录	是否记录、分析： 1. 疗效评估，预期目标完成情况 2. 化疗的不良反应及其处理 3. 症状、体征改善情况	5□ 4□ 3□ 1□ 0□		
		上级医师查房记录	是否记录、分析： 1. 化疗中病情的变化 2. 化疗的不良反应及其处理 3. 化疗后复查血常规、血生化的结果 4. 化疗中出现严重不良反应抢救情况	5□ 4□ 3□ 1□ 0□		
住院第7~10天（出院日）	病程记录	住院医师查房记录	是否记录： 1. 病情的变化 2. 化疗不良反应、处理及其结果 3. 复查辅助检查的结果 4. 下一步的治疗 5. 上级医师查房的情况，是否同意患者出院	5□ 4□ 3□ 1□ 0□		
	出院记录		记录是否齐全，重要内容无遗漏，如： 1. 入院情况 2. 诊疗经过 3. 出院情况：症状体征等 4. 出院医嘱：出院带药需写明药物名称、用量、服用方法，需要调整的药物要注明调整的方法；出院后患者需要注意的事项；门诊复查时间及项目等	5□ 4□ 3□ 1□ 0□		
	操作记录		内容包括：自然项目（另页书写时），操作名称、操作时间、操作步骤、结果及患者一般情况，记录过程是否顺利、有无不良反应，术后注意事项及是否向患者说明，操作医师签名	5□ 4□ 3□ 1□ 0□		
	特殊检查、特殊治疗同意书等医学文书		内容包括：自然项目（另页书写时），特殊检查、特殊治疗项目名称、目的，可能出现的并发症及风险或替代治疗方案，患者或家属签署是否同意检查或治疗，患者签名、医师签名等	5□ 4□ 3□ 1□ 0□		

监控项目 住院时间	监控重点	评估要点	监控内容	分数	减分理由	备注
	病危（重）通知书		自然项目（另页书写时）、目前诊断、病情危重情况，患方签名、医师签名并填写日期	5□ 4□ 3□ 1□ 0□		
医嘱	长期医嘱	住院第1天	1. 肿瘤科护理常规 2. 二级护理饮食 3. 根据患者一般情况给予相应治疗	5□ 4□ 3□ 1□ 0□		
		住院第2~3天	1. 肿瘤科护理常规 2. 二级护理 3. 饮食 4. 根据患者一般情况给予相应治疗			
		住院第4~6天	1. 肿瘤科护理常规 2. 一级护理 3. 饮食 4. 根据患者一般情况给予相应治疗 5. 化疗药物 6. 止吐药物 7. 水化、利尿药物 8. 其他对症治疗药物			
		住院第7~10天	1. 肿瘤科护理常规 2. 一级护理 3. 饮食 4. 根据患者一般情况给予相应治疗			
	临时医嘱	住院第1天	1. 血常规 2. 生化 3. 肿瘤标志物 4. 心电图 5. 尿液分析 6. 大便常规+隐血 7. 根据病情选择：颈部CT或MRI/X线胸片或胸部CT/腹部CT或彩超/骨扫描/纤维支气管镜等 8. 其他			
		住院第2~3天	1. 紫杉醇预处理治疗 2. 其他			

续　表

住院时间 / 监控项目 / 监控重点	评估要点	监控内容	分数	减分理由	备注
	住院第4~6天	1. 化疗药物 2. 紫杉醇预处理 3. 其他对症治疗药物			
	住院第7~10天	1. 血常规 2. 生化 3. 出院 4.（若不能出院）根据病情制定相应治疗方案			
一般书写规范	各项内容	完整、准确、清晰、签字	5□ 4□ 3□ 1□ 0□		
变异情况	变异条件及原因	1. 治疗前、中、后有骨髓抑制、感染、贫血、出血及其他合并症者，需进行相关的诊断和治疗，可能延长住院时间并导致费用增加 2. 化疗后出现骨髓抑制，需要对症处理，导致治疗时间延长、费用增加 3. 需要结合放疗 4. 80岁以上的肺癌患者根据个体化情况具体实施 5. 医师认可的变异原因分析 6. 因出现严重咯血或气道阻塞导致治疗时间延长、费用增加 7. 其他患者方面的原因等	5□ 4□ 3□ 1□ 0□		

附录 2

制定/修订《临床路径释义》的基本方法与程序

曾宪涛　蔡广研　陈香美　陈新石　葛立宏　高润霖　顾　晋　韩德民
贺大林　胡盛寿　黄晓军　霍　勇　李单青　林丽开　母义明　钱家鸣
任学群　申昆玲　石远凯　孙　琳　田　伟　王　杉　王行环　王宁利
王拥军　邢小平　徐英春　鱼　锋　张力伟　郑　捷　郎景和

中华人民共和国国家卫生和计划生育委员会采纳的临床路径（Clinical pathway）定义为针对某一疾病建立的一套标准化治疗模式与诊疗程序，以循证医学证据和指南为指导来促进治疗和疾病管理的方法，最终起到规范医疗行为，减少变异，降低成本，提高质量的作用。世界卫生组织（WHO）指出临床路径也应当是在循证医学方法指导下研发制定，其基本思路是结合诊疗实践的需求，提出关键问题，寻找每个关键问题的证据并给予评价，结合卫生经济学因素等，进行证据的整合，诊疗方案中的关键证据，通过专家委员会集体讨论，形成共识。可以看出，遵循循证医学是制定/修订临床路径的关键途径。

临床路径在我国已推行多年，但收效不甚理想。当前，在我国推广临床路径仍有一定难度，主要是因为缺少系统的方法论指导和医护人员循证医学理念薄弱[1]。此外，我国实施临床路径的医院数量少，地域分布不平衡，进入临床路径的病种数量相对较少，病种较单一；临床路径实施的持续时间较短[2]，各学科的临床路径实施情况也参差不齐。英国国家与卫生保健研究所（NICE）制定临床路径的循证方法学中明确指出要定期检索证据以确定是否有必要进行更新，要根据惯用流程和方法对临床路径进行更新。我国三级综合医院评审标准实施细则（2013 年版）中亦指出"根据卫生部《临床技术操作规范》《临床诊疗指南》《临床

路径管理指导原则（试行）》和卫生部各病种临床路径，遵循循证医学原则，结合本院实际筛选病种，制定本院临床路径实施方案"。我国医疗资源、医疗领域人才分布不均衡[3]，并且临床路径存在修订不及时和篇幅限制的问题，因此依照国家卫生和计划生育委员会颁发的临床路径为蓝本，采用循证医学的思路与方法，进行临床路径的释义能够为有效推广普及临床路径、适时优化临床路径起到至关重要的作用。

基于上述实际情况，为规范《临床路径释义》制定/修订的基本方法与程序，本团队使用循证医学[4]的思路与方法，参考循证临床实践的制定/修订的方法[5]制定本共识。

一、总则

1. 使用对象：本《制定/修订<临床路径释义>的基本方法与程序》适用于临床路径释义制定/修订的领导者、临床路径的管理参加者、评审者、所有关注临床路径制定/修订者，以及实际制定临床路径实施方案的人员。

2. 临床路径释义的定义：临床路径释义应是以国家卫生和计划生育委员会颁发的临床路径为蓝本，克服其篇幅有限和不能及时更新的不足，结合最新的循证医学证据和更新的临床实践指南，对临床路径进行解读；同时在此基础上，制定出独立的医师表单、护士表单、患者表单、临床药师表单，从而达到推广和不断优化临床路径的目的。

3. 制定/修订必须采用的方法：制定/修订临床路径释义必须使用循证医学的原理及方法，更要结合我国的国情，注重应用我国本土的医学资料，整个过程避免偏倚，符合便于临床使用的需求。所有进入临床路径释义的内容均应基于对现有证据通过循证评价形成的证据以及对各种可选的干预方式进行利弊评价之后提出的最优指导意见。

4. 最终形成释义的要求：通过提供明晰的制定/修订程序，保证制定/修订临床路径释义的流程化、标准化，保证所有发布释义的规范性、时效性、可信性、可用性和可及性。

5. 临床路径释义的管理：所有临床路径的释义工作均由卫生和计划生育委员会相关部门统一管理，并委托相关学会、出版社进行制定/修订，涉及申报、备案、撰写、表决、发布、试用反馈、实施后评价等环节。

二、制定/修订的程序及方法

1. 启动与规划：临床路径释义制定/修订前应得到国家相关管理部门的授权。被授权单位应对已有资源进行评估，并明确制定/修订的目的、资金来源、使用者、受益者及时间安排等问题。应组建统一的指导委员会，并按照学科领域组建制定/修订指导专家委员会，确定首席专家及所属学科领域各病种的组长、编写秘书等。

2. 组建编写工作组：指导委员会应由国家相关管理部门的领导、临床路径所涉及的各个学科领域的专家、医学相关行业学会的领导、卫生经济学领域专家、循证医学领域专家、期刊编辑与传播领域专家、出版社领导、病案管理专家、信息部门专家、医院管理者等构成。按照学科组建编写工作小组，编写小组由首席专家、组长、编写秘书等人员组成，首席专家应由该学科领域具有权威性与号召力的专家担任，负责总体的设计和指导，并具体领导工作的开展。应为首席专家配备 1~2 名编写秘书，负责整个制定/修订过程的联络工作。按照领域疾病具体病种来遴选组长，再由组长遴选参与制定/修订的专家及秘书。例如，以消化系统疾病的临床路径释义为例，选定首席专家及编写秘书后，再分别确定肝硬化腹水临床路径释义、胆总管结石临床路径释义、胃十二指肠临床路径释义等的组长及组员。建议组员尽量是由具有丰富临床经验的年富力强的且具有较高编写水平及写作经验的一线临床专家组成。

3. 召开专题培训：制定/修订工作小组成立后，在开展释义制定/修订工作前，就流程及管理原则、意见征询反馈的流程、发布的注意事项、推广和实施后结局（效果）评价等方面，对工作小组全体成员进行专题培训。

4. 确定需要进行释义的位点：针对国家正式发布的临床路径，由各个专家组根据各级医疗机构的理解情况、需要进一步解释的知识点、当前相关临床研究及临床实践指南的进展，进行讨论，确定需要进行释义的位点。

5. 证据的检索与重组：对于固定的知识点，如补充解释诊断的内容可以直接按照教科书、指南进行释义。诊断依据、治疗方案等内容，则需要检索行业指南、循证医学证据进行释义。与循证临床实践指南[5]类似，其证据检索是一个"从高到低"的逐级检索的过程。即从方法学质量高的证据向方法学质量低的证据的逐级检索。首先检索临床实践指南、系统评价/Meta 分析、卫生技术评估、卫生经济学研究。如果有指南、系统评价/Meta 分析则直接作为释义的证据。如果没有，则进一步检索是否有相关的随机对照试验（RCT），再通过 RCT 系统评价/Meta 分析的方法形成证据体作为证据。除临床大数据研究或因客观原因不能设计为 RCT 和诊断准确性试验外，不建议选择非随机对照试验作为释义的证据。

6. 证据的评价：若有质量较高、权威性较好的临床实践指南，则直接使用指南的内容；指南未涵盖的使用系统评价/Meta 分析、卫生技术评估及药物经济学研究证据作为补充。若无指南或指南未更新，则主要使用系统评价/Meta 分析、卫生技术评估及药物经济学研究作为证据。此处需注意系统评价/Meta 分析、卫生技术评估是否需要更新或重新制作，以及有无临床大数据研究的结果。需要采用 AGREE II 工具[5]对临床实践指南的方法学质量进行评估，使用 AMSTAR 工具或 ROBIS 工具评价系统评价/Meta 分析的方法学质量[6-7]，使用 Cochrane 风险偏倚评估工具评价 RCT 的方法学质量[7]，采用 QUADAS-2 工具评价诊断准确性试验的方法学质量[8]，采用 NICE 清单、SIGN 清单或 CASP 清单评价药物经济学研究的方法学质量[9]。

证据质量等级及推荐级别建议采用 GRADE 方法学体系或牛津大学循证医学中心（Oxford Centre for Evidence-Based Medicine，OCEBM）制定推出的证据评价和推荐强度体系[5]进行评价，亦可由临床路径释义编写工作组依据 OCEBM 标准结合实际情况进行修订并采用修订的标准。为确保整体工作的一致性和完整性，对于质量较高、权威性较好的临床实践指南，若其采用的证据质量等级及推荐级别与释义工作组相同，则直接使用；若不同，则重新进行评价。应优先选用基于我国人群的研究作为证据；若非基于我国人群的研究，在进行证据评价和推荐分级时，应由编写专家组制定适用性评价的标准，并依此进行证据的适用性评价。

7. 利益冲突说明：WHO 对利益冲突的定义为："任何可能或被认为会影响到专家提供给 WHO 建议的客观性和独立性的利益，会潜在地破坏或对 WHO 工作起负面作用的情况。"因此，其就是可能被认为会影响专家履行职责的任何利益。

因此，参考国际经验并结合国内情况，所有参与制定/修订的专家都必须声明与《临床路径释义》有关的利益关系。对利益冲突的声明，需要做到编写工作组全体成员被要求公开主要经济利益冲突（如收受资金以与相关产业协商）和主要学术利益冲突（如与推荐意见密切相关的原始资料的发表）。主要经济利益冲突的操作定义包括咨询服务、顾问委员会成员以及类似产业。主要学术利益冲突的操作定义包括与推荐意见直接相关的原始研究和同行评议基金的来源（政府、非营利组织）。工作小组的负责人应无重大的利益冲突。《临床路径释义》制定/修订过程中认为应对一些重大的冲突进行管理，相关措施包括对相关人员要求更为频繁的对公开信息进行更新，并且取消与冲突有关的各项活动。有重大利益冲突的相关人员，将不参与就推荐意见方向或强度进行制定的终审会议，亦不对存在利益冲突的推荐意见进行投票，但可参与讨论并就证据的解释提供他们的意见。

8. 研发相关表单：因临床路径表单主要针对医师，而整个临床路径的活动是由医师、护师、患者、药师和检验医师共同完成的。因此，需要由医师、护师和方法学家共同制定/修订医师表单、护士表单和患者表单，由医师、药师和方法学家共同制定/修订临床药师表单。

9. 形成初稿：在上述基础上，按照具体疾病的情况形成初稿，再汇总全部初稿形成总稿。初稿汇总后，进行相互审阅，并按照审阅意见进行修改。

10. 发布/出版：修改完成，形成最终的文稿，通过网站进行分享，或集结成专著出版发行。

11. 更新：修订《临床路径释义》可借鉴医院管理的 PDSA 循环原理［计划（plan），实施（do），学习（study）和处置（action）］对证据进行不断的评估和修订。因此，发布/出版后，各个编写小组应关注研究进展、读者反馈信息，适时的进行《临床路径释义》的更新。更新/修订包括对知识点的增删、框架的调改等。

三、编制说明

在制/修订临床路径释义的同时，应起草《编制说明》，其内容应包括工作简况和制定/修订原则两大部分。

1. 工作简况：包括任务来源、经费来源、协作单位、主要工作过程、主要起草人及其所做工作等。

2. 制定/修订原则：包括以下内容：（1）文献检索策略、信息资源、检索内容及检索结果；（2）文献纳入、排除标准，论文质量评价表；（3）专家共识会议法的实施过程；（4）初稿征求意见的处理过程和依据：通过信函形式、发布平台、专家会议进行意见征询；（5）制/修订小组应认真研究反馈意见，完成意见汇总，并对征询意见稿进行修改、完善，形成终稿；（6）上一版临床路径释义发布后试行的结果：对改变临床实践及临床路径执行的情况，患者层次、实施者层次和组织者层次的评价，以及药物经济学评价等。

参考文献

[1] 于秋红，白水平，栾玉杰，等. 我国临床路径相关研究的文献回顾 [J]. 护理学杂志，2010，25（12）：85-87. DOI：10.3870/hlxzz.2010.12.085.

[2] 陶红兵，刘鹏珍，梁婧，等. 实施临床路径的医院概况及其成因分析 [J]. 中国医院管理，2010，30（2）：28-30. DOI：10.3969/j.issn.1001-5329.2010.02.013.

[3] 彭明强. 临床路径的国内外研究进展 [J]. 中国循证医学杂志，2012，12（6）：626-630. DOI：10.3969/j.issn.1672-2531.2010.06.003.

[4] 曾宪涛. 再谈循证医学 [J]. 武警医学，2016，27（7）：649-654. DOI：10.3969/j.issn.1004-3594.2016.07.001.

[5] 王行环. 循证临床实践指南的研发与评价 [M]. 北京：中国协和医科大学出版社，2016：1-188.

[6] Whiting P，Savović J，Higgins JP，et al. ROBIS：A new tool to assess risk of bias in systematic reviews was developed [J]. JClinEpidemiol，2016，69：225-234. DOI：10.1016/j.jclinepi.2015.06.005.

[7] 曾宪涛，任学群. 应用 STATA 做 Meta 分析 [M]. 北京：中国协和医科大学出版社，2017：17-24.

[8] 邬兰，张永，曾宪涛. QUADAS-2 在诊断准确性研究的质量评价工具中的应用 [J]. 湖北医药学院学报，2013，32（3）：201-208. DOI：10.10.7543/J.ISSN.1006-9674.2013.03.004.

[9] 桂裕亮，韩晟，曾宪涛，等. 卫生经济学评价研究方法学治疗评价工具简介 [J]. 河南大学学报（医学版），2017，36（2）：129-132. DOI：10.15991/j.cnki.41-1361/r.2017.02.010.

DOI：10.3760/cma. j. issn. 0376-2491. 2017. 40. 004

基金项目：国家重点研发计划专项基金（2016YFC0106300）

作者单位：430071 武汉大学中南医院泌尿外科循证与转化医学中心（曾宪涛、王行环）；解放军总医院肾内科（蔡广研、陈香美），内分泌科（母义明）；《中华医学杂志》编辑部（陈新石）；北京大学口腔医学院（葛立宏）；中国医学科学院阜外医院（高润霖、胡盛寿）；北京大学首钢医院（顾晋）；首都医科大学附属北京同仁医院耳鼻咽喉头颈外科（韩德民），眼科中心（王宁利）；西安交通大学第一附属医院泌尿外科（贺大林）；北京大学人民医院血液科（黄晓军），胃肠外科（王杉）；北京大学第一医院心血管内科（霍勇）；中国医学科学院北京协和医院胸外科（李单青），消化内科（钱家鸣），内分泌科（邢小平），检验科（徐英春），妇产科（郎景和）；中国协和医科大学出版社临床规范诊疗编辑部（林丽开）；河南大学淮河医院普通外科（任学群）；首都医科大学附属北京儿童医院（申昆玲、孙琳）；中国医学科学院肿瘤医院（石远凯）；北京积水潭医院脊柱外科（田伟、鱼锋）；首都医科大学附属北京天坛医院（王拥军、张力伟）；上海交通大学医学院附属瑞金医院皮肤科（郑捷）

通信作者：郎景和，Email：langjh@hotmil.com